读唐诗 说健康

说健康

（上册）

主编 ◎ 严忠浩 张界红

编者 ◎ 徐爱华 严峻 严正 刘舒菲

CSK 湖南科学技术出版社

· 长沙 ·

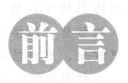

唐诗是我国传统文化中的瑰宝。1000 多年来，唐诗影响了我们一代又一代人，其魅力是无可比拟的。《全唐诗》中收录诗人有 2800 余位，诗作 50000 余首。诗人们用敏锐的目光，凝练的诗句，捕捉着时代生活的每一个讯息，然后在诗中为那个时代的方方面面，留下了永恒的记忆，给我们留下宝贵的传统文化遗产。

古代的诗词与中医学都是我国传统文化的重要组成部分，两者都源自古人的社会生活实践，有着必然的联系。医学是研究人类生命过程、掌握人类健康和与疾病做斗争的科学。诗词是文学艺术，以饱满的激情、精美的语言来反映社会生活，以及对现实生活的认识和感受，几乎包罗万象，自然也包含着人的生老病死，人们对健康长寿的欲望和医药保健活动等。因此，人们在欣赏、吟诵古典诗词的同时，也能够领略到医药保健知识。更可贵的是，我们祖先在几千年前，就认识到健康的内涵应包括躯体健康、心理健康、社会适应良好、道德健康等内容，这与 21 世纪的现代健康理念不谋而合。

在唐诗中，诗人不但以诗言志，以诗抒怀，还会以药咏诗，以方咏诗，采药吟诗，以诗吟病，吟诗论药，诗言养生，诗咏保健，诗吟美容。

现在中外医学家研究发现，吟诗诵诗可治病疗疾，有利于消除疾病的诸多诱因。吟诗诵诗也是一种有益于身心健康的活动，并在其中也可学到很多医学、保健、养生等知识。

千年已逝，多姿的大唐早已远去，幸有唐诗代代流传。吟诵这些传世珍宝，借着大唐诗人的视野，我们可以穿望千年，感受诗人的智慧、品格和素养，以及医药保健知识，从而让人们更多彩、更健康、更自信地生活。

中国传统文化中，唐诗虽早已成为国人耳熟能详的话题，本书尝试变换习惯性的视角，从中医学和现代医学的特定视角来吟诵唐诗，探求健康。本书多以一句唐诗阐述一个健康问题为标题，并附该诗句的原诗和简介，书中运用中医学和现代医学针对健康知识进行演释，内容具有较强的科学性、可读性、趣味性和实用性，并注重深入浅出、雅俗共赏，使读者在轻松、趣味盎然的阅读中，得到健康知识的启迪，并提高自己的综合文化素质和鉴赏品位，这也是宣传、传播医学知识的新尝试。

本书的唐诗选自《全唐诗》（彭定求，中华书局，1960年），插图选自《唐诗画谱》（明代，黄凤池等）和相关古代资料。囿于学识，书中谬误之处难免，还望读者、专家不吝指正。

严忠浩

于上海

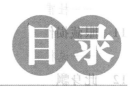

目录

CONTENTS

上 册

第一篇 疾病篇

第二篇 食疗篇

第三篇　中药篇

第四篇　疗疾其他篇

疾病篇

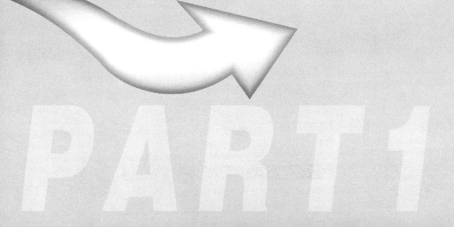

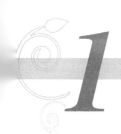

行年未四十，已觉百病生

——中年人的健康危机：未老先衰

多病戏书因示长孺 （权德舆）

行年未四十，已觉百病生。眼眩飞蝇影，耳厌远蝉声。

甘辛败六脏，冰炭交七情。唯思曲肱枕，搔首掷华缨。

诗人写自己年未满四十岁，已觉百病丛生，还列举了两个典型的症状"眼眩飞蝇影，耳厌远蝉声"，并强调发病的主要原因，不外偏食五味，内伤七情。最后诗人表示很希望宁肯过清贫而闲适的生活，有弃官归田的意思。

眼眩飞蝇影，耳厌远蝉声

诗中"眼眩飞蝇影，耳厌远蝉声"，是指"飞蝇症"（又称飞蚊症）和"耳鸣"。

现代医学认为，飞蚊症是眼睛玻璃体内的不透明物体投影在视网膜上而产生的黑点，细丝飞舞，白光陪衬下或白色背景下更为明显。生理性飞蚊症可由衰老引起玻璃体液化变性等所致；病理性飞蚊症常因视网膜血管破裂等所致。耳鸣的病因除与耳部病变有关外，还常受全身健康、衰老、精神状况等因素影响，常伴有眩晕或眼花。中医认为这些眼花、耳鸣等症状，多与"肾经不足"有关。

其实，从健康角度来看，诗中"行年未四十，已觉百病生。眼眩飞蝇影，耳厌远蝉声"，以及唐代诗人柳宗元在《觉衰》一诗中"久知老会至，不谓便见侵。今年宜未衰，稍已来相寻。齿疏发就种，奔走力不任。咄此可奈何，未必伤我心"这些都是未老先衰的表现。

什么是"未老先衰"

什么是衰老？衰老是人的机体随着时间的推移、年岁的增长而自然发生的必然过程。在机体和组织的各级水平上出现的老化改变，表现出功能、适应性和抵抗力的减退，这种与年龄相符的老化征象称为衰老。衰老诱发疾病，疾病又促进衰老。

什么是未老先衰呢？研究表明，不同个体，衰老的进程存在着明显的差异。如果提前出现的和年龄不相符的老化征象则称为早衰，俗称"未老先衰"。衰老变化是随着时间推移而变化的过程，早衰就是超越了衰老的自然过程，提前出现衰老的现象。如过早地出现机体组织水平上和功能上的衰退，则是老化的病理性表现。

早衰的表现

早衰的主要表现，就是与自己年龄不相符合的一系列衰老现象：如外观方面，提前出现头发花白、秃发、皮肤皱纹增多，并有暗褐色"色素斑"，牙齿松动、早脱落等。

例如，唐朝另一位大诗人杜甫，早年科场失意，仕宦无门，中年颠沛流离，明显未老先衰。中年的杜甫在诗中屡屡提及自己头发已白。40岁"数茎白发那抛得"（《乐游园歌》）；43岁"被褐短窄鬓如丝"（《醉时歌》）；44岁"白首甘契阔"（《自京赴奉先县咏怀五百字》）；46岁"白头搔更短"（《春望》）；47岁"自知白发非春事"（《曲江陪郑八丈南史饮》）；58岁则"白头乱发垂过耳"（《乾元中寓居同谷县作歌七首》其一），年年都有白发增添，甚至临终（59岁）还在吟咏"久放白头吟"（《风疾舟中伏书怀三十六韵奉呈湖南亲友》）。由此可见，杜甫50岁不到就已满头白发，可谓"穷愁潦倒，衰容宛若，不无夸大，毕竟传真"，未老先衰。

早衰在体力方面经常感到精力不支、易疲劳、小便次数增多、稍一活动或上楼梯，就会感到气喘、胸闷、心悸、经常头昏目眩，耳鸣、视力听力减退等。另外，食欲不振，消化功能差，抵抗力弱，容易感冒或易患多种慢性病。在性功能方面表现为性欲减退。男子可有阳痿、滑精，女子则乳房松垂，提早出现围绝经期综合征（更年期综合征）等。

早衰在大脑功能方面，四五十岁的人就较早出现记忆力减退、注意力不集中、对熟人的名字经常忘记、学习新事物感到困难、反应能力迟钝、精神情绪不振、感情难以控制、易悲观、易烦、易激动、对外界事物提不起兴趣、无精打采，有时会表现有些神经质、讲话缓慢而啰唆，动作也逐渐不太灵活。

早衰的种种表现看上去，有时比老年人的正常生理衰老还要明显些，一般生理衰老者的心理情感，虽然有变化，但不突出。而未老先衰者由于大脑功能的提前老化，他的心理情感、生理功能变化会较明显。但早衰是从外表到身体各项功能的综合性提前衰老，并不能光凭外表或身体功能某几种改变，就误认为是早衰。

早衰的因素

许多因素都可以促使人早衰，其主要有社会、精神、疾病、生活方式、营养、锻炼、环境、气候等因素。诗人在诗中"甘辛败六脏，冰炭交七情"，正是强调了偏食五味或情志过激均是促进早衰的主要因素。

其他因素如环境污染、噪声、卫生条件差、居住拥挤、气候炎热等，都是促使人类衰老的因素。如果能控制和改变上述的使人早衰因素，人类的寿命将会延长。

现在的中年人正处于人生顶峰，上有父母，下有子女，左有事业，右有人脉，压力之大可想而知。但中年人的最大危机不是金钱、不是房子、不是汽车、不是职位……而是健康，是未老先衰。

如到了"行年未四十，已觉百病生"，那么这辈子就追悔莫及了，唐代诗人权德舆和杜甫一样也只活了59岁。

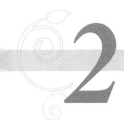

2 风痹宜和暖，春来脚较轻
——中医说"风痹"

春暖 （白居易）

风痹宜和暖，春来脚较轻。

莺留花下立，鹤引水边行。

发少嫌巾重，颜衰诃镜明。

不论亲与故，自亦昧平生。

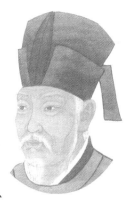

诗人白居易中年后，多病缠身，特别是风痹、眼疾、

肺病、头风等症长期不愈。但他性格开朗，善于带病养生，寄情山水来排解内心的苦闷。同时，这也使得他有了识医知药之缘。现存白居易诗篇有 2803 首，涉及医药的就有 100 多首。《春暖》一诗是描述春天暖和天气，诗人风痹症状得到改善后的感慨。

白居易的风痹症

白居易的诗中，涉及风痹的诗句很多，如《老病幽独偶吟所怀》"眼渐昏昏耳渐聋，满头霜雪半身风"中"半身风"即指患有风寒湿痹之疾。又《老病相仍以诗自解》"昨因风发甘长往，今遇阳和又小康"中"风发"指风痹发作；"小康"白居易自注："春暖来，风痹稍退也。"这两句是说，昨因风痹发作，疼痛难忍，甘愿以死了之，今遇春暖，病势减轻，又使身体稍安。

诗人久患风湿性腰腿痛。这种病往往在天气阴雨寒冷时加重，风和日暖时转轻。正如他的《春暖》诗中"风痹宜和暖，春来脚较轻"说明了风痹与天气变化的关系。另外，《病中诗十五首·序》中"冬十月甲寅旦，始得风痹之疾，体矜目眩，左足不支……"，《初病风》中"肘痹宜生柳，头旋剧转蓬"，《枕上作》中"风疾侵凌临老头，血凝筋滞不调柔"等也说明了这点。

综观白居易的这些诗作，如同一份完整的病案，其中记载了风痹的发病特点，病程短，发作情况及主要症状。

唐代诗人中，患风痹症的除白居易外，还有杜甫、包佶等。见杜甫《遣闷奉呈严公二十韵》中"老妻忧坐痹，幼女问头风"；包佶《近获风痹之疾，题寄所怀》中"病夫将已矣，无可答君恩"。可见，风痹症在当时是一种常见病。

中医说"风痹"

风痹是中医"痹证"中的一种。痹证是病名，指因机体正气不足，受风寒湿热之邪侵袭，而致经络闭阻、气血凝滞而引起的肌肉、关节、筋骨以疼痛、麻木、灼热、屈伸不利、关节肿大变形为主要症状的病证总称。常以潮湿、高寒之地或气候变化之时发病为多。

痹症中，风邪偏重者称"风痹"，体肢酸痛、游走无定处；寒邪偏重者称"寒痹"，疼痛较甚、得热则舒服、受寒疼痛转剧；湿邪偏重者称"湿痹"，痛处固定、肢体着重、肌肤麻木；"热痹"见肢体关节疼痛、发热、肿胀，得冷稍舒。

《黄帝内经》中记载"风寒湿三气杂至，合而痹也。其风气胜者为行痹。"行痹主要表现为肢体关节酸痛，游走不定，不拘上、下、左、右肢体关节，病或数时，或一二日，或三五日，日轻夜重。遇寒则病情加重，遇暖得热则病情改善。

中医对痹症的治疗以祛邪活络，缓急止痛为原则。此外，平时要注调摄，增强体质和加强病后护理，做到适寒温。在气候突变时注意保暖，又要忌食生冷，以防寒冷的伤害。

现代医学说痹证

中医的痹证相当于现代医学中的类风湿关节炎、骨关节炎等一类疾病。类风湿关节炎是一个累及周围关节为主的多系统性炎症性的自身免疫病，造成关节破坏，是导致我国人群丧失劳动力和致残的主要原因之一。发病特征性的症状是对称性、多个周围性关节的慢性炎症病变，起病隐匿而缓慢，后才出现典型的关节症状，如早晨出现僵硬、疼痛肿胀等，多见于对称性的腕、掌指、足趾、膝、踝关节等。

骨关节炎又称肥大性关节炎或退行性关节炎，特点是单个关节或多个关节的软骨发生进行性病变。骨关节炎起病缓慢，最早的症状为休息后感到关节僵硬，但活动后反而消失。关节活动时可有摩擦音，然后出现疼痛，并有关节肿胀。

从唐代到现今一千多年又过去了，"风痹"之症仍危害着人们的健康，仍是中老年人的一种常见病、多发病。

3

头风目眩乘衰老，只有增加岂有瘳
——中医说"头风"

病眼花 （白居易）

头风目眩乘衰老，只有增加岂有瘳。花发眼中犹足怪，柳生肘上亦须休。

大窠罗绮看才辨，小字文书见便愁。必若不能分黑白，却应无悔复无尤。

白居易在中年后患有"头风"病，在他的诗句中曾多次言及。如此诗《病眼花》中"头风目眩乘衰老，只有增加岂有瘳"。《酬舒三员外见赠长句》："头风不敢多多饮，能酌三分相劝无？"《九日寄微之》："眼暗头风事事妨，绕篱新菊为谁黄。"《病中早春》："今朝枕上觉头轻，强起阶前试脚行。"《新亭病后独坐招李侍郎公垂》："头风初定后，眼暗欲明时。"以上诗作，白居易均提到自己患"头风"病。他的"头风"与眼疾随着年岁增高，病情每况愈下，"头风目眩乘衰老，只有增加岂有瘳"，已影响到他的日常生活，"眼暗头风事事妨"。连他情趣中最爱之一"酒"，也不敢多饮，"头风不敢多多饮"。头痛严重时只得卧床不起，连走路都困难，"今朝枕上觉头轻，强起阶前试脚行"。

中医说"头风"

"头风"是中医的病证名，指头痛反复发作，经久难愈，时作时止的疾病。病因多由风寒侵袭、痰火郁遏、气血壅滞头部经络所致。症状多见头部剧痛或掣痛，反复发作，痛连眉梢、眼睛，目昏不能睁开，有的还伴有鼻流臭涕、恶心、呕吐、耳鸣、眩晕、头部麻木等症状，亦可兼见眼病，二病联动。正如白居易诗中所说"头风目眩乘衰老""眼暗头风事事妨"。

杜甫也患有头风，在《龙门阁》中有"目眩陨杂花，头风吹过雨"的症状描述。头风有偏正之分：正头风，痛在头顶；偏头风，痛在一侧或两侧；两太阳穴处连脑痛者称为"夹脑风"。

古代中医很早就认识到，七情（即喜、怒、忧、思、悲、恐、惊）不调是诱发头风的重要原因。中医还认为，头为"元神"所居，又为髓海所在之处，五脏精华之血，六腑清阳之气，皆会于此。于是，天气所发，六淫之邪，人气所变，五脏之逆，均可导致头风。

头风不同于头痛

明代医学家方隅的《医林绳墨·头痛》中记载"浅而近者，名曰头痛；深而远者，名曰头风。头痛卒然而至，易于解散也；头风作止不常，愈后触感复发也"。从中医的角度讲，头风和头痛既有联系，又有区别。

中医提倡治疗头风应当从整体出发，全面分析，辨证施治，而不是"头痛医头，脚痛医脚"。头风的治疗宜搜风散寒、疏通经络、气血为主；夹痰火者，宜兼清热化痰；病延日久而兼气血虚者，可配合益气养血或针刺等法。

现代医学说：慢性头痛的原因

从现代医学角度来看，中医所讲的"头风"是一种反复发作的慢性头痛。慢性头痛只是某种疾病的一个症状，而不是一个独立的疾病。可以引起反复发作的慢性头痛的疾病有很多，有颅内病变，如脑寄生虫病、颅内血管性疾病、颅内肿瘤、脑外伤后遗症、偏头痛及其他血管性头痛、头痛型癫痫等；有颅外病变，如颅骨疾病、三叉神经痛、紧张性头痛、眼耳鼻齿源性头痛、颈椎病所致头痛、高血压所致头痛、神经症及癔症等。

白居易的"头风"是哪一种疾病引起的呢？这个问题很难有确切的答案。

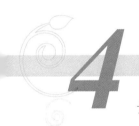

头痛汗盈巾，连宵复达晨
——头痛原因有几多

苦热 （白居易）

头痛汗盈巾，连宵复达晨。不堪逢苦热，犹赖是闲人。
朝客应烦倦，农夫更苦辛。始惭当此日，得作自由身。

此诗是说诗人在酷暑天的夜晚，因患头痛症整夜很难受，但又想到与在炎炎烈日下，"锄禾日当午"的辛苦劳作农民相比，自己又不觉好多了。

几千年来，头痛是人们在生活中最常见的症状之一，引起头痛的原因也有很多。如诗人在《病中赠南邻觅酒》中有"头痛牙疼三日卧，妻看煎药婢来扶"。白居易的这次头痛，可能与牙疼有关。

中医说头痛

头痛是中医病证名，《黄帝内经·素问》亦称头疼。根据中医的辨证论治理论，头痛与头风是有区别的，明代医学家方隅在《医林绳墨·头痛》中记载："浅而近者，名曰头痛；深而远者，名曰头风。头痛卒然而至，易于解散也；头风作止不常，愈后触感复发也。"

现代中医认为，头痛是一个常见的证候。很多原因可以引起头痛。大致可以分成两大类，就是外感引起的头痛和脏腑有病引起的头痛。外感头痛又有因风、因寒、因热、因湿、因暑邪等的不同，或者兼而有之。内伤头痛又有肝阳证、肾虚证、痰湿证、血瘀证。偏头痛是痛在头之一侧，骤然发作，发作时痛甚剧，亦能自然停止，不发作时无其他不适。

各类头痛发作时，中医针刺治疗对止痛有效。

现代医学说头痛原因

头痛是临床上常见的症状之一，通常是指局限于头颅上半部的疼痛，不包括面部疼痛，也可以是颅外疾病引起。现代医学根据病因可将头痛分为以下种类：

（1）血管性头痛是血管舒张功能障碍所引起的头痛、多为头部胀痛、牵扯痛、搏动性跳痛、电击痛等，常为双侧或全头痛，可伴有恶心、呕吐。头痛的发作与月经、季节或环境有较密切的关系。高血压性头痛是颅内动脉持续扩张的结果，为额、枕部或弥漫性全头搏动性钝痛。

（2）偏头痛也是一类血管性头痛，多见于女性，部分有遗传背景，发作前有先兆，常见单侧颞部或眼眶后搏动性头痛，常伴恶心、呕吐、畏光等。大多数头痛发作时间多为 2 小时至 1 日，在头痛消退后，常有疲劳、倦怠、无力和食欲差等症状。

（3）脑血管病性头痛中，颅内动脉瘤多表现为一侧眼眶周围搏动性痛或胀痛。脑血管畸形有癫痫发作、出血和头痛三大特征。动脉瘤和脑血管畸形均可导致蛛网膜下腔出血，多为全头部暴烈样剧痛，伴恶心、呕吐。高血压脑出血可有剧烈头痛、呕吐及意识障碍。脑血栓形成和脑栓塞有轻度头痛。

（4）颅内感染性头痛是各种病原引起的脑炎、脑膜炎，均有头痛、颈项强直和急性感染中毒症状。以枕部或深在而弥漫的跳胀痛或撕裂样剧痛为主。

（5）脑肿瘤性头痛是脑肿瘤及其他占位性病变，如脓肿、血肿等所致的头痛是因颅内压增高或直接压迫刺激脑膜，牵拉血管及神经而发生的。脑肿瘤病人的头痛常常是首发症状，并可伴有呕吐。

（6）头部器官疾病头痛，原因很多，如长时间阅读、屈光不正、眶部组织及眼内结构的炎症和虹膜睫状体炎、视神经炎、青光眼、中耳炎、鼻炎、鼻窦炎、牙病、颞颌关节炎等。白居易在《病中赠南邻觅酒》中的"头痛"可能就与"牙疼"有关。

（7）肌收缩性头痛又称紧张性头痛，多见于青壮年女性，头痛为紧箍样，重压牵扯样弥漫性胀痛，情绪紧张、焦虑、失眠时头痛加重，多伴有神经症症状。

（8）功能性头痛即非器质性病变引起的头痛，于各类头痛中最为多见，呈胀痛、紧箍感或重压感，性质不剧烈，部位不固定，病情起伏较大，可因情绪紧张或疲劳等加重。

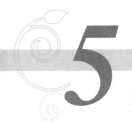

膻腻断来无气力，风痰恼得少心情
——中医说"痰证"

病中早春　（白居易）

今朝枕上觉头轻，强起阶前试脚行。膻腻断来无气力，风痰恼得少心情。
暖销霜瓦津初合，寒减冰渠冻不成。唯有愁人鬓间雪，不随春尽逐春生。

此诗是说，今天早晨，我还未起床离枕，即觉着头风病有所减轻，于是勉强站起病身，来到台阶前试着步行，因为久病，断绝荤腥，两腿酸软，没有气力，又加风痰旧疾萌动，苦恼得我越发缺少兴致。早春到来，天气渐暖，瓦霜消融，渡口开始合拢，寒冷消减，坚冰融化，渠水解冻。唯有心怀忧愁的人，两鬓间雪白的头发，不会随着春天的到来而消失，反倒是紧随着春回的脚步而白发又生。

白居易老年多病，肺疾是白居易的老年病之一。他在诗中多次提到"痰气""风痰"为患。如《自叹》："春来痰气动，老去嗽声深。"又如《病中书事》："气嗽因寒发，风痰欲雨生。"

中医说"痰证"

"痰"是某些疾病的病理产物或致病因素。不论因病生痰，或因痰致病，均与肺、脾二脏有关，有"脾为生痰之源，肺为贮痰之器"的说法。

中医的"痰证"为病证名，指痰浊停留体内的病证。由于痰浊停留部位、病因及症状表现不同，有风痰、寒痰、湿痰、燥痰、热痰、气痰、虚痰、实痰等。

白居易《病中早春》中"风痰恼得少心情"，《病中书事》中"气嗽因寒发，风痰欲雨生"的风痰是指痰扰肝经的病证。由此可见白居易患的是"痰嗽"，具体地说是"风痰咳嗽"，每因天将下雨，或气候寒冷时复发。风痰或是指素有痰疾，因感受风邪或风热拂郁而发者。

现代医学说"风痰"

"风痰"相当于现代医学中慢性支气管炎等病。慢性支气管炎是支气管及其周围组织的慢性非特异性炎症。每年咳嗽、咳痰或喘息的时间超过3个月，持续2年以上，且多发于冬季，并除外其他心肺疾病，即可考虑为慢性支气管炎。

病因主要为慢性刺激和病原微生物感染，吸烟、粉尘大气污染和刺激性烟雾常为主要病因。临床表现为中老年人易患，且男多于女，病程常进展缓慢。早期主要为冬季咳嗽，咳白色泡沫痰或黄痰，夏季缓解。

如果疾病刺激因素持续存在，症状会逐渐加重，发展成为长年不断的咳嗽，咳痰，痰量增多，以白色泡沫痰为主，继发病原微生物感染后可变为黄色或绿色脓痰。存在过敏体质的病人还可伴有气急、喘息。疾病发展到晚期后，病人可在上述症状的基础上，出现进行性或不断加重的气急，活动后尤甚，可发展成为慢性阻塞性肺疾病。

早在1000多年前，诗人白居易就认为"痰气""风痰"疾病与季节、气候关系极为密切，特别是春季，万物萌发，人身上的痼疾也有可能诱发，所谓"春来痰气动，老去嗽声深"（白居易《自叹》），"气嗽因寒发，风痰欲雨生。病身无所用，唯解卜阴晴"（白居易《病中书事》），实在是难能可贵的。可见，诗意来自生活方方面面的观察、思考和灵感。

6

衰年肺病唯高枕，绝塞愁时早闭门
——从端坐呼吸说肺源性心脏病

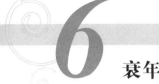

返照 （杜甫）
楚王宫北正黄昏，白帝城西过雨痕。
返照入江翻石壁，归云拥树失山村。
衰年肺病唯高枕，绝塞愁时早闭门。
不可久留豺虎乱，南方实有未招魂。

此诗前四句是说雨后晚晴之景色，后四句是说病苦乱离之感叹。"衰年肺病唯高枕"，意思是说诗人因长期患肺病气急，不能平卧，只能把枕垫高躺着。诗人"衰年"多病，贫困潦倒，感慨万千。不过这也是当时社会多方面原因造成的，杜甫少年时健壮、活泼、好动，"忆年十五心尚孩，健如黄犊走复来。庭前八月梨枣熟，一日上树能千回"（《百忧集行》）。青年时浪漫、豪爽，"性豪业嗜酒，嫉恶怀刚肠。脱略小时辈，结交皆老苍。饮酣视八极，俗物都茫茫"（《壮游》）。杜甫的可贵之处，是他后来遭逢乱世、饥贫交加的状况下，始终没有放弃对人生的追求。

杜甫诗中的肺疾

肺病是折磨诗人至死的主要疾病之一。40多岁在长安时，杜甫写的《进封西岳赋表》中就说"是臣无负于少小多病""况臣常有肺气之疾"。唐肃宗上元元年（760年）49岁的杜甫在《有客》一诗中说"患气经时久，临江卜宅新"。广德二年（764年）53岁的杜甫在《别唐十五诫，因寄礼部贾侍郎》一诗中说"为吾谢贾公，病肺卧江沱"。永泰元年（765年）54岁时，因肺病加重在云安休养，"明光起草人所羡，肺病几时朝日边"（《十二月一日三首·其一》)。大历元年（766 年）杜甫 55 岁时，在夔州的诗中写道"高秋苏病气，白发自能梳"（《秋清》）；"执热沉沉在，凌寒往往须。且知宽病肺，不敢恨危途"（《北风》）；"江涛万古峡，肺气久衰翁"（《秋峡》）；"归朝蹦病肺，叙旧思重陈"（《敬寄族弟唐十八使君》）；"肺萎属久战，骨出热中肠"（《又上后园山脚》），说明杜甫久咳不愈的症状，挥之不去。大历四年（769 年）杜甫 58 岁，"蹉跎病江汉，不复谒承明""肺肝若稍愈，亦上赤霄行"（《送覃二判官》），说明病情已十分严重。770 年杜甫临终绝笔写了《风疾舟中伏枕书怀三十六韵奉呈湖南亲友》中"转蓬忧悄悄，行药病涔涔""葛洪尸定解，许靖力还任"，此时杜甫已病入膏肓了。

"衰年病肺唯高枕"

"衰年病肺唯高枕"是因为肺疾气急不能平卧，要垫以高枕，采取半躺半坐的姿势，才能缓解气急，这在现代医学中称为"端坐呼吸"，是呼吸困难的表现，更严重者就不是"唯高枕"可以缓解气急的，而是需要采取坐位才能缓解气急。

那么，呼吸困难是怎么回事呢？正常成人呼吸频率为每分钟 16～20 次。呼吸困难是呼吸功能不全的重要症状，呼吸困难时病人主观上有空气不足或呼吸费力的感觉，而客观上表现为呼吸频率、深度和节律的改变。

根据杜甫诗中的自述，他可能是患了慢性阻塞性肺疾病或肺源性心脏病（简称肺心病）引起的呼吸困难。慢性阻塞性肺疾病包括慢性支气管炎和肺气肿，许多病人为两者兼有。临床表现最初主要为咳嗽、咳痰，后可出现进行性、持续性、活动性呼吸困难，呼吸道感染时加重。肺心病是由于肺和胸廓或肺血管病变引起的肺循环阻力增加，导致肺动脉高压，右心室肥大、扩大或右心衰竭的心脏病。按病程的急缓可分为急性和慢性。临床表现：心肺功能代偿早期主要表现为慢性咳嗽、咳痰、喘息、咯血、胸痛或呼吸困难等原发肺部疾病的症状。原发病变在肺组织者以慢性阻塞性肺疾病最常见。

杜甫的一生，真是多病多难的一生。"缘情慰漂荡，抱疾屡迁移"（《偶题》）一句就清楚证明了杜甫诗歌创作与"漂荡"生活、"抱疾"身体有密切联系。杜甫全集 1400 余首诗中，40 岁以前的作品仅留下 40 多首（大部分已散失），这一惊人比例似乎告诉我们：愈是多病，诗人创作愈丰。身处那样困厄的时代，面临生命的绝境之时，杜甫却紧握诗笔，坚持为多灾多难的家事国事天下事献出一首首诗篇。

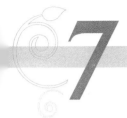

7

澹师昼睡时，声气一何猥
——说阻塞性睡眠呼吸暂停低通气综合征

嘲鼾睡　（韩愈）

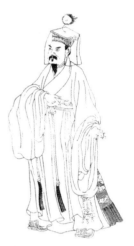

澹师昼睡时，声气一何猥。顽飙吹肥脂，坑谷相嵬磊。
雄哮乍咽绝，每发壮益倍。有如阿鼻尸，长唤忍众罪。
马牛惊不食，百鬼聚相待。木枕十字裂，镜面生痱癗。
铁佛闻皱眉，石人战摇腿。孰云天地仁，吾欲责真宰。
幽寻虱搜耳，猛作涛翻海。太阳不忍明，飞御皆惰怠。
乍如彭与黥，呼冤受菹醢。又如圈中虎，号疮兼吼馁。
虽令伶伦吹，苦韵难可改。虽令巫咸招，魂爽难复在。
何山有灵药，疗此愿与采。
澹公坐卧时，长睡无不稳。吾尝闻其声，深虑五藏损。
黄河弄溃薄，梗涩连拙鲧。南帝初奋槌，凿窍泄混沌。
迥然忽长引，万丈不可忖。谓言绝于斯，继出方衮衮。
幽幽寸喉中，草木森苯尊。盗贼虽狡狯，亡魂敢窥阃。
鸿蒙总合杂，诡谲骋庭很。乍如斗咿嗖，忽若怨恩恳。
赋形苦不同，无路寻根本。何能埋其源，惟有土一畚。

这首诗描写的是一个胖和尚睡觉时打鼾的声音和姿态，其结构异常简单：起始几句先挑明是咏"打鼾"，然后连用各种夸张、比喻，极力铺陈其打鼾惊心动魄的样子，最后用两句极富调侃意味的自问自答收尾。

打鼾的原因

打鼾是生活中常见的现象，三个成人中就有一个人在睡眠时要打鼾，其中男性比女性多，老年人比年轻人多，胖子比瘦子要多（诗中"顽飙吹肥脂")。鼻声又称"鼾声",俗称"呼噜"。鼾声是怎样产生的呢?原来有的人在睡眠时,肌肉松弛,呼吸道的气体通过口腔比鼻腔更多,这时气体就容易引起口腔顶部和后部的软腭和悬雍垂(俗称小舌头)来回颤动,同时引起面颊、舌、鼻孔的震动,这些颤动和震动发出来的声音就是鼾声。

引起打鼾的原因有很多,大多与咽腔狭窄、阻塞有关。有的是在睡眠时习惯用嘴呼吸;有的是病人中风昏迷引起;有的是患有气管炎、鼻炎、感冒、鼻甲肥大、鼻窦炎、慢性咽喉炎等呼吸道疾病,以及咽部占位性病变引起的呼吸道不畅;有的是仰睡时,肌肉放松,口腔中悬雍垂更为下降,阻塞了部分呼吸道引起的;有的是因鼻腔中有较多分泌物如黏液、鼻涕等,空气通过时振动这些分泌物产生尖锐的呼声;有的因枕头过高或过低,挤压咽喉腔,使气流受阻,震动软腭引起的。老年人因肌肉松弛,且多有些呼吸道疾患,也就更容易引起打鼾了。

鼾声的世界纪录

日本有位医学家对鼾声进行研究,把鼾声分成 30 多种类型,如机关枪型、爆破声型、猛兽吼型、松虫鸣型等。按声响强度来说,正常成人打鼾一般低于 60 分贝,超过 60 分贝应考虑"睡眠呼吸暂停综合征"(英文缩写SAS)了。严重的病人可以超过 80 分贝,如飞机发动机轰鸣。据报道,加拿大有位希尔特先生,他的鼾声高达 90 分贝,比强力电锯声还大。他和他妻子共同生活了 30 年,致使枕边妻子右耳失聪。1994 年希尔特已被列入《吉尼斯世界纪录大全》,为世界上鼾声最大的人。

鼾声也是一种噪声,一种环境污染,影响同房间人的睡眠。巴黎一家《生活》杂志曾调查过 2000 名已婚妇女,其中 60％的人认为丈夫睡眠时打鼾是一大恶习,打鼾对自己睡眠也有妨碍。医学研究发现,打鼾者的脑电波上出现与鼾声相呼应的觉醒波,说明打鼾者在睡眠中因打鼾而没有得到有效休息。

《嘲鼾睡》——描述"鼾声"的世界纪录

打鼾本来不是什么具有美感的事情,对有些人来说,称之为丑态百出并不为过。可是诗人却从这种丑态中产生了诗思,结果竟然把前人恶道的丑态写出了汪洋恣肆、光怪陆离的美感。用诗的语言来生动描述鼾声的世界最早最佳纪录，就要数一千多年前的唐代诗人韩愈的《嘲鼾睡》了。

比如说，打呼噜的韵律是一声接一声，两大声之间有个声音较小的停顿。这个特点到了诗人笔下，就成了"雄哮乍咽绝，每发壮益倍"和"迥然忽长引，万丈不可忖。谓言绝于斯，继出方衮衮"。

又比如说，随着打鼾者的卧姿变化，打鼾的声响也大小不一。这个特点到了诗人笔下，则成了"幽寻虱搜耳，猛作涛翻海"。能把这种看似无趣的事物特征写得这么逼真、生动、搞笑，不能不说是一种怪才。

再比如说，一般人听到打鼾的声音，也就是觉得心烦，通常不会想到更多。非要让人给鼾声找个比喻，一般也就是比作"雷声"。可是诗人却在诗里一口气联想到了阿鼻地狱里因犯下众罪而哀鸣不休的亡灵、海中翻腾不已的巨浪、遭受菹醢（把人剁成肉酱的酷刑）的彭越和黥布（二人都是汉初大将，被刘邦冤杀）、关在圈中满身创伤的饿虎……个个都是狰狞凶厉、令人侧目的意象，其中却绝对没有"雷声"这么一般的比拟。这种鼾声又会造成什么样的后果呢？诗人更是选出惊人之语：牛马都听得不吃东西了；鬼魂都怕得聚在一起了；木枕都震出十字形裂纹了；镜子都吓出鸡皮疙瘩了；连用无比坚硬的材料塑造的铁佛和石人，也都扭曲运动起来了，一个厌烦得眉毛直打架，一个恐怖得双腿直筛糠；甚至太阳都不愿意再明亮，驱动日月星辰运转的天官都没有干活的动力了。能把打鼾写到这种份上，也算是诗人韩愈的绝唱。

中医说鼾声

中医把鼻息分为生理性和病理性两种。生理性为熟睡时鼻中发出呼吸之粗鸣声；病理性多见于慢性肥厚性鼻病或痰阻心包，神志昏迷者亦往往鼾声如雷。古医书《诸病源候论》中指出："鼾眠者，眠里咽喉间有声也，入喉咙气上下也，气血若调，虽寤寐不妨宣畅，气有不和，则冲击咽喉而作声也。其有肥人眠作声者，但肥人气血沉厚，迫溢咽喉，涩而不利亦作声。"可见，古代中医对鼾声早有深刻的认识。

阻塞性睡眠呼吸暂停低通气综合征

近年来，现代医学深入研究后发现，"澹师昼睡时，声气一何猥"并不是简单的鼾声过响，而较多的是由于呼吸道憋气所致，称为"阻塞性睡眠呼吸暂停低通气综合征"。一般认为睡眠中打鼾出现每次 10 秒以上的呼吸暂停，在 7 小时的睡眠中呼吸暂停 30 次以上，或者每小时反复出现 5 次以上呼吸暂停，就可以诊断为睡眠呼吸暂停综合征。睡眠呼吸暂停综合征占睡眠疾病的 50％ 左右，是发病率较高且有一定潜在危险的综合征，可导致不同程度机体慢性间歇性缺氧，长久如此会引起内分泌功能紊乱，神经功能失调，血黏度增高，影响全身微循环，从而造成多系统、多器官损害。严重者可发展为阻塞性睡眠呼吸暂停综合征（OSAS），导致低氧血症、高血压、心律失常、心肺功能衰竭，并易引发夜间猝死。

睡眠呼吸暂停综合征的病人因长期睡眠质量不佳，大脑细胞不能得到很好的休息，又影响次日精神状态，昏昏欲睡、记忆力下降、焦虑不安、心情沮丧、情绪急躁，还有些出现夜尿、阳痿、头痛、噩梦或夜间频繁憋醒等。患有睡眠呼吸暂停综合征的司机，车祸发生率是正常司机的 3～7 倍，并占了恶性事故的 80％。为此，美国、加拿大、瑞典等国家已作了相关的法律规定，对患该综合征的大客车驾驶员，在未经有效治疗的情况下，禁止开车，否则将追究其法律责任。法治的结果是：近 10 年来大客车恶性事故发生率明显下降。

治疗睡眠呼吸暂停综合征，首先要找出病因，其次才是治疗。如果是鼻息肉、鼻甲肥大、腭咽畸形、小颌骨畸形等原因，应手术治疗，可以根治。大多数病人在呼吸科医生指导下，戴简易呼吸器治疗，效果很好。也可以由口腔科医生配制口腔矫正器治疗。单纯或轻型打鼾者可以注意改变生活习惯，使打鼾得到改善，如减肥、睡前不喝酒、晚餐不饱食、戒烟、床垫不宜过软、枕头不宜太高等。

8

瘴染面如檗，愁熏头似丝
——说黄疸

湘阴县送迁客北归 （李群玉）
不须留蕙荃，重遣世人疑。瘴染面如檗，愁熏头似丝。

黄梅住雨外，青草过湖时。今日开汤网，冥飞亦未迟。

此诗的意思是，我劝您不要留下薏苡之类物品（是借用东汉马援的"薏苡之谤"典故），以免再被社会上的人诽谤猜疑。您已经感染瘴气，病得面色黄如黄柏，忧愁怨气使您的头发变白好像银丝。外面连续的黄梅雨现在已停止，正是草色青青蔓延浸过镜湖之时。今日朝廷实行仁政，且法网宽大，您趁机退隐，远走高飞，也还不算迟。

诗句"瘴染面如檗"中的"瘴"，古代常指热带或亚热带山林中的湿热空气，曾被认为是"瘴疠"的病源。本诗中的"瘴"，也是指伴有黄疸的肝胆疾病的症状，诗中的"檗"即黄柏。"面如檗"指患黄疸者面如黄檗之色。

中医说"黄疸"

黄疸是以目黄、身黄、小便黄为主症的病证。黄疸按照中医理论可以分为阳黄与阴黄两大类。

阳黄又分为：①热重于湿。身目俱黄，黄色鲜明，发热口渴，小便短赤，腹胀便秘，口干口苦，恶心欲吐，舌苔黄腻。②湿重于热。身目俱黄，其色不如热重者鲜明，头身困重，脘腹痞满，纳呆，恶心，呕吐，腹胀便溏，舌苔厚腻微黄。③胆腑郁热。身目发黄鲜明，右胁剧痛放射至肩背，壮热或寒热往来，呕逆，尿黄，便秘。

阴黄又可分为：①寒湿证。身目俱黄，黄色晦暗，或如烟熏，腹胀，大便不实，口淡不渴，神疲畏寒。②脾虚证。身目发黄，黄色较淡而不鲜明，食欲不振，肢体倦怠乏力，心悸，气短，食少腹胀，大便溏薄。

现代医学说黄疸

现代医学认为黄疸产生的原因，主要是胆红素代谢障碍引起的。胆红素多数来源于成熟红细胞的血红蛋白。正常状态下血液中胆红素只有微量存在，血清中胆红素升高可使皮肤、黏膜和巩膜发黄。黄疸眼白发黄，尿色加深，甚至如红茶颜色时要警惕是否患了黄疸。黄疸时还可以发现身体皮肤颜色也有黄染，这种黄色有的像橘子色，有的像阴沟水暗黄暗绿色，这是引起黄疸的不同病因所致。黄疸严重时，乳汁、痰液、汗液和腹水也会发黄，黄疸严重时还常伴有皮肤瘙痒、心动过缓、腹胀、脂肪泻等。

常见可引起黄疸症状的疾病有：先天性非溶血性黄疸、蚕豆病、恶性疟疾、败血症、新生儿黄疸、某些毒素和化学药物中毒、病毒性肝炎、肝硬化、肝癌、钩端螺旋体病、胆结石、胰头癌、胆管或胆总管癌、壶腹癌、肝内胆管结石、华支睾吸虫病、肝炎、药物性肝病、妊娠期复发性黄疸综合征等。

现代医学对黄疸的诊断必须详细询问发病情况，实验室检查，如肝功能、尿胆红素、尿胆原、粪胆原测定、红细胞及网织红细胞计数等对病因诊断有帮助。现代影像学检查如 B 超、电子计算机断层扫描（CT）、磁共振（MRI）、逆行胰胆管造影、经皮肝穿刺造影等有助于黄疸的病因诊断。如以上检查仍不能确诊，可考虑剖腹探查，但最好在发现黄疸 2～3 个月内进行。

当然，1000 年前唐朝的医学水平，对此一无所知。

9

嗟予久抱临邛渴，便欲因君问钓矶
——李商隐与糖尿病

令狐八拾遗见招送裴十四归华州　（李商隐）

二十中郎未足希，骊驹先自有光辉。

兰亭宴罢方回去，雪夜诗成道韫归。

汉苑风烟吹客梦，云台洞穴接郊扉。

嗟予久抱临邛渴，便欲因君问钓矶。

诗中"嗟予久抱临邛渴"的"临邛渴"即是中医学的消渴病，现代医学的糖尿病。

临邛渴就是消渴病

最早记载西汉辞赋家司马相如（字子卿，其妻卓文君为临邛人）患消渴病。著名史学家司马迁《史记·司马相如列传》记载曰："相如口吃而善著书，过常有消渴疾。"从此，后来的文人、诗人，多用司马相如的名、字、居住地等代称"消渴病",如"病相如""相如病""长卿病""相如渴""临邛渴"等。例如唐诗中"我多长卿病,日夕思朝廷"(杜甫《同元使君春陵行》),"侍臣最有相如渴,不赐金茎露一杯"(李商隐《汉宫词》)等。

李商隐的消渴病

李商隐写《令狐八拾遗见招送裴十四归华州》时只有 24 岁,说"久抱临邛渴",则得此病,非止一日矣。他的《寄令狐郎中》中有"休问梁园旧宾客,茂陵秋雨病相如",这首诗作于会昌五年(845 年),时 33 岁。他这时的身体更不如前,在给朋友的信中,不断提到自己遭受疾病折磨。

糖尿病,中医又称消渴症。病人口渴思饮,多吃常饥,小便频繁。李商隐的症状,亦较明显。他的《寄成都高苗二从事》诗云:"红莲幕下紫梨新,命断湘南病渴人。今日问君能寄否?二江风水接天津。"这时他阴虚烦躁,肺腑如焚。大概想起左思《蜀都赋》中有"紫梨新润"这句吧,所以便请在成都做官的朋友,把梨寄给他。《寿世传真》云:"梨润肺消痰,降火止渴。生者清六腑之热,熟者滋五脏之阴。"

得此病者,形体大多消瘦。李商隐恐怕也是如此。他在《有怀在蒙飞卿》中说:"哀同庾开府,瘦极沈尚书。"他在向老友诉说病情时,以沈约作比。沈约说自己暮年病情:"百日数旬,革带常应移孔,以手握臂,率计月小半分。"(《梁书·沈约传》)这真是瘦得可怕。朋友对他的病很关心,常有诗问候。诗人温庭筠《秋日旅舍寄义山李侍御》诗中"子虚何处堪消渴?试向文园问长卿"。

李商隐得此病后,32 岁时,已是"鬓入新年白,颜无旧日丹"(《大卤平后移家到永乐县居,书怀十韵》),又未能很好地医治,生活环境一直不利于他的休养。糖尿病病人很怕情绪剧烈波动,而他的遭遇,却使他的心境得不到平静。时值牛李党争,他被卷进。38 岁那年,妻子王氏病卒,小儿绕膝悲啼,裂肺摧肝,打击沉重。所有这些,加在一个糖尿病病人身上,症状怎么会减轻!

中医学说消渴病

消渴,这一病名最早见于《黄帝内经·素问》"脾瘅者,数食甘美而多肥也,肥者令人内热,甘者令人中满,故气上溢,转为消渴。"中医学认为,消渴病是由于先天禀赋不足，复因情志失调、饮食不节等原因，所导致的以阴虚燥热为基本病因，以多尿、多饮、多食、乏力、消瘦，或尿有甜味为典型临床表现的一种疾病。

消渴病起病缓慢，病程漫长。本病以多尿、多饮、多食为其证候特征。但病者"三多"症状的显著程度有较大的差别。消渴病的多尿，表现为排尿次数增多，尿量增加。有的病人是因夜尿增多而发现本病。与多尿同时出现的是多饮，喝水量及次数明显增多。多食易饥，食量超出常人，但病人常感疲乏无力，日久则形体消瘦。但现代的消渴病者，有的则在较长时间内表现为形体肥胖。

中医学把消渴又分为：①上消（肺热津伤），烦渴多饮，口干舌燥，尿频量多；②中消（胃热炽盛），多食易饥，口渴，尿多，形体消瘦，大便干燥；③下消（肾阴亏虚），尿频量多，混浊如脂膏，或尿甜，腰膝酸软，乏力，头晕耳鸣，口干唇燥，皮肤干燥、瘙痒等。

现代医学的糖尿病

中医学的消渴病相当于现代医学中的糖尿病。糖尿病是一组由于遗传和环境相互作用引起的代谢性疾病。由于胰岛素分泌不足和（或）靶器官对胰岛素敏感性下降引起碳水化合物、蛋白质、脂肪、水和电解质等一系列代谢紊乱，又称"代谢综合征"。临床上以高血糖为主要特征。病情严重或应激时可发生糖尿病酮症酸中毒或非酮症性高渗性昏迷等急性并发症。长期高血糖可导致包括眼、肾、神经及心脑血管等多个脏器的功能障碍和衰竭，成为糖尿病致死、致残的主要原因。

目前，全世界受糖尿病威胁的人至少超过 5 亿，且发病高峰正在向发展中国家转移，我国就首当其冲。目前，据统计 65 岁以上老人中糖尿病患病率为 8.1%，可见糖尿病是老年人的常见病，老年人的糖尿病大多为非胰岛素依赖型（即 2 型）。糖尿病的发病年龄正在年轻化。糖尿病还是一种终身性的慢性病，糖尿病的发生、发展是个缓慢而加速的过程。世界卫生组织有关资料表明：糖尿病的患病率、致残率和病死率及对总体健康的危害程度，已居慢性非传染性疾病的第三位，死亡率仅次于癌症和心脑血管疾病，每年有 400 万人因糖尿病而死亡；其中绝大多数糖尿病本身并不能导致人的死亡，真正危及生命的是糖尿病的并发症，它严重威胁着病人的健康和生命。

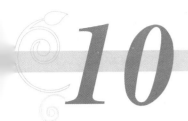

我多长卿病，日夕思朝廷

——杜甫与糖尿病并发症

同元使君舂陵行 （杜甫）

遭乱发尽白，转衰病相婴。沈绵盗贼际，狼狈江汉行。

……

色阻金印大，兴含沧浪清。我多长卿病，日夕思朝廷。

肺枯渴太甚，漂泊公孙城。呼儿具纸笔，隐几临轩楹。

作诗呻吟内，墨澹字欹倾。感彼危苦词，庶几知者听。

《同元使君舂陵行》是杜甫创作的一首五言古诗。此诗是大历元年（766年）杜甫在 55 岁时在夔州所作，是诗人读完元结《舂陵行》及《贼退示吏》两首诗后的感怀之作，体现了杜甫忧国忧民的思想。

诗中"我多长卿病，日夕思朝廷"中的"长卿病"即是中医学的消渴病，现代医学的糖尿病。

杜甫的糖尿病

在安史之乱以前，杜甫便发觉自己患糖尿病，杜甫的诗中曾多次出现"长卿病"，如"长卿久病渴，武帝元同时"（《奉送韦六丈右少府之交广》），"不达长卿病，从来原宪贫"（《奉赠萧二十使君》），"长卿多病久，子夏索居频"（《上韦左相二十韵》）等。在杜甫作于同期的另一首诗《客堂》"栖泊云安县，消中内相毒。旧疾甘载来，衰年得无足"中的"消中"也是指中医学的消渴病；还有《赠王二十四侍御契四十韵》一诗中"消中祇自惜"等。

杜甫当时已认识到自己消渴病的突出症状是"渴""内热"和"消瘦"，这在他诗句中多有提及。例如"触热生病根"（《贻华阳柳子府》），"肺枯渴太甚"（《同元使君舂陵行》），"病渴三更回白首"（《示獠奴阿段》），"闭目逾十旬，大江不止渴"（《七月三日亭午已后较热退晚加小凉稳睡有诗因论壮年乐事戏呈元二十一曹长》），即严重口渴。"消中内相毒"（《客堂》），"内热比何如"（《寄李十四员外布十二韵》）等，即严重内热。"心微傍鱼鸟，肉瘦怯豺狼"（《寄彭州高三十五使君适、虢州岑二十七长史》），"衰年病只瘦"（《江阁卧病走笔寄呈崔、卢两侍御》），即严重消瘦。

另外，杜甫虽懂些医理，但不知酒对病人的危害，经常照饮不误。直至暮年，已觉不行了，才"潦倒新停浊酒杯"（《登高》），但也是冲着肺病来的。总之，为时已晚！

患此病者，还须节食，尽量选吃含糖量低的食物，防止血糖升高。杜甫不但不知节制饮食，有时还为自己吃得多而庆幸。"落杵光辉白，除芒子粒红。加餐可扶老，仓庾慰飘蓬"（《暂往白帝复还东屯》），他自己亲自收获的稻米，白光耀眼，籽粒鲜红，做出香喷喷的米饭来，胃口甚佳，吃饱了饭浑身是劲，似得人之助，满仓稻米是以安慰我这飘蓬似的残年。"多病久加饭，衰容新授衣"（《雨四首》）这样可能使刚刚稳定、降了下来的血糖，倏地又升高了。糖尿病病人饮食最忌是糖，吃糖无异于火上浇油，使病情恶化。杜甫不明此理，喜用蔗浆当饮料，"茗饮蔗浆携所有，瓷罂无谢玉为缸"（《进艇》）。与老妻出游，怕路上口渴，所以大瓶小瓶装满蔗浆。

用今天的医学眼光来看，真令人大惊失色。可见，人们对于医理之认识，似乎比别的什么都缓慢，即使是个略懂医理的智者亦如此。长期高血糖可导致包括眼、肾、神经及心脑血管等多个脏器的功能障碍和衰竭，成为糖尿病致死、致残的主要原因。目前有很多学者认为，杜甫可能是死于糖尿病酮症酸中毒。

杜甫诗中的糖尿病并发症

据世界卫生组织糖尿病专家统计，研究表明，糖尿病发病后 10 年内有 30%～40% 的病人至少会发生一种并发症；又有研究表明，50% 的糖尿病病人在诊断为糖尿病时就已存在着并发症，有的病人在发生心肌梗死或脑卒中时，才发现同时患有糖尿病。糖尿病引发的并发症几乎波及全身各系统、各种内脏器官，无处不在，就像瓜藤样蔓延。

杜甫处于 1000 多年前的唐朝，当时中医学对消渴病的认识，肯定不如现代医学对糖尿病及并发症的认识那么深刻。不过从杜甫所作的诗中，已经可以寻找到糖尿病和糖尿病并发症在他身上的种种征象表现。例如：

"消中日伏枕，卧久尘及屦"（《雨》），即消渴病严重，以致卧床不起；

"令儿快搔背，脱我头上簪"（《阻雨不得归瀼西甘林》），即皮肤瘙痒症，糖尿病微血管及神经末梢并发症。

"病身虚俊味，何幸饫儿童"（《王十五前阁会》），"病渴身何去，春生力更无"（《过南岳入洞庭》），"力稀经树歇，老困拨书眠"（《九月一日过孟十二仓曹、十四主簿兄弟》），"临餐吐更食，常恐违抚孤"（《遣怀》），即食欲不振、恶心、呕吐、疲乏、腿软、无力，是早期糖尿病酮症酸中毒表现。

"右臂偏枯半耳聋"（《清明二首》），即糖尿病脑卒中致半身不遂、耳聋。

"年侵腰脚衰"（《寄赞上人》），"我在路中央，生理不得论。卧愁病脚废，徐步视小园"（《客居》），"欹倾烦注眼，容易收病脚"（《西阁曝日》），即弱足、活动不便，可能是糖尿病足引起的神经病变。

"金篦空刮眼，镜象未离铨"（《秋月夔府咏怀》），即糖尿病性白内障，可能做过针拨手术，但效果不好。

"春水船如天上坐，老年花似雾中看"（《小寒食舟中作》），即眩晕、眼花，可能有糖尿病眼病。

以上这些都是现代医学中指出的糖尿病及并发症征象。杜甫在风雨飘摇的小船上，结束了他 59 年凄苦的一生。被后世尊奉为"诗圣"的杜甫，在遭受多年的糖尿病折磨之后，离开了他无限眷恋的大唐王朝！

现代医学说糖尿病并发症

糖尿病是一种并发症多、后果严重的疾病。糖尿病为什么会引起多种并发症？种种原因引起胰岛素分泌不足（包括原发性和继发性两种原因），使血糖升高，引起尿糖，临床表现为糖尿病代谢、水电解质紊乱及酸碱平衡的失调，伴全身器官发生病变。患糖尿病时不仅重要脏器如心肌、脑、肾、眼底受到影响，而且支配内脏和支配肢体的神经营养都会受到不同程度的损伤。

糖尿病常见的并发症有：血脂异常、动脉粥样硬化或微小动脉硬化造成的脑血管意外。心绞痛、心肌梗死、肾血管硬化、肾功能不全、胃肠动力障碍、脂肪肝、肝硬化、胆石症、胆囊炎、肺结核、肺部炎症、泌尿系统感染、皮肤疖肿、痈、溃疡、皮肤瘙痒、白内障、视网膜病变、末梢神经炎、酸中毒、脱水、昏迷等。

糖尿病的并发症，往往是糖尿病病人死亡的直接因素，也是目前现代医学中的一个棘手问题。

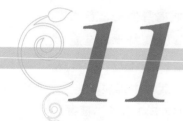

11

眼藏损伤来已久，病根牢固去应难
——说糖尿病眼病

眼病二首 （白居易）

其一

散乱空中千片雪，蒙笼物上一重纱。

纵逢晴景如看雾，不是春天亦见花。

僧说客尘来眼界，医言风眩在肝家。

两头治疗何曾瘥，药力微茫佛力赊。

其二

眼藏损伤来已久，病根牢固去应难。

医师尽劝先停酒，道侣多教早罢官。

案上谩铺龙树论，盒中虚撚决明丸。

人间方药应无益，争得金篦试刮看。

　　白居易晚年患有眼病，写眼病的诗多达40多首，这是其中二首。这二首诗是说，我看东西好像空中散乱着千片雪花，所有东西上都蒙了一层薄纱。大晴天看风景也是雾霭蒙蒙，不是春天眼前也总是飞花乱舞。和尚说是心里的烦恼侵入眼中，医生说这风眩的病根在肝上。两头都在治疗，可是总好不了，药物没有功用，佛法也不见效。我的眼睛损伤已是长久的事了，病根牢固想去掉则很困难，医生劝我首先别喝酒，信佛法的朋友叫我早点辞去官职。桌面上白白地摆着龙树写的佛经，盒子里放着治疗眼病的决明丸，可这都毫无用处。看来人间的药方已无济于事，只能希望有金篦术的人给我刮眼膜动手术了。

　　"眼藏损伤来已久，病根牢固去应难。"白居易眼病的病根究竟在哪儿呢？从现代医学角度来看，一是糖尿病的并发症，二是长期过度饮酒对眼睛的损伤。

白居易的糖尿病

白居易到了晚年，知道自己患了消渴病，"眼昏久被书料理，肺渴多因酒损伤"（《对镜偶吟·赠张道士抱元》）。在古代，凡言"消"、言"渴"，或言"消渴"，都是指现代的糖尿病。《黄帝内经》中即有消渴、消中、肺消等病症的记载。"肺消"是指肺阴虚所致的多饮多溲。《黄帝内经》中说："心移寒于肺，肺消。肺消者饮一溲二，死不治。"中医认为消渴的病因病机，是饮食所伤，酿热耗津；情志失调、郁火伤肝；恣情纵欲，肾虚精耗；老年体衰，五脏虚弱。这四种病因白居易几乎全部符合。

消又分为上消、中消、下消。白居易的"肺渴"属上消，表现为口渴多饮，口干舌燥。这是因胃火或心火过盛，损耗津液，肝伤及目，导致体瘦无力，视力下降。白居易的眼力不济，看东西如烟如雾，在镜里找不着自己的影子，"夜昏乍似灯将灭，朝暗长疑镜未磨"（《眼暗》）。朋友都很关心他，不时致书问候。他回答得也很有风趣："春来眼暗少心情，点尽黄连尚未平。唯得君书胜得药，开缄未读眼先明。"（《得钱舍人书问眼疾》）

"人间方药应无益，争得金篦试刮看。"白居易服用决明丸方药、黄连汁点眼治疗效果都不佳，想用金针拨障术治疗，说明白居易可能已经患有糖尿病性白内障。

糖尿病眼病

糖尿病可以引起各种各样的眼部疾病，如角膜溃疡、青光眼、白内障、玻璃体积血、视神经病变、眼肌神经麻痹等，最常见的是视网膜病变和白内障，且对视力影响最大。导致眼病主要是由于血糖长期控制不好，日积月累对血管和视神经造成的损害。

常见的有如下情况：①突然视力下降。糖尿病引起视神经病变是脑神经病变的一部分，往往是缺血性的，表现有视力突然下降和视野缺损。②视物成双或斜视。糖尿病除引起视神经病变外，还可引发多个脑神经病变。常常发生视力下降、视物成双、头痛、恶心、眼睑抬不起等症状。糖尿病引起脑神经病变的发生，一般认为是由于营养其神经的小血管发生微血栓引起。③青光眼发病率明显高于正常人群。糖尿病性视网膜病变达一定程度，视网膜缺血状态可产生新生血管性青光眼。④眼睑也可发生改变。糖尿病病人抵抗力低，易发生化脓性感染，常有眼睑反复发作的睑腺炎、睑缘炎等，常久治不愈。由于脂肪代谢异常，糖尿病病人较多发生眼睑黄色瘤，多位于上睑内侧，双侧对称，黄色皮肤斑，轻度隆起。⑤球结膜发生变化。糖尿病病人常常可见球结膜小血管扩张，管径不均匀，部分呈索状或不规则。也可有小血管破裂而出血，表现为球结膜变红。

眼部病变是糖尿病最为常见的慢性并发症之一。一旦发生糖尿病眼病，病人视力减退，甚至失明。糖尿病可以损害眼睛的各种组织，如可使角膜溃疡的机会增多，使眼内房水回流不畅，而增加青光眼的发生率，能提早和加重白内障的发生，引起玻璃体积血，造成不同程度的糖尿病视网膜病变，如果视网膜病变发生在眼睛感光最灵敏的黄斑部位，病人的视力将会大受影响。

糖尿病是导致白内障的危险因素之一。白居易在诗中有"散乱空中千片雪，蒙笼物上一重纱"。白内障也是糖尿病病人视力损害的最常见原因。动物实验已经证实，高血糖在体内和体外试验中均可导致白内障。这不得不引起我们的高度重视。糖尿病性白内障大多是糖尿病病人伴发的老年性白内障。一般认为，老年性白内障在糖尿病病人中比非糖尿病病人发病率高，发生的年龄也较早，且白内障成熟较快。

在糖尿病全身并发症中糖尿病性视网膜病变是其中最严重的微血管病变之一，在发达国家已成为成年人致盲的一个主要原因。全世界250万病人发生由糖尿病性视网膜病变引起的视力减退，近1/5的2型糖尿病病人在被确诊为糖尿病时已经存在严重的视网膜病变，随着病程的延长，有5%～10%的病人在5年内失明。据有关资料统计，糖尿病眼病引起的双目失明要比非糖尿病者引起的高25倍。因此，糖尿病病人万万不可忽视眼部病变。

酒对眼睛的损害

酒对眼睛的损害十分明显。酒中含有的乙醇进入人体后会很快地扩散到血管，由于醇类极易溶于水，而眼球内腔的玻璃体含水量达99%，对乙醇有较强的亲和力，极易损伤视网膜。当人们饮酒后，眼球结膜充血，造成局部组织缺氧。同时酒会消耗大量的维生素B_1，当眼睛缺少维生素B_1后极易发生角结膜干燥、视神经炎及晶状体混浊。所以，喝醉了酒的人普遍是眼球上布满血丝，出现"红眼"现象。酒中的有害醇类（如甲醇）也会对视网膜、视神经产生明显的毒性作用，若长期饮酒过多，酒中的有害成分能使视神经萎缩，严重的甚至可导致失明。白居易中年后常一醉方休，"酒狂又引诗魔发，日午悲吟到日西"（《醉吟二首》），结果加重了眼疾，40 岁时已有"书魔昏两眼，酒病沉四肢"（《白发》）之感。

糖尿病和酒就是白居易眼病的病根。目前，现代医学对治疗该病的方法是控制血糖、降低血脂、定期检查、眼科专业整体治疗（包括激光治疗、手术等），当然还有"医师尽劝先停酒"，戒酒是必需的。

糖尿病眼病至今仍是现代医生棘手的难题！

12

此身飘泊苦西东，右臂偏枯半耳聋
——从"偏枯"说半身不遂

清明二首·其二 （杜甫）

此身飘泊苦西东，右臂偏枯半耳聋。寂寂系舟双下泪，悠悠伏枕左书空。
十年蹴鞠将雏远，万里秋千习俗同。旅雁上云归紫塞，家人钻火用青枫。
秦城楼阁烟花里，汉主山河锦绣中。春水春来洞庭阔，白苹愁杀白头翁。

此诗是写诗人一生都在外颠簸漂泊，右臂已枯瘦无力，一边的耳朵也已听不清。想到这病弱的身体，无依无靠，不禁悲从中来，在寂寂的舟中泪湿衣襟，右臂虽瘫，我还要靠在枕上用左手书写字形。流浪漂泊，离都城已越来越远，时光匆匆已过十年，现唯有清明的风俗还与之相同。雁阵穿云北去，赶赴北国家园；其他人家也纷纷钻青枫取火，一片清明风光。长安的城楼映在一片轻烟花语中，那万里山河也是一片锦绣。春水滔滔不绝的汇向洞庭湖中，阻断了我回去的道路，目之所及茫茫一片白萍，心中更是凄凉愁闷。诗人着重写卧病飘泊之感，情感挚切深韵而饱满。

中医学中的"偏枯"

"右臂偏枯半耳聋"是说诗人右臂偏瘫，一侧耳聋听不见。中医学中

"偏枯"是病证名，出自《黄帝内经》："偏枯又名偏风，亦称半身不遂。多由营卫俱虚，真气不能充于全身，邪气侵覆于半身偏虚之处所致。症见一侧上下肢偏废不用，或兼疼痛，久则患肢肌肉枯瘦，神志无异常变化。"《黄帝内经》中又说："偏枯，身偏不用而痛，言不变，志不乱，病在分腠之间。"本证常见于中风后遗症等。

在中医学，中风又名"卒中"，指卒暴昏仆，不省人事，或突然口眼㖞斜，半身不遂，言语謇涩的病症。中医学中的"中风"，相当于现代医学的脑血管意外（脑卒中）。"偏枯"相当于脑卒中后遗症半身不遂。

糖尿病性脑卒中

杜甫中年就患有糖尿病（见本篇"杜甫与糖尿病"），他"右臂偏枯"可能是糖尿病性脑卒中的后遗症半身不遂，消渴（糖尿病）→中风（脑卒中）→偏枯（半身不遂、偏瘫）。那么，什么是糖尿病性脑卒中？

糖尿病性脑卒中包括脑出血、蛛网膜下腔出血、脑梗死、脑血栓、短暂性脑缺血发作等，其发病急，来势猛，变化迅速。糖尿病性脑卒中可分为两大类：一类为出血性脑血管病，另一类为缺血性脑血管病。

糖尿病为什么容易并发心脑血管病呢？糖尿病病人所患的脑血管病主要是缺血性脑血管病，即以脑梗死占绝大多数，其发生主要与糖尿病病人凝血功能异常、血黏度增高、血管内皮细胞损伤、血小板黏力和聚集力增强等因素有关。发生脑梗死后可出现肢体活动不灵、言语不清、半身麻木、头晕、肢体无力，重者可出现偏瘫、失语、饮水呛咳，甚至昏迷。

糖尿病患脑血管病变比非糖尿病病人高2～4倍。糖尿病脑血管病80%为缺血性脑血管疾患。在无症状的脑梗死中10%～23%为腔隙性脑梗死。糖尿病脑血管病病死率为非糖尿病病人的4倍。

杜甫离我们已有1000多年，但人们对糖尿病并发症的深入认识，还是近几十年的事情，唐朝时期人们是不会把"偏枯"（半身不遂）和"消渴病"（糖尿病）联系起来的。诗圣杜甫可能更想不到1000多年后的21世纪，和他同病相怜的人会越来越多，仍是危及人类健康的重要原因之一。

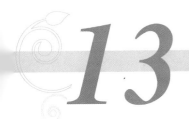

眼晕见云母，耳虚闻海涛
——从眼晕、耳虚说"肾虚"

早春病中书事寄鲁望 （皮日休）

眼晕见云母，耳虚闻海涛。惜春狂似蝶，养病躁于猱。

案静方书古，堂空药气高。可怜真宰意，偏解困吾曹。

此诗是说，在早春发病的我，常常头晕眼花，视物模糊，眼前如见色彩缤纷的云母；两耳轰鸣，好像闻听阵阵涌来的海潮浪涛。我惋惜这美好的春光，如同花丛中疯狂飞舞的蝴蝶；病中的我本应安静地调理修养，但却躁动不安如同猴猱。案几洁净，上面摆着正在检阅的医书；煎药的锅灶上香气腾腾，炊烟袅袅。可爱的宇宙的主宰啊！您实在让人难以捉摸，为何偏偏使我辈遭到病魔的困扰？

这是诗人皮日休在早春病中寄给好友鲁望的诗。"书事"，是诗人就眼前事物抒写自己的感受。诗中主要描写了他在病中的生活感受。其首联写眼晕、耳鸣，分别以"见云母""闻海涛"作比喻，可谓形象逼真，贴切自然。

肾虚的表现

皮日休诗曰："眼晕见云母，耳虚闻海涛。"这一诗句描述了诗人患病时的主要症状表现。中医认为，肝开窍于目，肾开窍于耳。如肝肾虚弱，精血亏损，则容易导致头晕眼花、耳鸣如潮的病症。

那么，肾虚除了眼晕、耳鸣外，还有什么表现呢？可以参考下面几个方面。脑力方面：记忆力减退，注意力不集中，精力不足，工作效率降低。情志方面：情绪不佳，情绪常难以自控，头晕，易怒，烦躁，焦虑，抑郁等；意志方面：缺乏自信，信心不足，工作没热情，生活没激情。性功能方面：性功能降低。男子性兴趣降低，性欲减弱，阳痿或阳物举而不坚，遗精、滑精早泄，女子出现性冷淡。泌尿方面：尿频，尿等待，小便清长等。其他症状：早衰，健忘失眠，食欲不振，骨骼与关节疼痛，腰膝酸软，不耐疲劳，乏力，视力减退。头发脱落或须发早白，牙齿松动、易落等。容颜早衰，眼袋、黑眼圈、肤色晦暗、无光泽，皮肤粗糙，出现皱纹、色斑，肌肤缺乏弹性；嗓音逐渐粗哑，腰、腹脂肪堆积；男性早秃等。

中医说"肾虚"

中医的"肾虚"是证候名，又称"肾亏"。多因劳累过度、房事不节或久病亏损所致。肾虚临床上一般可分肾阴虚、肾阳虚与肾气虚。肾阳虚指因素体阳虚或久病不愈、亏损过度、老年体弱所致肾中阳气不足的病机。可出现形寒肢冷，精神不振，气短而喘，腰膝酸软，阳痿，滑精，小便夜多等。肾阴虚是多由伤精、耗液，或急性热病耗伤肾阴所致。症状有腰酸疲乏，头晕耳鸣，遗精早泄，口干咽痛，两颧潮红，五心烦热或午后潮热等。肾气虚多由肾阳素亏，劳累过度，房事不节或久病失养所致，症状有滑精早泄，尿后余沥，小便频数而清，甚则不禁，腰脊酸软，听力减退，短气，四肢不温等。

当然，光凭一首诗，无法说明诗人的病证，本篇只是介绍中医的肾虚相关知识。

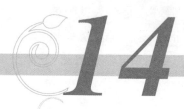

傩声方去疫，酒色已迎春
——唐诗中的瘟疫

除夜二首·其二 （姚合）
殷勤惜此夜，此夜在逡巡。烛尽年还别，鸡鸣老更新。
傩声方去疫，酒色已迎春。明日持杯处，谁为最后人。

本诗描述了除夕夜的风俗，其中有通过腊月驱逐疫鬼的仪式赶走瘟疫的场景"傩声方去疫，酒色已迎春"。

唐代的疫病观

疫病是人类自古就面对的现象，全世界都有发生。现代的瘟疫、疟疾等多类病症，在古代统称为疫病。在古代，疫病的病因复杂难测、传染性强、治愈率低，因而人们对其充满恐惧。因为古人对世界的认识有限，科学知识的缺乏，于是人们就有了"疫鬼"思想，认为人间的瘟疫等是因为妖魔鬼怪作祟所致。于是，自古从朝廷到民间，就有各种驱除"疫鬼"的仪式活动。后来，逐渐有了医学和医者的介入，但是"疫鬼"思想根深蒂固。

唐代疫病的相关记载为有限且非常零散。但唐诗之中的记载却颇为丰富，仅《全唐诗》中就有300多首描写疫病或者与疫病相关的诗歌，时间跨度贯穿了整个唐朝290年的历史，这足以证明疫病始终是伴随着唐代的。

唐诗中还记录了一些小范围地区性疫病，如韩愈在做阳山县令时，就曾目睹了当地疫病发生后出现的"疠疫忽潜遘，十家无一瘳"（《赴江陵途中寄赠王二十补阙李十一拾遗李二十六员外翰林三学士》）的惨状。这些诗歌不仅是诗人们用唐诗这种当时最重要的一种文学形式——来记录其生活区域疫病流行情况，而且还反映了疫病对当时社会各方面的深刻影响，是我们深入了解唐代疫病的重要途径。

唐代人们延续了秦汉以前的疫鬼思想，即把疫病产生的原因归为"有鬼行疾也"，李商隐就有诗曰"鬼疟朝朝避，春寒夜夜添"（《异俗二首》）。这种疫鬼思想，在古代流传十分广泛，成为一种被普遍接受的解释疫病的观点，唐人亦不例外，而且对风俗习惯、宗教发展，甚至是医疗手段产生了深刻的影响。

风俗最能体现当时人们的思想，而疫鬼观念对唐风俗的直接表现就是驱傩（一种节日驱除疫鬼的仪式）。姚合在《除夜二首》中就有"傩声方去疫，酒色已迎春"。另外，孟郊的《弦歌行》，更是形象地介绍了唐代傩舞的表演形式，"驱傩击鼓吹长笛，瘦鬼染面惟齿白。暗中崒崒拽茅鞭，傈足朱裈行戚戚。相顾笑声冲庭燎，桃弧射矢时独叫。"可见，唐代民间非常重视驱除疫鬼。

唐代疫病救治方式

唐代疫病救治方法较杂乱。药物治疗只是一种重要的治疗手段，韩愈在《赠别元十八协律六首》中提到"药物防疠"的做法，但由于服药备瘴，"瘴久药难制"（元稹《遣病十首》），药物治疗疗效有时并不是十分理想。在受到疫鬼观念的影响下，唐代人往往医巫并重，而且有时更是以巫为主。

唐诗中主要疫病——瘴疠

　　唐诗中描写的传染病以瘴疠为主，是指受瘴气感染而引发的疾病，通常是指现在所说的疟疾、伤寒等传染病。唐代的许多首诗歌都提到了这种瘴病。骆宾王的《杂曲歌辞·从军中行路难二首》中提到"三春边地风光少，五月泸中瘴疠多"，这是剑南道瘴病流行的记载；沈佺期在《遥同杜员外审言过岭》中提到"洛浦风光何所似，崇山瘴疠不堪闻"，这里的岭指的就是大庾岭；这说明五岭一带的瘴疠横行。在《湖中旅泊寄阎九司户防》中孟浩然提道"才子谪长沙，长沙饶瘴疠"这是说江南西道的潭州多传染病；在《送郑侍御谪闽中》中高适提到"闽中我旧过……南天瘴疠和"，这是在江南东道闽中地区一带流行的记录。可见瘴病在南方的大多数地区广为流行，特别是疟疾在长江流域及其以南地区是一种非常常见的传染病。唐代的一些著名诗人如杜甫、元稹、韩愈、温庭筠都曾先后感染疟疾。杜甫不幸身患疟疾，在《寄薛三郎中》中说自己"峡中一卧病，疟疠终冬春"，还描写了自己患病的情景，"三年犹疟疾，一鬼不销亡。隔日搜脂髓，增寒抱雪霜"（《寄彭州高三十五使君适、虢州岑二十七长史参三十韵》）。

　　通过对唐诗中疫病记载的分析，不仅可以拓宽唐代疫病的史料范围，为我们深入了解唐代疫病的种类、传播途径、传播源提供基础材料，而且为探索疫病发生的规律、疫病与社会人文背景的相互关系提供一个视角。

15

秋茅处处流痰疟，夜鸟声声哭瘴云
——什么是瘴气

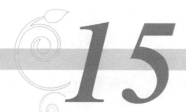

酬乐天寄生衣　（元稹）

秋茅处处流痰疟，夜鸟声声哭瘴云。

赢骨不胜纤细物，欲将文服却还君。

　　此诗的意思是，在岭南茅草枯黄的秋季，处处瘴疫发作，疟疾流行；一到夜晚，瘴气层层密布，鸟儿声声哀鸣。我的身体特别瘦弱，没有一点儿力气，甚至连纤细的单衣都承担不起；因此，打算把这华美的衣服退还给您。

唐诗中瘴气

瘴气是感受南方山林间湿热瘴毒所致的一种温病。唐朝很多诗人做官被贬到南方地区而患此病。唐诗中有多首涉及瘴气的流传诗句，如：

张九龄的《夏日奉使南海在道中作》："秋瘴宁我毒，夏水胡不夷。"

沈佺期的《遥同杜员外审言过岭》："洛浦风光何所似，崇山瘴疠不堪闻。"《入鬼门关》："昔传瘴江路，今到鬼门关。"

杜甫的《梦李白二首·其一》："江南瘴疠地，逐客无消息。"

韩愈《泷吏》："恶溪瘴毒聚，雷电常汹汹。"《答张十一功曹》："未报恩波知死所，莫令炎瘴送生涯。"《左迁至蓝关示侄孙湘》："知汝远来应有意，好收吾骨瘴江边。"

柳宗元《岭南江行》："瘴江南去入云烟，望尽黄茆是海边。"《别舍弟宗一》："桂岭瘴来云似墨，洞庭春尽水如天。"

王维的《送杨少府贬郴州》："青草瘴时过夏口，白头浪里出湓城。"

宋之问的《题大庾岭北驿》："江静潮初落，林昏瘴不开。"

白居易的《闻微之江陵卧病，以大通中散、碧腴垂云膏寄之因题四韵》："未必能治江上瘴，且图遥慰病中情。"

元稹还写有《痁卧闻幕中诸公征乐会饮，因有戏呈三十韵》："道情忧易适，温瘴气难排。"《遣病十首》："服药备江瘴，四年方一疠。"

古代中医说瘴气

瘴气是中国历史上一种神秘的疾病地理现象，按辞书的通行解释，意为旧指华南或西南地区山林间湿热蒸郁致人疾病的气。中国最早有明确记载的瘴气事件，发生在建武十八年至二十年（42—44年）。据《后汉书》记载：是年，马援率汉军讨伐交趾（今越南北部），"军吏经瘴疫死者十四五"等。《诸病源候论·气候》（隋·巢元方）中说："夫南青草黄芒瘴，犹如岭北伤寒也。南地暖，故太阴之时，草木不黄落，伏蛰不闭藏。杂毒因生……"

中医中的瘴，是一种病证名，即瘴气，指南方山林中湿热瘴毒所致的一种温病。瘴毒是能致人疾病的有毒气体，多指热带原始森林里动植物腐烂后生成的毒气。瘴气是古代南方地区的常见病，而炎热、多雨、潮湿是导致瘴气的主要原因。

现代医学说"瘴气"

现代医学认为，古代中医"瘴病"的概念既相当广泛又十分模糊，病种泛滥。历史上的瘴病究竟包括哪些疾病呢？经现代医学家考释，主要有：

（1）感冒和流行性感冒。据《贵州兴义府志》载："每年夏间发生瘴疠，触之者头痛发热"，此症无疑属于中医外感病范畴，很大程度上指的是现代的普通感冒或上呼吸道急性感染一类症状。

（2）疟疾，又称瘴疟。疟疾为主要瘴病，早在唐代就有医生提出这个观点："夫瘴与疟，分作两名，其实一致，或先寒后热，或先热后寒。岭南率称为瘴，江北统号为疟，此由方言不同，非是别有异病。"

（3）中暑和恙虫病。宋人王集在《瘴疟说》中称："若夫热瘴乃是盛夏初秋，茅生夹道，人行其间，热气蒸郁，无林木以蔽，无水泉以解渴，伏暑至重，因而感疾。或饮食不节，偶成此症，热昼夜不止，迟滞一二日，则血凝竟不起矣。"热瘴的发病，颇类中暑或日射病。

热瘴的症状又似乎包括恙虫病在内。恙虫病是一种称作立克次体的细小病原体感染，宿主恙螨喜生活在高热阴湿的林缘草莽地带，人行茅草丛间，多为瘴气所中，这首先提供了被恙虫叮咬的机会。热瘴常见于盛夏初秋，与恙虫病的发病季节一致，我国恙虫病的地理分布也与多瘴区基本相合；同时恙虫病所表现的稽留性高热和斑丘疹，以及严重病例的发绀等，与热瘴发作时"热昼夜不止"，伴有"血凝"等症相近。

（4）消化不良和肠道传染病。广西《永安州志》称："瘴疠之作，率因饮食过度，气痞痰结"，因此，瘴病当包括有消化不良和胃肠道疾病在内。

（5）水土不服。历史上南方瘴气声名远播，主要为仕旅北人所渲染。在当时的交通条件下，北人南游，不胜长途跋涉之苦，加上对南方气候、饮食均不习惯，易产生各种不适症状，所以古人分析瘴病又有"土著之民习而不觉，至仕旅骤至其地，一中其毒，即成疾病"的特点，水土不服是其中一个重要因素。北人对南方水土气候的不适应，也是北人视南地多瘴的原因之一。

（6）中毒。具有毒性或致病性是古瘴气传说的基本特性，因而南方有些中毒现象也就自然包括于瘴病之中，中毒情况往往与洞穴或水毒有关。如金属矿（银、砷、铜等）引起中毒。

对于历来瘴病的复杂性，有理由认为：瘴为南方一切疾病之滥称。正如唐代诗人元稹的《酬乐天见寄》诗中"瘴色满身治不尽"一般。

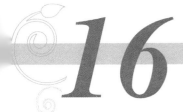

山鬼扬威正气愁，便辞珍簟袭狐裘
——说疟疾

夏中病疟作 （温庭筠）
山鬼扬威正气愁，便辞珍簟袭狐裘。
西窗一夕悲人事，团扇无情不待秋。

此诗名中"疟"意为疟疾。诗句中"山鬼"指疟鬼、疟鬼，旧时迷信谓疟疾为鬼祟，如"如何不肖子，尚奋疟鬼威"（韩愈《谴疟鬼》）。诗的意思是，我患了疟疾，疟鬼扬威施虐，正气受到压抑，岂能不愁，现在虽然正是炎夏，可我已经辞别了夏日用的凉席，并且穿上了御寒的皮裘。整整一夜，坐在朝西的书窗下，悲伤这人世间的往事，还毫不留情地抛去了扇风取凉用的扇子，哪里能够等到西风萧瑟的寒秋。此诗准确地描写出了"寒疟"发病的症状特点。

唐诗中的疟疾

唐代的许多诗歌中都提到了疟疾，如骆宾王的《杂曲歌辞·从军中行路难二首》中提到："三春边地风光少，五月泸中瘴疠多。"疟疾是一种非常多见的传染病，唐代的一些著名诗人如杜甫、元稹、韩愈、温庭筠都曾先后感染过疟疾，他们写下诗歌来描述自己患病的情景。

40岁的杜甫初发疟疾，43岁所作《病后遇王倚饮赠歌》尽诉疟疾之苦："酷见冻馁不足耻，多病沈年苦无健。王生怪我颜色恶，答云伏枕艰难遍。

疟疠三秋孰可忍？寒热百日相交战。"48 岁的杜甫患的是间日疟，疟疾发病时，一会而冷，一会而热，消瘦羸虚；"三年犹疟疾，一鬼不销亡。隔日搜脂髓，增寒抱雪霜。"（《寄彭州高三十五使君适、虢州岑二十七长史参三十韵》），"疟病餐巴水，疮痍老蜀都。飘零迷哭处，天地日榛芜"（《哭台州郑司户苏少监》），其痛苦不亚于长安百日寒热之战，这使政治失意、生活贫困的诗人感到荆棘遍地、无路可走。此病晚年在夔州再度复发，"峡中一卧病，疟疠终冬春"（《寄薛三郎中据》）。

元稹在通州做官时也是饱受疟疾之苦，好友白居易早就提醒元稹，当地"人稀地僻医巫少，夏旱秋霖瘴疟多"（《得微之到官后书备知通州之事怅然有感因成四章》），希望他到任后要注意爱惜身体，预防疟疾。不料这种担心变成了现实，元稹不小心还是感染了疟疾，身体"胀腹看成鼓，羸形渐比柴。道情忧易适，温瘴气难排"（《痁卧闻幕中诸公征乐会饮，因有戏呈三十韵》）。白居易在得知情况后，急切地表示了关切与想念之情，写下了"天涯书达否，泉下哭知无。谩写诗盈卷，空盛酒满壶。只添新怅望，岂复旧欢娱。壮志因愁减，衰容与病俱。相逢应不识，满颔白髭须"（《东南行一百韵寄通州元九侍御澧州李十一》）的诗句。元稹在回复白居易的诗中，诉说了疟疾横行的现实和自己的身体状况："秋茅处处流痎疟，夜鸟声声哭瘴云。羸骨不胜纤细物，欲将文服却还君。"（《酬乐天寄生衣》）这些诗歌不仅表现了两人深厚的友情，而且直观地展现了患疟疾的可怕情形。

另外，韩愈在《忆昨行和张十一》中"宿醒未解旧痁作，深室静卧闻风雷"，温庭筠在《夏中病痁作》中"山鬼扬威正气愁，便辞珍簟袭狐裘"，也都提到了自己患疟疾时的情景。

总之，从这些诗歌的频繁记载中，可见疟疾是唐代当时重要的一种传染病。

古老的疾病——疟疾

疟疾是一种十分古老的疾病，俗称"冷热病""打摆子"。疟疾是指以间歇性寒战、高热、出汗为特征的一种传染病。远在 3000 多年前我国殷墟甲骨文之中，就已有"疟"字记载。春秋战国时期成书（公元前 700 年）的中医经典理论著作《黄帝内经·素问》中，已有《疟论》《刺疟论》专篇，对疟疾的症状和治疗方法做了详细记载。公元 610 年隋朝巢元方在《诸病源候论》中，用了"间日疟"的名称。宋朝医书《三因极一病症方论》中，指出疟疾是疫疾。元朝的《脉因证治》中，也有疟疾是传染病的论断。明朝王肯堂在《证治准绳》中，对疟疾的人群易感性、免疫力及南北地域差别，做了详细记载。明朝张介宾在《景岳全书》中，肯定疟疾是感受"疟邪"所致，而并非痰症或饮食不当引起的疾病，还提出疟疾与瘴疠之气有关。古人观察到本病多发于夏秋季节及山林多蚊地带。中医认为疟疾多因风寒暑湿之邪，客于营卫所致。

疟疾不仅是中国的古老疾病，也是世界古老的疾病。早在 3000 多年前，埃及草书和印度梵文中就有类似疟疾的记载。在 2500 年前古希腊医生、医学之父希波克拉底的著作中，也有疟疾的详细记载。当时人们认为疟疾与沼泽地腐烂有机物所散发出来的毒气有关，这种看法类似我国古人认为疟疾与瘴气有关的看法相似。当时，古罗马医生治疗疟疾发热的方法是放血和呕吐疗法，这显然是无效的。17 世纪西班牙探险家在南美洲发现，当地土著人用一种出自金鸡纳树的树皮煎汤喝，治疗疟疾有奇效，这就是后来的治疟药物——奎宁。

发现疟原虫

一直到 1880 年，法国军医拉弗兰第一次在疟疾病人的血液中，观察到一种黑色小体（疟原虫），经过 4 年多艰辛工作，拉弗兰收集了 480 例病人的血液标本，描绘了疟原虫在人体血液中的发育形态，为此他被授予 1907 年诺贝尔生理学或医学奖。1897 年英国科学家罗斯搞清了疟原虫在蚊子体内繁殖的全过程，也获得了 1902 年诺贝尔生理学或医学奖。

现代医学已证实，疟疾是由疟原虫引起，并通过疟蚊传播的传染病，多在夏秋季发病。寄生人体的疟原虫有间日疟原虫、三日疟原虫、恶性疟原虫和卵圆疟原虫 4 种，分别可引起间日疟、三日疟、恶性疟和卵圆疟。人体感染疟疾后，要经 10～28 日潜伏期才出现症状，如突然发冷、发抖、脉搏加快，发冷停止后，继以高热、头痛、全身酸痛，接着又大汗，体温降至正常，病人感到疲劳不堪。如此症状，反复周期性发作。间日疟隔日发作一次；三日疟隔两日发作一次；恶性疟发作不规则；卵圆疟发作与间日疟类似，但病情较轻，复发率低。

治疟防疟任重道远

虽然人们对疟疾的研究、发现、治疗已有几千年历史，但如今疟疾仍然是最常见的传染病之一，全世界约有 90 个国家还存在疟疾流行，每年发病人口超过 3 亿，平均每年夺走超过 100 万人的生命，其中大部分为少年儿童，疟疾导致的苦难还在继续。当前，由于地球气候变暖，蚊子活动范围不断扩大，疟原虫对药物的耐药性也不断增加，疟疾的防治工作仍任重而道远。中国药学家屠呦呦因发现中药提取物青蒿素治疗疟疾新方法，而荣获 2015 年诺贝尔生理学或医学奖，这是中华民族的骄傲。

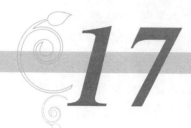

疮头梳有虱，风耳乱无蝉
——话头虱

病中书事寄友人 （姚合）

终日自缠绕，此身无适缘。万愁生雨夜，百病凑衰年。
多睡憎明屋，慵行待暖天。疮头梳有虱，风耳乱无蝉。
换白方多错，回金法不全。家贫何所怨，将在老僧边。

诗人年老多病、全身不适、病贫交加，写诗向友人诉说自己的病情和愁情。诗中"疮头梳有虱"是说患有头虱的症状。

虱病有几千年历史

虱病分头虱、体虱和阴虱三种。人们对虱病认识至少有几千年历史，先秦诸子述，已见虱出没其中，宋玉《小言赋》中有"烹虱胫，切虮肝"（虮为虱的卵），《列子·汤问》中有"纪昌射虱"的故事，《韩非子·说林下》有"三虱食彘"的寓言，《商君书·弱民》云："三官生虱六：曰岁。"西汉时期刘安《淮南子·说林训》中云"汤沐具而虮虱相吊"，就认识到虮虱之滋生，由于衣身不洁，只要勤洗勤换，虮虱便无以安身。

虱　　病

人虱不论雌雄都吸吮人血，幼虫从卵孵出后即可吸食，如在 24 小时之内不能获得血食，便会死亡。人头虱和人体虱在形态上区别较小，而靠习性来区别。人头虱主要寄居在头枕部，产卵于头发杆上，每根头发可粘一二个，呈针头大小灰白色卵粒；人体虱寄居在内衣和被褥的皱缝里。人虱爬行迅速，每分钟达 1/3 米。温度高于 44 ℃时人虱就会死亡。阴虱外形似蟹，抓住毛杆几乎不移动，主要寄居在阴毛和肛周的短毛上，少数见于寄居在眉、睫、须及腋毛处。虱的寿命约 35 天。

虱子吸吮人血时和活动时都可引起皮肤瘙痒，有时甚难忍受。由于搔抓，产生搔痕、血痂、渗出以及继发化脓感染等。虱可传播斑疹伤寒、回归热等。人虱呈全球性分布，在寒冷、缺水地区和冬季更多。

防虱灭虱

防虱要靠勤洗头洗澡、勤换衣被床单，长途旅行回家后一定要全部换洗；旅馆、车、船、飞机要搞好卫生。灭虱以热杀最简便，可用开水烫浇换下的衣被；用蒸汽（蒸笼）加热 20 分钟可全部杀死虱和它的卵；1/10000 浓度的二氯苯醚菊酯可杀死头虱和体虱。

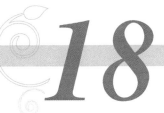

18

独夜忆秦关，听钟未眠客
——"未眠"原因多

夕次盱眙县 （韦应物）

落帆逗淮镇，停舫临孤驿。浩浩风起波，冥冥日沉夕。
人归山郭暗，雁下芦洲白。独夜忆秦关，听钟未眠客。

此诗是说，留宿淮水岸边的小镇，小舫停靠着孤零零的旅驿。大风突起，江上的波浪滔滔，太阳沉落大地的夜色漆黑。人们都回家安憩，月照芦洲，雁群也落下栖息。夜晚孤独我不禁想起长安，听到岸上的钟声我怎能入睡？

这是一首写客居失眠，顿生乡思的诗。诗中"未眠"即"不寐""失眠"

的意思。

唐诗中的"不寐"

唐诗中涉及"不寐"的诗句很多，如唐诗中杜甫的《不寐》中"气衰甘少寐，心弱恨和愁"，又如韦庄的《不寐》中"不寐天将晓，心劳转似灰"，周朴的《秋夜不寐寄崔温进士》中"愁多难得寐，展转读书床"，孟浩然的《岁暮归南山》中"永怀愁不寐，松月夜窗虚"，韦应物的《寺居独夜寄崔主簿》中"幽人寂不寐，木叶纷纷落"，张籍的《杂曲歌辞·秋夜长》中"愁人不寐畏枕席，暗虫唧唧绕我傍"等。

中医说"不寐"

"不寐"是中医的一个病名，出自战国时期扁鹊《难经·四十六难》。不寐又名"不得眠""失眠"等。不寐是指以睡眠时经常不易入眠，或睡眠短浅易醒，甚至整夜不能入睡为主的病症。

中医学认为，正常的睡眠依赖于人体的阴平阳秘，脏腑调和，气血充足，心神安定，心血得静，则卫阳能入于阴。若邪扰心神或心神失养而导致阳不交阴，或神不守舍，则易发生不寐。明代医学家张介宾进一步指出，不寐之由为有邪和无邪两种，他强调无邪是指思虑、劳倦、惊恐、忧疑，及别无所累而常多不寐者，总属真阴精血之不足，阴阳不交，而神有不安其室耳。至于有邪当分外邪和内邪两种，外邪者为伤寒、伤风症疾致不寐；内邪者为痰热、水汽、饮者致不寐。由此可见，诗人韦应物的"未眠"是劳倦、思虑引起，应为"无邪"所致。

现代医学中的"失眠症"

中医中"不寐"，在现代医学中类似于失眠症。现代医学认为，失眠是最常见的一种临床症状，通常指病人对睡眠时间或质量不满足，并且影响白天社会功能的一种主观体验。临床上包括入睡困难（入睡时间超过30分钟）、睡眠维持障碍（夜间觉醒次数超过3次或凌晨早醒）、再入睡困难、多梦和睡眠质量下降等；次日常表现为醒后疲乏，日间警觉性降低，精力、认知功能以及行为情绪等方面功能障碍。长期慢性失眠还能并发抑郁性情感障碍或导致躯体疾病等。

几乎绝大多数成年人都曾有过失眠的体验。有关资料显示，全球约有 10%的人有慢性失眠。调查表明，在我国普通人群中有 45.4%的人存在过失眠的问题。

很多因素都可以引起失眠，常见的有：

（1）精神因素：喜、怒、哀、乐、悲、恐等情绪变化都可引起失眠。随着生活节奏加快，人与人之间的竞争，各种矛盾日益增多和家庭不稳定，使人们的精神处在一种高度紧张的状态，焦虑症、抑郁症不断发生，失眠症状随之产生，失眠症也可以说是一种"现代病"。

（2）躯体疾病：很多疾病都可伴有失眠症状。如高血压、肿瘤、脑血管疾病、痴呆、帕金森病、肺结核、冠心病、肝病、甲状腺功能亢进症等。这些疾病的某个阶段可以出现失眠症状，或因疾病加重而影响睡眠。

（3）年龄因素：失眠与年龄有密切关系，年龄越大失眠发生率越高。老年人平均 40 分钟才能入睡。加之老年人睡眠变浅，夜尿多，醒的次数也多，因此失眠症状也随之加剧。不同年龄所需睡眠时间是不同的。1～3 岁每日需睡 14～16 小时；4～6 岁需睡 12～14 小时；7～9 岁需睡 11 小时；10～13 岁需睡 9～10 小时；14～20 岁需睡 8～9 小时；20 岁以上需睡 7～8 小时；60～70 岁老人最好睡 8～9 小时；70～90 岁老人不少于 9 小时；90 岁以上要睡 12 小时。

（4）其他因素：如用脑过度、学习紧张、变换睡眠场所、环境嘈杂、不良生活习惯、时差变化等，都可引起失眠。

目前，失眠已经严重影响人们的生活、工作和身心健康，由此导致病假、意外伤害、事故、工作效率和生产力下降等。美国每年有 20 万起交通事故与打盹有关，这给家庭和社会带来严重的负面影响。尤其值得重视的是，抑郁性情感障碍发病率大幅上升，其中相当多病人以失眠占突出症状，而多被当作原发性失眠而"久治不愈"，不少发生严重后果。如韩国女明星李恩珠，香港影星张国荣就因为不堪忍受久治不愈的"慢性失眠"（实为抑郁症）而自杀。失眠不仅危害健康，也危害家庭和社会，所以失眠不仅是医学问题，也是现代社会问题。

失眠怎么办

引起失眠的原因很多，治疗失眠的方法也不少。患有失眠症者，首先应该要自己找找失眠的原因，如果能够明确失眠的原因，应该消除病因，只有在去除了导致失眠的躯体疾病、精神心理疾病或环境问题等因素后，失眠才可能好转。在寻找原因的同时，可以看医生，针对失眠症状进行药物治疗和非药物治疗。镇静失眠药物应在医生指导下服用。

患失眠的人消除焦虑因素很重要。为什么有的人不利于睡眠的因素解除后，却失眠旷延日久，甚至发展到长期失眠呢？大部分人还是与焦虑因素有关，他们焦急渴望失眠症霍然而愈，这种过分焦虑情绪给大脑皮层抑制活动的扩散带来莫大困难，病态的兴奋使失眠变本加厉，使病人越发失去恢复的信心，从而造成恶性循环。所以去除焦虑因素是击败恶性循环的关键。

其实，睡眠本身就是一个生理现象，世上没有通向梦乡的捷径。有的人以为睡眠前"数羊""数数字"可帮助睡眠，失败以后反而会惊慌失措，加重失眠。安眠镇静药物只解决一时痛苦，不能作为依靠，长期应用会有副作用。

非药物治疗、保持镇静乐观态度、养成良好生活习惯才是对待失眠的最佳方法。尤其是精神因素引起的失眠者，不妨试试如下方法：①睡前散散步，或打一套太极拳，让神经安舒一下。②睡前用温水洗脚，浸 15～20 分钟，使神安志逸，促进入睡。③晚餐不宜过饱，不吃宵夜，临睡前刷牙，能促使早入梦乡。④每晚固定时间入睡，形成良好入睡条件反射。⑤睡前勿过度兴奋，不看惊险小说、电视、球赛。临睡前切忌饮浓茶、咖啡，勿抽烟。⑥有择席之病的人，可以依照原来习惯的睡姿方向睡下，或头南足北向，或头东脚西向，这与地球磁场影响人体磁场有关。

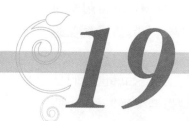

19

疮从公怒生，岂以私恨多
——说情志和疾病

五古·访疾 （孟郊）

冷气人疮痛，夜来痛如何。疮从公怒生，岂以私恨多。
公怒亦非道，怒消乃天和。古有焕辉句，嵇康闲婆娑。

请君吟啸之，正气庶不讹。

此诗的意思是，寒气侵入疮口则会更加疼痛，昨夜以来，您的疮口痛得厉害吗？疮病的发生总是因您性情多怒，气血瘀滞所致，哪里只是私下的怨恨太多。您经常发怒，这也不是去病之法，只有消除了怒气，才是自然和顺之方。古人早有文采斑斓的诗句，比如养生学家嵇康（三国时期）主张闲散自得。请您经常吟咏嵇康清俊的诗文，它可以助您增强正气，使身体不再虚弱。

中医的"疮"

疮是中医的一种病名，出自《黄帝内经·素问》。《外科启玄》（明·申斗垣）中说："夫疮疡者，乃疮之总名也。""疮者伤也。肌肉腐坏痛痒，苦楚伤烂而成，故名疮也。""疮之一字，所包括者广矣。虽有痈、疽、疔、疖、瘰疬、疥、癣、疳、毒、痘、疹等分，其名一，止大概而言也。"

孟郊此诗中看望的这位"公"（对男人的尊称），所患的"疮"病，具体是什么疮？无法确定，只能说他患的疮病与他性情多怒有密切关系，笔者认为疮痈的可能性比较大。

疮从公怒生

孟郊此诗中"疮从公怒生""怒消乃天和"，诗人认识到他看望的这位"公"的"疮"的发病和治疗与"怒"密切相关。

"怒"是情志（即指喜、怒、忧、思、悲、惊、恐等人的情绪）中七情之一。恼怒过度可引起脏腑气血病变。《黄帝内经·素问·阴阳应象大论》中说"暴怒伤阴""怒伤肝"。脏腑气血病变可出现情绪急躁易怒，《黄帝内经·素问·四时刺逆从论》"血气上逆，令人善怒""怒则气上""肝气虚则恐，实则怒"。可见，怒和疾病的发生有密切关系。

唐代大医学家孙思邈指出："怒甚偏伤气……气弱病相萦"。这里所说的气，主要说人体的正气。三国时期养生家嵇康在《养生论》中指出"喜怒悖其正气"。《黄帝内经》中说"正气内存，邪不可干"。

中医学认为，喜、怒、忧、思、悲、惊、恐七情，是致病的主要原因之一。例如，《黄帝内经》中说："人有五脏，化五气，以生喜怒悲忧恐。故喜怒伤气，寒暑伤形。暴怒伤阴，喜伤阳……喜怒不节，寒过度，生乃不固""怒伤肝""喜伤心""思伤脾""忧伤肺""恐伤肾"。人的心理活动、精神世界、情志状态的异常，可以导致疾病的发生，这是中医理论体系中病因学说的重要组成部分。

人体的内在活动，特别是精神情志的变化，即喜、怒、忧、思、悲、恐、惊七情，对于身体有极大的影响。情志异常，可使体内的气血，阴阳失调，产生各种病变，如《黄帝内经》中说："病之生时，有喜怒不测，饮食不节，阴气不足，阳气有余，营气不行，乃发为痈疽。"临床所见的疮痈等疾病，多因情志不畅，肝郁不舒，以致肝气郁结，气滞血瘀，经络阻隔而成。

怒消乃天和

诗中这位病人的疮，既是因怒而生，其治疗原则首先应当调理情志，疏肝解郁，再以药物活血通络，清热解毒，消肿止痛。所以，诗人劝慰病人说："公怒亦非道，怒消乃天和。"这一见解是符合中医理论与治疗原则的。《黄帝内经》中说："志意和则精神专直，魂魄不散，悔怒不起，五脏不受邪矣。""和喜思而安居处，节阴阳而调刚柔。"不仅如此，诗人还指出了调理情志，疏肝解郁的具体方法，"古有焕辉句，嵇康闲婆娑。请君吟啸之，正气庶不讹"。即吟咏嵇康的诗文，可以增强正气，使身体不再虚弱。（嵇康是三国时期魏国养生家、文学家，崇尚老庄之学，讲求养生之道，其文思想新颖，往往与古时旧说不同，风格清俊）

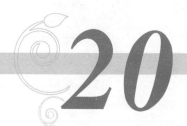

20

年少病多应为酒，谁家将息过今春
——说酒精中毒

寄刘蕡问疾 （王建）

年少病多应为酒，谁家将息过今春。

赊来半夏重熏尽，投著山中旧主人。

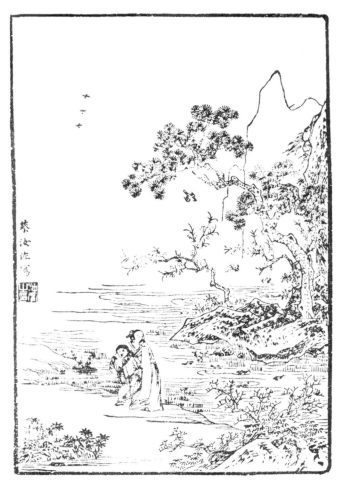

刘蕡是诗人王建的好友，王建患病，刘曾慰问，还赊给中药半夏。为了表示感谢，王建写了这首诗，以答寄刘蕡。此诗首句"年少病多应为酒"意思是，因为长期过多饮酒，因而未老多病（诗人享年 64 岁）。诗中"将息"，即调养、休息的意思。

王建长期体弱多病，从诗句"赊来半夏重煎尽"，煎服中药半夏来看，半夏主治湿痰诸症，诗人可能患有痰症；"天寒眼痛少心情，隔雾看人夜里行。"（《眼病寄同官》）诗人可能患有眼疾（青光眼）；"锁茶藤箧密，曝药竹床新。老病应随业，因缘不离身。"（《原上新居》之七）可见诗人王建常常采制药材，医治自身的疾患；"卧多骨髓冷，起覆旧绵衣。"（《秋夜》）"病多体痛无心力，更被头边药气熏。"（《晚秋病中》）从这几首诗中，可见诗人有阳虚病寒，身体衰弱之症状。

唐诗中的酒

文人爱酒，唐人尤酒甚。光一部《全唐诗》就有浓烈的酒气扑面而来，令人不饮自醉。在五万多首唐诗中，可以说"诗中有酒"，唐人"酒中有诗"。如白居易2800多首诗中，涉酒的就900多首；杜甫1400多首诗中涉酒的占20％；李白诗中涉酒的占16％。

生活中送别、迁谪、聚会、治游等均不可无酒。高兴时饮，悲愁时饮，升迁时饮，贬谪时饮……可以说，酒是一种"良药"，可以消愁解忧，抚慰诗人的心灵；酒是一种催化剂，有了酒，诗人们可以脱去羁绊，放开怀抱，抒写内心的情感。酒还是一种精神气度的象征，诗酒风流是自魏晋时期阮籍、嵇康、陶渊明以来诗人们追求的一种境界，到唐代有增无减。王绩的《醉后》："阮籍醒时少，陶潜醉日多。百年何足度，乘兴且长歌。"

斗酒诗百篇的李白是后代诗人景仰的酒中之仙、诗中之仙。白居易也自许"秋爱冷吟春爱醉，诗家眷属酒家仙"（《重酬周判官》）。很多诗人虽穷困潦倒，欠债赊账也要饮酒，"地近行程少，家贫酒债多"（岑参《送崔主簿赴夏阳》），"酒债寻常行处有，人生七十古来稀"（杜甫《曲江二首》）。可以说，酒与文人诗酒风流已融为一体，成了唐代诗人们理想人生追求的一部分。

酒与诗双美。当然，二者的作用不一样。白居易说："取兴或寄酒，放情不过诗。"（《移家入新宅》）权德舆说："看花诗思发，对酒客愁轻。"（《二月二十七日社兼春分端居有怀简所思者》）。

年少病多应为酒

唐诗与酒虽结下不解之缘，诗人们饮酒、醉酒时赛如"神仙"，但很多唐代诗人也因长期过度饮酒而损害健康，如大诗人杜甫、白居易等，因此，白居易诗曰："伐性酒狂中"（《新秋病起》）。

"李白斗酒诗百篇"（杜甫《饮中八仙歌》），不过在宋元之前，酒都是发酵制得的低度酿酒，不是高度白酒（蒸馏酒）。不论是酿酒，还是蒸馏白酒，其主要成分都是水和乙醇，只是酒里乙醇含量比例不同。

研究发现，健康人适量、适度饮酒是有益的；可以促进消化液分泌，增强食欲；改善不良情绪，消除紧张和疲劳；还能促进血液循环，改善机体代谢，有益于人们的身心健康。但长期过量饮酒会严重危害身体健康，引起机体多器官多系统的损害，导致急性中毒、慢性中毒、酒精依赖和戒断综合征，甚至影响下一代健康。

随着生活水平的提高，我国目前饮酒的人数越来越多，人们的饮酒量也越来越大，酒精相关疾病的发病率呈明显上升趋势，饮酒导致的事故也明显增多。

急性酒精中毒

乙醇随血液进入脑组织，引起中枢神经系统的兴奋和抑制。饮酒量较少时，血液中乙醇浓度较低，引起大脑兴奋，大量饮酒时，血液中乙醇浓度较高，大脑出现抑制。短时间内一次过量饮酒引起的中枢神经系统由兴奋转为抑制的状态称为急性酒精中毒，又称醉酒状态。个体对酒精的耐受性不同，引起大脑兴奋和抑制的血液酒精浓度差异很大，这就是生活中有些人酒量大，有些人酒量小的缘故。但酒精的致死量无明显差异，酒精对大多数成人的致死剂量为一次饮酒相当纯乙醇的 250～500 毫升。急性酒精中毒的临床表现与饮酒量、个人耐受等因素有关，可分为三期。

（1）兴奋期：从饮酒开始饮酒者逐渐出现欣快、兴奋、健谈、口齿不清、情绪不稳、易激怒，有些人表现为沉默不语、孤僻；常同时伴有头痛、头昏、面色潮红、球结膜充血、心率加快等症状。此时饮酒者观察能力、反应能力下降，驾车易发生车祸。

（2）共济失调期：饮酒者血液中乙醇浓度达到 1500～2000 毫克/升时，即出现明显的共济失调。表现为运动不协调，行动笨拙，步态不稳，言语不清，眼球震颤、视物模糊、恶心、呕吐、困倦等。

（3）昏迷期：血中乙醇浓度达到 2500～4000 毫克/升时，病人可出现面色苍白、口唇发绀，皮肤湿冷，体温下降，瞳孔散大，呼吸浅表，进入昏迷期。严重者出现深昏迷，血压下降，呼吸变慢，可因呼吸、循环麻痹而死亡。

有些人醉酒后出现严重的意识障碍，判断力下降，不能正确判断自己与外界的关系，行为带有盲目性、不现实性。还有些人饮酒后出现焦虑不安，暴躁易怒，甚至出现攻击行为。这种情况属于病理性醉酒。

慢性酒精中毒

乙醇是纯能量食品，只能提供部分热能，不含其他营养素。现代医学已证实，长期过量饮酒可造成多器官多系统的损害，引起多种疾病，严重危害饮酒者的身体健康。

（1）神经系统：乙醇能直接杀死杀伤脑细胞，长期饮酒者脑细胞死亡速度加快，大脑功能逐渐衰退。乙醇影响维生素 B_1（硫胺素）的吸收和在肝脏中的储存，造成维生素 B_1 缺乏。维生素 B_1 缺乏对神经系统造成严重损害，导致酒精性脑病和周围神经病等疾病。表现为眼球震颤、眼睑下垂、步态不稳、肌无力、神情淡漠、记忆力下降、遗忘、定向障碍和嗜睡、四肢常出现手套样或袜子样感觉障碍等。

（2）心血管系统：乙醇对心脏最常见最严重的危害是酒精性心肌病。酒精可直接损伤心肌细胞，导致心肌细胞病变或死亡，造成其功能减弱或丧失。酒精性心肌病主要表现为逐渐加重的呼吸困难、心脏增大、心律失常、心电图异常及心功能不全。

长期过量饮酒是高血压的重要危险因素。流行病学研究发现，在控制了其他危险因素之后，饮酒者高血压患病率明显高于不饮酒者，饮酒与高血压存在明显的正相关。

饮酒对血脂的影响与饮酒量有关。少量饮酒可提高血清高密度脂蛋白水平，对健康是有益的；而过量饮酒可造成血脂代谢紊乱，导致血脂升高。酒精除提供更多的热能外，还刺激脂肪组织释放脂肪酸，使肝脏合成三酰甘油和极低密度脂蛋白增加，并使极低密度脂蛋白和乳糜微粒从血中清除的速度减慢，引起血中三酰甘油水平升高。在临床实践中发现，40岁以上男性人群高三酰甘油血症的患病率较高，与其经常饮酒存在明显的联系。

目前认为，少量饮酒可以改善脂质代谢，预防或减慢动脉粥样硬化的发生。但长期大量饮酒引起血压、血脂升高，损伤血管内膜，引起血管痉挛，从而促进动脉粥样硬化发生，而且大量饮酒可引起冠状动脉痉挛，进一步促进了冠心病的发生。尽管目前认为少量饮酒可以改善脂质代谢，推迟或减少动脉粥样硬化和冠心病的发生，但专家们不建议任何人出于预防心脏病的目的开始饮酒或频繁饮酒。

（3）呼吸系统：乙醇从肺中呼出，可刺激呼吸道使其防御能力降低，使人易发生肺部感染。资料显示，酒滥用者肺炎的病死率比非酒滥用人群要高2~3倍；与正常人相比，常饮酒者肺结核的发病率高9倍。这可能与长期过度饮酒引起营养不良，所导致的全身抵抗力下降有关。据国外学者研认为，饮酒者肺病的严重程度和饮酒期限有关，长期酗酒，影响肺防御功能，白细胞吞噬功能降低，抗体形成减少。长期酗酒，乙醇及其分解产物经呼吸道排出，损害肺泡和支气管上皮，导致黏液溶解和消除功能障碍，血管通透性增高和肺部微循环障碍。慢性酒精中毒者，延髓呼吸中枢受损害，发生病理性呼吸运动，抑制咳嗽反射，影响痰液清除。所以，长期酗酒者发生急性肺炎的概率增高，病情严重。

（4）消化系统：乙醇经胃肠道吸收进入体内后，有90%是在肝脏中代谢的。乙醇及其中间代谢产物乙醛都对肝脏产生毒性作用，长期过量饮酒对肝脏造成严重损伤。乙醇可引起肝脂肪堆积、炎症、纤维增生三种类型的肝脏损害，与之对应的三种疾病是酒精性脂肪肝、酒精性肝炎和酒精性肝硬化。病毒性肝炎病人，肝脏功能异常，肝脏的解毒能力降低，饮酒会进一步加重肝脏损害，加重病情，甚至导致肝硬化和肝癌，这部分病人应该彻底戒酒。

酒精中毒是引起胰腺炎的重要原因，超过2/3的胰腺炎发作与酒有关。少量饮酒会使慢性胰腺炎恶化，主要表现为痛的频率加快及程度加重，以及出现一些并发症等。

乙醇对胃肠道黏膜具有强烈的刺激作用，造成黏膜充血、水肿、溃疡、糜烂、出血，导致胃炎、反流食管炎、胃溃疡、胃肠道功能紊乱以及多种消化道肿瘤。

（5）生殖系统：自古以来，很多人"借酒助性"，适量饮酒可以起到兴奋和激发性欲的作用，但过量饮酒对神经系统产生抑制作用，不仅不能激发性欲，反而会导致性欲减退，影响冲动的传导，造成男子勃起困难、阴茎疲软、早泄等。女性过量饮酒对性功能也会产生影响，降低性欲和性功能，影响孕育。长期过量饮酒可诱发男性前列腺炎、性功能障碍，影响精子的质量和数量，造成男性不育。孕妇嗜酒会严重影响胎儿生长发育，导致胎儿出生体重低，各种畸形、智力低下等。

（6）饮酒与肿瘤：饮酒是多种癌症的重要危险因素，饮酒不但能致癌，还能促进肿瘤的生长发育。1996年世界卫生组织将乙醇饮料正式列入全球"确认的人类致癌物"。目前研究发现，过量饮酒与多种癌症的发生有关，如食管癌、肝癌、口腔癌、胃癌、喉癌、胰腺癌，直肠癌、结肠癌、乳腺癌、舌癌等。目前认为，乙醇是一种促癌剂，饮酒会加速致癌物质的吸收，并且乙醇与某些致癌物质协同作用，促进癌症的发生。长期过量饮酒还导致机体免疫功能降低，免疫监视功能下降，容易发生癌症。

此外，在各种酒制品的生产、储存过程中，可产生致癌物质或被致癌物质污染，导致癌症的发生。如酿酒的粮食受到黄曲霉素的污染，乙醇中就含有致癌物质黄曲霉素。一些劣质酒可能含有杂质甲醇，甲醇在体内转化为甲醛，甲醛具有强烈的致癌和促癌作用。

令人担忧的是，当今我国每年的酒消费量达 2000 万吨以上，比杭州西湖的湖水还多。消耗粮食 300 多亿千克。我国城乡成年人当前饮酒率为 22.4％，酒民日益增加，约有 1.6 亿人。其中很多人饮酒是不适量、不适度的，远远超出了健康饮酒的底线。因此，唐代诗人王建的诗句"年少病多应为酒"，杜牧的"莫恋醉乡迷酒杯，流年长怕少年催"（《寄湘中友人》），在当今社会仍有重要警示作用，更为甚者"后人不识前贤意，破国亡家事甚多"（汪遵《咏酒二首》）。

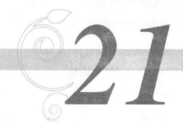

损心诗思里，伐性酒狂中

——"酒依赖"是精神心理疾病

新秋病起 （白居易）

一叶落梧桐，年光半又空。秋多上阶日，凉足入怀风。

病瘦形如鹤，愁焦鬓似蓬。损心诗思里，伐性酒狂中。

华盖何曾惜，金丹不致功。犹须自惭愧，得作白头翁。

此诗的意思是，梧桐叶落，光阴荏苒。金秋里使人倍感凉爽的是那吹入胸怀的秋风。长期多病，形体清瘦得如同仙鹤；忧愁焦虑，鬓发散乱，耗损心神，就因为常在作诗构想的思路里；危害身心，也只缘多在纵酒使气的酒狂中。达官贵人的豪华车子，我何曾吝惜；方士道家的不老金丹，也未能奏功。自己感到侥幸的是此生得以做个长寿的白发老翁。

伐性酒狂中——白居易与酒

白居易（公元 772—846 年）字乐天，自号香山居士、醉吟先生，享年75 岁。白居易今存诗 2800 余首，涉饮酒内容有 900 多首。白居易 29 岁得中进士，先后担任过校书郎、翰林学士、左拾遗等京官。这是白居易一生中仕途最辉煌的时期。他怀着"兼济天下"的抱负，屡屡上书参与朝政。同时，他还以诗歌作为"补察时政""泄导民情"的工具，写下了《秦中吟》10 首、《新乐府》50 首等诗篇。在这一时期，白居易并没有多少涉酒之作，可见这时的白居易并不嗜酒。他在《效陶潜体诗十六首》中表明了自己对饮酒的态度："一杯复两杯，多不过三四""勿嫌饮太少""便得心中适"。对那些狂饮烂醉者，他不感兴趣，"一饮一石者，徒以多为贵""更复强一杯，陶然遗万累"。这应该是他早期生活的真实写照。

唐元和十年（815 年），因他写的那些讽喻诗得罪了权贵，白居易曾几度被贬谪，反复折腾。这给白居易的打击很大。从那以后，他抱定了"闲适自在""独善其身"的宗旨，"面上减除忧喜色，胸中消尽是非心"（《咏怀》），"欣然得三友，三友者为谁，琴罢辄举酒，酒罢辄吟诗。三友递相引，循环无已时"（《北窗三友》）。从诗中可看到诗人对酒爱之真切，将酒、诗、琴视为最知心的"朋友"。

在洛阳居住期间，白居易家中"昼听笙歌夜醉眠，若非月下即花前"（《老病》），这一时期的白居易，酒量也大增起来，总是"典钱将用买酒吃"使他感到难以为继，于是亲自动手酿造。十年间居然自己酿酒百余斛。白居易不仅善饮、酒量大，而且喜欢在早上卯时（5～7 点）饮酒，"未如卯时酒，神速功力倍。一杯置掌上，三咽入腹内"（《卯时酒》）。十年间竟得诗千余首，是他一生创作总量的一半多。大量涉酒的诗篇，差不多都出自这一时期。白居易是靠酒去点燃生命的激情。

白居易的家里本来有专门的酒库，但他仍然要把酒坛放在床头。睡前要喝，醒来也要喝；独自一人要喝，亲朋好友来时更要喝，"莫辞数数醉东楼，除醉无因破得愁"。（《东楼招客夜饮》）；在家里要喝，在山野林间、溪边船头更要喝；有钱沽酒要喝，没钱卖马典衣也要喝，"卖我所乘马，典我旧朝衣。尽将酤酒饮，酩酊步行归"（《晚春酤酒》）；有下酒菜要喝，没有下酒菜，就是吟诗、弹琴也要喝。他经常喝得酩酊大醉，或笑或狂歌，"三杯即酩酊，或笑任狂歌。陶陶复兀兀，吾孰知其他"（《劝酒寄元九》）。

67岁时自作《醉吟先生传》："性嗜酒，耽琴淫诗，凡酒徒、琴侣、诗客多与之游。""寻水望山，率情便去；抱琴饮酌，兴尽而返……""须尽白、发半秃、齿双缺，而觞咏之兴犹未衰。""吟罢自晒，揭瓮拨醅；又饮数杯，兀然而醉。既而醉复醒，醒复吟，吟复饮，饮复醉，醉吟相仍若循环然。""陶陶然，昏昏然，不知老之将至，故所谓得全于酒者，故自号醉吟先生。"

晚年的白居易，信奉的是"身后堆金拄北斗，不如生前一樽酒"（《劝酒》）。整天陶陶然、昏昏然，健康状况日见其差。白居易患有肺疾，也曾经戒了酒，"孤负春风杨柳曲，去年断酒到今年"（《负春》），"肺病不饮酒，眼昏不读书。"（《闲居》），"肺伤妨饮酒，眼痛忌看花"（《和刘郎中曲江春望见示》）。但后来他又拒绝不了酒的诱惑，又复饮酒了。他患有眼疾，曾作诗自叹云："散乱空中千片雪，蒙笼物上一重纱。纵逢晴景如看雾，不是春天亦见花。"（《眼病二首·其一》）可见，因慢性酒精中毒损伤视力，视物已到了模糊不清的程度。"医师尽劝先停酒，道侣多教早罢官。"（《眼病二首·其二》）为他看眼病的医生说，这与他的长期嗜酒有关，有意劝他戒酒或节酒，他不以为然。

当然，白居易还患有消渴病（糖尿病），这些症状可能是酒和糖尿病并发症双重影响的结果。

晚年的白居易，饮酒到了发狂的地步，"一咏清两耳，一酣畅四肢。主客忘贵贱，不知俱是谁"（《裴侍中晋公以集贤林亭即事诗三十六韵见赠，猥蒙征和，才拙词繁，辄广为五百言以伸酬献》），"事事无成身老也，醉乡不去欲何归"（《醉吟二首·其二》），"酒狂又引诗魔发，日午悲吟到日西"（《醉吟二首》）。他的妻、子、弟、侄等一齐干预，劝他节酒，说得多了，他便恼火，强词夺理与他们辩论，还写了首《家酿新熟每尝辄醉妻侄等劝令少饮因成长句以谕之》的诗："君应怪我朝朝饮，不说向君君不知。身上幸无疼痛处，瓮头正是撇尝时。刘妻劝谏夫休醉，王侄分疏叔不痴。六十三翁头雪白，假如醒黠欲何为？"其实，白居易内心也很痛苦、矛盾，"诚知此事非，又过知非年。岂不欲自改？改即心不安"（《自咏》），他饮酒醉酒只是希望依赖酒为求内心"解脱"。

白居易71岁时写的《达哉乐天行》："妻孥不悦甥侄闷，而我醉卧方陶然。"73岁时写的《醉中得上都亲友书，以予停俸多时，忧问贫乏》："头白醉昏昏，狂歌秋复春。一生耽酒客，五度弃官人。"74岁那年阴历三月二十一日，他举行一席共七位老人的家宴，开怀畅饮，既醉甚欢，他写诗道："手里无金莫嗟叹，尊中有酒且欢娱。诗吟两句神还王，酒饮三杯气尚粗。"（《七老会诗》）

白居易与酒，前半生、后半生判若两人，很显然与他的政治生涯有关，是他的人生信念发生嬗变的直接反映。他的后半生似乎在"闲适"中消极有余，但也更值得玩味。他自己也曾评品自己："心中醉时胜醒时。"白居易嗜酒如命成了"酒狂"，主要还是为了发泄对现实及官场丑恶现象的不满和自我"麻醉"，所谓"但愿长醉不愿醒""心中醉时胜醒时"。如果从现代医学来看，白居易可能患了"酒依赖"。

酒依赖是种精神心理疾病

我们从现代医学角度来说什么是依赖？依赖是一组由反复使用精神活性物质引起的行为、认知和生理症状群，包括对精神活性物质的强烈渴求、难以控制、持续使用，尽管明知对自身有害。

酒依赖也就是饮酒成瘾，是由于乙醇对中枢神经系统有重要影响，精神障碍可在一次饮酒后发生，也可由长期饮酒形成依赖后逐渐出现，或突然停饮后急剧产生症状，除精神障碍外，往往合并有躯体症状和体征。反复饮酒导致躯体或心理方面对酒的强烈渴求与耐受性。这种渴求导致的行为已极大地优先于其他重要活动，其目的是获得饮酒后的欣快感，也是为了避免停止或减少饮酒引起的戒断症状。

酒依赖的特征如下：①对饮酒的强烈心理渴求，不可控制。②饮酒的强迫性，必须在固定的时间饮酒而不顾场合，以避免或缓解戒断症状。③饮酒的重要性，饮酒成为一切活动的中心，高于一切，以致明显影响工作、家庭及社交。为了达到饮酒目的，常与家人发生矛盾。④饮酒的耐受性，为取得饮酒初期达到的效果，或者防止戒断症状的发生而需要不断增加饮酒量。⑤晨饮现象，经过一夜睡眠，血中乙醇浓度明显下降，为避免或缓解戒断症状，许多病人一早醒来即饮酒，晨饮对酒依赖的诊断有重要意义。⑥戒断症状反复出现，当减少饮酒量或延长饮酒间隔、血中乙醇浓度下降明显时，就出现坐立不安或出现肢体震颤、恶心、呕吐、出汗等戒断症状。⑦戒断后重饮，在戒断一个时期后，可在数日内又恢复原来饮酒状态。

在现代医学的酒依赖 7 个特征中，可能白居易大部分都有，尤其是晨饮现象——"卯时饮"，更是有力佐证。

诗人戒酒趣事

诗人多知道，嗜酒成癖是致病的根源，纷纷表示要戒酒。杜甫说，当年与他一道痛饮的苏源明、郑虔，如今都化作尘土，到另外一个世界去了，而自己还抱病恹恹地活着，再不留神也危险，但到了出峡时，才"潦倒新停浊酒杯"，采取"坚决措施"。

白居易则反复地表示要与酒一刀两断："肺病不饮酒，眼昏不读书。"（《闲居》）过去人一来请就立即赴会，如今则婉言拒绝："顾我镜中悲白发，尽看花下醉青春。不缘眼痛兼身病，可是尊前第二人？"（《病中答招饮者》）但酒徒戒酒，像"瘾君子"戒毒一样难受。他们并非不想饮，而是病得实在不行了，才被迫挂出"免战牌"。

唐代诗人中，想与酒一刀两断的人固然有，但大多数是动摇分子，不肯一病即戒。他们在万般无奈的时候，以茶代酒、但忍受不了无酒之苦，便又开始饮酒。"浅把三分酒，闲题数句诗。"（白居易《新亭病后独坐，招李侍郎公垂》）他大概也知道病后过量饮酒会把自身毁灭。不过，总如此浅斟小酌，是不解瘾的。最好的办法是，既能多饮酒，又能益身心，于是他便选定药酒，以服药进补之名又和酒深深地结缘。白居易《夜闻贾常州、崔湖州茶山境会想羡欢宴因寄此诗》云："自叹花时北窗下，蒲黄酒对病眠人。"诗句下自注："时马坠损腰，正劝蒲黄酒。"他的《病后寒食》诗又云："故纱绛帐旧青毡，药酒醺醺引醉眠。"用松膏、松子、松叶酿酒皆有滋补的功效。

李商隐也饮得不亦乐乎。他的《复至裴明府所居》诗云："赊取松醪一斗酒，与君相伴洒烦襟。"他的《饮席戏赠同舍》诗云："唱尽阳关无限叠，半杯松叶冻颇黎。"

少饮也罢，药饮也罢，对于嗜酒如命的诗人来说，都是暂时的，是无可奈何的忍耐。坚持时间较长的可数白居易。他得病时，道士教调气，山僧教坐禅，"孤负春风杨柳曲，去年断酒到今年"（《负春》）。看来"戒"得有点成绩，但一到酒瘾难熬时，便又抱瓮而饮了。李白常常为酒所苦，生出许多烦恼，但他不想戒酒，就是在酒病很严重的时候，还吟道："啸起白云飞七

泽，歌吟渌水动三湘。莫惜连船沽美酒，千金一掷买春芳。"（《自汉阳病酒归，寄王明府》）

有的诗人采取逃避办法，如"春风避酒多游寺，晓骑听鸡早入衙"（徐夤《春末送陈先辈之清源》）；如在宴会上，有人硬要碰杯，你就笑脸装聋，死活不理。韩愈有段时间，是以此法对付别人的，"人皆劝我酒，我若耳不闻"。当然最好是如贾岛那样："不同狂客醉，自伴律僧斋。"（《赠友人》）

对饮酒成瘾的诗人来说，戒酒难啊！难于上青天！

22 处世忌太洁，至人贵藏晖
——洁癖是一种精神疾病

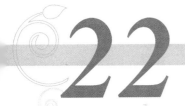

沐浴子 （李白）

沐芳莫弹冠，浴兰莫振衣。

处世忌太洁，至人贵藏晖。

沧浪有钓叟，吾与尔同归。

此诗的意思是，用香液洗过头后不要弹去帽上的灰尘，用兰草煎水洗过澡后不要抖去衣上的尘土。人生在世处事忌讳把任何事情都搞得洁净无瑕，真正达到至高境界的人是懂得掩藏其锋芒的。浪之滨有一个深知进退行藏的渔父，我想随他一同归去。

诗人以渔父混世的反语来激励屈原，亦是暗喻自己，陈述了其对人生处事的鲜明独特认识与理解，披露出其政治失意后的激愤无奈心情。

诗中"处世忌太洁"虽是个暗喻，但医学上确有太洁的"洁癖症"，是种精神疾患。

什么是洁癖症

洁癖症是指太干净，较一般人注重清洁以至于影响了正常的学习、工作、生活和社会交际。过于严重的洁癖症是疾病的体现，也就是常见的强迫症中的一种。洁癖强迫症具体的表现为本来刚刚清洁过或者一段时间前清洁过，但病人还是会重复同样的操作或者再次类似的操作，一次或者多次。比如洗手、洗衣物、洗澡、消毒键盘等。例如说往往刚洗过手的病人明知自己已经洗手，却无法控制自己再次或者多次地洗手，他们会觉得手脏，或者觉得手洗干净的程度还没达到自己的标准，或者觉得自己刚刚的洗手行为不算数或不觉得刚刚有洗过手，或者他们觉得至少要洗多次才干净等。

洁癖的心理动因

洁癖是一种心理障碍，归根结底是完美主义心理在作怪，同时也是强迫症的一种表现。具体说来，产生洁癖的心理动因有如下几点：

首先，受家庭影响。有些洁癖者的父母特别是母亲，往往就是一个洁癖者，他们对子女的洁净有一种超乎寻常的要求。其次，洁癖可能反映了一种自卑心理。有些洁癖者由于某种原因感到很自卑，因而他们很担心自己因不整洁而被人看不起。最后，洁癖是一种代偿行为。所谓代偿行为，就是人在某种心理欲望得不到满足时，通过它来获得替代满足的一种方式。

洁癖的治疗

洁癖症是一种精神疾患，应到专业医院就诊，得到专业医生的诊断和指导治疗。目前的大致治疗方法介绍如下：

（1）利用系统脱敏法治疗洁癖。请病人把自己害怕的东西和场景、经常做的事情，从轻度到重度写出来，然后每日从最容易的事情入手，控制自己的行为，如逐步减少洗手的次数和时间。

（2）利用满灌疗法治疗洁癖。让病人坐在房间内，请其好友或亲属当助手。病人全身放松，轻闭双眼，然后让助手在病人手上涂各种液体，如清水、墨水、米汤、油、染料等。在涂时，病人应尽量放松，而助手则尽力用言语形容手已很脏了。病人要尽量忍耐，直到不能忍耐时睁开眼睛看到底有多脏为止。助手在涂液体时应随机使用透明液体和不透明液体，随机使用清水和其他液体。这样，当病人一睁开眼时，会发现手并不脏，起码没有想象的那么脏，这对病人是一个冲击，说明"脏"往往更多来于自己的意念，与实际情况并不相符。当病人发现手确实很脏时，洗手的冲动会大大增强，这时候，治疗助手一定要禁止他洗手，这是治疗的关键。病人会感到很痛苦，但要努力坚持住，助手在一旁应积极给予鼓励。在这一关键时刻，助手的示范作用很大。助手可在自己手上也涂上液体，甚至更多更脏，并大声说出内心感受。由于两人有了相同的经历，在情感上就能得到沟通，对脏东西的认识也能逐渐靠拢。这时，病人要仔细体会焦虑的逐步消退感。满灌疗法在开始进行时病人会高度焦虑。但随着治疗的不断深入，病人的焦虑会逐渐消退，其强迫行为也会得到治疗。

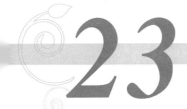

死去死去今如此，生兮生兮奈汝何
——卢照邻的神经病和精神病

释疾文三歌 （卢照邻）

岁将暮兮欢不再，时已晚兮忧来多。东郊绝此麒麟笔，西山秘此凤凰柯。
死去死去今如此，生兮生兮奈汝何。岁去忧来兮东流水，地久天长兮人共死。
明镜羞窥兮向十年，骏马停驱兮几千里。麟兮凤兮，自古吞恨无已。
茨山有薇兮颍水有漪，夷为柏兮秋有实。
叔为柳兮春向飞。倏尔而笑，泛沧浪兮不归。

卢照邻（约公元 636—695 年），唐代诗人，字升之，自号"幽忧子"，幽州范阳（现今河北涿县）人。由于政治上坎坷失意和长期病痛的折磨，终于自投颍水而死，享年 60 岁。

《释疾文三歌》是卢照邻晚年作品，诗中道尽人生凄苦："东郊绝此麒麟笔，西山秘此凤凰柯。死去死去今如此，生兮生兮奈汝何。"丢弃了描龙画凤的神笔，藏起了砍斫桂树的斧头，满腹的才学无法施展，死去吧，今已如此，活着呢，又有何用！活进棺材的悲怆他已体验够了，不久他就投颍水而死，结束了 60 岁的生命。

诗人的悲剧人生

唐代诗人卢照邻少从名师，博学能文。大约在 18 岁，入邓王（李渊十七子，唐太宗之弟）府，从事文书工作。这样一份赋闲的工作，给好学的卢照邻带来了无尽的阅读喜悦。他沉浸在浩瀚文海之中，如鱼得水，"下笔则烟飞云动，落纸则鸾回凤惊"，（他青年时代曾创作的名篇《长安古意》）。

十多年的自在时光终于过去，接下来他承受的是直到死亡的抑郁、悲苦和病痛。邓王英年早逝，卢照邻失去庇护，后来入蜀为一小官。正值年富力强之时，据《新唐书》《太平广记》等史料记载他却不幸患上"风疾"，先是手足软垂，四肢麻痹，肌肉萎缩，走路浑身哆嗦，口眼歪斜，五官失其正形，头发脱落，语言謇涩，步履不正，后来一条臂膀也丧失活动功能，一条腿也随之瘫痪，从一个"帅哥"变成"丑八怪"。他在《病梨树赋》中借病树自喻"骸骨半死，血气中绝。四支萎堕，五官敧缺。皮襞积而千皱，衣联褰而百结"。从此他开始了十多年的幽悲、饮泣之路。

运动神经元疾病

根据史料记载的卢照邻症状，从现代医学角度来看，卢照邻患的是"运动神经元疾病"，这是一种神经系统疾病。此病至今病因不明，隐匿起病，进行性发展。病变的范围包括大脑的运动神经元相关的传导纤维，脑干（主要是延髓）运动神经元和脊髓的前角细胞。发病年龄大多在 40～50 岁，男性多于女性。

由于本病病因不明，虽然自卢照邻至今已有 1000 多年，目前仍缺乏的有效根治方法，以对症治疗为主。

卢照邻为啥要自杀

由于自己的病情，多少次的通宵不眠。在经历灰心失望之后，卢照邻还是以一个病人的姿态，走上了漫漫求医之路。治疗风疾并非易事，困难也接踵而至。首先面临的是治病费用。他写过《与洛阳名流朝士乞药直书》，遍呈朝中名士，开口求乞，"若诸君子家有好妙砂，能以见及，最为第一"，这封公开信大概被广泛传抄发送。他在《寄裴舍人遗衣药直书》中写道："余家咸亨中良贱百口，自丁家难，私门弟妹凋丧，七八年间，货用都尽。余不幸遇斯疾，母兄哀怜，破产以供医药。"对于生性要强的卢照邻来说，这实在是无奈之极的事情吧。他便是在这样的日子里，灰蒙蒙地活着。

才子卢照邻的病，也惊动了年过九旬的唐代药王孙思邈老先生，白发苍苍的老人亲为医治。在这期间，卢照邻曾经以弟子的身份向药王学医求治。老人家一再要他坚定康复的信念，稳定情绪，并且对如何养生、处世提出了自己的高见。在孙思邈老人的精心调理之下，卢照邻的风疾一度趋于好转，但药王后来随唐高宗龙驾西游（高宗患有严重的风眩）。卢照邻像一只孤单的羔羊，只能在深山中，服丹养病，以自疗度日。

在山中，他度过了最为艰难的时日，那是一种几乎与世隔绝的生活。囊中无钱，膝下有书。能排遣精神上的寂寞与肉体疼痛的，唯其有书。卢照邻在病中坚持阅读，坚持写作，卢照邻僵卧山中，与死神作过无数次的挣扎与斗争。朝朝暮暮之间，无数个不眠之夜，他白发丛生，双鬓如染。"钟鼓玉帛兮非吾事，池台花鸟兮非我春。"他含悲叹息，心力交瘁，他想到了死。从《释疾文三歌》里，"死去死去今如此，生兮生兮奈汝何。岁去忧来兮东流水，地久天长兮人共死"。透露出他决意了却残生的众多信息，笔下充满了抑郁、悲凉、悲愤和悲哀。

在朋友们的资助下，他在具茨山下买了数十亩田园，为自己预先建造了墓室，每日僵卧其中等候死神，觉得生不如死。他在悲叹人生的坎坷，他在哀叹才情的夭折，他在感慨仕途的穷通，也许都有，恐怕只有设身处地，才能体验到这种"活进坟墓"的痛苦。此时他只有忧，只有悲，他作《五悲文》——悲才难，悲穷通，悲昔游，悲今日，悲人生，尝尽人间苦涩。个人的生活经历，变为人生的情感体验，自序"以申万物之情，传之好事耳"。

他又写了《释疾文三歌》，尝尽人生凄苦："东郊绝此麒麟笔，西山秘此凤凰柯。死去死去今如此，生兮生兮奈汝何。"今已如此，活着又有何用！活进棺材的悲怆他已经体验够了。一系列不好的消息又相继传来：女皇武则天登基了，好友骆宾王失踪了，药王孙思邈离世了。自己的身体，眼看着也像冻僵的羔羊，渐冷渐木。卢照邻卧在床上，含恨挥杖，打碎了那只日日熬汤煎药的瓦罐子。它就是那只药罐子，外被火苗炙烤，内为苦药浸泡——生理与心理的激烈交锋，终于到了不能调和的阶段。他所能做的和十分想做的就是实践死，以死求"生"。在与亲属诀别之后，他纵身一跃，投入茫茫颍水，一死解千悲。

哀莫大于心死。自杀的人群中，有的是病于己，有的是病于时，但都是心死才死。说到底，人还是脆弱且可怜的。谁都知道生命的可贵，不到万不得已的时刻，有谁敢轻言死事？有谁肯狠心抛别亲人？有谁愿意舍弃这人间无边春色？卢照邻活着，一定是觉得生不如死，所以才毅然决然地去寻死。

自杀是种精神心理疾病

以往人们总将自杀完全看作是一种社会现象。随着医学发展，"生物-心理-社会"医学模式的建立，科学家认为自杀者在生理、心理和社会适应等方面处于不平衡状态，因而自杀是一种精神心理疾病。应从社会学、医学、心理学多方面进行研究，预防和控制自杀。自杀不仅是1000多年前大唐时代的社会问题，在当今社会依然存在。

据世界卫生组织的统计，2000年全球大约有100万人自杀身亡，由于某些原因，自杀死亡的事实常被掩盖，真实的数字可能更高。自杀未遂者是这个数字的10～20倍。就全世界而言，自杀是15～44岁年龄段的人中，三大主要死亡原因之一。我国目前总的自杀率为23/10万，自杀死亡人数为28.7万/年，自杀死亡率占全部死亡人数的3.6％。世界卫生组织认为：自杀是自发完成的，故意行动的后果，行为者本人完全了解或者期望这一行动的致死性后果。

自杀是一种有意杀死自己的行为，它以主观上具有死亡愿望为特征，表现为自我结束生命的一类问题。近代心理学家对自杀的心理学因素做了大量研究。学者们研究还发现，自杀者可能与脑部5-羟色胺（一种神经介质）功能障碍有关。医学临床研究显示，自杀企图、自杀成功的高风险与自杀家族史也有关。西方学者已报告了自杀前有较高比例的心理疾病，比例为82％～100％。国内有报道，63％的自杀身亡者患有精神疾病，主要是抑郁性疾病和酒精依赖症。数据表明各类精神疾病自杀率约为51/10万，较一般人口高6～13倍。

每个人的生命仅有一次，自古以来，为什么有这么多人不珍惜，而自寻毁灭呢？或许他（她）会说"我生不如死"。其实，天无绝人之路，"山重水复疑无路，柳暗花明又一村"，只要活着，机会总是会有的。美国作家塞林格在《麦田的守望者》中说："不成熟的人有个标志，是要找个理由，高尚地去寻死。成熟的人也有个标志，是要找个理由苟活下去。"

卢照邻的自杀给现代人什么教训呢？

24

未知歌舞能多少？ 虚减宫厨为细腰
——说神经性厌食

梦泽 （李商隐）

梦泽悲风动白茅，楚王葬尽满城娇。

未知歌舞能多少？虚减宫厨为细腰。

公元前 540 年至公元前 529 年在位的楚灵王，有一个特别的癖好，他喜爱细腰的姑娘。这样，就强制王宫中的宫女节食减肥，不让饱食，忍饥挨饿，以满足其对宫女细腰之癖。结果，致使许多宫女由此而死。

1000 多年后，唐代诗人李商隐于公元 848 年秋，由广西桂林回长安，途经云梦泽时，见到许多楚国宫女的坟墓，想起楚王好细腰的故事，并联系自身的遭遇，十分感慨，借"细腰"嘲笑封建统治者残忍和善拍马屁的权贵，于是写了上面这首七绝。其大意是说，楚王宫满城娇美的宫女早已逝去，悲凄的晚风从云梦泽中吹过，只听见坟头白茅一片萧萧声。当年能在楚王眼前唱歌献舞取宠的宫女能有几个？可怜她们是白白地为细腰节食减肥而饿死了。

过度节食的反应

如果您每日摄入的热量低于身体的实际需求，就可能出现以下表现：

（1）疲乏无力，对周围事物毫无兴趣。因为葡萄糖是供给大脑和骨骼肌活动的燃料，当您摄入的能量提供葡萄糖的主食（碳水化合物）过少时，就无法满足身体生理需求，机体也就无法胜任各项生理功能。

（2）头痛、烦躁、压抑和性欲低下。如果碳水化合物摄入不足，机体就会将食物和身体里的脂肪、蛋白质转变为能量供身体使用。其代谢产物酮（一种酸性物质）就会在血液里积存，破坏身体的酸碱平衡，使人感到头晕头痛。几星期后，大脑可能会调整自己，暂且把酮作为燃料，进一步导致身体酸碱失衡。此时，人会感到十分烦躁、压抑，并出现性欲减退。

（3）突然食欲大增，尤其想吃能迅速产生热量的甜食。当按照减肥食谱使进食中蛋白质的量超过10％时，摄入碳水化合物的愿望将变得十分强烈，结果使节食者不可避免地进入周期性暴饮暴食的怪圈。无论是得不到充足的食物，还是有意节食，结果都是挨饿的时间越长、次数越多，身体遭受永久性伤害的可能性就越大，如可能导致水肿，心、肾功能不全等。

神经性厌食

神经性厌食是以病人有意地严格限制进食，以致使体重下降至低于正常体重的85％，而仍害怕发胖或拒绝正常进食为主要特征的一种进食障碍。主要发生在青少年或青年女性。

近半数病人起病前有社会心理因素，对"肥胖"的强烈恐惧和对体形体重的过度关注是病人临床症状的核心，即使已经明显消瘦甚至骨瘦如柴，仍认为自己很胖。

多数病人为自己制定了明显低于正常的体重标准，有些病人虽无标准但只有体重下降才感到安慰。对进食持有特殊的态度和行为，故意节制食量为必要症状。最初可能少吃主食，逐渐发展为不吃，以蔬菜代饭。部分病人由于难耐饥饿而有阵发性贪食。病人由于害怕发胖，在正常进食或阵发性贪食之后常采用催吐的方法，或者采用过度运动、滥服泻药或减肥药的方式避免体重增加。由于节食，病人体重较以往或正常人低15％以上。

性功能及性发育障碍是最常见症状。青春前期病人可有性心理发育迟缓和第二性征发育停滞。青春期女性病人常有闭经或月经紊乱。长期营养不良可累及全身各个系统，出现一些躯体并发症。如低体温、低血压、心动过缓、胃肠道功能紊乱、贫血、低蛋白血症、骨质疏松、水肿，皮肤黏膜变薄干燥，严重者可出现水电解质和酸碱平衡紊乱或严重感染，甚至危及生命。厌食症病人常伴有抑郁情结，有些病人还伴有强迫性症状。

当病人出现严重的营养不良或有自伤、自杀行为时，必须住院以免发生意外。严重营养不良的病人病死率较高，首要的治疗是水、电解质、营养素支持疗法，保证能量供给，其次是心理治疗和行为治疗是治疗神经性厌食的重要方法，也可以辅助一些药物治疗。

现在虽然没有封建统治者的残忍无道，但也有不在少数的年轻女性，为"细腰"而盲目过度节食、食用"减肥药"，等于自己对自己身体"残忍无道"，值得警惕。

标准体重

体重是反应和衡量一个人健康状况的重要标志之一。过胖和过瘦都不利于健康，也不会给人以健美感。不同体型的大量统计材料表明，反映正常体重较理想和简单的指标，可用身高与体重的关系来表示。

体重指数，英文简称为 BMI，是用体重（千克数）除以身高（米数）平方得出的数字 $\left[\dfrac{\text{体重（千克）}}{\text{身高（米）}^2}\right]$，是国际上常用的衡量人体胖瘦程度以及是否健康的一个标准。当我们需要比较及分析一个人的体重对于不同高度的人所带来的健康影响时，BMI 值是一个可靠的指标。

下列为中国参考标准：当体重指数小于 18.5 时，为体重过低（消瘦）；正常范围 18.5～23.9；超重大于等于 23.0；肥胖前期 24～26.9；1 度肥胖 27.0～29.9；2 度肥胖大于等于 30.0；3 度肥胖大于等于 40.0。

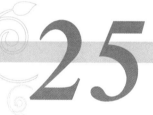

25

老来多健忘，唯不忘相思
——说老年性记忆障碍：健忘

偶作寄朗之 （白居易）

历想为官日，无如刺史时。

……

雀罗谁问讯，鹤氅罢追随。

身与心俱病，容将力共衰。

老来多健忘，唯不忘相思。

此段诗的意思是，门庭冷落无处询问信息，只得放弃追问。身体病痛增多，容貌与体力也在逐渐衰退。虽已年老记忆减退，但你我间那些相处场景仍历历在目、从未忘却。

"健忘"的表现

健忘——老年性记忆减退在老年人中是常见的。医学上称为"老年记忆障碍",通常是自然衰老的现象。老年人对陈年往事能记忆犹新,而对新近接触的事物或学习的知识却忘得快,尤其人名、地名、数字等没有特殊含义或难以引起联想的东西。生活中,老年人记忆障碍往往带来诸多不便,如烧开水后忘了关火;刚介绍过的客人的名字转眼就叫不出;把门关上才想起没带钥匙;老花镜架在额头上还到处找等。这些总令老年人感到苦恼不安。

据统计,70 岁健康老年人的脑细胞数量要比 20 岁健康年轻人减少15%,脑的重量也减轻8%～9%;周围神经传导速度减慢10%,视力下降,视力超过 0.6 的只有 51.4%,这些都会在一定程度上影响记忆力。这些自然衰退,使老年人一方面要为回忆某人、某事、某日期比过去耗费更多的注意力和时间,另一方面使他们要记住重要事情的能力大大下降,所以老年人总是表现得那么"健忘"。

老年人记忆的特点

(1)从记忆过程来看:瞬时记忆(即保持 1～2 秒的记忆)随年老而减退,短时记忆变化较小,老年人的记忆衰退主要是长时记忆。研究发现,老年人对年轻时发生的事往往记忆犹新,对中年之事的回忆能力也较好,而仅对进入老年后发生的事遗忘较快,经常记忆事实混乱情节支离破碎,甚至张冠李戴。

(2)从记忆内容来看:老年人的意义识记(即在理解基础上的记忆)保持较好,而机械识记(即靠死记硬背的记忆)减退较快。例如,老年人对于地名、人名、数字等属机械识记的内容的记忆效果就不佳。

(3)从再认活动来看:老年人的再认活动(即当所记对象再次出现时能够认出来的记忆)保持较好,而再现活动(即让所记对象在头脑中呈现出来的记忆)则明显减退。由此可见,老年人的记忆衰退并不是全面的,而是部分衰退,主要是长时记忆、机械记忆和再现记忆衰退得较快,老年人记忆力的减退主要是信息提取过程和再现能力的减弱,而识记的信息事实上仍然可以很好地保持或储存在大脑中。根据以上生理规律,如果能够经常提醒老年人回忆往事,是有助于减缓记忆力的衰退速度的。

食疗改善老人的记忆

为改善记忆力，老年人一方面要多用脑，勤用脑，使大脑处于一种积极功能状态。此外，不少科学家大量研究证明，通过食物疗法可增强记忆。

（1）补充卵磷脂：卵磷脂是大脑中的重要组成部分，被誉为"智慧之花"。吸收后可释放胆碱，胆碱在血液中转换成乙酰胆碱，能增强人的感觉和记忆功能；它还能控制脑细胞死亡和促使大脑"返老还童"及降低血脂。卵磷脂多含在蛋黄、豆制品、动物肝脏中，但由于胆固醇含量也多，故不宜进食过多。鸡蛋、鱼、肉等可以提供乙酰胆碱的食物也较好，老年人每日吃1～2个鸡蛋，可改善记忆力。

（2）多吃碱性食物：豆腐等豆类食品及芹菜、莲藕、茄子、黄瓜、牛奶等能使血液呈弱碱性，菠菜、白菜、卷心菜、萝卜类、香蕉、葡萄、苹果等也能使血液呈碱性。多吃这些食品，使身体经常自律地调节成弱碱性，对大脑的发育和智力的开发都是有益的。

（3）多吃含镁的食物：核糖核酸是维护大脑记忆的重要角色，而镁这种微量元素能使核糖核酸注入脑内。含镁丰富的食物有麦芽、全麦制品、荞麦、豆类及坚果等。

此外，蛋白质对记忆的健康也很重要，多吃鸡、黄豆、沙丁鱼等有好处。

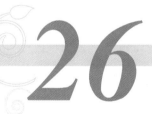

26
病身无所用，唯解卜阴晴
——说气象和疾病

病中书事 （白居易）

三载卧山城，闲知节物情。莺多过春语，蝉不待秋鸣。

气嗽因寒发，风痰欲雨生。病身无所用，唯解卜阴晴。

此诗意思是，三年来长期卧病，久住在这山城，因此熟悉风光景物变化的情形。整个春季多有莺鸟的歌唱，还未等到秋季的来临，蝉儿已在高树上哀鸣。我的咳嗽旧病每因天寒而复发，天将下雨时，风痰老疾也随之萌生。老朽多病的身躯已无什么用处，唯一的作用是还能预知天气变化的阴晴。

从此诗可知白居易素有风痰、咳嗽之疾，其咳嗽发作频繁，特别是在季节交替之时，每每加剧。另在白居易《自叹》一诗中有"岂独年相迫，兼为病所侵。春来痰气动，老去嗽声深"。白居易认为疾病与季节关系极为密切，特别是春季，万物萌发，人身上的疾病有可能诱发，所谓"春来痰气动"。可见，当时白居易已经认识到了气管炎这种疾病与气候的变化密切相关。

"气嗽因寒发，风痰欲雨生。病身无所用，唯解卜阴晴。"在1000多年前的白居易就能有这些精辟的医学理论，实在是难能可贵的。诗人由病情变化的征兆，可以预测天气的阴晴，唐代诗人许浑的《洛中秋日》中也有"久病先知雨，长贫早觉秋"。实为古人关于气象与疾病关系的认识和智慧。

医疗气象学

远在古代，人们早就觉察到天气与健康的关系，不但我国2000多年前《黄帝内经》中有不少精辟的记述。在国外公元前400年被称为"医学之父"的古希腊的希波格拉底也早就在他的著作《空气、水和地域》中指出："一个医师要掌握医学科学，必须首先考虑一年四季气候的变化能对人产生什么影响。不同的季节不但其气象特征不同，对人体健康的影响也不同。"所以从历史发展来看，医疗气象学是一门古老的学科，远在真正开展现代医疗气象研究以前2400年就已存在了。

可是，从现代科学标准来看，医疗气象学还是门年轻的学科。现代医疗气象的发展始于20世纪30年代后，法兰克福大学德路特教授首先用现代统计方法分析了天气与疾病的关系；美国伊利诺伊大学彼得逊教授也进行了天气与健康关系的观察。

中医学的认识

中医学早就注意到天气与健康的关系。仅《黄带内经》就有大量精妙的论述，如："人与天地相参也，与日月相应也"，更阐明了自然界的各种运动，必然对人类产生巨大的影响。对这个问题的回顾，不但可认识古代中医学的成就，还将有助于发展中西医结合的新医学和开展医疗气象学的现代研究。

中医学对气象与疾病关系的认识，主要包括以下三个方面：天气的病因作用；疾病的季节倾向；气候及天气变化对疾病的影响。中医学很重视气象因素在发病上的作用，即气候变化可影响发病，但决定还在于人的调节功能。

六淫就是平时说的风、寒、暑、湿、燥、火。在正常情况下它不称为六淫，而称为六气，就是说是自然界中的六种正常的气候变化。但是当非其时而有其气时（也就是说不在这个季节而有这种气候，如在夏天，反而冷等），或是其季，而气太过，如夏天太热，冬天太冷，超过了人体的适应能力，故这时它们也就成了致病因素。在它们成为致病因素的情况下，就称为六淫。对六淫的致病作用，《黄帝内经》做了论述，例如《素问·阴阳应象大论》作了如下的概括："风胜则动，热胜则肿，燥胜则干，寒胜则浮，湿胜则濡泄。"

关于天气变化对疾病的影响，中医学在理论与实践两方面都有丰富的资料。《黄帝内经》中提到"秋伤于湿，上逆而咳"。确实，每年入秋后，慢性气管炎就易复发，病情出现波动，伤风咳嗽发病日有增加。传染病的季节特征，隋代医学家巢元方在《诸病源候论》中已有论述："此病皆由当时不和，温凉失节，人感乖戾之气而生。"现在我们亦可观察到久旱不雨时，会发生传染病。中医学家早已注意到了，清代医学家吴谦《伤寒心法要诀》"非时有气疫为殃"，就提出了这一问题。现在已经弄清，季节与天气变化虽不是传染病的直接原因，但由于病原体与病原体的媒介生物，病原体的传播，机体的抵抗力等都可以受到季节与天气的影响，所以仍然有很大的间接关系。

古代医学家一方面认识到天气变化可为致病的原因，另一方面也观察到同样在致病的天气条件下，有人生病也有人不生病；有的当时发病，也有的过后才发病。就是说：外因是六淫，内因是人体的某种"虚"，人在体质衰弱、抵抗外力不足的情况下，才容易得病。这就是《黄帝内经》中反复强调的"风雨寒热，不得虚，邪不能独伤人"的真谛。由此引申出适当的精神修养、体育锻炼、生活规律以及对气候变化的适应等，可以增强体质与抗病能力。这是预防疾病的措施，也即是中医学"治未病"的思想。

现代医学对气象与疾病的认识

我国民间有一句谚语"菜花黄，痴子忙"，意思是说精神病人容易在春季发作，这句话道出了疾病的季节性。人们认识天气对健康的影响，最早是从疾病具有的季节特点，以及某种天气条件下疾病容易复发或加重这一现象得到启发的。

天气、气候对任何人都能产生影响，并引起人体一系列的生理调节，可是这种生理反应不足引起任何不快，这样健康人往往也就注意不到天气对人体的影响。当天气促使一个病人的旧病复发，那是不会不介意的，况且病人对天气变化又比健康人敏感得多。

一年四季中各种疾病的发生不是平均分布的，急诊医师很有体会：有时在短短的几天中可看到哮喘、心肌梗死、胃溃疡穿孔、咯血等急诊病人突然增多。因此，人们十分关心什么样的疾病受天气的影响？这些影响是否存在规律？发生影响的机制何在？阐明这些问题实际上是弄清容易罹病的天气条件，它的目的有两方面，一方面是使某些病人能避免对健康有害的气象条件；另一方面是采取措施以适应天气条件，增强体质，防治疾病。

现代的医疗气象学研究已证实，慢性支气管炎的病情和复发都与气候有关，不仅慢性支气管炎患病率与气候有关，而且慢性支气管炎病人病情出现加重或复发也与天气有关。从以上的研究可以看到，慢性支气管炎的复发与病情加重都与寒冷有关。

气象与疾病的关系

疾病的季节好发倾向，有些确与天气的季节变化有一定关系，而且每年几乎发生在同一季节；有些疾病有季节倾向，但并非每年在相同月份出现高峰，与天气的季节变化不一定有关系；还有一种是间接的季节影响，例如病媒昆虫的生长期可与传染病的季节有关；食物中维生素含量及食物的季节性可使维生素缺乏症的发病具有季节性。根据国内的资料，不少疾病具有一定的好发季节，如急性胰腺炎好发于秋季；心肌梗死好发于冬季；哮喘好发于冬春季；菌痢好发于夏季等。

气象不仅对病人能产生不利的影响，当天气剧烈变化时也能使正常人出现一些症状。据国外调查，正常人群中有30％对天气变化敏感。敏感的出现率与年龄有关，13～20岁仅24％，21～50岁增至33％，51～60岁时可达到50％。天气敏感者中女性为多，可占敏感者总数的3/4，而男性仅1/4，这可能由于男性分泌的应激激素较多有关。

诗人"气嗽因寒发，风痰欲雨生。病身无所用，唯解卜阴晴"不仅仅是经验之谈，也是古人对"气象医学"一份可贵的记录。唐诗来自生活，唐诗中也充满了古人的思考与智慧。

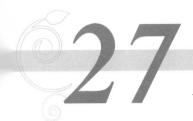

27

一杯宜病士，四体委胡床
——说跌打损伤

跌伤伏枕，有劝酿酒者暂忘所苦，因有一绝 （权德舆）

一杯宜病士，四体委胡床。

暂得遗形处，陶然在醉乡。

诗人因跌伤，只能躺在可折叠的坐具（胡床）上，喝了酒使自己暂时忘了伤痛病苦，醉乐在梦乡中。

中医认为酒有活血化瘀、通脉止痛之功效，因此，很适宜用于因跌打损伤而血瘀不通，不通则痛，受伤部位青紫肿胀等症。

唐代大诗人白居易也因马坠跌伤，喝药酒活血止痛，有诗为证。"足伤遭马坠，腰重倩人抬。只合窗间卧，何由花下来。坐依桃叶枝，行呷地黄杯。强出非他意，东风落尽梅。"（白居易《马坠强出赠同座》）此诗是说，我从马上摔下，不幸摔伤了脚和腰，腰部很痛，不能活动，只好请人抬着走。像这样的伤病，就应该在窗下躺着静养，可是为何还要来赏花？身子倚靠桃树坐着，小口喝下泡有地黄的药酒。我勉强出来，并没有别的意思，只是因为东风已将梅花吹落尽了。白居易另一首诗《夜闻贾常州、崔湖州茶山境会想羡欢宴因寄此诗》："遥闻境会茶山夜，珠翠歌钟俱绕身。盘下中分两州界，灯前合作一家春。青娥递舞应争妙，紫笋齐尝各斗新。自叹花时北窗下，蒲黄酒对病眠人。"白居易自注："时马坠损腰，正劝蒲黄酒。"由此可知，诗人坠马，伤在腰足。他不仅饮用地黄酒，而且还饮用蒲黄酒，这两种药酒都有活血止痛功效。可见，药酒对跌打损伤是种良药。

说跌打损伤

跌打损伤是中医的病名（清·吴谦《医宗金鉴》）又名诸伤、扑损伤、打扑伤损等。包括刀枪、跌仆、殴打、闪挫、刺伤、擦伤、扭伤及运动伤损等。伤处多有疼痛、肿胀、伤筋、破损或出血、骨折、脱臼等情况，主要以软组织损伤为主，也包括一部分内脏损伤疾患。治宜以行气、散瘀、止痛、止血、舒筋、坚骨为主。

中医治疗跌打损伤有着几千年的历史，古称跌打损伤为诸伤之总论，多因外力作用，或自身姿势不正确的情况下用力过猛而造成的。中医把因外力作用于人体，而引起的筋骨伤损、瘀血肿痛、气血不和、经不通络，以至脏器受损等，统称为跌打损伤。

跌打损伤的应急处理

损伤发生后，最重要的事情是排除骨折。有时虽然损伤不大，但老年人或由于受力的关系，常常有撕脱性骨折，或疲劳性骨折，而被误认为只是伤筋而不加以重视，耽误了治疗时机。所以凡遇到损伤后压痛较局限，疼痛剧烈，或局部有叩击痛者。例如下肢损伤后，在卧位情况下，叩击足跟，可引起骨折部位疼痛，必须到医院拍 X 线片，以排除骨折。如果排除了骨折，则可根据伤筋后的临床表现，对症选用跌打损伤药。

常见软组织损伤的处理

常见的因跌、坠、打、碰、磕等原因所致的软组织损伤，以肿胀、疼痛为主要表现。有些人发生跌打损伤后，急于诊治，往往使用药物熏洗，其实有时候这样做极易事与愿违，不但没有疗效而且病情会越来越严重。

跌打损伤如何快速消肿止痛呢？如果只损伤了软组织，适当的时候采用中草药熏洗，有益于缓解症状。中医所用的熏洗药多由当归、三七、红花、白芍、牛膝、没药、乳香、五灵脂等中草药配伍而成，具有活血化瘀、止痛消肿的功效，有时候也只是表面功夫。但是，如果跌打损伤刚刚发生，马上就用药物先治，患处血管就会加剧扩张，渗血、水肿也会随之加重，不仅会造成软组织粘连和局部功能减弱，而且还极易增加疼痛感。因此，应在发生损伤后立即采用冷敷，这样可使患处血管收缩并减少出血、水肿和疼痛。到损伤的第三、第四天后再采用活血化瘀的药酒内服或外擦，连用几日，便可达到活血化瘀、止痛消肿的效果。

28

日暮东风怨啼鸟，落花犹似坠楼人

——从"坠楼人"说坠落伤

金谷园 （杜牧）

繁华事散逐香尘，流水无情草自春。
日暮东风怨啼鸟，落花犹似坠楼人。

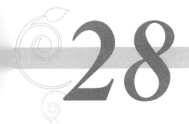

此诗的意思是繁华的往事已随着香尘散尽，没能够留下半点踪迹，如茵的春草年年自绿，流水无情地悄悄逝去。黄昏时啼鸟在东风里噬怨声声，飘飞的落花还像那坠楼的人。

这是一首因景生情的诗，诗人经过西晋富豪石崇的金谷园遗址而兴吊古情思。前句写金谷园昔日的繁华，今已不见；第二句写人事虽非，风景不殊；第三、第四两句即景生情，听到鸟声似在哀怨；看到落花满地，想起当年坠楼自尽的石崇爱妾绿珠。句句写景，层层深入，景中有人，景中寓情，行情凄切哀婉。

落花犹似坠楼人

《金谷园》一诗中的坠楼人是指西晋时期富豪石崇的爱妾绿珠。据史料《晋书·石崇传》及《世说新语·仇隙篇》记载，绿珠（？—300年），石崇家歌妓，美而艳，善吹笛。后因权势内斗，石的母兄妻子等十五人皆被杀。甲士到门逮捕石崇，石与绿珠正宴于楼上，石崇对绿珠说："我今为尔得罪。"绿珠边泣边说："当效死于君前。"因自坠于楼下而死。

金谷园故址在今河南洛阳西北，是西晋富豪石崇的别墅，繁荣华丽，极一时之盛。唐时园已荒废，成为供人凭吊的古迹。

现代医学说"坠落伤"

从现代医学来讲，绿珠属于坠落伤而死亡。坠落伤是机械性损伤的一种，是指坠落时，运动着的人体碰撞在静止的物体上发生损伤，轻者只有轻微痛感，重者可有骨折、内脏（如肝、脾、肺、肠等）破裂大出血、立即死亡。

决定坠落伤的因素有：①坠落时的撞击力量，身体越重，击力越大。坠落时速度也决定撞击力的大小。如果把坠落开始的瞬间当作是不动的，则坠落速度决定于坠落的高度。②身体撞击的部位，全背部平着坠落，较头位或足位坠落轻得多。在前者，受力面积广，按机械性损伤的物理学原理，其损伤相对较轻；而头位坠落时，颅骨受压发生骨折、脑震荡、脑挫伤或脑出血。当下肢垂直坠落时，力量也分配在不大的面积上，震动波及内脏，并且可发生下肢骨折、骨盆骨折、脊椎骨折，绕枕骨大孔的颅底环状骨折，颈椎进入颅腔，损伤脑髓。如果坠落时膝关节和关节弯曲着地，则能减轻撞击力。③身体撞击的物体性质坠落于柔软而富有弹性之处，所产生的撞击力较坠落于硬石地面为小。例如坠落于水中、雪地、沙坑损伤较轻。但有时当从极高处高速度坠落，也能像坠落在坚硬的地面上一样产生各种严重损伤。

但有时可从不高的地方坠落致死，有时从较高地方坠落却无显著损伤。当然这种范围并不是无限的，从20～25米高处坠落一般均能引起死亡。当坠落时撞击力不大时，只发生表皮脱剥和皮下出血。撞击力大时则可发生骨折、内脏破裂，死亡甚至身体支离破碎。伤害程度还与坠落中有无阻挡物，以及是什么阻挡物有关，如电线、架子、树木、棚顶等。有时阻挡物可起到缓冲作用，使人体接触地面时力量减小，损伤就会轻一些。

现代的坠落伤一般多数属于意外事件，也见于自杀。诗中"坠楼人"绿珠，所跳的楼有多高，无法推测，反正，其结果是"死了"。

大难不死的幸运儿

当然，坠落结果也有幸运的。跳伞运动是一项极限运动，历史上跳伞时因打不开降落伞，从高空坠落而大难不死的人，也多有报道。如2013年5月21日，英国《太阳报》报道，英国跳伞爱好者25岁的男子高夫，在意大利加达湖旁1000英尺（约305米）高的悬崖上定点跳伞，因降落伞被缠打不开，坠落到地上。当时他神志清醒，仅有脚和膝部轻伤。他自己的头盔上装的摄像机还记录了全过程。2009年5月19日，31岁英国跳伞名将詹姆斯·布尔，在俄罗斯参加跳伞摄影，降落伞没打开，从1829米高空直接砸到积雪的山坡上，也大难不死。被送到莫斯科医院检查后，发现他脊椎和肋骨多处骨折，胸部挫伤，在装上支撑架后，被送回英国。

现场急救

近年来，随着经济发展，高层建筑不断增加，高处坠落伤日趋增多，且病情危急，常合并多部位、多脏器损伤，已引起人们重视，尤其是坠落伤的现场急救。在抢救过程中，一定要强调先救生命的原则，初步检查，观察伤者神志、面色、呼吸、心跳、出血、呕吐物等情况，及时清除口咽部血块、呕吐物、牵出后坠的舌或托起下颌，置伤员于侧卧位或头转向一侧，以保持呼吸道通畅。出血处，采取紧急加压止血法包扎。搬运时，应3～4人一起搬动，保持头部、躯干成直线，绝对禁止一个抬肩，一个抬腿的搬法，以防造成继发性脊髓损伤。同时要以最快速度，送往医院救治。

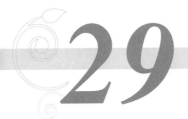

29

蓬鬓哀吟古城下，不堪秋气入金疮
——中医说"金疮"

逢病车军人 （卢纶）
行多有病住无粮，万里还乡未到乡。
蓬鬓哀吟古城下，不堪秋气入金疮。

此诗的意思是，我遇到的这个军人，在行军的途中经常患病，住宿下来又没有粮吃，只得忍饥挨饿。在这万里还乡的途中，奔波不息，至今还没有回到自己的家乡。在这生病之际，头发蓬乱，宿在古城角下哀吟，身上的创伤被寒风一吹，疼痛如刀割一般，实在令人难以忍受。

诗人通过对一个患病军人返乡途中所遇景况的描写，反映了封建王朝时代，患病军人的悲惨遭遇。

中医说金疮

诗中"不堪秋气入金疮"的"金疮"是中医的病名。《周礼》（战国时期）中称为"金疡"，《金匮要略》（东汉张仲景）中称为"金疮"，即金属器刃损伤肢体所致的创伤，又称刃伤、金伤、金刃伤、金疡，亦有将伤后夹感毒邪溃烂成疮，称为金疮或金疡。金疮轻者皮肉破损，疼痛、流血；重者伤筋、血流不止、疼痛难忍，并可因出血过多，引起面色苍白、头晕、眼黑等虚脱证候。

金疮相当于"开放性损伤"

诗中这位军人身上的金疮，相当于现代医学所谓的"开放性损伤"，即指由锐器、火器或钝性暴力作用造成皮肉破裂、筋脉或骨骼断裂以致出血及深部组织与外界环境沟通。在日常生活、生产劳动，尤其是战时均可发生开放性损伤。按外伤的性质、暴力的轻重、外伤的器械、受伤的部位、伤后的情况等不同可以区分为擦伤、撕裂伤、切割伤、穿刺伤、挤轧伤、火器伤、开放性骨折或脱位等。

擦伤多为皮肤破碎，创口浅表，边缘不齐，有少量渗血；割伤的创口呈纵形、横形或斜形，但均匀整齐而无缺损，出血较多；刺伤的创口小而深，有时异物折断于创口内；裂伤的创口多不规则，有时整块皮肤撕裂，肌肉、血管同时断裂；压轧伤，轻者皮肤破裂出血，创口周围青肿，重者肌肉破裂，并多有骨折；火器伤、枪弹伤多为贯穿性创口，大小不一，但创口一般出口大于入口；炮弹炸伤因弹片深陷肌肉、胸腹腔内，创口多，面积大，出血多，创口周围附有灼伤。

除伤口外、创伤还会产生一系列的全身性反应，这属于"应激反应"，表现为出血、疼痛、发热、功能障碍、全身无力、烦躁不安、头昏、尿少、口渴等，严重者可发生晕厥。当创伤口损伤毛细血管时，出血量少，容易凝固。动脉受到损伤时，出血量多，血色鲜红呈喷射状；静脉出血则呈暗红色，压迫肢体远端时可止血。若内脏损伤引起内出血时，病人因大量失血可发生休克。

创伤的疼痛程度与创伤的部位、轻重有关。受伤在手指尖、肛门、唇、舌等部位，疼痛剧烈；内脏出血时，可无明显疼痛感觉。若伤口感染而致腐烂化脓，则疼痛可以加剧。创伤病人还可因疼痛、骨折、肌肉损伤等症状，出现不同程度的功能障碍。

如今在工农业生产中和日常生活中，各种开放性创伤还是经常发生的。遇到意外创伤时，首先要做好压迫止血，可能合并骨折的，还要立即设法固定患处，然后再急送医院进一步处理。

卢纶在诗中虽未说明这位军人金疮的具体部位，但从此诗的描述"蓬鬓哀吟古城下"，可知其疼痛之剧。疼痛的轻重与受伤部位、精神状态、损伤速度有关。当精神集中在某方面时，在受伤的瞬间往往不感到疼痛，而伤后或发现流血后才感疼痛。损伤的过程越快，感觉疼痛越轻。创口在初期较疼痛，以后逐渐减轻，若疼痛继续加重，则可能是创口并发感染。诗中描述军人身上的创伤，被寒风一吹，痛如刀割，哀吟不断。可知他的伤口已经继发感染了。

此诗对患病军人的苦难和诗人对他的同情，都淋漓尽致地表述出来了。

30

巴蛇千种毒，其最鼻褰蛇
——说毒蛇咬伤

虫豸诗·巴蛇（三首）·其一 （元稹）

巴蛇千种毒，其最鼻褰蛇。掉舌翻红焰，盘身蹙白花。

喷人竖毛发，饮浪沸泥沙。欲学叔敖瘗，其如多似麻。

此诗是元稹在元和五年（810年）被贬江陵（现荆州地区）士曹参军时所作。江陵之地，"洲渚湿垫"。诗人学习春秋时期楚国令尹孙叔敖（"叔敖埋蛇"典故出自西汉刘向《新序》）为仁积德，写诗告诉人们"蛇之百毒，而鼻褰者尤之（鼻褰：谓毒蛇之鼻向上）"，多见于南地及蜀郡诸山中，会主动攻击人，一旦被咬，性命难保，提醒人们多加提防。

鼻褰就是"五步蛇"

诗中"巴蛇千种毒，其最鼻褰蛇"的鼻褰蛇，就是五步蛇，学名"尖吻蝮"，是蛇亚目蝰蛇科亚科下的一个有毒单型蛇，尖吻蝮又称五步蛇、蕲蛇、百花蛇等。

尖吻蝮全长 120～150 厘米，头大呈三角形，吻端由鼻间鳞与吻鳞尖出形成一上翘的突起，因其全身黑质白花，故又名白花蛇。尖吻蝮主要栖息在海拔 400～700 米的常绿和落叶混交树林中，夏季喜欢在山坞的水沟一带活动，对生活环境条件的要求是阴凉通风有树有水，也在茶园、农田、柴堆内活动，能上树，也能进入人房。冬季多在树根形成的天然洞或旧鼠洞中越冬。

尖吻蝮有一个为人熟知的名字"五步蛇"，意指人类只要被尖吻蝮所咬，脚下踏出五步内必然会毒发身亡，以显示遭尖吻蝮的咬击后奇毒无比。唐代诗人柳宗元在《捕蛇者说》中道："永州（今湖南零陵）之野产异蛇，黑质而白章。触草木，尽死。以啮人，无御之者。"尖吻蝮蛇种的毒液的单位上的毒性（对小白鼠之 LD50 值，即半数致死量）并不强烈，但并不妨碍该蛇种在事实上具有较大的危险性。根据资料显示，由尖吻蝮的咬击所导致的危险事件，甚至死亡事件，至少在中国大陆确实是最常见的，此蛇毒性大于眼镜蛇。这一方面是由于该蛇个体较大，性格凶猛，攻击性极强，而且头部可大幅度旋转咬击，蛇的毒牙长，咬伤的病情较严重；另一方面也由于该蛇属于一次排毒量较大的蛇种。

尖吻蝮的毒素是以蛋白质构成的溶血毒素，受害者会出现伤口痛及出血的即时现象，继而伤口会肿大、起疱、组织坏疽以及溃疡，随后更会出现晕眩及心跳加速，可引起全身广泛出血。

鼻褰全身是药

中医认为，尖吻蝮味甘咸，性温，其蛇肉、蛇毒、蛇血、蛇粉、蛇干、蛇鞭等都可入药，对多种疾病有治疗效果，其中尖吻蝮整条泡酒，对风湿、类风湿病、麻风、跌打损伤效果十分明显。

尖吻蝮蛇肉具有祛风湿，散风寒，舒筋活络的功能，可治风湿瘫痪、骨关节疼痛、麻风、疥癣、惊风抽搐、破伤风、瘰疬恶疮等，并有镇痉、止痒之功效，能治风湿性关节酸痛、四肢麻木、骨及神经痛、风瘫痹风、遍身疥癣、黄癣、皮肤瘙痒、恶疮、小儿惊风、口疮等疾病。

现代药理研究表明，尖吻蝮的蛇毒具有祛风除湿、抗凝抗栓、去除纤维蛋白原、降低血液黏度、扩张血管、改善微循环、降低血脂的作用。

被毒蛇咬伤怎么办

唐代诗人柳宗元说，该蛇"以啮人，无御之者"。陆龟蒙在《杂曲歌辞·别离》中说"蝮蛇一螫手，壮士即解腕"。随着医学科学的发展，现代医学对毒蛇咬伤的处理，已有深入的研究。

一旦被蛇咬伤首先要弄清是否为毒蛇咬伤。看被咬处有无毒牙齿痕，对辨别是否为毒蛇咬伤很有帮助。无毒蛇咬伤只有较细、成排的牙痕，而毒蛇咬伤后除留有一般的齿痕外，另有两个较粗而深的毒牙齿痕。如为无毒蛇咬伤，只需按一般伤口处理即可。如鉴别不清应按毒蛇咬伤处理，及时就医。

毒蛇咬伤按蛇毒性质可分为3种类型。①血循毒型：见于蝰蛇、五步蛇、烙铁头蛇和竹叶青蛇等。其特点是被咬处明显肿胀、剧痛、流血不止。被咬者出现全身肌肉酸痛、寒战高热，多处出血，如咯血、鼻血、呕血、血便、血尿、皮下出血等，最后发生循环衰竭而死亡。②神经毒型：见于金环蛇、银环蛇和海蛇等，其特点是被咬后起初仅有局部的轻度灼痛或麻痒感，继而出现眼睑下垂、四肢无力、吞咽困难、恶心呕吐、言语不清等全身中毒症状，严重者可出现四肢瘫痪、呼吸困难，最后可因呼吸衰竭而死亡。③混合毒型：见于眼镜蛇、蝮蛇等。其发病急，兼有以上两种表现。

被毒蛇咬后切勿惊慌奔跑，以免心跳和血流增快，促使蛇毒快速流入血循环而加速死亡。应该立即就地取材，在被咬伤处上方3～4厘米（近心端）缚扎，以阻断静脉血和淋巴液回流，阻止毒液的吸收。缚扎要每15～30分钟放松1分钟，以防肢体坏死。缚扎后可用挤压、吸吮等方法尽量将含有毒素的血液由伤口挤出或排出。有条件者可用清水或肥皂水冲洗伤口，如有毒牙残留应及时取出。伤肢要限制活动，并尽快将伤者送往医院进一步治疗。

31

常愁夜来皆是蝎，况乃秋后转多蝇
——说蝎蜇伤

早秋苦热堆案相仍 （杜甫）

七月六日苦炎蒸，对食暂餐还不能。常愁夜来皆是蝎，况乃秋后转多蝇。
束带发狂欲大叫，簿书何急来相仍。南望青松架短壑，安得赤脚踏层冰。

此诗的意思是，立秋过后七月六日这天热得真要命，对着饭食小吃几口都不能。常常发愁夜间蝎子爬满地，何况秋后反倒增添这么多苍蝇！天气虽热，上班也要束紧衣带，心情狂躁得真想大叫它几声。公文一件接一件，手忙脚乱难消停。望着南山沟里横卧的青松，心想那儿一定有凉风。唉！如何才能赤脚踏厚冰。

杜甫此诗当作于乾元元年（公元758年），时值早秋，天气酷热，诗人杜甫为华州司功参军，白日公务缠身，夜晚坐卧不安，心情烦躁，叫苦不迭。特别是"常愁夜来皆是蝎"，可见居处蝎子很多。蝎性昼伏夜出，挥动双螯，翘起尾刺，捕食昆虫，或穿过墙缝，或爬上床帐，或藏入案牍，一不留神，即被蜇伤，则更令人伤痛难忍。杜甫终于痛苦得难以忍受，遂写此诗，聊以发泄。

蝎子蜇伤

蝎子种类繁多，毒性大小不一，我国东北毒蝎的毒力不次于眼镜蛇。蝎子尾部有一根与毒腺相通的钩形毒刺。蝎毒内含有神经毒素、溶血毒素和出血毒素等，对呼吸中枢有麻痹作用，对心血管有兴奋作用。轻者刺后仅局部红肿、疼痛，数小时后可好转，严重者出现全身中毒症状，有流涎、恶心、呕吐、嗜睡、寒战、高热等症，甚至出现呼吸循环衰竭而死亡。幼儿病情常比成人重。全身症状严重或有过敏反应者，应立即送医院急诊。

中医说蝎蜇伤

中医认为，蝎蜇伤为风火毒所致。内治法宜清热解毒，佐以活血祛风，可以煎服五味消毒饮、黄连解毒汤等。外治法尽可能拔出蝎子尾刺，并在伤口用火罐吸出毒液，再用稀石灰水擦洗；亦可用紫金锭或明矾研末以米醋调敷伤口；红肿甚者，可用金黄散、南通蛇药片（研末）水调外涂。这些治疗方法皆可酌情选用。

蝎子也是一味中药

蝎子之毒，人人皆知，然后，蝎子亦可入药治病，取其"以毒攻毒"，功效卓著，中医所用的全蝎，为钳蝎科动物钳蝎的干燥全虫。全蝎，味辛、咸，性平，有毒。功能祛风止痉通络止痛，攻毒散结。主治小儿惊风发搐，大人中风，半身不遂，口眼㖞斜，语言謇涩，手足抽搐，风湿痹痛，偏正头风，疮疡肿毒及瘰疬结核等症。全蝎为祛风止痉要药，各种动风抽搐之症，均可应用。

临床常配蜈蚣同用，名"止痉散"止痉的效果更佳。全蝎，味辛走窜，善走经络，能引风药达于病所，具有较好的通络止痛作用，故《玉楸药解》（清·黄元御）谓其能"穿筋透骨，逐湿除风"。用于风湿痹痛，痛剧而呈游走性，顽固难愈者。《经验良方》（清·姚俊）记载：以全蝎配蜈蚣研末酒下，可治蛇咬伤。

实验研究发现，全蝎含蝎毒、三甲胺、牛磺酸、软脂酸、硬脂酸、胆甾醇、卵磷脂及铵盐等。现代研究报道，用活蝎入食油中浸泡，取油外搽，可治烧伤；取全蝎以香油炸黄内服，可治流行性腮腺炎。此外，全蝎还有祛风止痒的作用，《开宝本草》（宋·刘翰、马志）谓："疗诸风瘾疹。"《本草汇言》（明·倪朱谟）有以全蝎配甘草为末，温酒调服，治遍身风癞，皮肤如鳞甲云斑及风癣诸症。煎服，2～5克；研末服，0.5～1克。

32

头痛牙疼三日卧，妻看煎药婢来扶

——牙痛病因多

病中赠南邻觅酒 （白居易）

头痛牙疼三日卧，妻看煎药婢来扶。

今朝似校抬头语，先问南邻有酒无？

此诗的意思是，我头痛牙疼，卧床不起已有三天了，贤惠的妻子为我煎煮汤药，还有侍女都来搀扶着我。今天早上，好像觉得病已经痊愈，能够抬头说话了，但我首先想到的，就是写一首诗赠给居友，并且向他询问家里有酒没有？

头痛、牙疼是人们在生活中最常见的症状之一，引起头痛、牙疼的原因也有很多。白居易的这次头痛，可能与牙疼有关。

古人牙痛怎么办

牙疼起来让人痛不欲生，以现在的医疗技术尚且如此，那古人得了牙病怎么办？古代一中医认为"齿乃骨之余"，治牙病也需要全身调理。比如战国时期医学家扁鹊为齐国一位中大夫治龋病，先是用针灸，又配"苦参汤"每日三升漱口，过了五六天才好。扁鹊的法子并不能真正根治龋病，只是消炎和止痛，"苦参汤"的作用大概就相当于漱口水。名医尚且如此，民间那些走街串巷的中，兜售各种千奇百怪的偏方，就更靠不住了。偏方的适用性很窄，而引起牙痛的原因却很多，只能一个一个地去试，希望能找到对症的。直到民国，鲁迅先生都还在用细辛、风干栗子等偏方来治牙病。更不要说，在此之前的唐代古人，牙疼起来是如何熬过去的！

杜甫客居秦州时，曾经写过一首诗《寄赞上人》，说打听到一处好地方"亭午颇和暖，石田又足收"，邀请好朋友赞公和尚一起去买地盖房。这么满意，为什么不马上去呢？杜甫说，"当期塞雨干，宿昔齿疾瘳"，等雨停了、我的积年老牙病也好了再去吧！可惜这一耽误，匆匆几个月后，杜甫离开了秦州。

牙疼原因种种

现代医学认为，牙痛是口腔科最常见的症状，主要由牙源性疾病引起：

（1）龋及牙齿其他硬组织疾病：病变深达牙本质时，口腔遇冷、热、甜、酸时即可有牙痛，但无自发性痛，若损害接近牙髓时，有激发痛。

（2）急性牙髓炎：是引起牙齿剧烈疼痛的主要原因，疼痛的特征为自发痛，夜间尤甚，遇刺激疼痛加剧，而且很难定位。

（3）急性根尖周炎：当牙髓坏死而炎症达根尖周时可引起牙痛，常表现局限性剧烈自发痛，并有咀嚼痛。

（4）牙周组织急性炎症：如急性多发性龈脓肿、坏死性龈炎、牙周脓肿等都会产生自发性跳痛。

（5）急性智齿冠周炎：由于该牙位置不正致食物嵌塞，容易发炎，牙龈红肿，呈持续性疼痛常伴张口受限。

此外，疼痛可由一些非牙源性疾病引起，如三叉神经痛、上颌窦炎、颞下颌关节疾病、颌骨内肿瘤、高血压引发牙髓充血、糖尿病引发牙髓血管发炎和坏死等原因都可导致牙痛。

牙痛时，还是到专科请医生诊治好。

33

老去齿衰嫌橘醋，病来肺渴觉茶香
——说牙本质过敏症

东院 （白居易）

松下轩廊竹下房，暖檐晴日满绳床。

净名居士经三卷，荣启先生琴一张。

老去齿衰嫌橘醋，病来肺渴觉茶香。

有时闲酌无人伴，独自腾腾入醉乡。

这是白居易老年时期写的一首诗，虽然诗人年老、体衰、多病，但他闲适养生理念没变，对酒、诗、琴的嗜爱没减。诗中"老去齿衰嫌橘醋，病来肺渴觉茶香"的意思是，老来齿摇嫌吃橘子太酸，病中燥热思饮更觉茶好香好喝。

其实，白居易"老去齿衰嫌橘醋"是一种病症，俗称"倒牙"，现代医学称"牙本质敏感症"。

牙本质敏感症

牙本质敏感症又称牙齿感觉过敏症，俗称"倒牙"。它不是独立的疾病，而是多种牙体疾病的一种共同症状。表现为受到外界刺激如温度（冷、热）、化学（酸、甜）、机械（摩擦或咬硬物）等作用所引起的牙齿发酸、疼痛症状。其特点为一种尖锐、短暂发作迅速的一过性疼痛，但也有部分病人表现为钝痛。本症并发于牙本质暴露的牙体病，但也有极个别釉质完整的牙也出现过敏症。敏感牙常伴有牙龈退缩、牙体组织磨耗、磨损、酸蚀症、龋齿等，使牙本质暴露。

目前，牙本质敏感症主要用药物局部治疗或激光脱敏治疗。在饮食方面要吃清淡富有营养的食物，注意膳食平衡，忌辛辣刺激食物。病人可以嚼点生核桃仁或者咀嚼普通茶叶 3～5 分钟，或者用新鲜大蒜横切面反复涂擦牙齿酸痛的过敏部位。大蒜素具有抗菌消炎作用，用于治疗牙本质过敏具有一定的效果。生核桃仁和茶叶里含有大量的鞣酸，它可以使牙本质小管中的蛋白质凝固，也能起到脱敏的作用。

老年人为啥易"倒牙"

由于老年人长期咀嚼食物，将牙齿最外层的牙釉质磨掉了，露出了里面的牙本质，牙本质能将外界刺激传入牙髓引起牙齿敏感。有的老年人牙龈萎缩，牙根对外界刺激敏感。有的老年人由于长期不正确的横向刷牙法和使用刷头大、刷毛硬的牙刷，将牙颈部刷出一条楔形的沟，医学上称此为楔状缺损。楔状缺损使牙本质外露而引起牙齿敏感。老年人由于唾液分泌减少，易患龋齿，破坏了牙齿的正常结构，因此早期也会引起牙齿敏感。

出现牙齿感觉过敏症可去医院进行脱敏治疗，龋齿或楔状缺损必要时可进行治疗和充填。平时可进食些核桃、大蒜，或咀嚼泡过的茶叶等有脱敏作用，亦可以选择一些脱敏牙膏和含氟牙膏刷牙。平时要少食或不食过硬、过冷、过热、过酸或过甜的食物。刷牙要选择毛软、刷头小的保健牙刷，用温水漱口，并学会正确刷牙。生活在北方的老年人冬天出门戴口罩为好。

34 去年落一牙，今年落一齿
——说老人牙齿脱落

落齿 （韩愈）

去年落一牙，今年落一齿。俄然落六七，落势殊未已。

馀存皆动摇，尽落应始止。忆初落一时，但念豁可耻。

及至落二三，始忧衰即死。每一将落时，憔憔恒在己。

叉牙妨食物，颠倒怯漱水。终焉舍我落，意与崩山比。

今来落既熟，见落空相似。馀存二十余，次第知落矣。

倘常岁一落，自足支两纪。如其落并空，与渐亦同指。

人言齿之落，寿命理难恃。我言生有涯，长短俱死尔。

人言齿之豁，左右惊谛视。我言庄周云，木雁各有喜。

语讹默固好，嚼废软还美。因歌遂成诗，时用诧妻子。

《落齿》是唐代诗人韩愈创作的一首五言古诗，约写于贞元十九年（公元803年），时年韩愈39岁，只是中年。讲述掉牙过程中诗人的思想变化，从紧张到旷达，从恐惧死亡到乐天知命。最后与妻子玩笑，颇为风趣。

"去年落一牙，今年落一齿。俄然落六七，落势殊未已。馀存皆动摇，尽落应始止。"牙齿之衰，已到了如此地步，在医技落后的古代，确实是令人感到不便和痛苦的。这时，发音不清，吃饭不便，漱口时牙齿动摇不定。但诗人不灰心，不绝望，还开起玩笑来，就算一年落一个吧，按目前这种状况，还得二十年才落完呢。"语讹默固好"，口齿不滑，就少说两句吧。"嚼废软还美"，吃点软的烂的东西，更加舒服。他的妻儿读到这首诗，弄得啼笑皆非。

牙齿一颗一颗地落掉，是每一个渐入中老年的人都会遇到的事，诗人就利用这一件平常的事，描写他在每一个阶段的思想情绪。反映了作者对人生的态度，是从执着到自然，也可以说诗人不因落齿而消沉，对人生的态度，仍然是积极的。这样的题材这样的表现方法，在初、盛唐诗中，确是不曾有过。

老人牙齿脱落的原因

牙齿是咀嚼食物的利器，也是发声的辅助器官。出生后 6 个月左右开始长出乳牙，2 岁左右出齐，共 20 颗；6～7 岁时乳牙开始脱落，并逐渐更换为恒牙；成人恒牙共 32 颗。

中医认为，牙齿，骨之余，肾之标寄于龈。"髓之所养，故随天癸之盛衰也"（《张氏医通·卷八》）。牙和肾气的盛衰有密切的关系。肾气健旺则齿牙坚牢，反之肾气虚衰则齿牙浮动，作痛不已。

人到老年牙齿的磨损和挫伤比较严重，不少老人牙齿残缺不全，甚至有人满口牙都脱落。造成老人牙齿脱落的原因有：龋齿、牙周炎、牙骨病变、牙齿结构异常和外伤。有些人长期采用横向刷牙，使牙齿的颈缘处受损，形成"V形"缺损，一旦用力不慎或咀嚼坚硬食物时易造成断裂。牙周炎、牙槽骨病变以及牙髓炎、根尖炎等会使牙齿松动，易造成脱落。

老年人失牙趋势是：①年龄越高，失牙愈多；②女性比男性失牙多；③上颌缺失较下颌严重；④前牙留存比后牙长。老年人牙齿脱落后给咀嚼食物带来不便，常由此引起消化不良。牙齿脱落还使面部变形，容颜显得苍老、委顿。牙齿脱落后可影响发声，齿间漏风使言语不清。牙齿脱落后口腔内环境发生变化，因而各种口腔疾患的发病率增加，这进一步造成老年人牙齿的松动和脱落。

老年人牙齿缺损、脱落怎么办

对牙齿的缺损和脱落可采取：①龋齿充填术；②磨损面造冠术；③镶装或种植义齿来补救。俗话说："小洞不补，大洞吃苦"，对龋齿要及时修补，以免缺损增大非拔不可。对牙龈炎、牙周炎和牙槽骨病变要积极医治，否则牙齿根基松动易脱落。

牙齿随年龄增长而变脆，老年人拔牙易断根。因此，病牙要及时清除，以免断根而需挖根倍受痛苦。对牙齿缺失应及时镶装义齿，以免影响消化、发音和造成面颌变形。装义齿可使老人恢复容颜，给人以"返老还童"之感。

肺病不饮酒，眼昏不读书
——说"视疲劳"

闲居 （白居易）
肺病不饮酒，眼昏不读书。端然无所作，身意闲有余。
鸡栖篱落晚，雪映林木疏。幽独已云极，何必山中居。

此诗是说，我因肺病已戒了酒，两眼昏暗也不能读书。果然没有事情可做，身心闲散，时间自然有剩余。傍晚看着鸡在篱笆边栖息，远处积雪映照，林木稀疏。静寂孤独之感，可以说已到了极点，因此不必在山中隐居。

白居易《闲居》指出了两个应注意的问题，即"肺病不饮酒，眼昏不读书"。又在《和刘郎中曲江春望见示》一诗中说："肺伤妨饮酒，眼痛忌看花。"其意思完全相同。"肺病不饮酒""肺伤妨饮酒"的保健知识，在本篇的《说酒精中毒》一文中已有阐述，在此不再赘述。现在来谈谈"眼昏不读书""眼痛忌看花"的保健知识。

中医说"久视伤血"

白居易长期患有眼病，读书写作多感不便，晚年除了糖尿病并发症和长期饮酒的原因外，还有一个重要原因就是诗人在年轻时不注意眼保健，用眼过度"久视伤血"，"早年勤倦看书苦，晚岁悲伤出泪多。眼损不知都自取，病成方悟欲如何？"（《眼暗》），他在《闲居》中的"眼昏不读书"，可谓是眼睛保健的经验教训之谈，完全吻合"久视伤血"的中医理论。

"久视伤血"是《黄帝内经·素问·宣明五气》中所说的"五劳所伤"之一："久视伤血，久卧伤气，久坐伤肉，久立伤骨，久行伤筋"。所谓"久视伤血"，中医理论认为肝储藏血液和调节人体各部位的血量分配，肝经联系于目，人的视力有赖于肝气疏泄和肝血濡养，故有"肝开窍于目，目为肝之外候""目受血而能视"的中医理论。唐代医学家王冰解释说："久视伤血，劳于心也。"因此，眼睛过度疲劳的确会伤肝、伤心，长时间用眼视物，不仅视力下降，还会导致人体气血的损伤，会造成眼睛干涩、视物模糊，不耐疲劳。久劳目力还可造成目络瘀阻，眼睛局部气血不畅，甚至整个头面部气滞血瘀，出现种种不适。

眼受血而能视。五脏六腑之精气皆上注于目，乃能明万物。过度使用目力，轻则两目疲劳，重则导致疾病。长期专一用眼睛的人，容易患近视或某些眼病。久视则会伤血耗气，引起肝血不足，目失所养，产生头晕目眩、两目干涩、视物不清等症。因而，看电影、电视、电脑、书报等，时间都不宜过久，以免视觉疲劳，不利于眼睛的养护，对现代的人们来说，具有现实意义。

现代医学说"视疲劳"

中医"久视伤血"类似现代医学眼科常见疾病——视疲劳。视疲劳是一组因看物（通常是看近物）稍久后，出现眼球酸胀、疼痛不适、视物模糊变形、眼部充血等症状与体征的综合征群。如同时出现头痛、恶心、眩晕、精神萎靡、食欲不振、失眠健忘等全身症状者，视为重症，反之成为轻症。随着社会发展，视觉应用频繁，此病逐年增多应引起人们的重视。

造成视疲劳因素多样，常见的有：远视、散光、老视或其矫正不当者，近视过度矫正，调节力不足等导致的调节性视疲劳；屈光参差较大引起的视疲劳；隐性或显性斜视、集合功能不全，以及眼外肌麻痹等造成的眼肌性视疲劳。视疲劳还是结膜炎、屈光间质混浊或眼底病变视力不佳，以及青光眼早期等眼病的症状之一。视疲劳还见于身体虚弱、贫血、高血压、内分泌紊乱（如糖尿病）、围绝经期综合征神经衰弱症、癔症等全身疾病。

此外，环境和工作因素如照明过强、过弱或忽明忽暗，物体与背景对比不分明，环境嘈杂，工作物或工具过分细小，目标活动不定等也可以引起视疲劳。验光配镜不良、无节制地上网看电视引起的视频终端综合征、屈光矫治手术引起的视觉质量差以及环境污染或滥用眼药水造成的干眼症及睑板腺功能障碍被认为是目前引起视疲劳的主要原因。眼科检查应从心理因素和物理因素同时进行。

现代快节奏的生活，人们长时间面对电脑、手机屏幕，保持固定操作姿势，会让你的目光黯然失色，各种办公室"眼病"应运而生。近年来，越来越多的办公室工作人员，出现工作后各种各样头、眼部的不适症状：眼痛、眼胀、眼干涩、异物感、头昏、头痛、头胀、视力阵发性或持久下降、视物重影或"串行"、易眼疲劳、颈部不适、恶心、呕吐……走出办公室，这些问题大都会缓解或消失。去医院检查，又大都没什么大的问题。这不但令"办公室一族"十分痛苦，还造成工作效率下降、生活质量大打折扣。这些不适可以统称为"办公室眼病"。所以防治应从全身着手，"综合治理"。

预防"眼疲劳"

预防"眼疲劳"的措施有：

（1）锻炼身体，平时即养成习惯，每周有规律锻炼至少3次。锻炼最好在视野开阔、绿色环境的场地进行。锻炼不在于强度多大，关键在于能够长期坚持。

（2）办公室每日开窗通风至少2次，每次15分钟以上。室内要有良好的采光，光线要柔和。适当放置几盆养眼绿色植物。能不用空调时尽量不用，秋冬干燥季节采取室内加湿措施。

（3）连续用眼不超过40分钟，即休息10分钟。养成"上下课"习惯，"下课"时可望远，散步，揉按眼眶周围等。看电视距离保持在屏幕对角线的6～8倍。

（4）冷热敷：白天工间或感到眼睛非常疲劳、有分泌物时，用冷水毛巾敷眼部，可以减轻眼部充血，擦掉分泌物和附于眼上的有害物质。每晚临睡前仰卧闭目，以热毛巾平敷于眼睑上10分钟左右，有助于促进眼部血液循环和局部代谢，缓解一天的疲劳，对于轻度干眼、结膜炎也有治疗作用。

（5）眼球操：坐或仰卧位，头部不动，眼球做左右、上下、环形等运动。每日1～2次。开始时应速度缓慢，几分钟即可，适应后可加快速度、延长时间。

（6）饮食调理：中医认为目窍"至清"，内涵"神水"，最易为火热之邪和浊物所伤。辛辣之物伤津耗液，助火伤目，因此生葱蒜、辣椒等应尽量少吃。油腻之物会积生痰浊，蒙闭目窍，亦应少吃。应多吃新鲜蔬菜、水果。

另外，中医有"诸子明目"之说，一些籽实类、坚果类食品可适当食用，如松子、葵花子、核桃、花生、枸杞子、五味子等。绿茶、菊花、莲子心等成分的饮料对眼也有益处。食物中的硒能滋养晶状体，如枸杞。微量元素铬丰富的食物，如糙米、鱼等，能滋养角膜，预防近视。维生素 A 维持夜视功能，来自动物肝脏、蛋类、绿色和黄色蔬菜，经常使用电脑者注意补充。过量甜食会导致钙流失，容易导致近视和青光眼。

（7）充足睡眠是预防眼部问题的法宝，睡眠不足容易引起视疲劳、眼睛干涩。

（8）女士最好化淡妆，已出现眼部症状最好不化妆。平时洗头洗脸时一定避免各类洗护用品进入眼部。染发剂以及气味越香、色彩越鲜艳的用品，越容易对眼造成损害。

（9）调节坐椅靠背，挺直腰身，调整坐椅高度，令前手臂和桌面平行，不要让大腿悬空，脚放踏在地面上，桌面不要摆太多东西，利于身体改变姿势，鼠标和键盘放在身前适合的位置，利于触摸，减少手腕动作，眼睛要稍高于电脑屏幕。

（10）有屈光问题者要验光配镜，有老花眼者要及时戴老花镜。任何不适症状在休息、调理后仍不缓解时，最好去看眼科医生。

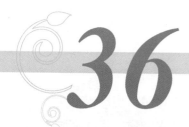

36

天寒眼痛少心情，隔雾看人夜里行

——"眼痛眼花"慎防青光眼

眼病寄同官 （王建）

天寒眼痛少心情，隔雾看人夜里行。

年少往来常不住，墙西冻地马蹄声。

诗人王建诗作中涉及医药之诗计有 30 多首，范围涉及疾病、养生、种药等方面。此诗是写诗人自己因为天寒眼痛，心情不爽，看人视物模糊不清，如同隔着一层云雾，双目不明，如同夜里走路。然后又感叹自己在年轻

时，耳聪目明，身强体健，即使天寒地冻，也照样骑着马往来驰骋，只听见
"嗒嗒"的马蹄声。

那么，诗人眼痛、眼花，究竟是患了什么眼病呢?

中医说眼痛、眼花

眼痛是一种症状，中医认为一般日间痛属阳，夜间痛属阴。眼痛伴烦闷
为气实；痛而恶寒为气虚；隐隐而痛，时作时止，为阴虚火动；痛如针刺，
持续无间，为火邪有余；痛而干涩不适，为津液耗损或水亏血虚；赤痛而多
分泌物，眵泪胶黏，为风热壅盛；二便清利，目微痛为虚火上浮；二便不
利，目赤痛甚为实火内燔。痛而拒按，喜冷敷为实；痛而喜按，热烫则舒
为虚。

眼花也是一种症状。指眼视物昏花不清。《黄帝内经》中说"五脏六腑
之精气，皆上注于目而为之精"。中医认为如久病虚羸，气血两亏；肝肾不
足，精血暗耗；心营亏损，神气虚乏；脾胃虚弱，运化失调；情志不舒，肝
失调达；气滞血瘀，玄府闭塞；风、火、痰、湿等上扰清窍，以及头眼部外
伤，均可使眼失去五脏六腑精气的正常濡养，以致眼花目昏。

可见，中医认为眼痛眼花的局部症状可能涉及全身的五脏六腑。

现代医学说眼痛眼花

眼痛眼花是眼病的常见症状。现代医学认为，不同部位、不同原因引起
的病变，可引起不同的眼痛。例如，读写或用眼过度引起的眼部酸痛，常属
视觉疲劳现象。眼角膜、虹膜和睫状体的炎症、外伤或机械压迫等病变刺激
三叉神经，常引起显著眼痛，与畏光、流泪等一起构成眼部刺激症状。急性
闭角型青光眼发作时的眼球胀痛，常伴有恶心、呕吐等症状。

眼花又称视力减退，常见有两类情况，第一类多是由眼部器质性病变所
引起，因炎症、外伤、变性、退化、肿瘤或循环障碍，致使视觉通路上的功
能受障或光线受阻，都可引起眼花（视力减退），如角膜病变、白内障、青
光眼、眼底病变或视神经病变等都可造成视力明显减退。第二类是由屈光不
正所造成，近视、远视或散光，造成光线不能正确聚焦在黄斑上，致使视物
模糊。在很多情况下，这两类情况可能同时存在。

在引起眼痛、眼花的众多病因中，唐代诗人王建是什么原因呢?

眼痛眼花慎防青光眼

医生不能光凭"眼痛眼花"的症状来诊断某种眼病，应该详细询问病人具体病史，再做必要的检查，所以诗人王建是什么眼病，笔者不能臆猜。但从诗句"天寒眼痛少心情，隔雾看人夜里行。年少往来常不住，墙西冻地马蹄声"来看，有下列3个特征：发病时诗人已是中老年；眼病是发作性的，与天气寒冷、情绪波动有关；症状为眼痛、眼花、视物模糊、看东西如在薄雾中。因此，以青光眼的可能性最大。

下面就介绍一些有关青光眼的科普知识：

正常眼球内需要一定的压力才能发挥其生理功能，如维持眼球的形状，保持屈光介质的透明性，以及保证眼球内血液循环和代谢等。这种眼球内的压力就称为眼压，用眼压计测量时的正常值在10～21毫米汞柱。影响眼压的主要因素是眼球内的透明液体（房水）。房水在眼球内不断生成和排出，形成动态平衡。当这种动态平衡被破坏时往往引起眼压升高，升高的眼压会使视网膜和视神经发生萎缩变性，造成视觉功能损害，而这种视觉功能损害是以视野（即视觉看到的空间范围）缺损或缩小为特征的，这就是青光眼。青光眼通常分原发性、继发性和发育性3大类。有眼痛眼花症状者，尤其是中老年人，应该速去医院检查治疗。

1000多年前，诗人眼痛眼花是很难有明确诊断的，诗人以诗诉痛，也许也是一种疏泄"解痛"的办法。

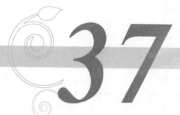

37

夜昏乍似灯将灭，朝暗长疑镜未磨
——说老年性白内障

眼暗 （白居易）

早年勤倦看书苦，晚岁悲伤出泪多。

眼损不知都自取，病成方悟欲如何。

夜昏乍似灯将灭，朝暗长疑镜未磨。

千药万方治不得，唯应闭目学头陀。

此诗的意思是，我年轻的时候读书治学勤劳刻苦，晚年又因悲痛忧伤而流泪太多。损坏了眼睛还不知不觉，这都是咎由自取，病已造成，这才明白，此时后悔，又能如何？一到夜晚，两眼昏蒙，好像灯烛将要突然熄灭，一到早晨，两眼昏暗视物模糊，如同一面铜镜未经擦光打磨。一切方药都已用过，可总是治不好，欲去掉眼病的烦恼，唯一的办法应当是闭目静坐，学习头陀。

白居易的眼疾

在诗中，白居易写道："早年勤卷看书苦，晚岁悲伤出泪多。眼损不知都自取，病成方悟欲如何。"在诗中谈及自己患眼病的原因，是由于年轻时秉烛苦读，穷经积学，不注意视力的保护，到了晚年视力减退，又遭子女夭亡的精神打击，情志不畅，悲郁多泣，才导致眼疾缠身，发出"欲如何"的感叹！接着，诗人详细地描写了自己患眼病的症状："夜昏乍似灯将灭，朝暗长疑镜未磨。"一朝一夕，铜镜烛前，模糊的视力给理政读书的他带来多少难言痛苦？

频发的眼疾，使白居易与中医药结下了不解之缘，他阅览眼科医书，用滋阴养肝的中药，并用民间验方黄连的汁液点眼治疗，后来还"烧大药"和"服气"，即炼丹和做气功来养目除疾。

在另一首《眼病二首·其一》中，白居易更生动地描述了患眼病时的症状："散乱空中千片雪，蒙笼物上一重纱。纵逢晴景如看雾，不是春天亦见花。僧说客尘来眼界，医言风眩在肝家。两头治疗何曾瘥，药力微茫佛力赊。"他用生动形象的语言叙述了自己患眼病时出现的症状，简直就是一例诗体的眼科病案。从白居易诗中的自述来分析，他的双眼出现了羞明、睛上生翳、视物不清的症状，很可能是患上了老年性白内障，中医眼科称之为"云雾遮睛"和"圆翳内障""浮翳内障"。清代医家张倬在《医通·金针开内障论》中指出，本病是"肝气上冲，凝结而成"。其主要表现是"视物微昏或朦胧如轻烟薄雾。次则空中常见黑花，或如蝇飞蚁垂，睹一成二"。

在《眼病二首·其二》中，白居易还记录了他请医服药、自我养护的康复生活，"眼藏损伤来已久，病根牢固去应难。医师尽劝先停酒，道侣多教早罢官。案上谩铺龙树论，盒中虚捻决明丸。人间方药应无益，争得金篦试刮看"。诗中提到的《龙树论》，又称《龙树菩萨药方》，是隋唐时印度医学随佛教传入中国后，被译成中文的印度医书；决明丸由石决明、车前子、黄连炼蜜为丸而成，是中医眼科治疗肝虚气浮、风眩眼花的方剂。白居易58岁接受道友的劝告，休官回乡，退隐香山寺，谢绝名利，调整生活方式，安心静修，博览医药学书籍，炮制丹药，遵守医嘱，节酒养目。但药力有限而痼疾难却，他不得不求助于金针拨障术。金针拨障术又称金篦刮目、开金针法，即针拨白内障术，孙思邈的《千金方》和王焘的《外台秘要》中均有记载。早在1000多年前的唐代，这种由印度僧人执业的眼科手术就很普及。

白居易一贯强调要遵循自然规律，乐天知命，修身养性，方能健康长寿。他54岁时患了糖尿病、白内障等，后因坠马伤及腰足，"腰痛拜迎人客倦，眼昏勾押簿书难。辞官归去缘衰病，莫作陶潜范蠡看"（《酬别周从事二首》）。他不断探求心理恬静和安乐康复之道，正如他在《眼暗》中所写："夜昏乍似灯将灭，朝暗长疑镜未磨。千药万方治不得，唯应闭目学头陀。"他以闭目静坐的养生方法治疗眼病。

由于白居易淡泊名利，心胸豁达，开朗乐观，养生保健有独到的见解和方法，因而得享75岁高寿（以唐代计）。

中医说圆翳内障

圆翳内障是指眼睛晶珠混浊，渐至失明的慢性眼病。相当于现代医学之老年性白内障。年龄在50岁以上，视力渐降。眼不红不痛，瞳神展缩如常。晶珠不同形态、程度的混浊，甚至晶珠全混；双眼先后或同时发病，发展缓慢。老年性核性白内障混浊从核开始，呈棕色混浊，向周围发展，早期即明显影响视力。

早期现代中医治疗可用石决明散、杞菊地黄丸、明目地黄丸、石斛夜光丸等内服，早期可滴珍珠明目液或吡诺克辛钠滴眼液，针刺疗法亦只适用于早期病人，且宜与内服药物配合使用。

老年性白内障

眼睛正常透明的晶状体变为混浊时称为白内障。白内障明显时可在病眼的瞳孔区后表现为乳白色，视力的好坏常与白内障的程度有关。白内障是最常见的致盲性眼病。

老年性白内障，是最常见的一种白内障，随着年龄的增长发病率增高，多见于 50 岁以上人群。病因尚不完全清楚，与紫外线、全身代谢（如糖尿病）及晶状体代谢异常等有关。这类白内障为双眼病，两眼可有先后或程度不同，呈渐进性无痛性视力减退，可自觉眼前固定黑点，视物模糊，发展多缓慢，一般要 1～2 年或更长的时间才能成熟。

临床上按晶状体混浊的程度和对视力的影响将其分为初发期、膨胀期（未熟期）、成熟期和过熟期 4 个阶段。患白内障应定期检查，以免在视力减退的情况下忽略了同时合并存在的其他眼病或全身疾病对视网膜视神经的影响，从而延误治疗而造成不可挽回的视功能损害。通常情况下，白内障虽可造成视力的高度减退，但仍保持良好的光觉和色觉。

目前手术摘除白内障是使病人复明的唯一有效手段。白内障的手术时机随着现代手术技术的发展而改变，只要是由于因白内障而影响病人的工作和生活时，病人有愿望改善视力，且医生技术有把握，就可以施行手术。白内障可选用的手术方法有晶状体囊外摘除术、囊内摘除术、超声乳化吸出术和晶状体切除术等。目前以超声乳化吸出术最常用，其次是囊外摘除术。

单纯摘除了白内障后的眼睛呈高度远视（一般在 1100 度左右）状态，视力矫正的方法可用眼镜、接触镜（隐形眼镜）或手术植入人工晶状体。白内障人工晶状体手术是白内障病人手术后迅速恢复视力的有效方法。近年来人工晶状体的不断改进和发展，使得白内障术后视力更接近生理状态。

38

眼复几时暗，耳从前月聋
——说老年性耳聋

耳聋 （杜甫）

生年鹖冠子，叹世鹿皮翁。眼复几时暗，耳从前月聋。
猿鸣秋泪缺，雀噪晚愁空。黄落惊山树，呼儿问朔风。

此诗是杜甫在大历二年（公元 767 年）秋，在夔州所作。这年深秋，杜甫患耳聋，痛苦异常作此诗，以苦笑显其内心至痛。诗的意思是，我就像以鹖羽为冠隐居深山的鹖冠子，又像感时叹世、幽居林泉的鹿皮翁。我本想付世间万事于不闻不见，但不知眼睛何时昏瞎，耳朵倒是从前月起已经失灵。听不见猿鸣深秋，就不至于落悲秋之泪；听不见鸟雀噪晚，愁苦便为之一空。惊看那漫山遍野的枯黄的树叶，叫儿子过来，问他是不是起了北风。

杜甫的老年性耳聋

杜甫在 55 岁时写的此诗，因患老年性耳聋而痛苦不堪。杜甫在《独坐二首·其二》一诗中曰："晒药安垂老，应门试小童。亦知行不逮，苦恨耳多聋。"意思是说，试着叫小童看守门院，靠药物来安养我的残年。我也知道自己老得走不动路了，甚恨耳朵聋得什么也听不见。在《复阴》一诗中曰："君不见夔子之国杜陵翁，牙齿半落左耳聋。"（当时杜甫客居夔州），意思是谓君不见夔州城里我这个杜陵老翁，牙齿已多半掉光，左耳全聋。阅读这些诗句，可知杜甫患有老年性耳聋，而且相当严重。所谓"猿鸣秋泪缺，雀噪晚愁空"，这只不过是诗人风趣幽默、自我安慰之词，其内心的愁苦是可想而知的。

中医说耳聋

耳聋又名失聪，或称重听，是指不同程度的听力减退，甚至听觉丧失、不闻外声而全聋。如《杂病源流犀烛》（清·沈金鳌）："耳聋者，音声闭隔，竟一无所闻也，亦有不至而闻，但闻之不真者，名为重听。"耳聋常兼耳鸣，或由耳鸣发展而来。

《黄帝内经》对耳聋除论及感受外邪引起者外，在内因方面主要强调肾、肝、胆与之发生密切相关，如"精脱者耳聋""徇蒙招尤，目冥耳聋，下实上虚，过在足少阳厥阴""年五十，体重，耳目不聪明矣"。说明老年人精血皆虚，耳目失聪，听视减弱，是老年性耳聋的发病基础。感受外邪，饮食失节，情志抑郁、劳欲过度，素体虚弱、病后失养皆可引起耳聋。就其病理而言，主要是肾虚精亏、脾气虚弱。

杜甫 38 岁后，仕途不顺，遭受安史之乱，颠沛流离，生活困窘，一身是病，他患有消渴（糖尿病）、疟疾、肺病、偏枯（中风）、风痹等急、慢性病。由于多种病魔的长期折磨，使他身体抵抗力每况愈下，"三年奔走空皮骨，信有人间行路难"。劳伤过度，病后失调，使他原本健康的身体最终变成瘦弱而多病的衰躯，这都是导致他耳聋诸病的原因，尤其耳聋可能是糖尿病的并发症之一。

现代医学说"老年性耳聋"

听力减退是老年人生理功能衰退的表现，其实人到 30 岁以后听力就逐渐开始下降，随着年龄的增长听力敏感度也逐步减退，听觉的辨别力也有所下降，有的人可出现耳鸣、眩晕等症状。老年人的耳郭弹性也随老化而逐渐减低，耳郭表面的皱襞变平，也影响辨别音响的方向，有的老年人嗓音很大，是因为自己听力下降以为别人也听不清的缘故。

由于老年人听力减退从高频开始，故常先听不清与工作和日常生活无关的声音，如鸟鸣、钟声等，随后出现听话不便。对低声讲话喜欢用手挡住耳郭倾听，当别人提高嗓门谈论时，又觉得太刺耳，这种"低声听不清，大声嫌人叫"的现象在老年人中较为常见。由于听力减退非常缓慢，本人不感到自己的耳聋正在加深。在静的环境中往往感到耳内有秋虫的鸣叫，其实是耳鸣，在集体交谈或嘈杂环境中单独与人谈话有困难。这些现象都表明听力开始减退。

在现代比较明显的感到听力有所减退多在 65 岁以上。当然各人的差异性很大，所谓"老年聋"是比较典型的描述老年人因生理老化而影响听力的表现。老年性耳聋是专指因年老而双耳听力下降所引起的耳聋。65 岁以上老年性耳聋的发生率占老年人中的 29.5%，而 75 岁以上的老年人中约占34.7%。但 60 岁以上的老年人大多数的听力仍能应付日常生活，约 1/4 的老年人被列入耳聋。

老年性耳聋的主要原因为脑的听觉系统老化的结果，耳蜗及听神经的老化是形成老年性耳聋的主要原因。老年性耳聋与家族遗传因素也有着一定关系。城市居民接触噪声和对耳有毒性作用的药物机会多，故老年人听力下降要比农村居民早。患有心血管疾病者听力下降也较一般人发生早。但老年人听力变化的个体差异性很大，有的高龄老年人听力仍很好，这与环境和自我保养有关。

除此之外，导致老年性耳聋的因素还有很多，例如长期接触环境噪声、气候影响、情绪紧张、某些慢性病高血压、高脂血症、冠心病、糖尿病、肝肾功能不良等，均是引发、加重老年性耳聋的重要原因。杜甫的糖尿病是他老年性耳聋症状加重的重要原因。如果老年人听觉器官老化所致的生理性老年耳聋，加上种种外源性及内源性因素促使听觉器官更早地衰退，这种变化为病理性老年耳聋。

对现代老年人来说，由于老年性耳聋是听觉器官衰老的结果，往往是不可逆转的退行性变，任何治疗都难治愈，因此只能采用延缓老年性耳聋发生与进行的措施。现在常采用一些扩血管药物与维生素 B_1、维生素 A、维生素 E 及溶解脂蛋白类药物等。目的是改善神经营养代谢及内耳的微循环，但往往效果不确切。助听器对老年性耳聋有一定的帮助。重要的是要早年采取预防措施，如避免神经紧张，情绪激动，控制脂类食物，控制糖尿病，戒烟，少饮酒，预防心血管疾病。避免和减少噪声环境，特别要避免使用对听觉神经有损害的药物，如链霉素、庆大霉素、奎宁、利尿药等，万一要用上述药物也应掌握小剂量和短时间的原则。

从此诗也可看到杜甫的糖尿病的多种并发症，对老年杜甫健康多方面的摧残，使他痛苦不堪。现今社会，中老年人的糖尿病发病率大大地高于唐代杜甫时代，应引起大家重视。

膝暖苦肌痒，藏虚唯耳鸣
——说耳鸣

行药前轩呈董山人 （卢纶）

不觉老将至，瘦来方自惊。朝昏多病色，起坐有劳声。

膝暖苦肌痒，藏虚唯耳鸣。桑公富灵术，一为保馀生。

此诗为诗人在向高人求药时，主诉自己症状，衰老、消瘦、苍白、气喘、痰鸣、耳鸣等。

唐诗中说耳鸣的还有韩愈的《赠张籍》"喜气排寒冬，逼耳鸣睍睆"，元积的《店卧闻幕中诸么征乐会饮·因有戏呈三十韵》"耳鸣疑暮角，眼暗助昏霾"等。

中医说耳鸣

耳鸣是指病人自觉耳内鸣响，如闻蝉声，或如潮声。耳聋是指不同程度的听觉减退，甚至消失。耳鸣可伴有耳聋，耳聋亦可由耳鸣发展而来。中医认为，二者临床表现和伴发症状虽有不同，但在病因病机上却有许多相似之处，均与"肾"有密切的关系。

耳鸣临床上常见原因和症状如下。①风邪外袭：发病急骤，耳鸣声响伴有恶寒发热、头痛。②肝胆火盛：耳鸣声如钟，伴口苦、咽干、身热烦渴，每遇情志不畅而诱发或加重。③痰火郁结：耳鸣、头昏、头沉、头重、头闷，耳内胀闷、堵塞感明显。可伴有胸闷、纳呆。④肝肾亏损：耳内犹如蝉鸣，鸣声一般不会很大、很响，可伴有腰膝酸软、眼花眼干涩等肾气不足之症。⑤脾胃虚弱：气血不足、耳中鸣响时作时止，伴头晕目眩，神疲乏力，面色无华，纳少，便溏。

耳鸣一症病因复杂，治疗比较棘手，但只要对症治疗，坚持用药，大部分病人的症状可以改善。平时要注意精神调理，保持精神舒畅，避免过度悲伤及恼怒，不要过于劳累。加强体育锻炼，保持充分的体力，睡前可听轻松婉转的音乐，保证良好的睡眠。饮食宜清淡，戒除烟酒。

西医说耳鸣

耳鸣是一种常见的耳部症状，其病因除与耳部病变有关外，还常受全身健康、精神状况等因素影响。耳鸣多系病人自觉耳内有声音，但他人并不能听到。外耳道耵聍栓塞、中耳炎、耳硬化、内耳病变等所致的耳鸣多属此类。由外耳、中耳病变所致耳鸣，常为低音性。内耳或听神经病变引起的耳鸣多为高音性。检查者也可听到病人耳内耳鸣声者，称为客观性耳鸣，较为少见。其声音多来自耳邻近部位肌肉阵发性收缩或由血管病变引起的血流声。

一旦发现有耳鸣症状，最好还是到专科医生处进行检查，尤其是中老年人。

40

杜诗韩笔愁来读，似倩麻姑痒处搔
——说瘙痒症

读韩杜集 （杜牧）
杜诗韩笔愁来读，似倩麻姑痒处搔。
天外凤凰谁得髓？无人解合续弦胶！

此诗的意思是说，愁苦烦闷之时，吟读杜甫诗、韩愈文渐感舒畅愉悦，这种感受或想象如那美丽的仙女麻姑用那柔嫩小手在痒处搔痒一样。作者把读杜诗和韩文时的极爽极美的感觉，当成是在为其搔痒，言无人得其诗之精髓，对杜甫和韩愈的推崇之情，溢于言表。

唐代诗人的"搔背"

杜牧诗中"似倩麻姑痒处搔"，"麻姑搔痒"是个典故，麻姑是古代传说中的女仙，年十八九岁，甚美。晋代葛洪《神仙传》载，东汉桓帝时，仙人王方平曾降于蔡经家召麻姑至，蔡经见麻姑手指纤细似鸟爪，"心中念言，背大痒时，得此爪以爬背，当佳"。杜牧的诗句，用形象的"麻姑搔痒"比喻，通俗生动的语言评价了杜甫诗、韩愈文。

唐代另一位诗人卢纶到了老年，也为皮肤瘙痒而痛苦，"膝暖苦肌痒，藏虚唯耳鸣"（《行药前轩呈董山人》）。

唐代大诗人李白在《书情题蔡舍人雄》诗中也有搔痒的诗句"闲时田亩中，搔背牧鸡鹅"。意思是闲时漫步在田野里，一边搔着背，一边放牧鸡鹅。写此诗时的背景是李白立志救苍生，安社稷，做一番伟业，但仕途坎坷，壮志难酬，因此他对黑暗的世道大为厌恶，想退隐田园，过清静的日子。李白"牧鸡鹅"，何必要写个"搔背"呢？其实，"搔背"二字，大有乐趣。请想想，当你背上奇难受的时候，自己一边咔嚓咔嚓地搔，一边笑眯眯地看着鸡鹅在田里踏着碎步觅食，景色如画，诗情如酒，那滋味就别提有多美了！尽管李白不得志，心情不爽，这时纵有百忧千愁，也会忘得一干二净。

李白的诗写得很空灵，神游八极，寄兴无边，他的诗与杜甫的诗截然不同。杜甫的诗虽有夸张，但虚中见实，常常信而可征，在诗中说搔痒，却一点也不掺假。如"令儿快搔背，脱我头上簪"（《阻雨不得归瀼西甘林》）。杜甫有糖尿病，皮肤经常瘙痒。自搔不便，还得急急唤人帮忙；手搔不解，还得拔下头上的簪子来搔。这没有麻姑"鸟爪"那么富有诗意，恐怕还会划出一道道血痕来。自己咬紧牙关，心里暗暗地哼着"嗬，唷，唷……"苦耶？乐耶？爽耶？都说不清楚，解痒即可，什么都顾不得了。

不过搔背须搔着痒处，差半分也急得人跺脚，而手有时也确实帮不了忙。有些地方是不易搔着的。聪明的人于是用竹条做了个"佛手"，俗名叫"老头乐"，比杜甫用"簪"搔痒好多了，真是妙不可言！这点老头们体会尤深。

看来，几千年人们多"搔背"，搔痒的感受一定是很"爽"的。

中医说瘙痒症

瘙痒症在中医学中称"痒风"，是一种全身瘙痒性皮肤病。《黄帝内经》中说"诸痛痒疮，皆属于心""诸痛为实，诸痒为虚"。《诸病源候论》（隋·巢元方）指出："风瘙痒者，是体虚受风，风入腠理，与气血相搏，而俱往来在于皮肤之间，邪气微，不能冲击为痛，故但瘙痒也。"《外科证治全书》（清·许克昌等）中说："遍身瘙痒，并无疮疥，搔之不止。"由风、湿、热及血虚蕴于肌肤，不得疏泄所致；或血虚肝旺，生风化燥，肌肤失养而得。临症皮肤无原发疹，多好发于中老年人。遍身瘙痒，夜间尤甚，常搔抓至皮破流血。由于过度频繁搔抓，皮肤可见抓痕血痂，色素沉着及苔藓样变。常因瘙痒而致夜寐不安、纳差、精神不振。治宜祛风清热利湿，养血平肝。

中医认为：老年瘙痒症多为血虚、阴虚所致，老人若血脂正常，可适当食些含油脂较多的食物。夏季瘙痒症应尽量避免烤、炸、辣食物。平日生活调养方面，忌食鱼腥、虾蟹、海味、辛辣品、葱、蒜、韭、酒等。要加强营养与必要的锻炼，以提高自身免疫力。

现代医学说瘙痒

瘙痒症是一种常见的皮肤病，以瘙痒为其主要特征，且无原发性皮损，有小部分人表现为烧灼或蚁行感。由于不断搔抓，可以出现条状抓痕、血痂或色素沉着，有时呈湿疹样改变或苔藓样变，还易继发皮肤感染如毛囊炎、疖肿或淋巴结炎。

现代医学认为，引起全身瘙痒的原因很多，大多是属神经精神功能性皮肤病。全身性瘙痒症最常见的发病因素是皮肤干燥，其次如神经精神因素（如情绪抑郁、紧张、焦虑、激动等）、系统性疾病（如尿毒症、糖尿病、甲状腺功能亢进症、黄疸等）、妊娠、药物或食物、气候改变（如温度、湿度）、工作和居住环境、生活习惯（如肥皂、清洁护肤化妆品）、贴身穿着衣物甚至内脏肿瘤等。局限性瘙痒症可由某些原发皮肤病引起，如感染（真菌、滴虫、阴虱等）、衣物、药物刺激引起的女阴瘙痒症和阴囊瘙痒症、痔瘘、肛裂、蛲虫感染等引起肛门瘙痒症。还有一些特殊类型的瘙痒症，如老年瘙痒症、冬季或夏季瘙痒症等。老年性皮肤瘙痒症是常见病，由于老年人皮脂腺功能减退，皮肤萎缩、干燥、粗糙而引起。

本病的治疗是尽量去除病因，应避免过度搔抓、摩擦、热水洗烫等方式止痒，不用碱性强的肥皂洗浴；内衣应柔软松宽，以棉织品为好；避免食用刺激性食物。外用药物可以用止痒药、表面麻醉药、润肤霜，瘙痒明显者可短期外用糖皮质激素来缓解症状。内服的药物应在医生指导下服用。

2018 年，中国科学家发布了一项关于痒的重大科学发现，他们发现了一条将痒觉从脊髓传递到大脑，进而诱导抓挠行为的长途"神经高铁"，名叫"臂旁核"，脑区是其中的关键"中继站"。这一"挠你痒"的神经环路，为探索慢性痒的治疗方案提供了重要基础。未来，若能在中继站寻觅到相对专一的分子靶标，便有可能开发出高效且无副作用的止痒药。

但愿，我们这辈子有福再也不用"老头乐"来搔痒了！

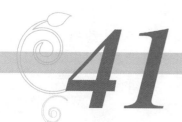

41

沐稀发苦落，一沐仍半秃
——说脱发

因沐感发，寄朗上人二首 （白居易）

其一

年长身转慵，百事无所欲。乃至头上发，经年方一沐。

沐稀发苦落，一沐仍半秃。短鬓经霜蓬，老面辞春木。

强年过犹近，衰相来何速。应是烦恼多，心焦血不足。

其二

渐少不满把，渐短不盈尺。况兹短少中，日夜落复白。

既无神仙术，何除老死籍。只有解脱门，能度衰苦厄。

掩镜望东寺，降心谢禅客。衰白何足言？剃落犹不惜。

此诗的意思是，我年纪大了，身子变得慵懒，对一切事情都没有欲望。甚至连头上的毛发，也是一年才洗一次。洗头次数很少，是因为苦于头发掉落，每沐浴一次，头发就要掉落很多，几乎快要成为半秃。鬓发短浅，如同经霜的蓬草；面容苍老，已经辞别了青春。壮年的时期，历时实太短；衰老的相貌，来得何其快。这都是因为烦恼的事情太多了，使人着急烦躁，心血亏损，肾精不足所致。头发渐渐减少，还不满一把，且渐渐变短，短得不满一尺。况且仅如此短少的头发中，日夜都有掉落且变白的。我既没有神仙长生不老的法术，又怎么能够从老死的登记册中删除？思来想去，只有进入佛家解脱的法门，才能度过衰老困苦的遭遇。我合上镜子，遥望东寺，诚心诚意拜谢您朗上人。发白衰老，何足道哉！即使全部剃光也不可惜！

白居易十分关注自己的白发和脱发，在另一首《嗟发落》中说："朝亦嗟发落，暮亦嗟发落。"早晚感叹自己的脱发。《沐浴》中："衣宽有剩带，发少不胜梳。"《渐老》中："白发逐梳落，朱颜辞镜去"等。

古人头发趣话

头发在中国人的传统观念中是异常重要的。一首岳飞的《满江红》，将"怒发冲冠"的豪壮之气，变为有形的壮怀激烈；曹操马踏麦田后的"以发代首"，成为军纪严明的楷模；清兵入关后的"剃发令"，将头发的分量与性命相关；僧侣的剃度则是信仰的表现；男人的原配叫结发妻子；情人离别以发相赠；女子卖发葬父；学子悬发攻读等都是例证。按照佛教说法，头发又是人世烦恼和错误习气的一种象征，剃去头发就是剪去烦恼、消除旧习气，去掉骄傲怠慢之心。所以，和尚剃光头便成了区别教派的一种标志。

中医说脱发

脱发即头发脱落之意，既是症状，又是中医病证。中医学认为，肾之华在发，发为血之余。《黄帝内经·素问》曰："丈夫八岁，肾气实，发长齿更""五八肾气衰，发堕齿槁"血衰则发衰。隋代巢元方的《诸病源候论》中："若血盛则荣于头发，故须发美，若血气衰弱，经脉虚竭，不能荣润，故须发秃落。"巢氏还指出："常梳头可使血液不滞，发根常牢。"血热也能造成发落，元代张从正《儒门事亲》中说："人年少发早落或屑者，此血热太过也。"这种认识，在治疗上规定了补肾、养血、活血、凉血或祛风等方法，对后世影响很大，至今尚沿用。

中医认为治疗男性脱发有 3 种情况：①肝肾亏虚。劳伤、情欲过度引起肝肾亏虚，肌肤失养，则毛发脱落。治疗宜滋补肝肾、濡养肌肤。②心肝火旺。久则血热生燥生风，毛发失养，干枯脱落。治疗以平肝泻火凉血为原则。③久病血虚或失血过多而血亏。由于血虚、血亏不能营养肌肤，以致头发失荣，枯槁脱落。治疗以滋肾、养血、益气为原则。

正常人的脱发

正常脱落的头发都是处于退行期及休止期的毛发。由于进入退行期与新进入生长期的毛发不断处于动态平衡，故能维持正常数量的头发，以上就是正常的生理性脱发。一个人在正常生理状态下也会掉头发，但其数量随年龄的增长，体质的变化，性别不同而有所不同，一般不超过 40～100 根/日。

脱发与雄激素

从生理学讲，秃发首先和年龄及性别有关，又势必归结到雄激素的影响。美国著名解剖学家汉密尔顿曾对男性秃头病人进行观察，发现人类前额发际部在幼儿时期均带有圆形倾向，并无性别上的差异，以后随年龄增长，在女性仍无明显变化，但在男性则大多数人的前额发际部较学龄期间向头顶部逐渐稀疏，呈现成年前秃顶的初期状态，往后发展为青年性脱发、壮年性脱发与老年性脱发。有人曾将男性秃头进展分为 7 期。1 期：两额角发际轻度后退；2 期：额角呈对称三角形；3 期：呈深凹额角，秃发或稀疏（在头顶部可伴有秃发，以 45 岁以上多见）；4 期：前头和两额角头发向后退成一线，顶部秃头或稀疏；5 期：顶部稀疏，发呈马蹄形；6 期：前头和顶部秃发区融合，呈较狭马蹄形；7 期：秃头严重，呈狭窄马蹄形。

日常生活中男子秃头者确实较多，女性秃头者较少。国外有人对 312 名健康人与104例无睾症及男性性功能低下者进行对比观察，发现104例无睾症和男性性功能低下者始终没有秃发，而在健康人中尚未性发育的男子也无秃发，但一到雄激素分泌旺盛的性发育阶段，部分人便出现秃发现象。从对无睾症的研究中，揭示了雄激素是男性秃发的主要原因。

医学家认为雄激素之所以能导致秃发，主要是因为它能直接或间接地引起毛囊萎缩、变小或破坏，最后造成秃发。

遗传学家奥斯本还发现，秃头的遗传物质——基因，在男性呈显性遗传，在女性呈隐性遗传，所以男性较多见秃头者，而且这种致病基因还能使男性秃发的初发年龄提前，秃发的扩展程度加重，即使在青春期，男性前额部较学龄期来说，发际也会出现一定程度的后退，并且头顶逐渐稀疏。

年龄因素和雄激素及遗传三者是相互制约的。假若没有雄激素作用，即使具有强烈的秃头基因，也不致引起秃头；反之，虽有大量雄激素作用，并无致病基因，也难以引起秃头。正因如此，日常生活中秃头只不过是少数。此外，老年男性与男青年相比，尽管雄激素分泌水平低，但由于秃头感受性增高，雄激素可直接较快地引起秃头，而青年男性虽接受较多的雄激素刺激，一般说也仅只出现渐渐的脱发。因此，在男性秃发中，男性老人秃发是最多见的。

老年性秃发

老年人头发脱落称为"老秃"，发生于50～60岁时。老年人的皮肤呈退行性改变，而作为皮肤附属的毛发自然也相应退化。俗话说："人老先从头发老，白的多，黑的少。"这也是正常衰老的显见特征。一般说，老年人头发的粗细和壮年人差别不大，下肢的毛可随年龄增长变粗厚，中年以后开始有少量头发脱落，男性较女性更明显；50岁以后会出现黑白相杂的须发，先从两鬓开始，逐渐出现白发银须。老年人之所以银须白发，是因进入老年后，机体渐渐衰老，功能渐渐衰退，黑色素合成发生障碍，毛发中原来被色素颗粒充填的地方逐渐代之以带空气的气泡。

老年人毛发脱落有其固有特点，即多以前头部开始，向头顶部蔓延，而头部两侧及后枕部多不致明显脱落，这与青年早秃相反。老年人脱发是由于皮下血管发生营养不良性改变，毛发质和角质退化，毛根因萎缩而再生能力弱，变成细毛，最终变成老年性秃发。但老年人的脱发有相当大的个体差异，也有年高而发黑不秃者，这大概和遗传有关。眉毛则不受老化的影响，即使老年人也和青壮年一样，腋毛、大腿毛在老年期中生长速度下降，弹性也减弱。毛发固着力，在年轻时，男性较女性强，至老年，男性较女性弱，所以老年男性较女性脱发明显得多；黑发与白发相比时，黑发的固着力强。还有人观察到，细而软的头发容易脱落；硬而粗的头发容易变白。

脱发和白发虽说都是老年生理现象之一，但是，如能注意身心健康和老年卫生，勤于劳动锻炼，保持心情舒畅及充足睡眠，讲究食物营养，并配合头皮局部按摩，使身心功能都保持高度生理平衡状态，并使头皮血液营养充足，色素代谢历久不衰，秃头白发是可以延迟发生的。

未老先衰的早秃

早秃又称早发性脱发。顾名思义，就是还未到两鬓斑白的年龄就开始脱发。一般说，此病多发生于青壮年，往往从 20 来岁发病，而不发生于儿童及少女，因此，成为某些男青年的一大忧虑。

病初起，往往自额部两侧开始脱发，以后顶部头发也逐渐脱落，头发均匀稀疏细软；有时头发脱落的速度很快，以致前额及顶部头发可全部脱光，只是枕部及两侧部还可能残存些头发。大多数病人都无自觉症状或仅有些痒。早秃病人虽然毛囊口不一定形成疤痕，但由于毛囊萎缩，毛发再生往往比较困难，本病病人多未届高龄，却颜面皱纹增多，一眼望去，明显早衰，医学上又称早老性秃发症或简称"早秃"。

有人认为，脑力劳动会导致早秃，更有意思的是，有人认为秃头与聪明存在着某些联系，据说科学文化上有成就的人，许多都是秃头，以致美国新闻界一度称秃头为"国家之宝"，其实这不完全符合实际情况，从现象看，早秃确以脑力劳动者较多，但爱动脑筋，并有建树的科学家绝大多数并无早秃现象。因此，用脑过度实在不能被认为是早秃的主要原因。

早秃的原因至今尚未完全清楚，但多数科学家认为遗传可能是主要因素。

病理性脱发

病理性脱发是指头发异常或过度的脱落，其原因很多，如高热，照 X 线，摄入肿瘤化疗药物、金属、毒品，营养不良，精神压力，某些患炎症的皮肤病，慢性消耗性疾病，内分泌失调等都可导致脱发，一般为暂时性脱发，如头发脆弱易断。女性全发散发性脱落，有患肾炎的可能；颅顶部脱发，可能为结肠炎、胆囊炎所引起。脱发并伴随全身性毛发稀少，则往往是一些内分泌疾病的表现。男性在发育后，如果发际明显后退，头发油腻、头屑多、头皮痒，要提防脂溢性脱发。

遗传因素导致的男性激素的缺乏或失调，某些皮肤病，如扁平苔藓、红斑狼疮或皮肤外伤留下的瘢痕、天生头发发育不良，以及化学物品或物理原因对毛囊造成的严重伤害，则引起永久性脱发。

每日脱发在数百根以上，甚至头发一把把脱下，这是患秃发病的预兆，要及早就医治疗。当然，对于老年人自然衰老的脱发，则另当别论。正如诗人在《因沐感发，寄朗上人二首》中所云："年长身转慵，百事无所欲。乃至头上发，经年方一沐。沐稀发苦落，一沐仍半秃……渐少不满把，渐短不盈尺。况兹短少中，日夜落复白。……衰白何足言？剃落犹不惜。"

秃发的防治

不论早秃或老秃，至今尚无特效治疗办法。因各人情况不同，首先应寻找可疑的致病因素，针对病因治疗。若是继发性脱发，尚有治疗可能。

秃发本身对身体健康并无多大危害，主要是美观问题，因此，不要经常为头发的多少而情绪波动。因为人的精神状态会影响头发的生长或脱落，如果整天为脱发而忧心如焚，这本身就会导致精神功能失调，从而反过来成为脱发的一个重要因素。

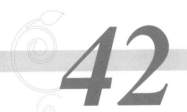

42

白发生一茎，朝来明镜里
——从衰老白发说早老性白发

初见白发　（白居易）

白发生一茎，朝来明镜里。勿言一茎少，满头从此始。
青山方远别，黄绶初从仕。未料容鬓间，蹉跎忽如此。

从古至今，国人对头发由黑变白相当敏感，白发具有强烈的直观性和表现性，却成了国人最难以释怀的一种情结。何况世上任何人对头发由黑转白都没豁免权，"公道世间唯白发，贵人头上不曾饶"（杜牧《送隐者一绝》）。据《汉书·王莽传》记载，王莽因年高娶妻而染发，可见在 2000 年前就有染发了。唐代诗人刘驾《白髭》诗云："到处逢人求至药，几回染了又成丝。"古代文人墨客则往往以之为题，写诗作文，抒发感情。如贾岛《答王建秘书》："白发无心镊，青山去意多。"刘长卿的《谪官后却归故村，将过虎丘，怅然有作》："邑人怜白发，庭树长新柯。"他的《戏题赠二小男》诗云："欲并老容羞白发，每看儿戏忆青春。"一种美好的东西的消失，不复再来，特使自己难过。

杜甫的白发诗

另一位唐代诗圣杜甫中年时在诗中屡屡提及自己未老先衰头发已白，40 岁"数茎白发那抛得"（《乐游园歌》）、43 岁"被褐短窄鬓如丝"（《醉时歌》）、44 岁"白首甘契阔"（《自京赴奉先县咏怀五百字》），46 岁"白头搔更短"（《春望》）、47 岁"自知白发非春事"（《曲江陪郑八丈南史饮》）、58 岁则"白头乱发垂过耳"（《乾元中寓居同谷县，作歌七首》其一），年年都有白发增添。有关"白发"的诗句还有许多，甚至临终还在吟咏"久放白头吟"（《风疾舟中伏枕书怀三十六韵奉呈湖南亲友》）。

白居易的白发诗

诗人白居易 38 岁时，发现自己已有白发了，见于他写的《自觉二首》一诗："四十未为老，忧伤早衰恶。前岁二毛生（黑白二色的斑白头发）生，今年一齿落。"同年，又写了《白发》："白发知时节，暗与我有期。……况我今四十，本来形貌羸。"后又作了《初见白发》："白发生一茎，朝来明镜里。勿言一茎少，满头从此始。"

从此，他吟咏白发之诗兴连发，并结合自己的经历、心境，情景交融，连连写下多首白发诗。43 岁作《重到华阳观旧居》："若为重入华阳院，病鬓愁心四十三。"44 岁作《谪居》："面瘦头斑四十四，远谪江州为郡吏。"45 岁作《四十五》："行年四十五，两鬓半苍苍。"47 岁作《浩歌行》："鬓发苍浪牙齿疏，不觉身年四十七。"51 岁作《曲江感秋二首》"长庆二年秋，我年五十一。中间十四年，六年居谴黜……晚遇何足言，白发映朱绂。"58岁时作《偶作二首》："伊余信多幸，拖紫垂白发。身为三品官，年已五十八。"又作《日渐长赠周殷二判官》中："万茎白发真堪恨，一片绯衫何足道。"60岁左右时作《对镜吟》："白发老人照镜时，掩镜沉吟吟旧诗。二十年前一茎白，如今变作满头丝。"白居易老退之年，经常对镜自伤，在《悲歌》中唱道："白头新洗镜新磨，老逼身来不奈何。耳里频闻故人死，眼前唯觉少年多。"自然规律，谁也无法抗拒。66岁时作《六十六》："五十八归来，今年六十六。鬓丝千万白，池草八九绿。"还写过另一首《白发》："雪发随梳落，霜毛绕鬓垂……最憎明镜里，黑白半头时。"年近古稀作《喜老自嘲》："面黑头雪白，自嫌还自怜……行开第八秩，可谓尽天年。"70岁左右又写了一首《白发》："白发生来三十年，而今须鬓尽皤然。歌吟终日如狂叟，衰疾多时似瘦仙。"这样按年龄写下去，直到他在香山寺终老。

可以说，白发诗从38岁起与白居易形影不离，相伴终身。他的大多名篇佳作，是在他40岁后所作，白发没有影响他才华横溢。

白发是怎么形成的

如果我们在显微镜下观察，头发的中心是些方形的细胞；环绕这些方形细胞的，是些似纺锤状的角质细胞群，它们的体内，含着众多的黑素颗粒。我们看到的各色头发，即源于此。头发的最外层，是通体透明的角质细胞，成鱼鳞状排列，它们不过起外套的作用罢了。

头发内所含的黑素，是带色的颗粒。它们由黑素细胞吸取一种名叫"酪氨酸"的蛋白质，经过酪氨酸酶的化学作用，几经变化成为发褐黑色的粒子。头发内带着这种色素，据色素的多寡、分布的不同，于是出现了形形色色的头发颜色。

当老年人的全身功能日趋衰退，黑素生成的功能减弱。据研究，老年人酪氨酸酶，虽还照常出现，但它的活力已经低下，不能旺盛地生产黑素。此外，制造黑素的"母机"——黑素细胞的减少，以及黑素颗粒的日渐消失，使乌黑的头发，成为灰白一片。如果等到黑素完全消失，或者在满含黑素的那些细胞体内，钻进来了一些空泡，那么，头发就整个变白，连灰色都销声匿迹、不显踪影了。

关于出现白发的原因，最新还有另外一种说法：出现白发的元凶是过氧化氢，随着身体的衰老，机体代谢过程中产生的过氧化氢会慢慢增多并积淀。通常认为，过氧化氢是所有需氧生物自然产生的破坏性废物，也是头发里黑素生产的妨碍者；按说过氧化氢酶是位于细胞的过氧物酶体，能清除过氧化氢，但随着年龄的增长，这一能力便随之下降或失去。

其实，灰发（按照习惯的称法，是花白头发或花白胡子）的出现，老年人既可有，少年有时也不例外，这与遗传基因等有关。一般说，人体的头发先是两斑白，其后上延及顶，然后是胡子，最后蔓延至身体其他部位。

不过，近来也有人认为头发的色泽与所含的微量元素的种类有关。比如，乌黑的头发，可能除黑素之外，还有铁和铜；金黄色的头发中，含着钛；如果含钼太多，发色将呈赤褐色；含有铜和钴，使发色变成红棕色，含铜过多，则成绿发。至于灰白色的头发的形成，有人认为镍的增多，是其原因。当然，这些都是说明发色与所含元素的关系，说明不同人种有不同发色的一个原因。老年是否由这个因素造成的，尚不得而知。

白发与疾病

人到一定年龄，由于人体新陈代谢变得低下，身体各项功能衰退，造成头发由花白变成全白，是正常的生理衰老现象。一般情况下，人在 40 岁前后，白发会先从两鬓开始，逐年增多。但也有的人，在青年或青少年时期，就开始出现白发，头发呈花白状，没几年头发全变白了。这在医学上称为"早老性白发病"，民间俗称"少白头"。西汉时期的《孔子家语》中说：孔子最得意弟子颜回 29 岁时，头发就全白了。

现代医学认为，引起后天性早老性白发病的原因有很多：①营养不良，如缺乏蛋白质、B 族维生素、某些微量元素（铜、钴、铁）等；②某些慢性消耗性疾病，如恶性贫血、伤寒、结核病等，造成营养缺乏，头发也要比一般人白得早些；③有的内分泌疾病，如脑垂体或甲状腺疾患，可影响色素细胞产生色素颗粒的能力，而导致头发过早变白；④脑炎等神经系统疾病，也可能使头发变白；⑤有些年轻人因过度焦虑、悲伤、精神压力过大、过度操劳等，也会使头发大量变白。正如李白《秋浦歌》中"白发三千丈，缘愁似个长"。杜甫《登高》中"艰难苦恨繁霜鬓，潦倒新停浊酒杯"。李贺的《崇义里滞雨》中"壮年抱羁恨，梦泣生白头"。所以说，今日忧愁、明日苦恨，结果白了青壮年的头发。

早老性白发症是一种青少年及青年时期白发性疾病，其病因十分复杂，一般分为先天性早老性白发病和后天性早老性白发病。先天性早老性白发病，大多是遗传因素造成的，如遗传性早老症、布-加综合征等，往往有家族内数代遗传的历史，是由于遗传基因突变，导致机体酪氨酸代谢途径全部或局部受阻所致。

遗传性白发通常出生时即有或在儿童期迅速出现，包括全身性毛发变白的白化病和局限性毛发变白的斑驳病等。老年性白发常从两鬓角开始，慢性向头顶发展，胡须、鼻毛等也可变灰白。青年人或中年人的早老性白发初起只有少数白色，以后逐渐增多。在有些疾病中，如白癜风，某些综合征也可有局部白发，尚缺乏有效治疗的方法。

头发过早发白，除遗传和精神因素之外，要检查结核病、胃肠病、贫血、动脉粥样硬化等。美国心脏病学会的专家，分析了一组心肌梗死病人后发现，其中24％的人在30岁以前就出现了白发。原因在于体内铜、锌比例的下降，是毛发黑色素生成障碍的重要原因，也与冠心病的发生密切相关。

中医说白发

古代中医认为："足少阴之经也，肾主骨髓，其华在发，若血气盛，则肾气强，则骨髓充满，故润而黑。若血气虚，则肾气弱，则骨髓竭，故发变白也"（隋代巢元方《诸病源候论》）。目前，中医理论认为，头发的生长和色泽的变化与五脏六腑的功能盛衰，阳气精血的供需，息息相关。若脏腑功能旺盛，阳气精血充盈，毛发就得到充分供养，则发黑。相反，若先天不足，后天失养，脏腑功能虚弱，气血阴阳亏虚，无以充养毛发，则头发早白或脱落。中医还认为，后天性早老性白发病，常因忧愁、思虑过度，血热内蕴，发失所养而成。

中医学认为下列因素与白发有关。①精虚血弱：肾精不足，不能化生阴血，阴血亏虚，导致毛发失其濡养，故而花白。②血热偏盛：情绪激动，致使水不涵木，肝旺血燥，血热偏盛，毛根失养，故发早白。③肝郁脾湿：肝气郁滞、损及心脾，脾伤运化失职，气血生化无源，故而白发。

目前医学对早老性白发症尚缺乏有效、确切的治疗方法。

43

郁金堂北画楼东，换骨神方上药通
——说便秘

药转 （李商隐）

郁金堂北画楼东，换骨神方上药通。露气暗连青桂苑，风声偏猎紫兰丛。
长筹未必输孙皓，香枣何劳问石崇。忆事怀人兼得句，翠衾归卧绣帘中。

李商隐的诗歌，构思精巧，语言凝练，具有浪漫主义色彩。此诗的意思是，在郁金堂北画楼东，我服下的上等灵药，简直产生了移筋换骨的作用，令人全身有说不出的通畅。露气弥漫了长满青桂的一角，晚风吹遍了遍布紫兰的花丛。说到长筹，未必稍逊于孙皓，提到塞鼻的香枣，又何须去麻烦石崇。啊！这真是一件赏心乐事啊！在这尽情享受的时刻，我想起了一些事，也记起了一些人，还吟出了几句新诗，我带着一身的轻松，归卧翠衾，一转眼，便进入梦中。

没有"如厕"的如厕诗

《药转》一诗可谓词藻雅丽，对仗工整，结构严密，用典妥帖。关于此诗所咏何事，有学者认为，是说夜起如厕，有所怅望而作；"换骨神方"是指通便之药。之所以这样解释，是因为此诗用了两个关于如厕的典故："长筹未必输孙皓，香枣何劳问石崇。"孙皓乃东吴亡国之主，他不信佛，在后园挖到一尊金像，就放在厕所里，抱拿长筹，是指便后刮粪的小竹片；石崇乃是西晋的头号富翁。据说，他上厕所时，十来个小婢将他团团围住，手捧装着干枣的漆箱，枣香、漆香、女人香，香尘无边。有学者认为，诗人用此两典之意，在于即使是孙皓之骄，石崇之富，也不比滑肠而出的酣畅淋漓。如厕，虽然有点不雅，但诗中没有"如厕"两字。

有人如厕喜欢携带报纸或书本，则已不限于"忆事怀人兼得句"了。此诗用香艳文字写出此等命题而能入之于诗，真是天才。事实上也只能发生在有便秘的人身上，由于便秘难通，一旦有"上药"通便，那真是人生无上乐事。通利大便药，通常都是令肠胃蠕动加快，这才需要如厕排泄，本诗题为"药转"，要比题为"如厕"文雅多了。

有学者进一步分析说，此诗是写一个患有严重便秘的人，服药如厕，数日宿积，一旦尽去，那种满身轻快、飘飘欲仙的感觉。

医说便秘

便秘是多种疾病的一种症状，而不是一种病。常见症状是排便次数明显减少，每2～3日或更长时间一次，无规律，粪质干硬，常伴有排便困难感。便秘在程度上有轻有重，在时间上可以是暂时的，也可以是长久的。由于引起便秘的原因很多，也很复杂，因此一旦发生便秘，尤其是比较严重的、持续时间较长的便秘，应及时到医院检查，查引起便秘的原因，以免延误原发病的诊治，并能及时、正确、有效地解决便秘的痛苦，切勿滥用泻药。

饮食中缺少膳食纤维、活动量少、药物影响及某些疾病均可引起便秘，其中以缺少膳食纤维，食物较精细为主，因为纤维素可以保留水分，形成柔软的粪便，使粪块体积增大，肠壁不断受到刺激，促进结肠的环形肌和纵形肌发动收缩，容易通便。适当的活动与排便有关，即使75～85岁的老年人也要每日散步1千米，以加强膈肌和腹直肌的耐力，促进排便。某些药品可引起粪质干燥、结肠松弛而形成排便不畅和困难，包括常用的胃药，阿片类镇痛药如可待因、哌替啶等，降压药如钙通道阻滞药和利尿药等。结肠本身的疾病可以引起结肠梗阻而便秘，如结肠癌。肛周疾病也常容易便秘。某些肛肠手术后也可引起肠管狭窄，从而造成排便困难。

便秘的对策

处理便秘可先行非药物治疗，如养成定时排便的习惯，多活动，避免使用引起便秘的药品，适当多饮水，多吃富含纤维素的食物，包括米谷、蔬菜，尤其是有根茎叶的蔬菜，黄花菜、芹菜含粗纤维较多，水果中以李子、柿子、梨、葡萄纤维素较高。积极治疗全身性和肛周疾病。

便秘的药物选择十分重要，润滑剂适合于老年人心肌梗死后和肛周疾病手术后的病人，可以避免用力排便，但长期服用会影响脂溶性维生素的吸收。刺激性泻药中，许多是非处方药，在人群中应用很广泛，如番泻叶、果导、大黄、苏打、更衣丸等，此类药物刺激结肠蠕动，服后 6～12 小时即有排便作用，但长期服用会损害直肠及造成蛋白质流失，影响健康。近年推出了容积性泻药，含有高成分的纤维素或纤维素衍生物，不但通便，还能控制血脂、血糖，预防结肠癌的发生。也有采用高渗性泻剂，如山梨醇、乳果糖，服用后在小肠不吸收，仅在结肠分解为有机酸，增加结肠蠕动及保留水分，从而易于排便。

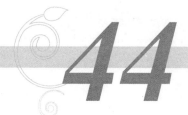

44

只贪诗调苦，不计病容生
——中医说"病容"

奉酬袭美早春病中书事 （陆龟蒙）
只贪诗调苦，不计病容生。我亦伤文瘦，君能叔宝清。
药须勤一服，春莫累多情。欲入毗耶问，无人敌净名。

此诗的意思是，只知贪求作诗炼句之苦，从不考虑有病的面容已经产生，我也如沈约一样的形体消瘦，您却能像卫玠一样的骨爽神清，您既然还在病中，就应勤于服药，早春时节，切莫为了牵挂作诗而善感多情。我也想学习佛徒入毗耶问疾，以寻求何为"不二法门"，但净名居士杜口不言的高妙，恐怕是无人能敌。没有广大智慧的人，是难以担当这一探病问疾的职责的。

诗句"只贪诗调苦，不计病容生"中"病容"是指有病的面容，病人的面色。

唐诗中涉及"病容"的诗还有白居易的《秋斋》："晨起秋斋冷，萧条称病容。"陆龟蒙的另一首《病中秋怀寄袭美》："病容愁思苦相兼，清镜无形未我嫌"等。

医说"面色"

人的面色，好像一面"镜子"，它能反映人体的健康状况。中医的"望诊"，观察面色是一项十分重要的内容。正常的面色，白里透红，有一定的光泽。异常的有红、黄、青、白、黑等各种面色，可能暗示着某种疾病。

（1）面红多见于热证，特别是高热；高血压症也可以红光满面；煤气中毒的早期，面部可泛出樱桃红色；结核病病人由于低热，面部可呈现绯红色。所以，面色发红并非一定是健康的象征。

（2）面黄最多见是黄疸病，例如肝炎、肝癌、胆石症等。此外，疟疾、钩虫病、药物中毒等，也可引起面色发黄。还有胡萝卜吃多后，或小孩多吃橘子时，鼻旁两侧会发黄，但这不算病态，几天后即可消退。

（3）面青不是呼吸功能有问题，便是循环功能出障碍，所以凡是有严重的肺、支气管疾病，如哮喘、肺炎、肺癌、肺气肿、气胸、支气管扩张等，都可以造成身体缺氧，二氧化碳在体内大量积聚，面色便会发青，嘴唇变青紫。值得一提的是，有些人面色并未呈现青紫，但隐约显出青晦色，这很可能是在忍受着某种剧痛。

（4）面白不一定是漂亮，苍白的面容常是贫血或出血性疾病的"信号"。当然，正常的脸白又当别论。经常痔疮出血、妇女月经过多等，也都会造成面色苍白。任何原因引起的休克、失血、昏迷等，面部血液循环受到影响，也都会使脸色发白。

（5）面黑虽不多见，一旦出现，很可能是一些慢性疾病的征兆。如肝脏疾病，尤其是肝硬化时，脸色会显得黝黑。肾上腺皮质功能减退，或称作阿狄森氏病时，会造成皮肤内黑色素沉着，面部出现棕黑色，甚至呈焦煤色。

西医说病容

各种疾病都可影响病人的面容，如眉间紧皱、闭目呻吟、辗转不安等反映了病人的痛楚。对诊断与治疗很有帮助。有些疾病常使病人呈现特殊的病容。例如：

（1）急性病容：常见于急性传染病，如大叶性肺炎的病人两颊潮红，鼻翼振动，唇上有疱疹，咳嗽时表情痛苦等。

（2）慢性病容：见于慢性消耗性疾病，如肝硬化、癌症、结核等病人消瘦无力，苍白或两颊潮红，双目无神等。

（3）突眼性甲状腺肿（甲状腺功能亢进）：两眼突出而有闪光，兴奋不安，有惊愕的表情。

（4）黏液性水肿（甲状腺功能减退）：颜面苍白、宽厚肿胀，眼睑宽弛，举动迟钝，表情冷淡。

（5）二尖瓣病面容：两颊呈红紫色，口唇发绀。

（6）伤寒面容：迟钝无欲，缺乏表情，望之有沉重感。

（7）希氏面容（病危面容）：表情痛苦，面色灰白，双目无神，额部冷汗，眼球凹陷，颊部突出，鼻尖峭立，见于急性腹膜炎有严重脱水的病人。

（8）假面样面容：震颤麻痹及睡眠性脑炎病人的面部显得很死板，毫无表情。

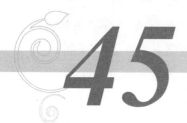

不觉老将至，瘦来方自惊
——说消瘦

行药前轩呈董山人 （卢纶）

不觉老将至，瘦来方自惊。朝昏多病色，起坐有劳声。

腠暖苦肌痒，藏虚唯耳鸣。桑公富灵术，一为保馀生。

此诗的意思是，我不知不觉即将进入老境，近来发现身体消瘦这才自感忧虑心惊。无论是早晨或傍晚，颜面常常表现有病的气色，不管是起身或就座，口中都在不断地发出愁苦的呻吟。更使人痛苦的，乃是肌肤发热，皮肤瘙痒，我还患有一种病，就是肾虚而致的耳中嗡鸣。相传长桑君富有灵验的医术，我总是期望这样的神医，能够为我驱除病魔，保健身体，使我安度晚年。

此诗记述了诗人自己所患的疾病以及期望良医的迫切心情。"不觉老将至，瘦来方自惊"，诗人卢纶60岁（约公元739—799年）就去世了，可能此诗是诗人在50岁前后写的，消瘦只是诗人自觉的一种明显症状。

唐诗中的"瘦"

消瘦是唐诗中描述较多的症状，很多源于贫病衰老。如杜甫的《寄彭州高三十五使君適、虢州岑二十七长史参三十韵》："心微傍鱼鸟，肉瘦怯豺狼。"《九日寄岑参》："所向泥活活，思君令人瘦。"《桥陵诗三十韵，因呈县内诸官》中"荒岁儿女瘦，暮途涕泗零。"李白的《戏赠杜甫》："借问别来太瘦生，总为从前作诗苦。"李商隐的《偶成转韵七十二句赠四同舍》："天官补吏府中趋，玉骨瘦来无一把。"刘禹锡的《酬乐天咏老见示》："身瘦带频减，发稀冠自偏。"崔莺莺的《寄诗》："自从销瘦减容光，万转千回懒下床。"

怎么算消瘦

健康人不论活动情况如何，其体重一般保持恒定。若体重日渐减轻，则称为消瘦。消瘦是指人体因疾病或某种因素而使体重下降，低于标准体重的 10％以上或体重指数 $\text{BMI}\left[\dfrac{\text{体重} \cdot \text{千克}}{\text{身高（米）}^2}\right]<18.5$ 即为消瘦。消瘦与肥胖一样，都是亚健康的一种。人体内的肌肉、脂肪含量过低，不仅容易疲倦、体力差，而且抵抗力低、免疫力差、耐寒抗病能力弱，易患多种疾病。

消瘦的病因

临床上引起消瘦的病因很多，如食物摄入不足，消化、吸收、利用障碍，需要增加或消耗过多都可以引起消瘦。小儿营养不良、佝偻病与偏食或喂养不当，摄入减少有关。口腔溃疡、下颌关节炎、骨髓炎及食管肿瘤引起的进食或吞咽困难可引起摄入减少性胃炎、肾上腺皮质功能减退可引起食欲减退，食物摄入不足。肾病、妊娠等引起的严重吐泻症状，影响食物摄入或不能充分的消化吸收性胃肠病，常见的胃及十二指肠溃疡、慢性胃炎、胃肠道肿瘤、慢性结肠炎、慢性肠炎以及慢性肝、胆、胰病，如慢性肝炎、肝硬化、肝癌、慢性胆道感染、慢性胰腺炎、胆囊和胰腺肿瘤可引起食物消化、吸收不良。生长、发育、妊娠、哺乳、过劳、甲状腺功能亢进症、长期发热、恶性肿瘤、创伤及大手术后营养需求旺盛，如不及时补充，也可导致消瘦。

有些消瘦与遗传有关，一般检查不能发现任何疾病，平时能正常工作，身体也无不适。

神经性厌食可有体重极度下降，伴闭经，心动过缓、自我引起的呕吐，其特点包括：①年轻女性多见，年龄多低于 25 岁；②消瘦明显，体重多低于标准体重 25％，但一般情况良好；③常有闭经，体重恢复到一定水平，月经可以恢复；④无其他器质或精神性疾病。

治疗消瘦者除了寻找病因，进行病因治疗以外，应循序渐进地补充优质蛋白质和足够的热量。

第二篇

食 疗 篇

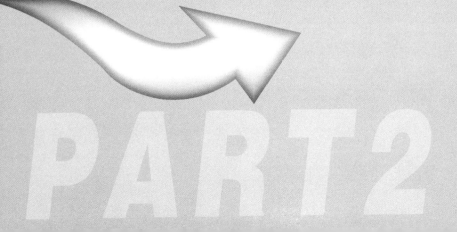

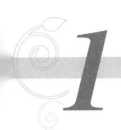

1

饱食不须愁内热，大官还有蔗浆寒

——食物的"热性"和"寒性"

敕赐百官樱桃 （王维）

芙蓉阙下会千官，紫禁朱樱出上阑。
才是寝园春荐后，非关御苑鸟衔残。
归鞍竞带青丝笼，中使频倾赤玉盘。
饱食不须愁内热，大官还有蔗浆寒。

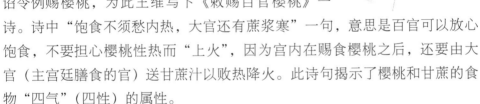

天宝十一载春，宫苑樱桃熟，唐玄宗会聚百官，诏令例赐樱桃，为此王维写下《敕赐百官樱桃》一诗。诗中"饱食不须愁内热，大官还有蔗浆寒"一句，意思是百官可以放心饱食，不要担心樱桃性热而"上火"，因为宫内在赐食樱桃之后，还要由大官（主宫廷膳食的官）送甘蔗汁以败热降火。此诗句揭示了樱桃和甘蔗的食物"四气"（四性）的属性。

食物的"四气"（四性）

"食物入口，等于药之治病同为一理，合则于人脏腑有宜，而可祛病卫生，不合则于人脏腑有损，而即增病促死。"（清代黄宫绣《本草求真》）可见，选择食物必须是"于人脏腑有宜"，要达到这个目的，就必须认真运用中医中药理论"四气"学说，这也是中医营养学的一个显著的特点。

四气即指食物所具有的寒、热、温、凉4种不同的性质，又称四性。其中，寒与凉，热与温有其共性，但在程度上有所不同，温次于热，凉次于寒。寒、热、温、凉四性，是与病性的寒、热相对而言的。

凡属寒性或凉性的食物，同具有寒、凉性质的药物一样，食后能起到清热、泻火甚或解毒的作用，遇到热证或在炎暑、温热疫毒盛行的季节，就可以选用。例如，粮食中的陈仓米、小米、高粱米、大麦、薏苡仁、绿豆等，都具有微寒、寒或凉的偏性，都能起到清热的作用或消暑的作用。

凡属热性或温性的食物，也同具有温、热性质的药物一样，食后起到温中、补虚、除寒的作用，遇到寒证、虚证可选用。例如，肉食中的羊肉、黄牛肉、狗肉、鸡肉等，可作为冬季御寒的养生食品。

凡属性质比较平和，寒凉、温热不甚明显的食物，则另列为平性食物。以日常养生为主，如籼米、粳米、大豆、麻油、香葱、苔菜、冬瓜等，具有健脾、开胃、补肾、补益身体的作用。

辨别食物"寒性""热性"的窍门

一般情况下，可从食物的颜色、味道、生长环境、地理位置、生长季节几方面来看。

从颜色来看，绿色植物与地面近距离接近，吸收地面湿气，故而性偏寒，如绿豆、绿色蔬菜等。颜色偏红的植物，如辣椒、胡椒、枣、石榴等，虽与地面接近生长，但果实能吸收较多阳光，故而性偏热。

从味道来看，味甜、味辛的食品，由于接受阳光照射的时间较多，所以性热，如大蒜、石榴等。而那些味苦、味酸的食品大多偏寒，如苦瓜、苦菜、芋头、梅子、木瓜等。

从生长地理位置来看，背阴朝北的食物吸收的湿气重，很少见到阳光，故而性偏寒，如蘑菇、木耳等。而一些生长在高地的食物或东南方向的食物，如向日葵、栗子等，由于接受光热比较充足，故而性偏热。

从生长环境来看，水生植物偏寒，如海带、紫菜、藕等。而一些生长在土中的食物，如花生、土豆、山药、姜等则性偏热。

食物的寒热还与生长季节有关。冬天生长的食物，由于寒气重，如大白菜、白萝卜、香菇等，性偏寒。夏季生长的食物，接收雨水较多，如西瓜、黄瓜、梨、柚子等，故而性寒。

常用食物的属性

下面将常见的各属性的食物列出，供大家参考：

（1）谷豆类

性平：大米、玉米、青稞、黄豆、白豆、豌豆、扁豆、赤小豆、黑豆、燕麦等。

性温：糯米、黑米、西米等。

性凉：小米、小麦、大麦、荞麦、薏苡仁、绿豆等。

（2）鱼肉类

性平：猪肉、鹅肉、驴肉、野猪肉、鸽肉、鹌鹑、甲鱼（微凉）、龟肉（微温）、泥鳅、鳗鱼、鲫鱼、青鱼、黄鱼、乌贼鱼、鲈鱼、鲤鱼、鲳鱼、鲑鱼等。

性温：黄牛肉、牛肚、牛髓、狗肉、羊肉、羊肚、羊骨、羊髓、鸡肉（微温）、麻雀、野鸡肉、鹿肉、虾、鲢鱼、带鱼、鳊鱼、鲶鱼、刀鱼、棍子鱼、白条鱼、鳟鱼、黄鳝、胖头鱼等。

性凉：水牛肉、鸭肉、兔肉、田鸡、鲍鱼等。

性寒：马肉、水獭肉、螃蟹、海蟹、蛤蜊、牡蛎肉、蜗牛、田螺（大寒）、螺蛳、蚌肉、蚬肉、乌鱼、章鱼等。

（3）果类

性平：李子、花红、菠萝、葡萄、橄榄、香榧子、南瓜子、莲子、椰子、柏子仁、花生、白果、榛子、山楂等。

性温：桃子、杏子、大枣、荔枝、桂圆、柑、柠檬（生食，微温）、金橘、杨梅、石榴、槟榔、松子仁、核桃仁、樱桃等。

性凉：苹果（微凉）、梨、芦柑、橙子、草莓（微凉）、芒果、罗汉果、百合等。

性寒：柿子、柿饼、柚子、香蕉、桑葚、杨桃、无花果、猕猴桃、甘蔗、西瓜、甜瓜等。

（4）菜类

性平：山药、萝卜、胡萝卜、包菜、大头菜、青菜、豆豉、豇豆、黑木耳（微凉）、香菇、平菇、猴头菇、葫芦等。

性温：葱、大蒜、韭菜、香菜、雪里蕻、洋葱、香椿头、南瓜等。

性热：辣椒等。

性凉：西红柿（微凉）、水芹菜、茄子、油菜、苋菜、马兰头、菊花脑、菠菜、黄花菜、莴苣、花菜、枸杞头、芦蒿、豆腐、面筋、藕、冬瓜、地瓜、丝瓜、黄瓜、蘑菇、金针菇等。

性寒：马齿苋、空心菜、木耳菜、莼菜、竹笋、菜瓜、海带、紫菜、苦瓜、荸荠等。

（5）其他类

性平：白糖、冰糖（微凉）、豆浆、枸杞子（微温）、灵芝、银耳（微凉）、玉米须、燕窝、茯苓、菜油、豆油、麦芽糖等。

性温：生姜、花椒、茴香、八角、酒、醋、红茶、咖啡、红糖、桂花、人参等。

性热：胡椒、肉桂等。

性凉：绿茶、蜂蜜、蜂王浆、啤酒花、槐米、菊花、薄荷、西洋参等。

性寒：酱油、面酱、盐、金银花、苦丁茶、芦根等。

特别提醒

（1）食物的热性还是凉性，是几千年来人们实践经验得来的，"入腹则知其性"。

（2）性平的食物一年四季都可食用。

（3）性温的食物除夏季适当少食用外，其他季节都可食用。

（4）性凉的食物夏季可经常食用，其他季节如要食用，最好配合性温的食物一起吃。

（5）性寒的食物尽量少吃，可加用辣椒、花椒、生姜等性温热的食物一起吃。

（6）除非是大寒大热的食物，偏寒偏热的食物一般人偶尔吃也没有大碍。当然体质极端的人还是要多加注意的。

但愿以上食物属性介绍，对你的饮食有些参考和帮助。

2

饥馋看药忌，闲闷点书名
——中医说"忌口"

病减逢春，期白二十二、辛大不至十韵 （元稹）

病与穷阴退，春从血气生。寒肤渐舒展，阳脉乍虚盈。

就日临阶坐，扶床履地行。问人知面瘦，祝鸟愿身轻。

风暖牵诗兴，时新变卖声。饥馋看药忌，闲闷点书名。

旧雪依深竹，微和动早萌。推迁悲往事，疏数辨交情。

琴待稽中散，杯思阮步兵。世间除却病，何者不营营。

此诗的意思是，随着冬尽年终，我的病与之同时减退，在大地回春之际，我体内的元气得以复生。春风和暖牵动了我吟诗的兴趣，应时景新街头传来商人叫卖声。肚饥嘴馋时更须查阅药书，注意药食忌宜。无端愁闷袭来，其排遣的方法是圈点书籍。这世间只有在人生病时才得空，除了患病之时，没有哪一件事不是忙忙碌碌的。

这里想说的是诗中"饥馋看药忌"诗句中的"药忌"，指诗人感到饿了嘴馋欲吃点什么，但又一想可不能乱吃，因为在服药治疗期间有许多饮食禁忌须得注意。

唐诗中张祜《秋日病中》也有"无端忧食忌，开镜倍萎黄"的诗句，意思是无意担忧起病中饮食禁忌，对镜只见面容倍加萎黄。那么，什么是"药忌"和"食忌"呢？

什么是"忌口"

各种食物都有各自的性味和功效，因此，我们在饮食时，要根据具体情况辨证选配，方能有益于身体健康。否则，有害无益。《黄帝内经》中早就载有"五味所禁""五味所伤"。《金匮要略》（东汉张仲景）中也说："所食之味，有与病相宜，有与身为害，若得宜则补体，害则成疾。"中医将与病人不相宜的食物称为"禁口""忌口"。故应辨证施食，注意食物与个体的适应性，食物与疾病的关系，食物与药物的关系，食物与季节的关系，也就是中医所说的因人、因地、因时、因病而异。

合理的饮食对疾病的康复和治疗用药的药效发挥有事半功倍的作用，不当的饮食不但会影响药效，还会危及健康。中医中对病人所谓"忌口"有两个意思：一是指所吃食物对疾病有不良作用的要忌口，也就是"食忌"。二是指所吃食物与所用的药物性味相矛盾需要忌口，也就是"药忌"。

说说"食忌"

凡体质较虚弱（精气不足、体倦、腹胀等）的病人，忌不易消化的食物；脾肾虚（乏力、腰酸、食欲差、泄泻等）的应忌食生冷、黏滑性的食物；脾胃虚的（腹胀、肠鸣、腹泻等）忌生冷、辛辣、香燥、油炸食物；有热证（阳气亢盛）的忌油煎、炒炸食物；肺病忌食辛辣；水肿忌吃咸食；黄疸忌食油腻；消渴病忌糖；痢疾后忌饱食及香甜、滑利、生冷、瓜果等；胃病嗳酸忌食酸味、甜味食物。凡患疮疡肿毒和某些免疫性疾病如哮喘、红斑狼疮、慢性肾炎、皮疹等，中医有忌食"发物"的原则。所谓发物，一般是指某些荤腥、海鲜、辛辣刺激性食物。用这些食物后，往往能引起旧病复发，新病增重等不良后果。具体来说，主要有如各种海鲜（海中的鱼、虾、蟹等）、牛肉、羊肉、鸡、猪头、河虾、河蟹，以及葱、姜、韭、辣椒、酒类、笋、芥菜、腌制品等。肿瘤病人应忌食辛辣刺激、生冷、油腻和不易消化的食物。

说说"药忌"

药忌是食物与药物之间的禁忌，如鳖甲忌苋菜；荆芥忌鱼蟹；天冬忌鲤鱼；白术忌桃、李子、大蒜；土茯苓、威灵仙忌蜂蜜；服滋补剂后禁服莱菔子及大寒大凉食物。

感冒初期，正在服用解表散寒的中药，应当禁食生冷及油腻食物。肠炎腹泻，也要忌食生冷及油腻，饮食应清淡。服用清内热的中药时，不宜食用葱、蒜、胡椒、羊肉、狗肉等热性的食物。在治疗寒证服用中药时，应禁食生冷食物。另外，由于疾病的关系，无论服用什么药物，凡属生冷、油腻、腥臭等不易消化或有特殊刺激性的食物，都应忌口。

服西药也要注意忌口

忌口是中医学服药时的传统习惯。临床实践表明，不仅服用中药要忌口，服用西药期间同样必须注意饮食禁忌，以免影响药物疗效或增加药物的毒副作用。

服用维生素 K 时不宜同时食富含维生素 C 的山楂、辣椒、鲜枣、茄子、芹菜、西红柿、苹果等，因维生素 C 能分解、破坏维生素 K，减弱其药效。服用氨茶碱、茶碱类药物时，不宜同时食牛肉、鸡蛋、奶制品等高蛋白食物，否则会降低疗效。服用降血压药、抗心绞痛药期间，忌喝西柚汁、忌吃含盐高的食品。服用抗抑郁药、呋喃唑酮、抗结核药、抗肿瘤药时，忌吃奶酪、香蕉、豆浆、啤酒等食物。服用苦味健胃药、助消化药期间，忌吃糖或甜食。因为苦味健胃药和助消化药主要通过刺激末梢神经，反射性分泌唾液、胃液等消化液，以达到助消化、促食欲的作用，糖或甜食会掩盖苦味、降低药效。服用头孢类抗生素，忌饮含乙醇类饮料及各类酒。

春初一卧到秋深，不见红芳与绿阴

——久病初愈食补好

病起 （来鹄）

春初一卧到秋深，不见红芳与绿阴。窗下展书难久读，池边扶杖欲闲吟。
藕穿平地生荷叶，笋过东家作竹林。在舍浑如远乡客，诗僧酒伴镇相寻。

此诗的意思是，我初春患病，卧床不起，及至病初愈时，已入深秋，因此未能见到开放的红花和绿色的树荫。我坐在窗下，即使展开书卷，也难以坚持久读，所以想挂着拐杖来到池塘边，随意地歌吟。池塘中的莲藕已经穿透平地，并生长出荷叶，竹笋破土而出，蔓延过了东邻，已渐渐成为竹林。长期待在房舍中的我，简直如同远乡来的客人，以致往日的诗侣酒友经常把我觅寻。

细读来鹄《病起》诗，可知诗人病后虚弱，体力不支，不能久读，行时扶杖，不堪远足。这是一种大病初愈的情景，是一幅形象的病者画卷，是诗人的病案记录。细心的医家一看，便知其为病后体虚，元气不足。对此，中医有许多独特的见解和有效的治疗方法，食补就是其中的一个好方法。

药补不如食补

中医将体质虚弱称为体虚，把慢性疾病的虚弱称虚证，并将虚弱分为气虚、血虚、阴虚、阳虚四种类型，结合心、肝、脾、肺、肾五脏，则每一脏又有气血、阴、阳虚弱的类型。中医理论是讲平衡的，只要人体气血阴阳平衡，即是健康。阴阳气血不足，即是虚弱，需要补养；有余即是病邪，则要祛除，使其达到新的平衡，恢复身体健康。体虚是机体某些功能有所减退，不一定患病，即现代医学所称之"亚健康"，如不及时补养、调节和调理，令其进一步发展，则对健康不利。

治疗虚弱，根据中医"虚则补之，实则泻之"的原则，需通过进补来调整虚实。关于进补，有补气、补血、补阴、补阳4个方面，并需依照各人的体质和病证不同，通过辨证辨体以进补。进补时，又有药补和食补，不论是采用药补还是食补，均是为了补虚扶正。

关于食补，有时比药补更为重要，因为食补不仅可以补虚祛邪，并可扶正，使机体的气血阴阳达到新的平衡，恢复健康，故有"药补不如食补"之说。补是为了补虚扶正，若不虚而补、补之过度，或不当的进补，均可引起各种不良反应。

补气的药膳食疗

气虚之体的主要表现：少气懒言，全身疲倦乏力，声音低沉，动则气短，易出汗，头晕心悸，面色萎黄，食欲不振，虚热，自汗，脱肛，子宫下垂，舌淡而胖，舌边有齿痕，出现这些症状为功能减退，不一定有病。

气虚者需补气，补气的药物可选用人参、黄芪、党参等。补气的食品，可选用牛肉、鸡肉、猪肉、糯米、大豆、白扁豆、大枣、鲫鱼、鲤鱼、鹌鹑、黄鳝、虾、蘑菇等，可经常交替选服。

（1）玉珍鸡：母鸡1只洗净，鸡肚内放入龙眼、荔枝干、大枣、莲子、枸杞子各30克，加调味蒸食，可补气养精。

（2）黄芪蒸鹌鹑：黄芪6～9克，鹌鹑2只，蒸食，可补气虚。

补血的药膳食疗

血虚之体的主要表现：面色萎黄苍白，唇甲淡白，头晕乏力眼花心悸，失眠，多梦，大便干燥，妇女经水期，量少色淡，舌质淡等。进补时宜采用补血、养血、生血之法。

补血的药物可选用当归、阿胶、熟地黄、桑葚子等，补血的食品，有乌骨鸡、黑芝麻、胡桃肉、龙眼肉、鸡肉、猪血、猪肝、红糖、赤小豆等，可以经常交替选用。

（1）当归乌骨鸡：当归、黄芪各15克，放入纱布袋中，与乌骨鸡1只蒸煮，吃肉喝汤，可补血虚。

（2）阿胶糯米粥：阿胶 9 克（打碎）与黑糯米 60 克煮粥服食，可补血虚。

补阴的药膳食疗

阴虚，又称阴虚火旺，俗称虚火。阴虚之体的主要表现：怕热，易怒，面颊潮热，口干咽痛，大便干燥，小便短赤或黄，少津液，五心（两只手心、两只脚心与头顶心）烦热，盗汗，腰酸背痛，梦遗滑精等。进补时宜采用补阴、滋阴、养阴等法。

补阴的药物可选用生地黄、麦冬、玉竹、珍珠粉、银耳、冬虫夏草、石斛、龟甲等。补阴的食品，有甲鱼、燕窝、百合、鸭肉、黑鱼、海蜇、藕、金针菇、枸杞子、荸荠、生梨等，可经常交替选服。

（1）银耳红枣羹（或百合莲子羹）：银耳、红枣（或百合、莲子）适量煮羹，当点心服食，可补阴虚。

（2）甲鱼二子汤：甲鱼 1 只，与女贞子、枸杞子各 20 克，同煮汤，加调味，食甲鱼饮汤，连食数剂，可补阴虚和治肝肾阴虚所致的腰痛遗精，头晕，眼花等症。

（3）石斛河鱼：石斛 6 克，河鱼 1 条蒸食，可滋阴。

（4）虫草老雄鸭：虫草 9 克，与三年老雄鸭 1 只共煮，吃鸭肉喝汤，可补阴虚。

补阳的药膳食疗

阳虚，又称阳虚火衰，是气虚的进一步发展。阳虚之体的主要表现：除有气虚的表现外，平时怕冷，四肢不温，喜热饮，体温常偏低，腰酸腿软，阳痿早泄，小腹冷痛，乏力，小便不利等。进补时宜补阳、益阳、温阳。

补阳的药物可选用红参、鹿茸、杜仲、虫草、肉桂、海马等。补阳的食品，有黄牛肉、狗肉、羊肉、牛鞭、鹌鹑、鳗鱼、虾、海参、淡菜、胡桃肉、龙眼、韭菜、桂皮、茴香等，可以经常交替选服。

（1）韭菜白米虾：韭菜 200 克，白米虾（或虾仁）100 克，炒，加调味，常服食，可补阳虚。

（2）海马童子鸡：海马 9 克，童子鸡 1 只，蒸食，可补阳虚。

何以解宿斋？一杯云母粥
——说药粥

晨兴　（白居易）

宿鸟动前林，晨光上东屋。铜炉添早香，纱笼灭残烛。

头醒风稍愈，眼饱睡初足。起坐兀无思，叩齿三十六。

何以解宿斋？一杯云母粥。

此诗是说，栖息的鸟儿振翅飞出前方的树林，早晨的阳光已经照耀在东边的房屋。我早就起床，在炉里添上几炷熏香，再灭掉纱笼中将要燃完的蜡烛。今晨，我感到头风稍愈，头脑清醒，眼皮饱胀，睡得充足。起床静坐，此时仍然无思无虑，正好将牙齿上下相互碰击 36 次。该用早餐了，用什么来缓解斋戒后的饥饿呢？就吃一杯我爱吃的云母粥。

话云母粥

《食医心镜》（唐·咎殷）记载"云母粥"原料：云母 20～30 克，粳米或糯米 50～100 克。制作：把云母研成细粉末。另把粳米或糯米淘洗后，放入砂锅内加水适量，煮成稀薄粥。待粥煮熟时，调入云母，继续煮至米烂即可。用法：以上为一日量，分作 2 次空腹温热服食或当正常粥饭，早晚服食，连用 3～5 日或直至痊愈。有温中、健脾、止泻功效。还适用于小儿慢性腹泻、脾虚便溏、水泻等。宜忌：对急性肠胃炎泻痢者忌用。在煮云母粥时，一定要煮成稀薄粥，不宜稠厚。

白居易与药粥

唐代诗人中白居易是写粥诗最多的诗人，白居易十分注重饭食之补。他的早餐很简单，"空腹一盏粥，饥食有馀味"（《闲居》），"一杯云母粥"或"饥闻麻粥香，渴觉云汤美"（白居易《七月一日作·胡麻粥、云母汤》）。诗人白居易在另一首《斋居》中，就有诗句"香火多相对，荤腥久不尝。黄耆数匙粥，赤箭一瓯汤"（赤箭即天麻），可见诗人对食药粥健身的钟爱。黄耆即中药黄芪，黄耆粥有健脾补肺、益气升阳的功效。还有"酥暖薤白酒，乳和地黄粥"（《春寒》），"鸡球饧粥屡开筵，谈笑讴吟间管弦"（《会昌元年春五绝句赠举之仆射》），"粥美尝新米，袍温换故绵"（《自咏老身示诸家属》）等。

据说，唐穆宗时白居易因才华出众，得到皇帝御赐的"防风粥"，食七日后仍觉口齿余香，这在当时是一种难得的荣耀。

粥疗的历史

我国历史上早就有"食疗同一"之说，而在食疗中，药粥又是最普遍的。不论古今，病人最好的饮食就是粥。

粥，俗称稀饭，古时候又称饘、糜、酏等（厚粥称饘，薄粥称酏）。食粥，是中国人一种独特的传统饮食方法，已有数千年的历史。《周书》（唐·令狐德棻）记载，在周朝"黄辛始烹谷为粥"，《礼记》（西汉戴圣）中也有"食粥天下之达礼也"的记载。《史记·扁鹊仓公列传》中载有西汉名医淳于意（仓公）用"火齐粥"治齐王病。

药粥就是用适当的中药和适量的米谷同煮而成。药粥疗法是中医学宝库中的一部分，是以药治病，以粥扶正的一种食养食疗的好方法。药粥对人体既有粥的滋补作用，又有所选药物的防治疾病的作用，可谓一举两得。从汉代名医张仲景就记载了药粥的应用。

由于药粥具有容易消化吸收的特点，它不仅人人适用，对老年人与儿童，病后体虚以及脾胃运化功能差的病人更为适宜。我国元代医学家邹铉在《寿亲养老新书》中指出："老人之性，皆厌于药而喜于食，以食治疾胜于用药。凡老人有患，宜先以食治；食治不宜，然后命药。"食治中药粥是最简便、最易奏效的。

从长沙马王堆汉墓出土的 14 种医学方技书中，就有服食"青粱米粥"治疗蛇咬伤；用加热的石块煮米汁内服治疗肛门痒痛等方。据考证，这批出土的古医书约成书于春秋战国时期。也就是说，药粥这一古老疗法，远在2500 多年前，我国医药书籍中就有了记载。

汉代名医张仲景，在临床上对米、药合用，积累了极为丰富的经验，如"白虎汤""桃花汤""竹叶石膏汤"等，都是米药合用的典范。唐代"药王"孙思邈，在他的《千金方》中，就有应用"牛乳粥""芦根粥""天花粉粥"

的经验。唐代医学家孟显的《食疗本草》，南唐陈士良的《食性本草》等书中，亦收录了不少药粥方。宋代官方编辑的《太平圣惠方》，共载药粥方129个，如杏仁粥治疗老年人咳嗽，酸枣仁粥治疗失眠等。进入唐宋时期，粥的功能更是将粥方"食用""药用"高度融合，进入"养生"层次，宋代诗人陆游的《食粥》诗"世人个个学长年，不悟长年在目前。我得宛丘平易法，只将食粥致神仙"，将世人对粥的认识提高到一种养生新境界。

在民间，也积累了不少有益的粥疗经验，如：春天吃菜粥，夏天吃绿豆粥，秋吃藕粥，冬令吃腊八粥、羊肉粥等。

药粥的应用

药粥的具体运用，主要有以下几个方面：

（1）应用于预防疾病：据唐代孙思邈《千金翼方》所载药粥，进行现代药理分析：米皮糠煮粥预防脚气病的复发；胡萝卜粥预防高血压；玉米粉粥预防心血管病；薏苡仁粥预防肿瘤；冬天吃羊肉粥、生姜粥预防老年人慢性支气管炎的发作；绿豆粥预防中暑，等等。

（2）应用于急性病的辅助治疗：如"神仙粥"治疗急性"四时疫气流行"；《老老恒言》中的"枳椇粥"用于治疗酗酒醉卧不醒；《粥谱》中的"茵陈粥"用于"疗黄病"，专治急性传染性肝炎；《圣济总录》（宋代太医院）中的"竹叶粥"用于治发背疽，诸热毒肿的急性外科疾病。

（3）应用于病后，及妇女产后的调理：清·医药家王士雄说："病人或产后，粥养最宜。"例如高热病后，无论是感冒高热或流行性脑脊髓膜炎、流行性乙型脑炎后期，选用具有生津、止渴、清热的芦根粥、蔗浆粥；又如肺炎病后，高热虽退，但病人仍感觉口渴、干咳，这时宜吃沙参粥、天花粉粥，既能止咳，又能养肺；妇女产后，不仅体质虚弱或贫血，还要哺乳、排恶露，宜吃猪蹄粥或莴苣子粥等帮助下奶；服益母草粥养血去瘀血，并帮助子宫的修复等。

（4）应用于慢性病人的自我调养：如高血压者吃萝卜粥、木耳粥、决明子粥、海带粥、芹菜粥、荷叶粥等；肺结核者吃百合粥、大蒜粥、山药粥、松仁粥、沙参粥、虫草粥等；慢性肝炎者吃茵陈粥、黄芪粥、大枣粥、动物肝粥、枸杞叶粥等；贫血者吃人参粥、当归粥、鸡汁粥、人乳粥等。

（5）应用药粥是摄生自养的好方法：根据各个脏器先后衰老的进程，结合不同年龄和体征，也可选食相应的粥方，来延缓不同脏器的衰老，控制老化速度，达到养生、益寿、延年的目的。如肝气虚用枸杞子粥，心气不足用龙眼粥，脾气虚用大枣粥，肾气虚用核桃粥，肺气虚用党参粥、山药粥、百合粥等。气血双亏用人参粥、木耳粥、黄芪粥、牛乳粥、甜浆粥等。

在应用药粥补益身体时，最好在中医医生指导下，根据个人的体质、病情、季节、地理环境等，分别选择适宜的药粥方，才能取得较好效果。糖尿病病人粥疗时，要考虑粥的"升糖指数"，应咨询医生。

怎样煮药粥

选择药粥的原料：①粥的原料。煮粥一般都用粳米，最好用新米，也可用糯米、籼米、小米、高粱米和玉米等。煮粥也可用麦类如大麦、小麦等。②药物的选择。可根据体质及疾病，选择不同药物。一般使用植物类、动物类药物为多，矿物类药物使用较少。③药粥的调料。根据药粥的甜味或咸味，以及根据不同病情，在药粥中可加适当的调味品，如盐、糖，酒、姜、葱、麻油等。

药粥的煮制方法：①粥的煮制方法。先将粳米或其他原料淘洗干净，放入锅内，加水适量，先用武火煮沸，再用文火熬到浓稠即可。煮粥所用的锅，最好用砂锅。②药物的选用应根据不同疾病而异。

用于食疗的药粥方，可采用不同的配剂、煎煮方法。归纳起来，有以下几种：

（1）习惯当作中药应用的食物，可直接与米谷同煮为粥。一般先将其研碎或捣为粗末，再同米煮。这类食品有山药、大枣、百合、白扁豆、羊肉、胡桃、干果、萝卜等。

（2）先将所选食物或中药研为细末、细粉，再与米谷同煮，如"菱粉粥""莲子粉粥""芡实粥""白茯苓粥""贝母粥"等，这类粥可使药性发挥更彻底，药物作用更完善。

（3）以所选食物或中药之原汁与米同煮粥。如"牛乳粥""甜浆粥""鸡汁粥"等。先将所选食物或中药制取药汁，待米粥煮成后兑入煎服，如"竹沥粥""蔗浆粥"等。把所选食物或中药煎取浓汁后去渣，再与米谷同煮粥食，如"黄芪粥""麦冬粥""酸枣仁粥"等。

（4）取所选新鲜食物或中药，趁其湿润未干之时，切碎水磨澄取细粉，晒干备用。需要时，酌量与米煮粥，如"葛根粥"等。

采用"粥疗"时，一般疗程 7～14 日。治疗急性病时，一般 3～5 日，病愈后即可停用。对属于保健、滋补作用的粥类，则可较长时间服用。

介绍几种传统的食疗粥

（1）葱醋粥，来源于《济生秘览》。原料为葱白 15～20 根，大米 30～50 克，香醋 5～10 毫升。取连根葱白 15～20 根，洗净后，切成小段。把米淘洗后，放入锅内，加水煮沸。然后加入葱段，煮成稀粥。粥将熟时，加入香醋 5～10 毫升，稍搅即可。以上为 1 次量，每日 1～2 次，连用 2 日。有发汗解表的作用，适用于小儿风寒感冒等。

（2）扁豆粥，来源于《食鉴本草》（清·费伯雄）。原料为白扁豆 15 克，人参 5～10 克，粳米 50 克。先煮豆，将熟，入米煮粥；同时单煎人参取汁，粥熟时，将参汁加入调匀即可。每日 2 次，空腹服食有益精补肺、健脾止泻之效。适用于久泄不止、脾胃虚弱或小儿吐泻等症。

（3）大米胡萝卜粥，来源于《寿世青编》（清·龙乘）。原料为胡萝卜 250 克，大米 50 克。将胡萝卜洗净切片，与大米同煮为粥。每日 2 次，空腹服食。有宽中下气，消积导滞之效。适用于小儿积滞、消化不良等。

（4）枇杷叶粥，来源于《老老恒言》（清·曹燕山）。原料为枇杷叶 10～15 克，粳米 100 克，冰糖适量，将枇杷叶用纱布包好放入砂锅内，加水 200 克，煎至 100 克，去渣入粳米、冰糖，再加水 600 克，煮成稀薄粥。每日早晚温热服之。有清肺化痰，止咳降逆之效。适用于百日咳痉咳期，痰多，呕吐。注意事项：风寒感冒引起的咳嗽忌用。

（5）黑芝麻粥，来源于《锦囊秘录》（清·冯兆张）。原料为黑芝麻 30 克，粳米 100 克。先将黑芝麻炒熟碾碎，再与粳米一同煮成粥。可随意服食。有补肝肾，润五脏之效。适用于身体虚弱、头发早白、大便干燥、头晕目眩、贫血等症。

（6）牛乳粥，来源于《本草纲目》（明·李时珍）。原料为粳米 100 克，新鲜牛奶 200 克。先将粳米洗干净，放入砂锅，加水适量煮粥。待粥将熟时，加入牛奶煮至粥熟即可。可供早晚餐，温热服食。有补虚损，润五脏，益老人之效。适用于中老年人体质虚弱，气血亏损，病后虚羸。

粥文化是中国饮食文化中一支很重要的流派，粥与中国人的关系，正像粥本身一样，稠黏绵密，相濡以沫。粥作为一种传统食品，在中国人心中的地位更是超过了世界上任何一种食物。

黄耆数匙粥，赤箭一瓯汤
——补益佳食说黄耆粥和天麻汤

斋居 （白居易）

香火多相对，荤腥久不尝。黄耆数匙粥，赤箭一瓯汤。

厚俸将何用，闲居不可忘。明年官满后，拟买雪堆庄。

这是白居易的一首休闲诗，表达了诗人安闲自在的生活和向往。诗中"黄耆数匙粥，赤箭一瓯汤"中的黄耆和天麻都是补益的中药佳品。

黄耆和黄耆粥

黄耆即黄芪，为豆科多年生草本植物黄芪的根。中医认为，黄芪性味甘、微温，有补气升阳，固表止汗，利水消肿，托毒生肌之功效。黄芪为补气诸药之最。《本草纲目》（明·李时珍）言"耆者，长也，黄耆色黄，为补药之长，故名之"。

现代药理研究表明，黄芪富含糖类、胆碱、叶酸及氨基酸等，能兴奋中枢神经系统，增强网状内皮系统功能，提高抗病能力。黄芪有明显的强壮作用，对正常心脏有良好的加强收缩的效果，对中毒或陷于疲劳的心脏，其强心作用更为显著。能扩张血管，降低血压。黄芪有持续的利尿功能，在消除尿蛋白方面有一定疗效，用于慢性肾炎后期的治疗，收效较为显著。

《冷庐医话》（清·陆以湉）记载，黄芪粥的组方：黄芪 20 克，加水 200 毫升，煎至 100 毫升，去渣留汁。用粳米 50 克，再加水 300 毫升左右，煮至米花汤稠为度，食时可加红糖少许，每早、晚温热各服一顿，7～10 日为一个疗程。

黄芪粥可加强益气健脾的作用。适应于气虚体弱、倦怠乏力、食少便溏、脱肛阴挺，自汗盗汗，面目浮脚、小便不利，气短心悸等症，往往与党参同用，可增强治疗效果。

宜忌：凡感冒发热期间宜停服，因黄芪性微温，在一般情况下，阴虚火旺时也不宜食用。

天麻和天麻汤

天麻又称赤箭、神草、明天麻等，为兰科多年寄生草本植物天麻的块茎。中医认为，天麻性味甘、微寒，有息风止痉，平降肝阳，祛风通络之功，为治肝风内动常用药。因其善治一切风症，尤以治疗眩晕要药，故可用于多种眩晕之症。

天麻的作用，一般都认为其是"治风之神药"，其实天麻除祛风除痹外，其补益之功亦堪称上品。早在《神农本草经》中已将其列为"上品"药材，认为其"气味辛温无毒，久服益气力，长阴肥健，轻身延年"。《本草纲目》言其"补益上药，天麻第一，世人之用之治风，良可惜也"。

现代药理研究表明，天麻含天麻素、天麻多糖、香荚醇、生物碱等。天麻多糖可增加机体免疫功能、天麻注射液能改善心肌及脑的血流量，提高实验动物的耐缺氧能力。此外，尚有镇静、镇痛、抗惊厥、降血脂、降血压等作用。

天麻汤的组方为天麻 30 克，鸡肉 500 克，调味品适量。将天麻切片；鸡肉洗净，切块，同入锅中，加清水适量同煮至沸后，调味，煮至鸡肉熟后，饮汤食鸡，嚼食天麻，每周 2～3 剂。服用天麻汤可祛风湿，补益肾，强筋骨，适用于风湿骨痛，头目眩晕，腰膝酸软，步履乏力等。

6

淹留膳茗粥，共我饭蕨薇
——说茶粥防暑

吃茗粥作 （储光羲）

当昼暑气盛，鸟雀静不飞。念君高梧阴，复解山中衣。

数片远云度，曾不避炎晖。淹留膳茗粥，共我饭蕨薇。

敝庐既不远，日暮徐徐归。

该诗描述了炎炎盛夏拜访山中友人、客主茶粥畅谈，尽兴而归的情景。全诗语言平实且充满生活情趣，反映了友人间深厚的情谊。

"淹留膳茗粥"，诗中茗粥，即茶粥，古时又称茗糜，是当时茶叶的消费方式之一，如"无个茗糜难御暑"（王维《赠吴官》）。唐代杨华撰写的《膳夫经手录》记载："茶……近晋以降，吴人采其叶煮，是为茗粥。北人初不多饮，南人饮之。"可见，唐代王维所处长安京城里，茶有但并不普遍。

防暑话茶粥

"当昼暑气盛，鸟雀静不飞……淹留膳茗粥，共我饭蕨薇""长安客舍热如煮，无个茗糜难御暑"，可见，唐代炎热暑天，人们以食茶粥御暑。医学研究表明：防暑降温，热茶、热茶粥效果好，而且维持的时间更长。有人做过这样一个对比试验，他们将受试者分为3组，让他们待在温度、湿度相同的房间里，第一组喝冷饮（碳酸类冰冻汽水）、第二组喝凉茶、第三组喝热茶（绿茶）。结果表明散热止渴效果最好的是热茶组，冷饮组最差，凉茶组居中，说明饮用后让人最觉凉爽舒适的饮料是热茶。

为何喝热茶、热茶粥可以防暑降温呢？这是因为夏天气温高，当环境温度接近体温或超过体温时，体内的热量只能以出汗蒸发的形式来散热，当热茶、热茶粥进入体内后，"热"刺激了人体的温度感受器——中枢热敏神经元，信息传递至体温调节中枢，再经过一系列的神经反射调节，皮肤毛细血管和毛孔迅速扩张，血流量大大增加，汗腺分泌增强，汗液量增多，将人体深部的热带出体外，达到散热的作用。据分析，饮用热茶、热茶粥后，每出汗1克，将带走0.58卡热量，大约9分钟可使体温下降。这样产生的凉爽是持久的，从而在心底里感觉凉爽舒适。所以，夏季多喝热茶、吃热茶粥，有助于防暑降温。

茶粥的制作

茶叶粥（清代黄阳杰《保生集要》）：茶叶10克，先煮取浓汁约100毫升，去茶叶，入粳米50克，白糖适量，再加水400毫升左右，同煮为稀稠粥。每日 2 次，温热服食。

茶叶有明显的兴奋、强心、利尿、抗菌、解暑、解毒、抗辐射等作用，和米煮粥，更有化食消食、清热解暑、除烦止渴等效果。《保生集要》记载："茗粥，化痰消食，浓煎入粥。"

茶叶粥在临床上应用于急慢性痢疾、肠炎、急慢性胃炎，阿米巴痢疾、心脏病性水肿、肺源性心脏病、肾炎水肿、尿路感染、肿瘤病人在放射治疗后的白细胞减少以及龋齿，胃或十二指肠球部溃疡、高血压、胆囊炎，胆绞痛等病症。应用十分广泛。

因茶粥具兴奋作用，所以睡前不宜食，特别是失眠病人，产妇哺乳期及习惯性便秘者忌食。在服人参或含铁补血药剂时不要食用。

7

嫩芽香且灵，吾谓草中英
——生津清脑说茶叶

茶诗 （郑愚）

嫩芽香且灵，吾谓草中英。夜白和烟捣，寒炉对雪烹。
惟优碧粉散，常见绿花生。最是堪珍重，能令睡思清。

此诗的意思是，鲜嫩的茶叶，其气味芳香清灵，我称它为百草中的精英。夜里将其放入臼中和着云雾春捣，寒冷的冬天，我安置茶炉，对着白雪煎烹。唯独担忧的，是怕绿色茶末散失，常常见到茶壶中有绿色水花产生。最是我特别珍重的，就是喝茶能醒脑，驱走睡魔，令困倦欲睡的人变得更加精神。

唐诗里的茶叶

我国既是"茶的国度"又是"诗的国家"，因此，茶很早就渗透进诗词之中。为数众多的诗人创作了不少优美的咏茶诗词。在我国广义茶诗，据估计，唐代有 500 多首，此处选注十几首，以供鉴赏。

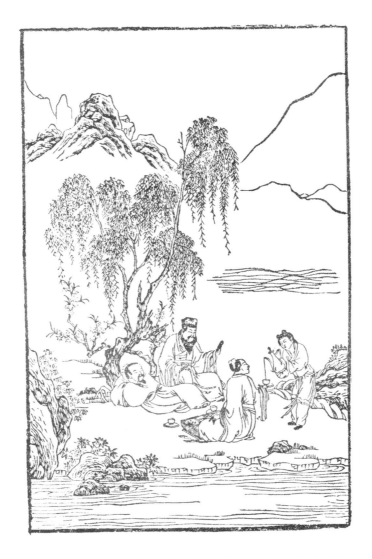

李白的《赠玉泉仙人掌茶》诗中"茗生此中石，玉泉流不歇"。

杜甫的《重过何氏五首》诗中"落日平台上，春风啜茗时"。

孙淑的《对茶》诗中"小阁烹香茗，疏帘下玉沟"。

郑谷的《峡中尝茶》诗中"合座半瓯轻泛绿，开缄数片浅含黄"。

刘禹锡的《尝茶》诗中"生拍芳从鹰嘴芽，老郎封寄谪仙家"。

陆希声的《茗坡》诗中"二月山家谷雨天，半坡芳茗露华鲜"。

李涛的《春昼回文》诗中"茶饼嚼时香透齿，水沈烧处碧凝烟"。

张继的《山家》诗中"莫嗔焙茶烟暗，却喜晒谷天晴"。

白居易的《山泉煎茶有怀》诗中"无由持一碗，寄与爱茶人"。

元稹的《一字至七字诗·茶》诗中"茶，香叶，嫩芽，慕诗客，爱僧家"。

杜牧的《题茶山》诗中"山实东吴秀，茶称瑞草魁"。

温庭筠的《西陵道士茶歌》诗中"疏香皓齿有余味，更觉鹤心通杳冥"。

徐铉的《和门下殷侍郎新茶二十韵》诗中"解渴消残酒，清神感夜眠"。

中医说茶叶

中医认为，茶叶性味苦、甘、凉，有清热除烦，清利头目，消食化积，通利小便，防暑降温之功，适用于热病烦渴，风热头痛，食积不消，小便淋涩等。《本草纲目》（明·李时珍）言其"茶苦寒，阴中之阴，沉也降也，最能降火，火为百病，火降则上清矣……若少壮胃健之人，心肺之火多盛，故与茶相宜。温饮则火因寒气而下降，热饮则茶借火气而升散，又兼解酒食之毒，使人神思清爽，不昏不睡，此茶之功也……浓煎，吐风热痰涎"。

唐代诗人顾况在《茶赋》中论述茶的功能，写道："滋饭蔬之精素，攻肉食之膻腻。发当暑之清吟，涤通宵之昏寐。"说明茶有消食去腻，解暑解酒之功效。

茶叶的现代药理研究

现代药理研究表明，茶叶中含有300多种化学成分，其中40％能够溶解于水，对人体保健与养生起着积极作用。成分有咖啡碱（咖啡因）、茶碱、鞣质（大量）、维生素C、维生素A、B族维生素；并含茶皂醇E、茶莨皂苷、槲皮素、山柰酚、茵芋苷等，还含山茶皂苷元、茶氨酸、茶醇、东莨菪素、儿茶素等，另含挥发油，内有己烯醇、芳樟醇及其氧化物等。

茶叶的具体作用有：

（1）有助于延缓衰老。茶叶中茶多酚具有很强的抗氧化性和生理活性，是人体自由基的清除剂。据有关部门研究证明，1毫克茶多酚清除对人体有害的过量自由基的能力相当于9微克超氧化物歧化酶，大大高于其他同类物质。茶多酚有阻断脂质过氧化反应，清除活性酶的作用。据日本奥田拓勇试验结果，证实茶多酚的抗衰老效果要比维生素E强18倍。

（2）有助于抑制心血管疾病。茶多酚对人体脂肪代谢有着重要作用。人体的胆固醇、甘油三脂等含量高，血管内壁脂肪沉积，血管平滑肌细胞增生后形成动脉粥样化斑块等心血管疾病，茶多酚，尤其是茶多酚中儿茶素及其氧化产物茶黄素等，有助于使这种斑状增生受到抑制，使形成血凝黏度增强的纤维蛋白原降低，凝血变清，从而抑制动脉粥样硬化。

（3）有助于预防和抗癌：茶多酚可以阻断亚硝酸铵等多种致癌物质在体内合成，并具有直接杀伤癌细胞和提高机体免疫能力的功效。据有关资料显示，茶中的茶多酚（主要是儿茶素类化合物），对胃癌、肠癌等多种癌症的预防和辅助治疗，均有裨益。

（4）有助于预防和治疗辐射伤害：茶多酚及其氧化产物具有吸收放射性物质锶- 90 和钴- 60 毒害的能力。据有关医疗部门临床试验证实，对肿瘤病人在放射治疗过程中引起的轻度放射病，用茶叶提取物进行治疗，有效率可达 90% 以上；对血细胞减少症，茶叶提取物治疗的有效率达 81.7%；对因放射辐射而引起的白细胞减少症疗效更好。

（5）有助于抑制和抵抗病毒、病原菌：茶多酚有较强的收敛作用，对病原菌、病毒有明显的抑制和杀灭作用，对消炎止泻有明显效果。我国有不少医疗单位应用茶叶制剂治疗急性和慢性痢疾、阿米巴痢疾，治愈率达 90% 左右。

（6）有助于美容护肤：茶多酚是水溶性物质，用它洗脸能清除面部的油腻，收敛毛孔，具有消毒、灭菌、抗皮肤老化，减少日光中的紫外线辐射对皮肤的损伤等功效。

（7）有助于醒脑提神：茶叶中咖啡因能促使人体中枢神经兴奋，增强大脑皮质的兴奋过程，起到提神益思、清心除烦的效果。

（8）有助于利尿解乏：茶叶中咖啡因可刺激肾脏，促使尿液迅速排出体外，提高肾脏滤出率，减少有害物质在肾脏中滞留时间，咖啡因还可排除尿液中的过量乳酸，有助于使人体尽快消除疲劳。

（9）有助于降脂助消化：唐代《本草拾遗》（唐·陈藏器）中对茶的功效有"久食令人瘦"的记载。茶叶有助于消化和降低脂肪的重要功效，有助于"减肥"。茶叶中咖啡因能提高胃液分泌量，帮助消化，增强分解脂肪能力。所谓"久食令人瘦"的道理就在这里。

（10）有助于护齿明目：茶叶中含氟量较高，每 100 克干茶中含氟量为 10～15 毫克，且 80% 为水溶性成分，若每人每日饮茶叶 10 克，则可吸收 115 克，而且茶叶是碱性饮料，可抑制人体钙质减少，对预防龋齿、护齿、坚齿，都有益，据有关资料显示，在小学生中进行"饭后茶疗漱口"试验，龋齿率可降低80％。另据有关医疗单位调查，在白内障病人中有饮茶习惯的占28.6％；无饮茶习惯的则占71.4％，这是因为茶叶中维生素C等成分能降低眼睛晶体混浊度，经常饮茶，对减少眼疾、护眼明目均有积极作用。

但失眠者、孕妇，哺乳期妇女不宜选用；空腹、便秘、发热者不宜饮浓茶、隔夜茶；活动性消化性溃疡者不宜多饮茶；服用人参等滋补药时不宜饮茶。

茶叶食疗

茶叶常可用于内热温、消化不良、小便不利、神疲乏力、大便溏薄等。

（1）茶叶50克，浓煎1～2盏，温服。功能：清热止痢。适用于热毒下痢、久痢不止者。

（2）茶叶30克，水煎浓汁，加红糖30～60克，再煎至发黑服下。功能：清热止泻。适用于腹泻。

（3）茶叶、白糖、蜂蜜各250克，加水2000毫升，煎至1000毫升，滤渣，冷后储于有盖瓶中，经12日后服用，每日早晚各服1汤匙，蒸热后服。功能：和中养胃。适用于胃及十二指肠溃疡病。

（4）茶叶50克，泡成浓茶后含漱，每日十余次。功能：清热解毒。适用于口疮、牙周炎等。

（5）茶叶20克，浓煎后滤渣，加入温醋15克，顿服。功能：活血祛寒，和血通络。适用于腰痛难转。

（6）茶叶25克。泡成浓茶饮用并口嚼茶叶。功能：清除胃热。适用于胃热口臭等。

中医对茶叶的食疗功用历来有很高的评价，相传几千年前我国就用来治病，饮茶对身体的好处很多；也能辅助治疗许多病症，但要应用适当，尤其不宜饮大量浓茶，否则可能使心跳加快，血压升高，引起失眠等症。茶有收敛作用。大量浓茶也能引起乳汁分泌减少，故产妇应加注意，失眠者、溃疡病者不宜多饮，服铁剂补血药、麻黄素、阿托品等药时，不宜用茶送服，以免减低药效，服人参等补药时也不宜同时饮浓茶。

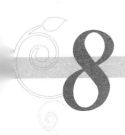

8

采得百花成蜜后，为谁辛苦为谁甜

——蜂蜜为我保健为我药

蜂 （罗隐）

不论平地与山尖，无限风光尽被占。

采得百花成蜜后，为谁辛苦为谁甜？

此诗的意思是，不管是平平的地面，还是在高高的山峰，所有鲜花盛开的地方，都被蜜蜂们占领。它们采尽花蜜酿成蜂蜜后，到头来又是在为谁忙碌？为谁酿造那些醇香的蜂蜜呢？

这首诗赞美了蜜蜂辛勤劳动的高尚品质，写出了一则感人的"动物故事"诗。

唐诗中的蜂蜜

唐诗中还有多首赞美蜂蜜的诗，如：

孟浩然的《疾愈过龙泉寺精舍，呈易、业二公》诗中"入洞窥石髓，傍崖采蜂蜜"。

耿湋的《寒峰采菊蕊》诗中"游飏下晴空，寻芳到菊丛"。

李商隐的《蜂》诗中"红壁寂寥崖蜜尽，碧帘迢递雾巢空"。

韩偓的《残春旅舍》诗中"树头蜂抱花须落，池面鱼吹柳絮行"。

温庭筠的《惜春词》中"蜂争粉蕊蝶分香，不似垂杨惜金缕"。

岑参的《山房春事二首》诗中"风恬日暖荡春光，戏蝶游蜂乱入房"。

无名氏的《蜜蜂》"腰肢何纤纤，惯向花底潜"。

蜂蜜的医疗保健作用

蜂蜜为蜜蜂科昆虫中华蜜蜂等所酿的蜜糖。蜂蜜性味甘平，有补中、润燥、止痛、解毒的功效，主治肺燥咳嗽、肠燥、便秘、胃脘疼痛，鼻渊、口疮、汤火烫伤、解乌头毒等。《神农本草经》记载蜂蜜："主心腹邪气，诸惊痫痉，安五脏诸不足，益气补中，止痛解毒，和百药。"《本草拾遗》（唐·陈藏器）记载："主牙齿疳匶，唇口疮，目肤赤障，杀虫。"《本草纲目》（明·李时珍）记载："和营卫，润脏腑，通三焦，调脾胃。"

蜂蜜是一种老幼皆宜的纯天然营养保健食品，它的营养保健作用和医疗效果十分明显。下面谈谈蜂蜜的医疗保健功效：

（1）蜂蜜与胃肠道疾病：蜂蜜能润滑胃肠道，是治疗便秘的良药，蜂蜜还能促进胃黏膜修复，对胃、十二指肠溃疡病、慢性胃炎等疾病有治疗效果。

（2）蜂蜜与呼吸系统疾病：蜂蜜有消炎、祛痰、润肺、止咳等功效，同时可使人体血红蛋白增加和降低红细胞沉降率，从而使肺结核症状减轻。长期服用，对老年慢性气管炎、支气管炎有良好的辅助治疗作用。

（3）蜂蜜与心血管疾病：蜂蜜中含有葡萄糖等多种营养物质，特别是有色蜂蜜含有大量花粉成分，故兼有蜂花粉的功效，能营养心肌，改善冠状动脉循环，对冠心病、心力衰竭有辅助治疗作用。

（4）蜂蜜与肝病：蜂蜜的主要成分是葡萄糖，葡萄糖除了构成细胞营养物质外，它还能增进肝脏糖原物质的储存，促进组织新陈代谢。服用蜂蜜能提高肝脏解毒能力，对一些慢性肝病有一定的好处。

（5）蜂蜜与神经系统疾病：蜂蜜有一定的镇静作用，可调节神经系统功能，对神经衰弱、失眠有辅助治疗作用。中老年人、更年期病人服用，可缓解症状，改善情绪。

蜂蜜还有增强人体免疫功能，提高机体抵抗力的作用。另外，蜂蜜外用，可治疗感染性创伤、烧伤、冻伤，能止痛、抗炎、促进伤口愈合。儿童服用蜂蜜，能促进身体正常发育。

怎样正确服用蜂蜜

了解了蜂蜜的医疗、促健功效之后，还应掌握正确的服用方法。新鲜蜂蜜可直接服用，也可配成水溶液服用，但绝不可用开水冲或高温蒸煮，因为经高温后，其中有效成分，如各种酶等活性物质被破坏。蜂蜜最好使用40 ℃以下温开水或凉开水稀释后服用。

一般在饭前 1.5 小时，或饭后 2～3 小时服用较为适宜。神经衰弱者应在每日睡前服用。作为治疗或辅助治疗，成人一天 100 克，不要超过 200

克，分早、中、晚三次服用。儿童食用量为 30 克最好，但应视年龄大小而定。用于治疗，以两个月为一个疗程；作为保健服用量可酌情降低，一般每日 10～50 克。另外，糖尿病病人最好不要服用。

蜂蜜的现代药理研究

现代药理研究表明，蜂蜜的主要成分为果糖 36％和葡萄糖 35％、蔗糖 2.6％、麦芽糖、糊精等。此外含有树胶、含氮化合物、有机酸、挥发油、色素、蜡、植物残片、酵母、酶类、无机盐等。蜂蜜尚含水、维生素，其中有维生素 A、维生素 C、维生素 D、维生素 B_2、维生素 B_6、维生素 K、胆碱、烟酸、泛酸、生物素、叶酸等。在含氮化合物中有蛋白质、胨、氨基酸，以及转化酶、过氧化氢酶、淀粉酶等酶类，并含乙酰胆碱。灰分中主含镁、钙、钾、钠、硫，以及微量元素铁、锰、铜、镍等。有机酸中往往含有柠檬酸，以及苹果酸、琥珀酸、乙酸等。

实验研究表明，蜂蜜的主要药理作用有抗菌作用、抗肿瘤作用、降血脂作用等。目前临床主要应用于治疗肠梗阻、感受性疾病、褥疮、浅度烧伤、变应性鼻炎（过敏性鼻炎）等。

蜂蜜食疗

蜂蜜食疗常可用于肺燥咳嗽、肠燥便秘、胃脘疼痛、鼻渊、口疮等。

（1）蜂蜜、黑芝麻适量。先将芝麻炒熟捣如泥，2 匙，用蜂蜜适量，冲服，每日 2 次。功能：滑肠通便。适用于老年人便秘。

（2）蜂蜜 50 克，生甘草 10 克，陈皮 6 克。水适量，先煎甘草、陈皮去渣，冲入蜂蜜，1 日 3 次分服。功能：补中缓急。适用于胃及十二指肠溃疡。

（3）蜂蜜浸大青叶，口含。功能：清热解毒，润燥。用于口疮。

（4）蜜煎甘草末，涂之。适用于男子阴疮。

（5）大白梨 1 个，挖去核，将蜂蜜填入内，蒸熟后食之。功能：润肺止咳。适用于阴虚肺燥久咳、咽干、手足心热。

（6）蜂蜜 35 克，鸡蛋 1 只。蜂蜜加温水适量，打入鸡蛋，微加热，早晚服食。功能：润肺补中。适用于慢性气管炎。

（7）蜂蜜适量，用温开水冲服。功能：滑肠通便。适用于幼儿大便干结。

本因遗采掇，翻自保天年
——一柿有十药

咏红柿子 （刘禹锡）
哓连星影出，晚带日光悬。
本因遗采掇，翻自保天年。

这是一首咏柿的诗，诗人看到树上伴随晨光、星影的红柿子，觉得十分可爱，它吸收了日月的精华，有着超出本身形象的保健、延寿功能。据历来中医药文献的记载，一颗柿具有十种药用价值。可见，柿"保天年"的贡献有多大。"天年"，是我国古代对人之寿命提出的一个具有重要意义的命题。人的自然寿命谓之天年，亦即天赋之年寿。

柿为柿科落叶乔木，唐代段成正在《酉阳杂俎》中说柿有八大特点：一是寿命长；二是多阴；三是无鸟巢；四无虫害；五是霜叶可玩；六是果实味佳；七是落叶肥大可代纸写书；八是它一身是药，它的根或根皮（柿根）、树皮（柿木皮）、叶（柿叶）、花（柿花）、果实（柿子）、果实的制成品（柿饼）及其外附白霜（柿霜）、外果皮（柿皮）、未成熟果实液汁的制品（柿漆）都可供药用。

柿子清热

柿子为柿树的果实，可在霜降至立冬节气间采摘，经脱涩红熟后，就可食用。柿子含蔗糖、葡萄糖、果糖、柿胶酚、单宁、胶质、鞣质等，未熟果实含鞣质，新鲜柿子每100克含碘高达49.7毫克。现代药理研究表明，柿子有降压、增强心脏冠状动脉血流量作用。食用柿子还可解酒。

中医认为柿子有清热、润肺、止渴功用，主治热渴、咳嗽、吐血、口疮等。明代李时珍的《本草纲目》记载"柿以脾肺血分之果也，其味甘而气平，性涩而能收，故有健脾、涩肠、止嗽、止血之功"。但凡有脾胃虚寒，痰湿内盛，外感咳嗽，脾虚泄泻，疟疾、病后、产后、贫血等情况者不宜食用。

不要空腹吃柿子，否则易在胃内凝结成不能溶解的硬块，形成"胃柿石症"而胃痛、恶心、呕吐，严重者会引起胃出血或胃穿孔。

柿饼润肺

柿饼又称"干柿"，为柿子经加工而成的饼状食品。制作方法是取成熟的柿子，削去外皮，日晒夜露，约经1个月后，放置席圈内，再经1个月左右，即成肺饼。清代王士雄《随息居饮食谱》中说："干柿甘平。健脾补胃，润肺涩肠，止血，充饥，杀疳，疗痔。"

柿饼有润肺、涩肠、止血功效，可主治吐血、咯血、血淋、痔漏、痢疾等。食用方法：生食、煎汤均可，但脾胃虚寒或痰湿内盛者不宜食用。

柿霜和柿霜饼

柿霜是制成柿饼时，外表所生成的白色粉霜，为柿霜。柿霜用帚刷下，放入锅内加热溶化，至成饴状时倒入特制的模型中，晾至七成干，用刀铲下，再晾至足干就成柿霜饼。柿霜饼宜置阴凉高燥处，以防潮解。柿霜饼气弱，味甜，有清凉感。

《本草纲目》言："柿霜，清上焦心肺热，生津止渴，化痰宁嗽，治咽喉口舌疮痛。"柿霜含甘露醇、葡萄糖、果糖、蔗糖等。柿霜有清热、润燥、化痰功效，主治肺热燥咳，咽干喉痛，口舌生疮，咯血，吐血，消渴。柿霜可内服外敷，但风寒咳嗽者忌服。

柿漆治高血压

柿漆为柿的未成熟果实，经加工制成的胶状液体。制法是采摘未成熟而色青味涩的果实，捣烂，置缸中加入适量清水，不时搅动，然后静置约20日，将渣滓除去，剩下无色的胶状液，即为柿漆，味涩苦。

柿漆含鞣质样物质柿漆酚、胆碱、乙酰胆碱等。据《现代实用中药》记载："治高血压。柿漆1～2匙。可用牛奶或米汤和服，一日2～3次。"

柿蒂、柿皮和柿花

柿蒂为柿树的宿存花萼，又称柿钱、柿丁、柿萼。在冬季收集成熟柿子的果蒂，去柄，洗净，晒干。柿蒂性平，味苦、涩。含羟基三萜酸、齐墩果酸、熊果酸、白桦脂酸、葡萄糖、果糖、鞣质等。清代王士雄《随息居饮食谱》记载柿蒂"下气，治咳逆、噎哕、气冲、不纳之证"。煎汤服用有降逆气功效，主治呃逆、呕哕。现代临床应用于顽固性呃逆、婴幼儿腹泻。

柿皮为柿子的外果皮，外用可贴疗疮、无名肿毒等。

柿花为柿树开花的花蕾，采集后晒干，研为粉末。有疏风清热功效，适用于风热感冒，疗疮疖肿等。明代兰茂《滇南本草》记载："治痘疮破溃，柿花晒干为末，搽之。"

柿根、柿木皮和柿叶

柿根为柿的根或根皮，含强心苷、蒽苷、鞣质等。《本草纲目》记载："治血崩、血痢、下血。"现代中医认为，柿根有凉血、止血功效，主治血崩，血痢，痔疮等，煎汤内服，捣烂炒敷外用均可。

柿木皮是柿树的树皮，暴干更焙，筛末，和米汤内服可治下血不止。烧灰调油外敷可治烫伤、烧灼伤。

柿叶即柿树的叶子，现代药理研究表明，柿叶含黄酮苷、鞣质、酚类、树脂、叶绿素、有机酸、维生素、挥发油等，有降血脂、降血压、增加心脏冠状动脉流量等作用。《分类草药性》（清代，作者不详）中说柿叶"治咳嗽气喘，消肺气胀"。中医认为，柿叶有止咳平喘功效，适用于咳喘、肺气肿及各种内出血。

一柿有十药，真是全身都是宝。

柿的食疗

柿的食疗常可用于肺热咳嗽、脾虚泄泻、咯血便血、尿血、高血压、痔疮等。

（1）成熟鲜柿1只，去皮吃，每日2次。功能：润肺宁心，生津和胃。适用于肺结核咳血、口干咽燥、胃热疼痛。

（2）半成熟柿1只，捣取汁，温开水冲服，每日2次。功能：清热平肝。适用于地方性甲状腺肿、高血压。

（3）鲜柿1只，黑豆30克，食盐少许，煎服，每日1剂。功能：清热止血。适用于尿血。

（4）柿饼 2 个，蜜糖 30 克，川贝粉 3 克，隔水蒸服，每日 1～2 次。功能：润肺止咳。用于肺热咳嗽、痰稠气急。

（5）柿饼 1 个，蒸熟，内入青黛 3 克，睡前服。功能：清肺止血。适用于肺热咳嗽、痰中带血。

（6）柿饼 1 个，糯米 30 克，陈皮 3 克，共煮粥服。功能：健脾涩肠。适用于小儿脾虚泄泻、慢性肠炎。

（7）柿饼 2 个，加水煮烂吃，每日 1 次。功能：清热止血。适用于痔疮出血。

（8）柿饼 7 个焙为末，加红糖 30 克调和，空腹服。功能：清肠止血。适用于便血。

（9）柿饼 1 个，生姜 3 克，切碎夹入柿饼内，焙热吃。功能：润肺止咳。适用于百日咳。

（10）柿蒂 9 克，生姜 3 克，水煎服。功能：降逆止呃。适用于呃逆不止。

（11）柿霜 3～9 克，温水化服慢慢含咽，每日 3 次。功能：清热利咽。适用于口疮、咽炎。

10

中庭井阑上，一架猕猴桃
——长寿老人与猕猴桃

太白东溪张老舍即事，奇舍弟侄等　（岑参）

渭上秋雨过，北风何骚骚。天晴诸山出，太白峰最高。
主人东溪老，两耳生长毫。远近知百岁，子孙皆二毛。
中庭井阑上，一架猕猴桃。石泉饭香粳，酒瓮开新槽。
爱兹田中趣，始悟世上劳。我行有胜事，书此寄尔曹。

此诗是说，渭水上迅烈的北风，带着秋雨吹过。天晴之后，山的轮廓在雾水消散后渐渐显出，其中太白峰是最高的一座。（我行至峰下见有一人家,)主人名叫东溪老,两耳孔内长着长长的毫毛,老神仙一般。远近的人都知道他已经一百多岁了,连儿子孙子头发都苍白了。他家的院子里,井栏上有一树猕猴桃。他请我吃用山泉水和香粳米做的饭,又打开了新酿的酒请我喝。我真是爱这田园的乐趣呀,这才了解世上的人是多么的劳苦呀。我的这次出行,有这样一件美事,就写下来寄给你们。

这首诗表达了诗人对田园生活的向往,不想理会世间琐事劳苦,也表达了对主人东溪老寿星的感激之情。诗中对东溪老寿星家中环境的描写只有一句"中庭井阑上,一架猕猴桃"。笔者认为,诗人可能提示寿星之长寿与猕猴桃之间有什么相关联系。

"仙桃"——猕猴桃

我国 3000 多年前,古人就食用猕猴桃,在最古老的文学作品《诗经·桧风》中就有描述"隰有苌楚,猗傩其枝……隰有苌楚,猗傩其华……隰有苌楚,猗傩其实"。其中的苌楚就是猕猴桃。古人 1000 多年前已经会人工栽培猕猴桃了,"中庭井阑上,一架猕猴桃"。

猕猴桃,又名羊桃、阳桃、藤梨,是猕猴桃科植物猕猴桃的果实,为我国特有的果树,每年 8—10 月果实成熟时采收。明代李时珍《本草纲目》中说"其形像梨,其色如桃,而猕猴喜食,故有其名"。100 多年前,新西兰人曾从我国引进猕猴桃,称为"中华猕猴桃"。近年来,国内已开始重视猕猴桃改良工作,扩大种植,市场上已有猕猴桃果酒、果酱、果汁和果品供应。

中医认为,猕猴桃性味甘、酸而寒,入肾、胃、膀胱经,有清热生津,和胃消食,利尿通淋之功,《本草纲目》言其"止暴渴,解烦热,压丹石,下石淋"。《开宝本草》言其"调中下气,主骨节风"。《食疗本草》言其"去烦热,止消渴"。《食经》言其"和中安肝,主黄疸,消渴",对热病后消渴纳差等甚效。

现代医学研究

现代营养分析表明,猕猴桃富含糖、维生素、有机酸、蛋白质、抗坏血酸、维生素 P、维生素 E 及矿物质磷、铁、钾、钙、镁、碘、铬、锌等。猕猴桃的营养价值很高,以阔叶猕猴桃为例,每百克鲜果中维生素 C 含量高达

1600～2249 毫克，而柑橘只含 30～50 毫克，苹果或葡萄还不足 5 毫克。猕猴桃内维生素 C 的含量比橘子高 4～12 倍，比西红柿高 15～33 倍，而且维生素 C 在人体内吸收率可达 94％。这些成分显然具有保护心肌、降低血胆固醇的作用。

国内有临床研究报道，24 例高脂血症病人服用猕猴桃汁后，每一百毫升血中的胆固醇平均下降 37 毫克，β 脂蛋白平均下降 186 毫克，甘油三酯下降 160 毫克，大多数人自觉精力变得充沛。动物实验结果显示，猕猴桃汁能明显提高小白鼠对缺氧的耐受，存活时间延长，说明猕猴桃对人体缺氧有保护作用。因而，猕猴桃可作为防治心、脑血管病变的保健食物，难怪国外将它称为"仙桃""长寿果""果中之王"等。

最近研究指出，猕猴桃有相当满意的抗癌作用。特别令人惊叹的是，猕猴桃所含的猕猴桃素，是一种蛋白分解酶，可抑制蛋白质成为胶体状，有溶解动物的死细胞及保持其柔软成分的作用。动物试验证实，猕猴桃汁能阻断亚硝胺在体内的合成，从而减少患癌症的危险。北京工学院科研人员将猕猴桃汁、维生素 C 和柠檬汁进行对比试验，结果证明猕猴桃汁是最有效的阻断剂，阻断率高达 98％，而其他两种均为 50％ 左右。当把猕猴桃汁中的维生素 C、维生素 E 破坏后，所测试的阻断率仍可达 79.8％，而把柠檬汁中的维生素 C、维生素 E 破坏后，阻断率却降至不到 20％。这说明猕猴桃的抗癌物质不是单一的，除含有维生素 C、维生素 E 外，还含有其他可以阻断亚硝胺生成的活性物质。

现已初步分离出这种抗癌作用很强的成分，它是一种多肽类物质，体外试验可看到 10 微克这种物质即可使离体癌细胞死亡一半左右。由于猕猴桃有这种杰出的功效，人们赞誉它为抗癌"仙桃"。临床观察发现，猕猴桃对胃癌、大肠癌、食管癌、肺癌、肝癌、乳腺癌等都有效。

猕猴桃的根或根皮，中医称为"藤梨根"，也是一种重要的药材，性味酸微甘、凉，有清热、利尿、活血、消肿功效，不仅在治癌药方中常用，而且可用于治肝炎、水肿、跌打损伤、风湿性关节炎、淋浊、疮疖等。猕猴桃枝叶或其汁含多种氨基酸，如亮氨酸、赖氨酸、精氨酸、天门冬酰胺等，中医用于"下石淋"等。

猕猴桃的食疗选方

猕猴桃的食疗常可用于伤暑烦热、尿路感染、痔疮出血、湿热黄疸及消化道癌肿等。

（1）鲜果 30 克，去皮生食，每日 3 次。功能：清热生津除烦。适用于烦热咽干、暑热消渴，亦可用于防治癌症、高血压、心脏病、咽喉炎。

（2）鲜果 100 克，捣烂加温开水 1 杯，滤取汁饮服，每日 3 次。功能：清热利尿。适用于小便短涩疼痛、痔疮出血。

（3）鲜果 100 克，鲜田基黄 60 克，共捣烂，榨汁服，每日 3 次。功能：清热退黄。适用于黄疸型肝炎、阻塞性黄疸。

（4）鲜果 100 克，捣烂，加温开水 1 杯，滤取汁加生姜汁 10 滴饮服，每日 2 次。功能：清热和胃止呕。适用于胃热干呕。

（5）鲜果 100 克、鲜半枝莲 30 克，洗净共捣烂，加温开水 1 杯滤取汁饮用。每日 3 次。功能：清热解毒。适用于消化道癌症。

（6）鲜果 100 克（或干果 60 克），切开煎汤代茶饮，每日 1 次，连服 2 个月。功能：和胃清热。适用于胃、十二指肠溃疡。

吃猕猴桃须知

（1）吃了猕猴桃别马上喝牛奶。因为猕猴桃中丰富的维生素 C 易与奶制品中的蛋白质凝结成块，不但影响消化吸收，还会使人出现腹胀、腹痛、腹泻。

（2）猕猴桃性微寒，不宜多食，脾胃虚寒者应慎食，腹泻者不宜食用，先兆性流产、月经过多和尿频者忌食。

（3）食酸菜鱼后应吃些猕猴桃。酸菜鱼是人们喜欢的一道菜肴。但是经过腌制后的酸菜，维生素 C 已丧失殆尽。此外，酸菜中还含有很多的草酸和钙，由于酸度高，食用后易被肠道吸收，在经肾脏排泄时，极易在泌尿系统形成结石，而腌制后的食物，大多含有较多的亚硝酸盐，与人体中胺类物质结合生成亚硝胺，是一种容易致癌的物质。科学家发现，富含维生素 C 的食物，可以阻断强致癌物亚硝胺的合成，减少胃癌和食管癌的发生。而一个猕猴桃基本可以满足人体一天维生素 C 的需要量。

（4）慎防儿童吃猕猴桃过敏。英国一次科学调查研究显示，儿童食用猕猴桃过多会引起严重的过敏反应，甚至导致虚脱。这项研究显示，5 岁以下的儿童最容易产生过敏反应。在 300 名接受调查者中，有 80 名儿童，其中 2/3 在第一次吃猕猴桃时会有不良反应，包括口喉瘙痒、舌体膨胀、呼吸困难和虚脱等。

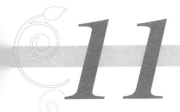

昨宵宴罢醉如泥，惟忆张公大谷梨
——养阴生津梨最宜

赠陶使君求梨 （徐铉）

昨宵宴罢醉如泥，惟忆张公大谷梨。白玉花繁曾缀处，黄金色嫩乍成时。
冷侵肺腑醒偏早，香惹衣襟歇倍迟。今旦中山方酒渴，惟应此物最相宜。

此诗的意思是，我昨晚宴饮罢后，醉得瘫成一团，扶都扶不住，真是烂醉如泥，想要寻求能够止渴醒酒的良药，我唯独记得您陶使君家曾经种有张公大谷梨。朵朵洁白如玉的梨花曾经繁密地点缀在您的园林，现在已是颗颗色黄似金而脆嫩的梨果开始成熟之时。梨味甘性寒，沁人肺腑，吃梨醒酒，其见效出奇的快，梨的香气如沾染衣襟，则会经久不去，其香消减也迟迟。今晨我仍然感觉到酒后口渴不止，只有您家的大谷梨，我吃这种水果最适宜。

唐诗中的梨

我国自周朝起即已栽植梨树，古时视梨为上品，梨有"百果之宗"之说。唐诗中说梨的诗句不少，如：

"紫梨烂尽无人吃，何事韩君去不归？"（曹唐《小游仙诗九十八首》）

"翠瓜碧李沈玉甃，赤梨葡萄寒露成。"（杜甫《解闷十二首》）

"秋来梨果熟，行哭小儿饥。"（姚合《原上新居》）

"春来梨枣尽，啼哭小儿饥。"（王建《原上新居十三首》）

"迩来又见桃与梨，交开红白如争竞。"（韩愈《寒食日出游》）

"桂密岩花白，梨疏树叶红。"（王勃《冬郊行望》）

"露叶团荒菊，风枝落病梨。"（白居易《酬梦得暮秋晴夜对月相忆》）

"畏彼梨粟儿，空资玩弄骄。"（孟郊《立德新居》）

"羞逐长安社中儿，赤鸡白雉赌梨栗。"（李白《行路难》）

"面梨通蒂朽，火米带芒炊。"（元稹《酬翰林白学士代书一百韵》）

"熟杏暖香梨叶老，草梢竹栅锁池痕。"（李贺《南园》）

药食两用说梨

徐铉《赠陶使君求梨》诗曰："昨宵宴罢醉如泥，惟忆张公大谷梨。""今旦中山方酒渴，惟应此物最相宜。"因为中医认为，梨性味甘寒，有润肺、化痰、止咳、生津、止渴、降火、清心等功用。《本草纲目》（明·李时珍）："润肺凉心，消痰降火，解疮毒、酒毒。"《本草衍义》（北宋·寇宗奭）："唯病酒烦渴之人，食之甚佳。"可知梨为生津止渴醒酒之上品。

梨为蔷薇科梨属植物，多年生落叶果树。梨的营养价值很高，含有蛋白质，脂肪，果糖，葡萄糖，钙，磷，铁，苹果酸，柠檬酸，维生素 B_1、维生素 B_2、维生素 C 等，含钾 100 毫克，而钠仅 10 毫克，是高钾低钠的食物，因此水肿者食之有益。梨能保护心脏，减轻疲劳，增强心肌活力，降低血压。梨所含的苷及鞣酸等成分，能祛痰止咳，对咽喉有养护作用。梨有较多糖类物质和多种维生素，易被人体吸收，增进食欲，对肝脏具有保护作用。梨对于肝阳上亢或肝火上炎型高血压病人颇为相宜，经常食之，可滋阴清热，使血压下降，头昏目眩减轻，心悸耳鸣得愈。梨因含有苷及鞣酸等成分，故对肺结核亦有疗效。食梨能防止动脉粥样硬化，抑制致癌物质亚硝胺的形成，从而防癌抗癌。梨中的果胶含量很高，有助于消化、通利大便。

梨性寒凉，易伤中焦，故不宜多食。慢性肠炎、胃寒病者忌食生梨。脾胃虚寒而致的大便稀薄和外感风寒而致的咳嗽痰白者忌用。

我国民间历来认为梨是治疗咳嗽的良药。据说唐朝宰相魏徵的母亲咳嗽不愈，而又忌畏服药，魏徵想到梨能止咳，为增强其药效，再将其他一些止咳中药研成粉末，和梨汁一起熬成梨膏糖，果有奇效，不久，魏徵的母亲就完全康复了。此法后来广为流传，便成了家喻户晓的梨膏糖。这便是梨膏的起源，"雪梨膏"是其中最有名的，有明显的止咳化痰作用。以后人们又在梨膏中加入一些其他药物，便成了各式的药梨膏，其主要功效都是止咳、化痰。

由此可见，梨确为治咳的良果。冰糖炖梨，不仅可以祛痰热、疗咳喘、滋肺阴，而且对嗓子有很好的养护作用，歌唱家和广播员宜常服之。各种热病及酒后烦渴者，取梨汁、芦苇根汁、麦冬汁、鲜藕汁、葛根汁各等份和匀，凉服或温服。新鲜梨汁保持了原有的香气和风味，营养丰富，为老幼皆宜的清凉饮料。《随息居饮食谱》（清·王士雄）称它为"天生甘露饮。"

另外，梨皮能清心润肺，降火生津，常用于治暑热烦渴、咳嗽、痢疾等。治痢疾时，与石榴果壳同煎服，效果更佳。梨叶煎服可解蕈中毒、小儿疝气，捣汁能治疮疖，如食梨过多，引起胃肠不适时，煎梨叶汁服有效。

梨的食疗方选

（1）热病伤阴，心烦口燥，大便干结者。大雪梨1个。将雪梨切成薄片，放在碗中，加入凉开水，淹没梨片，浸泡半日，用纱布绞汁。顿饮，1日数次。

（2）热蕴肺，咳嗽，咳黄稠痰，发热，口干燥者。秋梨500克、白藕500克。将秋梨削皮、去核，白藕去节，分别切碎，一并用纱布绞汁，顿服。

（3）肺阴亏虚，虚热内燥，午后低热，久咳不止，痰少质黏，心烦不安，大便秘结，小便短黄者。鸭梨1000克，白萝卜1000克，生姜250克，炼乳250克，蜂蜜250克。将梨洗净，去核；白萝卜和生姜洗净。以上3味分别用纱布取汁液。将梨汁和萝卜汁放在锅内，先用武火煮沸，再用文火煎沸，浓缩至膏状时，加入姜汁、炼乳和蜂蜜，搅拌均匀，继续煎熬，煮沸后停火。待凉，盛入瓶内。每次1汤匙，每日2次，用沸水冲化饮用。

（4）感冒、咳嗽、急性支气管炎：生梨1个，洗净连皮切碎，加冰糖蒸熟吃。或将梨去顶挖核，放入川贝母3克、冰糖10克，置碗内文火煮之，待梨炖熟，喝汤吃梨，连服2～3日，疗效尤佳。

（5）慢性气管炎、干咳少痰、口干舌红、便秘：生梨1个，蜂蜜或冰糖放入梨内，蒸熟吃梨喝汤，每日1次，连吃5日为一个疗程。或梨挖心削皮，放入杏仁10克、冰糖30克，蒸熟吃，可止咳化痰，清热生津。

（6）肺热、咽疼、失音：雪梨捣汁徐徐含咽，每日服3～4次。

（7）肺热咳嗽：生梨加冰糖炖服，或生梨去心加贝母3克炖服；或梨1个，芦根30克，冰糖同煮，睡前热食，见小汗为佳，食3日；或梨汁、藕汁等量服。

（8）小儿风热咳嗽、食欲不振：鸭梨水煎取汁，加入大米煮粥食用。

（9）虚劳、肺结核、低热、久咳：鸭梨、白萝卜各 1000 克，切碎绞汁，浓缩成膏，加入生姜 250 克，绞汁，和炼乳、蜂蜜各 250 克，搅匀，煮沸，每服 1 匙。

（10）咽炎、红肿热痛、吞咽困难：沙梨用米醋浸渍，捣烂、榨汁，慢慢咽服，早晚各一次。

（11）久咳、肺阴已伤、咳嗽痰少、咽干口燥：雪梨 1 个，百合 15 克，冰糖 25 克，水煮，待百合熟透时，即可食用。

（12）清痰止咳：将梨捣汁，加姜汁、蜂蜜；或将梨熬膏加姜汁、蜂蜜食用。

（13）醉酒：梨生食或榨汁服。

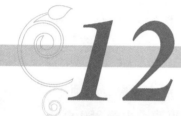

江南有丹橘，经冬犹绿林

——橘全身是药

感遇十二首·江南有丹橘 （张九龄）

江南有丹橘，经冬犹绿林。岂伊地气暖？自有岁寒心。

可以荐嘉客，奈何阻重深。运命唯所遇，循环不可寻。

徒言树桃李，此木岂无阴？

此诗的意思是，江南丹橘叶茂枝繁，经冬不凋四季常青。岂止南国地气和暖，而是具有松柏品性。荐之嘉宾必受称赞，山重水阻如何进献？命运遭遇往往不一，因果循环奥秘难寻。只说桃李有果有林，难道丹橘就不成阴？

唐诗中的橘

唐诗中有关"橘"的诗很多，约有三百多首。橘意象寄托的文化内涵相当丰富，它既是高洁人格、伦理之情的象征，也是富贵吉祥、团圆美满的期盼，更是珍品良药。诗人们颂橘、咏橘、写橘，也亲身栽橘，因为橘寓高洁，体现了忧国忧民之情，橘也隐含着和美之意。唐诗中各类意象的运用精彩纷呈，"橘"是唐诗187种植物意象中引用最多的一种，橘承载着果与我国传统文化内蕴的关联。

列举如下：皮日休的《早春以橘子寄鲁望》诗中"个个和枝叶捧鲜，彩凝犹带洞庭烟"。

白居易《拣贡橘书情》诗中"珠颗形容随日长，琼浆气味得霜成"。

张彤《奉和白太守拣橘》诗中"行看采掇方盈手，暗觉馨香已满襟"。

杜甫《峡隘》诗中"闻说江陵府，云沙静眇然。白鱼如切玉，朱橘不论钱"。

顾况的《谅公洞庭孤橘歌》诗中"洞庭橘树笼烟碧，洞庭波月连沙白"。

齐己的《谢橘洲人寄橘》诗中"洞庭栽种似潇湘，络绕人家带夕阳"。

张九龄的《初入湘中有喜》诗中"两边枫作岸，数处橘为洲"。

徐晶的《送友人尉蜀中》诗中"人家多种橘，风土爱弹琴"。

皇甫冉的《送夔州班使君》诗中"万岭岷峨雪，千家橘柚川"。

李绅的《过吴门二十四韵》诗中"竹扉梅圃静，水巷橘园幽"。

张籍《江南曲》诗中"江南人家多橘树，吴姬舟上织白纻"。

钱起的《送田仓曹归觐》诗中"节下趋庭处，秋来怀橘情"。

柳宗元的《南中荣橘柚》诗中"橘柚怀贞质，受命此炎方"。

橘的药用

橘亦供药用，名黄橘、橘子，为芸香科植物橘及其栽培变种的成熟果实。橘的未成熟果皮或幼小果实（青皮）、成熟果实的果皮（橘皮、橘红、橘白）、果皮内层的筋络（橘络）、种子（橘核）及根（橘根）、叶（橘叶）等亦供药用。

橘果肉：性味甘酸、凉，果汁中含苹果酸、柠檬酸、葡萄糖、果糖、蔗糖、维生素C、胡萝卜素、维生素B_1等。有开胃理气、止咳润肺的功效，主治胸膈结气、呕逆、消温等。风寒咳嗽、痰饮者不宜食用，阴虚火旺者少食。橘不宜与萝卜、牛乳同食。

橘白：为橘果皮的白色内层部分。性味苦辛、温，有和胃、化浊腻的功效。

橘皮：为橘的果皮，又称陈皮。含挥发油、黄酮苷、橙皮苷、维生素

B_1、胡萝卜素、隐黄素、维生素 C、果胶等。性味辛苦、温。有理气、调中、燥湿、化痰的功效，主治胸腹胀满，不思饮食，呕吐哕逆，咳嗽多痰等。气虚及阴虚燥咳者不宜用。吐血者慎用。

橘红：为橘果皮的外层红色部分。性味辛苦、温。有消痰、利气、宽中、散结的功效，主治风痰、痰嗽、恶心、吐水、胸痛、闷胀等。

橘饼：为橘子成熟的果，用蜜糖渍制而成。性味甘温，有宽中、下气、化痰、止咳的功效，主治食滞、气膈、咳嗽、泻痢等。

橘络：为橘子果皮内层的筋络。性味甘苦，有通络、理气、化痰的功效，主治经络气滞、久咳胸痛，痰中带血，伤酒口渴等。

橘核：为橘的种子。含脂肪油、蛋白质、黄柏内酯、闹米林等。性味苦平，有理气、止痛的功效。主治疝气、睾丸肿痛、乳痈、腰痛、膀胱气痛等。

橘根：为橘树的根。性味苦辛，有顺气止痛、除寒湿的功效。

橘红珠：为未成熟的幼小果实。性味酸苦，有止温、助消化、除胸中气滞等功效，主治食积、癥瘕等。

橘叶：为橘树的叶。含挥发油、淀粉、纤维素、果糖、维生素 C 等。性味苦辛，有疏肝、行气、化痰、消肿的功效，主治胁痛、乳痈、肺痈、咳嗽、胸肺痞满、疝气等。

常用橘的食疗方

橘的小药膳：

（1）冰糖银耳橘瓣羹：原料为成熟橘子 2 个，银耳 30 克，冰糖适量（按个人口味，不宜过甜），枸杞 10 粒。橘瓣带橘络，与银耳一起放入盛水锅中，盖盖蒸煮半小时后取出，加入冰糖，撒入枸杞，待温后食用。有化痰止咳之功。用于刚着秋凉，或因微感风寒，咳嗽多痰。

（2）柑橘山楂饮：原料为生山楂 30 克，陈皮 20 克，大红橘一个，用其橘核和鲜橘络。用水共煮山楂、陈皮、橘核和橘络 40 分钟，得液体 500 毫升；分两次饮用。有行气止痛之效。适用于妇女乳房胀痛初起。

（3）橘饼茶：原料为橘饼 1 个、干山楂 10 克。橘饼切成薄片，与干山楂一起放入茶壶内，用刚烧沸的开水冲泡，盖上壶盖，泡 10 分钟即可。有宽中下气，消食，止泻之效。治疗小儿伤食或多吃生冷、瓜果后导致的腹泻。

橘的食疗方选：橘的食疗常可用于烦热口渴、咳嗽多痰、消化不良、恶心呕吐、呃逆、疝气、冻疮等。

（1）鲜果适量，去皮榨汁。每次饮 50 毫升，每日 2 次。功能：生津止渴。适用于热病烦渴、咽干舌燥。

（2）鲜果 1～2 只，剥皮食，每日 2 次。功能：和胃消食。适用于消化不良、食后饱胀。

（3）鲜橘汁 100 毫升，一次饮完。功能：解渴醒酒。适用于解酒。

（4）鲜果 2 只剥皮，将果皮和瓤分开。取皮切成丝，冰糖 30 克，蒸热，每晚服 1 次。功能：润肺化痰止咳。适用于咳嗽多痰。

（5）鲜果适量，晒至半干，压扁，放在煮溶的糖浆中渍制成橘饼。每次 30 克，慢慢嚼服。功能：开胃理气止吐。适用于脾胃气滞、恶心呕吐。

（6）橘核 30 克，捣碎，水、酒各半煎服，每日 2 次。功能：疏肝理气止痛，适用于乳腺炎结块疼痛、疝气胀痛、睾丸肿胀。

（7）干燥橘皮 10 克，生姜 3 片，水煎服。功能：理气化痰止呕。适用于痰多胸闷、干呕、呃逆。

（8）鲜橘皮适量煎汤熏洗患处，适用于冻疮未溃。

（9）烂橘 1 个，搽擦患部。适用于烫伤。

食橘有"不宜"

橘不宜与萝卜同食：白萝卜含酶类较多，被人体摄入后会生成一种硫氰酸盐，此盐在代谢中产生一种抗甲状腺物——硫氰酸，它可以阻止甲状腺摄取碘，抑制甲状腺素的形成。橘子中含有类黄酮物质，在肠中被细菌分解后，可转化为羟苯甲酸及阿魏酸，它们能加强硫氰酸抑制甲状腺的作用。若两者同食，会诱发或导致甲状腺肿。

橘不宜与牛奶同食：橘子中的果酸会使牛奶中的蛋白质凝固，不仅影响吸收，而且严重者还会出现腹胀、腹痛、腹泻等。如必须同食，应在喝完牛奶 1 小时后进食橘子。

13

隔窗知夜雨，芭蕉先有声
——清热的芭蕉

夜雨（白居易）

早蛩啼复歇，残灯灭又明。

隔窗知夜雨，芭蕉先有声。

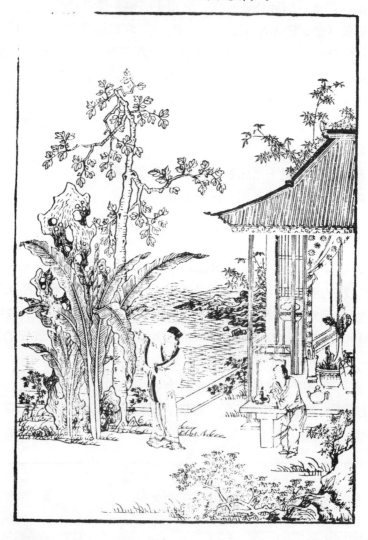

此诗的意思是，蟋蟀的叫声时断时续，一盏残灯熄灭又重新点亮。隔着窗户知道夜里下雨，芭蕉叶上先传出淅淅沥沥的雨声。这首诗作于元和十年（815 年）。此时诗人被贬为江州司马，在一个安静的雨夜，诗人创作了此诗，透露了诗人孤寂的心情和零落之苦，也写出了诗人夜深难寐。

唐诗中的芭蕉

唐诗中芭蕉常与孤独忧愁、离情别绪相联系。如：

韦应物的《闲居寄诸弟》诗中"尽日高斋无一事，芭蕉叶上独题诗"。

刘禹锡的《病中一二禅客见问，因以谢之》诗中"身是芭蕉喻，行须筇竹扶"。

岑参的《寻阳七郎中宅即事》诗中"雨滴芭蕉赤，霜催橘子黄"。

韩愈的《山石》诗中"升堂坐阶新雨足，芭蕉叶大栀子肥"。

杜牧的《芭蕉》诗中"芭蕉为雨移，故向窗前种"。

李商隐的《如有》诗中"芭蕉开绿扇，菡萏荐红衣"。

王建的《花褐裘》诗中"对织芭蕉雪氄新，长缝双袖窄裁身"。

姚合的《题金州西园九首·芭蕉屏》诗中"芭蕉丛丛生，月照参差影"。

韦庄《过旧宅》诗中"莫问此中销歇寺，娟娟红泪滴芭蕉"。

戴叔伦的《赠鹤林上人》诗中"归来挂衲高林下，自剪芭蕉写佛经"。

卢纶的《题念济寺晕上人院》诗中"浮生亦无著，况乃是芭蕉"。

许岷的《木兰花》诗中"江南日暖芭蕉展，美人折得亲裁剪"。

皮日休的《病中美景颇阻追游因寄鲁望》诗中"南国不须收薏苡，百年终竟是芭蕉"等。

芭蕉是清热良药

芭蕉的果实、叶、花或花蕾、种子、根、茎汁都可供药用。

芭蕉根：为多年生草本芭蕉科植物芭蕉的根茎。性味甘、大寒，有清热、止渴、利尿、解毒功效，主治一切肿毒、热病、烦闷、消渴、黄疸、水肿、脚气、血淋、血崩、痈肿、疔疮、丹毒等。

芭蕉：为芭蕉的果实。芭蕉和香蕉同属一科，外形相似，有一定的药用价值。其果肉，润肠通便，主治便秘。芭蕉可供食用。芭蕉与香蕉的营养价值差不多，从中医角度讲，都有润肠通便功效，但香蕉性甘寒，故胃寒者不宜多吃，芭蕉性平，适宜老年人食用。

芭蕉子：为芭蕉的种子。性味：子生食大寒、子中仁性寒。子生食有止咳润肺功效；子仁有通血脉、填骨髓功效。

芭蕉叶：性味甘淡、寒，有清热、利尿、解毒功效，主治热病、中暑、脚气、痈肿、烫伤等。

芭蕉花：为芭蕉的花或花蕾。性味甘淡微辛，有化痰软坚、平肝、和瘀、通经功效，主治胸膈饱胀，脘腹痞痛，吞酸反胃，呕吐痰涎，头目昏眩，心痛怔忡，妇女经行不畅。

芭蕉油：为芭蕉茎中的液汁。性味甘凉，有清热、止渴、解毒功效，主治热病烦渴、惊风、癫痫、高血压头痛、疔疮痈疽、烫火伤。

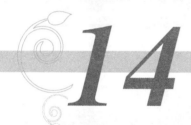

江北荷花开，江南杨梅熟
——生津止渴说杨梅

叙旧赠江阴宰陆调 （李白）

泰伯让天下，仲雍扬波涛。

······

江北荷花开，江南杨梅熟。

正好饮酒时，怀贤在心目。

······

大笑同一醉，取乐平生年。

李白的《叙旧赠江阴宰陆调》中，此段诗句意思是：现如今江北荷花正盛开，江南的杨梅也熟了。正是饮酒的好时节，日夜无不把贤君怀念在心目。

唐诗中的杨梅

宋之问的《登粤王台》诗中"冬花采卢橘，夏果摘杨梅"。

李白的《梁园吟》诗中"玉盘杨梅为君设，吴盐如花皎白雪"。

孟浩然的《裴司士员司户见寻》诗中"厨人具鸡黍，稚子摘杨梅。"

中医说杨梅

杨梅为杨梅科植物杨梅树的果实，除杨梅可作中药，杨梅树的根、树皮、杨梅核仁，都可供药用。

中医认为，杨梅性味甘酸、温，有生津解渴、和胃消食功效，可治烦渴、吐泻、痢疾、腹痛。

杨梅树皮或根皮：性味辛、涩，有消炎、收敛、止泻、止血、止泻功效，可治痢疾、肠炎、崩漏、胃溃疡、外伤出血、牙痛、跌打损伤。

杨梅核仁：可治脚气。

杨梅的营养成分

现代医学表明，据测定优质杨梅果肉的含糖量为 12％～13％，含酸量为 0.5％～1.1％，富含纤维素、矿物质元素、维生素和一定量的蛋白质、脂肪、果胶及 8 种对人体有益的氨基酸，其果实中钙、磷、铁含量要高出其他水果 10 多倍。

每 100 克杨梅可食部食品中的营养素含量：水分 83.4～92.0 克、热量 28 千卡，蛋白质 0.8 克，脂肪 0.2 克，碳水化合物 5.7 克，膳食纤维 1 克，果汁含糖量 12～13 克，含酸量 0.5～1.8 克，硫胺素 10 微克，核黄素 50 微克，烟酸 0.3 毫克，胡萝卜素 0.3 微克，维生素 A 7 微克，维生素 C 9 毫克，维生素 E 0.81 毫克，钙 14 毫克，镁 10 毫克，铁 1 毫克，锰 0.72 毫克，锌 0.14 毫克，铜 20 微克，钾 149 毫克，磷 8 毫克，钠 0.7 毫克，硒 0.31 微克。杨梅富含维生素 C、葡萄糖、果糖、柠檬酸等，酸甜味美；另外，杨梅含钾丰富，对夏天大量出汗者可起到补钾功效。

果味酸甜适中，既可生食，又可加工成杨梅干、酱、蜜饯等，还可酿酒。此外果实可入药，有止渴、生津、助消化等功能。杨梅夏季采收成熟果实，洗净现用，或干燥备用。

杨梅的食疗

(1) 杨梅：杨梅适量，用食盐、白糖适量，腌制备用。每次嚼服 2～3

个。源于《开宝本草》(宋·刘翰)。杨梅经食盐、白糖腌制后,生津止渴作用甚佳。亦可止呕吐、消食。

(2)杨梅酒:鲜杨梅250克,加白酒至淹没杨梅为度,浸泡数日。每次服25~50克。本方取杨梅调理肠胃,止呕止泻。用于肠胃不和,呕吐腹泻,或腹痛。若不能饮酒者,用杨梅15克煎汤服亦可。

(3)杨梅散:干杨梅30克,炒炭存性,研为细末。每次3~6克,米汤送服。源于《普济方》(明·朱橚)。杨梅能收敛止泻,炒炭作用尤强。用于消化不良,便溏腹泻,或久痢不止。

(4)杨梅加荸荠:二者营养丰富,而且荸荠有药用价值。同食,更益于身体,而且对铜中毒有一定的疗效。

(5)杨梅加绿豆:煮绿豆粥时加些杨梅,可以起到清热解毒、健脾开胃的效果,是夏季防暑养生的美味佳肴。

(6)杨梅鲜果60克,洗净捣烂,加冷开水1杯滤汁服,每日3次。功能:止血利尿。适用于牙龈出血、小便不利。

(7)杨梅鲜果或杨梅树皮适量,烧炭存性,研细末,用茶油调敷。功能:止痛收敛。适用于水火烫伤。

(8)杨梅核适量,炭研细末或鲜杨梅树根皮适量,捣烂调少许食盐,擦牙龈。功能:清热止痛。适用于牙龈红肿疼痛、走马牙疳。

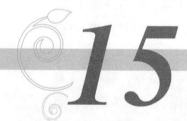

15 一骑红尘妃子笑,无人知是荔枝来
——生津理气说荔枝

过华清宫绝句三首·其一 (杜牧)
长安回望绣成堆,山顶千门次第开。
一骑红尘妃子笑,无人知是荔枝来。

此诗的意思是,在长安回头远望山宛如一堆堆锦绣,山顶上华清宫千重门依次打开。一骑驰来烟尘滚滚妃子欢心一笑,无人知道是南方送了荔枝鲜

果来了。

此诗中心为"荔枝",透出整诗的原委。《新唐书杨贵妃传》中记载"妃嗜荔枝,必欲生致之,乃置骑传送,走数千里,味未变,已至京师"。

唐诗中的荔枝

白居易的《郡中》诗中"欲知州近远,阶前摘荔枝",《荔枝楼对酒》诗中"荔枝新熟鸡冠色,烧酒初开琥珀香"。

张籍的《成都曲》诗中"锦江近西烟水绿,新雨山头荔枝熟"。

戴叔伦的《荔枝》诗中"十年结子知谁在,自向中庭种荔枝"。

薛能的《荔枝诗》诗中"颗如松子色如樱,未识蹉跎欲半生"。

徐夤的《荔枝二首》诗中"日日熏风卷瘴烟,南园珍果荔枝先"。

医说荔枝

荔枝为无患子科植物荔枝的果实,果内含葡萄糖66%,蔗糖5%,蛋白质1.5%,脂肪1.4%,维生素C、维生素A、B族维生素、叶酸、柠檬酸、苹果酸、游离精氨酸、色氨酸等。

中医认为,荔枝性味甘酸,有生津、益血、理气、止痛功效,主治烦渴、呃逆、胃痛等。荔枝的壳、荔枝的核、荔枝的根都可供中药用。

荔枝根可治胃寒胀痛、疝气、喉痹等。荔枝核含皂苷、鞣质、甘氨酸等,中医认为性味甘涩,有温中、理气、止痛功效,主治胃脘痛、疝气痛等。荔枝壳含多酚氧化酶等,可治痢疾、血崩、湿疹等。

荔枝食疗方选

荔枝食疗常可用于烦渴、呃逆、胃痛、疝气痛、月经痛、瘰疬、疔肿、外伤出血。

(1)鲜果5～10个,吃果肉,1日2～3次。功能:生津养血,和胃降逆。适用于烦渴呃逆、病后体虚。

(2)鲜果5个,去壳核,黄酒30克,开水半杯煎服。功能:养血和胃。适用于气虚胃寒疼痛。

(3)鲜果50克,连壳捣烂水煎服。功能:补气养血止血。适用于妇女崩漏,产后出血。

（4）荔枝干 5 枚、大枣 5 枚、粳米 50 克，煮粥服食，每日 3 次。功能：补益肝肾、益气和胃。适用于年老体虚、产后气血亏虚、五更泻。

（5）荔枝干 7 枚去壳核、大枣 7 枚，水煎服，每日 1 次。功能：益气健脾、补血。适用于妇女贫血、脾虚泄泻。

（6）荔枝干 7 枚，除去壳核，海带 15 克，加入适量的黄酒和水煎服，并且以荔枝数枚捣烂如泥外敷患处。功能：散结解毒。适用于淋巴结核、疔毒。

（7）荔枝干 7 枚，连壳烧炭研末，开水调服。功能：和胃降逆。适用于呃逆。

（8）荔枝干 120 克，去壳核后捣烂，每次服 30 克，每日 2 次。功能：降气平喘。适用于哮喘。

（9）鲜果 3 个、白梅 3 个共捣作饼，贴于患处。功能：排脓拔毒。适用于疔疮肿毒。

（10）荔枝核 6 克、烧存性，香附 3 克，共研末，淡盐汤或米汤送服，每日 2 次。功能：理气止痛。适用于妇女行经腹痛、下肢疼痛。

（11）荔枝核 30 克、橘核 15 克、小茴香 9 克，共捣碎，水煎服，每日 1 次。功能：疏肝理气止痛。适用于疝气脚痛、睾丸肿痛、鞘膜积液。

16 一枝红杏出墙头，墙外行人正独愁
——从杏花说药食两用的杏仁

途中见杏花 （吴融）

一枝红杏出墙头，墙外行人正独愁。长得看来犹有恨，可堪逢处更难留！
林空色暝莺先到，春浅香寒蝶未游。更忆帝乡千万树，澹烟笼日暗神州。

此诗的意思是，一枝淡红的杏花探出墙头，而墙外的行人（作者）正伤春惆怅。这枝杏花的样子好像跟我一样伤春惆怅，我们哪里禁受得了相逢在这春去匆匆难相留的时节？天色已晚，寂静的树林中黄鹂鸟最先归来，春色

尚早，杏花在料峭的春寒中独自绽放，却没有蜂飞蝶舞。这时候我更怀念长安的千万株红杏，可是淡淡的暮色已经笼罩住了夕阳的光辉，整个神州也一片黯淡。诗人借杏花托兴，展开多方面的联想。

唐诗中的杏花

杏花，在春天含苞开放，春尽而渐渐枯萎，有绚丽灿烂的无限风光，也有凋零空寂的凄楚悲怆，不同的诗人因不同的人生际遇，对杏花的联想感慨也千姿百态。下面择取部分杏花飘飞的唐诗，以飨读者。

吴融的《杏花》诗中"春物竞相妒，杏花应最娇"。

元稹的《杏花》诗中"惭愧杏园行在景，同州园里也先开"。

张籍的《古苑杏花》诗中"废苑杏花在，行人愁到时"。

韩愈的《杏花》诗中"居邻北郭古寺空，杏花两株能白红"。

薛能的《杏花》诗中"谁知艳性终相负，乱向春风笑不休"。

韦庄的《闻春鸟》诗中"红杏花前应笑我，我今憔悴亦羞君"。

李商隐的《日日》诗中"日日春光斗日光，山城斜路杏花香"。

刘长卿的《晚春归山居，题窗前竹》诗中"溪上残春黄鸟稀，辛夷花尽杏花飞"。

张继的《上清词》诗中"春风不肯停仙驭，却向蓬莱看杏花"。

温庭筠的《杏花》诗中"红花初绽雪花繁，重叠高低满小园"。

罗隐的《杏花》诗中"暖气潜催次第春，梅花已谢杏花新"等。

杏和杏树都是药

杏花即蔷薇科植物杏树之花。杏又称杏子，为杏树的果子，其果肉、果仁均可食用、药用。中药杏仁为杏或山杏等味苦的干燥种子。

杏花：中医认为杏花味苦，主补不足、不孕等。《太平圣惠方》（宋·王怀隐）记载用杏花、桃花洗面可祛除面上粉滓。杏花的美容作用与其含有抑制皮肤细胞酪氨酸酶活性的成分有关。将杏花熬粥服用，可以借米谷助其药力，让肠胃充分吸收其内含抑制皮肤细胞酪氨酸酶活性的有效成分，以预防粉刺和黑斑的产生。

杏子：含柠檬酸、苹果酸、β-胡萝卜素，果实的挥发油成分有月桂烯、柠檬烯、儿茶酚类、黄酮类等。中医认为，杏子性味酸甘，有润肺定喘、生津止渴功效。有报道，太平洋上岛国斐济当地居民没有发现一个癌症死亡病例，且长寿。医学家调查研究认为，当地居民普遍有吃杏干习惯，有的还以杏干为粮，有着密切关系。

杏子可用于咽干烦渴、急慢性咳嗽、大便秘结等。

（1）鲜果2～3个，早晚各吃1次。功能：生津止渴。适用于咽干烦渴。

（2）取半熟鲜果1000克，取果肉烂汁，于砂锅内熬成膏，即为杏膏，每日2次，每次服1匙。功能：润肺止咳。适用于肺结核潮热、咳嗽。

（3）鲜果50克，猪肺250克（洗净切碎），加适量水煮汤，待熟时加少许食盐，饮汤食杏，1日服完，连服5日。功能：润燥补肺。适用于肺燥咳、大便干结。

杏叶：主要含芸香苷。中医认为，杏叶煎汤服用可治目疾、水肿。

杏枝：为杏树枝，可治坠伤。

杏树皮：可治苦杏仁中毒。

杏树根：可堕胎。

镇咳、抗癌的杏仁

杏仁为杏或山杏的种子。中医认为，杏仁味苦、性温，有小毒。具有止咳、平喘、润肠、通便的功能。主治咳嗽、气喘、胸胁胀满、肠燥便秘。

杏仁主要成分为苦杏仁苷、苦杏仁油、游离氨基酸、苦杏仁酶等。现代药理研究表明，杏仁有镇咳、平喘、增强机体免疫、抗肿瘤、降血糖等作用，目前临床应用于咳嗽、支气管炎、支气管扩张、肺结核咳血、癌症等。

据明代龚廷贤《鲁府秘方》里记载，有一个美容秘方，叫"杨太真红玉膏"，是杨贵妃美容专用的。制作时，将杏仁去皮，取滑石、轻粉各等份，共研末，蒸过，以鸡蛋清调匀，早晚洗面后敷之，具有"令面红润悦泽，旬日后，色如红玉"的功效。明代李时珍《本草纲目》也称杏仁能"去头面诸风气皶疱"。

杏仁食疗

（1）杏仁5～10粒，去皮嚼服，每日1次。功能：润肺定喘补气。适用于体虚无力、慢性咳喘。

（2）杏仁15克，去皮捣烂，加蜜糖水适量，煮熟吃，每日1～2次。功能：润肠通便。适用于老年人及孕产妇便秘。

（3）苦杏仁 6 克，捣烂，加川贝粉 3 克，调和后纳入去皮心雪梨内，隔水蒸后服。功能：清肺润燥止咳。适用于燥热咳嗽。

（4）杏仁 9 克、生姜 6 克、红枣 5 枚，水煎服。功能：宣肺化痰。适用于肺寒咳嗽，痰多稀薄。

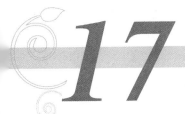

西蜀樱桃也自红，野人相赠满筠笼
——益脾胃补肝肾的樱桃

野人送朱樱 （杜甫）

西蜀樱桃也自红，野人相赠满筠笼。数回细写愁仍破，万颗匀圆讶许同。
忆昨赐沾门下省，退朝擎出大明宫。金盘玉箸无消息，此日尝新任转蓬。

此诗的意思是，西蜀的樱桃原来也是这般鲜红啊，乡野之人送我满满一竹笼。熟得很透啊，几番细心地移放却还是把它弄破了，令人惊讶的是上万颗樱桃竟然如此圆得匀称而相同。回想当年在门下省供职时，曾经蒙受皇帝恩赐的樱桃，退朝时双手把它擎出大明宫。唉！金盘玉箸早已相隔遥远，今日尝新之时，我已漂泊天涯如同转蓬。

这是杜甫作于上元、宝应年间，诗写见樱桃而忆当年的朝赐，抒发今昔之感。

樱桃的药用和食疗

樱桃，又称朱樱，为蔷薇科植物，落叶乔木。樱桃在古代医籍文献中也有很多记载，除《千金翼方》外，《滇南本草》（明·兰茂）有"治一切虚证，能大补元气，滋润皮肤；浸酒服之，治左瘫右痪，四肢不仁，风湿腰腿疼痛"的记载。

中医认为，樱桃性微温，味甘酸，能益脾胃，滋肝肾，涩精止泻。如脾胃虚弱，少食腹泻，或脾胃阴伤，口舌干燥；肝肾不足，腰膝酸软，四肢无力，或遗精；血虚头晕，心悸，面色不华等，可以用作食疗。生食、煎汤、浸酒，或蜜渍服用。

治烧伤，樱桃挤水，频涂患部，疼痛立止，并可防止起疱化脓。治汗斑（花斑癣），樱桃取汁涂患处，有效。

樱桃水，为其新鲜果实经加工取得之液汁。用鲜樱桃数斤，装入瓷坛内封固，埋入土中，约深1米，经7～10日取出，坛中樱桃已自化为水，即将果核除去，留取清汁备用。治疹发不出，名曰闷疹，樱桃水一杯，略温灌下。治烧烫伤，樱桃水蘸棉花上，频涂患处，当时止痛。功能：透疹解毒，治麻疹透发不畅。

樱桃叶，功能：温胃健脾，止血解毒。主治胃寒食积，腹泻，吐血，疮毒。

樱桃根，功能：调气活血。主治妇人气血不和，经闭诸症。

白居易的《吴樱桃》诗中有"含桃最说出东吴，香色鲜浓气味殊。"樱桃是深受人们喜爱的水果，不仅味美可口，而且营养丰富，医疗价值也颇高。在水果中，铁的含量一般都很少，而樱桃含铁量最高，每百克达5.9毫克，在水果中居于首位，比苹果、橘子、梨等高20～30倍；维生素A的含量也比苹果、橘子、葡萄高4～5倍。此外，含磷及B族维生素、维生素C也较丰富。

樱桃除鲜食外，据《本草纲目》介绍："盐藏、蜜煎皆可，或同蜜捣作糕食。唐人以酪荐食西之。"樱桃还可以加工成樱桃罐头、樱桃酱、樱桃汁、樱桃酒、樱桃脯等，其中有些历来是出口的高档产品。近世以来，国内外各种高级宴会的名菜佳肴，大都以樱桃作为点缀，往往使菜品增色添辉，大有画龙点睛之妙。

樱桃质弱性娇，极不易贮藏。民间常以高浓度糖浆将樱桃腌渍起来制成糖浆樱桃。选新鲜饱满、成熟适度、无破损、无病害的樱桃，将其洗净，放入锅中，加少量水煮透，捞出后控水冷却，挤去核。去核樱桃加白砂糖，再入锅，以文火加热至沸，便可取出盛贮，随时取用，抹面包、馒头食之，甜美可口，营养丰富，增加食欲，有助于消化。亦可加水冲稀，配制成樱桃饮料。炎夏之日，冰镇樱桃汁，甜酸爽口，消暑解烦，堪称妙品。将此糖浆樱桃和凉白开水按1：3的比例兑匀，再加入65°左右的适量白酒，可以配制成樱桃酒。这种酒醇香酸甜，风味独特，并不亚于葡萄美酒。

樱桃虽好要适量

樱桃虽好，但其性热，故不能多吃。《日用本草》（元代吴瑞）："其性属火，能发虚热喘嗽之疾，小儿尤忌。"明代李时珍引唐代王维诗云："饱食不须愁内热，大官还有蔗浆寒"（《敕赐百官樱挑》）。意谓如与寒凉性的果品同食，则可以解除樱桃的热性。蔗浆寒，既能养阴生津，又能治疗因过食樱桃而导致的内热，即所谓"上火"。李时珍读王维的诗，并且从中悟出了重要的医理和吃樱桃的诀窍，诚为善读古诗者矣！

樱桃有美容作用

樱桃花白色而略带红晕，春日先叶开放。核果多为红色，味甜或带酸。因其春初开白花，繁英如雪，故诗人刘禹锡诗曰："樱桃千万枝，照耀如雪天。"又因其开花白而透红，故可比喻女子的容颜；因其结果小而红润，故可比喻少女的小嘴。如李商隐《赠歌伎二首》诗中曰："红绽樱桃含白雪，断肠声里唱《阳关》。"

樱桃果实，味甘性温。唐代孙思邈《备急千金方》上说："樱桃甘平，涩，中益气，可多食，令人好颜色。"他在《千金翼方·果部》上又说："樱桃，味甘。主调中，益脾气，令人好颜色，美志。"由此可知，樱桃可使人肤色娇美，心情舒畅，有美容作用。

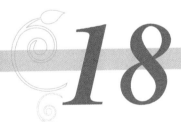

玉颗珊珊下月轮，殿前拾得露华新
——药食俱佳说桂花

天竺寺八月十五日夜桂子 （皮日休）
玉颗珊珊下月轮，殿前拾得露华新。
至今不会天中事，应是嫦娥掷与人。

此诗大意是说，零落的桂花瓣，如同一颗颗玉珠从月亮里面撒落下来，我走到大殿前捡起它们，发现花瓣上边还有星星点点刚刚凝结起来的露水。到现在，我还不知道天上到底发生了什么事。这些桂花和桂花上的雨露，应该是广寒宫里的嫦娥撒落下来送给我们的吧！

全诗咏物，以虚现实，空灵含蕴，以中秋一事，写出中秋佳节玩月之全情，有以小见大之妙。

唐诗中的桂花

白居易的《浔阳三题·庐山桂》诗中"偃蹇月中桂，结根依青天"。《东城桂三首》诗中"遥知天上桂花孤，试问嫦娥更要无"。《有木》诗中"有木名丹桂，四时香馥馥"。

李德裕的《月桂》诗中"何年霜夜月，桂子落寒山"。

王维的《鸟鸣涧》诗中"人闲桂花落，夜静春山空"。

王建的《南涧》诗中"野桂香满溪，石莎寒覆水"。

卢照邻的《长安古意》诗中"独有南山桂花发，飞来飞去袭人裾"。

高适的《赋得还山吟，送沈四山人》诗中"石泉淙淙若风雨，桂花松子常满地"。

宋之问的《灵隐寺》诗中"桂子月中落，天香云外飘"。

李商隐的《月夕》诗中"兔寒蟾冷桂花白，此夜姮娥应断肠"。

医说桂花

桂花是木犀科植物木犀（桂）的花。桂花含芳香物质，如癸酸内酯、紫罗兰酮、芳樟醇等，花蜡含碳氢化合物、月桂酸等。中医认为桂花性味辛温，有化痰、散瘀功效，主治痰饮喘咳、肠风血痢、疝瘕、牙痛、口臭等。

桂花的食疗

古人认为桂为百药之长，所以饮用桂花酿制的酒能延年益寿。我国中秋佳节，千百年来有饮用桂花酒的习俗。我国用桂花酿制露酒已有悠久历史。最早可以追溯到 2300 年前的战国时期，那时就已经记载有酿"桂酒"的故事。《楚辞》中的"奠桂酒兮椒浆"，也是对桂花酒的描述。到了汉代，郭宪在《别国洞冥记》中，记载了"桂醪"及"黄桂之酒"的制作与饮用。唐代饮用桂花酒较为流行，波及一些文人，他们也成了善酿桂花酒的专家，如诗人刘禹锡。

桂花晒干后，可以冲茶。桂花茶有清香提神之功效。桂花茶可以护肤，养颜美容，舒缓喉咙，消除多痰、咳嗽症状，治疗十二指肠溃疡、胃寒胃痛、口臭等。如：①桂花 3 克，玫瑰花 3 克，开水冲泡后饮服，每日 2～3 次。功能和胃理气，温胃散寒。适用于胃寒疼痛、胸闷嗳气、消化不良等。②桂花 3 克，菊花 3 克，开水冲泡后漱口用，每日 2～3 次。功能芳香清胃。适用于胃热口臭。③将桂花、纯藕粉，加白糖冲调，就成了桂花藕粉，味美且开胃。④取上等小枣，加糖煮，汤将尽时，加入桂花，即成健脾开胃的桂花蜜枣。

桂花经过加工后密封于瓶里，以保持其颜色和香气，可以作为食品香料。还可以压缩于瓶中做桂花糕。

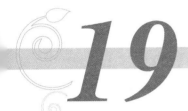

19

万木冻欲折，孤根暖独回
——药食两用说梅花

早梅 （齐己）

万木冻欲折，孤根暖独回。前村深雪里，昨夜一枝开。

风递幽香去，禽窥素艳来。明年如应律，先发映春台。

此诗的意思是，万木经受不住严寒的侵袭，枝干将被摧折。梅树的孤根却吸取地下的暖气，恢复了生机。在前村的深雪里，昨夜有一枝梅花凌寒独开。它的幽香随风飘散，一只鸟儿惊异地看着这枝素艳的早梅。我想寄语梅花，如果明年按时开花，请先开到望春台来。

这是一首咏物诗，诗人以清丽的语言刻画了梅花的品性，寄托了自己的意志。诗中"早梅"可能指的是腊梅花，又称冬梅花、雪梅花，是腊梅科植物的花蕾，而一般说的梅花，是蔷薇科植物绿萼梅的花蕾，是两个不同品种，但一般在人们意识中常被混淆。

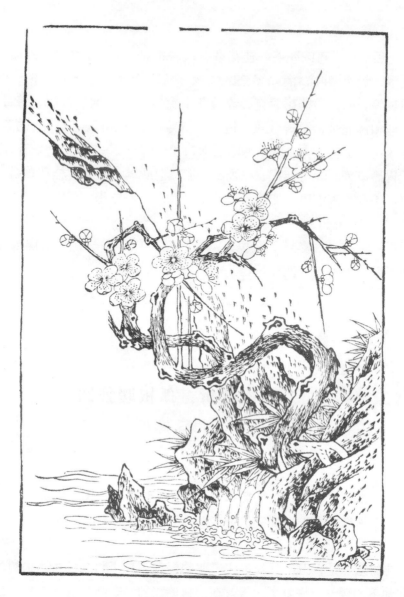

唐诗中的梅花

梅花是古代文人千年吟咏不绝的主题，自古诗人以梅花入诗者不乏佳篇，唐诗中也有不少。如：

柳宗元的《早梅》中"早梅发高树，迥映楚天碧"。

张谓的《早梅》中"一树寒梅白玉条，迥临村路傍溪桥"。

王适的《江滨梅》诗中"忽见寒梅树，花开汉水滨"。

许浑的《闻薛先辈陪大夫看早梅因寄》诗中"涧梅寒正发，莫信笛中吹"。

李商隐的《忆梅》诗中"寒梅最堪恨，常作去年花"。

杜甫的《江梅》诗中"梅蕊腊前破，梅花年后多"。

王维的《杂诗三首》诗中"来日绮窗前，寒梅著花未"。

白居易的《新栽梅》诗中"池边新栽七株梅，欲到花时点检来"。

萧纲的《雪里觅梅花》诗中"绝讶梅花晚，争来雪里窥"。

中医说梅花

梅花，不仅是诗人吟咏的物象之一，而且可以入药。药用梅花，别名：白梅花、绿萼梅。为蔷薇科植物绿萼梅的花蕾。梅花含挥发油，其中主要含苯甲醛、苯甲醇、4-松油烯醇、棕榈酸、苯甲酸、异丁香油酚等共70余种成分。中医认为梅花性凉，味苦、微甘、微酸，有疏肝解郁、开胃生津、化痰的功效，主治郁闷心烦、肝胃气痛、梅核气、瘰疬疮毒。

中医说腊梅花

腊梅花，为腊梅科植物腊梅的干燥花蕾。腊梅花性凉，味微苦、辛，有解毒清热、理气开郁功能，主治暑热烦渴、头晕、胸闷脘痞、梅核气、咽喉肿痛、百日咳，小儿麻疹，烫火伤。明代李时珍在《本草纲目》中说"腊梅花味微苦，花炸熟水浸淘净，油盐调食"，既是味道佳的食品，又能"解热生津"。

腊梅花、白梅花的食疗

（1）腊梅鱼头汤：腊梅花10朵，鱼头750克，各种调料适量，鸡清汤1000克。将鱼头洗净放入锅中炖，后加入调料，调好口味后再放入腊梅花瓣，即可食用。

（2）腊梅烩牛肉条：牛肉500克，腊梅花10朵，猪油50克，葱头25克，芹菜25克，胡萝卜25克，油面酱15克，精盐、胡椒粒各适量。把牛肉切成条后沾盐和胡椒粉拌匀下入锅中，煎成两面嫩黄时，入葱头块、芹菜段、胡萝卜片、胡椒粒等，大火烧开，煮半小时，然后放入油面酱和烫过的腊梅花瓣即可食用。

（3）腊梅炖豆腐：腊梅花5朵，豆腐适量，熟豆油250克，葱丝、香菜、精盐、胡椒粉各适量，将锅上火，油烧热后放入切好的豆腐条，炸成黄色，捞出把油倒出，放入葱丝烹一下，加水、盐，后把豆腐条倒入，炖5分钟，把胡椒粉放入，出锅时，加入腊梅花、味精调好味。

（4）梅花粥：取白梅花5～7朵，取下花瓣，用清水洗净待用，将100克粳米洗净入锅煮至粥熟，加入白梅花，适量白糖，略沸即成。此粥能疏肝理气、健脾开胃、醒脑明目。适用于肝胃气痛、郁闷不舒、食欲不振、头目昏痛、神经官能症等，是开胃散郁常用之品。

（5）腊梅花茶：用腊梅花9克，泡开水代茶饮，可止咳、止胃气痛。

（6）烫伤外用：腊梅花以菜籽油浸后，涂敷患处。

（7）暑热、心烦头昏、头痛：腊梅花、扁豆花、鲜荷叶各适量，水煎服。

（8）急性结膜炎：腊梅花6克、菊花9克，水煎，调入蜂蜜少许饮服。

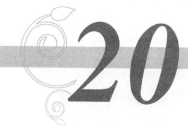

20

不是花中偏爱菊，此花开尽更无花
——疏风清热说菊花

菊花 （元稹）

秋丛绕舍似陶家，遍绕篱边日渐斜。

不是花中偏爱菊，此花开尽更无花。

此诗的意思是，一丛一丛的秋菊环绕着房屋，好似到了陶渊明的家。绕着篱笆观赏菊花，不知不觉太阳已经快落山了。不是因为百花中偏爱菊花，只是因为菊花开过之后再无花可赏。

唐诗中的菊花

菊花，花色艳丽，花姿优美，疏密有致，株形匀整，富有神韵。又大多能够耐寒傲霜，花枯仍不凋落，具有坚贞的品格。因此，先贤有诗赞曰："宁可枝头抱香死，何曾吹落北风中。"历代诗人大都喜爱菊花，晋代陶渊明

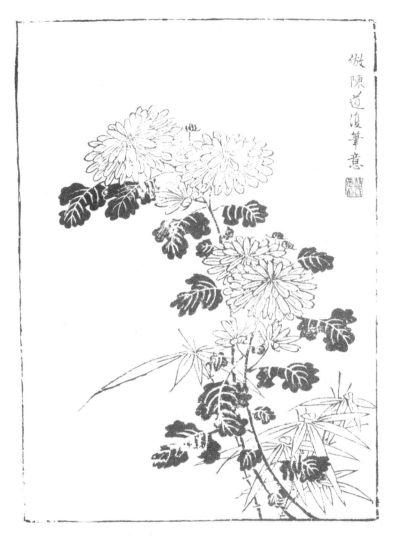

的"采菊东篱下，悠然见南山"已成为千古绝唱。唐诗中有许多咏菊言志、歌菊抒怀的诗篇，品读这些浓情四溢、思想飞扬的诗篇，可以使我们对唐代诗人的人格理想和生命情怀有一个真切的了解。如：

孟浩然的《过故人庄》诗中"待到重阳日，还来就菊花"。

皎然的《寻陆鸿渐不遇》诗中"近种篱边菊，秋来未著花"。

岑参的《行军九日思长安故园》诗中"遥怜故园菊，应傍战场开"。

杜甫的《九日五首·其一》诗中"竹叶于人既无分，菊花从此不须开"。

郑谷的《菊》诗中"王孙莫把比蓬蒿，九日枝枝近鬓毛"。

黄巢的《不第后赋菊》诗中"待到秋来九月八，我花开后百花杀"。

医说菊花

菊花是菊科植物菊的头状花序，是一种药食同源的常见花卉，用途极广，可供人们食用、饮用、酒用、药用。中医认为，菊花性味甘苦、凉，有疏风清热、明目平肝、解毒消肿、明目、延年益寿的功效，可治外感风热初起，风热头痛，眩晕，目赤，心胸烦热，疔疮肿毒等症。

现代药理研究表明，菊花主要含挥发油（包括龙脑、龙脑酯、菊酮、樟脑等）和黄酮类、甾醇类、维生素、氨基酸，以及微量元素铜、镁、锌、锰、硒、铬等。药理作用有增加冠状动脉流量、抗疲劳、耐缺氧、降血脂、解热、抗炎、抗衰老、抗氧化、抗病原体等多种作用，已被临床广泛运用于高血压病、冠心病、脑部疾病（神经衰弱、神经性头痛、脑血管疾病等）、糖尿病、高脂血症、视神经炎、结膜炎等。

从现代医学角度看，菊花确有抗衰老和调节心血管作用。它含有多种微量元素，其中以硒的含量为最多。硒是已知的抗衰老、抗氧化物质之一，菊花含量很高，可能是其延年益寿的关键因素之一。菊花中的铬也很丰富，铬可促进胆固醇的分解和排泄，对防治心血管疾病有重要意义。

菊花的食疗方选

菊花食疗常用于疏风养肝、风热感冒、头痛、高血压、明目等。

（1）菊花茶：唐代诗人皎然《九日与陆处士羽饮茶》诗云："九月山僧院，东篱菊也黄。俗人多泛酒，谁解助茶香。"这里主要说的就是用菊花泡茶。民间还流传着"菊花二朵一撮茶，清心明目有寿加"的谚语。自古至今饮用菊花茶，防病疗疾、益寿延年已有漫长的历史。菊花甘苦而凉，轻清气香，泡水代茶饮，芳香幽雅，回味无穷，四季适宜。尤其中老年人作为保健饮料，经常饮用，能有提神醒脑、疏风养肝、抗衰明目、轻身延年功效，颇为实用。

清凉菊花茶在东南亚颇为流行，花源广泛、物美价廉，制茶方便易行。取洁净菊花 3～6 克，沸水冲泡后即可饮用。古人认为，茶茗多用白菊花。若能在菊花茶中适当配以相应中药，又可治疗多种疾病。如菊花配茶叶，不仅芳香可口，且能解除疲劳；配枸杞，则色香更佳，不唯明目，延龄尤良；配桑叶泡茶，可治风热感冒，风火目疾；配胖大海，能清音利咽，通便秘；

配山楂、炒决明子泡茶，又能治疗高血压、高脂血症；配金银花，则可防治小儿痱子及疮肿。

（2）菊花酒：菊花50克，枸杞子100克，黄酒500克，浸泡15日，过滤去渣，再加蜂蜜适量，每日早晚各饮20毫升。功能：养肝明目，平肝祛风。适用于头晕眼花、目干目糊等。

（3）菊花、蝉蜕等份，研成碎末，每日2次，每次5克，入蜜少许，水煎服。功能：明目祛风，养目祛翳。适用于白内障及头痛羞明、目糊生翳等。

（4）菊花50克、甘草15克，水煎服。功能：清热解毒。适用于疔疮、痈肿。

（5）菊花15克、蒲公英15克，水煎服，每日2次。功能：清热解毒，祛风活血。适用于疮疡肿毒。

佳肴菊膳

"朝饮木兰之坠露兮，夕餐秋菊之落英"（屈原《离骚》），以菊花制作佳肴，古已有之，唐代的菊花糕，菊花鲜栗羹，木香菊花粥，都是席上名珍。宋代林洪《山家清供》载："紫茎黄色菊英，以甘草和少许焯过，候粟饭稍熟同煮，久食可以明目延龄。"并名之为"金饭"，颇为别致。菊花延龄膏见于《清宫慈禧御用方》，用鲜菊花瓣不拘多少，用水熬透，去渣再熬成浓汁，少兑炼蜜收膏，可清肝明目，延年益寿。

如今我国部分酒筵是以花卉命名的，其中以菊花宴最为知名，赏菊、餐菊二者结合，餐赏并进，饮料有菊花酒、菊花茶；菜肴有菊花鱼球、菊花雀巢、菊花扣肉、菊花溜蛋、菊花火锅；点心有菊花甜糕、菊花元宵、菊花春卷、菊花饺子等，可谓是"宴迎重阳菊当家"。

除了中国有以菊花药食的习俗，国外也自古有之，尤其是日本深受我国古代文化的影响，至今仍保留食菊的习俗。如日本有一道菜叫"油炸菊"，是选用菊花、桔梗、木槿等花，在其花背面涂上薄薄的一层蛋皮，入油锅炸，即是松脆可口的美餐，据说油炸菊还是日本运动员常年必食的菜肴之一。

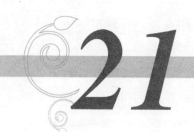

无情有恨何人觉？月晓风清欲堕时
——佳馔多药说莲

白莲 （陆龟蒙）

素蘤多蒙别艳欺，此花端合在瑶池。

无情有恨何人觉？月晓风清欲堕时。

此诗的意思是，白色的莲花经常被其他姿色艳丽的花所欺。其实这冰清玉洁的白莲花，真应该生长在西王母的仙境瑶池之中。白莲好像无情但却有恨，又有谁人察觉？在天欲破晓而残月尚在，凉爽的晨风吹着，无人知觉的时候，白莲正在悄然凋零。

唐诗中的莲花

唐诗中写莲花的诗很多，选几首供赏：

白居易的《东林寺白莲》诗中"中生白芙蓉，菡萏三百茎"，《采莲曲》"菱叶萦波荷飐风，荷花深处小船通"。

孟浩然的《夏日南亭怀辛大》诗中"荷花送香气，竹露滴清响"。

温庭筠的《莲花》诗中"应为洛神波上袜，至今莲蕊有香尘"。

王勃的《采莲曲》诗中"莲花复莲花，花叶何稠叠"。

郭震的《莲花》诗中"脸腻香薰似有情，世间何物比轻盈"。

齐己的《观盆池白莲》诗中"素萼金英喷露开，倚风凝立独徘徊"。

陈去疾的《采莲曲》诗中"粉光花色叶中开，荷气衣香水上来"。

皇甫松的《采莲子》诗中"菡萏香连十顷陂，小姑贪戏采莲迟"。

韩愈的《古意》诗中"太华峰头玉井莲，开花十丈藕如船"。

李白的《古风》诗中"碧荷生幽泉，朝日艳且鲜"。

一莲有多药

莲为多年水生草本睡莲种植物，莲在我国长期栽培实践中，根据其利用部分的不同，逐步形成不同栽培类型，以收获果实为主的子莲；以收获地下茎（藕）为主的藕莲；以收获花为主的花莲。

莲的细瘦根茎（藕蔤）、肥厚的根茎（藕）、根茎的节部（藕节）、叶（荷叶）、叶的基部（荷叶蒂）、叶柄或花柄（荷梗）、花蕾（莲花）、花托（莲房）、雄蕊（莲须）、种皮（莲衣）、胚芽（莲子心）等皆供药用。

活血止血的莲花

莲花为莲的花蕾，又名荷花、菡萏，含槲皮素、木犀草素、山奈酚、山奈酚-3-葡萄糖苷等多种黄酮类。性味苦甘，有活血止血、去湿消风功效，主治跌打损伤、呕血、天疱湿疮。

莲花食疗常可用于暑热头痛、胸闷恶心以及咳血、吐血等，尚具有美容之功能。

（1）鲜荷花 50 克，鲜荷叶 50 克，水煎服，每日 2 次。功能：清热消暑。适用于夏季感受暑邪所致发热头痛，胸闷恶心。

（2）荷花、荷叶焙干，研为粉末，每次吞服 3～6 克，每日 2 次。功能：清热止血。适用于咯血、吐血、尿血、便血等各种出血病症。

（3）干荷花 20 克（或鲜荷花 100 克）煎汤去渣，另取珍珠粉 3 克，调入荷花汤内饮服，每日 1 次。功能：养心清热，养颜护肤。适用于皮肤苍老。

（4）鲜荷花外贴。功能：清热护肤。适用于湿疹等皮肤疾患。

养心的莲子

莲子为莲的果实，富含淀粉、蛋白质及棉子糖等，是良好的药用滋补品。莲子中碳水化合物的含量达 62％，蛋白质含量高达 16％，钙、磷、铁质及维生素 B_1、维生素 B_2 和胡萝卜素含量也相当丰富。

中医认为，莲子性味甘涩，有养心、益肾、补脾、涩肠功效，可治夜寐多梦、遗精、淋浊、久痢、虚泻、妇人崩漏带下等。明代李时珍《本草纲目》中说，莲子"交心肾，厚肠胃，固肾气，强筋骨，补虚损，利耳目，除寒湿，止脾泄久痢，赤白浊，女人带下崩中诸血病"。将莲子"捣碎和米做粥饮食，轻身益气，令人强健"。

莲子食疗常可用于脾虚泄泻、久痢、遗精、带下以及久病体虚等。

（1）莲子肉 30 克，粳米 30 克（分别炒黄），山药 30 克，茯苓 15 克，共研成细粉，加白糖适量，用开水调成糊状，每日早晚分 2 次服。功能：健脾涩肠。适用于脾虚泄泻。

（2）莲子肉 30 克，加入红糖 30 克，米酒 30 克，鸡蛋 1 个，煮熟，做点心，临睡前吃。功能：健脾养心补虚。适用于久病、产后或老年体弱。

（3）莲子肉 30 克，桂圆肉 30 克，红枣 10 枚，大西米、白糖适量，煮熟作点心，每日 1 次。功能：养心健脾。适用于心悸失眠、健忘、食欲不振、神倦乏力等。

（4）莲子肉 30 克，芡实 30 克，白糖适量，煮作点心，每晚 1 次。功能：健脾益肾。适用于遗精、滑泄、带下、月经过多、夜尿频多等症。

（5）莲子 150 克（连皮、心），甘草 20 克，分别研成细末，拌匀，每次 3～6 克，开水送服。功能：益肾利尿。适用于淋浊。

（6）莲子 100 克（去心），研成细末，用陈米汤送服 6 克，每日 3 次。功能：止痢。适用于久痢不止。

（7）石莲子 100 克，剥去壳，连皮心，研成细末，用米汤送服 6 克，每日 3 次。功能：开噤止痢。适用于噤口痢。

（8）莲子肉 30 克，猪肉适量炖服，每日 1 次。功能：补肾安胎。适用于习惯性流产、孕妇腰痛。

（9）莲子心 15 克，开水泡代茶，饮服。功能：清心安神平肝。适用于高血压、失眠、心烦等。

（10）莲子心 15 克，菊花 6 克，开水泡代茶饮服。功能：清心平肝明目，适用于高血压、目赤昏花。

止血的莲衣、莲房

中药莲衣为莲子的种皮，《药品化义》（明·贾所学）记载：莲衣性味涩，能敛，诸失血后，佐参以补脾阴，使统血归经。

中药莲房为莲的成熟花托，含蛋白质 4.9%，脂肪 0.6%，碳水化合物 9.0%，粗纤维 1.0%，灰分 1.2%，胡萝卜素 0.02%，硫胺素 0.17%，核黄素 0.09%，烟酸 1.7%，维生素 C 17%，尚含微量莲子碱。

中医认为莲房性味苦涩，有止血、消瘀、去湿功用，主治血崩、月经过多、胎漏下血、瘀血腹痛、产后胎衣不下、血痢、血淋、痔疮脱肛、皮肤湿疮。

清心的莲须、莲心

中药莲须为莲的雄蕊，含槲皮素、木犀草素、异槲皮苷、生物碱等。中医认为莲须性味甘涩，有清心、益肾、涩精、止血功用，主治梦遗滑泄、吐、衄、崩、带、泻痢。明代李时珍《本草纲目》中说"莲须甘涩，清心止血，通肾固精"，可治"男子肾泄"，也认为莲须"治梦遗精滑最良"，又说"清心通肾，固精气，乌须发，悦颜色，益血，止血崩、吐血"。

中药莲子心为莲的成熟种子的绿色胚芽，含莲心碱、异莲心碱、甲基莲心碱、荷叶碱、牛角花素，又含木犀草苷、芸香等黄酮类。药理研究表明莲心有明显降压作用。中医认为莲心性味苦寒，有清心、去热、止血、涩精功效，主治心烦、口渴、吐血、遗精、目赤肿痛。

现代药理研究认为，莲心有显著的强心作用和降压作用；莲心碱有平抑性欲的作用。所以高血压病人常服莲子心茶能平肝降压，强心安神。

清暑的荷叶、荷梗、荷叶蒂

中药荷叶为莲的叶，含莲碱、荷叶碱、亚美罂粟碱、槲皮素、莲苷、酒石酸、柠檬酸、琥珀酸等，性味苦涩，有清暑利湿、升发清阳、止血功效，主治暑热泄泻、眩晕、浮肿、吐血、衄血、崩漏、便血等。

中药荷梗为莲的叶柄，含莲碱、原荷叶碱等多种生物碱。有解暑、清热、通气行水作用，主治暑湿胸闷、泄泻、痢疾、淋病、带下等。

中药荷叶蒂为莲叶的基部，含莲碱、荷叶碱等。性味苦，有清暑去湿、和血安胎功效，主治血痢、泄泻、妊娠胎动不安。

清热、健脾的藕、藕蔤

藕为莲的肥大根茎；藕蔤为莲的细瘦根茎，含淀粉、蛋白质、天门冬素、维生素 C，还含焦性儿茶酚、没食子儿茶精、新绿原酸等多酚化合物等。藕和藕蔤性味甘、寒，生用有清热、凉血、散瘀功用，主治热病烦渴、吐血、衄血等；熟用有健脾、开胃、益血、生肌、止泻功用。

鲜藕的食疗方有：①鲜藕 250 克，生食或捣烂取汁服。功能：凉血润肺。适用于咳嗽咯血。②鲜藕汁 1 杯加梨汁 1 杯。功能：清热润肺。适用于热痰。③鲜藕 500 克，捣汁，隔水炖熟加蜂蜜适量服用。功能：清热止泻。适用于红白痢。④生鲜藕汁 100 克顿服。功能：清热凉血。适用于鱼蟹中毒。

止血的藕粉、藕节

藕节为莲根茎的节部，含鞣质、天门冬素。性味甘涩，有止血、散瘀功用，可治咳血、吐血、衄血、尿血、便血、血痢、血崩。

藕节的食疗方有：①藕节炭 30 克，加白茅根 30 克，水煎服。功能：凉血止泻。适用于衄血、血淋、便血。②藕节 250 克，加大枣 500 克，煎水常服。功能：健脾开胃，凉血止血。适用于血小板减少性紫癜。

藕粉为藕加工制成的淀粉。性味甘，有止血、益血、调中、开胃功效，主治虚损失血、泻痢食少等。

22

移舟水溅差差绿，倚槛风摇柄柄香
——荷叶的食疗

莲叶 （郑谷）

移舟水溅差差绿，倚槛风摇柄柄香。

多谢浣纱人未折，雨中留得盖鸳鸯。

此诗的意思是，船儿前行，河水溅起，参差的绿荷在荡漾，倚在船边的栏杆旁，风一阵阵地吹来，摇动着一柄柄荷叶，送来缕缕清香。要多多感谢那些浣纱的女子，她们没来采摘荷叶，这样，在雨中荷叶还可以遮盖戏水的鸳鸯。

此诗直写荷叶色彩、形象和荷叶清香，令人赏心悦目，并侧写了人们对荷叶的喜爱，表现出莲叶的内在品质的高尚。

唐诗中的荷叶

唐诗中咏荷叶的诗也很多，选摘如下：

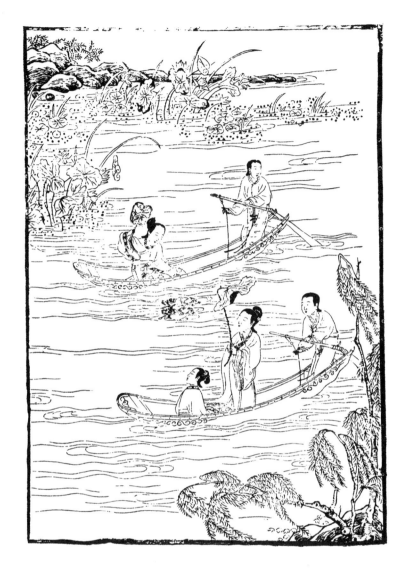

李群玉的《新荷》诗中"田田八九叶，散点绿池初"。

陆龟蒙的《秋荷》诗中"蒲茸承露有佳色，菱叶束烟如效颦"。

元稹的《高荷》诗中"种藕百余根，高荷才四叶"。

韩愈的《荷池》诗中"风雨秋池上，高荷盖水繁"。

施肩吾的《夏雨后题青荷兰若》诗中"微风忽起吹莲叶，青玉盘中泻水银"。

张九龄的《饯济阴梁明府各探一物得荷叶》诗中"荷叶生幽渚，芳华信在兹"。

柳宗元的《柳州峒氓》诗中"青箬裹盐归峒客，绿荷包饭趁虚人"。

中医说荷叶

荷叶，又称莲叶，为睡莲科植物莲的茎叶。中医认为，荷叶味甘性寒，有清热解暑，升发清阳，凉血止血，降脂减肥功效。用于暑热烦渴，口干引饮，小便短黄，头目眩晕，面色红赤，暑湿泄泻，脾虚泄泻，热吐衄，便血崩漏。现代临床常用于治疗高血压、高脂血症。荷叶炭收涩化瘀止血。用于多种出血症及产后血晕。

荷叶的食疗

药理研究表明，本品含荷叶碱、莲碱、荷叶苷等，能降血压，降脂，减肥。荷叶入食味清香，可口宜人，入药可理脾活血，祛暑解热，治疗暑天外感身痛及脾湿泻泄。

中医讲究不时不食，只有应季的食材，才能对应当季的需求。炎炎夏日，容易多发中暑、腹泻、皮肤病等，此时用荷叶去对症治疗，效果十分明显。

中国自古以来就把荷叶奉为瘦身的良药，因为荷花的根（藕）和叶有单纯利尿、通便的作用。充分利用荷叶茶的减肥效果，需要一些小窍门：必须是浓茶。虽然茶叶沏多少遍都可以，但除第一泡之外，再泡的茶不可能有减肥效果。

此外，荷叶茶不用煮。将一包茶放在茶壶或大茶杯里，倒上开水就可饮用了。最好能闷5～6分钟，这样茶水会更浓。而且就算茶凉，其效果也不会发生变化，所以夏季可冰镇后饮用，味道更佳。

现介绍几则食疗药膳方，供选用：

（1）荷叶二花粥：鲜荷叶1张，荷花1朵，扁豆花5朵，大米100克。将鲜荷叶洗净、切细；先取大米煮粥，待熟后调入荷叶、花，再煮沸服食，每日2剂。可清热解暑、除烦利尿，适用于暑热症及高脂血症。

（2）荷叶粥：鲜荷叶一大张洗净切碎煮汤，然后捞去荷叶，汤汁与粳米100克同煮粥，加白糖调味食用。有解暑清热，消瘀血，降血压，降血脂，消肥胖作用。适用于暑天胸闷烦渴，头昏脑胀，小便短赤，高血压，高脂血症，肥胖症。

（3）莲米芡实荷叶粥：莲米、芡实各 60 克，鲜荷叶 1 张，糯米 30 克，猪肉 50 克，红糖适量。将芡实去壳，荷叶剪块，将诸药与糯米同放锅中，加清水适量煮至成粥，加红糖调服，每日 2 剂。可健脾止带，用于带下绵绵不断，面白或黄，四肢不温，纳少便溏，精神倦怠等。

（4）扁荷粥：白扁豆 50 克，冰糖 30 克，荷叶 1 张，大米 50 克。将白扁豆、大米淘洗干净，荷叶洗净切丝，冰糖研细。先取扁豆煮沸后，下大米煮至扁豆黏软时，再下荷叶、冰糖，煮 20 分钟后即成，每日 1 剂可清暑利湿，和胃厚肠，降脂祛腻，适用于暑热症。

（5）荷叶冬瓜汤：鲜荷叶一大张剪碎，冬瓜 500 克，煮汤用食盐调味食用。有清热解暑，利尿除湿，生津止渴作用。适用于暑热天口渴心烦，肺热咳嗽，小便短赤，痰多黄稠，口舌生疮等症。

（6）荷绿汤：取鲜荷叶 1/4 片，加绿豆 100 克，煎汤代茶，可治疗暑热心烦，小便短赤，也可用于防治痱子、疮疖。

（7）荷包饭及菜：南方人的餐桌上，荷叶入菜历来常见，糯米鸡、粉蒸肉，都是将荷叶包裹在食材的外面，小火慢煨，丰富的油脂浸润着荷叶，荷叶的馨香又沁入肉质当中，滋味和香味都比其他普通蒸菜更胜一筹。据说早在唐代，人们就已经发现了荷叶包裹入膳的美妙，柳宗元诗云"青箬裹盐归峒客，绿荷包饭趁虚人"，普通的米饭有了荷叶的加持，也显得更为清香怡人。

另外，取鲜荷叶煮水洗澡，可防治痱子，润肤美容。

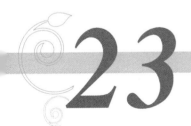

23

前峰自去种松子，坐见年来取茯神

——健脑佳品说松子

题阳山顾炼师草堂 （李频）

若到当时上升处，长生何事后无人？

前峰自去种松子，坐见年来取茯神。

此诗的意思是，假若当时修炼成功，能够来到成仙升天的地方，却为何所谓长生不死者，后世未能见到一人？您自己只管去草堂前面的山峰种植松子，悠闲地坐等来年，再到松树下挖取茯神。

诗中"前峰自去种松子"，道家养生，重视服食松子、茯神，为常用之药，故诗人特别点明之。

唐诗中的松子

唐诗中含有松子的诗句还有：

白居易的《夏夜宿直》诗中"槐花满院气，松子落阶声"。

韦应物的《秋夜寄丘二十二员外》诗中"空山松子落，幽人应未眠"。

杜甫的《秋野》诗中"风落收松子，天寒割蜜房"。

薛能的《赠僧》诗中"坐石落松子，禅床摇竹阴"。

高适的《赋得还山吟，送沈四山人》诗中"石泉淙淙若风雨，桂花松子常满地"。

张九龄的《送杨道士往天台》诗中"行应松子化，留与世人传"。

中医说松子

中医认为，松子性温，味甘。功能：养液润肺止咳，补肾益气，润肠通便。主治风痹，头眩，燥咳，吐血，便秘等症。《开宝本草》（宋·刘翰）："主骨节风，头眩，去死肌，变白，散水气，润五脏，不饥。"

中国人食用松子，约始见于汉代。《汉武帝内传》已有食用松柏产物的记载。其后，文献经常能够找到食松子延年益寿的记载。如《海药本草》（唐·李珣）谓"久服轻身，延年不老"。《神农本草经疏》（明·缪希雍）谓其"味甘补血，血气充足，则五脏自润，发白不饥。仙人服食，多饵此物，故能延年，轻身不老"。

松子具有滋阴润燥、扶正补虚的功效，特别适合体虚、便秘、咳嗽等病的病人食用。特别值得一提的是，松子的通便作用缓和，因而特别适合年老体弱、病后、产后的便秘者食用。

松子的食疗方

松子，久食健身心，润皮肤，延年益寿。可药用，可食用，可做糖果、糕点辅料，还可代植物油食用。松子以炒食、煮食为主，不论老少皆可食用。松子内含有大量的不饱和脂肪酸，常食松子，可以强身健体，特别对老年体弱、腰痛、便秘、眩晕、小儿生长发育迟缓者均有补肾益气、养血润肠、滋补健身的作用。

介绍几种食疗方

（1）肺阴亏虚，干咳咯血；阴虚肠燥，大便秘结以及肝血不足，头晕目眩，视物模糊。松子粥：松子20克，粳米100克。将松子研碎，粳米淘净，一并放入锅内，加入清水适量，先用武火煮沸，再用文火煎熬20～30分钟，以米熟烂为度。早晚食用或作点心食用。

（2）肺脾两虚，干咳少痰，咯血，气短，肢倦乏力；阴虚肠燥，大便秘结。松子仁糖：取松子250克，白砂糖500克。将白砂糖放入锅内，加适量清水溶化。用文火煎熬，以能挑起糖丝为度。趁热放入松子，搅拌均匀。立即倒入涂有熟菜油的搪瓷盘内，摊平，用刀划成小块，晾凉。每次服1块，每日3～4次。

（3）肝肾阴虚，头晕眼花，视物模糊，急躁易怒，耳鸣咽干，腰膝酸软，大便艰涩。松子仁汤：松子10克，黑芝麻10克，枸杞子10克，杭菊花10克。将以上4味洗净后一并放在砂锅内，加入适量清水，煎煮40分钟，取汁。药渣加水再煮30分钟，取汁，合并两次药液，分2次温服。

（4）肝血不足，头晕等；健康人用以强壮身体，却病延年。松子仁膏：松子500克。将松子去除杂质，捣碎，研细，呈膏状，盛于瓶内。每次服用15克，每日2～3次，温酒送下。

松子食疗的现代研究

现代营养学研究表明，常食用松子有以下功效：

（1）祛病强身，促进生长发育。松子中富含不饱和脂肪酸，如亚油酸、亚麻油酸等，这些类脂是人体多种组织细胞的组成成分，是脑髓和神经组织的主要成分，多食松子能够促进儿童的生长发育和病后身体恢复。

（2）软化血管，防病延年。松子中所含的不饱和脂肪酸和大量矿物质如钙、铁、磷等，一方面能够增强血管弹性，维护毛细血管的正常状态，降低血脂，预防心血管疾病；另一方面，能给机体组织提供丰富的营养成分，强壮筋骨，消除疲劳，对老年人保健有极大的益处。

（3）润肤泽颜，乌发美容。松仁富含油脂和多种营养物质，有显著的辟谷充饥作用，能够滋润五脏，补益气血，充养肌肉，乌发白肤，养颜驻容，保持健康形态，是良好的美容食品。

（4）润肠通便。松仁富含脂肪油（约74％），主要为油酸酯和亚油酸酯，能润肠通便，缓泻而不伤正气，对老人体虚便秘，小儿津亏便秘有一定的食疗作用。

（5）松子的健脑功能。松子的营养价值很高，在每百克松子肉中，含蛋白质16.7克，脂肪63.5克，碳水化合物9.8克以及矿物质钙78克、磷236毫克、铁6.7毫克和不饱和脂肪酸等营养物质。松子为大脑的优质营养补充剂，特别适合用脑过度人群食用。松子中所含的不饱和脂肪酸具有增强脑细胞代谢，维护脑细胞功能和神经功能的作用。松子肉中谷氨酸含量高达16.3％，谷氨酸有很好的健脑作用，可增强记忆力。此外，松子中的磷和锰含量也非常丰富，这对大脑和神经都有很好的补益作用，是脑力劳动者的健脑佳品，对阿尔兹海默病也有很好的预防作用。

食用松子须知

松子虽好，也并非人人皆宜。便溏、腹泻或多痰病人不宜食之。由于松子油性较大，且属于高热量食品（每100克松子可以在体内转换出近700千卡的热量），所以，不能吃得太多。每日食用松子的量以20～30克为宜。

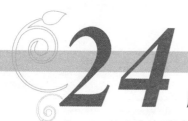

24

愿师常伴食，消气有姜茶
——古人为啥爱吃姜

饭僧 （王建）

别屋炊香饭，薰辛不入家。温泉调葛面，净手摘藤花。
蒲鲊除青叶，芹齏带紫芽。愿师常伴食，消气有姜茶。

唐代诗人王建（765—830年）的诗作中，涉及养生、疾病、药物等方面知识的就有30余首。《饭僧》一诗中，诗句"愿师常伴食，消气有姜茶"就可见一斑。诗中姜茶的制法是，茶叶少许，生姜几片去皮水煎即可。有暖胃和中，促进消化，温肺止咳、发汗解表等功效。

食姜千年史

几千年来，姜在中国人的饮食和保健中起着重要作用，并一直应用至今。我国从很古老的时候起，姜就被人们用于烹调饮食了。据说3000多年前，曾担任过商代商汤王厨师的伊宁（后为宰相），常在烹饪食物时，加进姜、桂之类芳香植物，以增其美味。早在2500多年前，《论语》中就记载孔子的语录"不撤姜食，不多食"。古时食事完毕，诸食皆撤于桌，唯独留姜食。因姜有辛味，又可祛倦，具有一定保健作用，因此留在桌上可随时食用。2300多年前，《吕氏春秋》中也记载"和之美者，阳朴其姜，招摇之桂"。2000多年前，东汉《说文解字》中记载："薑"（姜的繁体字）是"御湿菜也"。姜不仅仅是一种调味品，它还是具有多种功效的药食两用的中药。1000多年前，北宋王安石《字说》中认为："姜能强御百邪，故谓之薑。"

姜的医药史

姜的医疗作用，历代医药文献均有记述。东汉《神农本草经》记载，姜有"温中止血、出汗、逐风"等功用，能治疗胸闷咳逆、湿痹、受寒腹痛、腹泻等疾患。晋代葛洪《肘后备急方》说，内服姜汤，可医治霍乱、腹胀疾患。明代李梴在《医学入门》中强调："姜，产后必用者，其能破血逐瘀也。"民间历来有产妇采用炒姜末煮红糖汤调理的习俗。明代医药家李时珍在《本草纲目》中说："（姜）生用发散，熟用和中……去邪辟恶，生啖熟食，醋、酱、糟、盐、蜜煎调和，无不宜之。可蔬可和、可果可药，其利薄矣。"

姜的现代药理研究

现代中药药理研究表明，生姜含挥发油0.25％～3.0％，油中主要成分有姜醇、姜烯酮、水芹烯等挥发性成分72种；含辛辣成分有生姜酚、姜辣素等。药理作用有解热、镇痛、抗炎、镇静、降压、抗溃疡、止吐、发汗、促进血液循环、促进胃液分泌、促进肠管蠕动、促进消化排泄、保肝利胆、抗氧化、杀菌、降低血小板凝结、止咳平喘等功效。生姜还含有一种重要的抗癌物质——多元酸人参萜三醇，可以抑制癌细胞的增殖。

现代中医学认为，鲜生姜辛温，干姜辛热。生姜功能解表散寒、温中止呕；干姜功能温中祛寒，回阳通脉；炮（制）姜功能化瘀止血。临床应用于胃及十二指肠溃疡、风湿痛、腰腿痛等。

现代医药已用生姜提取物与其他成分配合制成强心剂、抗癌剂、热敷剂、防晕药、戒烟药等。目前，用生姜为原料的食品也琳琅满目，如姜酒、姜糖、姜饼、姜露等。

吃姜要注意

姜虽好，但也不能多吃。因生姜辛温，吃得过多，会助热伤阴，损害健康。孔子所说"不撤姜食，不多食"（《论语》）是很有道理的。中医认为阴虚内热的人，如唇干口燥、手足心发热、咳嗽痰黄、痛毒疮肿者，忌食生姜。另外，有功能性子宫出血、高血压病、痔疮、泌尿道感染者，也不宜多食生姜。

必须着重指出，腐烂的生姜中含有毒的黄樟素，有强致癌作用，因此千万不能食用腐烂、发霉、变黑、变质的姜。

姜的食疗方选

姜的食疗常可用于外感风寒、呕吐、中鱼蟹毒所致腹痛、腹泻等。

（1）生姜 10 克，葱白 5 克、大枣 10 枚，水煎顿服。功能：发表散寒。适用于风寒外感。

（2）生姜 10 克（切片），红糖 30 克，煎汤趁热服下。功能：散寒温中。适用于淋雨、涉水感受寒湿者，也可用于预防感冒。

（3）生姜汁 1 汤匙，糖 2 汤匙，加水 150 毫升，趁热服用。功能：和胃止呕。适用于胃寒呕吐。

（4）生姜 5 片，红糖 50 克，花椒 3 克，煎汤服用。功能：温中止痛。适用于腹部受寒作痛。

（5）生姜 10 克，焦山楂 10 克，红糖 30 克，将前两味水煎，再加红糖顿服。功能：温中消食。用于伤食腹痛。

（6）生姜 10 克，茶叶 10 克，水煎服。功能：温中止泻。适用于受寒后腹泻。

（7）生姜 200 克，蜂蜜 200 克，白萝卜汁、梨汁、牛乳各 200 克，共熬制成膏，早晚各服 2 汤匙。功能：散寒化痰、润肺益气。适用于体虚久咳。

（8）生姜 10 片，白萝卜 250 克，红糖 30 克，水煎服。功能：散寒化痰。适用于慢性支气管炎、咳嗽痰多者。

（9）生姜 30 克，饴糖 50 克，用水 500 毫升，煎至 200 毫升，趁温热徐徐缓饮。功能：温肺散寒。适用于寒饮多痰。

（10）生姜 10 克，大葱 10 克，辣椒 10 克，同面条煮食，趁热服下，以出汗为度，每日 2 次，连服 10 日。功能：散寒通络。适用于各种风寒痹痛。

（11）生姜 15 克，辣椒 15 克，水煎洗手。功能：散寒通阳，适用于治疗冻疮。

（12）生姜 10 克，花椒 5 克，大枣 10 枚，水煎服，每日 1 剂，分 2 次服。功能：温中散寒。适用于寒性痛经。

（13）生姜 1 片，轻擦患处以微红为度，每日 1～2 次。功能：温通活血，适用于斑秃、白癜风。

（14）以姜汁、酒调生面粉贴患处。功能：温经通络，适用于跌打损伤。

25

衰年关鬲冷，味暖并无忧
——杜甫寒疾食薤菜

秋日阮隐居致薤三十束 （杜甫）

隐者柴门内，畦蔬绕舍秋。盈筐承露薤，不待致书求。

束比青刍色，圆齐玉箸头。衰年关鬲冷，味暖并无忧。

杜甫此诗创作于乾元二年（公元 759 年）秋，阮昉赠薤，杜甫以诗答谢。此诗的意思是，阮隐居（阮昉）的柴门里面，成畦的秋蔬绕舍而栽。您不等我写信求索，就把带露的薤头（薤的鳞茎，又名藠头）整筐地送来。一束束的薤秧绿得像刚割的青草，圆滚滚的薤头齐刷刷有如玉箸头（玉制筷子）那样晶莹洁白。我年老体衰，胸腹寒疾，吃这种温性蔬菜，胸腹皆可通泰无忧。感激之情，溢于言表。

诗中"衰年关鬲冷，味暖并无忧"，薤能做菜，亦可入药，能理气宽胸、暖胃祛寒。因此，深知药性的诗圣杜甫非常喜爱这种药食两用之菜。他特意写成此诗，一是对送薤的阮昉表示感谢；二是记述了得薤后的喜悦心情。他不用再担忧自己的"关鬲冷"无药可治了。"关鬲"即关膈，指胸腹之间。杜甫年老体衰，常有关膈寒疾，食薤温补能通阳散结，善治胸腹气滞寒凝，痞满疼痛之疾。

此后，杜甫自己不但也在药圃中种薤，还把薤送人，"甚闻霜薤白，重惠意如何?"（杜甫《佐还山后寄三首》）

唐诗中的薤

薤是唐代人们不可或缺的喜食蔬菜之一。唐诗中也有多首描述薤的诗篇，如白居易对食薤有特殊兴趣，诗中多次咏及，"佐以脯醢味，间之椒薤芳"（《二年三月五日斋毕开素当食，偶吟赠妻弘农郡君》），"望黍作冬酒，留薤为春菜"（《林居卧病三首》），"酥暖薤白酒，乳和地黄粥"（《春寒》）等。

薤既是唐人的喜食蔬菜，当然也是菜园中的常见蔬菜，如王建的《荒园》诗中"扫掠黄叶中，时时一窠薤"，于鹄的《题邻居》诗中"蒸梨常共灶，浇薤亦同渠"，姚合的《罢武功县将入城》诗中"青衫脱下便狂歌，种薤栽莎则古坡"，贯休的《古意九首》诗中"种薤煮白石，点趣如婴儿"。

唐代隐士秉承历代隐士食薤传统，薤更是其必备之物，如徐夤的《依韵赠南安方处士五首》诗中"一畦云薤三株竹，席上先生未是贫"，李商隐的《访隐》诗中"薤白罗朝馔，松黄暖夜杯"，方干的《题悬溜岩隐者居》诗中"蒲葵细织团圆扇，薤叶平铺合沓花"，白居易的《村居卧病三首》诗中"种黍三十亩，雨来苗渐大。种薤二十畦，秋米欲堪刈。望黍作冬酒，留薤为春菜"。

杜甫《秋日阮隐居致薤三十束》诗中的隐士阮昉乐于种薤，杜甫乐于食薤，都是当时人们的生活习惯使然的写照。

薤和薤白

秦汉时期的医药经典《神农本草经》，言薤有"轻身不饥耐老"之功，南北朝医学家陶弘景认为："薤性温补，仙方及服食家皆须之。"

李时珍的《本草纲目》记载："薤八月栽根，正月分莳，宜肥壤。数枝一本，则茂而根大。叶状似韭。韭叶中实而扁，有剑脊。薤叶中空，似细葱叶而有棱，气亦如葱。二月开细花，紫白色。根如小蒜，一本数棵，相依而生。五月叶青则掘之，否则肉不满也。"

中医所用的薤白，为百合科植物小根蒜或薤的鳞茎。小根蒜，又名䪥子，为多年生草本。鳞茎近球形，外被为白色膜质鳞皮。薤与上述近似。以上植物的叶（薤叶）亦可供药用。

薤白，味辛苦，性温。功能为通阳散结，理气宽胸。主治胸心痛彻背，胸脘痞闷，咳喘痰多，脘腹疼痛，泻痢后重等症。用于胸痹，痰浊滞，胸阳不振，症见心痛彻背者。东汉张仲景《金匮要略》中，栝蒌薤白白酒汤、栝蒌薤白半夏汤、枳实薤白桂枝汤，均以薤白、栝蒌为主药。

现代用于治冠心病心绞痛均有较好疗效。临床应用时，常配丹参、五灵脂等活血之品，以共奏通阳散寒、化痰化瘀、止痛之功。薤白温通散结，善行气滞，故凡寒凝气结所致的胸脘心腹疼痛，下焦气滞引起的泻痢下重，均可用之。

薤白是味良药，医圣张仲景治疗胸痹，药方中每每用之。诗圣杜甫不仅种，而且以其为蔬菜，作为食饵疗法，来治疗他的慢性病"衰年关鬲冷"，这些充分说明薤是一种药食兼备的佳品。《食医心鉴》（唐·昝殷）中载有"薤白粥"，用薤白 10～15 克（鲜品 30～45 克），粳米 100 克。将薤白、粳米分别淘洗干净，一同煮粥。供早点、晚餐，温热服食，可以行气、宽胸、暖胃、止痛。治疗胸痹，胸闷，冠心病心绞痛，老年人慢性肠炎，菌痢等，这是很好的食疗方，可供选用。

薤白的现代医学研究

现代研究发现，薤白主要含挥发油，其中含硫化合物占 72％，皂苷（螺甾皂苷和呋甾皂苷），17 种氨基酸、腺苷、鸟苷，有机酸、多种微量元素等。

药理作用有：薤白中所含腺苷具有扩张动脉血管、抗血栓、抗心肌缺血、防动脉粥样硬化等。薤白中所含皂苷类成分有抗氧化、抗血小板聚集作用、抗癌等。薤白还有抑菌、解痉、平喘、镇痛、抗应激等作用。目前临床主要用于高脂血症、冠心病、心律失常、胸痹胀痛、胆囊炎等。

杜甫因为长期多病和生活所迫，曾经种药、采药、卖药，也研读过很多本草古籍，从而积累了丰富的药物知识。他在诗文创作中，常常以药为题，信手拈来，诗中寓医，杜诗之妙，于此可见一斑。

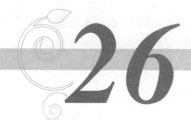

26
明朝早起非无事，买得莼丝待陆机
——清胃火吃莼菜

夏首病愈因招鲁望　（皮日休）

晓入清和尚袷衣，夏阴初合掩双扉。一声拨谷桑柘晚，数点春锄烟雨微。
贫养山禽能个瘦，病关芳草就中肥。明朝早起非无事，买得莼丝待陆机。

此诗大意是说，夏初的拂晓，天气清明和暖，我病虽已痊愈但仍然身穿夹衣。因属夏初，时觉阴凉，故常常掩关着幽居的门扉。布谷一声鸣叫忽觉桑之事已晚，白鹭数点啄食，方见烟雨空蒙细微。贫穷之家饲养的山禽是这样的消瘦，病后体弱的我，爱到园圃散步观赏，园中香草已经长得茂盛丰肥。明朝早早起床，并非无事可做，打算到集市上去，买些家乡特产莼菜，准备热情地招待您。

诗句"明朝早起非无事，买得莼丝待陆机"中的"莼丝"即莼菜，典故"陆机莼"指家乡特产。莼菜是个很古老的食物，3000多年前的《诗经·鲁颂·泮水》中就有记载"思乐泮水，薄采其茆"，茆即是莼菜。

唐诗中的莼

莼菜在唐代同样受到诗人们的青睐，如：
李商隐的《赠郑谠处士》诗中"越桂留烹张翰鲙，蜀姜供煮陆机莼"。

杜甫的《陪王汉州留杜绵州泛房公西湖》诗中"豉化莼丝熟，刀鸣鲙缕飞"。

顾况的《和知章诗》中"及镂银盘盛炒虾，镜湖莼菜乱如麻"。

贺知章的《答朝士》诗中"及镂银盘盛蛤蜊，镜湖莼菜乱如丝"。

李群玉的《送处士自番禺东游便归苏台别业》诗中"莼菜动归兴，忽然闻会吟"。

皮日休的《西塞山泊渔家》诗中"雨来莼菜流船滑，春后鲈鱼坠钓肥"。

岑参的《送许子擢第归江宁拜亲，因寄王大昌龄》诗中"六月槐花飞，忽思莼菜羹"。

钱起的《送外甥范勉赴任常州长史兼觐省》诗中"橘花低客舍，莼菜绕归舟"。

白居易的《偶吟》诗中"犹有鲈鱼莼菜兴，来春或拟往江东"。

医说莼菜

莼菜是珍贵的野生水生蔬菜，为多年生草本睡莲科植物莼菜的茎叶。中医认为，莼菜性味甘寒，有清热、利水、消肿、解毒功效，主治热痢、黄疸、痈肿、疔疮等。鲜品煮食或捣烂吞服，外用鲜品捣烂敷患处。明代李时珍《本草纲目》记载，莼菜可以消渴，和鲫鱼作羹可下气止呕，补大小肠虚气，治热疸，厚肠胃，安下焦，逐水解毒。

现代药理研究表明，莼菜营养丰富，每500克含蛋白质7克、脂肪0.5克、碳水化合物16.5克、胡萝卜素16.5毫克、核黄素0.3毫克、维生素E 445毫克、钙245毫克、铁110.5毫克、锌10.25毫克、铜11.65毫克，还含有天冬氨酸、亮氨酸等。莼菜叶的背面分泌一种类似琼脂（洋菜）的黏液，在未透露出水面的嫩叶上，此种黏液更多，又含蛋白质、脂肪、多缩戊糖、没食子酸等，有止呕、止泻痢、消炎解毒等作用。

此外，丰富的锌含量使莼菜成为植物中的"锌王"，是小儿最佳的益智健体食品之一，可防治小儿多动症。并且，莼菜含有一种酸性杂多糖，它不仅能够增加免疫器官脾脏的重量，而且能明显地促进巨噬异物，可有效预防癌症。

研究证实，莼菜具有如下功效。①清胃火：莼菜中含有多种营养素和浓缩多糖，清热解毒作用十分明显，有抑制细菌生长、清胃火、泻肠热的作用。②预防癌症：莼菜的黏液中含有大量多糖，能抑制肿瘤，所以多吃莼菜能提高身体的防癌、抗癌能力。③防止贫血：莼菜中含有维生素 B_{12}，是维持细胞正常生命活动的关键物质，能够用来防止贫血、肝炎、肝硬化等疾病。④促进智力发育：莼菜中的锌含量丰富，能促进智力的发育，还能提高免疫能力。⑤提高脾脏功能：莼菜中还含有一种酸性糖，能提高脾脏功能，预防疾病。

莼菜食法

一般人皆可食用莼菜，因其滑软细嫩，特别适合老人、儿童及消化力弱的人食用。适用量：每次 30 克左右。

温馨提示：莼菜可炒食，更可与鲫鱼、豆腐等一起做菜做汤，其色、香、味俱佳。由于含有较多的单宁物质，与铁器相遇会变黑，所以忌用铁锅烹制。莼菜性寒而滑，多食易伤脾胃，脾胃虚寒的人不宜多食。妇女月经期及孕妇产后应少食。

在生活中，莼菜常见的做法，还有莼菜豆腐羹、莼菜鸡蛋花、莼菜鸡丝汤、鱼骨莼菜粥、凉拌莼菜、莼菜鱼柳汤等。

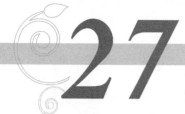

何为西庄王给事，柴门空闭锁松筠
——清热利湿说芹菜

崔氏东山草堂 （杜甫）

爱汝玉山草堂静，高秋爽气相鲜新。有时自发钟磬响，落日更见渔樵人。
盘剥白鸦谷口栗，饭煮青泥坊底芹。何为西庄王给事，柴门空闭锁松筠。

此诗的意思是，诗人最喜欢玉山草堂的幽静了，秋天时候空气清爽，一片鲜新。若隐若现的钟声时常响起，夕阳西下渔夫樵农收工归家。野味就吃那打下来的白鸦，饭中掺煮青泥坊出产的美芹。为什么要去为国事而忧心呢？这样的闭门听松日子不是挺好？

杜甫偏爱吃芹菜

杜甫另几首诗中，也多次写到芹菜，如《大云寺赞公房四首》之二的诗中"雨泻暮檐竹，风吹青井芹。"，意思是说，暮雨浇着屋檐下的竹子，风吹着天井里的芹菜；《赤甲》诗曰："炙背可以献天子，美芹由来知野人。"意思是说，在这朝野隔绝的地方，我以晒太阳为难得的快乐，以芹菜作为可口的美味，我以为这种野趣是可以献之于天子的。《陪郑广文游何将军山林十首（其二）》诗中"鲜鲫银丝鲙，香芹碧涧羹"意思是把鲜活的鲫鱼切成细丝，味道佳美；用澄澈的涧水煮制芹羹，香味袭人。这里的"香芹碧涧羹"，就是用芹菜、芝麻、茴香、盐等制成的羹。宋代林洪编写的《山家清供》中介绍了这道菜的做法："洗净，入汤焯过，取出以苦酒研芝苏，入盐少许，与茴香渍之，可作。惟瀹而羹之者，既清而馨，犹碧润然。"

从以上诗句可知杜甫对芹菜的偏爱程度。

古今医说芹菜

古代的芹也有旱芹和水芹之分。明代李时珍的《本草纲目》中说："芹有水芹、旱芹。水芹生江湖陂泽之涯，旱芹生平地。"古代的旱芹多叫堇，就是现在的紫堇，古代也叫楚葵、赤芹、紫芹。唐诗中紫芹的诗词较多，如唐代王建写的《题表处士碧虚溪居》中有"春圃紫芹长卓卓，暖泉青草一丛丛"，唐代许浑写的《沧浪峡》中有"红虾青鲫紫芹脆，归去不辞来路长"，等等。

旱芹入药，可平肝清热祛风利湿。由于两种芹菜的生长环境不同，食疗功效也略有差别，若能有针对性地选择食用，则可达事半功倍之效。

旱芹含有机酸、芹菜素、芹菜苷，还含挥发油，可从中分得芹菜甲素和芹菜乙素。芹菜素或芹菜鲜汁均有明显的降压作用，旱芹的水提取物有降低血脂（总胆固醇、低密度脂蛋白胆固醇、甘油三酯）的作用；芹菜甲素和芹菜乙素具有镇静作用；旱芹中的芹菜素还能抑制血管平滑肌增殖，预防动脉硬化。此外，芹菜素对前列腺癌、乳腺癌、甲状腺癌等癌细胞还有抑制生长、诱导细胞凋亡、抑制肿瘤血管形成等作用。因此，旱芹特别适合高脂血症、高血压、动脉硬化及肿瘤病人食用。

水芹又名水英，也有人叫它白芹。水边四处都有水芹的身影，唐代诗人许浑写的《游江令旧宅》中有"芹根生叶石池浅，桐树落花金井香"。韩愈写的《陪杜侍御游湘西两寺独宿有题一首，因献杨常侍》中有"涧蔬煮蒿芹，水果剥姜芋"，等等。

水芹性凉，味甘辛。功能：清热，利水。主治暴热烦渴，黄疸，水肿，淋病，带下，瘰疬，痄腮。《神农本草经》上记载"主女子赤沃。止血养精，保血脉，益气，令人肥健嗜食"。《千金要方·食治》（唐·孙思邈）上说"益筋力，去伏热。治五种黄病，生捣绞汁，冷服一升，日二"。《本草拾遗》（唐·陈藏器）中说"茎叶捣绞取汁，去小儿暴热，大人酒后热毒、鼻塞、身热，利大小肠"。

现代研究表明，水芹含多种氨基酸、挥发油、水芹素等。水芹的水煎液对肝细胞有一定的保护作用，肝炎肝功能不全者宜常食之。水芹还含有抑杀结核分枝杆菌的成分，可提高机体免疫力和抗病能力，使结核分枝杆菌逐渐减少或消失，故结核病病人可多吃水芹。英国科学家研究发现，食用水芹，可以部分抵消烟草中有毒物质对肺的损害，在一定程度上防治肺癌。此外，水芹还对泌尿系感染等疾病具有很好的辅助治疗作用，如泌尿系感染者，可取水芹500克，去叶留梗，捣烂取汁，凉开水送服，每次服30毫升，每日2~3次。

芹菜的食疗方选

芹菜有水芹、旱芹两种，旱芹香气更浓，又名"香芹"，入药最佳，故又称"药芹"；水芹又称"白芹"，其性能相似，但药效以旱芹为优，洗净后白芹可用水煮熟后加调味品食用，旱芹炒熟食用。芹菜的食疗常可用于高血压、头痛、牙痛、目赤、目痛、妇女月经不调、赤白带下、小便不利和血尿等病。

（1）鲜芹菜250克，水煎剂或熟食。功能：清热平肝。适用于高血压、头晕、头痛、目赤、目痛等。

（2）鲜芹菜500克，捣烂取汁，每日3次，每次3汤匙。功能：平肝凉血。适用于中风及动脉硬化症。

（3）鲜芹菜500克，捣汁分服。功能：凉血利湿。适用于小便出血、乳糜尿及小便淋痛等。

（4）芹菜250克，水煎常服。功能：凉血利湿。适用于月经不调、崩漏带下。

（5）芹菜 250 克，熟食常吃。功能：清热利湿止咳。适用于百日咳、反胃呕恶、白浊、黄疸等。

（6）鲜芹菜 500 克，洗净捣烂，外敷。功能：清热解毒。适用于痈毒（不溃烂者），每日敷数次。

（7）水芹菜捣泥，加菜油调，外涂患处。功能：清热消炎解毒。适用于腮腺炎。

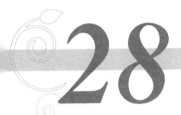

28

夜雨翦春韭，新炊间黄粱

——温阳补虚说韭菜

赠卫八处士 （杜甫）

人生不相见，动如参与商。今夕复何夕，共此灯烛光。

少壮能几时？鬓发各已苍。访旧半为鬼，惊呼热中肠。

焉知二十载，重上君子堂。昔别君未婚，儿女忽成行。

怡然敬父执，问我来何方。问答乃未已，驱儿罗酒浆。

夜雨翦春韭，新炊间黄粱。主称会面难，一举累十觞。

十觞亦不醉，感子故意长。明日隔山岳，世事两茫茫。

这首诗是肃宗乾元二年（759）春天，杜甫从洛阳返回华州任所途中所作。在安史之乱中的动荡岁月，四十八岁的诗人寻访二十年不曾会面的故友，诗中描述了他与老朋友相见时悲喜交集的复杂心情，离别到相会，悲喜交加，相见时彼此外表变化及故旧的凋零。叙述卫八的儿女们欢欣地礼待父亲的老友，主客畅饮，又写明日离别的感慨。此诗诗风沉郁顿挫，把久别重逢的温馨置于动乱的伤感中，悲凉凄婉，感情真挚，平易真切。

诗中"夜雨翦春韭，新炊间黄粱"，意思是一夜春雨，灵动的水珠还挂在草叶尖上，鲜嫩的春韭刚从菜园里割来，新获的黄粱米饭已焖在锅里，正热腾腾香气四溢……春韭的鲜润，加上故人老友的殷切情谊，让亡命乱世的大诗人所获得的无限安慰，足以穿透千年历史烟云直抵我们而来。

医说韭菜

韭菜为百合科植物韭的叶，其根及鳞茎（韭根）、种子（韭子）亦可供中药用。

韭菜含硫化物、苷类和苦味质、蛋白质、脂肪、糖类等，还有较多的胡萝卜素、B族维生素、维生素C及钙、磷、铁等。中医认为，韭菜性味辛、温，有温中、行气、散血、解毒功效，主治胸痹、噎膈、反胃、吐血、衄血、尿血、痢疾、消渴、痔漏、脱肛、跌打损伤、虫蝎螯伤。但阴虚内热及疮疡、目疾病人应忌食。

韭子为韭的种子，含生物碱和皂苷。中医认为，韭子性温、味辛咸，有补肝肾、暖腰膝、壮阳固精功效，主治阳痿梦遗、小便频数、遗尿、腰膝酸软冷痛、泻痢、带下、淋浊。但阴虚火旺者应忌食。

韭根为韭的根或鳞茎，含硫化物、苷类和苦味质。中医认为，韭根性味辛温，有温中、行气、散瘀功效，主治胸痹、食积腹胀、赤白带下、吐血、衄血、癣疮、跌打损伤等。但阴虚内热及疮疡、目疾病人忌食。

韭菜食疗方选

韭菜食疗常可用于噎膈反胃、胸痹、吐血、衄血、尿血、痢疾、消渴、脱肛、跌打损伤、虫蝎螯伤等。

（1）生韭叶250克，开水泡过，捣烂取汁饮用。功能：健脾和胃。适用于噎膈反胃、胸脘隐痛等。

（2）韭菜根100克，煎水，放盆内趁热坐熏。功能：温阳补虚。适用于痔疮、脱肛。

（3）韭菜250克，煮糯米酒服之。功能：行气理血。适用于血崩尿血。

（4）韭菜洗净，捣汁一杯，顿服。功能：止血。适用于鼻衄、吐血。

（5）韭菜一把，和酒一盏，名韭汁酒，温服。功能：清热理血。适用于赤痢。

（6）韭菜500克，捣汁外涂。功能：行气理血。适用于过敏性皮炎。

（7）韭菜汁、生姜汁加冰糖调服。功能：健脾和胃。适用于孕期恶心呕吐。

（8）韭菜子研粉。功能：温阳补虚。适用于小儿遗尿、阳痿遗精等。

（9）韭菜根 50 克，煎水。功能：健脾补虚。通用于盗汗自汗。

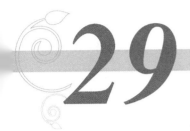

皇都陆海应无数，忍剪凌云一寸心
——清热的佳馔：竹笋

初食笋呈座中 *（李商隐）*

嫩箨香苞初出林，于陵论价重如金。

皇都陆海应无数，忍剪凌云一寸心。

此诗的意思是，那娇嫩的笋壳，包着芳香的笋肉，在竹林里刚刚破土而出啊！说到时蔬的价值，它可是贵重如黄金。在任何通都大邑，山珍海味应该数不尽！为什么人们要这样？为了一时的口腹之欲，却忍心剪去那终可凌云的一寸芳心。

唐诗中的竹笋

竹笋，在我国自古被当作"菜中珍品"。唐诗中有不少写竹笋的诗篇，如：

"露华生笋径，苔色拂霜根"。（李贺《竹》）

"笋根稚子无人见，沙上凫雏傍母眠"。（杜甫《绝句漫兴九首》）

"无数春笋满林生，柴门密掩断行人"。（杜甫《咏春笋》）

"此州乃竹乡，春笋满山谷"。（白居易《食笋》）

"笋添南阶竹，日日成清閟"，（韩愈《新竹》）

"竹亭人不到，新笋满前轩"。（韩愈《和侯协律咏笋》）

"乳燕入巢笋成竹，谁家二女种新谷"（戴叔伦《女耕田行》）。

竹笋的营养成分

竹笋在营养上，过去有不少人认为，竹笋味道虽然鲜美，但是没有什么营养，有的甚至认为"吃一餐笋，要刮三天油"。这种认识是不准确的。其实，竹笋含有丰富的蛋白质、氨基酸、脂肪、碳水化合物、钙、磷、铁、胡萝卜素、维生素 B_1、维生素 B_2、维生素 C。每 100 克鲜竹笋含蛋白质 3.28 克、碳水化合物 4.47 克、纤维素 0.9 克、脂肪 0.13 克、钙 22 毫克、磷 56 毫克、铁 0.1 毫克，多种维生素和胡萝卜素含量比大白菜含量高一倍多；而且竹笋的蛋白质比较优越，人体必需的赖氨酸、色氨酸、苏氨酸、苯丙氨酸，以及在蛋白质代谢过程中占有重要地位的谷氨酸和有维持蛋白质构型作用的胱氨酸，都有一定的含量，为优良的保健蔬菜。

中医说竹笋

中医认为竹笋味甘、微寒，无毒。在药用上具有清热化痰、益气和胃、治消渴、利水道、利膈爽胃等功效。尤其是江浙民间以虫蛀之笋供药用，名"虫笋"，为有效之利尿药，适用于水肿、腹水、脚气足肿、急性肾炎水肿、喘咳、糖尿病、消渴烦热等，嫩竹叶、竹茹、竹沥均作药用。

竹笋还具有低脂肪、低糖、多纤维的特点，食用竹笋不仅能促进肠道蠕动，帮助消化，去积食防便秘，并有预防大肠癌的功效。竹笋含脂肪、淀粉很少，属天然低脂、低热量食品，是肥胖者减肥的佳品。《本草纲目拾遗》（清·赵学敏）云："（毛笋）利九窍，通血脉化痰涎，消食胀。"《随息居饮食谱》（清·王士雄）云："笋，甘凉，舒郁，降浊升清，开膈消痰。"

竹笋的食疗

鲜笋含水量高，毛竹春笋含水量为 90％，笋为 85％，属鲜嫩食品。竹笋作为蔬菜，历来受到人们的喜爱，其味清香鲜美，而被视为菜中珍品。竹笋不能生吃，但将竹笋与肉同炒则味道特别鲜美。竹笋可做汤，也可烧菜，能做出许多美味佳肴。如竹笋鲫鱼汤、竹笋烧猪肉、竹笋煮白粥，现在还把竹笋制作成笋干、玉兰片及油焖笋罐头等。

竹笋的食疗作用有如下。①开胃健脾：竹笋有开胃、促进消化、增强食欲的作用，可用于治疗消化不良、脘痞纳呆之病症。②宽胸利膈，通肠排便：竹笋甘寒通利，其所含有的植物纤维可以增加肠道水分的潴留量，促进胃肠蠕动，降低肠内压力，减少粪便黏度，使粪便变软，易于排出，用于治疗便秘，预防肠癌。③开膈消痰：竹笋具有低糖、低脂的特点，富含植物纤维，可降低体内多余脂肪，消痰化瘀滞，治疗高血压、高血脂、高血糖症，且对消化道癌肿及乳腺有一定的预防作用。④增强机体免疫力：竹笋中植物蛋白、维生素及微量元素的含量均很高，有助于增强机体的免疫功能，提高防病抗病能力。

竹笋的食疗常可用于咳喘、糖尿病、高血压、久病体虚、失眠、心脏病、肝病、肾炎等。

方选：

（1）竹笋100克，加冬瓜皮50克，水煎服。功能：清热利水。适用于肾炎、心脏病、肝病水肿。

（2）竹笋250克，常食有通便作用。功能：和中润肠。适用于便秘。

（3）竹笋100克，同鱼1条煮汤食。功能：清热透发。适用于小儿麻疹、风疹、水痘初起。

（4）竹笋500克，加猪肉500克，同煮食之。功能：健脾和中。适用于久病体虚、胃口不开。

（5）竹笋250克，煮汤加冰糖饮之，有止咳化痰作用。

30

采摘和芳露，封题寄病翁
—— 药苗作佳馔

病中辱谏议惠甘菊药苗因以诗赠　（姚合）

萧萧一亩宫，种菊十余丛。采摘和芳露，封题寄病翁。

熟宜茶鼎里，餐称石瓯中。香洁将何比？从来味不同。

此诗的意思是，在寂静的院墙内一亩大的园地中，谏议（官名）种植的甘菊药苗有十余丛。采摘的嫩菊苗还带着清晨的晶露，包装封题后寄给我这多病的老翁。我点燃了炉灶将其放入茶鼎中煎，等到用餐的时候把它盛入碗盆中。这甘菊药苗芬芳清洁得无与伦比，与以前吃的菜相比，味道确实不同。

从诗句"熟宜茶鼎里，餐称石瓯中。香洁将何比？从来味不同"可见诗人平时爱喝甘菊茶，还爱食用甘菊嫩苗，且尝到了甘菊与众不同的美味。

本篇就谈谈唐宋时期人们饮食中的药苗。

唐诗中的药苗

中药的药苗与人们的饮食有什么关系呢？唐宋时期，种植业已相当发达，人们开始大量栽培药材作物，以满足药材市场的需求。人们培植药用植物的同时，发现许多药用植物的嫩芽和嫩叶可以当作蔬菜食用，不但味感良好，还有一定的保健作用，于是不断采摘用于饮馔烹调之中，这便是唐诗和古代史籍中所说的药苗。

许多诗人种植药材作物，在唐诗中我们就可见一斑，如杜甫《太平寺泉眼》诗云："何当宅下流，余润通药圃。"王维《济州过赵叟家宴》诗："荷锄修药圃……中厨馈野蔬。"刘得仁《赠陶山人》诗："药圃妻同耨，山田子共耕。"姚合《武功县中作三十首》云："绕舍惟藤架，侵阶是药畦。"姚鹄《随州献李侍御二首》云："端居有地唯栽药，静坐无时不忆山。"这些广泛栽培的药用植物，为唐代人们采食药苗提供了巨大的资源。

在唐人心目中，药苗是难得的佳蔬美食，不但滋味可口，更能补益身心。李德裕《思山居·忆药苗》诗对此便有亲切的讴颂，其诗云："溪上药苗齐，丰茸正堪掇。皆能扶我寿，岂止坚肌骨。味掩商山芝，英逾首阳蕨。岂如甘谷士，只得香泉啜。"方干《赠会稽张少府》诗云："高节何曾似任官，药苗香洁备常餐。"又《送郑台处士归绛岩》诗云："惯采药苗供野馔，曾书蕉叶寄新题。"卢纶《同柳侍郎题侯钊侍郎新昌里》诗云："庭莎成野席，阑药是家蔬。"贾岛《斋中》诗云："已见饱时雨，应丰蔬与药。"白居易《山居》诗云："朝餐唯药菜，夜伴只纱灯。"郑常《寄邢逸人》诗云："儒衣荷叶老，野饭药苗肥。"在唐代人们的日常菜馔中，药苗与蔬菜并重，都是上好的副食品。

在许多唐诗中，诗人从不同角度吟咏了药苗在饮食中的应用，无论是山人、处士的便餐野饭，还是文人、官吏的精良肴馔，都可以见到药苗的食踪味影。这说明，药苗作为一种新兴的蔬食品类，已在唐代传统饮食格局中"占领"了一席之地。

介绍几种唐代常食的药苗

药苗的可食品种很多，如甘菊苗、白荷、枸杞苗、术苗等，都是可口的蔬食。

（1）甘菊：唐宋人栽植甘菊，当作药材使用，同时也吃其苗叶。也有一些人把甘菊当作饮料使用。除本诗外，宋代人把甘菊烹制成菜羹，视为上好肴馔，如李光《老圃撷园蔬杂以杞菊作羹气味甚珍》诗云："旋撷园蔬二寸长，牙龈脆响菊苗香。欲招邻友同来啜，恐被鸡豚越短墙。"其菜羹之香美，见诗已知。

甘菊味微苦、甘香，具有帮助睡眠、润泽肌肤的功效，也可改善女性经前不适；可消除各种不适所引起的酸痛，退肝火，消除眼睛疲劳；可治长期便秘；能消除莫名紧张，偏头痛，眼疲劳；润肺、养生；明目、退肝火，治疗失眠，降低血压，可增强活力、提神、增强记忆力等。科学家在甘菊花挥发油中发现了多种抗氧化物质，这说明饮用甘菊茶有长期保健作用。

（2）白荷：为姜科植物，多年生草本，其根茎、花穗和果实均供药用，唐代人已广为种之。柳宗元《种白蘘荷》诗有云："蔬果自远至，杯酒盈肆陈……炎帝垂灵编，言此殊足珍。"唐代医药家陈藏器《本草拾遗》记载说：蘘荷"有赤白二种"，白者食其根，"呼为覆菹"，而"赤者堪啖，及作梅果多用之"。唐代医学家孙思邈在《千金要方》中强调了白蘘荷的蔬食价值，指出这种药苗"味辛，微温"，苗和根均可食。

（3）枸杞：唐宋时期的人们多栽植枸杞，并把它的苗和叶当作蔬菜。宋代诗人赵蕃《食枸杞》诗云："谁道春风未发生，杞苗试摘已堪羹。莫将口腹为人累，竹瘦殊胜豕腹亨。"枸杞苗是茄科草本植物枸杞的嫩茎叶，主要生在沟岸及山坡或灌溉地埂和水渠边等处，植株的嫩茎叶（枸杞叶）和果实（枸杞子）均可药食兼用。初春枸杞长出嫩叶又称"枸杞头"，略带苦味，但很爽口，能清火明目，民间常用来治疗阴虚内热、咽干喉痛、肝火上扬、头晕目眩、低热等。《食疗本草》（唐·孟诜）中记载枸杞头有坚筋耐老、除风、补益筋骨和去虚劳等作用，具有明目、清热、解毒等功效。

（4）苍术：为菊科植物，有白术、苍术两种，根入药，苗、叶可用作蔬菜。《四时类要》（唐·韩鄂）记载苍术："畦中种，上粪下水，一年即稠，苗亦可为菜。"唐代诗人柳宗元《种术》诗云："土膏滋玄液，松露坠繁柯。

南东自成亩，缭绕纷相罗。晨步佳色色媚，夜眠幽气多……爨竹茹芳叶，宁虑蔡与瘥。"看来，术苗是比较可口的蔬食，所以才会受到如此称赞。苍术苗是菊科植物苍术的嫩茎叶，采集后，沸水锅内焯一下，然后清水浸泡，炒着吃。

苍术苗味辛、苦，性温，归脾、胃经，其有燥湿健脾、辟秽化浊、祛风散寒、明目的功效，主治湿困脾胃、脘痞腹胀、呕恶泄泻、带下淋浊、瘟疫、瘴疠、疟疾、霍乱、风湿外感、寒湿着痹、脚气、痿症、夜盲症等。苍术苗是药用价值非常高的植物，但是阴虚内热、出血者忌食，气虚多汗者慎食。

当然，唐宋时期可食用的药苗品种还有很多，如黄精、五加、紫苏、香薷、决明、牛蒡、车前草、薄荷等，都有人为之食用。唐代诗人李颀《题神力师院》诗所云"阶庭药草遍，饭食天花香"，即反映食遍各种药苗。宋之问《游陆浑南山自歜马岭到枫香林以诗代书答李含人适》诗中所说："石髓非一岩，药苗乃万族。"此诗更是夸耀当时可食药苗品种的众多。可以说，唐宋时期，人们曾想方设法扩展自己蔬食的领域，并有意培育可食可药的品种。这样，人们在日常饮食中就有了更多的选择余地，并对自身健康有益。

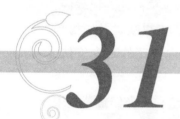

31

郧国稻苗秀，楚人菰米肥

——糖尿病病人吃菰米好

送友人南归 （王维）

万里春应尽，三江雁亦稀。连天汉水广，孤客郢城归。
郧国稻苗秀，楚人菰米肥。悬知倚门望，遥识老莱衣。

这是诗人王维送别另一位唐代诗人孟浩然还乡的诗，此诗的意思是，江南万里，春光已过三江原野，大雁纷纷向北飞去。汉水浩渺，无边无际，与天相连，老友归去，回到故乡郧地。郧国的稻田苗壮秀顺，楚地的菰米收获在即。我在北方将你牵挂，常常倚门南望，像远远地看到你穿着孝敬父母的老莱衣（春秋时期隐士老莱子孝顺的典故）。此诗诗人运用了借景抒情、典故的表现手法，表达了诗人对友人的依依不舍以及希望友人回家孝敬父母的思想感情。

诗中"楚人菰米肥"的菰米，为我国古代"六谷"（稻、黍、稷、粱、麦、菰）之一，至今已有 3000 多年历史。古代菰亦称"雕胡""苽""蒋""茭白籽""黑米"等。《周礼》记载："王子馈食用六谷，鱼宜苽。"雕胡即菰米，从周秦到唐宋年间，用菰米煮成的雕胡饭是招待贵客的上品。西汉的枚乘在《七发》中列举"天下之至美"，其中就有"楚苗之食，雕胡之饭"。据传，用菰米煮饭又软又糯，香气扑鼻。菰米不但是营养丰富的食品，还是一味中药。很多诗人都钟情于它，并留下了千古佳句。

唐诗里的菰米

唐诗中关于菰米的诗很多，数杜甫和王维为多。除王维的《送友人南归》一诗中"郧国稻苗秀，楚人菰米肥"外，还有《游感化寺》中"香饭青菰菜，喜蔬绿笋茎"、《春过贺遂员外药园》中"蔗浆菰米饭，蒟酱露葵羹"、《辋川闲居》中"青菰临水拔，白鸟向山翻"、《登楼歌》中"琥珀酒兮雕胡饭，君不御兮日将晚"（雕胡即菰米）等。

杜甫的《江阁卧病走笔呈崔、卢两侍御》诗中"滑忆雕胡饭，香闻锦带羹"、《秋兴八首》诗中"波漂菰米沉云黑，露冷莲房坠粉红"、《夔州歌十绝句》诗中"背飞鹤子遗琼蕊，相趁凫雏入蒋（菰）牙"、《伤秋》诗中"白蒋（菰）风飚脆，殷栔晓夜稀"、《白水县崔少府十九翁高斋三十韵》诗中"为我炊雕胡，逍遥展良觌"。

此外，唐诗中还有陆龟蒙的《大堤》诗中"请君留上客，容妾荐雕胡"；李白的《宿五松山下荀媪家》诗中"跪进雕胡饭，月光明素盘"；储光羲的《田家杂兴八首》诗中"夏来菰米饭，秋至菊花酒"；皮日休的《鲁望以躬掇野蔌兼示雅什用以酬谢》诗中"雕胡饭熟醍醐软，不是高人不合尝"、《重玄寺元达年逾八十好种名药……余奇而访之因题二章》诗中"怪来昨日休持钵，一尺雕胡似掌齐"；权德舆的《晓发武阳馆即事书情》诗中"青菰冒白水，方塘接广畦"；张籍《城南》诗中"卧蒋黑米吐，翻芰紫角稠"；元稹的《春分投简阳明洞天作》诗中"琼杯传素液，金匕进雕胡"；韩翃的《赠别崔司直赴江东兼简常州独孤使君》诗中"楚酪沃雕胡，湘羹掺香饵"等。

中医说菰米和菰菜（茭白）

菰米为禾本科植物菰的果实。中医认为，菰米性味甘、冷，有解烦热、止渴利尿、调肠胃等功能。

菰菜又称菰首、茭白、菰手等，为禾本科植物菰的花茎在生长过程中，感染了菰黑粉菌，经其产生的"异生长素"刺激，而形成的纺锤形肥大的肉质茎（菌瘿），这就是茭白。中医认为菰菜性味甘，能解热毒、除烦渴、利二便，治烦热、消渴、黄疸、痢疾、目赤、风疮等。

菰米的现代营养研究

现代营养学研究表明，菰米含有极高的营养成分，被誉为"谷物中的鱼子酱"。其蛋白质含量达 13.2％，蛋白质功效比值达 2.75。菰米的蛋白质中含有丰富的氨基酸、维生素及矿物质和多种微量元素，其膳食纤维比大米高得多，是难得的保健食物，可称之为"米"中之王。它还含有一种独特的天然抗氧化剂，具有排毒、滋润皮肤的功效。天然野生的菰米是健康美食者的挚爱。

菰米中的不饱和脂肪酸 ω-3 含量相当高，在谷物中排名前列，是糙米的 7 倍，白米的 12 倍。在谷物中唯有菰米有很好的不饱和脂肪酸 ω-3 和 ω-6 比例为 1：1.2。饮食中维持 ω-3 和 ω-6 之间的比例平衡，对身体健康非常重要。

菰米中含有丰富的抗氧化剂，是白米的 30 多倍。正因为抗氧化剂的作用，最新研究表明，菰米可帮助降低血中三酰甘油和胆固醇，并有助于增强身体免疫系统的功能。

大多数谷类都缺少赖氨酸，而菰米中赖氨酸丰富，氨基酸全面，并且菰米的蛋白质含量高，是糙米和白米的 2 倍。由于蛋白质含量高，菰米的升糖负荷也比糙米和白米低。对糖尿病病人来说，选择菰米肯定比选糙米和白米更好。美国农业部和美国糖尿病协会为糖尿病病人推荐食用菰米替代普通白米。

菰米的膳食纤维含量也是糙米的 2 倍。膳食纤维可增加肠道功能，防止便秘。菰米中含有丰富的维生素和矿物质，其维生素 B_1 和微量元素锌的含量在谷物中最高。

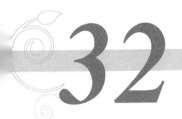

32

秋风万里芙蓉国，暮雨千家薜荔村
——药食兼用说薜荔

秋宿湘江遇雨 （谭用之）

湘上阴云锁梦魂，江边深夜舞刘琨。秋风万里芙蓉国，暮雨千家薜荔村。

乡思不堪悲橘柚，旅游谁肯重王孙。渔人相见不相问，长笛一声归岛门。

这首诗的意思是，阴云笼罩，我泊舟停行，就宿在湘江，睡卧不宁，牵梦惊魂。深夜，我起舞弄剑于江边，仿佛就像东晋时的刘琨。万里秋风吹拂着湖湘遍地的芙蓉，萧萧暮雨浇淋着薜荔丛中的水乡山村。看到橘柚，使我难以忍受对家乡的思念，长期寄居异地，谁又会把一个游子放在心上？就连渔夫见到我时，也不寒暄相问，只吹一声长笛，就回到他自己的岛上家门。

唐诗中的薜荔

薜荔在唐诗的诗句中属常见。如：

白居易的《重题》（一作重题别遗爱草堂）诗中"谩献长杨赋，虚抛薜荔衣"。

柳宗元的《登柳州城楼寄漳汀封连四州》诗中"惊风乱飐芙蓉水，密雨斜侵薜荔墙"。

裴迪的《春日与王右丞过新昌里访吕逸人不遇》诗中"芙蓉曲沼春流满，薜荔成帷晚霭多"。

顾况的《薜荔庵》诗中"薜荔作禅庵，重叠庵边树"。

卢纶的《送黎兵曹往陕府结亲》诗中"鸳鸯初集水，薜荔欲依松"。

李嘉祐的《题游仙阁白公庙》诗中"仙冠轻举竟何之，薜荔缘阶竹映祠"。

储光羲的《樵父词》中"先雪隐薜荔，迎暄卧茅茨"。

李颀的《赠别张兵曹》诗中"不惮轩车远，仍寻薜荔幽"。

杜牧的《许七侍御弃官东归潇洒江南颇闻自适高秋企望》诗中"霜岩红薜荔，露沼白芙蕖"。

宋之问的《早发始兴江口至虚氏村作》诗中"薜荔摇青气，桃榔翳碧苔"等。

中医说薜荔

"暮雨千家薜荔村"中的"薜荔"为桑科植物，其茎、叶、花托及果实（木馒头）都可入药。中药薜荔是本植物的茎、叶，味酸性平，能祛风、利湿、活血、解毒，主治风湿痹痛、泻痢、淋病、跌打损伤、痈肿疮疖。

中药薜荔根，性味苦平，有祛风除湿、舒筋通络功效，可治头痛眩晕、关节风湿痛等。

中药木馒头为本植物的花托及果实（木馒头），干品亦入药，其味甘性平，能通乳、利湿、活血、消肿，治乳汁不下、淋浊、乳糜尿、久痢、痔血、肠风下血、痈肿、疔疮。

药食两用的薜荔果

现代研究表明，鲜薜荔果 100 克中含水分 82.3 克，蛋白质 7.0 克，脂肪 8.0 克，纤维 3.5 克，碳水化合物 3.4 克，硫胺素 0.02 毫克，核黄素 0.04 毫克，烟酸 0.6 毫克，钙 24 毫克，磷 21 毫克，铁 0.3 毫克。果实中另含有一种凝胶质样物质，水解后可生成葡萄糖、果糖等，还含肌醇、芸香苷、谷甾醇等。

薜荔果的药用作用：

（1）祛风利湿：荔果中含有脱肠草素、佛手柑内酯等，具有抗风湿的作用，可用于治疗风湿痹痛。

（2）清热消肿、活血止痛：荔果中含有多种有机酸、脱肠草素、芸香苷、蒲公英赛醇乙酸酯等，具有清热凉血、活血消肿的效果，可用于治疗肿疮疖、跌打损伤等病症。

（3）补肾固精：藤荔果中含有大量的酸性物质，具有收涩之功，可治疗因肾虚、精室不固而导致的遗精、阳痿等病症。

（4）防癌抗癌：薜荔果乙醇浸出液中可分离出内消旋肌醇、芸香苷、谷甾醇等，具有抗肿瘤、抑制癌细胞生长的作用。

鲜薜荔果的食疗：

（1）薜荔果水：鲜薜荔果 100 克，红糖 50 克，白酒 30 毫升。将鲜果洗净，以刀切开、放入瓦罐中，加入白酒和清水，中火煮 20 分钟后再加入红糖，不断搅拌直至溶化即成。每日 1 次，晚上睡前服。本水果具有通经活络、消肿止痛的效果，适用于跌打损伤、腰痛、关节疼痛等病症。

（2）薜荔猪肉：新鲜薜荔 150 克，精猪肉 500 克，料酒 50 毫升，调料若干。将薜荔果洗净，以刀切开备用；猪肉洗净，切成 3 厘米见方的肉块备用；将猪肉、薜荔果同放瓦罐中，加入料酒、适量清水、少许精盐，姜 1 块（拍碎），先用旺火煮沸，改用小火焖 45 分钟，调入味精，即可食用。能健脾养血，通经活络。适宜于病后体虚病人食用。健康者食之，亦可强身体、利关节。

33
愈风传乌鸡，秋卵方漫吃
——风痹食疗乌骨鸡

催宗文树鸡栅 （杜甫）
吾衰怯行迈，旅次展崩迫。愈风传乌鸡，秋卵方漫吃。
自春生成者，随母向百翻。驱趁制不禁，喧呼山腰宅。
……

杜甫的《催宗文树鸡栅》作于大历元年（公元 766 年）夏，当时杜甫寓居西阁。听说乌骨鸡能治疗风湿麻痹症，杜甫就养了许多只。然而鸡多生乱，他催长子宗文带领仆人修建鸡舍。此诗虽写小事，但可见作者日常生活之仔细、心地之仁慈，亦可知乌鸡愈风之说，并非虚语。

杜甫这几句诗的意思是，我因身体衰弱而不敢继续赶路，旅居夔州也是每日奔忙，难得休息。传闻乌鸡肉能够治愈风痹，到了秋天还有很多的鸡蛋可吃。为此在春季孵出了一大群，到现在连母带雏将近 50 只。不料它们满院乱跑禁止不住，喧叫之声充满了山腰的宅室……

药鸡——乌骨鸡

乌骨鸡，又名乌鸡、药鸡、绒毛鸡、竹丝鸡、黑脚鸡。为雉科动物乌骨鸡（家鸡之一种），遍体羽毛白色，除两翅羽毛外，全呈绒丝状，鸡皮、肉、骨、嘴均为乌色，其肉或除去内脏的全体可供药用。现代研究表明，乌骨鸡含蛋白质、脂肪、钙、磷、铁、硫胺素、核黄素、烟酸等营养成分。乌骨鸡含 19 种以上氨基酸，含蛋白质 47.6%～57.4%，其含量明显高于一般白肉鸡 21.5%。乌骨鸡最主要特征性化学成分黑素，是一种吲哚型含硫聚合物。明代李时珍《本草纲目·鸡》记载："乌骨鸡，有白毛乌骨者，黑毛乌骨者，斑毛乌骨者，有骨肉俱乌者，肉白骨乌者；但观鸡舌黑者，则肉骨俱乌，入药更良。"

乌骨鸡的药用

乌骨鸡，味甘，性平。归肝、肾、脾经。有养阴退热，补血，健脾功效。主治风寒湿痹，虚劳羸弱，骨蒸潮热，消渴，脾虚滑泄，下痢噤口，遗精，白浊，妇女月经不调，崩漏，带下等症。

临床上用于治疗阴虚火旺，潮热，盗汗，咳血等症，常与人参、熟地黄、当归、知母、黄柏等补气、养阴、降火之品同用，如《杏苑生春》（清·徐文元）记载的"乌骨鸡丸"。如治脾虚滑泄，则用乌骨鸡合温脾止泻之豆蔻、草果煮食。治肾虚遗精白浊，则同温涩之白果、莲肉、胡椒等煮食。又如《普济方》（明·朱橚等编）的"乌鸡煎"，用乌骨鸡同茴香、良姜、陈皮、花椒等煮食，以治噤口痢，因用涩药太过，胃伤恶食，四肢不温者，可收健脾补虚、温中开胃之效。

乌骨鸡能补肝肾，养阴血，调冲任。古方治妇女虚劳羸瘦，月经不调，崩漏，带下，不孕等症，常以乌骨鸡为主药，与其他益气补血养阴药同用。内热者佐以清虚火之药；阳虚者兼以补阳气之品；气血流行不畅者，助之以活血理气之味。如乌鸡白凤丸，即以乌鸡与人参、黄芪、当归、熟地黄、鹿角胶、鹿茸、丹参、香附等配伍，为妇科补虚、调经之著名成药。总之，乌鸡以补益肝、脾、肾三脏，治疗虚损为主。《本草经疏》（明·缪希雍）："乌骨鸡，补血益阴，则虚劳羸弱可除；阴回热去，则津液自生，渴自止矣。阴平阳秘，表里固密，邪恶之气不得入，心腹和而痛自止。益阴，则冲、任、带三脉俱旺，故能除崩中、带下、一切虚损诸疾也。"

现代药理研究表明，乌骨鸡有增强应激反应、补血、益气、滋阴、抗衰老、抗诱变作用。目前临床应用于原发性血小板减少性紫癜、痛经、功能失调性子宫出血、产后恶露不尽、术后出血、月经不调、肝炎、体虚等。

乌骨鸡的食疗方法

乌骨鸡，补肝肾，清虚热，益脾胃，烹调为菜肴食用。经验方选录如下：

（1）乌骨鸡一只，白果、莲子、糯米各 15 克，胡椒 3 克，一同装入鸡腹，扎定煮熟，空腹时服食。可治脾虚或脾肾两虚，遗精，白浊，白带异常。

（2）乌鸡肉 100 克，淮山 50 克，冬虫夏草 10 克，同煮汤食用，可治虚劳。

（3）乌鸡肉 150 克，丝瓜 100 克，鸡内金 10 克，同煮汤，加适量食盐调味食用。适用于血虚。

（4）乌鸡肉 250～500 克切块，黄芪 30～50 克，食盐、水适量，同蒸熟食用。有养阴益气、补脾、生血的作用。适用于精神疲倦，血虚头晕，气虚脱肛，以及妇女月经不调，白带过多，子宫脱垂等。

（5）鲜板栗 10 枚去壳取栗仁备用，乌骨母鸡一只去毛，去除内脏，洗净晾干。将乌骨鸡、板栗仁同入砂罐中，加清水没过鸡与栗，放一块生姜入水中，加盖，文火焖 2 小时。起锅加少量食盐，即可食用。两种食物同用，可收肺肾双补之效。

乌鸡对老年人的虚损性疾病有很好的补虚作用。乌鸡虽是补益佳品，但多食能生痰助火，生热动风，故体肥及邪气亢盛，邪毒未清和患严重皮肤疾病者宜少食或忌食，患严重外感疾患时也不宜食用，同时还应忌食辛辣油腻食物及烟酒等。

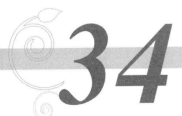

34

厨窗通涧鼠，殿迹立山鸡
——补气血的山鸡

游瀑泉寺 （于鹄）

日夕寻未遍，古木寺高低。粉壁犹遮岭，朱楼尚隔溪。

厨窗通涧鼠，殿迹立山鸡。更有无人处，明朝独向西。

诗人在日夕游瀑泉寺，想不到山前溪旁的古寺一片荒凉，涧鼠、山鸡出没，没有人迹。诗中"殿迹立山鸡"，山鸡又称野鸡、雉鸡。

唐诗中的山鸡

武三思的《奉和宴小山池赋得溪字应制》诗中"岩泉飞野鹤，石镜舞山鸡"。

顾况的《丘小府小鼓歌》诗中"地盘山鸡犹可像，坎坎砰砰随手长"。

王建的《温泉宫行》诗中"武皇得仙王母去，山鸡昼鸣宫中树"，《山居》诗中"闭门留野鹿，分食养山鸡"，《江陵即事》诗中"蜀女下沙迎水客，巴童傍驿卖山鸡"，《九仙公主旧庄》诗中"楼上凤凰飞去后，白云红叶属山鸡"。

刘禹锡的《观柘枝舞二首》诗中"山鸡临清镜，石燕赴遥津"。

崔护的《山鸡舞石镜》诗中"庐峰开石镜，人说舞山鸡"。

姚合的《过杨处士幽居》诗中"裁衣延野客，翦翅养山鸡"。

李商隐的《破镜》诗中"秦台一照山鸡后，便是孤鸾罢舞时"，《凤》诗中"万里峰峦归路迷，未判容彩错山鸡"。

贾岛的《莲峰歌》诗中"冉冉山鸡红尾长，一声樵斧惊飞起"。

李白的《秋浦歌》诗中"山鸡羞渌水，不敢照毛衣"。

医说山鸡

中医认为，山鸡性味甘温，有滋养温补，强筋骨，入肝补血功效，可治崩漏带下。

山鸡肉质细嫩鲜美，野味浓，蛋白质含量高达30%，是普通鸡肉、猪肉的2倍，脂肪含量仅为0.9%，是猪肉的1/39，牛肉的1/8，鸡肉的1/10，基本不含胆固醇，是高蛋白质、低脂肪的野味食品。

经现代医学测定：山鸡含有人体所必需的氨基酸21种之多，其中有多种是人体自身所无法合成的，并富含锗、硒、锌、铁、钙等多种人体必需的微量元素，对儿童营养不良、妇女贫血、产后体虚、子宫下垂和胃痛、神经衰弱、冠心病、肺源性心脏病等，都有很好的疗效，对人体的滋补功能远远高于久负盛名的甲鱼、鳗鱼等。山鸡中锶和钼的含量比普通鸡高10％，还有防治癌症的作用。

《本草纲目》（明·李时珍）记载山鸡补气血，食之令人聪慧，勇健肥润，止泻痢，除久病等。

山鸡的食疗选方

山鸡的食疗常可用于下痢、消渴、小便频数等。

（1）山鸡肉，胡萝卜适量，加调料煮食。功能：为补肝明目。适用于肝虚所致眼花、夜盲。

（2）山鸡肉250克，加冬虫夏草5克，煮食。功能：补肝肾。适用于肾虚、小便频数、气短乏力。

（3）山鸡一只，细切和盐、作羹食。适用于消渴、小便多、口干。

35

暖戏烟芜锦翼齐，品流应得近山鸡
——利五脏的鹧鸪

鹧鸪 （郑谷）

暖戏烟芜锦翼齐，品流应得近山鸡。雨昏青草湖边过，花落黄陵庙里啼。
游子乍闻征袖湿，佳人才唱翠眉低。相呼相应湘江阔，苦竹丛深日向西。

此诗的意思是，鹧鸪在温暖的烟雾弥漫的荒地上面嬉戏，只见它们五彩斑斓的羽毛那么整齐；看它们的行动举止，与平日活泼的山鸡相近。天空阴沉，雨水淋漓的时候，从巴丘湖、洞庭湖东南，湖边的青草地上经过；黄陵庙花瓣飘落，只听鹧鸪的啼叫声。身在异乡的客人刚一听到鸣叫，就不由自主抬起手臂，听任泪水沾湿衣袖；美丽的女子刚一听到鸣叫，开口唱和一曲充满相思情意的《山鹧鸪》，却不比鹧鸪悠扬的歌喉，青黑色的眉毛黯然低垂。宽阔的湘江上鹧鸪叫声此起彼伏，同是不幸境遇的人们的情怀水乳交融；茂密的竹林丛中深处，鹧鸪寻找温暖的巢穴，夕阳就要落山，带来悲凉的苦意。

诗人借鹧鸪啼声渲染了作者凄怆悱恻、寂寞孤苦的感情，确实感人至深。

唐诗中的鹧鸪

唐诗中也有不少涉及鹧鸪的诗句。如：

李白的《越中览古》诗中"宫女如花满春殿，只今惟有鹧鸪飞"。

宋之问的《在荆州重赴岭南》诗中"还将鸂鹭羽，重入鹧鸪群"。

李益的《鹧鸪词》中"湘江斑竹枝，锦翅鹧鸪飞"。

曹邺的《和谢豫章从宋公戏马台送孔令谢病》诗中"劝君速归去，正及鹧鸪啼"。

皇甫松的《天仙子》诗中"踯躅花开红照水，鹧鸪飞绕青山觜"。

郑谷的《迁客》诗中"离夜闻横笛，可堪吹鹧鸪"等。

中医说鹧鸪

鹧鸪为鸟类，鸡形目，雉科，鹧鸪属。《唐本草》（唐·苏敬）称鹧鸪主治"岭南野葛、菌子毒，生金毒，及温瘴久，欲死不可瘥者；合毛熬，酒渍服之；或生捣取汁服，最良"。《医林纂要》（清·汪绂）中载其"补中消痰"。

中医认为，鹧鸪味甘、温，能利五脏，开胃，益心神，补中消痰。一般人群均可食用。特别适合哺乳期的妇女，小孩和成年男性；民间把鹧鸪作为健脾消疳积的良药，治疗小儿厌食、消瘦、发育不良等。

鹧鸪血：据报道，和冰糖冲开水服可治尿血。鹧鸪脂：为鹧鸪的脂膏，外用可防皮肤皲裂。鹧鸪脚：研末外用，吹耳道，可治中耳炎。

鹧鸪的食疗

饮食专著《随息居饮食谱》（清·王士雄）中说鹧鸪"利五脏，开胃，益心神""能开胃益心神"。鹧鸪有多种食用方法，一般可将鹧鸪用盐制成咸鹧鸪，然后风干保存，需食用时将其与粳米一起煮成鹧鸪粥，香糯可口，非常好吃。

若是鲜鹧鸪，还可将枸杞、大枣、桂圆肉与糯米一起填入鹧鸪腹内，再将鹧鸪纳入鸡腹内，上锅蒸熟即成。也可把鹧鸪肉切块或切丝与其他蔬菜配炒成各种菜肴食用。民间还有一种食法，就是将鹧鸪与玉竹一起炖汤服用。

食用鹧鸪需注意：①鹧鸪属省级保护动物，张网捕鸟、贩卖、食用野生鸟类是违法行为，人工鹧鸪养殖还不成熟，真鹧鸪很少有卖。市场上出售的鹧鸪一般都是假的，以石鸡冒充，所以没有鹧鸪的食疗效果。②真鹧鸪每次食用量以 1～2 只为宜，食时要注意鹧鸪不宜与竹笋一起同食，以免影响药效。

36

鲈鱼正美不归去，空戴南冠学楚囚
——补五脏说鲈鱼

长安晚秋 （赵嘏）

云物凄凉拂曙流，汉家宫阙动高秋。残星几点雁横塞，长笛一声人倚楼。
紫艳半开篱菊静，红衣落尽渚莲愁。鲈鱼正美不归去，空戴南冠学楚囚。

此诗的意思是，秋天拂晓时，天上的云雾夹带着寒意，汉家宫殿的周围呈现出深秋的景象。残星几点，群雁从塞外飞来，有人倚楼吹着长笛，音调悠扬婉转。篱边半开的菊花呈现出鲜艳之色，静悄悄的，水面的莲花凋零，红衣尽卸。家乡的鲈鱼正美，但自己不能回去，却要像钟仪那样戴着南冠，学着楚囚的样儿羁留他乡。诗人是楚州山阳人（今江苏淮阴），因感长安秋气而怀念故乡。

"鲈鱼正美不归去"，此诗用西晋人张翰说事。张翰为吴人，为齐王司马冏曹掾，秋风起，思念家乡鲈鱼肥美，遂辞官归乡。

唐诗中的鲈鱼

鲈鱼为上等鱼类，在我国食用历史悠久，隋炀帝曾赞鲈鱼为"金齑玉鲙，东南佳味也"。唐诗中有很多赞美鲈鱼的诗篇，是唐诗中涉及鱼类题材中数量最多的一种鱼。

"扁舟恋南越，岂独为鲈鱼。"（储嗣宗《得越中书》）

"槐暗公庭趋小吏，荷香陂水脍鲈鱼。"（刘长卿《颍川留别司仓李万》）

"如何不及前贤事，却谢鲈鱼在洛川。"（吴融《晚泊松江》）

"西风张翰苦思鲈，如斯丰味能知否。"（唐彦谦《蟹》）

"不知鲈鱼味，但识鸥鸟情。"（孟浩然《与崔二十一游镜湖，寄包、贺二公》）

"宿莽非中土，鲈鱼岂我乡。"（孙逖《淮阴夜宿二首》）

"鲈鲙剩堪忆，莼羹殊可餐。"（岑参《送张秘书充刘相公通汴河判官便赴江外觐省》）

"渚畔鲈鱼舟上钓，羡君归老向东吴。"（崔颢《维扬送友还苏州》）

"澧水鲈鱼贱，荆门杨柳细。"（曹邺《送厉图南下第归澧州》）

"此行不为鲈鱼鲙，自爱名山入剡中。"（李白《秋下荆门》）

"非思鲈鱼脍，且弄五湖船。"（李群玉《将之吴越留别坐中文酒诸侣》）

"西江近有鲈鱼否，张翰扁舟始到家。"（李郢《立秋后自京归家》）

"莫为莼鲈美，天涯滞尔才。"（李频《明州江亭夜别段秀才》）

"彩服鲜华觐渚宫，鲈鱼新熟别江东。"（杜牧《送刘秀才归江陵》）

"东走无复忆鲈鱼，南飞觉有安巢鸟。"杜甫（《洗兵马》）

"东门烟水梦，非独为鲈鱼。"（温庭筠《赠卢长史》）

"忽思鲈鱼鲙，复有沧洲心。"（王维《送从弟蕃游淮南》）

"逢秋不拟同张翰，为忆鲈鱼却叹嗟。"（罗邺《赴职单于留别阙下知己》）

"长剑一寻歌一奏，此心争肯为鲈鱼。"（罗隐《新安投所知》）

"曾作江南步从事，秋来还复忆鲈鱼。"（羊士谔《忆江南旧游二首》）

"鲈鱼非不恋，共有客程催。"（许棠《江上遇友人》）

"楚客病时无鹏鸟，越乡归处有鲈鱼。"（许浑《赠萧兵曹先辈》）

"闻说故园香稻熟，片帆归去就鲈鱼。"（赵嘏《江亭晚望》）

"秋来多见长安客，解爱鲈鱼能几人。"（郎士元《送张光归吴》）

"唯有明公赏新句，秋风不敢忆鲈鱼。"（郑谷《送大京兆薛常侍能》）

"刀尺不亏绳墨在，莫疑张翰恋鲈鱼。"（韩偓《闲居》）

"加餐共爱鲈鱼肥，醒酒仍怜甘蔗熟。"（韩翃《送山阴姚丞携妓之任兼

寄山阴苏少府》)

"犹有鲈鱼莼菜兴，来春或拟往江东。"（白居易《偶吟》）

"雨来莼菜流船滑，春后鲈鱼坠钓肥。"（皮日休《西塞山泊渔家》）

补五脏的鲈鱼

鲈鱼肉呈白色，刺少，肉质细嫩、爽滑，鲜味突出。秋末冬初，成熟的鲈鱼特别肥美，鱼体内积累的营养物质也最丰富，是吃鲈鱼的最好时令。

鲈鱼富含蛋白质、维生素 A、B 族维生素、钙、镁、锌、硒等营养元素。鲈鱼的血中还有较多的铜元素，铜能维持神经系统的正常功能，并参与数种物质代谢的关键酶的功能发挥，铜元素缺乏的人可食用鲈鱼来补充。

中医认为鲈鱼肉，味甘、性平，有补五脏，益筋骨，和肠胃，治水气，安胎，补中功效。有筋骨酸软，贫血头晕，妊娠水肿，胎动不安，产后乳少等病人可以作为食疗方应用。

一般人均可食用。鲈鱼忌与牛羊油、中药荆芥同食。皮肤病疮肿者忌食。

鲈鱼食疗方选

鲈鱼食疗常可用于慢性胃痛，脾虚泄泻、小儿疳积，消化不良、水气、风痹、消瘦及胎动不安等。

（1）鲈鱼肉 30 克，白术 9 克，陈皮 6 克，共煎服，1 日 2 次，食鱼喝汤，连服 5 日。功能：健脾养胃。适用于脾虚泄泻、慢性胃痛等。

（2）鲈鱼肉 30～60 克，水沸下鱼、葱、姜，约 1 小时即成，饮汤食肉，1 日 3 次，连食 3～5 日。功能：健脾安胎。适用于妇女妊娠水肿、胎动不安等。

（3）鲈鱼肉 30 克，陈皮 6 克，牡蛎 12 克，煎服，1 日 2 次，连服 5 日。功能：健脾益胃。适用于小儿疳积、消化不良、脾虚泄泻、消瘦等。

37

鲜鲫银丝脍，香芹碧涧羹
——健脾利湿说鲜鲫

陪郑广文游何将军山林十首·其二 （杜甫）

百顷风潭上，千章夏木清。卑枝低结子，接叶暗巢莺。

鲜鲫银丝脍，香芹碧涧羹。翻疑舵楼底，晚饭越中行。

此诗意思是，百顷潭水，凉风习习，岸上成千棵大树垂下清荫。低垂的枝头上结着果子，浓密的树叶间巢居着黄莺。把鲜活的鲫鱼切成细丝，味道佳美；用澄澈的涧水煮制芹羹，香味袭人。反倒觉得身在大船的舵楼里，一如当年在吴越水面上进行晚餐。

健脾利湿的鲜鲫

杜甫诗曰："鲜鲫银丝脍"，"脍"切得很细的鱼或肉。

鲫鱼，鱼纲鲤科。身体侧扁，头部尖，背脊部隆起，尾部较窄，背灰褐色或黄褐色，腹部银白色。我国各地淡水均产，肉味鲜美，是一种常见的食用鱼。鲫鱼营养丰富，500 克鲫鱼肉，含蛋白质 26 克、脂肪 2.2 克、碳水化合物 0.2 克、灰分 1.6 克、钙 108 毫克、磷 406 毫克、烟酸 4.8 毫克，又含有维生素 A、维生素 B_1、维生素 B_2、维生素 B_{12} 及碘等。

中医认为鲫鱼肉，性平，味甘。功能健脾利湿。主治脾胃虚弱，食少无力，痢疾，便血，水肿，淋病，痈肿，溃疡。唐代苏敬的《唐本草》记载："合莼作羹，主胃弱不下食；作脍，主久赤白痢。"唐代陈藏器《本草拾遗》上说："主虚羸，熟煮食之；主五痔。"

鲫鱼的食疗方选

鲫鱼的食疗常可用于食欲不振、痢疾、便血、呕吐、水肿、乳少、淋病、痈肿、溃疡等。

（1）大鲫鱼 2 条（约 1000 克），去鳞、鳃，从腹下切开 5 厘米长的口子除去内脏洗净，填入陈皮 5 克，砂仁 5 克，荜茇 5 克，大蒜瓣 10 克，胡桃 5 克，泡辣椒 5 克，葱、盐、酱油适量。将鲫鱼煎黄，加水煮成羹，除去鱼腹中物，吃鱼喝汤。功能：醒脾暖胃。适用于脾胃虚寒的慢性腹泻、慢性痢疾等。

（2）鲫鱼 500 克，洗净，两面煎黄，加黄酒 2 匙，烧出香味，加少量盐，冷水 2 大碗，沸后 15 分钟，下莼菜 500 克，再烧沸 10 分钟即可，每日分 2 次服食，连食数剂或时时服用。功能：和胃调中，止呕止痛，补虚利水，消炎解毒等。可防止慢性胃炎和胃溃疡癌变等。

眼似真珠鳞似金，时时动浪出还沈
——鲤鱼一身是药

鲤鱼 （章孝标）
眼似真珠鳞似金，时时动浪出还沈。
河中得上龙门去，不叹江湖岁月深。

此诗的意思是，鲤鱼眼睛如同珍珠，鳞片色黄似金，时时鼓动波浪而现身或潜水下沉。在黄河中如得跳上龙门越过难关，就不会叹息久在江湖的岁月悠深。诗中描写鲤鱼风采形姿，可谓是咏鲤鱼的上乘之作。

唐诗中的鲤鱼

唐诗中描写鲤鱼的诗有许多，如：

李白在《赠崔侍郎》中"黄河二尺鲤，本在孟津居。点额不成龙，归来伴凡鱼"。

岑参在《热海行送侍御还京》中写道"海上众鸟不敢飞，中有鲤鱼长且肥"。

白居易在《草堂前新开一池，养鱼种荷，日有幽趣》诗中"红鲤二三寸，白莲八九枝"，《松江亭携乐观渔宴宿》诗中"朝盘鲙红鲤，夜烛舞青娥"。

贺朝在《赠酒店胡姬》诗中"玉盘初鲙鲤，金鼎正烹羊"。

戴叔伦的《兰溪棹歌》诗中"兰溪三日桃花雨，半夜鲤鱼来上滩"。

方干的《漳州阳亭言事寄于使君》诗中"鲤鱼纵是凡鳞鬣，得在膺门合作龙"。

李咸用在《送黄宾于赴举》诗中"澄潭跃鲤摇轻浪，落日飞凫趁远樯"。

鲤鱼是美食

在我国，鲤鱼的地位非常特殊，它金鳞赤尾，形态可爱，食之肥嫩鲜美，肉味纯正，美味广受赞誉，民间向有"无鲤不成席"的说法。从《诗经》称"岂其食鱼，必河之鲤"，到梁代陶弘景称"鲤为诸鱼之长，为食品上味"，到北魏《洛阳伽蓝记》："洛鲤伊鲂，贵于牛羊"，鲤鱼在宴席上一直充当着重要的角色。

现代医学的营养分析表明：鲤鱼的蛋白质含量不但高，而且质量也佳，人体消化吸收率可达 96％，并能供给人体必需的氨基酸、矿物质、维生素A、B族维生素和维生素D，鲤鱼的脂肪多为不饱和脂肪酸，能很好地降低胆固醇，可以防治动脉硬化、冠心病，因此，多吃鱼可以健康长寿。

美味之外，鲤鱼还是我国流传最广的吉祥物之一。中国人爱鲤崇鲤的习俗，覆盖了诸多生活领域。2000 多年前孔子之所以为儿子取名鲤，表字伯鱼，就因为收到为礼的鲤鱼，"嘉以为瑞"，也就是说，讨了个吉利。

鲤鱼全身是中药

鲤鱼在中医里还是全身可药用的良药，鲤鱼的鳞（鲤鱼鳞）、皮（鲤鱼皮）、血（鲤鱼血）、脑（鲤鱼脑）、眼（鲤鱼目）、齿（鲤鱼齿）、胆（鲤鱼胆）、肠（鲤鱼肠）、脂肪（鲤鱼脂）皆可供药用。

（1）鲤鱼肉：性味甘平，有补脾健胃，通乳汁，利水消肿功能。用于脾胃虚弱，饮食减少，食欲不振；脾虚水肿，小便不利，或脚气，黄疸；气血不足，乳汁减少等症。煎汤，煨熟食，入菜肴均可。

注意事项：鲤鱼胆味苦，勿使污染鱼肉。恶性肿瘤、淋巴结核、红斑狼疮、支气管哮喘、小儿痄腮、血栓闭塞性脉管炎、痈疽疔疮、荨麻疹、皮肤湿疹等病人均忌食；鲤鱼是发物，患疮疡者慎食。

（2）鲤鱼目：含维生素 A_2，《食疗本草》（唐·孟诜）"刺在肉中，中风水肿痛者，烧鲤鱼眼睛作灰，纳疮中，汁出即可。"

（3）鲤鱼皮：含叶黄素、蜊蛄素等，《养生必用方》（宋·虞世）"治鱼鲠"。

（4）鲤鱼血：《唐本草》（唐·苏敬）"涂小儿丹肿及疮"。

（5）鲤鱼肠：《唐本草》（唐·苏敬）"主小儿肌疮"。

（6）鲤鱼齿：《别录》（西汉·刘向）"主石淋"（即现代尿结石）。

（7）鲤鱼胆：性味苦寒，有清热明目、散翳消肿功效，可治目赤肿痛，青盲障翳，咽痛喉痹。

（8）鲤鱼脂：《食疗本草》（唐·孟诜）"主诸痫，食之良"。

（9）鲤鱼脑：性味温，《唐本草》（唐·苏敬）"主诸痫"。

（10）鲤鱼鳞：《本草纲目》（明·李时珍）"鲤鱼，古方多以皮、鳞烧灰，入崩漏、痔漏药用，盖取其行滞血耳"。鲤鱼鳞有散血、止血功能，可治吐血、衄血、崩漏带下、瘀滞腹痛、痔漏等。

鲤鱼的食疗

鲤鱼食疗常可用于水肿胀满、脚气、黄疸、咳嗽、气逆、乳汁不通。

（1）鲤鱼 1 条，去鳃鳞肠脏，洗净切块，先以素油煎焦黄，加油、糖、黄酒适量，水煨炖至熟烂，收汁后，盛平盘上，浇撒姜、蒜、韭菜碎末和醋少许，食用。功能：补虚下气。适用于体虚久咳、气喘、胸满不舒。

（2）鲤鱼 500 克，葱白 6 根，冬瓜 500 克切块，将鱼洗净去肠留鳞，同焖熟，加油、盐调味（肾脏病水肿则用低盐或淡食），1 日内分 2～3 次佐膳。功能：健脾，利水，消肿。用于脚气病水肿、营养性水肿、心脏病水肿及肾脏病水肿等。

（3）鲤鱼 500 克，赤小豆 90 克，用瓦煲炖烂后服食。功能：健脾去湿，消肿解毒。适用于脚气病、孕妇的水肿及安胎。

（4）鲤鱼 250 克，川贝母末 6 克，蒸汤服食，连食 1～3 周。功能：止咳平喘。用于久咳等。

（5）大鲤鱼 1 条，去内脏，不去鳞，放水中煨熟，去鳞，分次食用。功能：清热祛湿。适用于黄疸等。

39

白小群分命，天然二寸鱼

——美味又健胃的银鱼

白小 （杜甫）

白小群分命，天然二寸鱼。细微沾水族，风俗当园蔬。

入肆银花乱，倾箱雪片虚。生成犹拾卵，尽取义何如。

唐代大诗人杜甫的《白小》，把细小的银鱼写得很概括，很形象。这种鱼小而剔透，体长 6 厘米左右，洁白晶莹，纤柔圆嫩，浑体透明，吃起来肉质细嫩，味道鲜美，营养丰富，为水中珍品。

银鱼，古代又称"鲙残鱼"，古代传说吴工阖闾江行，食鱼鲙，弃其残余于水，化为此鱼，故名。唐代诗人皮日休的《松江早春》诗中就有"稳凭船舷无一事，分明数得鲙残鱼"。

银鱼的营养

中医认为银鱼性味甘平，有补虚、健胃、益肺、利水功效。现代营养研究表明，银鱼可食部 100 克含：水分 89 克，蛋白质 8.2 克，脂肪 0.3 克，碳水化合物 1.4 克，灰分 1.0 克；钙 258 毫克，磷 102 毫克，铁 0.5 毫克，硫胺素 0.01 毫克，核黄素 0.05 毫克，烟酸 0.2 毫克。银鱼营养丰富，具有高蛋白、低脂肪之特点。并认为银鱼不去鳍、骨，属"整体性食物"，营养完全，利于人体增进免疫功能和长寿。每百克银鱼可供给热量 407 千卡，几乎是普通食用鱼的 5～6 倍；其含钙量高达 761 毫克，为群鱼之冠。尤适宜体质虚弱、小儿疳积、营养不足、脾胃虚弱、消化不良、高脂血症病人，以及肺虚咳嗽、干咳无痰、虚劳等症者食用，它的"补肺清金、滋阴补虚"的功效，使其成为水中珍品。

银鱼的食疗

银鱼食疗常可用于营养不良、消化不良、小儿疳积、腹胀水肿等，方选如下：

（1）银鱼羹：银鱼 150 克，生姜 10 克。一同煮熟，可加食盐少许调味服食。源于《日用本草》（元·吴瑞）。本方取银鱼益脾健胃，加生姜健胃和中。用于脾胃虚弱饮食减少或呕逆。亦可用于小儿疳积、营养不良等。

（2）银鱼煎蛋：银鱼 200 克，鸡蛋 300 克，姜 2 克，盐 5 克，小葱 2 克，黄酒 15 克，猪油炼制 75 克。选用银鱼洗净，沥干水分；葱姜洗净，均切成末；鸡蛋磕入碗内，加葱末、姜末、黄酒和盐，搅散后再放入银鱼拌匀；炒锅置中火上，放入熟猪油，烧至八成热下入鸡蛋，随即将锅微微转动，使蛋液摊开；待鸡蛋液凝固时再颠锅，使鸡蛋整个翻身，淋上熟猪油 25 克，换用小火煎透出锅，装盘即成。银鱼煎蛋质地软嫩，蛋液入锅，待上面刚有点凝固时，颠锅翻身，换用小火煎透。功能：补虚养身，调理脾胃。用于脾胃虚弱，营养不良。

（3）银鱼黄芪红豆汤：银鱼 400 克，黄芪 30 克，红豆 300 克，姜一块，清水 1200 克，盐 2 克。银鱼冲洗干净备用；红豆、黄芪、足量的清水，上锅煮沸，转文火煲 50 分钟；加入银鱼、姜，改旺火；煮沸后，转文火煲煮 10 分钟，最后加盐调味。

（4）银鱼 120 克，加适量葱、姜煎汤服用。功能：健脾和胃补虚。适用于脾虚泄泻、消化不良、胃寒疼痛等症。

（5）银鱼 50 克，山楂 15 克，谷芽 30 克，煎汤服食，连食数日。功能：健脾胃，消积食。适用于小儿疳积。

春天的银鱼，个头肥硕，肉质饱满，无论是炒着吃（韭炒银鱼），还是做鱼丸，都非常鲜美。这时的银鱼，各种氨基酸含量增多，且含量均衡，丰富的脂肪酸和镁，能保护心脏，不仅能提高人体免疫力，还具有延缓衰老、美容养颜的功效。

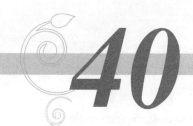

西塞山前白鹭飞，桃花流水鳜鱼肥
——吃鳜鱼补气血

渔歌子 （张志和）

西塞山前白鹭飞，桃花流水鳜鱼肥。

青箬笠，绿蓑衣，斜风细雨不须归。

此诗的意思是，西塞山前白鹭在自由地翱翔，江岸桃花盛开，江水中肥美的鳜鱼欢快地游来游去。渔翁头戴青色斗笠，身披绿色蓑衣，冒着斜风细雨，悠然自得地垂钓，连下雨了都不回家。

鳜鱼以春令最鲜，鱼肉丰厚，味鲜美，骨刺少，为鱼中上品，故有"桃花流水鳜鱼肥"的赞美诗句。

医说鳜鱼

鳜鱼又称桂鱼，每 100 克鱼肉含水分 77 克、蛋白质 18.5 克，脂肪 3.5 克、灰分 1.1 克、钙 79 毫克、磷 143 毫克、铁 0.7 毫克、硫胺素 0.01 毫克、核黄素 0.10 毫克、烟酸 1.9 毫克。

中医认为，鳜鱼性味甘平，有补气血，益脾胃功效，可治虚劳赢瘦、肠风泻血。患寒湿病的人不宜食。鳜鱼胆性味苦寒，明代李时珍《本草纲目》记载"治骨鲠不拘久近"。

鳜鱼食疗方选

唐诗中，元结说："烧柴为温酒，煮鳜为作沈。"（《雪中怀孟武昌》）这是主张烧成鱼汤的。陆龟蒙说："盈筐盛芡芰，满釜煮鲈鳜。"（《奉酬袭美先辈吴中苦雨一百韵》）这是主张做成鱼火锅的。

现介绍常用 3 方：

（1）鳜鱼（桂鱼）1 条约 120 克，刮鳞洗净，加葱、姜、盐、酒适量，上锅隔水蒸 15 分钟。功能：补气血，益脾胃。适用于肺结核、虚劳体弱。

（2）鳜鱼1条，去鳞及内脏，加姜、葱、盐、酱、胡椒等调料共煮食用。功能：养气血，补虚损。适用于贫血、食欲不振等。

（3）鳜鱼1条，去鳞及内脏，黄芪、党参各15克，山药30克，当归头12克。诸药先煎取汁，入鱼共煮熟食用。功能：调补气血。适用于病后体弱及老年体弱。

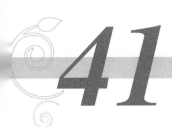

冬夜伤离在五溪，青鱼雪落鲙橙齑
——益气养胃吃青鱼

送程六 （王昌龄）
冬夜伤离在五溪，青鱼雪落鲙橙齑。
武冈前路看斜月，片片舟中云向西。

此诗描述诗人冬夜设宴送友，畅饮观景的情景。酒宴的丰盛体现主人的热情与对友人的深切情谊。景物的舒朗辽阔，再现宾主所共有的豪爽品性。

诗中"青鱼雪落鲙橙齑"的意思是把青鱼肉切成细片，蘸着捣碎的姜、蒜、韭和橙等一起吃，有"金齑玉鲙"的意思，不是鲈鱼而是青鱼。唐诗中涉及鱼的诗很多，而写青鱼的诗极少。

医说青鱼

青鱼又称鲭鱼，其肉每100克含水分75克，蛋白质19.5克，脂肪5.2克，灰分1克，钙25毫克，磷171毫克，铁0.8毫克，硫胺素0.13毫克，核黄素0.12毫克，烟酸1.7毫克等。中医认为，青鱼性味甘、平，有益气化湿、祛风除烦、泻热明目功效，可治脚气、湿痹。

青鱼枕（青鱼头中的枕骨）可治心痛；青鱼胆性味苦寒，有泻热明目作用，主治目赤肿痛、翳障、喉痹、热疮。临床上有服用鲜青鱼胆中毒报告。

青鱼的食疗

青鱼肉嫩、味美，刺大而少，可红烧、红焖溜片、熏制等，也有一定药用价值。但糟、醉青鱼易动风发疥，当慎食。

青鱼食疗方常可用于气虚乏力、脚气湿痹、烦闷、疟疾，血淋等。

（1）青鱼 500 克，去鳞及内脏，放入党参 9 克、草果 1 克、陈皮 1.5 克，桂皮 1.5 克、干姜 3 克、胡椒 5 粒，加葱酱调味共煮熟后食肉喝汤。功能：益气养胃。适用脾胃阳虚或气虚所致的饮食不振、胃及腹部隐痛等。

（2）青鱼 500 克，去鳞及内脏，加韭黄 250 克，煮食之。功能：益气除湿。适用于脚气病弱、除烦、益心力。

（3）青鱼 500 克，去鳞及内脏，与大米煮粥，加少许盐食用。功能：补益气血。适用于虚劳。

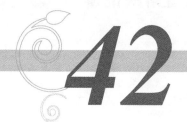

42 未游沧海早知名，有骨还从肉上生
——筋骨损伤的良药：蟹

咏蟹 *（皮日休）*

未游沧海早知名，有骨还从肉上生。

莫道无心畏雷电，海龙王处也横行。

此诗的意思是，还没有游历沧海，就早已知道螃蟹的名声，它的肉上长着骨头（甲壳）。不要说它没有心肠，哪里畏惧什么雷电，即使在大海龙王那里，它也是横行无忌。

唐诗中的蟹

唐诗中涉及蟹的诗还有皮日休的另一首《病中有人惠海蟹转寄鲁望》诗中"绀甲青筐染落衣，岛夷初寄北人时"。李贞白的《咏蟹》诗中"蝉眼龟形脚似蛛，未曾正面向人趋"。唐彦谦的《蟹》一诗中"湖田十月清霜堕，晚稻初香蟹如虎"。张志和的《渔父松江蟹舍主人欢》诗中"松江蟹舍主人欢，菰饭莼羹亦共餐"。陆龟蒙的《酬袭美见寄海蟹》诗中"药杯应阻蟹螯香，却乞江边采捕郎"等。

中医说蟹的药用

诗人皮日休借《咏蟹》来反映"官逼民反"的社会现实。实际上，咏物诗，也只有深于兴寄，运用双关手法加以发挥，才能超越被咏事物本身，涉笔成趣，意在言外。我们来借《咏蟹》来说说蟹的中医药用价值。

明代李时珍的《本草纲目》上记载："蟹，横行甲虫也。外刚内柔，于卦象离。骨眼蜩腹，蛭（为海中大虾）脑鲎足，二螯八跪，利钳尖爪，壳脆而坚，有十二星点。雄者脐长，雌者脐团。腹中之黄应月盈亏。其性多躁，引声喷沫，至死乃已。生于流水者，色黄而腥；生于止水者，色绀而馨。"李时珍寥寥数语，即把螃蟹的生长特点与习性表露无遗。

作为药材的蟹为方蟹科动物中华绒螯蟹的肉和内脏。现代研究表明，螃蟹的可食部 100 克含水分 80 克，蛋白质 14 克，脂肪 2.6 克，碳水化合物 0.7 克，灰分 2.7 克；钙 141 毫克，磷 191 毫克，铁 0.8 毫克，硫胺素 0.01 毫克，核黄素 0.51 毫克，烟酸 2.1 毫克；又含微量（0.05％）胆甾醇。肌肉含 10 余种游离氨基酸，其中谷氨酸、甘氨酸、脯氨酸、组氨酸、精氨酸量较多。

蟹肉、蟹壳、蟹爪皆供药用。

蟹肉：性寒味咸。功能：清热，散血，续绝伤。主治筋骨损伤，疥癣，漆疮，烫伤。《随息居饮食谱》（清·王士雄）："补骨髓，滋肝阴，充胃液，养筋活血，治疽愈核。"

蟹爪：有破血，消积功效。治瘀血积滞，胁痛，腹痛，乳痈。《本草拾遗》（唐·陈藏器）："蟹脚中髓、脚，壳中黄，并能续断绝筋骨，取碎之，微熬，纳疮中，筋即连也。"

蟹壳：大约 3/4 为碳酸钙，余为甲壳质、蛋白质等。性味酸、寒，有破瘀消积作用，可治瘀血积滞、胁痛、乳痈、冻疮等。蟹壳可烧灰内服、外用。

吃蟹有禁忌

外邪未清，脾胃虚寒及宿患风疾者慎服。《本草衍义》（宋·寇宗奭）："此物极动风，体有风疾人，不可食。"《日用本草》（元·吴瑞）："不可与红柿同食。偶中蟹毒，煎紫苏汁饮之，或捣冬瓜汁饮之，俱可解散。"《本草经疏》（明·缪希雍）："跌打损伤，血热瘀滞者宜之，若血因寒凝结，与夫脾胃寒滑，腹痛喜热恶寒之人，咸不宜服。"《随息居饮食谱》："中气虚寒时感未清，痰嗽便泻者均忌。"

不如侬家任挑达，草履捞虾富春渚
——补肾壮阳的虾

赠吴官 （王维）

长安客舍热如煮，无个茗糜难御暑。空摇白团其谛苦，欲向缥囊还归旅。
江乡鲭鲊不寄来，秦人汤饼那堪许。不如侬家任挑达，草履捞虾富春渚。

王维这首诗是写给友人的诗，诗中描述长安的苦热难挡，令人烦躁不安，而描述农夫们悠闲地涉水捞虾的情景，通过对比，表现了诗人对田园生活的向往。

唐诗中还有一首唐彦谦的《索虾》"姑孰多紫虾，独有湖阳优"。

医说虾的药用

虾为长臂虾科动物青虾等多种淡水虾。青虾食部每 100 克含水分 81 克，蛋白质 16 克，脂肪 1.3 克，碳水化合物 0.1 克，灰分 1.2 克，钙 99 毫克、磷 205 毫克，铁 1.3 毫克，硫胺素 0.01 毫克，核黄素 0.07 毫克，烟酸 1.9 毫克。

中医认为，虾性味甘、温，有补肾壮阳、通乳、托毒功效，可治阳痿、乳汁不下、丹毒、痈疽等。

虾的食疗方选

（1）虾肉 100～150 克，用黄酒炖烂，猪蹄汤送服。功能：通乳。适用于乳汁不下或乳少。

（2）虾 60 克，冬虫夏草 9 克，九香虫 9 克，水煮调味食用，每日一次。

功能：补肾壮阳。适用于肾虚阳痿、神疲乏力、腰膝酸痛等。

（3）大活虾 10 个，生黄芪 9 克，煮汤食用。功能：温补托毒。适用于寒性脓疮久不收口。

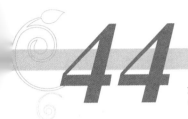

薏苡扶衰病，归来幸可将
——从"扶衰病"说薏苡仁

送李员外贤郎 （王维）

少年何处去，负米上铜梁。借问阿戎父，知为童子郎。

鱼笺请诗赋，橦布作衣裳。薏苡扶衰病，归来幸可将。

此诗是为送在京蜀人姓李的员外郎（官职）儿子还蜀省亲而作。此贤郎还是才俊通经者，拜为童子郎。诗中"鱼笺"（小幅精美纸张）、"橦布"（橦木花织成的布）、"薏苡"都是当时蜀中的特产，贤郎回来时正好携带点来。诗人特意指出"薏苡扶衰病"，即薏苡有使身体轻健、健身延寿的功效。

东汉以来，人们认为常服薏苡仁有"轻身省欲"作用，见《后汉书》（南朝范晔）"马援（汉代名将）在交趾，尝饵薏苡仁实，云能轻身省欲，以胜瘴气也"。人们食饵薏苡仁成为当时养生时髦，就是死了，他们的子孙还要把薏苡仁作为陪葬品，供他们灵魂享用。现代发掘的多处东汉墓葬中，都出土过薏苡仁陪葬品。

唐诗中的薏苡

唐诗中也有多首诗中提及薏苡，如：

杜甫的《寄李十二白二十韵》中"稻粱求未足，薏苡谤何频"。

白居易的《得微之到官后书备知通州之事怅然有感因成四章》中"侏儒饱笑东方朔，薏苡谗忧马伏波"。

皮日休的《病中美景颇阻追游因寄鲁望》中"南国不须收薏苡，百年终竟是芭蕉"。

李群玉的《湘阴县送迁客北归》中"不须留薏苡，重遣世人疑"。

陈子昂的《题居延古城赠乔十二知之》中"桂枝芳欲晚，薏苡谤谁明?"。

药食两用话薏苡

薏苡是一种多年生的草本植物，药用主要为果仁，称薏米或薏苡仁。薏苡仁是常用的中药，又是普遍、常吃的食物。其性味甘淡微寒，有利水消肿、健脾祛湿、舒筋除痹、清热排脓等功效。

薏苡仁作为药用的记载，见于我国最早的方书，即长沙马王堆西汉墓出土的《五十二病方》。在此书的第271条治"胸痒病"的一则中有"疽(疽)初起，取畜冉渍醯中，以熨其种(肿)处"，其中的"畜冉"即薏苡仁。

中医认为，薏苡仁能"健脾益胃，补肺清热，祛风胜湿，养颜驻容，轻身延年"。主治水肿、脚气、小便淋沥、湿温病、泄泻、带下、风湿痹痛、筋脉拘挛、肺痈、肠痈、扁平疣等疾病。

薏苡仁主要成分为蛋白质、脂肪、淀粉、糖类、薏苡素、薏苡仁酯和亮氨酸、赖氨酸、精氨酸、酪氨酸等氨基酸、维生素 B_1、维生素 B_2 等。其有使皮肤光滑，减少皱纹，消除色素斑点的功效。长期食用，能治疗褐斑、雀斑、面疱，使斑点消失并滋润肌肤。而且能促进体内血液和水分的新陈代谢，有利尿、消水肿的作用。

薏苡仁的现代药理研究有下列作用：①抗肿瘤，尤以脾虚湿盛的消化道肿瘤及痰热挟湿的肺癌更为适宜。②增强免疫力和抗炎作用，薏苡仁油对细胞免疫、体液免疫有促进作用。③降血糖，可起到扩张血管和降低血糖的作用，尤其是对高血压、高血糖有特殊功效。④薏苡仁可抑制骨骼肌收缩，能减少肌肉之挛缩，降低其疲劳曲线，抑制横纹肌之收缩。⑤镇静、镇痛及解热作用，对风湿痹痛病人有良效。⑥预防心血管疾病，若每日食用 50～100克的薏苡仁，可以降低血中胆固醇以及甘油三酯，并可预防高脂血症、高血压、中风、心血管病。⑦降血脂，因为薏苡仁含有丰富的水溶性纤维，可以吸附胆盐，使肠道对脂肪的吸收率降低，进而降低血脂、降血糖。⑧促进新陈代谢，薏苡仁可以促进体内血液和水分的新陈代谢，有利尿、消水肿等作用，并可帮助排便，所以可以帮助减轻体重。

"扶衰病"的保健食疗方

薏米是药用、食疗、补身佳品。冬天用薏米炖猪脚、排骨和鸡，是一种滋补食品。夏天用薏米煮粥，或作冷饮冰薏米，又是很好的消暑健身的清补剂。明代李时珍《本草纲目》中记载，薏苡仁能"健脾益胃，补肺清热，祛风胜湿。炊饭食，治冷气。煎饮，利小便热淋"。

现把常用保健食疗方例举如下：

（1）薏苡仁粥（《本草纲目》）：薏苡仁研为粗末，与粳米等份。加水煮成稀粥，每日1～2次，连服数日。本方用薏苡仁煮粥食以补脾除湿。用于脾虚水肿，或风湿痹痛，四肢拘挛等。

（2）薏苡冰糖饮：薏苡仁50克，百合10克，水煎服，加冰糖服用，可治扁平疣、雀斑、痤疮。

（3）薏米粥：薏苡仁50克，杵末，加适量水，煮成粥食之，每日3次，久服可轻身益气。

（4）薏米羊肉汤：薏苡仁150克，羊肉250克，加水适量煲汤，加适量食盐，味精调味（亦可加生姜数片），佐膳。可健脾补肾，益气补虚。治病后体弱，贫血，食欲不振等。

（5）薏苡茶、薏苡粉：将炒过的薏苡仁10克泡茶喝，或将炒熟后的薏苡仁磨碎成粉，每日服用一匙。治扁平疣、寻常疣。

（6）薏苡绿豆汤：薏苡仁和绿豆各50克，煮前先浸在水中泡软，然后煮汤，治扁平疣、雀斑。

（7）薏仁杏仁饮：每次用熟薏苡仁粉20克，杏仁粉5克，温开水冲服，饭后服用。功能：润泽美白肌肤，行气活血，调经止痛。如果加少许蜂蜜，则香甜可口，既美容又减肥。

（8）瘦身汤：将鲜牛奶煮沸后加入薏苡仁粉3～5克，搅拌一下即可服用。功能：润泽肌肤，健脾祛湿，排水瘦身。

（9）百合薏米粥：将薏苡仁50克、百合15克洗净，放入锅中，加水适量，煮至薏苡仁熟烂，加入蜂蜜调匀，出锅即成。此粥常吃，健脾益胃，泽肤祛斑，可用于治疗妇女面部雀斑、痤疮、湿疹等症，对青春少女美容有益。

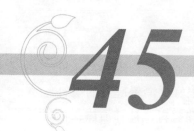

食之当有助，盖昔先所服
——补中益气说百合

百合 （王维）

冥搜到百合，真使当重肉。软温甚鸱蹲，莹净岂鸿鹄？

食之当有助，盖昔先所服。诗肠贮微甘，茗碗争余馥。

果堪止泪无，欲纵望乡目。

此诗的意思是，我尽力搜集采挖到了百合，真品百合，鳞片肉质肥厚。其形状柔软叠曲，看上去像是蹲坐的鸱鸟，其色泽洁白莹净，即使天鹅也无与伦比。百合蒸熟食用，有助于补益身体，古人早就食用了。百合引发了我写诗的情思，诗思中也仿佛蕴藏着轻微的甘甜，茶碗中也散发着缕缕的芳香。百合果真可以止泪吗？那我就取其止泪之功，以便纵目遥望故乡吧！

诗中"食之当有助，盖昔先所服"，是说古人很早就认识到百合的补中益气功能，我国最早的医药经典之一东汉《神农本草经》中记载百合"主邪气腹胀、心痛。利大小便，补中益气"。说明古人常食百合补益身体。

诗中"果堪止泪无，欲纵望乡目"，是说百合有止流泪之功，源于南朝陶弘景《名医别录》中"止涕泪"，"肺肝有热，眼病多泪，方中加入百合，因其能清肺肝热也"。王维熟读本草，亦知药性，故诗中所言，原本有据可查。

药食两用说百合

百合属百合科多年生草本植物。地下有扁形或近圆形的鳞茎，鳞片肉质肥厚。因鳞茎由许多花瓣合成，故名百合。

百合，中医学认为性味甘、微寒，有养脾润肺止咳、清心安神、补中益气的功效。治疗阴虚肺热咳嗽、肺燥咳嗽、咯血、肺脓疡、老年性慢性支气管炎，可用鲜百合以蜜调制，不时放口中含食，有良好的止咳作用。也可以新鲜百合，捣汁，用温开水冲服，煮食也有效。我国有一张成方，称"百合膏"，即以百合与款冬花熬制而成，于久咳血痰有较好的疗效。治疗肺脓疡时，还可用鲜百合加适量米酒，捣烂后绞汁，以温开水送服。支气管扩张症，病势迁延难愈，常发生大量咯血，治疗十分棘手，百合对此也有裨益。以百合、白及、百部、蛤粉等份，共研为细末，制成蜜丸吞服，持之以恒，颇效。

百合虽为润肺止咳的良药，但因甘寒质润，凡风寒咳嗽、大便溏泻、脾胃虚弱、寒湿交滞、肾阳虚衰者均忌用。风寒外感（表现为舌苔薄白、脉浮紧、恶寒、身痛）常易合并咳嗽，此称风寒咳嗽，不宜用百合止咳，因百合性寒，反可加重病情。

百合另有一种重要的功效是清心安神。神经衰弱，更年期综合征时出现的体热烦躁、喜怒无常，用生百合加蜜，拌和后蒸熟食用，有镇静、催眠的作用。热病后出现的神思恍惚，胸中懊郁，难以入眠等病症，用百合治疗，效果尤为明显。我国汉代名医张仲景在《金匮要略》书中记载，用百合、知母组成的百合知母汤，能治"百合病"。所谓百合病，类似于现今所指的神经症。中医将某些神经系统的功能归诸于"心"，因而说百合是心、肺并治的天然佳品，是名副其实的。

百合尚有清热解毒的作用，捣烂后外敷患处，可治淋巴结核，尤其是破溃久不收口的淋巴结核，耐心使用，常能奏效。野百合加盐后热泥敷用，能疗皮肤疮痛红肿、无名肿毒。日敷2次，数日即见消退，病人全无痛苦。干的野百合研成细粉，以麻油或菜油调匀，涂治小儿头面湿疹效果甚佳，对多种皮肤疾患，甚至是十分难治的天疱疮也有不同程度的疗效。干百合研末，用温开水送服，还有医治耳痛、耳聋的功效。百合清热解毒的作用和它治疗肺部感染（肺脓疡、支气管炎、支气管扩张）的共同基础，有强大的抗炎杀菌能力。

现代药理研究

现代药理研究表明，每百克百合含蛋白质 4.0 克，脂肪 0.1 克，碳水化合物 28.7 克，钙 9 毫克、磷 91 毫克，铁 0.9 毫克，维生素 B_1、维生素 B_2、维生素 C，以及秋水仙碱等多种生物碱。秋水仙碱是一种重要的免疫抑制类药物成分，对表现口腔黏膜和外阴溃疡，眼虹膜睫状体炎和视网膜脉络膜炎，皮肤多发性毛囊炎、结节红斑、血栓性静脉炎、贝赫切特综合征等有较好的控制作用。

　　动物试验已证实百合确有止咳作用。用百合煎汁喂饲小鼠，发现小鼠肺的灌流量增加，也即肺的血流量增多了，有利于控制肺部的炎症。同时，这种小鼠能拮抗氨水引起的咳嗽。因此，无论从临床实践，或者动物试验，均可证实百合确是不可多得的止咳良药。

　　研究证实，百合有抗氧化、止咳、祛痰、平喘、催眠、抗疲劳、耐缺氧、升高外周白细胞、抑制迟发性过敏反应等作用。目前，百合临床常应用于改善左室舒张功能、咳嗽、咯血、失眠、支气管扩张症、胃脘痛、消化道溃疡、萎缩性胃炎、糖尿病、围绝经期综合征、老年性抑郁症、痤疮、外用止血、脓疡疮痈等方面。

家庭食疗方选

　　（1）肺结核、久咳：干百合 30 克、粳米 100 克，加水熬粥，入冰糖调服，可润肺止咳，清心安神。

　　（2）清咽：鲜百合加蜂蜜蒸熟，时含服。

　　（3）热病虚损：干百合 100 克，青梅 30 个，加水蒸透后，再加冰糖 150 克，白糖 100 克，桂花少许，搅匀即可食用，每次一匙，日服 3 次。

　　（4）养阴、清热、润燥：鲜百合 50 克或干百合 30 克、杏仁 10 克、粳米 50 克、蜂蜜适量。将百合洗净，杏仁去皮打碎，与粳米同煮成粥，调入蜂蜜温食，每日 1 次。适用于秋凉燥咳，如支气管炎、肺结核、百日咳、感冒等燥咳病人。

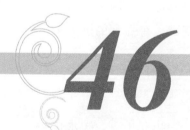

46

上品功能甘露味，还知一勺可延龄
——益寿延龄说枸杞

枸杞井 （刘禹锡）

僧房药树依寒井，井有香泉树有灵。翠黛叶生笼石甃，殷红子熟照铜瓶。
枝繁本是仙人杖，根老新成瑞犬形。上品功能甘露味，还知一勺可延龄。

宝历二年（公元 826 年）白居易与刘禹锡一同应诏回洛阳，途经淮安，刺史郭行余盛情挽留，游览淮安名胜。他们宾主在开元寺"枸杞井"等地方，留下了一组诗篇。刘禹锡《枸杞井》诗前有小序："楚州开元寺北院，枸杞临井，繁茂可观。群贤赋诗，因以继和。"大约是郭使君先作一诗，刘、白二人随和。可这位东道主郭使君的诗，今却不传。白居易的和诗今在，题为《和郭使君题枸杞井》，诗云："山阳太守政严明，吏静人安无犬惊。不知灵药根成狗，怪得时闻吠夜声。"

刘禹锡《枸杞井》一诗的意思是，楚州开元寺北院的僧房旁边生长着枸杞树，枸杞树紧靠着一口寒凉的大井。井中有清香袭人的泉水，人们用枸杞作药，治病功效灵。这里的枸杞树，其叶子翠绿，几乎遮盖了石砌的井壁；在枸杞果实成熟时，采得深红色的杞子，入皿珍藏，其光泽鲜艳，映照铜瓶。这里的枸杞树，其枝条繁茂，因为它原本就是仙人的拐杖落地生根长出来的仙树。传说生长千年的老枸杞树根，还能变成瑞犬一样的体形。枸杞被列入上品药物，其性味功能如同天降的甘露那样甜美。还须知道，只要饮用一勺枸杞井水，就可以益寿延龄啊！

中医说枸杞

枸杞为茄科植物，落叶蔓生小灌木，高达一米余。叶子披针形，花淡紫色，浆果卵圆形，红色。花期 6—9 月。果期 7—10 月。植物的成熟果实（枸杞子）、根皮（地骨皮）、嫩茎叶（枸杞叶）均供药用。

《食疗本草》（唐·孟诜）中说枸杞"坚筋耐老，除风，补益筋骨"。南朝大医学家陶弘景说枸杞"补益精气，强盛阴道"。中医认为，枸杞性平，味甘，可养阴补血、滋补肝肾、益精明目、润肺补虚，凡腰膝酸软、头晕目眩、视力减退、神经衰弱、肾亏遗精、身体消瘦、慢性肝炎、糖尿病、肺结核、高血压及动脉硬化等病症均可用枸杞来食疗、食补。

枸杞叶性味苦甘，有补虚益精、清热、止渴、祛风明目功效，主治虚劳发热、烦渴等。枸杞根皮（地骨皮）性味甘寒，有清热凉血功效，主治虚劳、潮热、盗汗、肺热、咳喘、高血压、痈肿等。

枸杞子作为补品，在唐宋时期尤为盛行，并做成各式药膳以补养强身。除唐代医学家孙思邈及孟诜常饮枸杞酒而长寿外，唐朝宰相房玄龄和杜如晦，协助唐太宗李世民治理朝政，用心过度，出现了虚劳羸瘦、头晕目眩等症状，后来便食用"枸杞银耳羹"，用后不久，颇有效力，精力充沛。人们也常用枸杞子煮粥吃，认为枸杞子粥能"补精血，益肾气"，对血虚肾亏的中老年人尤为适宜。

枸杞的叶也常被用来煮粥，如《太平圣惠方》（宋代王怀隐等）载："枸杞粥治五劳七伤，房事衰弱。枸杞叶半斤，切碎、粳米二合，上件以豉汁相和，煮作粥，以五味末葱白等，调和食之。"如果加入羊肾，效果更好。

枸杞子在民间有称"明眼草子""明目子"，这是因为枸杞有明目之功。凡是由于肝肾亏损所致的视物昏花、目暗目涩，食用枸杞确有效验。民间还有用枸杞子 20 克，红枣 6 个，鸡蛋 2 只同煮，等鸡蛋熟后去壳再煮 15 分钟，然后吃蛋喝汤，每日或隔日吃一次，可治体虚之人头晕眼花，心慌心悸，健忘失眠之证。对于小儿疰夏，每年夏天用枸杞子 15 克，五味子 5 克，煎水当茶饮，效果颇好。

枸杞的现代药理研究

现代药理研究表明，枸杞中含氨基酸、微量元素、多糖类、甜菜碱、维生素类、色素类、莨菪类、谷甾醇、香豆酸、胡萝卜苷等。枸杞的药理作用有：增强免疫、保肝、降血脂、降血糖、抗应激、抗衰老、降压等。现代医学研究表明，枸杞不仅具有轻微的抑制脂肪在肝细胞内沉积的作用，而且还能促进肝细胞新生，使血糖降低。枸杞中含有的大量甜菜碱等生物碱，可作用于神经，使疲劳的神经兴奋起来，感到精力充沛。枸杞多糖有显著增强免疫功能。

目前，临床主要应用于老年保健、皮肤病、慢性肝病、高脂血症等。

枸杞的食疗方选

中医服食枸杞子食疗的方法很多，数千年的食补食疗文化，孕育了以枸杞子为主药的多种剂型的药方，常用于延年益寿、肝肾不足、腰膝酸软、头晕耳鸣、视力减退、神经衰弱、阳痿遗精、慢性肝炎、不孕症等。以下列举实用简便易学的几个食疗方，以飨读者。

（1）龙珠蜜汁枸杞子：枸杞子、龙眼肉各 20 克，葡萄干 50 克，蜂蜜 20 克，菠萝 200 克。以上各种用净水冲净，入小碗加蜂蜜及适量水入蒸笼蒸 20

分钟。常服延年益寿，充实正气，补气养血。

（2）枸杞枇杷膏：枸杞子、枇杷果、黑芝麻、桃仁各 50 克，蜂蜜适量，将枇杷果、桃仁切碎，枸杞子、黑芝麻洗净加水浸泡放入锅内，大火烧沸，小火熬煮 20 分钟，取煎汁 1 次，加水再煮，共取液 3 次，合并煎液，用小火浓缩至膏，加蜂蜜 1 倍即成，冷却装瓶待用，可益肝肾，补虚损，平喘咳，润肺燥，用于体质虚弱病人。

（3）枸杞子 30 枚，甘菊花 12 朵，沸水泡饮代茶。功能：养肝明目。适用于头目晕眩、视物模糊、目痛干涩、迎风流泪等。

（4）枸杞子 20 克，鸡蛋 2 个，加清水同煮，蛋熟后去壳再煮，饮汤食蛋。功能：补肝肾，增强视力。适用于神经衰弱、贫血、慢性肝炎、视力减退等。

（5）枸杞子 100 克（剪碎），山楂肉 30 克，放入耐热器中，冲入沸水 1500 克，盖严，浸泡 3 日，代茶饮，也可加入白糖或冰糖适量调味。功能：益肾健胃。适用于食欲不振、消瘦多病或夏季热等。

（6）枸杞子 100 克，龙眼肉 60 克，加入白酒 500 克，密封放置 30 日后启用，每服 10 毫升。功能：滋阴养血，益气宁心。适用于肝肾不足、心脾两虚、头晕目涩、腰腿酸软、心悸失眠、记忆力减退等。

47

二十年中饵茯苓，致书半是老君经

——延寿珍品数茯苓

赠牛山人 （贾岛）

二十年中饵茯苓，致书半是老君经。东都旧住商人宅，南国新修道士亭。

凿石养蜂休买蜜，坐山秤药不争星。古来隐者多能卜，欲就先生问丙丁。

此诗的意思是，您二十年来长期坚持服食茯苓，写书信大半是谈论老子《道德经》。东都洛阳已建起许多商人住宅，南国也新修了道士的楼观台亭。可您凿石窟养蜜蜂不必买甜蜜，住深山卖仙药且称量不差分毫。自古以来的隐居之士多能占卜，想请牛先生预测我命运好与不好。

长期服用茯苓，是当时人们健身延寿的一种方法。

唐诗中的茯苓

我国服食茯苓的历史已有两千多年，《神农本草经》将茯苓列为"上品"，称其"久服安魂养神，不饥延年"。南朝医学家陶弘景辞官隐退后，梁武帝即令"每月赐茯苓五斤，白蜜二斤，以供服饵"。可见，当时茯苓被视为延寿珍品。唐宋时期，人们服食茯苓相沿成风，因此，诗人们的诗句中对茯苓多有吟咏。

贾岛另有一首《赠丘先生》"常言吃药全胜饭，华岳松边采茯神。不遣髭须一茎白，拟为白日上升人"（茯神是带有松根的茯苓白色部分）。丘先生当为华山道士，是贾岛的好友，也是重视道家服食养生的人。此诗意思是说，您经常谈到服食药物，其养生的作用，完全胜过了平时的吃饭，因此，您总是喜爱到华山的古松树旁边，采挖能够使人延年益寿的茯神。长期服用它，不使须发有一根变白，打算成为白日羽化飞升的仙人。

杜甫《路逢襄阳杨少府入城，戏呈杨四员外绾》一诗，"寄语杨员外，山寒少茯苓。归来稍暄暖，当为斸青冥。翻动龙蛇窟，封题鸟兽形。兼将老藤杖，扶汝醉初醒"。意思是传话杨员外得知，现在山中寒冷，茯苓稀少。待到春来，天气稍暖，我自当为你去青松林中奋力挖掘。翻动幽深的龙蛇窟穴，选择形如鸟兽的良品，封好、题签后给你寄去。还要赠根老藤杖，供你酒后初醒时拄着散步。

吴融的《病中宣茯苓寄李谏议》一诗，"千年茯菟带龙鳞，太华峰头得最珍。金鼎晓煎云漾粉，玉瓯寒贮露含津。南宫已借征诗客，内署今还托谏臣。飞檄愈风知妙手，也须分药救漳滨"。意思是，千年的老松树根下生长茯苓，采挖回来时，其间夹带的老松树皮形如龙麟，从太华峰顶采得的茯苓，其质量最好，被视为药中上品奇珍。

李商隐的《送阿龟归华》一诗中"草堂归来背烟萝，黄绶垂腰可奈何。因汝华阳求药物，碧松之下茯苓多"。薛能的《华岳》一诗中"混石猜良玉，寻苗得茯苓"。皎然的《和杨明府早秋游法华寺》诗中"碧峰委合沓，香蔓垂寞苓"。张祜的《酬答柳宗言秀才见赠》诗中"金门后俊徒相唁，且为人间寄茯苓"。刘商的《酬道芬寄画松》诗中"一株将比囊中树，若个年多有茯苓"。李益的《罢秩后入华山采茯苓逢道者》一诗中"下结九秋霰，流膏为茯苓"等。

中医说茯苓

茯苓是补脾抗衰老药食两用的良药，是中医常用药物之一，也是古代道家用于服食养生的重要药物。

茯苓为多孔菌科真菌茯苓的菌核，多寄生于松科植物赤松或马尾松等树根上。远在 2000 多年前《淮南子》（西汉·刘安）中就有"千年之松，下有茯苓"的描述。茯苓按其不同的药用部位，可分为茯苓皮、赤茯苓、白茯苓、茯神、茯神木五个部分。最外面的表皮部分为茯苓皮；靠近表皮的部分因颜色较重，多棕红色或桃红色，称为赤茯苓；再往里层颜色纯白者，称为白茯苓；最里层紧靠松根的部分称为茯神；穿过茯苓中心而过的木质部分称为茯神木。这些不同的部位，其功效也各有差异，传统认为，白茯苓偏于健脾益气，利湿止泻，其性偏补；赤茯苓偏于利水，兼可行气化瘀；茯苓皮功专利水消肿，通利小便；茯神偏于养心安神；茯神木则具有舒筋活络，止痉解挛的作用。

中医认为，茯苓性平，味甘淡，具有利水渗湿、健脾化痰、宁心安神之功。2000 多年前《神农本草经》记载，茯苓主治"胸胁逆气，忧恚惊邪恐悸，心下结痛，寒热烦满咳逆，口焦舌干，利小便。久服，安魂养神，不饥延年。一名茯菟，生山谷"。梁代医学家陶弘景称茯苓"通神而致灵，和魄而练魂，利窍而益肌，厚肠而开心，调营而理卫，上品仙药也"。可见，茯苓的养生保健功用，早被古代人们认识了。

茯苓治病范围相当广泛，适用于水肿尿少，脾虚食少，心神不安，失眠多梦等症。茯苓药性缓和，利而不峻，补而不滞。对脾胃不和，水湿不化的证候，多适用之。中医认为，脾虚及水湿互为因果，所以，无论脾虚还是水湿泛滥，都当首选茯苓，且效果极佳。茯苓与其他药合用，更显补脾化湿之功。

茯苓的食疗方选

茯苓的食疗常可用于水肿、小便不利、脾虚泄泻、痰饮咳嗽、妇女带下及心悸、失眠等。

（1）茯苓 30 克，白扁豆 80 克，薏苡仁 20 克，山药 15 克，大红枣 12 枚，水煎服。能健脾，祛湿，止泻。适用于脾虚夹湿、便溏泄泻、食少体瘦、四肢乏力者。

（2）猪心 1 只，茯苓 15 克。将猪心剖开，洗净血块；茯苓研末，放入猪心中，置瓷碗内，隔水蒸熟透，调味后食用。功能：养心安神。适用于心悸失眠、心烦思虑、心口一片有汗者。

（3）白茯苓 120 克，去皮，切成小块，隔水蒸熟，空心细嚼，徐徐咽服。功能：祛湿止遗。适用于丈夫元阳虚惫、精气不固、余沥常流、小便白浊、梦遗频泄，及妇人血海久冷、白带、下部常湿、小便如米泔或无子息者。

（4）茯苓 100 克、山药 100 克，面粉 200 克。将茯苓、山药共研细末，加水调成糊状，掺入适量猪油、白糖、果料调成馅备用。将面粉发酵，加入适量食用碱。将上述包入面皮中，做成包子，蒸熟后食用。功能：健脾固精。适用于脾虚食少、遗尿、遗精、妇女白带过多等。

（5）茯苓 20 克，研细末，粳米 50 克，同入砂锅内，加水 500 毫升，煮成稀稠粥。每日 2 次，早晚温服。功能：健脾养胃，利水消肿。适用于老年性浮肿、小便不利、脾虚泄泻及肥胖症等。

（6）茯苓薏米粥：茯苓 15 克，薏苡仁 60 克。共研细粉，放入锅中，加水适量，煮熟即食用。有清热、健脾、除湿功效。适用于咳嗽痰多、胸膈痞满或风湿性关节痛者。

（7）栗子茯苓粥：茯苓 15 克，栗子 10 枚，糯米 30 克。将茯苓洗净入锅，加冷水，用小火煎半小时，弃渣留汤，加入栗子肉、糯米，再煮成粥食用。可健脾益肾，利湿止泻，适宜于小便不利、慢性肾炎者。

（8）荷叶茯苓粥：荷叶 1 张（干鲜均可），茯苓 50 克，粳米 10 克。先将荷叶煎汤后去渣，再加入茯苓、粳米煮成粥，分早晚两次食用。对感受暑热所致的脑涨、胸闷、小便黄、湿热有较好的疗效，对高血压、冠心病、肥胖、神经衰弱都有一定疗效。

（9）茯苓莲子糕：茯苓、莲子、麦冬各等份，共研为末，加入白糖、桂花适量拌匀，加水和面，蒸糕食用，有宁心健脾之功。适宜于心阴不足、脾气虚弱引起的干渴、心悸、怔忡、食少、神疲者。

（10）茯苓芝麻粉：茯苓、黑芝麻各等份。先将茯苓研成细末，过筛去杂质。另将芝麻炒熟，冷后研细粉。将二者混匀，储存于瓷缸内。每日早晚各取 20～30 克，用白水（或糖水）冲服。有健脾益智，防老抗衰功效。常服，有延迟衰老，预防老年痴呆、记忆衰退等作用。

（11）茯苓膏：茯苓 500 克，炼蜜 1000 克，将茯苓研成细末，加入蜜拌和均匀，用文火熬成膏状，装入瓷罐备用。每次温开水冲服 10 克，每日 2次。功能：健脾渗湿，减肥防癌。适用于老年性浮肿、肥胖症和癌症的预防。市场上出售的龟苓膏，以茯苓、龟甲、金银花、甘草等制成，开盒即可服食。

（12）茯苓酒：茯苓 60 克，白酒 500 克。将茯苓泡入酒中，7 日后即可饮用。功能：利湿强筋，宁心安神。适用于关节炎、四肢麻痹、心悸失眠等。

（13）茯苓饼：选用七成粳米，三成白糯米，再加二三成茯苓、芡实、莲子肉、山药，共碾成粉末，加水适量，拌匀成饼，蒸熟即可。

（14）茯苓夹饼：北京的一种滋补性传统名点。用高级淀粉烙制的外皮，其薄如纸，其白似雪，夹心则精选多种果仁，辅以桂花、蜂蜜、白糖和纯正云贵茯苓粉，甜香味美，入口即化，清爽适口，且价格低廉，可作为经常食用的保健食品。

茯苓服用时注意事项：阴虚火旺，口干咽燥者不宜用；老年肾虚，小便过多，尿频、遗精者慎用；煎时宜打碎成小块，便于有效成分煎出；食疗服用，宜研细末，有利于吸收；应置阴凉干燥处保存，以免受潮或虫蛀。

茯苓的现代药理研究

现代医学研究表明，茯苓化学成分含有茯苓聚糖、茯苓多糖、茯苓酸、三萜、麦角醇、卵磷脂、胆碱等。药理作用有抑制肿瘤、抗突变、增强免疫、抗变态反应、抗炎、利尿、防泌尿系统结石、镇静、抑菌、清除自由基、抗皮肤色素沉着、解毒、止吐、增强胰岛素活性等。

近年药理研究证明，茯苓中富含的茯苓多糖能增强人体免疫功能，可以提高人体的抗病能力，起到防病、延缓衰老的作用。茯苓所含卵磷脂和胆碱，能增强和改善大脑功能，不仅可"强记忆""益心智"，还能"防痴呆"。茯苓中的茯苓素利尿功效佳，有助于降血糖和减肥。

目前，临床应用于精神分裂症、水肿、斑秃、慢性胃炎、妊娠呕吐、心悸、婴儿腹泻、恶性肿瘤的辅助治疗等。

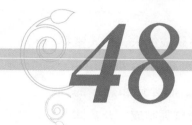

扫除白发黄精在，君看他时冰雪容
——补中益气说黄精

丈人山　（杜甫）

自为青城客，不唾青城地。

为爱丈人山，丹梯近幽意。

丈人祠西佳气浓，缘云拟住最高峰。

扫除白发黄精在，君看他时冰雪容。

该诗的意思是，我自从作了青城之客，就特别尊重青城之地。因为喜爱丈人山，便上陡峭的山路以贴近幽意。丈人祠的西边佳气颜浓，我想沿着云路攀登而上，住在最高峰。这里出产的黄精，长期服食可以令人白发变黑，返老还童，请您试看，几年之后，我将再现冰雪样的姿容。

杜甫此诗作于上元二年（公元 761 年）秋，当时，杜甫在青城（四川灌县）。诗中表达了作者对仙道的向往，亦盛赞了中药"黄精"神奇的功效。杜甫酷爱种药，他对黄精情有独钟，在另一首诗《太平寺泉眼》中有"三春湿黄精，一食生毛羽"。说三春佳季滋润黄精生长发育，一经服食便可羽化成仙呢！

唐诗中的黄精

千年来，中医认为黄精能润肺滋阴，补中益气，益肾填精。黄精，属道家服食之品，古人将其列入"芝草之类"。《神仙芝草经》记述："黄精，宽中益气，使五班调良，肌肉充盛，骨髓坚强，气力增倍，多年不老，颜色鲜明，发白更黑，齿落更生。"古人认为，本品得坤土之气，获天地之精，故名黄精。

唐代诗人也有许多位诗人喜爱种植、服用黄精，在唐诗中就有很多涉及黄精的诗句，如：

韦应物的《饵黄精》中"灵药出西山，服食采其根。九蒸换凡骨，经著上世言"。

许宣平的《见李白诗又吟》中"一池荷叶衣无尽，两亩黄精食有余"。

白元鉴的《药圃》一诗中"黄精宜益寿，萱草足忘情"。

许浑的《题勤尊师历阳山居》中"鸡笼山上云多处，自劚黄精不可寻"。

姚合的《赠丘郎中》中"绕篱栽杏种黄精，晓侍炉烟暮出城"。

张籍的《寄王侍御》"见欲移居相近住，有田多与种黄精"。

顾况的《题卢道士房》中"稽首问仙要，黄精堪饵花"。

秦系的《期王炼师不至》中"黄精蒸罢洗琼杯，林下从留石上苔"。

岑参的《赠西岳山人李冈》中"莲花峰头饭黄精，仙人掌上演丹经"。

李颀的《寄焦炼师》中"白鹤翠微里，黄精幽涧滨"。

王昌龄的《赵十四兄见访》中"世事何须道，黄精且养蒙"。

白居易的《郑生尝隐天台，徵起而仕。今复谢病，隐于此》一诗中"丹灶烧烟煴，黄精花丰茸"。

萧颖士《蒙山作》中"白鹿凡几游，黄精复奚似"。

陆龟蒙的《奉和袭美新秋言怀三十韵次韵》中"白菌盈枯栫，黄精满绿筐"等。可见，黄精在唐代人们心目中是重要的保健品。

中医说黄精

黄精为百合科植物，多年生草本，其根茎入药。黄精，味甘性平。可补中益气，润心肺，强筋骨。主治虚损寒热，肺痨咳血，病后体虚，筋骨软弱，风湿疼痛，风癞癣疾。《别录》（西汉·刘向）将其列入上品，言其"久服，轻身延年不饥"。单用即有抗衰延年的作用。晋代张华《博物志·卷五·方士》"太阳之草，名曰黄精而食之，可以长生"，说明黄精具有延年益寿、抗衰老的作用。

自古黄精就被视为防老抗衰、延年益寿的珍贵中药。诗圣杜甫说："扫除白发黄精在，君看他时冰雪容。"黄精是一味传统的且可以久服的具有延年益寿功效的药物，头晕眼花，须发早白，腰膝酸软，亦多用之。

黄精用药禁忌：凡脾虚有湿，咳嗽痰多及中寒泄泻者均忌用。

现代药理对黄精的研究

现代药理学研究表明，中药黄精化学成分含黏液质、烟酸、醌类、淀粉及糖类。黄精根茎含吲丁啶-2-羧酸、门冬氨酸、高丝氨酸、氨基丁酸、洋地黄糖苷，以及多种蒽醌类化合物。黄精尚含有多种多糖、糖苷、低聚糖和赖氨酸等 11 种氨基酸。

现代医学研究发现，黄精对改善人体营养状况，提高免疫力及血管韧性能起到很重要的作用。黄精醇提取物可增强心肌收缩力，加快心率，扩张冠状动脉，增加冠脉流量，改善动脉粥样硬化病变。黄精水提取液可抑制胃肠平滑肌痉挛，对金黄色葡萄球菌、伤寒沙门菌、副伤寒沙门菌等病菌有显著的抑制作用，并对上呼吸道感染有关的疱疹病毒、流感病毒及腺病毒有明显抑制作用。黄精水提取液还对肝脏具有保护功能，并有明显抗肝损伤、升高血清蛋白、抗脂肪肝及抑制乙肝表面抗原的作用。对于糖尿病也有一定疗效。

近年来，有关专家对黄精延缓衰老作用进行了药理研究，认为黄精延缓衰老的作用是通过多种途径实现的，可能与其增强和调节机体免疫功能、激活内源性防御自由基损伤的物质和抑制氧自由基等方面有关。黄精能显著消除衰老动物体内自由基的增加，增强体内保护因素。通过多种途径拮抗致老因素对机体的损伤，这些作用整体协调起来，可以降低机体生理衰老，从而起到抗衰延年的作用。专家认为，黄精的抗老延年作用还与其多种活性成分有密切关系。

黄精的食疗

黄精的食疗常可用于脾胃气阴不足、纳食减少、疲倦乏力以及肺燥咳嗽、肾虚腰痛、耳聋耳鸣、心悸失眠等。黄精的食疗服用方法：可制成果、泡药酒、制成药丸、药膳服用。

（1）黄精 30 克，瘦猪肉 100 克，加水煮熟，入盐少许，食肉喝汤。功能：补中益气，滋养心肺。适用于病后体虚、慢性支气管炎、肺源性心脏病等。

（2）黄精 50 克，粳米 200 克。先将黄精煎取浓汁，和米共煮成粥，加白糖调味后服食。功能：健脾润肺，适用于脾胃虚弱、体倦乏力、饮食减少、肺虚干咳、痰少难咯、口干咽燥或肺痨咳血等。

（3）黄精 30 克，冷水泡发，加冰糖 50 克，小火煎煮 1 小时，吃黄精汤，每日 2 次。功能：养肺止咳。适用于肺结核、支气管扩张、咳血及妇女低热、白带异常等。

（4）黄精30克，绿豆60克，加水及冰糖适量，炖至绿豆熟透食用。功能：养血。适用于血虚头痛。

（5）黄精酒：黄精20克，天冬15克，白术20克，枸杞子25克，加入白酒浸泡后饮用，有补肾填精的功效，可治疗肾虚所导致的腰酸腿软、耳鸣、盗汗等症状。

（6）黄精核桃牛肉汤：牛肉250克，黄精20克，核桃仁30克，姜4片，盐适量。牛肉洗净切块，黄精、核桃仁、姜洗净，与牛肉块一起放入锅内，加清水适量，大火煮沸后，再用小火煲约2小时至熟，加盐调味食用。可补益脾肾，润肠通便。

注意：凡痰多气滞、消化不良者不宜用黄精食疗。

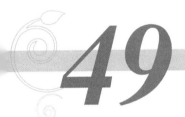

49

胡麻好种无人种，正是归时底不归
——多食黑芝麻强壮延年

怀良人 （葛鸦儿）

蓬鬓荆钗世所稀，布裙犹是嫁时衣。
胡麻好种无人种，正是归时底不归？

此诗的意思是，我鬓发散乱，头上别着自制的荆条发钗这种装扮世所罕见，身上的布裙还是出嫁时穿的衣服。目前正是种植胡麻的好季节，却没有人和我一起播种，正当夫君归家的时候，却又为何不见他回归？

胡麻不"胡"

胡麻，中药通用名为黑芝麻（宋代后）。据说是公元前2世纪（汉武帝时），由张骞出使西域从大宛（现今的中亚细亚）引进得名。其实，胡麻产自中国，1956—1959年，浙江省文物管理委员会在太湖流域的吴兴钱山漾和杭州水田畈这两处遗址的出土文物中都发现有炭化芝麻种子。据考证这些芝麻的年代，相当于公元前770年至公元前480年，比张骞通西域早200～500多年。战国及秦汉医药学家们撰写的《神农本草经》里也有相关记载："胡麻，又名巨胜，生上党川泽。"

唐诗中的胡麻

王维的《送孙秀才》诗中"山中无鲁酒，松下饭胡麻"。

戴叔伦的《题招隐寺》诗中"宋时有井如今在，却种胡麻不买山"。

孟浩然的《访寒山隐寺过霞山湖上》诗中"岭外寒山明月上，肯留乞梦饭胡麻"。

姚合的《过张云峰院宿》诗中"不吃胡麻饭，杯中自得仙"。

白居易的《寄胡麻饼与杨万州》诗中"胡麻饼样学京都，面脆油香新出炉"。

王昌龄的《题朱炼师山房》诗中"百花仙酝能留客，一饭胡麻度几春"等。

医说胡麻

胡麻在现代中医中称脂麻，是胡麻科植物脂麻的种子（又有黑脂麻、白脂麻之分）。

黑脂麻中含脂肪油60%，油中含油酸、亚油酸、棕榈酸、花生酸等甘油酯、甾醇、芝麻素、维生素E等，种子中还含叶酸、烟酸、卵磷脂、钙等。中医认为，黑脂麻性味甘平，有补肝肾、润五脏功效，主治肝肾不足、虚风眩晕、风痹、瘫痪、大便燥结、病后虚羸、须发早白、妇人乳少。脾虚便溏者勿用。中药入药多用黑脂麻。

白脂麻中含脂肪油52.3%，蛋白质22.7%，糖类6.3%。油中含油酸、亚麻酸、维生素E、芝麻酚、钙等。中医认为，白脂麻性味甘平，有润燥、滑肠作用。

黑脂麻的食疗方选

黑脂麻（胡麻）常可用于身体虚弱、头发早白、贫血萎黄、津液不足、大便燥结、头晕耳鸣、高血压、高脂血症、咳嗽、乳少、蛲虫症等。

（1）炒芝麻250克，50毫升姜汁，加冰糖125克，蜂蜜50毫升，将芝麻姜汁浸拌，再炒一下，冷后再与冰糖、蜂蜜混合拌匀（放入瓶中），每日早、晚各服一匙。功能：止咳平喘，适用于支气管哮喘。

（2）芝麻 250 克，核桃仁 150 克，蜂蜜 150 毫升，共捣烂后为丸，每丸 9 克，每日服 3 次，每次 1 丸。功能：养肺抗痨。适用于肺结核。

（3）芝麻 250 克，炒后研末，用猪蹄汤冲服，每次 16 克，日服 3 次。功能：催乳通络。适用于产后妇女少乳。

（4）芝麻 60 克，杏仁 15 克，大米 60 克，共浸水后捣烂成糊，煮熟加糖，一次食用。功能：润肠通便。适用于习惯性便秘、肠燥便秘等。

（5）芝麻 50 克，加水煎浓去渣，以糖调味，空腹 1 次服完。功能：清肠杀虫。适用于蛲虫症。

（6）黑芝麻有养血补肝肾作用，若能常吃一些炒熟的黑芝麻就可推迟和控制眼睛昏花。具体吃法是：把黑芝麻炒熟后研成粉，早晨起床和晚上睡觉前半小时各吃一汤匙，各约 20 克。

（7）核桃配黑芝麻：改善睡眠质量，因此常用来治疗神经衰弱、失眠健忘、多梦等症状。具体吃法是核桃配以黑芝麻，捣成糊状，睡前服用 15 克，效果非常明显。

（8）黑芝麻桑葚糊：黑芝麻 60 克，桑葚 60 克，白糖 10 克，大米 30 克。制作时将黑芝麻、桑葚、大米分别洗净后，同放入罐中捣烂。砂锅内放清水 3 碗，香甜可口，除病益身，可滋阴清热。有降低血脂之良效，是治疗高脂血症的良方。

（9）核桃芝麻扁豆泥：核桃仁 10 克、白扁豆 150 克、黑芝麻 10 克，白糖 100 克，猪油 50 克。将白扁豆剥去皮，取其豆，加清水少许，上笼蒸约 2 小时，挤烂，取出挤水，捣成泥，用细砂过滤，余渣再捣成泥。将黑芝麻炒香研末。将锅刷净，置火上烧热，放入猪油再加热，倒入白扁豆泥翻炒，至水分将尽，放白糖炒至不粘锅底，再放猪油、黑芝麻、核桃仁混合炒片刻即成。可健脾补肝肾，治脾虚久泻、肾虚之须发早白等，亦是中老年人常用的保健食品。

（10）黑芝麻糊：取黑芝麻 25 克，炒熟后捣碎，加适量大米煮成粥，每日 1 次食用。可改善由于肝肾虚弱所引起的头发早白，对"少白头"有良好的治疗作用。

（11）黑芝麻枣粥：将黑芝麻炒香，碾成粉。锅内水烧热后，将粳米 500

克、黑芝麻粉、红枣同入锅，先用大火烧沸后，再改用小火熬煮成粥。食用时加糖调味即可。芳香扑鼻，甜润可口，具有补肝肾、乌须发等食疗效果。

酥暖薤白酒，乳和地黄粥
——古人食乳补虚损

春寒　*（白居易）*

今朝春气寒，自问何所欲。酥暖薤白酒，乳和地黄粥。
岂惟厌馋口，亦可调病腹。助酌有枯鱼，佐餐兼旨蓄。
省躬念前哲，醉饱多惭忸。
君不闻，靖节先生尊长空，广文先生饭不足。

诗人白居易在写此诗的那年，正逢"倒春寒"，春天还很冷，诗人的御寒措施是，喝薤白酒暖暖身子，吃着奶调的地黄粥，这岂止是解决了口馋，同时还调理了身体。下酒菜有干鱼，边吃边喝边想，酒足饭饱之后想想和先哲相比，自觉惭愧。你没听到靖节先生（晋代陶渊明的私谥）在田园里的感慨，广文先生饭不足（指唐代郑虔，出于杜甫《醉时歌》"甲第纷纷厌粱肉，广文先生饭不足"，或泛指清贫儒学教师）。

诗中"乳和地黄粥"，说明乳也是当时人们的食品之一，"亦可调病腹"且有保健作用。笔者此节向大家介绍古代对乳保健功能的认识。

乳是指哺乳动物的乳，我国古代人们很早就食用牛乳、羊乳、马乳，并用于保健和治病。诗中"乳和地黄粥"用的是什么乳？无法确定。

古人对牛乳的认识

牛乳是古老的天然饮料之一。牛乳古而有之，古而用之，不仅是一种食品，也是一种药品。早在3000多年前的商代，随着畜牧业发达，人们就喝牛乳。公元前170年，中国历史上就有了用乳制品的记载，从唐朝开始，乳制品成为贵族中较为普遍的食品。明朝时，乳类产品开始进入百姓家。

《证类本草》（唐·慎微）认为："牛乳、羊乳实为补润，故北人皆多肥健。"《养老奉亲书》（唐·陈直）也叙述："牛乳最宜老人，平补血脉，益心，长肌肉，使人身体康强润泽，面目光悦，志不衰，故为人子者，常须供之以为第食，或为乳饼，或作断乳等，恒使意充足为度，此物胜肉远矣。"

牛乳性味甘平，微寒、无毒。一般认为生冷用则微寒、温热后则性平，又跟牛的品种与所在地及喂养用饲料等相关。唐宋时期，牛乳为黄牛或水牛的乳汁，功效有补虚损，益心养肺，生津液，润皮肤，解热毒，止渴，生津润肠，除黄疸等。可治虚弱劳损、反胃噎嗝、消渴、秘便、脚气病等。《本草经疏》（明·缪希雍）言其"牛乳乃牛之血液所化，其味甘，其气微寒无毒。甘寒能养血脉，滋润五脏，故主补虚羸，止泻"，《本草纲目》（明·李时珍）言其"治反胃哕然，补益劳损，润大肠，治气痢，除疸黄，老人煮粥甚宜"。

服用注意事项：脾胃虚寒如腹泻的病人及痰湿积饮者应该慎重。《本草拾遗》（唐·陈藏器）还认为牛奶"与酸物相反，令人腹中癥结"，这可能是因为酸性物质与牛奶中的某些成分结合容易产生反应（沉积）的缘故。

牛乳的食疗方选

牛奶的营养成分：牛奶的蛋白质主要是磷蛋白质（酪蛋白），也含白蛋白及球蛋白。牛奶的脂肪主要是棕榈酸、硬脂酸的甘油酯，也含少量低级脂肪酸，此外还含有少量卵磷脂等。牛奶中的糖主要是乳糖。此外还含有钙、磷、铁及维生素 A、维生素 C 等多种维生素。

牛乳的食疗常可用于体虚乏力、营养不良、胃痛便秘等。

（1）牛奶 250 毫升，韭菜汁 30 毫升，生姜汁 5 毫升，和匀温服。功能：和胃降逆。适用于胃寒作胀、反胃。

（2）牛奶 50 毫升，生姜汁 5 克，两者和匀，慢慢饮服。功能：和胃降逆。适用于小儿呃逆。

（3）牛奶 250 克煮沸，调入蜂蜜 50 克、白及粉 10 克，顿服，每日 1～2 次。功能：养胃生肌。适用于胃及十二指肠溃疡。

（4）牛奶与大米、大枣一起煮粥，每日食之。功能：补气养血。适用于体虚乏力、贫血头晕、面无华色。

（5）牛奶 250 毫升，蜂蜜 50 克，每日清晨空腹服用。功能：清胃润肠。

适用于习惯性便秘。

古人对马乳的认识

马乳为马科动物马的乳汁。中医认为，马乳性味甘、凉，入脾、肺、肾经，有补虚强身，滋阴养胃，补肾益精，润肠通便、润燥美肤、清热止渴之功。适用于虚劳消瘦，善清胆胃之热，疗咽喉口齿诸疾，治消渴、反胃、哕逆、便秘等症。

《唐本草》（唐·苏敬）言其"止渴疗热"。《随息居饮食谱》（清·王士雄）言其"功同牛乳，而性凉不腻，补血润燥之外，善清肝胆之热，疗咽喉口齿诸病，利头目，止消渴"。

马乳也是药食兼用的食品。据专家考证，马奶酒起源于春秋时期，自汉便有"马逐水草，人仰潼酪"（《汉书》中马奶酪称"潼酪"）的文字记载。马奶分为生熟两种，生马奶即鲜马奶；熟马奶即酸马奶，由马奶发酵制成一种饮料。酸马奶其性酸而温，味甜、酸、涩，具有增强胃火，助消化、柔软皮肤、活血化瘀、改善睡眠、解毒、补血等功效。

马乳的食疗方选

马乳的食疗常可用于体虚、贫血等。

（1）马奶酒流行于北方少数民族，已有两千多年历史，极盛于元朝，系历史悠久的传统佳肴，一直承担着游牧民族礼仪用酒的"角色"。马奶酒，蒙语称"阿日里"，味美、香甜，还有一种飘飘欲仙的感觉。马奶酒性温，有驱寒、舒筋、活血、健脾养胃、除湿、利便、消肿等功效，被称为"元玉浆"。

（2）马奶 250 毫升温服，每日 1～2 次。功能：养肺润燥。适用于肺燥烦热及体虚贫血等。

（3）马奶 500 毫升，每日分 2～3 次服。功能：益肾润燥。适用于糖尿病、口渴易饥等。

古人对羊乳的认识

由于牛是古代农业耕田的生产工具，中国古时又没有专职的奶牛，因此，在古代人们食用羊乳较为普遍。

羊乳为山羊或绵羊的乳汁。中医认为，羊乳性味甘、温，入胃、心、肾经，有滋阴养胃、补肾益精、润肠通便之功，适用于虚劳消瘦，消渴，反胃，哕逆，便秘等症。南朝齐梁时期医学家陶弘景说："羊乳实为补，故北方人食之多强健。"《随息居饮食谱》（清·王士雄）中言：其"甘平，功同牛乳"，《别录》（西汉·刘向）言其"补虚冷虚乏"。《食疗本草》（唐·孟诜）言其"补肺、肾气，和小肠，亦主消渴，治虚劳，益精气"。《药性论》（唐·甄权）言其"疗虚劳、益精气、补肺肾气、合小肠气。合脂作羹食，补肾虚、及男女中风"。《本草纲目》（明·李时珍）中就曾提到："羊乳甘温无毒、润心肺、治消渴、疗虚劳、益精气、和小肠、利大肠、补肺肾气。能益胃润燥，补寒冷虚乏。医小儿惊厥，干呕、哕逆反胃，肠燥便结，虚损瘦弱。"

羊乳的食疗方选

羊乳的营养成分除水分外，含蛋白质、脂肪、碳水化合物、灰分及钙、磷、镁、铁、硫胺素、核黄素、烟酸、维生素A、维生素C等。羊乳的食疗常可用于体虚乏力、慢性肾炎等。

（1）新鲜羊奶250毫升，每日饮服1～2次，一个月为一个疗程。功能：益气补肾。适用于慢性肾炎、蛋白尿。

（2）羊奶、牛奶各125毫升，炖沸，每晨空腹服一次。功能：养胃止痛。适用于胃虚作痛。

（3）山羊奶外涂于口疮处。功能：生肌托疮。适用于小儿口疮。

51

腹空先进松花酒，膝冷重装桂布裘
——保健松花酒与延年松花粉

枕上作　（白居易）

风疾侵凌临老头，血凝筋滞不调柔。甘从此后支离卧，赖是从前烂漫游。回思往事纷如梦，转觉余生杳若浮。浩气自能充静室，惊飙何必荡虚舟。

腹空先进松花酒，膝冷重装桂布裘。若问乐天忧病否？乐天知命了无忧。

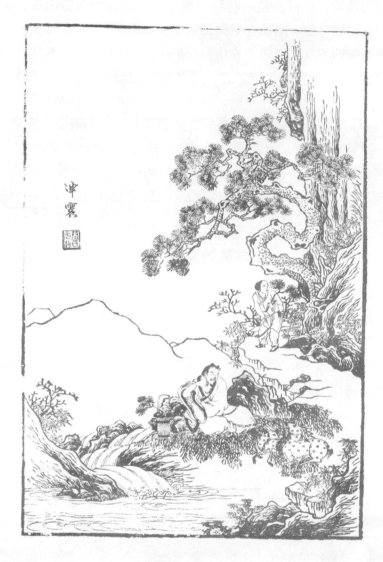

　　此诗是说，风痹之疾，侵犯欺凌到我这个老头身上，气血凝滞经脉，致肢体僵硬不和柔。自此以后，我甘愿随从支离疏（支离疏是庄子寓言中的人物）睡卧，从前幸亏还有过放浪不拘的漫游，回忆过去的事，真是如同梦幻，更加觉得晚年残生的渺茫与虚浮。正大刚直之气，自然能充满于静室，狂风又何必飘荡那无人驾驭的舟？肚子饿了我先饮一杯松花酒，风痹膝冷就快穿上厚厚的桂布裘。若有人问我是否担忧病会加重？我乐从天道、安守命运，故完全不忧。

诗中"腹空先进松花酒"，在唐代松花酒是一种十分普遍的保健饮用酒。

保健松花酒

古时松树物料所造的酒，通称"松醪酒"，是古代一种非常时尚的美酒。尤其在唐代，松醪酒最为兴盛，不仅是千家万户的日常饮用之物，更是诗人创作的灵感所在。但细分起来，又名目很多，这是因为松树的各个部分均可酿酒，如松花、松叶、松节、松脂、松皮、松根等。由此则有了松花酒、松叶酒、松节酒等，这些松醪酒在唐诗中也多有反映。

松花，清香芳烈，宜于酿酒。《新修本草》（唐·苏敬）上记载"松花即松黄，拂取正进似蒲黄。酒服今轻身，疗病胜似皮、叶及脂也。"《元和纪用经》（唐·王冰）中记载："松花酒，用松树始抽花心，以绢裹浸酒服，治疗风邪上扰，并伴血虚所致之头目眩晕。"

松叶酒，为用松针酿之，酿出的松叶酒，为用松针酿之，酿出的酒辟瘟疫，养神头，祛风湿，因此备受唐朝人们的喜爱。诗人在诗中也常有提到。如王绩的《采药》诗中道："家丰松叶酒，器贮参花蜜。"王维的《过太乙观生房》诗云："共携松叶酒，俱蓉竹皮中。"张九龄的《答陆澧》诗云："松叶堪为酒，春来酿几多。"李商隐的《饮席戏赠同舍》诗云："唱尽阳关无限叠，半杯松叶冻颇黎"（"颇黎"即酒杯）等。

松节酒，最早是作为一种药酒问世的。它的原料是松树枝干的结节，这一段松本坚硬，味苦，并含有木质素和少量挥发油。《肘后备急方》（晋代葛洪）中说"松节酒，主历节风，四肢疼痛如解落"。到了唐代，松节酒已从单纯的药酒转化成人们平时饮用酒，如元结的《说洄溪招退者》一诗中就有："糜色如珈玉液酒，酒熟犹闻松节香。"

唐代以后，松醪酒大盛，宋元明三朝，流行不辍，可惜现代甚少。

延年松花粉

松花不仅可酿成"松花酒"，还可作为疗疾的中药应用。在古时，松花粉是道家服食养生的重要药物之一。松花粉作为中国传统药材，其药食兼用的历史已逾数千年，从东汉的《神农本草经》到今天的《中华药典》等历代医药典籍中都有记载，在民间更是以其神奇的功效，被奉为"仙药"。唐代诗人姚合的《采松花》"拟服松花无处学，嵩阳道士忽相教。今朝试上高枝采，不觉倾翻仙鹤巢"。就把采松花与象征长寿的仙鹤联系起来。

松花粉性温，味甘。可润肺、益气、和脾、养血、祛风、收湿、止血。治头目眩晕，脾虚，胃痛，咳嗽吐血，久痢不止，诸疮湿烂，创伤出血等。

松花粉的现代药理研究

现代医学研究表明，松花粉中含有人体所需的 200 多种营养物质。其中 20 多种氨基酸、14 种维生素、30 多种矿物质、100 多种酶，以及核酸、不饱和脂肪酸、磷脂、类黄酮、单糖、多糖、卵磷脂、胆碱等。松花粉的营养成分不仅种类全面，含量非常高且含量比例搭配合理。

松花粉集补充营养、养颜抗衰、健脑益智等功效于一体，全面调节人体功能，对人体健康具有综合的作用。归纳起来，有以下几个方面：保护肝功能；抗疲劳、耐缺氧；开胃、润肠通便、治疗肠胃炎；美容、减肥；改善精神状态，治疗神经衰弱；抗衰老；治阳痿，对前列腺疾患有效；对白细胞减少症和贫血有效，治吐血、咯血、便血、外伤出血；提高血浆免疫球蛋白的作用；加快机体的放射性损伤的修复；具有抗氧化能力，可提高机体免疫功能，阻断致癌物质产生；调整机体平衡；对糖尿病、高血压、高脂血症有显著疗效；外用可治疗湿疹、皮炎等。

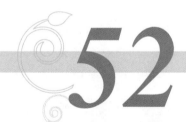

52

辟恶茱萸囊，延年菊花酒
——说延年菊花酒

子夜四时歌六首·秋歌 （郭震）
邀欢空伫立，望美频回顾。何时复采菱，江中密相遇。
辟恶茱萸囊，延年菊花酒。与子结绸缪，丹心此何有。

郭震，字元振，魏州贵乡人（今河北省大名县），咸亨四年（公元 673 年）18 岁时考中进士。有一年重阳节洛阳龙花寺菊花盛开，郭震到寺赏花，偶到 14 岁小尼姑仙人子，对她一见钟情，写《秋歌》赠之。三年后郭震让仙人子还俗，纳为妾。

诗中"延年菊花酒"的菊花酒，在古代被看作是重阳节必饮的传统习俗，是消灾祈福、延年养生的吉祥酒。

唐诗里的菊花酒

唐代饮菊花酒已十分流行，在唐诗里有很多菊花酒的诗句，如：

上官婉儿的《九月九日上幸慈恩寺登浮图，群臣上菊花寿酒》中"帝里重阳节，香园万乘来。却邪萸入佩，献寿菊传杯"。

白居易的《和令公问刘宾客归来称意无之作》"闲尝菊花酒，醉唱紫芝谣"。

王之焕的《九日送别》中"今日暂同芳菊酒，明朝应作断蓬飞"。

钱起的《九日登玉山》中"龙沙传往事，菊酒对今秋"。

萧颖士的《重阳日陪元鲁山德秀登北城嘱对新霁，因以》中"赖兹琴堂暇，傲睨倾菊酒"。

李咸的《奉和九日幸临渭亭登高应制得直字》中"菊黄迎酒泛，松翠凌霜直。"

张说的《湘洲九日城北亭子》"宁知洹水上，复有菊花杯"。

权德舆的《过张监阁老宅对酒奉酬见赠》中"秋风倾菊酒，霁景下蓬山"。

崔日用的《奉和九月九日登慈恩寺浮图应制》中"菊泛延龄酒，兰吹解愠风"。

李欣的《九月九日刘十八东尝集》中"菊花辟恶酒，汤合饼茱萸香"。

王绩的《赠学仙者》中"春酿煎松叶，秋杯浸菊花"。

延年菊花酒

古往今来，食菊的方法颇多，尤以饮菊花酒、喝菊花茶最为便利和普遍。菊花酒由菊花加糯米、酒曲酿制而成，古称"长寿酒"，其味清凉甜美，有养肝、明目、健脑、延缓衰老等功效。据文献记载，汉高祖爱姬戚夫人的侍女贾佩兰回忆汉宫的生活时曾提到"饮菊花酒，令人长寿"。

史籍中曾记载晋代爱菊诗人陶渊明，在一次重阳节里，采了一大束菊花，独自坐在菊花丛中，忽然江州刺史王弘送酒来，他抱坛痛饮，以菊花为下酒菜，大醉而归，还留下了"往燕无遗影，来雁有余声。酒能祛百虑，菊解制颓龄"的词句，盛赞菊花酒的祛病益寿作用。

元明时，菊花酒中已加进了多种中草药，其制法是取"菊花煎汁，同曲、米酿酒，或加地黄、当归、枸杞诸药亦佳"。《西京杂记》（汉代刘歆）中记载："菊花舒时，并采茎叶，杂黍米酿之，至来年九月九日始熟，谓之菊花酒。"并说："菊花酒，服之轻身耐老，受人长寿。"明代医药家李时珍称菊花酒有"治头风，明耳目，去痿，消百病"的功效。

明代高濂在其养生学专著《遵生八笺》中介绍了两种制菊花酒的方法，一种是九月间择待舒半开的菊花，连带少许茎叶，一并捣碎，拌和在蒸热的秫米醪酪里发酵，到来年九月，开封榨流成酒。另一种一般家庭都可制作，十月菊花盛开时，采摘菊花去蒂，取纯净花朵二斤，浸泡在好酒中，密封十日左右，就可饮用，其味清凉甜美。中医认为，菊花酒有养肝、明目、健脑、延年等功效。

53

葡萄美酒夜光杯，欲饮琵琶马上催
——葡萄美酒可安神强身

凉州词·其一 （王翰）

葡萄美酒夜光杯，欲饮琵琶马上催。
醉卧沙场君莫笑，古来征战几人回。

此诗的意思是，酒筵上甘醇的葡萄美酒盛满在精美的夜光杯之中，歌伎们弹奏起急促欢快的琵琶声助兴催饮，想到即将跨马奔赴沙场杀敌报国，战士们个个豪情满怀。今日一定要一醉方休，即使醉倒在战场上又何妨？此次出征为国效力，本来就打算马革裹尸，没有准备活着回来。

这首七言绝句描写了艰苦荒凉边塞的一次盛宴，将士们开怀痛饮、一醉方休，这首诗正是这种生活和感情的写照。诗中葡萄美酒指的是葡萄酒。

唐诗中的葡萄和葡萄酒

盛唐时期，社会稳定，人民富庶。在国力强盛、不设酒禁的情况下，葡萄酒得到了前所未有的大发展。据《太平御览》（宋·李昉）记载，贞观十三年（即公元639年），唐军在李靖的率领下攻破高昌（今新疆吐鲁番），唐太宗从高昌国获得马乳葡萄种和葡萄酿酒法后，不仅在皇宫御苑里大种葡萄，还亲自参与葡萄酒的酿制。制成的葡萄酒不仅色泽很好，味道也很好，并兼有清酒与红酒的风味。由于帝王和大臣们都喜好葡萄酒，民间酿造和饮用葡萄酒也十分普遍，这些在当时的诗歌中都能够反映出来。

诗人李颀在《古从军行》中写道："年年战骨埋荒外，空见蒲桃入汉家。"（蒲桃即葡萄）

王绩的《题酒家五首》诗中"竹叶连糟翠，蒲萄带曲红"。

李白在《对酒》中写道"葡萄酒，金叵罗，吴十五细马驮"。在《襄阳歌》中写道"遥看汉江鸭头绿，恰似蒲萄初酦醅"。

韩愈的《蒲萄》诗中"若欲满盘堆马乳，莫辞添竹引龙须"。

白居易的《和梦游春诗一百韵》中有"带紫蒲萄，花红石竹"。《房客夜宴喜雪戏赠主人》中有"酒钩送盏推莲子，烛泪黏盘垒蒲萄"。《寄献北郡留守裴令公》中有"羌管吹杨柳，燕姬酌消萄"。

刘禹锡的《蒲桃歌》中有"野田生葡萄，缠绕一枝高"。

医说葡萄

葡萄主要成分含有果糖、少量蔗糖、木糖，酒石酸、草酸、柠檬酸，又含各种花色素。每100克含蛋白质0.2克，钙4毫克，磷15毫克，铁0.6毫克，胡罗素0.04毫克，硫胺素0.04毫克，核黄素0.01毫克，烟酸0.1毫克，维生素C4毫克。葡萄皮和籽含白藜芦醇、矢车菊素、芍药素等强抗氧化成分。

中医认为葡萄性味甘酸，有补气血、强筋骨、利小便功效，可治气血虚弱、肺虚咳嗽、心悸盗汗、风湿痛淋病、浮肿。据宋代王怀隐《太平圣惠方》记载，葡萄酒是用干葡萄500克。研碎，用米酒1千克浸半个月。每服30毫升，1日2次。功能：暖腰温肾。治疗心悸汗多，腰酸水肿，小便不利。

葡萄的食疗常可用于病后体虚、热病伤津、咽干烦渴、肾炎浮肿、小便不利、尿痛尿血、风湿痹痛等。选方如下：

（1）鲜葡萄250克，洗净吃，每日1～2次。功能：滋阴生津。适用于热病伤津或病后阴虚、咽干烦渴。

（2）鲜葡萄 250 克，洗净榨汁，加温开水 1 杯冲服。功能：清热利尿。适用于小便短赤涩痛。

（3）葡萄汁 50 毫升，藕汁 50 毫升混合饮用。每日 2 次。功能：清热通淋止血。适用于石淋、尿痛、尿血。

（4）葡萄干 30 克、红枣 15 克，粳米 60 克，煮粥，每日分 2 次服。功能：健脾益肾安胎。适用于慢性肾炎浮肿、胎动不安。

（5）葡萄干 30 克嚼服，每日 2 次，连食数周。功能：健脾益肾补气。适用于脾胃虚弱、食欲不振、腰腿酸软。

葡萄酒的保健功能

葡萄酒除去含有酒精和糖分之外，还含有像花青素、白藜芦醇、单宁、氨基酸、维生素以及微量元素等营养成分，因此具有更多的健康功效。红酒中保存了葡萄皮中的多酚类物质，多酚类物质具有很强的抗氧化、抗炎的作用，对人体的心脑血管具有保健作用，减少血液中的低密度脂蛋白，降低血液的凝固性，从而降低心肌梗死、中风发生的风险，还能预防组织器官的老化。其中著名的保健物质是白藜芦醇，它不仅是强力的抗氧化剂，还能预防癌症。葡萄酒的酒精含量远低于白酒，热量也比较低，不仅不容易发胖，对胃和肝的伤害也远小于白酒。

葡萄酒的功效：有益心血管、养颜护肤、抑癌抗瘤、抗衰抗辐射、增进食欲、兴奋强壮、消除疲劳、止血利尿的功效。主治食欲不振，手足无力，精神困倦，失眠，小便不畅。

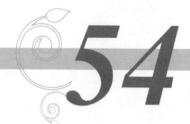

54
还丹寂寞羞明镜，手把屠苏让少年
——屠苏酒送健康

岁日作　（顾况）
不觉老将春共至，更悲携手几人全。

还丹寂寞羞明镜，手把屠苏让少年。

此诗是顾况暮年隐居茅山时所作。新春佳节到了，但对已届晚年的诗人来说，却象征着又向老境迈进了一步。年华流逝，隐居寂寞，诗人吐露出多少缕凄凉愁绪。"手把屠苏让少年"，言外之意，本人老矣，举杯屠苏酒祝贺年轻人犹如春景，前途似锦，盼望无穷。

屠苏酒，是在中国古代春节时饮用的酒品，故又名岁酒。屠苏是古代的一种房屋，因为是在这种房子里酿的酒，所以称为屠苏酒。

屠苏酒来历

据传，屠苏酒是汉末华佗的发明，卢照邻的《长安古意》诗中有"汉代金吾千骑来，翡翠屠苏鹦鹉杯"。唐代孙思邈在《屠苏饮论》里记录着自己关于屠苏酒的研究成果，说"屠也言其屠绝鬼炁，苏者言其苏醒人魂"。配方则是大黄、蜀椒、桔梗等八味中药材，所以又称"八神散"。因为在除夕饮用，又被称为岁酒。屠苏酒的功效就是"辟疫气，令人不染瘟病及伤寒"。

屠苏酒是平民酒，但因功效和寓意，又是除夕夜的必备饮品，仪式感是必需的，甚至也是传统的。饮酒的次序应该是从年少者开始，年长者居末。晋人董勋的解释是："少者得岁，先酒贺之。老者失岁，故罚之。"

白居易的《岁假内命酒赠周判官、萧协律》诗中"岁酒先拈辞不得，被君推作少年人"，方干的《元日》诗中"才酌屠苏定年齿，坐中惟笑鬓毛斑"，裴夷直的《戏唐仁烈》诗中"自知年几偏应少，先把屠苏不让春"。

不过，饮酒时居末尾的年长者是可以连饮三杯的，称之为梦尾（唐诗里又多写作蓝尾）。所以，白居易的《元日对酒》诗中有"三杯蓝尾酒，一碟胶牙饧。除却崔常侍，无人共我争"。

屠苏酒的配制

屠苏酒所用药物及制法，据唐代孙思邈《备急千金要方》记载：大黄、桔梗、蜀椒各 15 株，白术、桂心各 18 株，乌头 6 株、菝葜 1 株（古代一斤为十六两，一两为二十四株）。大黄排各种滞浊之气，被称为药中的将军；白术健胃、利水、解热，久服能轻身延年；桔梗补血气、除寒热、祛风痹、下肿毒；蜀椒解毒杀虫健胃；桂枝活血化瘀、散寒止疼；乌头祛风痹祛痞、温养脏腑；菝葜驱毒、防腐、定神。综上所述，此配方对人体裨益甚多，诚可谓兼滋补保健、防病疗疾、驱邪避瘴等多种功能之良方。

因屠苏酒的配方出自华佗，又为孙思邈、张仲景、李时珍等诸多名家所推崇，无数典籍所传载，以及中国民间千百年实践之口碑，使其具有至高无上的权威性和无可比拟的影响力。久而久之，元旦佳节饮屠苏酒便形成了民风民俗。遍及全国各地和多个民族，朝野共之，代代传承。无数名人和典籍均有记载和遗篇。在中国为数不多的历史文化名酒中，屠苏酒一枝独秀，文化内涵无与伦比。有些地方，还传为神话，以为屠苏酒不但能防治百病，甚至可赐吉祥、降福祉。

坐依桃叶枝，行呷地黄杯
——地黄酒与蒲黄酒

马坠强出赠同座 （白居易）

足伤遭马坠，腰重倩人抬。只合窗间卧，何由花下来。

坐依桃叶枝，行呷地黄杯。强出非他意，东风落尽梅。

此诗的意思是，我从马上摔下，不幸摔伤了脚和腰，腰部痛得厉害，不能活动，只好请人抬着走。像这样的伤病，就应该在窗下躺着静养，可是为何还要出来赏花呢？身子依靠桃树坐着，小口喝下泡有地黄的药酒。我勉强出来，并没有别的意思，只是因为东风已将梅花吹落净尽了。

诗人在另一首诗《夜闻贾常州、崔湖州，茶山境会，想欢宴，因寄此诗》中，"遥闻境会茶山夜，珠翠歌钟俱绕身。盘下中分两州界，灯前合作一家春。青娥递舞应争妙，紫笋齐尝各斗新。自叹花时北窗下，蒲黄酒对病眠人。"白居易自注："时马坠损腰，正劝蒲黄酒。"由此可知，诗人坠马，伤在腰足。他不仅饮用地黄酒，而且还饮用蒲黄酒。

地黄和地黄酒

中药地黄为多年生草本，玄参科植物地黄的根茎。植物地黄的叶、花、种子、根茎均可供药用。中药地黄的制剂有鲜地黄、干地黄、熟地黄之分。鲜地黄又名生地黄，为地黄的新鲜根茎；干地黄为新鲜地黄根茎经晒干或烘干而成；熟地黄为地黄的根茎经与酒加工蒸晒而成。

中药鲜地黄、生地黄、干地黄、熟地黄、地黄叶、地黄花、地黄实（地黄种子）的功效、主治也都不尽相同。鲜地黄可清热、生津、凉血、止血，主治热病伤阴、舌苔烦渴、发斑发疹、吐血、衄血、咽喉肿痛。生地黄（鲜地黄）味甘苦，性寒。功用：清热、凉血、生津，主治温病伤阴，大热烦渴，舌绛，神昏，斑疹，吐血，衄血，虚劳骨蒸，咳血，消渴，便秘等。干地黄味甘苦，性凉。功用：滋阴、养血，主治阴虚发热、消渴、吐血、衄血、血崩、月经不调、胎动不安、阴伤秘便等。熟地黄味甘、性微温，功效：滋阴、补血，主治阴虚血少、腰膝痿弱，劳嗽骨蒸、遗精、崩漏、月经不调、消渴、溲数、耳聋、目昏等。地黄叶治恶疮，手、足癣；地黄花可治消渴、肾虚腰痛等；地黄实功效同干地黄。

地黄酒在《本草纲目·谷部·附诸药酒方》（明·李时珍）有记载："地黄酒（补虚弱，壮筋骨，通血脉，治腹痛，变白发）用生肥地黄绞汁，同曲、米封密器中。春夏三七日，秋冬五七日启之，中有绿汁，真精英也，宜先饮之，乃滤汁藏贮。加牛膝汁效更速，亦有加群药者。"

白居易是喜食地黄的，诗人在《春寒》中有"苏暖薤白酒，乳和地黄粥"的诗句。

蒲黄和蒲黄酒

白居易在坠马伤腰足后，饮地黄酒同时又饮用了蒲黄酒。中药蒲黄为香蒲科植物的同属多种植物的花粉。蒲黄味甘辛、性凉。功效为凉血止血，活血消瘀。主治坠伤扑损，瘀血在肉，烦闷者。生用治经闭腹痛，产后瘀阻作痛，跌扑血闷，疮疖肿毒；炒黑止吐血、衄血，崩漏，泻血，尿血，血痢，带下；外治重舌，口疮，聤耳流脓，耳中出血，阴下湿痒。

关于蒲黄酒，文献记载亦很多，如《千金翼方》（唐·孙思邈）中记载：蒲黄、小豆、大豆各9克。上三味，以酒适量煎，分三次服用。功能：活血利水，主治脾虚水停、遍身水肿或暴肿。

方为医者劝，断酒已经旬
——病中宜"断酒"

春日病中 （李建勋）

才得归闲去，还教病卧频。无由全胜意，终是负青春。

绿柳渐拂地，黄莺如唤人。方为医者劝，断酒已经旬。

此诗的意思是，最近我才得以退休归家闲居，却又躺卧床榻，旧病频频发作。真没有办法成全高雅的情趣，最终还是辜负了美好的春天。绿柳柔嫩的枝条已渐渐拂地，黄莺婉转的叫声好像在呼唤人。患病的我啊！才被医生劝告说，病中应当断酒，这已有几十天了。

好酒的诗人

晚唐诗人李建勋《春日病中》诗曰："方为医者劝，断酒已经旬。"医生劝其断酒，这有利于疾病的治疗与身体的康复。但对好酒的诗人来说，已经禁酒几十日，颇觉难耐。诗人十分好酒，其《惜花》诗曰："白发今如此，红芳莫更催。预愁多日谢，翻怕十分开。点滴无时雨，荒凉满地苔。闲阶一杯酒，惟待故人来。"

诗人嗜酒，这从他的许多诗作中，都可以找到佐证，现列举如下：

"欲向东溪醉，狂眠一放歌。"（《早春寄怀》）

"携酒复携觞，朝朝一似忙。"（《闲游》）

"寄语达生人，须知酒胜药。"（《春阴》）

"爱酒贫还甚，趋时老更疏。"（《溪斋》）

"眼底好花浑似雪，瓮头春酒漫如油。"（《春日尊前示从事》）

"交亲罕至长安远，一醉如泥岂自欢。"（《醉中咏梅花》）

"莫厌百壶相劝倒，免教无事结闲愁。"（《尊前》）

正是诗人好酒，酒对诗人的健康也带来严重损害，"甚矣频频醉，神昏体亦虚。肺伤徒问药，发落不盈梳"。诗人能听从医生的劝告，能"断酒已经句"坚持了几十天，也真不容易。

唐代诗人中，白居易也曾因肺病而"断酒"，"肺伤妨饮酒，眼痛忌看花。"（《和刘郎中曲江春望见示》）"肺病不饮酒，眼昏不读书。""辜负春风杨柳曲，去年断酒到今年。"（《负春》）杜甫也曾因肺病"断酒"，"潦倒新亭浊酒杯"（《登高》）

这些病人更应"断酒"

一般来说，大多数病人在患病期间应该"断酒"，特别对肺病（哮喘、气管炎、肺结核等）、胃病（慢性胃炎、胃溃疡）、肝胆疾病、心脑血管疾病的人，应该禁酒，即使酒精含量很低的啤酒，也不应饮，以免加重病情。

像李建勋、白居易这样肺病病人为什么要坚决"断酒"呢？酒精与肺病关系密切。酒精从肺中呼出，可刺激呼吸道使其防御能力降低，使人易发生肺部感染。资料显示，酒滥用者肺炎的病死率比非酒滥用人群要高 2～3 倍。嗜酒还与结核病关系密切，有资料表明，与正常人相比，常饮酒者肺结核的发病率高 9 倍。这可能与营养不良所导致的全身抵抗力下降有关，慢性酒精中毒可引起全身衰弱，易导致粟粒性肺结核和肺部霉菌感染。据国外学者研究认为，酗酒者肺病的严重程度和酗酒期限有关，长期酗酒影响肺防御功能，白细胞吞噬功能降低；慢性酒精中毒者，延髓呼吸中枢受损害，发生病理性呼吸运动，抑制咳嗽反射，影响痰液清除。所以，长期酗酒者发生急性肺炎的概率增高，病情严重。1000 多年前的古人已经认识到肺病病人须"断酒"。

酒精能阻止肝糖原的合成，使周围组织的脂肪进入肝内，并能加速肝脏合成脂肪的速度。这样，有肝炎病的人，在肝细胞大量受到破坏的情况下，就比较容易形成脂肪肝。同时乙醇在肝内，先要变成乙醛，再变成乙酸，才能继续参加三羧酸循环，进行彻底代谢，最后被氧化成二氧化碳和水，同时释放能量，以供人体活动时的消耗。肝炎病人由于乙醛在肝脏内氧化成乙酸的功能降低，使乙醛在肝内积蓄起来。而乙醛是一种有毒的物质，对肝脏的实质细胞，可产生直接的毒害作用。所以饮酒的病人，会使肝病的病情进一步恶化。

糖尿病、痛风、高血压、高脂血症和患有内脏疾病的人都"断酒"为好。服用感冒药、安眠药、镇静药、抗生素后要忌酒，否则会加重病情。只要是有疾病缠身的病人都不建议饮酒。

酒渴何方疗，江波一掬清
——酒渴的食疗和药疗

酒渴爱江清（韦庄）

酒渴何方疗？江波一掬清。泻瓯如练色，漱齿作泉声。
味带他山雪，光含白露精。只应千古后，长称伯伦情。

此诗的意思是，我患有酒后口干之症，用什么药方治疗呢？来到江边以手掬水，江水既凉又清。水从杯中倾泻而出，其色洁白一练，用来漱齿，口中咕咕作响如同涌泉有声。此水口感冰凉，如带有他山之雪，水质洁净似含有白色露珠，显得清澈透明。古人饮酒，佳话趣事，千古流传，其中应被后人长期称道的，就是晋代刘伶纵酒的豪情。

诗中"酒渴何方疗"的酒渴，是指酒后口渴的症状。在唐诗中有多首诗中写及"酒渴"。

唐诗中的"酒渴"

李群玉的《答友人寄新茗》诗中"愧君千里分滋味，寄与春风酒渴人"。

皮日休的《闲夜酒醒》诗中"酒渴漫思茶，山童呼不起"。

白居易的《萧员外寄新蜀茶》诗中"满瓯似浮堪持玩，况是春深酒渴人"。

杜甫的《军中醉饮寄沈八、刘叟》诗中"酒渴爱江清，馀甘漱晚汀"。

许浑的《病中二首》诗中"三年婴酒渴，高卧似袁安"。

郑谷的《峡中尝茶》诗中"鹿门病客不归去，酒渴更知春味长"。

徐铉的《赠陶使君求梨》诗中"今旦中山方酒渴，唯应此物最相宜"等。

酒渴何方疗（食疗）

酒渴是因喝酒而起的口渴及难受，介绍以下方法可以解酒渴：

（1）蜂蜜水治酒后口渴、头痛：蜂蜜中含有一种特殊的果糖，可以促进酒精的分解，减轻口渴、头痛症状，尤其对红酒引起的头痛格外有效。

（2）西红柿汁治酒后口渴、头晕：西红柿汁也含有特殊果糖，能帮助促进酒精分解。一次饮用300毫升以上，能使酒后口渴、头晕感逐渐消失，并且喝西红柿汁比生吃西红柿的解酒渴效果更好。

（3）新鲜葡萄治酒后口渴、反胃：新鲜葡萄中含有丰富的酒石酸，能与乙醇相互作用形成酯类物质，迅速降低体内乙醇浓度，达到解酒之功效。同时，其甜酸的口味也能有效缓解酒后反胃、恶心的症状。如果在饮酒前吃葡萄，还能有效预防醉酒。

（4）西瓜汁治酒后口渴、全身发热：西瓜汁是天然的"白虎汤"，一方面能加速酒精从尿液排出，避免其被机体吸收而引起全身发热；另一方面，西瓜汁本身也具有清热去火、生津止渴的功效，能帮助解渴。

（5）柚子消除口渴和口中酒气：李时珍在《本草纲目》中早就记载了柚子的解酒作用。实验证明，将柚肉切丁，蘸白糖吃后，还具有消除酒后口渴、口腔中的酒气和臭气的奇效。

（6）芹菜汁治酒后口渴和胃肠不适：芹菜中含有丰富的B族维生素，因此能分解酒精。如果胃肠功能较弱，则最好在饮酒前先喝芹菜汁加以预防。此外，喝芹菜汁还能有效消除酒后颜面发红症状。

（7）酸奶治酒后口渴、烦躁：酸奶能保护胃黏膜，延缓人体对酒精的吸收，治酒后口渴。另外，酸奶中丰富的钙元素，对缓解酒后烦躁尤为有效。

（8）香蕉治酒后口渴、心悸：酒后吃几根香蕉，能增加血糖浓度，降低酒精在血液中的比例，达到解酒的目的。同时，香蕉还能减轻心悸症状、消除胸口烦闷。

（9）梨汁治酒渴：梨生食或梨榨汁服。徐铉的《赠陶使君求梨》"昨宵宴罢醉如泥，惟忆张公大谷梨。白玉花繁曾缀处，黄金色嫩乍成时。冷侵肺腑醒偏早，香惹衣襟歇倍迟。今旦中山方酒渴，唯应此物最相宜。"

58

药销日晏三匙饭，酒渴春深一碗茶
——喝茶解酒：错

早服云母散 （白居易）

晓服云英漱井华，寥然身若在烟霞。药销日晏三匙饭，酒渴春深一碗茶。
每夜坐禅观水月，有时行醉玩风花。净名事理人难解，身不出家心出家。

此诗的意思是，天明服食云母散，漱口用水汲井华。居处幽静心情好，
我身好像在云霞。药力消散天色晚，粥饭三匙充饥恰。春意浓郁酒瘾发，酒
后解醉一碗茶。每夜坐禅究佛法，心潭明净月影斜。有时大醉出门去，散步
游春赏风花。维摩诘经人难解，佛法深邃理无涯。居家亦可求解脱，关键还
在"心"出家。

酒渴和喝茶

"酒渴春深一碗茶"中的"酒渴"是中医症状名，因饮酒过多所致或由
嗜酒积热引起烦渴。唐代诗人大多喝酒、嗜酒，"酒渴"一词，在唐诗中也
就经常出现。如下面几首诗亦言及"酒渴"，许浑《病中》诗中："三年婴酒
渴，高卧似袁安。"李群玉《答友人寄新茗》诗中："愧君千里分滋味，寄与
春风酒渴人。"皮日休《闲夜酒醒》中："酒渴漫思茶，山童呼不起。"

在唐诗中不但有"酒渴"，还有酒渴的治疗方法——喝茶解酒，"酒渴春
深一碗茶""满火芳香碾麹尘，吴瓯湘水绿花新。愧君千里分滋味，寄与春
风酒渴人"（李群玉《答友人寄新茗》）"醒来山月高，孤枕群书里。酒渴漫
思茶，山童呼不起。"（皮日休《闲夜酒醒》）。

喝茶解酒似乎是千年来，人们常用的简便易行的一种解酒方法。但现代
医学专家告诉我们，错！

喝茶解酒——错！

现代医学专家指出，"喝茶解酒"是一种错误的认识。酒醉之后喝茶，

尤其是浓茶，非但不能解酒，反而对身体有害。专家认为，酒精进入消化道后会直接损伤胃黏膜，因此，过量饮酒会导致胃炎，胃、十二指肠溃疡，甚至发生胃出血。浓茶对胃黏膜具有刺激性，会诱发胃酸分泌，因此，喝浓茶对酒精损伤胃黏膜起着"推波助澜"的作用。此外，酒精使血液流动加快、血管扩张、心跳加速，而茶中的茶碱同样具有兴奋心脏的作用，所以喝醉之后又喝浓茶，可谓"双管齐下"加重心脏负担。

食疗解酒好

医学专家称，食用香蕉、葡萄、梨、橙、苹果和荸荠等水果，或药食两用之品，均有冲淡血液中酒精浓度、加速解酒的功效。

（1）香蕉营养价值非常丰富，内含多糖、维生素 A、B 族维生素、维生素 C、维生素 E 等，还含有蛋白质、果酸、钙、磷、铁等矿物质。这些物质对补充机体营养，调节新陈代谢有重要作用。尤其是维生素 B_1 或维生素 E 对酒精在肝脏解毒功能有特殊功效。所以，有人也提倡用香蕉解酒，香蕉能清热、滑肠、解毒，治饮酒过多所致的烦渴。《日用本草》（元·吴瑞）记载：香蕉生食破血、解酒毒，干者解肌热烦渴。解酒方法：①香蕉 3～5 根，酒后生食能解酒止渴。②香蕉皮切成条状 60 克，水煎加糖适量饮服，可治酒后胃热、心烦、口渴。

（2）葡萄主要含有葡萄糖、蛋白质、卵磷脂、酒石酸、苹果酸、维生素 A、维生素 B_1、维生素 B_2 和矿物质等。中医记载，葡萄有利筋骨、益气血、健脾胃、祛风湿功效，尤其是除烦止渴效果更佳。用葡萄的果实和葡萄根叶解酒，因为葡萄糖、维生素 B_1、维生素 C 等有分解乙醇、促进肾脏排泄的作用。解酒方法：①葡萄 500 克绞汁，用小火熬至膏状，加入少许糖调匀，每次服 15～30 克，可治酒后烦渴、口干咽燥。②葡萄根或叶 100 克，水煎后取 50 克，加糖适量用于酒后饮服，可解酒、止呕。③葡萄汁、芹菜叶熬汁取 30 毫升，米醋调服，能生津止渴、解酒。

（3）梨含有蛋白质、脂肪、钙、磷、铁和葡萄糖、果糖、蔗糖、苹果酸、柠檬酸、胡萝卜素及维生素 B_1、维生素 B_2、维生素 C 等营养物质。中医认为，梨性寒味甘，能生津止渴、止咳化痰、清热降火、养血生肌、润肺去燥、解酒毒等。现代科学研究证明，梨确实具有解酒的功能，其原因是梨含有一定的营养成分物质，这些物质能清热、镇静神经，尤其是能降低乙醇在血液中的浓度，促进乙醇在肝脏内转化代谢等。

用梨解酒的单验方如下。①醒酒解毒、生津止渴：梨5～10个放米醋中浸渍一周后，酒醉时食用，每次1～2个。②解酒止渴：梨5个，剥皮切块拌白糖生食。③梨粥：梨8个，粳米100克，冰糖60克。将梨洗净，去皮、核，切成黄豆大小丁块同粳米、冰糖共入锅中，加水煮成稀粥。此法具有除酒烦、润肺生津、化痰止咳等功效。

（4）竹茹：味甘，性微寒，有清热、除烦、止呕之功。治饮酒后头痛、呕吐等症，可用竹茹10～15克水煎饮服。

（5）高良姜：暖胃散寒，醒酒，治胃脘冷痛。其性味辛热，可治饮酒太过，胃寒呕逆，用高良姜10～15克，水煎服。

（6）乌梅：性味酸、涩、平，有敛肺、涩肠、生津之功效。取乌梅30克水煎服，可解醉酒后烦渴。

（7）白扁豆：性味甘、微温。功能：健脾，化湿，消暑。取本品10～15克，水煎饮服。

（8）五味子：性味酸甘、温，有敛肺滋肾、生津敛汗、涩精止泻之功。用五味子10～12克，水煎服，解酒有效。

（9）橘皮：《本草纲目》（明·李时珍）谓其能"疗酒病"。用橘皮10克，煎汁，加入鲜萝卜汁、鲜藕汁各50毫升，调匀饮用，可治酒醉后胀满呕吐，胃热渴饮。

（10）橄榄：性味甘、酸、涩、温，《开宝本草》（宋代刘翰等）记载橄榄"生食煮饮并消酒毒"。用生橄榄20克（打碎），冰糖30克同炖，分三次服，可治酒毒湿热、饮食停滞。

59

晚来天欲雪，能饮一杯无

——饮酒御寒：误解

问刘十九 （白居易）

绿蚁新醅酒，红泥小火炉。

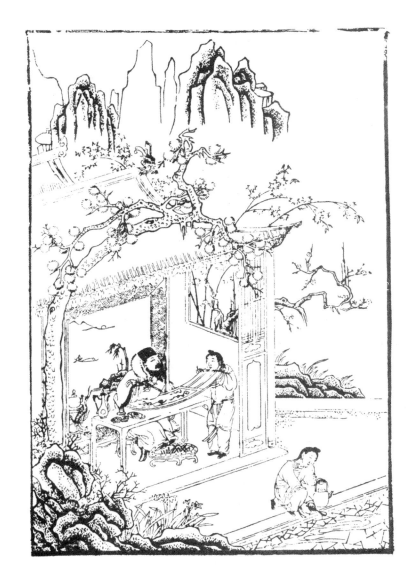

晚来天欲雪，能饮一杯无？

　　此诗是说，新米酒泛着微绿泡沫，温在小小的红泥火炉上。傍晚，要下雪了，能否留下与我共饮一杯？叙友情，御寒冷。白居易写这首诗时，正值被贬谪为江州司马之际，虽然仕途不得意，但能寒夜以火炉暖酒御寒，与好友畅饮欢谈，亦不失为快事。

　　但是，现代医学研究发现，饮酒御寒寒更寒，饮酒御寒是误区，喝酒暖身是错觉。

酒有多少热量

人们都有这样的体验，酒的度数越高，饮酒后身体越是热辣，我们就会错误地认为，酒本身含有的热量很大。其实酒的主要成分是酒精和水，水就不用多说，而酒精本身所含的热量也极为有限。根据测定，每克乙醇在人体内能够释放大约7000卡的热量，如果人体喝下去50克左右的白酒，其散发的热量仅仅相当于约25克油或者50克糖所产生的热量，能够看出这些热量对于人体温度的影响可以说是微乎其微的。

短暂的"暖意"

当酒进入身体后，酒精的吸收与代谢就开始了，酒精本身和其代产物，比如乙醛都具有扩张血管的作用，从而使人体肌肤上的毛细血管得到扩张，血液循环会随之加快，这样一来，就会造成人体内的热量较快地散发到体表，人体就会感到身体发热。此外，酒精及其代谢产物，也会对中枢神经系统有一定程度的麻醉作用，这样就让肌肤对外界温度的敏感性降低。但值得注意的是，这种身体内部热量的散失，仅仅是短时间的过程，也就是说，酒后的"暖意"是一种短暂的现象。没有多少时间，酒者就会感到格外的寒冷，这是因为体内的热量散失的原因，所以越喝就越感到冷，也就不足为怪。

与此同时，这种所谓的"酒后寒"，更容易让人患上感冒或者被冻伤，尤其需要提醒的是靠饮酒御寒对老年人更为不利。老年人本来就对体温变化不十分敏感，如因喝酒引起体温中枢调节紊乱，更容易损伤其调控功能。

少喝为好

冬天喝少量酒是对身体有益的，能够起到舒筋活血、开胃生津的效果。但是，以酒来御寒是不可取的。此外，在冬季饮酒还应该更加小心谨慎，根据流行病学的调查研究表明，冬季饮酒诱发的出血性疾病比夏季多出十几倍，如脑出血、胃出血等，心肌梗死也多发在这个时节。酒精的刺激会加重这类疾病的患病概率和严重程度。

畏药将银试，防蚊避水行
——银器验食毒可靠吗

送人至岭南 （袁不约）
度岭春风暖，花多不识名。瘴烟迷月色，巴路傍溪声。
畏药将银试，防蚊避水行。知君怜酒兴，莫杀醉猩猩。

此诗描述了古时岭南景色，诗中"畏药将银试"是古代人们的经验积累和保健智慧。

古人为什么用银器验食毒

在民间，银器能验毒的说法广为流传。早在宋代著名法医学家宋慈的《洗冤集录》中，就有用银针验尸的记载。时至今日，还有些人常用银筷子来检验食物中是否有毒，存在银器能验毒的传统观念，这也被当时法医检验引为准绳。

银器果真能验毒吗？

古人所指的毒，主要是指剧毒的砒霜，即三氧化二砷。古代的生产技术落后，致使砒霜里都伴有少量的硫和硫化物。其所含的硫与银接触，就可起化学反应，使银器的表面生成一层黑色的"硫化银"。而到了现代，生产砒霜的技术比古代要进步得多，提炼很纯净，不再掺有硫和硫化物。银金属化学性质很稳定，在通常的条件下不会与砒霜起反应。

可见，古人用银器验毒是受到历史与科学限制的缘故。有的物品并不含毒，但却含许多硫，比如鸡蛋黄，银针插进去也会变黑。相反，有些是很毒的物品，但却不含硫，比如亚硝酸盐、农药、氰化物等，银针与它们接触，也不会出现黑色反应。因此，银针不能鉴别毒物，更不能作为验毒的工具。

银有保健作用

银虽不能验毒，却能消毒。每升水中只要含有 1/5000 万毫克的银离子，便可使水中大部分细菌致死。其原理是，银在水中可形成带正电荷的离子，能吸附水中细菌，并逐步进入细菌体内，使它的酶化系统失活，使细菌失去代谢能力而死亡。所以，用银作碗、筷，使用于日常生活中仍是大有好处的。

有研究显示患癌症的病人身体里的银离子比正常人要偏低。古代皇帝吃饭要用银碗、银筷子、银匙、银盆等，除了为了验毒安全外，可能就认为是有保健作用。现代还有银离子冰箱，具有杀菌保健功效。

第三篇

中 药 篇

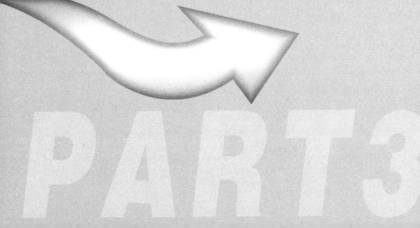

PART3

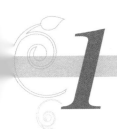

老医迷旧疾，朽药误新方
——说道地药材

秋晚卧疾寄司空拾遗曙卢少府纶　（耿湋）

寒几坐空堂，疏髯似积霜。老医迷旧疾，朽药误新方。

晚果红低树，秋苔绿遍墙。惭非蒋生径，不敢望求羊。

此诗的意思是，在寒凉的金秋，我强支着病躯斜靠桌几，独坐在空堂；稀疏而变白的胡须如同积满秋霜。有经验的老医生，也未能弄清我患的是什么痼疾；药方虽然开得好，但如果药物陈腐、品种伪劣，服之也必定无效。晚秋季节，低矮的树上挂满了红色的果实；绿色的苔藓也已长满了屋墙。我很惭愧，没有能像蒋生（指西汉隐者高士蒋诩）那样在舍前开辟可供人行的小径，所以还不敢期待你们两位知心朋友专程来探访。

从医生的角度来看，此诗的点睛之笔乃是额联，亦即"老医迷旧疾，朽药误新方"两句。药方之疗效，除了医家辨证要准确，处方要精当外，影响药效的常见原因就是药物的产地和药品质量的优劣，以及药物品种的真伪。这就是我们平时说的"道地药材"。

什么是道地药材

道地药材是指经过中医临床长期应用优选出来的，在特定地域通过特定生产过程所产的药材，是优质纯药材的专用名词。它是指历史悠久、产地适宜、品种优良、产量宏丰、炮制考究、疗效突出、带有地域特点的药材，较其他地区所产的同种药材品质佳、疗效好，具有确切可靠治疗作用，具有较高知名度。古今中医都喜欢使用道地药材，在中医处方上，许多药名前标有"川""云""广"等产地，"川"即四川，"云"即云南，"广"即广东、广西。

早在东汉时期，《神农本草经》就记载药有"土地所出，真伪新陈……"强调了区分药材的产地、讲究"道地"的重要性。在《神农本草经》中所载的 365 种药材中，有不少从药名上就可以看出有道地色彩，如巴豆、巴戟天、蜀椒、蜀漆、蜀枣（山茱萸）、秦椒、秦皮、吴茱萸、阿胶、代赭石（山西代县一带）、戎盐等。巴、蜀、吴、秦、东阿、代州都是西周前后的古国名或古地名。

到了唐代道地药材的概念更加强化了。《新修本草》（唐·苏敬）对道地药材做了精辟论述："窃以动植形生，因方舛性，春秋节变，感气殊功。离其本土则质同而效异。"该书对 30 余种中药的道地优劣进行了补充和订正。唐代医学家孙思邈在《千金方》中特别强调药材的产地，指出"用药必依土地"，这可能为后世正式专用道地药材的术语奠定了基础。

道地药材的特征

道地药材有以下特征：其一是指同种异地出产的药材，在质量上有明显差异，如人参、地黄、杜仲、当归等，产地不同药效差异很大，常把某地出产的药材称为"道地药材"，而其他产地出产的则叫"非道地药材"。其二是指同一种药材国内外均有分布，但在中国，在中医理论指导下应用，则具有独特的疗效。其三是指原产其他国的药物流传入中国之后，经过发展成为常用中药，这些药物在中国的某些或某一地区已经引种成功，如红花、木香等。其四是指经加工而形成的药品，其"道地"所在主要是指工艺上的考究，其次是指一些正品药物的代用品，这些代用品相对于"道地"的正品药物而言，就是"非道地"的药材了。

道地药材与非道地药材的区别

各地所处的地理环境十分复杂，水土、气候、日照、生物分布都不完全相同，因此，药物本身的质量，也即其治疗作用有着显著的差异。如商品生药白头翁有 16 种以上不同植物来源，正品应为毛茛科植物白头翁，其根含有皂苷，有抑制阿米巴原虫作用，而属于石竹科及菊科的一些同名异物则均无抑制同米巴原虫的作用。

又如，不同品种大黄的成分和泻下作用也有明显差异，掌叶、唐古特等正品大黄中，其有效成分蒽醌含量以结合状态为主，游离状态仅占小部分，这些种类的大黄具有明显的泻下作用。而一些混杂品次大黄，如华北、天山等大黄，其蒽醌含量以游离状态稍高或接近结合状态，此等大黄的泻下作用很差。

另外，如中国长白山的野山参，中国东北各省与朝鲜、日本的圆参，其人参皂苷的含量不同，皂苷单体的含量也不一样，因而药理作用与临床疗效都有出入。

产于浙江的贝母，称为浙贝母、大贝母或象贝母，长于清肺祛痰，适用于痰热蕴肺之咳嗽；而产于四川的川贝母，长于润肺止咳，治疗肺有燥热之咳嗽、虚劳咳嗽。

到目前为止，常常得到人们称赞的道地药材如甘肃的当归，宁夏的枸杞子，四川的黄连、附子，内蒙古的甘草，吉林的人参，山西的黄芪、党参，河南怀庆的牛膝、地黄、山药、菊花，江苏的苍术，云南的茯苓、三七等。当然，道地药材毕竟数量有限，因此，在一般情况下我们也常用一些同名而产地不同的药物来代替。

中药有植物药、动物药和矿物药三大类。目前所应用的中药约有 5000 种以上，这些种类繁多的中药，广泛分布于全国各地。所以，道地药材是保证疗效的重要前提，"老医迷旧疾，朽药误新方"在当今仍具有现实意义。

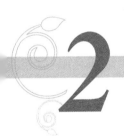

夜鼎唯煎药，朝髭半染霜
——煎中药讲究多

病中感怀 （李煜）

憔悴年来甚，萧条益自伤。风威侵病骨，雨气咽愁肠。
夜鼎唯煎药，朝髭半染霜。前缘竟何似，谁与问空王。

此诗的意思是，我的憔悴这几年来更加深重了，萧条的情景又加重了自己内心的感伤。连吹来的风都威严地侵寒我病中的身体，下雨的声响也如同在叹息愁肠。夜晚的鼎只是用来给我煎药的，早晨起来，看到我的须发半白如霜。我的前世今生究竟又是什么命运呢？有谁能替我去问无所不知的空王佛呢？

"煎药"是病中的常事，唐诗中很多首诗中都有煎药的描写，如白居易《病中赠南邻觅酒》中"头痛牙疼三日卧，妻看煎药婢来扶"。李中《秋夕病中作》中"煎药惟忧涩，停灯又怕明"。皮日休的《友人以人参见惠因以诗谢之》诗中"从今汤剂如相续，不用金山焙上茶"等。

煎药是我国最古老、最常用的一种制作中药汤剂的方法。用中药治病，无论是用单味入药，还是用多味药配成方剂应用，都需要进行一定的煎制，加水、酒或其他药液煎制成汤剂后，才能服用或者外用洗浴、含漱等。煎药的程序虽然简单，但包含的学问却不少，它对药物的疗效有很大的决定作用，因此煎药是有很多讲究的。正如《医学源流论》（清·徐大椿）中所说"煎药之法，最宜深讲，药之效不效，全在乎此"。那么，怎样煎药才能有效地发挥中药的作用呢？

合适的煎药容器

千年来传统的煎药容器是陶瓷制的砂锅、瓦罐，因为它性质稳定，不易与中药起化学反应，并且传热慢而均匀，不易糊锅，经济实惠。如果没有砂锅、瓦罐，可用不锈钢、搪瓷锅、玻璃器皿代替，但一定不能用铜、铝、铁等金属容器，因为金属容器的化学性质不稳定，易与中药发生化学反应，可能会影响药效，甚至产生毒副作用。

目前医院、中药店的煎药房多选用"自动煎中药机"，可自动控制煎药温度、时间、滤过药渣和煎药包装，既卫生又方便。

煎药用水

煎药通常只要用干净的饮用水即可，如自来水、井水等。煎药的用水量是根据中药的性能、具体服用要求、药物的大小以及药味的多少而定的。首先，在煎药前一般中药要用冷水充分浸泡 20～30 分钟，以种子、果实类为主的中药可浸泡 1 小时。然后再加水煎煮，加水量通常是药物的 5～8 倍，或者高出药面 3～5 厘米为宜。第二煎加水超过药渣 1～2 厘米即可。

煎药的程序

根据中药的质地不同，煎药的方法、程序也各不相同。有些中药不宜与方中其他药物同时入煎，应分别情况，区别对待。

（1）先煎：矿石类、贝壳类、角甲类药物因质地坚硬，有效成分不易煎出，如寒水石、石膏、赤石脂、灵磁石、紫石英、牡蛎、石决明、珍珠母、龟甲、鳖甲、水牛角等，可打碎先煎30分钟。有毒的药物如乌头、附子、商陆等，要先煎1～2小时，久煎能减毒或去毒。有些植物药先煎才有效，如石斛、天竺黄、藏青果、火麻仁等。

（2）后下：气味芳香，含挥发油多的药物，如薄荷、木香、藿香、豆蔻、砂仁、沉香、降香、玫瑰花、细辛、青蒿等。一般在中药汤剂煎好前5～10分钟入煎即可。还有不宜久煎的药物，如钩藤、杏仁、大黄、番泻叶等也要后下，应在煎好前10～15分钟入煎。

（3）包煎：包煎就是把药物装在小布袋内入煎。花粉类中药，如松花粉、蒲黄等；细小种子果实类中药，如葶苈子、菟丝子、紫苏子等；细粉状中药，如六一散、黛蛤散；含淀粉、黏液质较多的药物，如秫米、浮小麦、车前子等；附绒毛药物，如旋覆花等，均应包煎。

（4）烊化：胶类或糖类药物，如阿胶、龟甲胶、鹿角胶、蜂蜜、饴糖等，宜加适量开水溶化后冲入汤液中烊化服用。芒硝、玄明粉等可溶化后，冲入汤剂中服用。

（5）另煎：一些贵重中药，如人参、西洋参、鹿茸等可另煎取其汁液，兑入煎好的汤剂中服用。

（6）冲服：一些难溶于水的贵重药物，如牛黄、三七、麝香等宜研极细粉加入汤剂中服用，或用汤剂冲服。

（7）榨汁：需取鲜汁应用的中药，如鲜生地黄、生藕、梨、韭菜、鲜姜等，榨汁后兑入汤剂中服用。

煎煮的方法

煎药时，一般沸前宜先用大火，沸后用小火，保持微沸状态。煎药时间取决于不同药物的性质和质地。通常解表药物和芳香性药物，煮沸后改用小火，头煎时维持10～15分钟，二煎时10分钟，避免久煮而影响药效。滋补类中药头煎时，则在煮沸后用小火维持30～40分钟，二煎时25～30分钟。一般性药物，头煎20～25分钟，二煎15～20分钟。汤剂煎好后应趁热滤过，尽量减少药渣中煎液的残留量。煮煎时应注意先煎、后下等特殊操作要求的药物。

每剂中药宜煎两次，将两煎药汁混合后再分装。这样可以充分煎出药物的有效成分，提高药效。煎煮时应防止药液溢出、煎干或煮焦。万一煎干或煮焦的就禁止药用。煎取药量应根据儿童和成人分别确定。儿童每剂一般煎至 100～200 毫升，成人每剂一般煎至 300～400 毫升。煎煮好的药液应当装入干净的容器内。

由上述可见，煎中药的学问讲究真的还不少呢！

草木分千品，方书问六陈
——中药"六陈"啥意思

宣上人病中相寻联句 （李益）

策杖迎诗客，归房理病身。闲收无效药，遍寄有情人。

草木分千品，方书问六陈。还知一室内，我尔即天亲。

此诗的意思是，病中挂着拐杖欢迎诗人到来，然后回到房间调理患病的弱身。空闲时采收贮藏了一些烈性已经减弱的药物，想广泛地寄给天下多情而患病的人。本草文献中草木药物的分类，其品种众多，我检阅有关医书，欲要弄清药物"六陈"。还须知道这一室之内，只我与您两人，您好比就是佛学家无著之弟——天亲。

什么是"六陈"

中药有"六陈"之说，指出六种中药需要通过一定方法的陈放贮存，使药物由新药变为陈药，使其性味、功效发生变化，从而更进一步符合临床治疗的需要。这六味中药是枳壳、橘皮、半夏、麻黄、狼毒、吴茱萸。

历史悠久的"六陈"之说

最早出现的药物宜放置陈久后使用的提法见于《神农本草经》的序例中，言："土所出，真伪陈新，并各有法。"其后，不少医家对药物陈用做了论述。如梁代陶弘景《本草经集注》载："凡狼毒、枳实、橘皮、半夏、麻黄、吴茱萸皆须陈久者良，其余须精新也。"最早出现"六陈"字样的，为唐《新修本草》狼毒条下记载："与麻黄、枳壳、橘皮、半夏、茱萸、狼毒为六陈也。"为便于记忆，有医家将陈用药物总结为《六陈歌》，其中以金代李东垣的《六陈歌》流传最广，"枳壳陈皮半夏齐，麻黄狼毒及吴萸，六般之药宜陈久，入药方知奏效奇"。

"陈久"和"稍和"

《六陈歌》中"六般之药宜陈久"，所谓陈久，并非越陈久越好。清代医学家张山雷曾说："新会皮，橘皮也，以陈年者辛辣之气稍和为佳，故曰陈皮。"中药的治疗作用，主要在气和味，六陈药之气均很强烈有刺激性，服用时容易发生副作用。为了避免发生这种副作用，故必须将上述六种药放置一段时间，让药气逐渐挥发，至张山雷所言之"稍和"为度，并不是无期限放置，否则，药就会失去功效。

有些中药，如芦根、白茅根、生地黄、石斛、青果、麦冬、沙参等，鲜者较陈久者之效果为佳，为什么呢？因为这些鲜药味甘而气不浓烈，有刺激性，加之所含津质较熟者为多，故用之则最能生津养液也。事实说明，上述诸药偏于味，六陈诸药偏于气，气味不同，用法必然各异。

应当指出，六陈说提出至今已千年有余，其间由于使用中药之种类在不断增加，宜放置陈久使用的中药也在扩大，早已超出了 6 种。所以，使用宜陈久的中药，不能只局限上述 6 种，应本着药物之气的强烈与否而取舍之。

4

茗饮暂调气，梧丸喜伐邪
——诃黎勒叶西方来

抱疾谢李吏部赠诃黎勒叶　（包佶）

一叶生西徼，赍来上海查。岁时经水府，根本别天涯。

方士真难见，商胡辄自夸。比香同异域，看色胜仙家。

茗饮暂调气，梧丸喜伐邪。幸蒙祛老疾，深愿驻韶华。

此诗是包佶为答谢李吏部赠送诃黎勒叶而作。诗中描述了诃黎勒叶的原产地西徼（印度）及运来中土的经过，并说明其茗饮、调气、伐邪及祛老疾的作用。细读此诗，可知诗人所得到的诃黎勒叶，其来之不易，其药之珍贵。用其叶作茶饮，可以调气，制成梧丸，善于攻邪。更值得庆幸的是，诗人用它祛除了长期难以治愈的"老疾"，并对生活增强了信心，很希望留住韶华，永葆青春。诗的结句表达了诗人内心的喜悦，对战胜疾病充满了信心和希望。

诃黎勒与诃黎勒叶

诃黎勒（古代梵文音译）又名诃子，为使君子科植物诃子的果实。原植物为大乔木，高达 20～30 米。诃黎勒叶互生或近对生，卵形或椭圆形，长 7～25 厘米，宽 3～15 厘米，先端短尖，基部钝或圆，全缘，两面均秃净。

中药诃子有敛肺、涩肠、下气功效，主治久咳失音、久泻、久痢、脱肛、便血、崩漏、带下、遗精、尿频等症。诃子酸收苦涩，既能敛肺气，又能泄肺火，诸凡痰火郁肺，咳嗽不已，或久咳肺虚失音而不能言语者，均可单用、生用诃子口含。

明代李时珍《本草纲目》记载诃黎勒叶"下气消痰，止渴及泄，煎饮服"。功效同诃黎勒。

诃子的幼果（藏青果），其性微寒，功用与诃子基本相同，长于清热利咽，临床多用于咽痒喉痛，声音嘶哑，多含咽其汁。诃子核为诃子的果核，唐代诗人刘禹锡《传信方》："取其核入白蜜研注目中，治风赤涩痛。"李时珍《本草纲目》记载功效为"止咳及痢"。

现代药理研究

现代药理研究表明，诃子化学成分果实含鞣质 21.9％～37.3％，去核果肉较全果含鞣质为高，嫩的果实较成熟的果实含鞣质多。其主要成分为诃子酸、诃黎勒酸、没食子酸（即鞣花酸）等。此外，叶及果实尚含莽草酸、去氢莽草酸、奎宁酸、阿拉伯糖、果糖、葡萄糖、蔗糖、鼠李糖和氨基酸。氨基酸鲜品中有 11 种，干品中有 7 种。还含番泻苷 A、诃子素、维生素 P、维生素 C（鲜果）、鞣酸酶、多酚氧化酶、过氧化物酶、抗坏血酸氧化酶等。

诃子的主要药理作用有：收敛止泻；抗菌；平滑肌解痉；抗肿瘤等。目前临床主要应用于慢性咽喉炎、肛肠疾病、肺炎、细菌性痢疾、婴幼儿腹泻、胃痉挛等。

5

神哉辅吾足，幸及儿女奔
——补肾强筋说淫羊藿

种仙灵毗 （柳宗元）

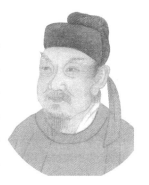

穷陋阙自养，疠气剧嚣烦。　隆冬乏霜霰，日夕南风温。
杖藜下庭际，曳踵不及门。　门有野田吏，慰我飘零魂。
及言有灵药，近在湘西原。　服之不盈旬，蹩蹩皆腾骞。
笑忻前即吏，为我擢其根。　蔚蔚遂充庭，英翘忽已繁。
晨起自采曝，杵臼通夜喧。　灵和理内藏，攻疾贵自源。
拥覆逃积雾，伸舒委馀暄。　奇功苟可征，宁复资兰荪。
我闻畸人术，一气中夜存。　能令深深息，呼吸还归根。
疏放固难效，且以药饵论。　痿者不忘起，穷者宁复言。
神哉辅吾足，幸及儿女奔。

诗人柳宗元曾经被贬到永州（现在湖南省零陵一带）。当时永州是一个偏僻贫困的地方，冬天寒冷，夏天酷热。这种恶劣的条件，使他来到此地不久，便疾病缠身，患了风湿痿痹之证。尤其是他的双腿痿弱无力，走起路来很是艰难，行动十分不便。一位管理田地的官吏看到他的病情，告诉他有一种叫仙灵毗的草药，经常服用，双腿可以很快康复，甚至像年轻人那样身姿矫健。于是柳宗元找到这种草药，亲自栽种、采摘和加工，按时服用。

结果让他喜出望外，这种看似普通的草药，真的治愈了他的顽疾。所以，在《种仙灵毗》诗中说："痿者不忘起（患痿痹的人不忘起行）……

神哉辅吾足，幸及儿女奔"，可见诗人已经体会到仙灵毗这种小草的神奇功效。

痿和仙灵毗来历

诗中"痿者不忘起"的"痿"是病名，指身体某部分萎缩或失去功能的病，由于发生的部位不同而症状表现各异。痿病出自《黄帝内经·素问·痿论》，亦称"痿"，指四肢痿软无力。尤以下肢痿废，甚至肌肉萎缩的一种病症。

明代大医药家李时珍读了柳宗元这首《种仙灵毗》诗，对此药的命名进行了考证。他说："柳子厚（柳宗元）文作"仙灵毗"，人脐曰毗，此物补下，于理尤通。"毗，即人的肚脐。柳宗元不仅亲自栽种此药，而且还给它取了个很有意义的药名。"仙灵毗"此名得到了药学家李时珍的肯定。

中医说仙灵毗

仙灵毗中药通用名为淫羊藿（古人称豆叶为"藿"），又名仙灵脾，为小檗科多年生草本植物淫羊藿的全草。据说三枝九叶草是山区草食动物丰富的美食佳品，生长在西川北部的羊群每日频繁交尾，被人们视为"淫羊"。然而，人们当时不知道羊群过多交尾的原因，直到1500年前南北朝名医陶弘景，论证淫羊藿名称时才说出原委。当时人们称豆叶为"藿"，三枝九叶草的叶片很像豆叶，亦称"藿"。陶弘景指出："西川北部有淫羊，日百遍合，盖食此藿所致，故名淫羊藿。"

中医认为，淫羊藿性温，味辛，有补肾壮阳、强筋健骨、祛风除湿、止咳平喘之功。主治阳痿不举，举而不坚，坚而不久；小便淋沥，筋骨挛急，半身不遂，腰膝无力，风湿痹痛，四肢不仁等症。《神农本草经》言其"治阳痿绝伤，茎中痛，利小便，益气力，强志"。《别录》（西汉·刘向）记载淫羊藿"坚筋骨。消瘰疬、赤痈；下部有疮，洗，出虫"。《本草纲目》（明·李时珍）言其"性温不寒，能益精气"。

淫羊藿的现代药理研究

现代药理研究表明，淫羊藿的茎、叶含淫羊藿苷、淫羊藿素及木兰碱等；淫羊藿地下部分含黄酮化合物、淫羊藿素、淫羊藿苷和木脂素，以及淫羊藿次苷。近年又从淫羊藿中分得异槲皮素和金丝桃苷等。

淫羊藿药理作用有：增加心肌收缩力、增加心脏冠状动脉流量、抗心律失常、降血压、降血脂、耐缺氧、抗疲劳、抗肿瘤、抗衰老、抗菌、抗病毒、抗骨质疏松、提高免疫功能、调节神经内分泌功能等。

药理研究表明，淫羊藿对动物有提高性欲作用，这种作用是由于精液分泌亢进，精充满后，刺激感觉神经，间接兴奋性欲而起。本品对狗有促进精液分泌的作用，叶及根部作用最强，果实次之，茎部最弱。肾虚阳痿、性功能下降的病人，煮粥常服本品，可补肾助阳，增强性功能。

现代药理实验还揭示，淫羊藿提取液具有增加雄性激素的作用，其效力甚至强于海马和蛤蚧，可使精液变浓，精量增加。如治疗阳痿早泄、性欲冷漠、腰膝无力，可用淫羊藿 200 克，白酒 600 毫升，浸泡 1 周。每次服 10～20 毫升，每日 3 次。但属阴虚火旺者忌用。

淫羊藿除作为壮阳之品外，对肠道病毒有显著抑制作用，对金黄色葡萄球菌、流感杆菌、结核杆菌有抑制作用，对大白鼠实验性高血糖有明显抑制作用。淫羊藿煎剂试管内对脊髓灰质炎病毒有显著的抑制作用。淫羊藿还有镇咳、祛痰、平喘等作用。淫羊藿能增强机体非特异性免疫防卫功能，提高吞噬细胞的吞噬能力，有促进淋巴细胞转化的作用，可用于肿瘤病人的辅助治疗，临床应用前景十分看好。

对人体心血管及内分泌系统均有良好的保健作用，对防止衰老也有一定效果，这种作用在一种传统的仙灵液酒（淫羊藿 100 克，茯苓 50 克，大枣 15 枚，置入 500～750 毫升水中浸泡，待剩下 400 毫升水时，即用火慢慢煎熬。水干后捞出药物，晒干，然后再煮，反复 3 次，再浸入一点黄酒、蜂蜜，密封好，过 1 个月后即成为极佳的仙灵液酒）中，可得到充分的体现。

目前，淫羊藿临床主要应用于治疗冠心病、高血压、慢性支气管炎、神经衰弱、调节免疫功能、阳痿、病毒性心肌炎等。

6

尔去掇仙草，菖蒲花紫茸

——醒神益智说菖蒲

送杨山人归嵩山 （李白）

我有万古宅，嵩阳玉女峰。长留一片月，挂在东溪松。

尔去掇仙草，菖蒲花紫茸。岁晚或相访，青天骑白龙。

此诗的意思是，我有万古不坏的仙宅，那就是嵩山之阳的玉女峰。那挂在东溪松间的一轮明月，一直留在我的心中。杨先生您又要去哪里采集仙草，去服食紫花的菖蒲，以保持青春的面容。年底时，我将到嵩山之阳拜访您，那时，您可能正在青天上乘着白龙来相迎。

菖蒲的传说

菖蒲是古人眼中延年益寿的神草。传说汉武帝在嵩山时，见一老者，仙风道骨，气度不凡。仔细询问，方知他吃菖蒲后，长生不老。这一传说后来引起不少人兴趣。李白还有首诗《嵩山采菖蒲者》："神仙多古貌，双耳下垂肩。嵩岳逢汉武，疑是九嶷仙。我来采菖蒲，服食可延年。言终忽不见，灭影入云烟。喻帝竟莫悟，终归茂陵田。"

菖蒲还是辟邪防疫的灵草。自古至今，人们在端午这天，习惯扎一把菖蒲和艾叶，悬挂在门边上，可以辟邪防疫。长绿青雅的菖蒲，其根、花确是一味中药，有开窍、祛痰、散风的功能。端午喝浸泡菖蒲的酒，可避疫气。夏夜用风干的菖蒲、艾叶熏蚊子，既能驱蚊，又不伤人。

中药石菖蒲

菖蒲为天南星科植物，其根茎入药。药用品分为石菖蒲、九节菖蒲、鲜石菖蒲三种。九节菖蒲按古代文献所载，实系石菖蒲，但现在市用品多为毛茛科植物"阿尔泰银雪莲花"的根茎，与石菖蒲不是一回事。鲜石菖蒲叶丛生，狭长而细，根茎上之节明显有残留鳞片，根短小，呈纺锤形。

石菖蒲性味辛，微温。功用为开窍、豁痰、理气、活血、散风、祛湿，主治癫痫、痰厥、热病神昏、健忘、气闭耳聋、心胸烦闷、胃痛、腹痛、风寒湿痹、痈疽肿毒、跌打损伤等。《神农本草经》记载："主风寒湿痹，咳逆上气，开心孔，补五脏，通九窍，明耳目，出音声，主耳聋痈疮，温肠胃，止小便利。久服轻身，不忘，不迷惑，延年。"明代李时珍《本草纲目》中记载菖蒲"治中恶猝死，客忤癫痫，下血崩中，安胎漏，散痈肿。"《千金要方》（唐·孙思邈）载有菖蒲服食法，"甲子日，取菖蒲一寸九节者、阴干百日、为末。每酒服方寸，日三服。久服耳目聪明，益智不忘"。

石菖蒲的现代药理研究

现代药理研究表明，石菖蒲含挥发油、糖类、有机酸、氨基酸等。挥发油的含量约为 0.11%～0.42%，其主要成分为细辛醚、石竹烯、草烯、细辛醛、藜芦醚等 60 余种。非挥发性成分主要有黄酮、醌、生物碱、胆碱、有机酸、氨基酸、糖类及无机离子等。其药理作用有镇静催眠、抗惊厥、抗抑郁、改善学习记忆、调节消化功能、平喘、镇咳、祛痰等。目前临床主要应用于治疗癫痫、肺性脑病、小儿脑炎、支气管哮喘、老年性痴呆等。

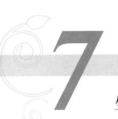

7

坐拾车前子，行看肘后方
——利水渗湿说车前子

秋日病中 （张祜）

析析檐前竹，秋声拂簟凉。病加阴已久，愁觉夜初长。

坐拾车前子，行看肘后方。无端忧食忌，开镜倍萎黄。

此诗是说，屋檐前的竹林渐渐作响，秋风吹拂使我枕席生凉。病情有加是因为天阴已久，忧愁袭来更觉黑夜漫长。闲坐路边采拾着车前子，漫步时还要查看肘后方。无意担忧病中饮食禁忌，对镜只见自己面容倍加萎黄。

诗中"坐拾车前子，行看肘后方"，可见诗人对车前子的药用和《肘后方》等医书已进行了深入研究。诗人研究阅读的范围相当广博，就医药方面，当然也进行了广泛地涉猎，作为创作材料。如果诗人不熟悉有关的医药知识，则是很难写出如此佳句的。

中药车前和车前子

中药车前为车前草科植物车前的全株。三千多年前在《诗经·周南》中称谓"苤苢"，味甘，性寒。功用有利水、清热、明目、祛痰。主治小便不通，淋浊，带下，尿血，黄疸，水肿，热痢，泄泻，鼻衄，目赤肿痛，喉痹乳蛾，咳嗽，皮肤溃疡等。《药性论》（唐·甄权）记载："治尿血。能补五脏，明目，利小便，通五淋。"

中药车前子为车前草的种子。味甘性寒。功用为利水、清热、明目、祛痰，主治小便不通、淋浊、尿血、暑湿泻痢、咳嗽多痰、湿痹、目赤障翳。其利水渗湿功能，既可用于膀胱湿热，小便淋沥涩痛，又可用于脾虚湿泻。治膀胱湿热，血淋作痛。《神农本草经》记载："主气、止痛，利水道小便，除湿痹。"《药性论》（唐·甄权）言其："补五脏、明目、利小便、通五淋。""能去风毒，肝中风热，毒风冲眼目，赤痛障翳，脑痛泪出，去心胸烦热。"唐代大医家孙思邈《千金方》中就用车前子为主药配成"驻景丸"专治老人眼昏生翳、视物不清、迎风流泪等。《本草纲目》（明·李时珍）记载："止暑湿泻痢。"

古代中医眼科学认为，车前子有清肝明目作用，唐代另一位诗人张籍因自幼家境贫寒，靠苦读成为贞元进士，由于古代照明条件差，用眼过度，加上营养不良，患了严重眼病，曾服用车前子治眼病，还写了首《答开州韦使君寄车前子》诗，"开州午日车前子，作药人皆道有神。惭愧使君怜病眼，三千余里寄闲人"。

车前、车前子的现代药理研究

现代药理研究表明，车前草主要成分有车前苷、高车前苷、桃叶珊瑚苷、梓醇、熊果酸、谷甾醇、车前果胶、生物碱、维生素 A 等。药理作用有利尿、镇咳、祛痰、平喘、缓泻等。目前临床主要应用于泌尿道结石、泌尿道感染、急性肾炎、前列腺增生、细菌性痢疾、黄疸型肝炎、血管神经性水肿等。

实验研究表明，车前子主要化学成分为车前子酸、黄酮类的车前苷、车前烯醇酸、车前子胶、亚麻酸、亚油酸、维生素类及微量元素等。药理作用有利尿、抗炎、抗衰老、缓泻作用、缓解关节囊紧张度、降眼压等。目前主要临床应用于泌尿道结石、尿路感染、前列腺炎、急性肾炎、关节病变、高血压、男性性功能障碍等。

"行看肘后方"

诗中"行看肘后方"，《肘后方》是晋代著名医学家葛洪撰写的医书《肘后备急方》，简称《肘后方》，意谓卷帙不多，可以悬于肘后。后因借以泛指可随身携带的丹方。《肘后备急方》方书名，8 卷。约成书于 3 世纪。本书是葛洪将其所撰《玉函方》（共 100 卷）摘录其中可供急救、医疗、实用有效的单验方及简要灸法汇编而成。

最初名《肘后救卒（一作卒救）方》，后经梁代陶弘景增补录方 101 首，改名《（补阙）肘后百一方》。此后又经金代杨用道摘取《证类本草》中的单方作为附方，名《附广肘后方》，即现存的《肘后备急方》。全书共 73 篇（现缺其中 3 篇），主要记述各种急性病症或某些慢性病急性发作的治疗方药、针灸、外治等法，并略记个别病的病因、症状等。所选方药大多简便有效，同时也反映了我国晋代以前的民间疗法的一些成就，起了普及医疗的作用。新中国成立后有排印本。

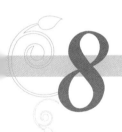

8

葛花消酒毒，黄蒂发羹香
——现代医学证实：葛花解酒保肝

食后 （王绩）

田家无所有，晚食遂为常。菜剪三秋绿，飨炊百日黄。

胡麻山麨样，楚豆野麋方。始暴松皮脯，新添杜若浆。

葛花消酒毒，黄蒂发羹香。鼓腹聊乘兴，宁知逢世昌。

此诗的意思是说，山野农家没有什么多余的贮藏，晚间饮食，粗茶淡饭，也习以为常。剪摘的野菜还带着三秋的嫩绿，炊煮的晚饭是百日早熟的稻粱。胡麻、米、麦炒熟磨粉做成干粮，可随时填腹。楚豆是野獐爱吃的，我也用来充饥。刚晒好的肉干，以松皮脂作香料；新做成的饮料，加杜若草以助芬芳。醉酒时，可用甘凉的葛花醒酒；煮羹时，加入茱萸花蒂以增羹香。吃饱肚子，袒胸挺腹，嬉戏游荡，趁一时高兴。难道不知，这是恰逢盛世，才得如愿以偿呀！

诗人的《食后》诗，主要从饮食方面描述了诗人隐居后，简朴而快乐的农家生活。此诗言及胡麻、楚豆、松皮、杜若、葛花、萸蒂。这些药食两用的中药名入诗，不仅丰富了作品表达的内容意义，而且也体现了诗人熟读本草，具有一定的药学知识和素养。诗中"葛花消酒毒"的葛花是豆科植物葛的花蕾，有解酒醒脾作用。

唐诗中的葛花

在唐诗中也有许多关于葛花的诗句，如：

韩翃的《送王少府归杭州》一诗中"葛花满把能消酒，栀子同心好赠人"。

王建的《饭僧》一诗中"温泉调葛面，净手摘藤花"（藤花即指葛花）。

皮日休的《奉和鲁望药名离合夏月即事三首·其三》一诗中"桂叶似茸含露紫，葛花如绶蘸溪黄"。

孟郊的《过分水岭》一诗中"客衣飘飘秋，葛花零落风"。

鲍溶的《采葛行》一诗中"春溪几回葛花黄，黄麝引子山山春"。

葛一身是宝

古人对葛的利用历史悠久，早在尧、舜、禹时期，人们就已经开始利用葛藤纤维制麻织布。葛全身都是药，葛根是葛的块根，有升阳解肌，透疹上泻，除烦止渴功效；葛粉是葛根经水磨制成的淀粉，有生津止渴，清热除烦功效；葛叶是葛的叶子，有治金疮止血功效；葛蔓是葛的藤茎，有治痈肿、喉痹功效；葛谷是葛的种子，有解酒毒、治下痢功效；葛花是葛的花蕾，有解酒醒脾功效。

中医说葛花

中医认为，葛花味甘性平，功能解酒醒脾止渴。主治饮酒太过、呕吐痰逆，心神烦乱、胸膈痞塞、手足颤摇、饮食减少、小便不利等。明代李时珍《本草纲目》称葛花能"解酒醒脾"。民间有"千杯不醉葛藤花"之说，葛花解酒方：葛花10克，水煎服，解酒效果甚佳，同时葛花具有清热解毒，分解酒精，健胃，护肝等功效。酒前15分钟泡服，可使酒量大增；酒后泡服，可促使酒精快速分解和排泄。"葛花茶"平时可作常规饮料饮用。

葛花的现代药理研究

现代医学药理研究表明，葛花主要有效成分为异黄酮类，如黄豆苷元、芒柄花黄素、金雀异黄素、金雀异黄苷、鹰嘴豆素、葛花亭、芒柄花苷、葛花苷等。此外，含挥发油、碳氢化合物、槲皮素和对香豆酸、色氢酸衍生物、葛花皂苷、黄豆皂苷等。

实验表明，葛花的异黄酮类和三萜类成分对四氯化碳及高脂饲料所致小鼠实验性肝损害有保护作用，并能使饮用乙醇小鼠血中乙醛含量降低，有利于减轻乙醇中毒。葛花的甲醇提取物、三萜皂苷和异黄酮成分，分别对乙醇诱发的血糖、甘油三酯和尿素氮升高有明显抑制作用，并能抑制高脂性肝损害引起的肝功能异常。现代药理研究还证实黄豆苷和葛花苷都具保肝作用。

现代医学的药理研究证实，葛花解酒保肝疗效是确切的。

9

晚艳出荒篱，冷香著秋水
——野菊是清热解毒的良药

野菊 （王建）

晚艳出荒篱，冷香著秋水。

忆向山中见，伴蛩石壁里。

此诗的意思是，荒废的篱边，盛开着丛丛野菊，冷冷的清香，幽幽地笼罩在秋水上。猛然回想起在山中也曾见过野菊，它是那样茂盛地簇生在石缝里，与它为伴的只有曜曜鸣叫的秋虫（蚱蜢）。

唐诗中还有李商隐的一首《野菊》："苦竹园南椒坞边，微香冉冉泪涓涓。已悲节物同寒雁，忍委芳心与暮蝉？细路独来当此夕，清尊相伴省他年。紫云新苑移花处，不取霜栽近御筵。"

中药野菊

野菊，为菊科植物，别名苦薏（南朝陶弘景）、野山菊（《植物名实图考》）等，广布于我国各地。其花、叶、根、全草可入药，有消炎、杀菌的作用，有极高的药用价值。

野菊全草含野菊花黄酮苷、挥发油及倍半萜、野菊花内脂等。野菊，性微寒，味苦辛，具有清热解毒的功效。主治痈肿、疔疮、目赤、瘰疬、湿疹、鼻炎、支气管炎、咽喉肿痛、皮肤瘙痒等。

中药野菊花

野菊花为野菊的头状花序，含糖苷、野菊花内酯、苦味素、挥发油等。性味苦辛、凉，有疏风清热、消肿解毒功效，可用于治风热感冒、肺炎、白喉、胃肠炎、高血压、疔、痈、口疮、丹毒、湿疹、天疱疮等。现代药理研究表明，野菊花有降压、抗菌、抗病毒作用。

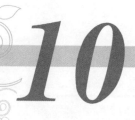

10

"唯有牡丹真国色" "庭前芍药妖无格"
——花王花相都是良药

赏牡丹 （刘禹锡）

庭前芍药妖无格，池上芙蕖净少情。

唯有牡丹真国色，花开时节动京城。

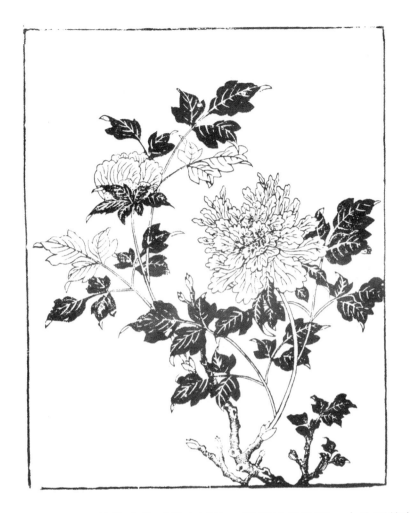

此诗是说，庭院前的芍药开得太妖艳，显得缺乏格调；水池里的荷花又太柔净了，缺少情趣。只有牡丹才是真正的天姿国色，到了开花的季节，引得无数的人前来欣赏，甚至惊动了整个京城。

牡丹为花王，芍药为花相

牡丹是中国传统名花，诗云"洛阳地脉花最宜，牡丹尤为天下奇"。唐代诗人白居易"花开花落二十日，一城之人皆若狂"和刘禹锡"唯有牡丹真国色，花开时节动京城"等脍炙人口的诗句，生动地描述了当时人们倾城观花的盛况。

古人评花：牡丹第一，芍药第二；谓牡丹为花王，芍药为花相。牡丹，是中国特有的花卉，有数千年的自然生长和人工栽培历史。其花大、形美、色艳、香浓，为历代人们所称颂，具有很高的观赏和药用价值，自秦汉时以药物载入《神农本草经》始，散见于历代各种古籍者，不乏其文。形成了包括植物学、园艺学、药物学、文学、艺术、民俗学等多学科在内的牡丹文化学，是中华民族文化和民俗学的一个组成部分，是中华民族文化完整机体的一个细胞，透过它，可以洞察中华民族文化的一般特征，这就是"文化全息"现象。

唐诗中的牡丹

薛涛的《牡丹》："去春零落暮春时，泪湿红笺怨别离。常恐便同巫峡散，因何重有武陵期？传情每向馨香得，不语还应彼此知。只欲栏边安枕席，夜深闲共说相思。"

李白的《清平调》："一枝红艳露凝香，云雨巫山枉断肠。借问汉宫谁得似，可怜飞燕倚新妆。"

韦庄的《白牡丹》："闺中莫妒新妆妇，陌上须惭傅粉郎。昨夜月明浑似水，入门唯觉一庭香"。

白居易的《惜牡丹》："惆怅阶前红牡丹，晚来唯有两枝残。明朝风起应吹尽，夜惜衰红把火看。"

皮日休的《牡丹》："落尽残红始吐芳，佳名唤作百花王。竞夸天下无双艳，独立人间第一香。"

李正凡的《牡丹诗》："国色朝酣酒，天香夜染衣。丹景春醉容，明月问归期。"

王维的《红牡丹》："绿艳闲且静，红衣浅复深。花心愁欲断，春色岂知心。"

徐凝的《赏牡丹》："何人不爱牡丹花，占断城中好物华。疑是洛川神女作，千娇万态破朝霞"。

牡丹的药用

牡丹皮，是常用的中药，始载于《神农本草经》。为毛茛科多年生落叶小灌木植物牡丹的根皮。牡丹皮味苦、性寒，有清热凉血，活血散瘀之功效。主治温毒发斑，吐血衄血，夜热早凉，无汗骨蒸，经闭痛经，跌扑伤痛，痈肿疮毒。煎服，6～12克。清热凉血生用，活血散瘀酒炒用，止血炒炭用。血虚有寒，月经过多及孕妇不宜用。

牡丹皮含牡丹酚、牡丹酚苷、牡丹酚原苷、芍药苷、挥发油及植物固醇等。丹皮酚及糖苷成分均有抗炎作用。丹皮酚有镇静、降温、解热、镇痛、解痉等中枢抑制作用，又水煎液、丹皮酚及除去丹皮酚的水煎液，均有明显降压作用。其煎剂对志贺菌属（痢疾杆菌）、伤寒沙门菌等多种致病菌及致病性皮肤真菌均有抑制作用。

芍药的药用

芍药不仅是名花，而且根可供药用。根据分析，芍药根含有芍药苷和苯甲酸，用途因种而异。中药里的白芍主要是指芍药的根，它是解痉、镇痛、通经药。对妇女的腹痛、胃痉挛、眩晕、痛经等病症有效。一般都用芍药栽培种的根作白芍，因其根肥大而平直，加工后的成品质量好。中药的赤芍为草芍药的根，有散瘀、活血、止痛、泻肝火之效，主治月经不调、血滞腹痛、关节肿痛、胸痛、肋痛等症。

芍药以其养血敛阴、补而不腻、柔肝缓中、止痛收汗等功用，在中医临床上得到广泛应用，尤其是在妇产科方面。可以说，妇科杂病常用芍药。

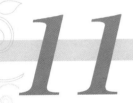

11 妇姑相唤浴蚕去，闲着中庭栀子花
——可药可食的栀子

雨过山村 （王建）
雨里鸡鸣一两家，竹溪村路板桥斜。
妇姑相唤浴蚕去，闲着中庭栀子花。

此诗的意思是，雨中有一两户人家传来鸡鸣，小溪两边长满翠竹，乡村的小路越过小溪，木板桥歪歪斜斜。村里的妇人和婆婆相互呼唤去浸洗蚕子，庭院中的栀子花因农人都忙着干活而无人欣赏。这首山水田园诗，富有诗情画意，又充满劳动生活的气息。

唐诗中的栀子

刘禹锡的《和令狐相公咏栀子花》："蜀国花已尽，越桃今正开。色疑琼树倚，香似玉京来。且赏同心处，那忧别叶催。佳人如拟咏，何必待寒梅。"栀子花轻轻舒展开白色的小花瓣静悄悄地散逸着既淡又浓的清香，就好像是初夏时节里乍然闯进视线的邻家小姑娘蹦蹦跳跳美目顾盼生辉、笑容清丽可人。

杜甫的《栀子》："栀子比众木，人间诚未多。于身色有用，与道气相和。红取风霜实，青看雨露柯。无情移得汝，贵在映江波。"诗圣杜甫对栀子花进行了客观中肯的思考与评价，并且对栀子花的美与实用性如数家珍一般娓娓道来，诗意清新如栀子花的清香扑面而来，使人甚感心情愉悦。

栀子药话

中医认为栀子味苦性寒，有清热泻火凉血之功，我们的祖先应用栀子治病，积累了宝贵的经验。历代医家用法也各有不同，均认为"生、炒有别，皮、仁功异"，一物多用，屡建奇勋。历代中药炮制法有生栀子、炒栀子、栀子仁、栀子皮、栀子炭之区分。如东汉大医学家张仲景所用栀子十方，均为生品，功效为清热泻火，而元代大医学家朱丹溪治胃脘灼痛，用炒焦山栀七至九枚，水煎服，另加生姜汁。《得配本草》（清·严西亭）还总结出"上焦、中焦连壳，下焦去壳，泻火生用，止血炒黑，内热用仁，表热用皮"的使用原则，甚至还有"淋症童便炒，退虚热盐水炒，劫心胃火痛姜汁炒，热痛乌药拌炒，清胃血蒲黄炒"等绝妙用法。

时移世易，而今某些医者（尤其是年轻医生），早已不讲究其多种炮制用法，处方一概书以"炒山栀"或"栀子"了事。中药店（铺）绝大部分也不遵古法炮制，也一律配以炒山栀，根本不分生、炒、皮、仁，长此以往，前贤对栀子一物多用的宝贵经验将濒临失传。

在民间，几百年来一直流传着一种"吊筋药"，是用生栀子研末，与面粉、白酒和匀调敷，治疗跌打损伤，可活络舒筋，有消肿止痛之效。据清宫医案史料记载，光绪就曾以"山栀子一两，用白面、烧酒和匀，作饼贴上"，治疗伤痛。这种方法尤其适用于四肢挫伤疼痛，效果尤佳。

遇到黄疸型肝炎时，乡村中医常以栀子配合民间草药田基黄、虎杖（也可到中药店去配），用水煎服，利胆退黄，颇为有效。对鼻出血者，还可用栀子同茅草根、荷叶一同煎汤内服，或用栀子炒黑后研末吹鼻孔以止血。

值得重视的是，栀子有抗烟尘和有毒气体的能力，据测定，在栀子花每克干叶中，可吸收空气中的铅蒸气 0.0345 微克之多，宜于城市特别是在工矿企业栽培，可净化空气。

栀子在临床上的功用虽大，但也有其禁忌证。早在医圣张仲景《伤寒论》中就有明示："凡用栀子汤，病人旧微溏者不可与服之。"

栀子可食疗

栀子不仅是一味良药，它的用途是多方面的。每逢炎夏酷暑之际，也常用一二枚栀子泡茶以清热解暑，祛火解毒。如果出现小便灼热疼痛，淋漓不利，也会用几枚栀子同冰糖熬水喝，以清热利尿。栀子花可熏茶和提取香料，还可"作羹果""拖油炸食"，是宴席上的佳肴。其果肉可酿酒，果皮可做黄色染料。

12

暂逐虎牙临故绛，远含鸡舌过新丰
——除口臭妙药丁香

行次昭应县道上，送户部李郎中充昭义攻讨 （李商隐）

将军大旆扫狂童，诏选名贤赞武功。暂逐虎牙临故绛，远含鸡舌过新丰。
鱼游沸鼎知无日，鸟覆危巢岂待风。早勒勋庸燕石上，仁光纶绰汉廷中。

此诗是诗人李商隐为参加平叛的友人李丕壮行而作。诗中"远含鸡舌过新丰"的意思是，在汉代尚书郎朝奏时，必须口含"鸡舌香"。李丕是以尚书省户部郎中之身份远赴将军行营，临时担任攻讨使一类职务，故诗中说"远含鸡舌"。新丰是地名，即指昭应县。

鸡舌香即植物丁香的花蕾，古代尚书上殿奏事，须口含鸡舌香。据《汉官仪》（汉·蔡质）记载："尚书郎含鸡舌香伏奏事，黄门郎对揖跪受，故称尚书郎怀香握兰，趋走丹墀。"此后，口含鸡舌香成为一项宫廷礼仪制度，后来便演变成了在朝为官、面君议政的代称。

唐诗中的鸡舌香（丁香）

唐代诗人刘禹锡《郎州窦员外见示与澧州元郎中郡斋赠答长句二篇因而继和》诗中有诗句"新恩共理犬牙地，昨日同含鸡舌香"。诗人黄滔《遇罗员外衮》一诗中也有诗句"豸角戴时垂素发，鸡香含处隔青天"。白居易的《渭村退居寄礼部崔侍郎翰林钱舍人诗》中也提及"对秉鹅毛笔，俱合鸡舌香"。李商隐的此诗《行次昭应县道上，送户部李郎中充昭义攻讨》中"暂逐虎牙临故绛，远含鸡舌过新丰"都是这个意思，为在朝为官、面君议政的代称。

由此可见，在古代上层社会生活习俗里，离不开一样东西，那就是古代"口香糖"鸡舌香。实际上，在唐代不仅是在上层社会，连普通百姓，文人武士皆携香，携香是尊重他人的一种习俗。

唐诗中涉及丁香（鸡舌香）的诗句还有陆龟蒙的《丁香》诗中"殷勤解却丁香结，纵放繁枝散诞春"，李义山的《代赠》诗中"芭蕉不展丁香结，同向春风各自愁"，牛峤的《感恩多》诗中"自从南浦别，愁见丁香结"等。

口含"鸡舌香"的掌故

据汉书记载，汉代的尚书郎向皇帝奏事时，要口含鸡舌香，以使口气芬芳，风雅如此。也就是说，当时的鸡舌香是朝臣日常性的用品，甚至还是一种礼仪。

这个礼仪是怎么来的呢？据史书记载，汉恒帝时，侍中刁存年老又有口臭的疾病，而侍中是一个与皇帝非常接近的朝官，每每议事把恒帝熏得无法忍受，于是恒帝有一次就给这个老侍中一块鸡舌香，令他含在口中。鸡舌香有点刺激性口感，刁存以为是皇帝赐他毒药，吓得半死，估摸着自己是不是哪里犯了大错（估计他在对着皇帝滔滔不绝说话时，也看到皇帝总是忍无可忍的表情），于是在那里瞎猜一气，又不敢把鸡舌香吃下肚去。等他散朝回家，要辞别家人亲友，一家人哭哭啼啼以为大祸临头时一位同僚友人让他把口中"毒药"吐出来看看，才知道是鸡舌香。此事传出，成为笑料。

这里可以看出，汉恒帝时鸡舌香已经很普遍了，刁存的同事也有人认出来这种鸡舌香，但是作为皇帝身边重要大臣的侍中居然认不出来，可见当时口含鸡舌香上朝议事还未成为一种礼仪制度。而在恒帝之后，估计也就是这一次刁存的事情，让朝臣（主要是要近前面对皇帝奏事的官员，如尚书郎等）开始关注鸡舌香的作用，于是成为风气，最后便形成了正式的礼仪制度，并写入《汉官仪》中。

中药鸡舌香（丁香）

丁香是一味古老的中药，最早见于南朝齐梁陶弘景的《名医别录》里，称之为"鸡舌香"。据近代考古学家报道，马王堆汉墓中发现的未腐烂的两千多年前的西汉古尸手中就握有丁香。丁香是以桃金娘科植物丁香的花蕾入药，因为它的形状像"丁"字，而且又有浓郁的香味，故称丁子香，简称丁香。又因为花蕾干燥后酷似鸡舌，所以又叫鸡舌香。

中药丁香味辛、性温。有温中降逆，暖肾壮阳，散寒止痛的功效。主治呃逆，呕吐，反胃，泻痢，心腹冷痛，痃癖，疝气，癣症。《本草纲目》（明·李时珍）记载："治虚哕，小儿吐泻，痘疮胃虚灰白不发。"

但要注意，寒性胃痛、反胃呃逆、呕吐者宜用丁香；口臭者宜含食丁香；热病及阴虚内热者忌服。胃热引起的呃逆或兼有口渴、口苦、口干者，不宜服用丁香。

丁香的现代药理研究

丁香花蕾主要含挥发油16％～19％。油中含丁香酚、丁香烯、乙酮、水杨酸甲酯等。药理作用有促进胃液分泌、抗溃疡、调节肠道功能、促进胆汁分泌、镇痛、抗血栓、抗凝血、抗氧化、抗缺氧、抗菌、抗病毒等。目前，临床主要应用于皮肤霉菌病、小儿睾丸鞘膜积液、乳腺炎、牙痛等。

丁香油为丁香花蕾蒸馏所得的挥发油，亦供药用。其气味香烈，温散降逆之力较丁香为胜。涂擦脘腹及脐部，可治胃痛、呃逆；小棉球蘸嵌蛀牙孔内，能止龋齿作痛。

实验研究发现，丁香油对致病性真菌有抑制作用；对金黄色葡萄球菌、肺炎球菌、志贺菌属、大肠埃希菌、变形杆菌及结核分枝杆菌等均有抑菌作用。丁香油能驱虫，但一次服用，不能全部驱除，水或醇提取物也有效，但效果较差。丁香为芳香健胃剂，可以缓解腹部气胀，增强消化能力，减轻恶心呕吐。

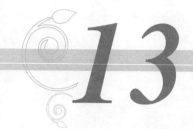

13

万里客愁今日散，马前初见米囊花
——米囊花从名花名药到毒品

西归出斜谷 （雍陶）
行过险栈出褒斜，出尽平川似到家。
万里客愁今日散，马前初见米囊花。

此诗的意思是，我西归远行，经过险峻的栈道，穿出褒斜谷口山崖，出山后眼前便是一望无际的平川，感觉似乎快要到家。从巴蜀到长安千里迢迢，漫长的旅愁今日得以烟消云散，策马向前，初次看见路旁地中开着美丽的米囊花。游子的愁容消失在一片五彩缤纷的米囊花里。米囊花使游子有归家之感，使游子消失了愁容，感到了归家的快乐。

唐诗中的"米囊花"

米囊花是罂粟花之别名。罂粟一名米囊子，故名其花为米囊花。唐朝时，人们对罂粟已有相当的了解。唐代中药学家陈藏器在其《本草拾遗》中记述了罂粟花的特点，他引述前人之言说："罂粟花有四叶，红白色，上有浅红晕子，其囊形如箭头，中有细米。"

唐诗中也有多首咏及米囊花的诗，如郭震的《米囊花》："开花空道胜于草，结实何曾济得民。却笑野田禾与黍，不闻弦管过青春。"李贞白的《咏罂粟子》："倒排双陆子，希插碧牙筹。既似牺牛乳，又如铃马兜。鼓捶并瀑箭，直是有来由。"以及无名氏诗《石榴》中："流霞色染紫罂粟，黄蜡纸苞红瓟犀。"

此外，李白诗《妾薄命》："昔作芙蓉花，今为断肠草。以色事他人，能得几时好。"对此，近代研究者邓之诚先生考证道："断肠草"即指罂粟花。

从名花名药到毒品

罂粟是一种美丽的植物，叶片碧绿，花朵五彩缤纷，茎株亭亭玉立，蒴果高高在上。罂粟原产于小亚细亚、印度和伊朗。早在六朝时即已传入中国，并有种植。对此，有关专家考证道：《冷斋夜话》（北宋释惠洪）引魏朝陶弘景《仙方注》曰：断肠草不可知。其花美好，名芙蓉花。故太白诗曰："昔作芙蓉花，今为断肠草。以色事他人，能得几时好。"断肠草即指罂粟花，知其流入中国已久，盖远在六朝之际矣。但罂粟种植并不广泛，至唐朝时还作为贡品从国外进来。

据史书记载，唐朝乾封二年（公元 67 年）拂菻国（古国名。我国隋唐时指东罗马帝国及其所属西亚地中海沿岸一带）遣使献"底也伽"。底也伽是古代西方国家一种解毒膏药的译名。《旧唐书·西戎传·拂菻》（后晋刘昫）记载："乾封二年，遣使献底也伽。"它是古代西方的灵丹妙药，其主要成分是鸦片等，可以治痢疾、解除中毒等。与此同时，罂粟的种子也由阿拉伯商人携入中国，中国的部分地区也开始了种植。如何种好罂粟花，唐人也有认识，唐文宗时郭橐驼在《种树书》中指出："莺粟九月九日及中秋夜种之，花必大，子必满。"

罂粟为罂粟科植物罂粟的种子，罂粟植物的苗、果实的乳汁、果壳等亦可供药用。罂粟种子化学成分含少量罂粟碱、吗啡及痕迹那可汀，发芽种子含相当多的那可汀。性味甘平，无毒。主治反胃，腹痛，泻痢，脱肛。《本草纲目》（明·李时珍）记载："治泻痢，润燥。"

罂粟壳为罂粟的干燥果壳，主要化学成分有吗啡、可待因、蒂巴因、罂粟碱壳碱等。性味酸平。功能：敛肺止咳，涩肠，定痛。主治久咳，久泻，久痢，脱肛，便血，心腹筋骨诸痛，滑精，多尿，白带异常等。《医学启源》（金·张元素）记载："固收正气。"《本草纲目》记载："止泻痢，固脱肛，治遗精久咳，敛肺涩肠，止心腹筋骨诸痛。"

罂粟嫩苗含那可汀、可待因、吗啡及罂粟碱。性味甘平，《本草纲目》记载："作蔬食，除热润燥，开胃厚肠。"

罂粟果实中有乳汁，割取干燥后就是"鸦片"。性味苦温，有毒。功能：敛肺，止咳，涩肠，止痛；主治久咳，久泻，久痢，脱肛，心腹筋骨诸痛。《本草纲目》："泻痢脱肛不止，能涩丈夫精气。"

鸦片中含有10％的吗啡及二十多种生物碱，主要药理功能有镇痛、催眠、镇咳、呼吸抑制等，能解除平滑肌特别是血管平滑肌的痉挛，并能抑制心肌，主要用于心绞痛、动脉栓塞等症。长期应用有成瘾性、慢性中毒，严重危害身体健康，成为民间常说的"鸦片鬼"，严重的还会因呼吸困难致死。

到了明朝时，中国人才逐渐懂得鸦片的生产、制造。清初时，鸦片视为药材进口，到了清雍正七年后，鸦片进口大量增加，道光年间每年进口达四百万斤，鸦片已是一种吸食者甚众的毒品。至此，罂粟已由来自域外的美丽花朵、治病名药，演化成害人毒品了。所以，我国对罂粟种植严加控制，除药用科研外，一律禁植。罂粟成为世界上毒品的重要根源，而罂粟这一美丽的植物也被称为"罪恶之花"了。

罂粟花是美丽的，具有很强的观赏性；罂粟果也有很好的药用价值，如善于利用，则有益于人的健康。美丽无罪，医病有功。由罂粟衍生毒品，这是罂粟花的不幸，更是人类的不幸。但愿有一天，人们都能摒弃毒品，让罂粟花能在世界上自由自在地美丽绽放。

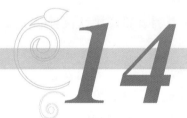

14 僧房逢着款冬花，出寺行吟日已斜
——止咳化痰说款冬花

逢贾岛 （张籍）

僧房逢着款冬花，出寺行吟日已斜。

十二街中春雪遍，马蹄今去入谁家。

诗以"款冬花"比喻清贫而有操守的贾岛（诗人，曾为僧，后还俗，屡举进士不第），同时又嗟叹长安城中尽是骄人富贵，无人能够赏识贾岛这样的人才，愤世嫉俗之情溢于言表。款冬花是一味止咳化痰的中药。

此诗作者张籍（公元766—830年），字文昌，原籍吴郡（今江苏苏州），生长在和州乌江（今安徽和县），贞元进士。他出身贫寒，一生蹭蹬于仕途，官卑职冷，贫病终身。他是中唐著名的诗人，因为多病，所以非常重视学习医药知识。今存诗 440 首，其中关涉医药的诗 40 余首。

款冬花药名有来历

款冬花，为菊科多年生草本植物款冬的花蕾，简称冬花。顾名思义是因为冬天"先叶开花"而得名。款冬花为菊科植物款冬的花蕾，《广雅》云："此草冬荣，忍冬而生，故有款冬之名。"亦有解释为："款者至也，本品至冬而花，故名款冬花。"宋代医家寇宗奭称："百草中，惟此不顾冰雪，最先春也，故世谓之钻冻，虽在冰雪之下，至时亦生芽……"所谓"款冬花茂悦层冰之中""雪积冰坚，款冬偏艳"，这些都充分歌颂了款冬花"至冬而花"，"华于严寒"的风格。明代药学家李时珍《本草纲目》言其"……款者，至也，至冬而花也"，故名为款冬花。

中医说款冬花

中医认为，款冬性味辛、温，有润肺下气，止咳化痰之功，本品辛散质润，温而不燥，为润肺止咳化痰良药，适用于多种咳嗽气喘。无论外感、内伤咳嗽、寒性咳嗽、热性咳嗽，均可选用，故有治疗咳嗽要药之称，但其性温，对肺寒多咳喘最为适宜。特别是对肺虚久嗽、肺寒痰多之咳嗽最为适用。《本经逢原》（清·张璐）言其"润肺消痰，止嗽定喘"。临床上款冬花多与其他药物配伍以增强疗效，如款冬花重在止咳，紫菀重在祛痰，止咳方中，二药常配伍使用，共奏化痰止咳之效。

款冬花的现代药理研究

现代药理研究表明，款冬花含款冬二醇、山金车二醇、蒲公英黄色素以及鞣质、挥发油、三萜皂苷、芸香苷等成分。临床应用于支气管哮喘、喘息性支气管炎和咳嗽等。

15

晓迎秋露一枝新，不占园中最上春

——浑身是药说紫薇

紫薇花 （杜牧）

晓迎秋露一枝新，不占园中最上春。

桃李无言又何在？向风偏笑艳阳人。

此诗的意思是说，一枝紫薇带着拂晓的秋露，花姿越发显得清新，紫薇开花于夏秋之季，在园林中不与它花争春。此时的桃李花期已过，其艳丽又在何处可见呢？清风中摇曳的紫薇花，似在嘲笑正当青春年华的春情发动的公子们。

唐诗中的紫薇

古人有许多对紫薇的赞词。唐代诗人刘禹锡有《和令狐相公郡斋对紫薇花》："明丽碧天霞，丰茸紫绶花。香闻荀令宅，艳入孝王家。几岁自荣乐，高情方叹嗟。有人移上苑，犹足占年华。"紫薇似古代结于腰间的绶带，故亦称紫绶花。

孙鲂《甘露寺紫薇花》中有："赫日迸光飞蝶去，紫薇擎艳出林来"诗句。夕阳的光照里有一种紫色灿烂，平凡却高贵，和谐却美丽，但都是真实的。

李商隐有《临发崇让宅紫薇》："一树浓姿独看来，秋庭暮雨类轻埃。不先摇落应为有，已欲别离休更开。桃绶含情依露井，柳绵相忆隔章台。天涯地角同荣谢，岂要移根上苑栽。"其大意是说，树色彩缤纷的紫薇花呀！就只有我独自在这儿徘徊。是秋之黄昏，暮雨飘落在小亭，恍惚是轻轻的尘埃。为什么你不肯先期零落，想来是为了还有我来欣赏；如今，我要离去了，紫薇呀！你也就无须再把花儿开！天赋多情，每为花惆怅，不仅是眼前的紫薇，还有桃花，还有柳絮。含情的桃花，生性喜欢依傍露井；常令我牵情的柳絮，却又远隔章台。其实，置身于何处都没有关系，哪管它在天之涯或地之角，花开花落自有时，或荣或谢也属自然规律，难道移根栽上苑，就可以好花长开？

白居易的诗《紫薇花》："丝纶阁下文章静，钟鼓楼中刻漏长。独坐黄昏谁是伴？紫薇花对紫微郎。"所谓紫微郎，指的是中书省官员。唐时中书省执掌军国政令、文书机要，长官中书令握有宰相实权，又设在皇宫内。古人习惯拿天上的紫微星垣比喻皇帝居处，中书省也就和紫微星拉上了关系。

中医说紫薇

紫薇为千屈菜科植物，是一种落叶灌木。紫薇的花、叶、根、皮均可入药，有活血、通经止血、止痛、清热、解毒、消肿之功效。紫薇可谓浑身是宝。

紫薇花：性寒，微酸。治产后血崩不止，带下淋漓，疥癞癣疮，小儿烂头胎毒。孕妇忌服。外用煎水洗患处。《滇南本草》（明·兰茂）记载"治产后血崩不止，血隔癥瘕，崩中，带下淋漓，疥癞癣疮"。

紫薇叶：含多种生物碱，治痢疾、湿疹、创伤出血。内服煎汤，外用煎水洗、捣敷或研末撒。

紫薇根：含谷甾醇等。治痈肿疮毒，牙痛，痢疾。内服煎汤，孕妇忌服。外用研末调敷。

紫薇树皮：有兴奋、退热的作用。

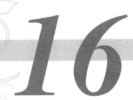

16

莫向人间逞颜色，不知还解济贫无
——消痰要药金钱花

金钱花 （皮日休）
阴阳为炭地为炉，铸出金钱不用模。
莫向人间逞颜色，不知还解济贫无。

此诗的意思是，金钱花是用日月为炭、天地为炉熔铸而成的，这样铸出的金钱根本不需要使用人工的模具。奉劝金钱花别在人间卖弄本事了，不知你还能真正做到济困扶贫吗？

皮日休《金钱花》诗，利用金钱花的有虚名而无实用，寄托了对各种领域有名无实者的憎恶。咏金钱花的唐诗，还有罗隐的《金钱花》："占得佳名绕树芳，依依相伴向秋光。若教此物堪收贮，应被豪门尽劚将。"来鹄的《金钱花》："也无棱郭也无神，露洗还同铸出新。青帝若教花里用，牡丹应是得钱人。"白居易的《群芳谱》："石竹金钱何细碎，芙蓉芍药苦寻常。"

医说金钱花

李时珍《本草纲目·旋覆花集解》引苏颂曰："六月开花如菊花，小铜钱大，深黄色。上党田野人呼为金钱花，七、八月采花。"亦省称"金钱"。

旋覆花，别名"金钱花"，为菊科植物旋覆花、线叶旋覆花或大花旋覆花等的头状花序。夏、秋采摘即将开放的花序，晒干入药。

大花旋覆花开花时期的地上部分含倍半萜内酯化合物、大花旋覆花素和旋覆花素。花含槲皮素、异槲皮素、咖啡酸、绿原酸、菊糖及蒲公英甾醇等多种甾醇。大花旋覆花的根和地上部分之脂溶性及醚溶性部分有抗菌作用。

旋覆花性温、味咸，可消痰、下气、软坚、行水。治胸中痰结，胁下胀满，咳喘，呃逆，唾如胶漆，心下痞闷，噫气不除，大腹水肿等症。花和苗煎水洗患处，可祛湿、拔毒、消肿。《本草纲目》："旋覆所治诸病，其功只在行水、下气、通血脉尔。"

现代药理研究表明，旋覆花有平喘、镇咳、祛痰、抗炎、抗菌等作用，临床应用于急、慢性支气管炎，呕吐，呃逆等。

服用金钱花的宜忌

《本草衍义补遗》（元·朱丹溪）记载金钱花"病人涉虚者不宜多服，利大肠，戒之"。《本经逢原》（清·张璐）："阴虚劳嗽，风热燥咳，不可误用。"

17

似濯文君锦，如窥汉女妆

——蔷薇一身是药

临水蔷薇 （李群玉）

堪爱复堪伤，无情不久长。浪摇千脸笑，风舞一丛芳。

似濯文君锦，如窥汉女妆。所思云雨外，何处寄馨香。

    临近水边的蔷薇花，令人喜爱而又可悲伤，岁月无情致使它那可爱的芳菲不会久长。波浪摇荡映照花影，露出千张美人的笑脸，清风摇曳舞动枝条，散发出一丛丛的芬芳。花朵映在水中，好像洗濯着文君织的彩锦，花朵开满枝条，如同偷看汉水女神的新妆。忧思的是这种艳丽，如同短暂的云雨欢会，风流云散面临分离，它又在何处寄托馨香？

唐诗中的蔷薇

    唐诗中咏赞蔷薇的佳句很多，选录如下，以供鉴赏：

    白居易的《戏题新栽蔷薇》诗中"少府无妻春寂寞，花开将尔当夫人"，《简简吟》中"玲珑云髻生花样，飘飖风袖蔷薇香"。

    李绅的《城上蔷薇》诗中"蔷薇繁艳满城阴，烂熳开红次第深"。

    朱庆馀的《题蔷薇花》诗中"绿攒伤手刺，红堕断肠英"。

    齐己的《蔷薇》诗中"根本似玫瑰，繁英刺外开"。

    徐晶的《蔡起居山亭》诗中"蔷薇一架紫，石竹数重青"。

    高骈的《山亭夏日》诗中"水晶帘动微风起，满架蔷薇一院香"。

    杜牧的《留赠》诗中"不用镜前空有泪，蔷薇花谢即归来"。《蔷薇花》诗中"朵朵精神叶叶柔，雨晴香拂醉人头"。

    李商隐的《日射》诗中"回廊四合掩寂寞，碧鹦鹉对红蔷薇"。

    张祜的《舞》诗中"雾轻红脚蹦，风艳紫蔷薇"。

    张碧的《林书记蔷薇》诗中"黄鹂舌滑跳柳阴，教看蔷薇叶金蕊"。

    韩偓的《寒食日沙县雨中看蔷薇》诗中"何处遇蔷薇，殊乡冷节时"。

中医说蔷薇

蔷薇为蔷薇科植物多花蔷薇，蔷薇的根、茎、叶、花和果实均可入药。

中医认为，蔷薇性寒凉，味苦涩，有清暑和胃、利湿祛风、和血解毒之功效，被收入《本草纲目》（明·李时珍）之中。

蔷薇花：含黄芪苷和挥发油，性味甘凉，能清暑解渴、和胃、止血。治暑热胸闷、口渴泻痢、吐血、刀伤出血。每日3～9克，水煎服。外用适量，研末撒。

蔷薇叶：能清热解毒、生肌收口，外用治痈疽疮疡。

蔷薇根：含委陵菜酸、鞣酸等，性味苦涩、凉，能清热利湿，祛风活血，调经固涩，解毒。治消渴，痢疾，风湿关节痛，跌打损伤，疮疖疥癣，月经不调，白带异常，牙痛。

蔷薇枝：能治妇人秃发（清·赵学敏《纲目拾遗》）。

蔷薇露：为蔷薇花的蒸馏液，能解散风邪，散胸膈郁气。

蔷薇可药食两用

蔷薇的食疗常可用于夏季感冒、消化不良、胸闷腹胀、口疮、咽痛等。

（1）蔷薇花10克，煎汤饮服，每日1～2次。功能：清热消渴。适用于暑天感冒发热、口渴呕吐、不思饮食。

（2）蔷薇花3克，玫瑰花3克，陈皮3克，煎汤饮服。功能：和胃止痛。适用于胸闷胃呆、食欲不佳。

（3）蔷薇花5克，薄荷3克，煎汤漱口，熏咽或饮服。功能：清热利咽。适用于急性咽炎、慢性咽炎、失音等。

（4）蔷薇根100克，煎浓汁，频频含漱。功能：清热疗疮。适用于口舌生疮、日久不愈者。

（5）蔷薇花粥：鲜蔷薇花4朵，大米100克，白糖适量。将蔷薇花洗净，切细；大米淘净，放入锅中，加清水适量，煮为稀粥，待熟时调入蔷薇花、白糖，煮至粥熟服食，每日1剂。可清热解暑，适用于小儿夏季热、中暑头晕等。

（6）蔷薇绿豆粥：鲜蔷薇花4朵，大米、绿豆各50克，白糖适量。将蔷薇花洗净，切细；大米、绿豆淘净，放入锅中，加清水适量，煮为稀粥，待熟时调入蔷薇花、白糖，煮至粥熟服食。每日 1 剂。可清热解暑。适用于暑热吐血、口渴、烦热等。

（7）蔷薇鲐鱼汤：鲜蔷薇根 30 克，黑鲐鱼 1 条，调味品适量。将蔷薇根水煎取汁备用。黑鲐鱼去鳞杂，洗净，切块，放入锅中，加清水适量煮沸后，再下药汁及调味品等，煮至鱼肉熟透即成，每日 1 剂，连服 1 周。可清热利湿，适用于湿热下注、尿频尿急等。

（8）蔷薇蒸鱼：蔷薇花 3 朵，半斤重鲫鱼 1 尾，调味品适量。将蔷薇花洗净，切细备用。鲫鱼洗净，去鳞、鳃、内脏，鱼体躯干部斜切 3～5 刀，放入砂锅，加葱、姜、蒜、盐、料酒和适量清水，在文火上蒸 2 分钟，然后放入洗净的蔷薇花，加味精、香油少许，即可食用。可清热利湿，适用于湿热泻痢，大便不爽。

18

名花八叶嫩黄金，色照书窗透竹林
——通淋消肿说黄蜀葵花

黄蜀葵花 （张祜）
名花八叶嫩黄金，色照书窗透竹林。
无奈美人闲把嗅，直疑檀口印中心。

此诗的意思是，黄蜀葵深绿的大叶，娇嫩的花朵，色黄似金，光映照书窗并透过竹林。花姿美丽无比，惹得美人悠闲地把闻，真使我怀疑，像是美人的口红印在了花心。黄蜀葵又名秋葵、黄葵，是草本植物，它的花、茎、叶、根、种子皆可供药用。

唐诗中的黄蜀葵花

黄蜀葵是一种优良的观赏植物与药用植物，由于黄蜀葵一般在农历 6—8 月开花，因此也叫秋葵。我国古人常以《秋葵》和《黄蜀葵》为题作诗。如：

唐代崔涯《黄蜀葵》诗云:"野栏秋景晚,疏散两三枝。嫩蕊浅轻态,幽香闲淡姿。露倾金盏小,风引道冠敧。独立悄无语,清愁人讵知。"

李涉的《黄葵花》诗咏道:"此花莫遣俗人看,新染鹅黄色未干。好逐秋风天上去,紫阳宫女要头冠。"

薛能的《黄蜀葵》诗:"娇黄新嫩欲题诗,尽日含毫有所思。记得玉人初病后,道家妆束厌襄时。"

韦庄的《使院黄葵花》诗曰:"薄妆新著淡黄衣,对捧金炉侍醮迟。向月似矜倾国貌,倚风如唱步虚词。乍开檀炷疑闻语,试与云和必解吹。为报同人看来好,不禁秋露即离披"。

中医说黄蜀葵

中医认为,黄蜀葵的花、子、叶、茎、根均可入药。

黄蜀葵花:花盛开时采收,晒干供药用。性味甘、寒,有通淋、消肿、解毒功效,用于治淋病、痈疽、肿毒、汤火烫伤。孕妇忌服。

黄蜀葵子:为黄蜀葵的种子。性味甘寒,有利水、消肿、通乳功效,主治淋病、水肿、乳汁不通、痈肿、骨折、跌扑损伤。

黄蜀葵叶:为黄蜀葵的叶。性味甘寒,有托疮解毒,排脓生肌功效。

黄蜀葵茎:为黄蜀葵的茎或茎皮。性味甘、微寒,有和血、除邪热功效,主治产褥热、烫火伤。

黄蜀葵根:为黄蜀葵的根。性味甘苦,有利水、散瘀、消肿、解毒功效,主治淋病、水肿、乳汁不通、腮腺炎、痈肿等。

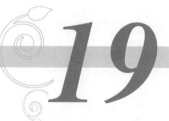

19

有美不自蔽,安能守孤根
——清热解毒木芙蓉

湘岸移木芙蓉植龙兴精舍 (柳宗元)

有美不自蔽,安能守孤根。盈盈湘西岸,秋至风霜繁。

丽影别寒水,浓芳委前轩。芰荷谅难杂,反此生高原。

此诗的意思是，姿容艳美，既不自藏；岂容独处，无人欣赏。亭亭玉立，潇水西畔；秋季来临，风紧霜繁。艳丽倩影，告别寒江；移植廊前，散发芳香。它与荷花，混杂实难；与之不同，故生高岸。

此诗写木芙蓉美丽而孤独，深受风霜欺凌，诗人同情它的遭遇而移栽于住所轩前。乃以木芙蓉自比，怜花亦即自怜。诗人爱花，护花，实为自爱。这也正是中国古代文人抚平内心创伤、驱走孤独幽愁的常见方式。

唐诗里的木芙蓉

木芙蓉又称木莲、大叶芙蓉。唐诗中另有木芙蓉的诗：

柳宗元的《巽公院五咏·芙蓉亭》诗中"新亭俯朱槛，嘉木开芙蓉"。

白居易的《木芙蓉下招客饮》诗中"莫怕秋无伴醉物，水莲花尽木莲开"。

崔橹的《山路木芙蓉》诗中"枉教绝世深红色，只向深山僻处开"。

刘兼的《木芙蓉》诗中"素灵失律诈风流，强把芳菲半载偷"。

韩愈的《木芙蓉》诗中"新开寒露丛，远比水间红"。

包何的《阙下芙蓉》诗中"天上河从阙下过，江南花向殿前生"。

医说木芙蓉

木芙蓉为锦葵科植物，其花、叶、根都可入药。

木芙蓉花常见品种有白芙蓉，开白色花；粉芙蓉，开粉红色花；红芙蓉，开大红色花；黄芙蓉，开黄色花，花大开瓣；醉芙蓉，花为一天内可变多色的花。木芙蓉花含黄酮苷和花色苷。中医认为，其性味辛、平，有清热、凉血、消肿、解毒功效，可治痈肿、疔疮、烫伤、肺热咳嗽、吐血、崩漏、白带异常。

现代药理研究表明，花和叶的水煎剂有较强抑菌作用，可外用消炎止痛。

木芙蓉叶含黄酮苷、酚类、氨基酸、还原糖、鞣酸等。中医认为，其性味辛、平。有凉血、解毒、消肿功效。主治痈疽、烫伤、目赤肿痛、跌打损伤。

木芙蓉根可治痈肿、秃疮、臁疮、咳嗽气喘、白带异常等。

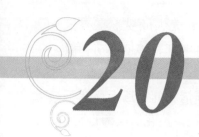

九茎仙草真难得，五叶灵根许惠无

——人参的神奇功效

寄周繇求人参（段成式）

少赋令才犹强作，众医多识不能呼。

九茎仙草真难得，五叶灵根许惠无。

此诗的意思是，您年少的时候就才华出众，而今仍然在勤勉地创作。说起当今的医生，我也大多认识，但却不能延请招呼。传说东海中有神芝仙草，但那真是难以得到。闻知府上藏有珍贵的灵药——人参，能否赠送给我一些？

这是诗人段成式向好友周繇乞求人参而写的诗。诗人以诗代替书信，诗虽短短四句，却已表明了自己的意图，又使对方乐意应允。周繇收读此诗后，果然慷慨相赠，并写了《以人参遗段成式》的答诗。答诗曰："人形上品传方志，我得真英自紫团。惭非叔子空持药，更请伯言审细看。"此诗大意是说，上品人参，有如人形，古代本草与地方志中均有记载，我所得到的，自然是真正的精品——紫团参。深感惭愧的，我不是贤能的羊叔子（指晋代羊祜，是用以为朋友间赠送药品之典故），却空自持有良药，现将我珍藏的人参送给您，还请您仔细鉴定察看。周繇急友人之所急，得到人参中佳品"紫团参"之后，立即向段成式赠送，并附诗一首。

唐诗中的人参

自古以来，人参为贵重药品，具有滋补强壮作用。在人参文化发展中，历代文人写了许多有关人参的诗篇。这些诗篇，歌咏采药，赞美人参，其描述细腻，刻画逼真，诗句优美，耐人寻味。人参诗在唐诗中也有很多出彩的。例如：

韩翃的《送客之潞府》诗中"佳期别在春山里，应是人参五叶齐"。

皮日休的《友人以人参见惠因以诗谢之》诗中"神草延年出道家，是谁披露记三桠"。

陆龟蒙的《奉和袭美谢友人惠人参》诗中"名参鬼盖须难见，材似人形不可寻"。

贾岛的《莲峰歌》诗中"松刺梳空石差齿，烟香风软人参蕊"。

章李标的《送金可纪归新罗》"想把文章台夷乐，蟠桃花里醉人参"。

顾况的《送从兄使新罗》诗中"鬓发成新髻，人参长新苗"。

人参的神奇功效

人参为五加科植物人参的根。人参味甘、微苦，性温。主要功用有大补元气、固脱生津、安神，主治劳伤虚损、食少、倦怠、反胃吐食、大便滑泄、虚咳喘促、自汗暴脱、惊悸、健忘、眩晕头痛、阳痿、尿频、妇女崩漏、小儿慢惊，及久虚不复，一切气血津液不足之症。《神农本草经》记载："主补五脏，安精神，止惊悸，除邪气，明目，开心益智。"《本草纲目》(明·李时珍)记载："治男妇一切虚证，发热自汗，眩晕头痛，反胃吐食，痃疟，滑泻久痢，小便频数，淋沥，劳倦内伤，中风，中暑，痿痹，吐血，嗽血，下血，血淋，血崩，胎前产后诸病。"

人参全身都是药，人参叶味苦甘，性寒。功效有"补中带表，大能生胃液，祛暑气，降虚火，利四肢头目；醉后食之，解醒"(清·赵学敏《本草纲目拾遗》)。人参花用红糖制后泡茶饮，有兴奋作用。人参子"凡痘不能起发分标行浆者，药内加入参子，后日无痒塌之患"(《本草纲目拾遗》)。人参芦为人参的根茎，味甘苦、性温。功效：涌吐、升阳；主治虚人痰壅胸膈，气陷泄泻。人参条为人参根茎上的不定根，有生津、止渴、补气功用，治臂无力者效果甚好。人参须为人参细支根或须根。性味甘苦，功效：益气、生津、止渴；主治咳嗽吐血，口渴，胃虚呕逆。

人参的现代药理研究

现代药理研究表明，人参主要化学成分有人参皂苷、人参多糖、活性肽等。药理作用有促进学习和记忆功能、增加心肌收缩力、增加心输出量和冠状动脉流量、扩张血管、抗缺氧和保护心肌、抗血栓形成、促进骨髓造血功能、促进肾上腺皮质激素分泌、调节血糖、抗肿瘤、抗氧化、抗衰老、抗应激、抗辐射、抗休克、抗溃疡、降血脂、调节免疫功能等。

目前临床主要应用于神经衰弱、性功能障碍、糖尿病、贫血、冠心病和急性心肌梗死、高脂血症、上消化道出血、缺血性心力衰竭、恶性胸腔积液等。

人参的食用方法

人参有野山参、园参和移山参的不同。目前药店中出售多为园参，移山参则较少，野山参更少，且价钱昂贵。由于加工的不同，一般又分为生晒参、红参、白参、白糖参等不同品种。独参汤中应选用生晒参、红参。白参及白糖参较上述品种药力小、性平和，适用于补益药方中。另有大力参、高丽参，选其上等品也可用于独参汤。当然生晒野山参效力更好，但因本品少，价昂贵，不易得，故一般均不用，如有家藏或在大城市有条件购买者，也可以使用，量可稍小些。

独参汤是中医治疗急症、重症的常用方。可用人参30～60克，急煎服。人参的用量多少，要随症、随人具体情况而定。须选用上品，浓煎顿服，待元气渐回，再随症加减。独参汤主治元气大虚，神昏气弱，脉微欲绝；或大出血者，或崩产脱血，血晕神昏等病情危急者；或行走之间，暴然眩仆，气微欲绝，喉无痰声，身无邪热，此阴血虚而阳气暴绝，应急宜此汤救之。

平时，一般补益服用，建议：

（1）将人参切成薄片，放入口中慢慢嚼之，也可将参片用蜂蜜或冰糖水浸泡，次日服用。成人每日干参1克，鲜参3～4克，儿童减半，早晚饭前像嚼泡泡糖一样食用，可以把渣质吃下。

（2）将人参切成薄片，放入杯中，开水冲喝，成人每日干参1克，鲜参3～4克。儿童减半，与喝茶一样，几天后再将杯中人参慢慢嚼之食用。

（3）将人参打成粉末，用蜂蜜或冰糖水搅拌，次日服用，成人每日1克，儿童减半，早晚饭前服用。

（4）泡酒：人参（鲜）1支约30克，加灵芝（干）50克、白酒2～3千克（50度）、浸泡50～60日（时间越长越好）开始服用，每日分早晚服用，每次15～20克。

（5）人参炖鸡：人参（鲜）一支30克左右，加黄芪（干）30克左右，把参和黄芪放在鸡肚里，把鸡放在瓷盆里封好后，放在水里，慢火煮之，鸡脱骨后，每日早晚食之，约7天吃完。吃前加热，夏天放入冰箱贮存。

（6）煮粥：将人参 3 克切片后加水炖开，再将大米适量放入，煮为稀粥，待熟后调入蜂蜜或适量白糖服食。亦可将人参粉冲入粥中煮熟服食，每日 1 剂，可益气养血，健脾开胃，适用于消化功能较差的慢性胃肠病病人和年老体虚者。

（7）蒸蛋：取鸡蛋 1 个，去壳后盛碗中，再加参粉 1 克及水适量调匀；或将鸡蛋顶端钻一小孔，纳入参粉拌匀，外用湿纸粘住，蒸熟服食，每日 1 剂，可补虚扶正，强身健体，适用于各种慢性虚弱性疾病的调养。

（8）炖服：服用单味人参时，最好隔水炖，炖前以布包裹人参，待参条回软后，把人参切成薄片。把切片人参 3 克，放入瓷碗中，加水半碗，隔水炖 30 分钟即可服用，服汤后的人参片可再炖两次饮服，为了避免浪费，最后带汤连渣一起吃下。值得指出的是，参汁炖好后，不要急于揭开盖，应待其自然降温，参汁稍凉时服。

在服参期间忌食生冷油腻、辛辣刺激及萝卜等物，忌饮茶。诗人皮日休《友人以人参见惠因以诗谢之》一诗中有"从今汤剂如相续，不用金山焙上茶"，诗句中汤剂是指人参煎的汤剂，可见唐代诗人也知道服用人参期间不能饮茶。

21

蓬莱有路教人到，应亦年年税紫芝

——扶正固本说紫芝

新沙 （陆龟蒙）

渤澥声中涨小堤，官家知后海鸥知。

蓬莱有路教人到，应亦年年税紫芝。

此诗的意思是，随着渤海潮声的呼啸，海中出现了一个小小的沙洲，官府比海鸥还知道得更早，他们很快就准备到这个沙洲上讨租收税来了。如果仙境蓬莱有路通达，凡人可以往来的，那官家也会年年派人到神仙那里，索取紫色的灵芝，作为官税收纳了。

这是一首讽刺唐代统治者横征暴敛的诗，想象丰富，比喻深刻。假如"蓬莱有路"的话，封建官府就要"年年税紫芝"了。用一种假想写出来，虽不可能，但却是可信的。

中医说紫芝

紫芝为多孔菌科植物紫芝的全株，又称灵芝、木芝等。性味甘平，功能益精气、坚筋骨。主治虚劳、咳嗽，气喘，失眠，消化不良等。明代李时珍《本草纲目》引《本经》紫芝主治"耳聋、利关节、保神、益精气、坚筋骨、好颜色。久服，轻身不老延年"。紫芝的应用范围非常广泛，无论心、肺、肝、脾、肾脏虚弱，均可服用。其涵盖内、外、妇、儿、五官各科疾病。其根本原因，就在于紫芝补心、肺、肝、脾、肾五脏之气，具有滋补强壮、扶正固本之功效。

紫芝现代的药理研究

现代药理研究表明，紫芝的子实体、菌丝体和孢子中，含有麦角甾醇、有机酸、氨基葡萄糖、多糖类、树脂、甘露醇、生物碱、蛋白质、多肽类、三萜类等。药理作用有抗肿瘤、调节免疫、抗放射、镇静、镇痛、强心、抗缺氧、抗氧化、平喘、保护肝脏等作用。目前临床应用于慢性支气管炎、哮喘、冠心病心绞痛、高脂血症、高血压、神经衰弱、肝炎、白细胞减少症等。

紫芝医疗保健作用广泛，在于它增强免疫功能，提高机体抵抗力的强大作用。它不同于一般药物对某种疾病只起治疗作用，而是在整体上双向调节人体功能平衡，调动机体内部活力，调节人体新陈代谢功能，提高自身免疫能力，促使全部的内脏或器官功能正常化。

最新临床研究表明：

（1）紫芝还能增强学习记忆能力：临床观察，服用紫芝能提高人体多巴胺含量，从而加强大脑的单胺类介质，促进人脑的注意力、反应力和记忆力。

（2）能促进核酸、蛋白质的合成：紫芝所含有的多糖类化合物能促进人体蛋白质的合成，改善造血功能，有利于增强人体的防御机制。

（3）延缓细胞衰老：紫芝所特含的多糖肽能有效地清除人体自由基，亦可减少心、脑中脂褐质的生产，提高细胞的活性与代谢能力，预防老年痴呆症的发生。

紫芝食疗方选

紫芝食疗常可用于神经衰弱、头晕心悸、失眠健忘、耳鸣目眩、腰膝酸软、慢性支气管炎、哮喘、肝炎、高血压、冠心病、高胆固醇、白细胞减少、糖尿病及年老体弱、消化不良、精神疲劳等。

（1）灵芝9克，水煎服。功能：养心宁神。适用于神经衰弱、头晕心悸、失眠健忘及老年体虚、病后衰弱等。

（2）灵芝10克，百合10克，干橘皮9克，水煎服。功能：养肺止咳。适用于慢性支气管炎、久咳不愈。

（3）灵芝适量，慢火焙干，研为细末，每服3克，菊花茶冲服。功能：降肝转氨酶。适用于急慢性肝炎、肝区隐痛、肝功能转氨酶升高。

（4）灵芝15克，南瓜30克，同煮，南瓜烂熟饮汤食瓜。功能：补脾胃，降血糖。适用于糖尿病、食欲亢进、多饮多尿者。

（5）灵芝100克，好白酒或好米酒500毫升，将灵芝洗净切块，浸泡于酒中，封固放置，7日后饮用。每服10毫升，早晚各1次。功能：益气和营。适用于素体薄弱、病后亏虚、头晕神疲、肢体酸软、食欲不振、夜寐欠宁、心悸健忘等。

（6）白公鸡1只，宰杀后去毛及内脏，取灵芝10克，研碎，用纱布包好放入鸡腹，置砂锅内加水煮熟，饮汤食肉。功能：滋补强身。适用于素体亏虚、产后病后体弱及慢性肾炎、白细胞减少等。

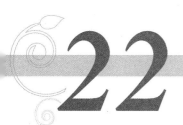

22

饵柏身轻叠嶂间，是非无意到尘寰

——养心安神说柏子仁

吟·其一 （佚名）

饵柏身轻叠嶂间，是非无意到尘寰；

冠裳暂备论浮世，一饷云游碧落间。

此诗意思是说，我服饵柏子仁，得以身轻如燕，飞翔于重峦叠嶂间；无意再到尘世间去招惹是非，如今暂时穿上衣冠，谈论一下浮世间的事情，但我们不能留恋，一会儿就再回到青山白云之中，过我们的自由生活。

诗句"饵柏身轻叠嶂间"中的"饵柏"，即指服食柏子仁。柏子仁是味中药，远在东汉时期的《神农本草经》中就被列作上品。

中药柏子仁

柏子仁为柏科植物侧柏的干燥成熟种仁，又名柏实、柏仁。柏子仁味甘性平，功效：养心安神、润肠通便，主治惊悸、失眠、遗精、盗汗、便秘等。心神失养，惊悸恍惚，心慌，失眠，遗精，盗汗者宜食；老年人慢性便秘者宜食。大便溏薄者忌食；痰多者亦忌食。

《神农本草经》中记载："柏实，味甘平，主惊悸，安五脏，益气，除风湿痹，久服令人润泽，美色，耳目聪明，不饥不老，轻身延年。"《本草纲目》(明·李时珍)："养心气，润肾燥，安魂定魄，益智宁神。"李时珍曰："柏子仁，性平而不寒不燥，味甘而补，辛而能润，其气清香，能透心肾，益脾胃，盖仙家上品药也，宜乎滋养之剂用之。"

用柏子仁煮粥食用，对长期失眠、心慌心悸，或自汗盗汗多汗的中老年人来说，极为合适。柏子仁粥在中国医药古籍中早有记载，《太平圣惠方》中就说："治骨蒸不眠，心烦：用柏子仁一两，水二盏，研绞取汁，下粳米二合，煮粥候熟，下地黄，汁合，再煮匀食。"李时珍《本草纲目》中还称："柏子仁粥，治烦热，益胆气。"中医认为，柏子仁能滋养心肝，对于轻度失眠具有一定的疗效。现在临床上，采用柏子仁治疗失眠，对于轻度或是重度失眠均可取得较为显著的疗效。

柏子仁的现代药理研究

现代药理研究表明，柏子仁含脂肪油、少量挥发油、皂苷等。挥发油中含蒎烯、月桂烯、石竹烯、甜没药醇等。其药理作用有安眠，使慢波睡眠深睡期明显延长，并具有明显恢复体力作用等。目前，临床主要应用于盗汗、习惯性便秘、闭经、心律失常等。

柏子仁的食疗方选

柏子仁的食疗常可用于神经衰弱、虚烦失眠、心悸怔忡及肠燥便秘等。

（1）柏子仁 15 克，去尽皮壳，捣烂，粳米 100 克，同入砂锅内，加水 600 毫升，煮成稀粥，待粥将熟时，入蜂蜜适量，稍煮沸即可食用。功能：养心安神，润肠通便。适用于心悸、失眠、健忘及老年性便秘或习惯性便秘。

（2）柏子仁 12 克，猪心 1 只。用刀尖从猪心中间开一孔，洗去血水，将柏子仁放入猪心内，置碗中，加入料酒、盐及葱姜。隔水炖 1 小时，吃肉喝汤。功能：补心安神。适用于心血不足、心悸、失眠、头晕气短等。

（3）柏子仁、松子仁等分，同研。每服 9 克，食前以蜂蜜调服。功能：润肠通便。适用于老人虚秘。

（4）柏子仁、胡桃仁各 500 克，共研末，饭后服 9 克。功能：补肾长发。适用于脱发。

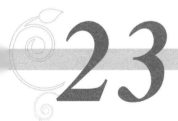

23

夺得春光来在手，青娥休笑白髭须
——说补肾助阳补骨脂

和剂方补骨脂①丸方诗 （佚名）

三年时节向边隅，人信方知药力殊。

夺得春光来在手，青娥休笑白髭须。

此诗的意思是，任职主事在广州边境之地已三年，因年老体衰多病，故而留心医药，这才知道当地出产一种具有特殊功效的药物——补骨脂，并且从南番人那里得到了"补骨脂丸方"，我服用补骨脂丸可以补肾虚、壮元阳、美容驻颜，而今已经白发变黑，夺得春光，青春自然在我掌控之中，那些少

---

① 原注：补骨脂，神农本草不载，生广南诸州及海外诸国。衰年阳气衰绝，力能补之。

女再也不会嘲笑我这白胡子老头了。

中药补骨脂

补骨脂为一年生草本豆科植物补骨脂的果实，俗称"破故纸"，是中医常用药物之一。性温味辛、苦，有补肾助阳，纳气平喘，温脾止泻之功。主治肾阳不足，下元虚冷，腰膝冷痛，阳痿遗精，尿频，遗尿，肾不纳气，虚喘不止，脾肾两虚，大便久泻。外用于白癜风，斑秃，银屑病。

补骨脂据古医籍《药性论》（唐·甄权）记载："主男子腰疼，膝冷囊湿，逐诸冷痹顽，止小便利，腹中冷。"《本草纲目》（明·李时珍）记载："治肾泄，通命门，暖丹田，敛精神。"

补骨脂的现代药理研究

现代药理研究表明，补骨脂的果实含挥发油约 20％、有机酸、甲基糖苷、碱溶性树脂、不挥发性萜类油、皂苷等。补骨脂的种子含香豆精类补骨脂素和异补骨脂素共约 1.19％、黄酮类补骨脂黄酮、甲基补骨脂黄酮等，尚含挥发油、树脂、脂肪油等。补骨脂的花含脂肪油、挥发油、甾醇、生物碱、棉子糖等。

补骨脂的药理作用有扩张心脏冠状动脉、保肝、升白细胞作用、雌激素样作用、激活色素生成、抗衰老、抗癌、抑菌、杀虫等。目前，临床上主要应用于治疗寻常疣、慢性湿疹、汗斑、银屑病、白癜风、子宫出血、血小板减少性紫癜等。

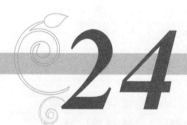

24

苁蓉肉作名，薯蓣膏成质
——药补佳品肉苁蓉、薯蓣等

采药 （王绩）

野情贪药饵，郊居倦蓬莛。青龙护道符，白犬游仙术。

腰镰戊己月，负锸庚辛日。时时断嶂遮，往往孤峰出。

行披葛仙经，坐检神农帙。龟蛇采二苓，赤白寻双术。

地冻根难尽，丛枯苗易失。苁蓉肉作名，薯蓣膏成质。

家丰松叶酒，器贮参花蜜。且复归去来，刀圭辅衰疾。

此诗的意思是，我闲散的心情，贪求药物，偏爱服食。居住郊外虽蓬门户，也懒得收拾，希望乘坐仙人的青龙车，身戴灵宝符。学习游仙术，手牵白犬，进山采灵药。腰里带把镰刀，肩上着铁锹，时间选在季夏之月，又恰逢庚辛之日。山峦陡峭，形似屏障，时时遮住了望眼；翠峰孤立，高耸入云，往往呈现在眼前。出行采药，也不忘阅葛洪的《神仙传》；坐地休息，也常常打开《神农本草经》的卷帙。希望能像龟蛇一样长寿，而去采挖二苓，寻找双术。冬季冰封地冻时，则根茎难以全部掘出。北风凛冽，百草枯萎，药苗不易辨识。苁蓉和缓，性能不峻，生时似肉，此以肉作名。薯蓣做膏，久服延年，夸其优良品质。家藏丰富，常有祛风通痹的松叶酒，瓶瓶罐罐，装满养颜美容的参花蜜。我姑且再归隐山林，效法陶潜不为五斗米折腰，补益我这衰弱的身躯，就凭借采来的这些药物了。

王绩的这首《采药》诗，其中药物有二苓（茯苓、猪苓）、双术（苍术、白术）、苁蓉、薯蓣、松叶酒、参花蜜。由此可见，诗人的药物知识还是相当丰富的。"行披葛仙经，坐检神农帙"，他还非常重视阅读医药、养生、神仙、道教等方面的古籍。

延缓衰老肉苁蓉

肉苁蓉为肉豆蔻科植物肉豆蔻的成熟干燥种子的种仁。味苦辛而涩，性温。有补肾益精、涩肠止泻，温中健胃，下气消食之功能。主治脾虚及脾肾虚寒性久泻不止，可行气止痛，用于脾胃寒湿气滞引起的脘腹胀痛、宿食不消、食少呕吐等症。

历代医家及本草论著都说肉苁蓉能补肾壮阳，填精益髓，养血润燥，悦色延年，而且是"久服轻身"，的确是一味补肾防衰良药。

据现代药理研究证实，肉苁蓉含有肉苁蓉苷类化合物、微量生物碱及结晶性中性物质等营养成分，其水煎剂和酒精浸出物能够增强阳虚小鼠的免疫功能，还可使小鼠的脾脏和胸腺重量增加，说明它对特异性细胞免疫功能也有促进作用，并能改善阳虚动物的营养、体重和耐受力等，对阳虚怕冷的病人有明显的强壮和治疗作用。肉苁蓉中所含的苯丙基糖苷类化合物能明显提高男性的性功能和记忆力，并具有预防性行为功能降低的作用。最新研究还发现，肉苁蓉还能增强女性下丘脑-垂体-卵巢的促黄体功能，提高垂体对黄体生成素释放激素的反应和卵巢对黄体酮生成素的反应，从而促进女性性功能。

日本医学家研究也发现，肉苁蓉中提取的肉苁蓉苷类化合物可以作为性功能障碍和健忘症的治疗剂，并认为这对身心疾病也具有预防和治疗作用，属于低毒安全的功能改善药。无怪乎中医说肉苁蓉温而不热，暖而不燥，补而不峻，滑而不泄，有从容缓和之性，很适合年老体弱者作为延缓老衰、益寿延年之品服用。

肉苁蓉的食疗方选

肉苁蓉的食疗常可用于肾亏阳痿、遗精早泄、小便频数或遗尿、腰膝冷痛、筋骨萎弱、女子不孕、老年及病后、产后津液不足所致的肠燥便秘等。

（1）肉苁蓉 15 克，加水煮烂去渣，加精羊肉 100 克（切片）同煮，待肉熟烂后再加水 300 毫升，入粳米 50 克，煮至米开汤稠，加入少许葱姜再煮片刻，即可食用。功能：补肾壮阳，润肠通便。适用于肾虚阳痿、遗精早泄、腰膝冷痛，筋骨萎弱及阳虚便秘等。

（2）肉苁蓉 1000 克，酒浸 3 日，细切焙干，捣罗为末，醇酒煮作膏。每服 1 汤匙，空心食前温酒或米饮调服。功能：温补脾肾。适用于下部虚冷、腹中疼痛、不喜饮食者。

（3）肉苁蓉 20 克，羊肾 1 对（去筋膜洗净），共煮熟透，调味后食用。功能：温肾固精，养肝明目。适用于阳痿遗精、妇女经漏带下、夜盲、盗汗、食欲不振。

（4）肉苁蓉 150 克，胡桃肉 100 克，黑芝麻 1500 克，慢火焙干，共研细末。每服 10 克，日服 2 次。功能：补肾润肠。适用于老年人肾亏体弱、肠燥便秘。

（5）肉苁蓉 250 克，山药 100 克，慢火焙干，共研细末，每服 6 克，蜂蜜调服。功能：补肾缩尿。适用于肾虚小便频数。

延年的薯蓣

薯蓣又称山药，在我国已 3000 多年历史，早在周朝已有种植。薯蓣为薯蓣科植物薯蓣的块茎。块茎含皂苷、黏液质、胆碱、淀粉、黏蛋白和多种氨基酸，还含多酚氧化酶，黏液中含甘露聚糖、薯蓣皂苷元等。

中医认为，薯蓣性味甘平，有健脾、补肺、固肾、益精功效，能治脾虚泄泻，久痢，虚劳咳嗽，消渴，遗精、带下，小便频数等。《神农本草经》言其"久服，耳目聪明，轻身，不饥，延年"。

《医学衷中参西录》（清·张锡纯）推崇薯蓣食疗法，应用山药煮粥方就有珠玉二宝粥、薯蓣半夏粥、薯蓣粥、薯蓣鸡子黄粥、三宝粥、薯蓣芣苢粥等，而且是不加粳米，以山药代米，煮成无米之粥。书中说，煮山药粥"必用生者煮之，始能成粥，炒熟者则不能成粥矣"。

松叶酒和参花蜜

诗中"家丰松叶酒，器贮参花蜜"，松叶酒和参花蜜都是古代益寿延年食品。

松叶酒：用松叶酿成的酒。松叶为松科植物松树的叶，含挥发油、黄酮、树脂等，性味苦温，有祛风燥湿作用。北周庾信《赠周处士》诗："方欣松叶酒，自和《游仙》吟。"此药酒，见于唐代《千金方》（孙思邈），但庾信诗中早已言及之。据此可知，在北周或这之前，就已有"松叶酒"了。

明代李时珍的《本草纲目·木部·松》上说："松叶酒，治十二风痹不能行……松叶六十斤，细锉，以水四石，煮取四斗九升；以米五斗，酿如常法。别煮松叶汁以渍米并馈饭，泥酿封头，七日发，澄饮之，取醉。得此酒力者甚众。"松叶，又名松毛，苦、温、无毒。《本草纲目》引《太平圣惠方》记载其服食法：松叶细切更研，每日食前以酒调下二钱，亦可煮汁作粥食。初服稍难，久则自便矣。令人不老，轻身益气。久服不已，谷不饥不渴。

参花蜜：用蜂蜜水浸渍人参花，经常服用，可以增进食欲，滋补身体，补脑益智，驻颜美容，益寿延年。

25

方物就中名最远，只应愈疾味偏佳
——理气宽中说枳壳

商州王中丞留吃枳壳 （朱庆余）

方物就中名最远，只应愈疾味偏佳。

若交尽乞人人与，采尽商山枳壳花。

此诗的意思是说，在商州当地的特产中，最著名的就是枳壳，应该作为治病的药物，但当作果品来吃，其味亦佳。前来讨要它的人很多，若是人人都给予的话，恐怕将会全部采尽整个商洛山中的枳树花。这是当时商州地方的王中丞（官名）留诗人吃枳壳而作。

枳壳是味中药，由朱庆余《商州王中丞留吃枳壳》一诗可知，唐代商州出产的枳壳最为有名。枳壳，当时不仅可以入药治病，而且可以当作果品食用。

唐诗中也有描述枳壳的其他诗句，如温庭筠的《商山早行》诗中"槲叶落山路，枳花明驿墙"，雍陶的《访城西友人别墅》诗中"村园门巷多相似，处处春风枳壳花"等。

中药枳壳和枳实

枳壳入药始载于南北朝刘宋、雷敩著《雷公炮炙论》。枳壳为芸香科植物枸橘、酸橙、香橼、玳玳花等将近成熟的果实。中药里还有一种叫枳实，枳实、枳壳为中医常用药之一，枳乃木名，实为其子，故名"枳实"。枳实之老熟者，皮薄中虚而多穰，故别名之"枳壳"。枳实、枳壳其主要来源为芸香科植物酸橙等的干燥幼果（枳实）或未成熟果实（枳壳）。《本草衍义》（北宋·寇宗奭）记载："枳实、枳壳气味功用俱同，上世亦无分别。魏晋以来，始分实、壳之用。"书中又指出："枳实、枳壳一物也，小则其性酷而速，大则其性和而缓。"综上所述，历代本草均认为枳壳、枳实为同一来源，以果实大小及成熟程度来区分，其功效因采收期不同而有所差别。

医说枳壳

枳壳为芸香科植物酸橙及其栽培变种的干燥未成熟果实。味苦、辛、酸，性微寒。有理气宽中，行滞消胀的功能。主治胸胀气滞、胀满疼痛、食积不化、痰饮内停、胃下垂、脱肛、子宫脱垂等。其酸橙果皮含橙皮苷、川陈皮素、喹诺啉、去甲肾上腺素、色胺、酪胺，还含挥发油，其中主要成分为柠檬烯等百余种成分。

现代药理研究表明枳壳有以下功能：①促进胃肠推进功能，其主要有效成分是挥发油。②对平滑肌作用呈现微弱兴奋作用，能明显促进胃肠蠕动。③对心血管作用，可升高血压，对心脏有兴奋作用。④清除肌酐。⑤抗过敏。⑥镇痛等。目前，临床常应用于治疗子宫下坠、疝气、脱肛、内脏下垂、冠心病、心绞痛、胆汁反流性胃炎、尿石症、产后缺乳等。

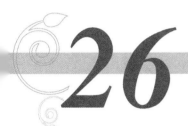

26

独坐幽篁里，弹琴复长啸
——竹中有十一味药

竹里馆 （王维）

独坐幽篁里，弹琴复长啸。

深林人不知，明月来相照。

《竹里馆》是诗人王维晚年隐居蓝田辋川时创作的作品。此诗写隐者的闲适生活以及情趣，描绘了诗人在竹林深处，月下独坐、弹琴长啸的悠闲生活。诗中"篁"是大的竹林意思。

唐诗中的竹

竹子以其风韵和品质每每入诗，成为唐代诗人抒情言志的独特意象。

陈涉者的《葺夷陵幽居》诗中"从来爱物多成癖，辛苦移家为竹林"。

杜甫的《寄题江外草堂》诗中"嗜酒爱风竹，卜居必林泉"。

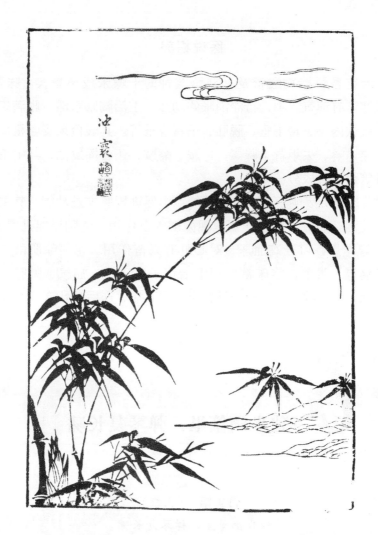

李贺的《昌谷北园新笋》诗中"更容一夜抽千尺，别却池园数寸泥"。

张南史的《竹》诗中"却寻庾信小园中，闲对数竿心自足"。

吴融的《新安道中玩流水》诗中"一渠春碧弄潺潺，密竹繁花掩映间"。

李白的《谢公亭》诗中"池花春映日，窗竹夜鸣秋"。

施育吾的《湘竹词》诗中"万古湘江竹，无穷奈怨何?"。

竹一身是药

竹是禾本科植物，它的茎秆除去外皮后刮下的中间层为中药竹茹；它的根茎为中药淡竹根；它的颖果为中药竹实；它的苗为中药淡竹笋；它的箨叶为中药淡竹壳；它的叶为中药竹叶；它的竹管内膜的衣膜为中药竹衣；它的卷而未放的幼叶为中药竹卷心；它的茎秆经烤灼后流出的液汁为中药竹沥；它的枯死的幼竹茎秆为中药仙人杖；竹被寄生的竹黄蜂咬洞于竹节间贮积的伤流液凝结的块状物为中药竹黄；新竹管腔内之液体为竹精，亦都供药用。

（1）竹茹：性味甘凉，有清热、凉血、化痰、止吐功效，可治烦热、呕吐、呃逆、痰热、咳喘、吐血、衄血等。

（2）竹实：又称竹米，有益气功效。

（3）竹黄：性味甘寒，有清热豁痰、凉心定惊功效，可治热病神昏、中风痰迷、小儿惊风等。

（4）竹精：外用可治汗斑。

（5）竹叶：含三萜化合物、酚类、有机酸等。现代药理研究认为有解热、利尿作用。中医认为，竹叶性味甘淡、寒，有清心火、除烦热、利小便功效，可治热病烦渴、小便赤涩、牙龈肿痛等。

（6）淡竹壳：烧灰外用可去目翳。

（7）淡竹根：性味甘寒，煎服可除烦热。

（8）淡竹笋：性味甘、寒，可消痰、去热火。

（9）竹卷心：性味苦寒，清心除烦，消暑止咳。

（10）竹沥：性味甘苦、寒，有清热化痰，镇惊利窍功效，可治中风痰迷、肺热痰壅、惊风等。此外，竹沥还可以外用。取适量的竹沥当作眼药水点眼，可以起到清热明目的作用，以缓解眼部干涩、干痒。古时多用于产后胎前诸病及金疮口噤等病症，现临床常用于痰迷及流行性乙型脑炎、流行性脑脊髓膜炎等属痰热壅盛者。

（11）竹衣：可治喉哑劳嗽。

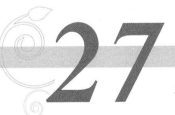

27

苦竹寒声动秋月，独宿空帘归梦长

——良药苦竹利清热

劳劳亭歌 （李白）
金陵劳劳送客堂，蔓草离离生道旁。

古情不尽东流水，此地悲风愁白杨。

我乘素舸同康乐，朗咏清川飞夜霜。

昔闻牛渚吟五章，今来何谢袁家郎。

苦竹寒声动秋月，独宿空帘归梦长。

此诗的意思是，金陵之南有一座送客的劳劳亭，亭边道旁长满了离离的野草。自古以来，别情不如长江东流之水，再加上此地的白杨悲风，更伤人情。我像谢灵运（南北朝文学家）一样缘流乘素舸，清霜之夜在长江的清流上朗咏。曾闻昔日的袁虎在牛渚之下咏诗，被谢尚宠遇，而今我之诗才不在袁家郎之下，而今所遇唯有苦竹寒声动秋月而已，可惜没有知音，只好空船独宿寄情于归梦之中。

唐诗中的苦竹

唐诗中有众多涉及苦竹的诗句，如：

李白的《山鹧鸪词》中"苦竹岭头秋月辉，苦竹南枝鹧鸪飞"。

孟浩然的《寻白鹤告张子容隐居》诗中"岁月青松老，风霜苦竹疏"。

李商隐的《野菊》诗中"苦竹园内椒坞边，微香冉冉泪涓涓"。

白居易的多首诗中提及苦竹，《琵琶行》诗中"住近湓江地低湿，黄芦苦竹绕宅生"。《山鹧鸪》诗中"黄茅冈头秋日晚，苦竹岭下寒月低"。《风雨晚泊》诗中"苦竹林边芦苇丛，停舟一望思无穷"。《连雨》诗中"碎声笼苦竹，冷翠落芭蕉"。

李嘉祐的《送从弟永任饶州录事参军》诗中"芦花渚里鸣相叫，苦竹丛边猿暗啼"。

许浑的《听歌鹧鸪辞》中"甘棠城上客先醉，苦竹岭头人未归"。

韦庄的《江上题所居》中"古人相别尽朝天，苦竹江天独闭关"。

郑谷的《候家鹧鸪》诗中"苦竹岭无归去日，海棠花落归栖枝"。

中医说苦竹

苦竹是禾本科植物，秆圆筒形，高达四米。古代常用作伞柄、毛笔管、笛子等。苦竹的笋有苦味不能食用，但苦竹却全身是药，苦竹的根茎（苦竹根）、苗（苦竹笋）、秆皮（苦竹茹）、茎秆用火烤灼后流出的液汁（苦竹沥）、枯死的幼竹秆（仙人掌）均可供药用。

苦竹叶：性味苦、寒，有清热、明目、利窍、解毒、杀虫功效，主治消渴、烦热不眠、目痛、口疮、失音、烫火伤等。

苦竹沥：有清火清痰、明目利窍功能。

苦竹茹：有止尿血作用。

苦竹根：有去五脏热毒作用。

苦竹笋：性味苦甘、寒，有清热、除湿、利水、明目功效，主治消渴、面目黄、脚气等。

仙人掌：为苦竹枯死的幼竹茎秆。性味咸平，可治反胃、吐乳、水肿、脚气。

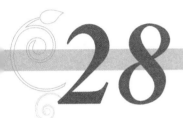

倾筐呈绿叶，重叠色何鲜

——清肺化痰说枇杷叶

卫明府寄枇杷叶以诗答　（司空曙）

倾筐呈绿叶，重叠色何鲜。讵是秋风里，犹如晓露前。

仙方当见重，消疾本应便。全胜甘蕉赠，空投谢氏篇。

此诗的意思是，浅竹筐里装满了枇杷叶，重重叠叠，其颜色何等的翠绿新鲜。它难道是生于秋风里？否则，怎会给人以如此清凉之感，再触摸一下叶片，湿润得犹如才从晨露里摘来。用这样好的枇杷叶配成神奇的药方，理当受到人们重视，疗疾的医方本来就应廉验简便。您寄赠的枇杷叶之美，远远胜过了甘蕉，为答谢您的厚爱，我写了一首小诗，但这也许是徒劳而达不到目的的，因为我根本就写不出谢朓那样好的诗篇。

医说枇杷叶

枇杷为蔷薇科常绿小乔木植物，全国大部分地区均有栽培，其果实气味甘酸，除了鲜食和加工果脯、罐头等食品外，还可入药。枇杷叶、枇杷果、枇杷核、枇杷花、枇杷树根都可入药。

枇杷叶，性微寒，味苦，具有清肺和胃，降气化痰，多用于治疗因风热燥火、劳伤虚损而引起的咳嗽、呕恶、饮食不下及夏季消暑。《本草纲目》："枇杷叶，治肺胃之病，大都取其下气之功耳。气下则火降痰顺，而逆者不逆，呕者不呕，渴者不渴，咳者不咳矣。"枇杷叶，全年均可采收，晒干，刷去毛，切丝生用或蜜炙用。止咳宜炙用，止呕宜生用。

现代药理研究表明，枇杷叶含挥发油，主要成分为橙花叔醇、金合欢醇、苦杏仁苷、熊果酸、山梨醇、皂草苷等。具有抗炎、镇咳、祛痰、平喘、抗菌等药理作用，临床常应用于慢性支气管炎、百日咳等。

枇杷身上的其他药用

枇杷果：枇杷含水分 90.2%，果肉含脂肪、糖、蛋白质、纤维素、果胶、维生素 B_1 和维生素 C。尚含隐黄素、胡萝卜素等色素。本品味甘、寒，无毒。有润肺，止咳，下气功能。主治肺痿、咳嗽、吐血、衄血、烦渴、呕逆等。用枇杷的果汁和冰糖熬成枇杷膏，更是清肺、镇咳、解燥、健胃的良药。

枇杷核：为枇杷的种子。含苦杏仁苷、氨基酸、蜡醇、脂肪酸、甾醇、淀粉及游离的氰氢酸。性平味苦。有化痰止咳，疏肝理气的功能。主治咳嗽、疝气、水肿、瘰疬。枇杷核，晒干，捣碎，约 30 克，煎十多分钟，服用时加少量白糖或冰糖，每日 2 次，用于治疗咳嗽。

枇杷根为枇杷树的根。性平，味苦，无毒。主治虚劳久嗽、关节疼痛。治关节疼痛用鲜枇杷根 200 克，猪脚 1 个，黄酒 250 毫升，炖服。治疗传染性肝炎用鲜枇杷根 200～300 克，切碎，加水与童雌鸡 1 只或瘦猪肉 400～600 克共煮 1～2 小时，浓缩至 1 小碗，除去表面油腻，喝汤，也可吃鸡肉。结果自觉症状消失平均为 4.7 日，黄疸指数下降至正常平均为 17.2 日。动物试验及临床观察均无副作用。

枇杷花：含挥发油、低聚糖，民间常用于治伤风感冒，用 10 克煎汤内服。

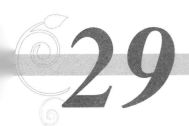

川原秋色静，芦苇晚风鸣
——清热生津说芦苇

送耿处士 （贾岛）
一瓶离别酒，未尽即言行。万水千山路，孤舟几月程。
川原秋色静，芦苇晚风鸣。迢递不归客，人传虚隐名。

这首诗是唐代诗人贾岛创作的一首送别诗。此诗以长满芦苇的江景烘托人物的情感，从诗中可体会到作者的朋友行色匆匆，急切赶路的情景。同时，诗人触景生情，在晚风送寒，芦苇飘荡的冷清秋色中更添惆怅；想到那些对不归客的传说，面对匆匆离别的友人不免伤感！不知这次别后，是否还有相逢时？

唐诗中的芦苇

唐诗中的芦苇摇曳着情思，描写着心潮的激荡，择选如下：
贾岛的《雨后宿刘司马池上》诗中"芦苇声兼雨，芰荷香烧灯"。
白居易的《风雨晚泊》诗中"苦竹林边芦苇丛，停舟一望思无穷"。
司空曙的《江村即事》诗中"纵然一夜风吹去，只在芦花浅水边"。
刘禹锡的《晚泊牛渚》诗中"芦苇晚风起，秋江鳞甲生"。
黄滔的《寓题》诗中"两岸芦花一江水，依前且把钓鱼丝"。
齐己的《寄江居耿处士》诗中"醉倒芦花白，吟缘蓼岸红"。
李白的《丹阳湖》诗中"龟游莲叶上，鸟宿芦花里"。
杜甫的《峡口》诗中"芦花留客晚，枫树坐猿深"。
杜牧的《赠渔父》诗中"芦花深泽静垂纶，月夕烟朝几十春"。
许浑的《与侯春时同年南池夜话》诗中"芦苇暮修修，溪禽上钓舟"。
张籍的《凉州词》中"边城暮雨雁飞低，芦笋初生渐欲齐"。
元稹的《早春寻李校书》诗中"带雾山莺啼尚小，穿沙芦笋叶才分"。

一身是药的芦苇

芦苇是禾本科植物，含纤维素 50％左右、木质素 18％、木聚糖 12％、苜蓿素、维生素等。在中药里芦苇一身是药，如芦根、芦茎、芦叶、芦笋、芦竹箨、芦花。

芦根：芦苇的根茎，含薏苡素，蛋白质 5％、脂肪 1％、碳水化合物 51％、天门冬酰胺 0.1％。中医认为，芦根性味甘寒，有清热、生津、除烦、止呕功效，治热病烦渴、胃热呕吐、噎膈等。

芦笋：为芦苇的嫩苗，含蛋白质、灰分、糖、维生素 A、维生素 B_1、维生素 B_2、维生素 C、烟酸、叶酸，核酸及钙、磷、铁等。中医认为它性味小苦，可治热病口渴、淋病、小便不利。

芦竹箨：为芦苇的箨叶，含纤维素、戊聚糖、木质素等。中医认为，它性味寒，主治金疮，可生肉、灭瘢。

芦花：为芦苇的花，含木质素、戊聚糖、纤维素等。中医认为，它性味甘寒，有止血解毒功效，主治鼻衄、血崩。

芦叶：为芦苇叶子，含木质素、戊聚糖、纤维素等。中医认为，它性味甘寒，主治上吐下泻、吐血、衄血、肺痈。

芦茎：为芦苇嫩茎，含纤维素、戊聚糖、木质素等。中医认为，它性味甘寒，主治肺痈、烦热。

芦笋、芦根的食疗方选

芦根食疗常可用于热病伤津、烦热口渴，胃热呕逆、肺热咳嗽、肺痈咳吐脓痰及小便短赤、热淋涩痛等。

（1）芦根 30 克，水煎代茶饮。功能：清热除烦，生津止渴。适用于烦热口渴、呃逆呕吐、口臭、牙龈出血等。

（2）鲜芦根汁、梨汁、荸荠汁、藕汁、蔗汁，临时斟酌多少，和匀凉服，不喜凉者可稍炖温服。功能：清热生津、止渴。适用于热病津伤、烦渴引饮或胃热阴伤者。

（3）芦根 30 克，薏苡仁 20 克，冬瓜仁 15 克，桃仁 9 克，水煎服。功能：清肺化痰，逐排脓。适用于肺痈、咳吐腥臭黄痰脓血、胸中隐痛且咳时尤甚者。

（4）芦根汁，多饮良。功能：解毒除烦。适用于食鱼中毒、面肿烦乱者。

（5）鲜芦根120克，洗净切段去节，入砂锅内，加水300毫升，去渣，加入粳米50克，再加水250毫升，煮为稀稠粥。每日2～3次，稍温服食。功能：清热养胃，生津止渴。适用于热病伤神、烦热口渴、舌燥少津、胃热呕逆、肺热咳嗽和肺痈肺痿等。

苇笋食疗常可用于发热泄泻、小便不利，可解鱼蟹之毒。

（1）芦笋50克，生或熟食。功能：清热生津。适用于烦热、口干、解毒。

（2）芦笋50克，加炒荞麦面15克，捣成泥膏，外敷，每日换一次。功能：清热生津健脾。用于淋巴结核。

（3）芦笋50克，加车前草30克，煎水服。功能：清热利水。可利小便、通淋浊。

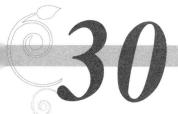

30

槲叶落山路，枳花明驿墙
——止血良药槲叶

商山早行 （温庭筠）

晨起动征铎，客行悲故乡。鸡声茅店月，人迹板桥霜。

槲叶落山路，枳花明驿墙。因思杜陵梦，凫雁满回塘。

此诗的意思是，征铎鸣响催促旅人起程，刚上路就伤悲离开故乡。鸡鸣声伴有屋顶的残月，足迹已踏乱桥上的新霜。槲树的叶子落满了山路，枳树的白花只点缀驿墙。回想夜来甜蜜的故乡梦，满眼是凫雁散布在池塘。

中医说槲叶

诗中"槲叶落山路"，槲即"朴檄""大叶栎"，落叶乔木，为壳斗科植物落叶乔木槲树。槲叶、槲皮、槲实仁（种子）均可入药。

槲叶：为槲树的叶，略呈倒卵形。性味甘苦，可治吐血、衄血、血痢、血痔、淋病。《唐本草》（唐·苏敬）"主痔、止血、血痢、止渴"。

槲皮、槲实仁的药用

槲实仁：为槲树的种子。性味苦涩，平，无毒。明代李时珍《本草纲目》："蒸煮作粉，涩肠止痢，功同橡子。"

槲皮：为槲树的树皮，含鞣质 3.7%～14.4%。性味苦，治恶疮、瘰疬、痢疾、肠风下血等。

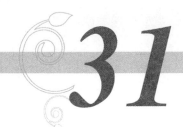

遥知兄弟登高处，遍插茱萸少一人
——止痛理气说茱萸

九月九日忆山东兄弟　（王维）

独在异乡为异客，每逢佳节倍思亲。

遥知兄弟登高处，遍插茱萸少一人。

此诗的意思是，我独自在异乡作客，每逢佳节格外地思念亲人。遥想兄弟们此日登高，采摘茱萸佩带会感叹少我一人。

茱萸，有山茱萸和吴茱萸之分，两者科属不同，性味、功效迥异。王维此诗所说茱萸当是吴茱萸。茱萸因其本身的价值以及历代赋予的传奇色彩，使文人们很喜欢用它作诗料，并从不同的角度表达自己的不同心境，其中以唐诗为多。

唐诗中的茱萸

杜甫的《九日蓝田崔氏庄》诗中"明年此会知谁健，醉把茱萸子细看"。

朱放的《九日与杨凝、崔淑期登江上山，有故不往》诗中"哪得更将头上发，学他年少插茱萸"。

戴叔伦的《登高回乘月寻僧》诗中"插鬓茱萸来未尽，共随明月下沙堆"。

卢纶的《九日奉陪侍郎》诗中"睥睨三层连步障，茱萸一朵映华簪"。

耿湋的《九日》诗中"步蹇强令避藻井，发稀哪敢插茱萸"？

王昌龄的《九日登高》诗中"茱萸插鬓花宜寿，翡翠横钗舞作愁"。

杨衡的《九日》诗中"不堪今日望乡意，强插茱萸随众人"。

权德舆的《酬九日》诗中"他时头似雪，还对插茱萸"及《九日北楼晏集》诗中"风吹蟋蟀寒偏急，酒冷茱萸晚易醺"。

张鄂的《九日宴》诗中"归来得问茱萸女，今日登高醉几人？"及《九日》诗中"城远登高并九日，茱萸凡作几年新"。

白居易的《九月九日登巴台》诗中"闲听竹叶曲，浅酌茱萸怀"及《九日寄微之》诗中"蟋蟀声高初过雨，茱萸色浅未经霜"。

崔橹的《重阳日次荆南路经武宁驿》诗中"茱萸冷吹溪口香，菊花倒绕山脚黄"。

周贺的《重阳》诗中"云木疏黄秋满川，茱萸城里一尊前"。

杜审言的《重九宴江阴》诗中"蟋蟀期归晚，茱萸节候新"。

医说茱萸

中医所用茱萸为芸香科植物吴茱萸的近成熟果实。茱萸历代都被作为祭祀、佩饰、药用、辟邪之物。早在周代，茱萸就由于被视为非凡之物，而被当作祭祀不可或缺的八种美果之一。在汉代，人们已逐渐地认识到茱萸的多种药物用途，就开始重视培育、栽植。

中药吴茱萸性味辛、苦，有止痛、理气、温中、燥湿功效，主治呕逆吞酸、头痛、吐泻、脘腹胀痛、口疮溃疡、齿痛等。吴茱萸叶、吴茱萸根有相似作用。

现代药理研究表明，吴茱萸果实含挥发油、吴茱萸烯、内酯、酯醇，又含多种生物碱等。有镇痛、降压、驱虫、抗菌、抗病毒、抗溃疡、保肝等药理作用。

32

娉娉袅袅十三余，豆蔻梢头二月初
——行气消食说豆蔻

赠别　（杜牧）

娉娉袅袅十三余，豆蔻梢头二月初。

春风十里扬州路，卷上珠帘总不如。

此诗的意思是，你的身姿轻盈、娇小、柔美，年龄才十三岁多，像早春二月的豆蔻，在枝头含苞欲放。春风吹遍十里繁华艳丽的扬州道路，珠帘飘卷起来，见到的美女，却个个都不如你使人难忘。

杜牧《赠别》诗，咏赞女子的貌美，以未开花的豆蔻比喻妙龄少女的纯洁。其比喻精当，描绘生动。

唐诗中的豆蔻

皮日休的《寄琼州杨舍人》诗中"清斋净溲桃榔面，远信闲封豆蔻花"。

皇甫松的《浪淘沙》中"蛮歌豆蔻北人愁，松雨蒲风野艇秋"。

韩偓的《袅娜》中"著词暂见樱桃破，飞盏遥闻豆蔻香"，《无题》中"手持双豆蔻，的的为东邻"。

健胃止呕的白豆蔻

豆蔻是常用的中药，共有四种，即红豆蔻、白豆蔻、草豆蔻、肉豆蔻。除草豆蔻始载于南北朝时外，余皆于唐代始作药用。其中，肉豆蔻属于肉豆蔻科植物，另三种属姜科植物。

白豆蔻系姜科植物白豆蔻的干燥成熟果实，含挥发油、皂苷、色素、脂肪油、淀粉及钙等微量元素。挥发油中主要成分为桉油素、香芹酮、薄荷酮等。现代药理研究表明，白豆蔻可使大鼠的胃液分泌增加，增加胃黏膜血流量，增加血清胃泌素等作用。中医认为，白豆蔻性温，味辛。有芳香化湿、健胃止呕功效。可用于湿阻中焦、脾胃气滞及呕吐等。临床应用于妊娠呕吐，白豆蔻一味捣碎，开水泡代茶含服治疗，服药后当即见效。

行气止痛的肉豆蔻

肉豆蔻为肉豆蔻科植物肉豆蔻的成熟干燥种子，含挥发油、脂肪油、淀粉及蛋白质等，挥发油主要为莰烯等。药理研究表明，肉豆蔻有刺激胃肠蠕动，增进食欲，促进消化，抗菌、镇痛、降血脂、抗氧化等作用。临床常用于慢性腹泻、腹痛、食欲不振、消化不良等。

中医认为，肉豆蔻性温、味苦辛，有涩肠止泻、温中健胃、下气消食功能，可治脾虚久泻、脘腹胀痛、宿食不消等。

醒脾消食的红豆蔻

红豆蔻为姜科植物大高良姜的干燥成熟果实，含莰烯、桉叶油素等精油，有抗癌、抗菌、祛痰、抗溃疡等药理作用。中医认为，红豆蔻性味温、辛，有燥湿散寒、醒脾消食功效，用于腹泻冷痛、食积胀满、呕吐泄泻等。

行气止呕的草豆蔻

草豆蔻为姜科植物草豆蔻的成熟种子，含挥发油、黄酮、皂苷及锌等微量元素。药理研究表明，草豆蔻能增加胃液分泌、增加胃蛋白酶活性。中医认为，草豆蔻味辛、性温，具有燥湿行气、温中止呕功效，主治脘腹胀满疼痛、呕吐、泄泻等。

33

钟乳三千两，金钗十二行
——钟乳是壮阳药吗

酬思黯戏赠同用狂字 （白居易）

钟乳三千两，金钗十二行。妒他心似火，欺我鬓如霜。

慰老资歌笑，销愁仰酒浆。眼看狂不得，狂得且须狂。

此诗的意思是，牛僧孺自夸说，先后累计服食钟乳达三千两之多，此药壮阳起痿很是得力，虽已进入老年，但身边仍有许多金钗红袖娇姿美婢。因此，我非常忌恨，他放荡的春心怎么就像干柴烈火一样，他简直是在欺负我这个鬓发如霜的老翁。安慰老年，我凭借歌唱欢笑；消解忧愁，我依赖杯中美酒。上了年纪，眼看狂放不起来了，趁着目前还能狂放，那就暂且狂放一些也无妨。

读白居易此诗，得知唐代牛僧孺曾经大量服食能够壮阳的钟乳，牛氏还自夸说："前后服钟乳三千两，甚得力，而歌舞之妓颇多。"白居易的诗题目中分明写有"戏赠"二字，看来此说也许是"吹牛"，是在开玩笑。除了白居易此诗外，目前，虽然还未发现牛僧孺服食钟乳的其他文献记载，但古时有很多人服食过钟乳，是毋庸置疑的。牛僧孺累计服食大量的钟乳，没有出现副作用，这也许是因为他属于虚寒体质，用药对证，故有良效。凡属药物，都有一定的适应证，适于此者，不适于彼；宜于寒者，不宜于热；宜于虚者，不宜于实。

白居易认为自己虽然衰老、羸弱，但不适宜服用钟乳之类的壮阳药。因此，他"嫉妒"宝刀不老、青春再来的牛僧孺，并写诗戏答曰："妒他心似火，欺我鬓如霜。"话虽如此说，但在养生方面，白居易也自有他的良方，这就是"慰老资歌笑，销愁仰酒浆。"白居易能够根据自体实际状况，采取适当的保健方法，不迷信壮阳药的功效，这当然是正确的态度。

"眼看狂不得，狂得且须狂"。白居易《自咏》诗曰："须白面微红，醺醺半醉中。百年随手过，万事转头空。卧疾瘦居士，行歌狂老翁。仍闻好事者，将我画屏风。"由此可见，诗人老来逍遥乐观、心胸豁达、行歌狂放。

中药钟乳石

钟乳石，又称石钟乳，药材中粗如酒杯者称钟乳石，细如笔管者称滴乳石。本品是指碳酸盐岩地区洞穴内在漫长地质历史中和特定地质条件下形成的石钟乳、石笋、石柱等不同形态碳酸钙沉淀物的总称。

中医认为，钟乳石性温，味甘。有温肺，助阳，平喘，制酸，通乳之效。用于寒痰喘咳，阳虚冷喘，腰膝冷痛，胃痛反酸，乳汁不通。水煎内服3～9克。阴虚火旺，肺热咳嗽者忌服。

钟乳是"壮阳"药吗

宋代尤袤《全唐诗话》文中说"乐天云：思黯自夸前后服钟乳三千两，而歌舞之妓甚多，乃谑予衰老，故答思黯诗云：钟乳三千两，金钗十二行。妒他心似火，欺我鬓如霜。慰老资歌笑，销愁仰酒浆。眼看狂不得，狂得且须狂。奇章公（牛僧孺）又有诗云：不是道公狂不得，恨公逢我不教狂。"由此有人认为，钟乳有壮阳益精、回春助欲之功。古人将其作为"壮阳药""春药"来使用。所谓春药，即用以提高男女性欲的药物，亦即"性媚药"。性媚药由来已久，早在秦汉之前，方家术士便以草木之实强身补体，益寿延年，提高性欲。所谓壮阳药即是男性用以增加性欲，增加性功能，提高性交频率，延长每次性交时间的药物。

明代缪希雍《本草经疏》上说："石钟乳，其主咳逆上气者，以气虚则不得归元，发为斯证，乳性温而镇坠，使气得归元，则病自愈，故能主之也。通百节，利九窍，下乳汁者，辛温之力也……其他种种补益之说，当是前人好事者溢美之词，夷考其性，恐无是理，未足信也。石钟乳辛温，若加火煅，有毒无疑，纵治虚寒，当须审察，况病涉温热者耶。世人病阴虚有热者十之九，阳虚内寒者百之一，是以自唐迄今，因服钟乳而发病者不可胜记，服之而获效得力者不闻一二，其于事理，可以烛照。"

看来，古人早就认识到钟乳壮阳"夷考其性，恐无是理，未足信也"。唐代文学家、诗人柳宗元的姐夫崔简就是服钟乳石壮阳，在50岁时就丢了性命的。

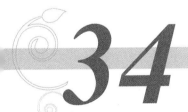

34 晓服云英漱井华，寥然身若在烟霞

——安五脏说云母

早服云母散 （白居易）

晓服云英漱井华，寥然身若在烟霞。

药销日晏三匙饭，酒渴春深一碗茶。

每夜坐禅观水月，有时行醉玩风花。

净名事理人难解，身不出家心出家。

此诗的意思是，天明服食云母散，漱口用水汲井华。居处幽静心情好，我身好像在云霞。药力消散天色晚，粥饭三匙充饥恰。春意浓郁酒瘾发，解渴再饮一碗茶。每夜坐禅究佛法，心潭明净月影斜。有时大醉出门去，散步游春赏风花。维摩诘经人难解，佛法深邃理无涯。居家亦可求解脱，关键还在心出家。

白居易的诗中，曾多次涉及云母，如《梦仙》诗中"朝餐云母散，夜吸沆瀣精"，《晨兴》一诗中"何以解宿斋？一杯云母粥"。

安五脏的云母

云母为硅酸盐类矿物，主含铝钾的硅酸盐，其中三氧化二铝 38.5％，二氧化硅 45.2％，氧化钾 11.8％，水 4.5％。此外，还含有钠、镁、铁、锂等，并含有微量的氟、钛、钡、锰、铬等成分。因此，显色各异。一般白云母常供药用。

古代云母为道家服食养生的药物之一。中医认为，云母性温、味甘，有安神镇惊，止血敛疮之功。主治心悸、失眠、眩晕、癫痫、久泻、带下、外伤出血、湿疹。云母入药，古代医籍早有记载。秦汉时的《神农本草经》："（云母）除邪气，安五脏，益子精，明目，久服轻身延年。"以后历代本草文献均有论述，如《名医别录》（魏·陶弘景）："下气坚肌，续绝补中，疗五劳七伤，虚损少气，止痢。"《药性论》（唐·甄权）："主下痢肠澼，补肾冷。"古人养生，服食云母，文献多有记载，但今人已不用。

云母散疗五劳七伤

查阅中医古籍《圣济总录》（宋·太医院），亦有"云母散"的记载：云母散组成：云母粉、白茯苓（去黑皮）、附子（炮裂，去皮、脐）各 22.5克，龙骨、赤石脂各 15 克。用法：上五味，捣罗为细散，每服 3 克，温酒或米饮调服，日三夜一。

云母散的功效，缺乏现代医学的药理研究支持。

退之服硫黄，微之炼秋石

——说中药硫黄、秋石

思旧 （白居易）

闲日一思旧，旧游如目前。再思今何在，零落归下泉。

退之服硫黄，一病讫不痊。微之炼秋石，未老身溘然。

杜子得丹诀，终日断腥膻。崔君夸药力，经冬不衣绵。

或疾或暴夭，悉不过中年。唯予不服食，老命反迟延。

况在少壮时，亦为嗜欲牵。但耽荤与血，不识汞与铅。

饥来吞热物，渴来饮寒泉。诗役五藏神，酒汩三丹田。

随日合破坏，至今粗完全。齿牙未缺落，肢体尚轻便。

已开第七秩，饱食仍安眠。且进杯中物，其余皆付天。

白居易这首诗的意思是，我在休闲的日子里非常思念老朋友，昔日交游的老朋友历历如在眼前。再次思念老友他们而今又在何处？他们早已逝去长眠在幽暗的黄泉。韩愈（退之）是因为长期服用过量硫黄，导致中毒，一病卧床，终于未能得痊。元稹（微之）是因为服用炼制的秋石，还未接近老年就因暴病死得突然。杜子元颖自从得到道家炼丹之术，整天炼丹服食并断绝了一切腥膻。崔君崔群服用丹药后夸赞其药力，说是身上发热经冬可以不穿衣棉。老朋友中有的患病，有的暴病死亡，死时的岁数并不大，都未超过中年。唯独我不盲目相信道家炼丹服食，这条老命反而能在人世间续延。况且回忆我曾经年轻力壮的时候，也常常被一些嗜好和欲望所挂牵。在饮食生活方面我只爱好吃荤腥，从来就不认识供炼丹用的汞和铅。觉着肚子饥饿了就吃温热的食物，口中干渴了就饮用山间的清泉。吟诗怡情可以保养五脏的精气神，饮酒一壶暖流汩汩已润及三丹田。人体随着岁月增长自然也会损坏，但我的身体至今还算是大略健全。牙齿仍坚固完好还没有发生缺落，四肢活动屈伸自如尚且感到轻便。现在我的年龄已经开始进入七十，并且每日吃得饱仍能安稳地睡眠。为老年生活舒心暂且喝尽这杯酒，其余令人烦心的事全都交给老天。

中药硫黄

诗中"退之服硫黄，一病讫不痊"，硫黄入中药，始载于《神农本草经》，原名石硫黄。为硫黄矿或含硫矿物冶炼而成。中医认为，硫黄味酸，性热，有毒。功能：补火壮阳，温脾。内服主治命门火衰，下焦虚冷所致的阳痿、尿频、遗精等症。内服为制成丸剂或散剂。前人谓硫黄气味俱厚，为纯阳之物，内服虽能补命火，祛阴寒，但大热有毒，多服、久服易致中毒。故《本草衍义》（宋·寇宗奭）中谓，内服硫黄"中病当便已，不可尽剂"。内服宜慎。方法为研末为丸、散服，1.5～3克。阴虚病人忌服。

韩愈服硫黄中毒而死

古代服硫黄是道家和方术之士的养生之术，大概起于汉末，到魏晋南北朝开始盛行，而到唐代，服硫黄之风不但未减，反而有过之而无不及，服硫黄的人上至皇帝、贵官，下至一般的官吏、文人等，形成了一股普遍的社会风气。所以服硫黄在唐代，本不足大惊小怪。

在韩愈《寄随州周员外》一诗中，"陆孟丘杨久作尘，同时存者更谁人。金丹别后知传得，乞取刀圭救病身。"自注："愈与陆长源、孟叔度、丘颖、杨凝及君巢，同为董晋幕客。周好金丹服饵之术。"另外，五代十国时的陶谷著有《清异录》，里面记载"昌黎公愈晚年颇亲脂粉，服食用硫黄末搅粥饭啖鸡男，不使交，千日后烹庖，名'火灵库'。公间日进一只焉，始亦见功，终致命绝。"说的是韩愈晚年好女色，为强壮身体，吃一种叫"火灵库"的东西。"火灵库"是什么？是用拌有硫黄末的粥饭喂公鸡，公鸡吃后，又不让其与母鸡交配，如此养到千日，再将这公鸡宰杀烹蒸后食用，效果一如春药。按记载，韩愈隔一天吃一只这样的公鸡。日久便硫黄积蓄中毒身亡。

硫黄食用后，在肠道内转化成硫化氢，吸收后造成中枢神经系统中毒症状，如头痛、头晕、乏力、昏迷等，正如白居易诗中"退之服硫黄，一病讫不痊"。

中药秋石

诗中"微之炼秋石，未老身溘然"，秋石为中药名。李时珍《本草纲目·人·秋石》："淮南子丹成，号曰秋石，言其色白质坚也。"秋石为人中白（人尿自然沉积的固体物，主要成分为磷酸钙和尿酸钙）或食盐的加工品。人中白加工品药材称"淡秋石"；食盐加工品药材称"咸秋石"。中医认为，秋石味咸，性寒，可滋阴降火，主治虚火内盛所致的骨蒸劳热、咳嗽、咯血、遗精等症。内服5～10克，入丸散用，不入煎剂。谢观《中国医学大词典》载："此物具秋气下降之性，能清血液之热，故有散血滋阴降火解毒之功，然煎炼失道，多服误服，反生燥渴之患。盖咸能走血，且经煅炼，中寓暖气，使虚阳妄动，则真水愈亏。惟丹田虚冷者，服之可耳。"

曾经进入皇宫供皇帝服用的秋石，被现代科技史学家李约瑟先生（英国）认为是一种相当纯净的性激素制剂。但有关专家考证了秋石提炼史，辅以模拟实验，采用化学方法和物理方法分别对中间产物和最终产物作了交叉检测，提出了不同的观点。专家认为，中国古代秋石的炼制始于东汉兴于北宋，盛于明代，衰于清朝。虽然，在漫长的近两千年的时间里，中国古人发明了多种提炼秋石的方法，但这些方法还不能有效地从人尿中提取性激素，也就是说，世人瞩目的秋石不是一种相当纯净的性激素制剂，而仅仅是一种以难溶无机盐为主要成分，与中药人中白具有类似功能的药物。

微之炼秋石，未老身溘然

白居易的好友诗人元稹（字微之）热衷于练秋石，白居易曾规劝过元稹，写有《戒药》诗一首："促促急景中，蠢蠢微尘里。生涯有分限，爱恋无终已。早夭羡中年，中年羡暮齿。暮齿又贪生，服食求不死。朝吞太阳精，夕吸秋石髓。徼福反成灾，药误者多矣。以之资嗜欲，又望延甲子。天人阴骘间，亦恐无此理。域中有真道，所说不如此。后身始身存，吾闻诸老氏。"但元稹"朝吞太阳精，夕吸秋石髓。徼福反成灾，药误者多矣"，公元831年"微之炼秋石，未老身溘然"，忽然去世，享年53岁。

36

蚊蚋落其中，千年犹可觌

——镇惊安神说琥珀

咏琥珀 （韦应物）

曾为老茯神，本是寒松液。

蚊蚋落其中，千年犹可觌。

《咏琥珀》诗中描写的是一块内含有蚊蚋的琥珀。可见很久以前琥珀就出现在人们的生活中。琥珀是瞬间凝聚而又经千万年历练、通过巧合和时间奇迹般形成的化石，任何一件琥珀蜜蜡都是世间独一无二的，给人轻柔、温暖的印象，散发着淡淡的光泽，仿若是穿越时空续放着光彩。

唐诗中的琥珀

白居易的《答皇甫十郎中秋深酒熟见忆》诗中"醍醐惭气味，琥珀让晶光"。《题洛中第宅》诗中"松胶粘琥珀，筠粉扑琅玕"。

李贺的《残丝曲》诗中"绿鬓年少金钗客，缥粉壶中沉琥珀"。

常建的《古意》诗中"井底玉冰洞地明，琥珀辘轳青丝索"。

杜甫的《郑驸马宅宴洞中》诗中"春酒杯浓琥珀薄，冰浆碗碧玛瑙寒"。

李白的《客中行》诗中"兰陵美酒郁金香，玉碗盛来琥珀光"。

张说的《城南亭作》诗中"北堂珍重琥珀酒，庭前列肆茱萸席"。

岑参的《与鲜于庶子泛汉江》诗中"酒光红琥珀，江色碧琉璃"。

刘廷坚的《观岳寿寺松因课留题》诗中"根磻藓石龙形老，乳滴金沙琥珀香"等。

千万年的化石——琥珀

琥珀为古代松科植物的树脂埋地下经久凝结而成的碳氢化合物化石，形成于 4000 万年至 6000 万年前。有时内部包含着植物或昆虫的化石。颜色为黄色、棕黄色及红黄色。具松脂光泽。透明或不透明。产于土层、砂层、煤层及沉积岩内。以色红、明亮、块整齐、质松脆、易碎者为佳。琥珀不仅是饰品、收藏品，还是药品。

医说琥珀

中医认为，琥珀性平味甘。有散瘀止血，镇惊安神，利水通淋之功效，主治惊悸、怔忡、健忘、多梦、失眠、小便癃闭，以及血淋、热淋、砂淋、妇女血瘀血滞，经闭不通、痈疽疮毒、跌打损伤等。

现代研究表明，琥珀化学成分主含树脂，挥发油，二松香醇酸，琥珀银松酸，琥珀树脂醇，琥珀松香醇，龙脑，琥珀氧松香酸，琥珀松香醇酸；还含有钠、银、铁、镁、铝、钴等元素。

37

闻道昆仑有仙籍，何时青鸟送丹砂

——安神定惊说朱砂

题蒋道士房 （皇甫冉）

轩窗缥缈起烟霞，诵诀存思白日斜。

闻道昆仑有仙籍，何时青鸟送丹砂？

此诗的意思是说，蒋道士房的窗前，隐隐约约升起了云霞；他一边念诵成仙的秘诀，一边用心思索着，不知不觉中太阳已经西斜。我早就听说，昆仑山上有清幽的仙境；那传信的青鸟使者啊！何时才能送来灵验的丹砂？

诗人皇甫冉此诗所说的"丹砂"，又名朱砂、赤丹、汞砂、辰砂，是味中药。明代李时珍《本草纲目·丹砂·释名》中记载："丹乃石名，其字从井中一点，像丹在井中之形，义出许慎《说文》。后人以丹为朱色之名，故呼朱砂。"

"闻道昆仑有仙籍，何时青鸟送丹砂？"古代一些诗人、文学家曾与道士频繁交往，同时也很重视对道教理论的学习和研究，尤其在唐朝颇盛。由于学科之间互相渗透，互相影响，因此，在古代诗词等文学作品中多有关于道士炼丹求仙的吟咏和描述，皇甫冉《题蒋道士房》就是这方面的诗作之一。又如白居易《烧药不成命酒独醉》诗中"白发逢秋旺，丹砂见火空"，杜甫《赠李白》诗中"秋来相顾尚飘蓬，未就丹砂愧葛洪"，陆龟蒙《寄茅山何道士》诗中"终身持玉舄，丹诀未应传"等。

通过阅读这类作品，有助于我们从侧面去分析和研究道教与医学、文学的关系。

中药朱砂

朱砂为天然的辰砂矿石。在我国古代地理著作《山海经》中，已有朱砂的记载，距今已有两千五百多年的悠久历史。1965 年南京象山附近出土的东晋时期散骑大将军六虎的墓穴中，挖掘出不少文物，其中发现一只青花瓷瓮中装有深棕色圆形颗粒的"丹药"，经科学方法测定，内含有大量朱砂成分。这也说明该时期的炼丹术确实很盛行。

中医认为，朱砂性味甘、凉，有毒。功效：安神、定惊、明目、解毒。主治癫狂、惊悸、心烦、失眠、眩晕、目昏、肿毒、疮疡、疥癣等。《神农本草经》记载："丹砂，味甘，微寒。主身体五脏百病，养精神，安魂魄；益气，明目。"《本草纲目》（明·李时珍）记载："治惊，解胎毒、痘毒，驱邪疟，能发汗。"

朱砂重能镇怯，寒能胜热，镇心安神为其专长。金元时期医学家李东垣谓朱砂"纳浮溜之火而安神明，凡心热者，非此不能除"，是安神作用较强的药物。内服不可过量，也不宜持续应用。

朱砂被历代医学家广泛应用于临床，并创制了许多含有朱砂的著名方剂，如被中医界视为急救良药的"三宝"安宫牛黄丸、至宝丹、紫雪丹中，都含有朱砂。名方朱砂安神丸、磁朱丸等则以朱砂为君药命名而沿用至今。

朱砂的现代药理研究

现代药理研究表明，朱砂系天然的辰砂石，为无机汞化物，含有硫化汞、硫化镁，及铋、铁、硅、铜、锰、锑、砷等多种微量元素，其中汞的含量最高。

朱砂的药理作用有镇静、催眠、抗惊厥、抗心律失常，外用能抑杀皮肤细菌和寄生虫。目前，临床主要应用于失眠、小儿惊风、癫痫、面神经炎、咽喉肿痛、牙痛、夜游症等。

朱砂的毒性

中医对朱砂毒性的认识，经历了由"无毒"到"有毒"，到目前"限量"使用的过程。目前中药学已将其列为"有毒"中药，且忌火煅。现代研究表明，朱砂内服过量可引起中毒。由于无机汞在人体内的吸收率为5％，甲基的吸收率可达100％。朱砂在厌氧有硫的条件下，pH值为7、温度37℃的暗环境中与带甲基的物质相遇均能产生甲基汞，而人体肠道正具备此条件，故内服朱砂制剂增加了中毒机会。

朱砂为汞的化合物，汞与蛋白质中的硫基有特别的亲和力，高浓度时，可抑制多种酶和活动，进入人体内的汞，主要分布在肝肾，而引起肝肾损害，并可透过血脑屏障直接损害中枢神经系统，严重时发生急性肾衰竭而死亡。

滥用朱砂造成汞中毒的例子和教训，历史上有不少记载。慎用！再慎用！

38
惟有班龙顶上珠，能补玉堂关下穴
——强身大补说鹿茸

歌 蜀酒阁道人

尾闾不禁沧溟竭，九转神丹都谩说。

惟有班龙顶上珠，能补玉堂关下穴。

读此诗时，先要了解几个名词的注释。尾闾：古代传说中泄海水之地。沧溟：意思是沧海。九转神丹：经九次精制的丹药。谩说：即漫说，犹休说。班龙：指鹿。顶上珠：此处指鹿茸。玉堂：中医经络穴位，在胸部。关下：中医经络穴位（关元），在腹部。

此诗的意思是，尾闾如果失去封固，汪洋大海也会因之枯竭；人如肾虚精关不固，就会导致气血精液的流失消耗。这类病情，仙家的九转神丹也不能治愈，所以也都不值一提；唯有服用"班龙顶上珠"——鹿茸，因为鹿茸能调补经络，强壮身体。

中药鹿茸

诗中"惟有班龙顶上珠"的班龙是指鹿。"班龙顶上珠"，即鹿茸。鹿茸是指梅花鹿或马鹿的雄鹿尚未骨化而带茸毛的幼角。梅花鹿、马鹿在生下后8～10月龄的雄性小鹿，额部开始突起，形成长茸基础，雄鹿的嫩角没有长成硬骨时，带茸毛含血液的叫作鹿茸，2足岁以后，鹿茸分盆，鹿茸以3～6年所生的为佳。

中医认为，鹿茸味甘咸，性温。功用为壮元阳，补气血，益精髓，强筋骨。主治虚劳羸瘦，精神倦乏，眩晕，耳聋，目暗，腰膝酸痛，阳痿，滑精；子宫虚冷，崩漏，带下。《神农本草经》记载："主漏下恶血，寒热惊痫，益气强志。"《药性论》（唐·甄权）记载："主补男子腰肾虚冷，脚膝无力，梦交，精溢自出，女人崩中漏血，炙末空心温酒服方寸匕。又主赤白带下，入散用。"《本草纲目》（明·李时珍）记载："生精补髓，养血益阳，强健筋骨。治一切虚损，耳聋，目暗，眩晕，虚痢。"

服用鹿茸的宜与忌

服用鹿茸的适宜人群有：①中老年人。40岁以上的中年男性及体质较差的老年人，食用鹿茸可补益气血，强心复脉，化瘀生肌，强筋壮骨。②怕冷者。怕冷的人往往阳虚，鹿茸正是对症的温性滋补品。③性功能衰退者。鹿茸可恢复并促进精力与性功能，主治肾阳不足，腰酸背痛，遗精滑泄，小便频数等症。④疲劳过度的中青年人。鹿茸具生精补髓、健脑安神、增强人体免疫力等功效，适于精血不足、头晕耳鸣、失眠健忘、出虚汗、贫血者。⑤溃烂者。鹿茸具极佳的生肌消炎功效。⑥妇女病。鹿茸能治疗子宫虚冷、崩漏、带下、产后贫血及宫冷不孕等妇科疾病。

服用鹿茸不适宜人群有：①有"五心烦热"症状，阴虚者；②经常流鼻血，或女子行经量多，血色鲜红，表现为血热者；③正逢伤风感冒，出现头痛鼻塞、发热畏寒、咳嗽多痰等外邪正盛者；④小便黄赤，咽喉干燥或干痛，不时感到烦渴而具有内热症状者；⑤有高血压症，头晕、走路不稳，脉弦，易动怒而肝火旺者。

鹿茸的现代药理研究

现代药理研究表明，鹿茸中含有多种游离氨基酸，其中含量最多的是脯氨酸、赖氨酸和丙氨酸，活性成分有鹿茸多肽、溶血磷脂酰胆碱、尿嘧啶、次黄嘌呤、尿素、尿嘧啶核苷、烟酸、磷醋酰乙醇胺、磷脂酰胆碱等磷脂化合物、胆固甾油酯、硫酸软骨素等多糖物质、神经节苷酯、雄激素、雌二醇、矿物质等。

药理研究表明，鹿茸药理作用有调节血压、促进神经功能障碍的恢复、促进核酸和蛋白质合成、抗氧化、促进性激素分泌、促进性功能、抗胃溃疡、加速皮肤损伤修复、促进骨折愈合、抗应激、调节免疫功能、抗肿瘤、抗炎症、促进恢复学习和记忆功能。

目前，临床主要应用于血液病、脑部外伤、自主神经功能失调症、高脂血症、甲状腺功能低下症、围绝经期综合征等。

鹿茸的食疗方选

鹿茸食疗常可用于肾阳不足、精血亏虚、畏寒肢冷、腰酸腿软、阳痿早泄、尿多失禁、面色萎黄、眩晕耳鸣、妇女宫冷不孕、崩漏带下、小儿发育不良、骨软行迟及虚寒性疮疡、慢性溃疡、久不收口等。

（1）鹿茸（酒浸）不拘多少，研为细末，每服 5 克，空心用米饮调下。功能：滋补精血。适用于精血耗竭、面色黧黑、耳聋目眩、腰痛脚弱、小便白浊者。

（2）鹿茸 15 克（切片），干山药 25 克（为末），以生薄绢裹，用白酒 500 克浸泡 7 日，适量饮用。功能：补肾壮阳。用于肾虚阳事不举、小便频数、饮食不思。

（3）鹿茸 30 克，桑耳（寄生于桑树上的木耳）90 克。上两味先以米醋浸泡，然后炙燥，研为细末。每服 6 克，一日 3 次。功能：调补冲任。适用于妇女冲任虚寒、月经量多、崩中漏下、赤白带下不止。

（4）取鹿茸内骨髓，用白酒浸渍，制成 20% 的鹿茸血酒。每服 10 毫升，日服 3 次，功能：温阳补血。适用于血小板减少、白细胞减少、再生障碍性贫血及慢性苯中毒引起的血液病等。

（5）鹿茸、红参各 3 克，研为细末，用丹参 15 克，红枣 10 枚煎汤送服。功能：益气强心。适用于老年人心跳缓慢、头目眩晕、气短乏力。

（6）鹿茸 30 克，鹿角胶 60 克，地黄 100 克，党参 90 克，黄芪 90 克，胡桃肉 50 克，白蜜 1000 克。先将鹿茸用米酒浸，烘干，研成细粉；再将地黄、党参、黄芪、胡桃肉熬汁去渣，入蜜炼稠；然后将鹿茸粉和入浓缩成膏。每服 1 汤匙。用温开水冲服，每日 2 次。功能：补肾、益精、壮骨。适用于小儿发育不良、骨软行迟。

随蜂收野蜜，寻麝采生香

——稀贵中药说麝香

寄题商洛王隐居 （张祜）

近逢商洛口，知尔坐南塘。草阁平春水，柴门掩夕阳。

随蜂收野蜜，寻麝采生香。更忆前年醉，松花满石床。

此诗的意思是，近来我们在商洛一个山口相逢，知道您王隐居就坐在南边池旁。春季里简陋的草屋前河水已满，柴木做房门掩映着傍晚的太阳。随着野蜂飞去的方向收集崖蜜，寻觅野獐的行踪以采取其麝香。更使我想起前年与您喝得酣醉，松花落满了我与您坐卧的石床。

读此诗后可知古时商洛山生态环境很好，松林繁茂，鹿麝成群，药草众多。

唐诗中的麝香

许多著名唐代诗人留下了赞美麝香的佳句，如：

王贞白的《过商山》诗云"一宿白云根，时经采麝村"。

杜甫的《江头四咏·丁香》诗中"晚堕兰麝中，休怀粉身念"。《山寺》中"麝香眠石竹，鹦鹉啄金桃"。

温庭筠的《相和歌辞·张静婉采莲曲》诗中"抱月飘烟一尺腰，麝脐龙髓怜娇饶"。

李商隐的《商於》诗中"背坞猿收果，投岩麝退香"。

雍陶的《寄襄阳章孝标》诗中"闻说小斋多野意，枳花阴里麝香眠"。

寻麝采生香

麝香之名的来历，明代药物学家李时珍在《本草纲目》中说："麝之香气远射，故谓之麝。或云麝父之香来射，故名。"即因其香气远射，故名麝香。麝香为成熟的雄麝腹下香腺囊中的分泌物。自古以来，麝香就是一种驰名中外的珍贵药材和高级天然动物香料，我国著名特产之一。曾被誉为"诸香之冠""香中之王"，在国际市场上，价格比黄金还贵。

中医说麝香

麝香是名贵稀有的中药材，为人祛除疾病。麝香味辛，性温，有特殊的香气，具有开窍醒神、活血散瘀、通经络、消肿痛之功效。主治中风、痰厥、神志昏迷、心腹暴痛、恶疮肿毒、跌打损伤等症；还能催产助生，是"避孕""堕胎""避蛇"的特效药。其既可内服，又可外用。

我国人民应用麝香防治疾病已有两千多年的悠久历史。汉代的《神农本草经》对其就有记述，并列为"上品"。其后的《名医别录》《日华子本草》《抱朴子》《药性本草》等医书中，均有详细记载。明代药物学家李时珍在《本草纲目》中写道：麝香"通诸窍，开经络，透肌骨，解酒毒，消瓜果积食。治中风、中气、中恶、痰厥、积聚癥瘕。"

在中药及成药的实际应用中，麝香常居牛黄、犀角、熊胆等名贵动物药材之首。特别是一些传统名贵中成药，如素有"中药三宝"之誉的安宫牛黄丸、局方至宝丹、紫雪丹以及六神丸、再造丸、大活络丹、牛黄清心丸、苏合香丸、云南白药、小儿回春丹等30多种名贵中成药，都以麝香为必要的成分。此外，近年来，新研制生产的医治癌症、肿瘤等疑难病的麝香制剂，在临床应用上，也取得了良好的疗效。由此可见，麝香虽算不上仙丹，却也是无愧于美誉佳名的妙药了。它在人类未来的医疗保健事业中，拥有广阔的应用前景。

麝香的现代医学研究

现代药理学研究表明，麝香的主要化学成分含麝香酮（现可人工合成）、麝香吡啶、胆甾醇等。药理作用有：直接作用于大脑皮质有唤醒作用；耐缺氧、抗脑组织损伤，抗炎，镇痛，强心，降压，抗早孕，雄性激素样作用，增强免疫，抗变态反应等。临床上常应用于冠心病心绞痛、血管性头痛、脑卒中、肺性脑病、镇静药中毒、血管性痴呆、儿童智力不全症、风湿病、扭挫伤、恶性肿瘤、慢性肝炎等。

名贵的香料

麝香还是一种极名贵的香料，是世界公认的"四大动物香料"（麝香、灵猫香、河狸香、龙涎香）之冠。在古代，人们把它供为神品，用它去"驱恶压邪"。麝香在我国古代一直是妇女们的宠爱之物。据说杨贵妃每次出浴后，都要用它来抹抹身子。欧洲妇女也喜欢用它作化妆品；贵族们更是把麝香放在床上，认为这是最高贵的享受。麝墨（麝煤），含有麝香的墨，后泛指名贵的香墨。唐代王勃《秋日饯别序》："研精麝墨，运思龙章。"现代世界各国用它来作配料，制造高级香水、香脂、香粉、香皂、香精及精制食品，是日用化学工业中的重要原料。

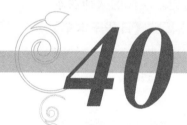

40 毒滕攻犹易，焚心疗恐迟
——毒蜘蛛"以毒攻毒"

蜘蛛三首·其三·并序 （元稹）

《诗序》曰："巴蜘蛛大而毒。其甚者，身边数寸，而踦长数倍其身。网罗竹柏尽死中人，疮湿，且痛痒倍常。用雄黄、苦酒涂所啮，仍用鼠妇虫食其丝尽，辄愈。疗不速，丝及心，而疗不及矣。"

> 稚子怜圆网，佳人祝喜丝。那知缘暗隙，忽被啮柔肌。
> 毒滕攻犹易，焚心疗恐迟。看看长袄绪，和扁欲涟洏。

此诗的意思是，小孩们宠爱着那车轮般圆圆的丝网，姑娘也喜欢那预示得到乖巧的蜘蛛。他们哪里知道毒蜘蛛沿着缝隙爬来，忽然一下咬了你那柔嫩滑腻的肌肤。此时毒液浸在皮肤表面还容易医治，如毒气攻入体内此时医治恐怕已迟。如看着那向心胸逐渐延伸的长长红丝，那么病已危重，即使名医秦和、扁鹊在世，也无能为力了。

诗中描写了毒蜘蛛以乖巧的假象迷惑世人，而暗织网罗伤人致命。诗人在这里借毒蜘蛛比喻朝廷中的宦官奸臣。他们外表道貌岸然，内心却毒藏杀机。

古人治疗毒蜘蛛蜇伤

诗人元稹的《蜘蛛三首》中，写蜘蛛的生活习性以及蜘蛛伤人的医治方法。他在诗序中介绍的单验方"用雄黄、苦酒涂所啮，仍用鼠妇虫食其丝尽，辄愈"，是行之有效而可取的。蜘蛛虽毒，但可入药。如用之得当，可以毒攻毒，以收治病之奇效。《本草纲目》（明·李时珍）："期蛛啮人甚毒，往往见于典籍。按，《传信方》（唐·刘禹锡）云：'张延赏为斑蜘蛛咬颈上，一宿，有二赤脉绕项下，至心前，头面肿如数斗，几至不救。一人以大蓝汁入麝香、雄黄，取一蛛投入，随化为水，遂以点咬处，两日悉愈。'又云：'崔从质言有人被蜘蛛咬，腹大如孕妇，有教饮羊乳，数日而平。'"

唐代诗人元稹在诗序中和刘禹锡在《传信方》中，所介绍的毒蜘蛛"以毒攻毒"治疗方法，已过去一千多年了。那么，现代人对毒蜘蛛蜇伤是怎么处理的呢？

毒蜘蛛蜇伤的急救处理

蜘蛛是节肢动物门蛛形纲蜘蛛目所有种的通称。全世界已发现的有40000多种，中国大陆有3000多种。世界上没有无毒的蜘蛛，只是毒性大小对人体影响程度不同而言。普通蜘蛛一般毒性不大，但有的毒蜘蛛蜇伤后，严重的可以致命。

我们先了解一下毒蜘蛛是怎样蜇伤人的。毒蜘蛛身有毒腺，内含有毒性的化学物质。这些腺体与它们的毒牙相连，通过蜇伤受害者，将毒液输送到受害者的皮肤上。通常毒牙藏在蜘蛛的下颚，直到它遇到威胁时才会露出来，将它们插进受害者的皮肤上，并分泌毒素。由于毒蜘蛛的毒液成分复杂，可分为神经毒素、血液毒素及混合性毒素，毒蜘蛛中毒液的活性成分是一种毒蛋白氨基酸链，对运动神经有麻痹作用。其螯牙蜇破人的皮肤后，毒腺分泌毒液，经螯牙侵入人体而引起中毒，出现局部或全身反应，病人局部疼痛、全身软弱无力、恶心、呕吐、大汗、流涎、眼睑红肿、讲话困难、腹胀、腹痛。严重者出现过敏性休克、急性肾衰竭、脑水肿、肺水肿、溶血、弥漫性血管内凝血等，甚至死亡。

并非所有的蜘蛛螫人，你都会中毒，有些蜘蛛只是干咬，不会释放毒液，只是警告你一下。无论被这些毒蜘蛛中的哪一种螫伤都会是一种痛苦的经历。自从有了抗动物毒血清，人类就不怕因被毒蜘蛛咬伤而面临死亡的危险了。当你走在黑暗角落时要特别小心，不过蜘蛛一般不会主动攻击，当你侵犯了它们的"领土"，它们就会防卫。

被毒蜘蛛螫伤时，除局部剧痛外，伤处可看到有两个小红点，伤员可出现面色青紫、出大汗、呼吸困难、脉慢等症状，应及时处理。如伤口在肢端，立即用带结扎近心侧，每隔15分钟放松1分钟，局部用1∶500高锰酸钾溶液或肥皂水洗净，也可在患处置冰袋冷敷，局部降温，减少毒素吸收。有条件的情况下，可就近就快在伤口消毒后作十字形切口，用火罐抽吸毒液，再用石炭酸烧灼才能放松结扎带。伤口周围以糊化的蛇药片（如季德胜蛇药）敷，如螫伤严重者也要口服蛇药片，然后赶紧送往医院处理。

据统计，美国在1959—1973年间，被毒蜘蛛伤者有1726个病例，死亡55人。我国毒性较强的蜘蛛有以下几种：产于广西、云南、海南等地的捕鸟蛛；分布于上海、南京、北京及东北地区的红蛛；分布于新疆、陕西、河北、吉林等地的穴居狼蛛；常见于台湾中南山地的赫毛长尾蛛；福建的黑寡妇蛛等。

蜘蛛也是一味中药

大腹园网蛛的蛛体可入药。它为我国最常见的蜘蛛，在全国各地均有分布，多栖于屋檐下和树间，张结大型车轮网，多在黄昏时结网，网丝坚韧，富黏性，以兜捕其他小虫为食，也食其他蜘蛛。一般在3月、4月至10月间活动，在夏、秋季捕捉，可鲜用或置沸水中烫死后，晒干，或烘干备用。内服，宜入丸散。外用，宜焙干研末撒，或捣汁外涂或调敷。

蜘蛛具有极高的药用价值，性微寒，味微苦，有大毒，有攻毒、消肿、祛风等功能。用蜘蛛入药，具有解毒消炎之功效，主治疔疮、疮疡、毒虫咬伤、口噤、中风口斜、小儿惊风、阳痿早泄等症。用活蜘蛛泡酒，可用来祛湿消炎、解毒，治疗中风、牙痛、风湿骨痛、肾虚等病症，效果显著。

蜘蛛药用的现代研究

近年来，科学家分别从蜘蛛整体、毒液和蛛丝三方面研究了蜘蛛的药用价值。中医对蜘蛛的认识，主要是蜘蛛整体的应用，留传许多的验方；现代医学对蜘蛛的研究主要集中在对其毒液的研究，从中分离提取得到多种蜘蛛毒素，分别具有不同的结构、功能、用途，应用于治疗神经性疾病的药物。如美国一家公司从蜘蛛毒液中分离出一种多肽蛋白质，使用几十微克，就可起到高效止痛作用，且无吗啡样成瘾性。

我国科研人员用蜘蛛毒液研制成功的"脑力再造丸""增微一号丸"等对治疗脑血管疾病和肿瘤效果很好。此外还发现，蜘蛛毒素还具有抗菌和抗癌作用；提取出的抗菌活性肽，对枯草芽孢杆菌、短小芽孢杆菌有明显的抑菌作用。而从蜘蛛毒素中提取的抑抗性多肽，也已证明其对肺癌和鼻咽癌传代细胞的生长抑制作用。毒素能直接杀死癌细胞，还能有效改善肿瘤周围的淤滞，使治癌药物能冲开微循环的障碍直接击中目标而起到明显的疗效。据报道，美国科学家已从蜘蛛毒液中提取出抗心律失常药物，用于治疗心脑血管疾病。

蜘蛛丝是具有多级结构的蛋白质纤维，牵引丝具有皮芯层结构，芯层内含有数十根纳米级的微纤维。蜘蛛丝的基本组成单元为氨基酸，纤维性能受分子的构象、结晶度、取向度、纤维的形态结构等多种结构因素的综合影响。

蜘蛛丝在民间作为医疗用品已有很长的历史，主要用于伤口的包扎。这种很细的纤维有良好的止血作用，有些丝还有杀菌作用。蜘蛛牵引丝有促进伤口愈合和凝血的功能。这使其在伤口包覆材料方面获得广泛的应用，如脉管伤口修复材料，止血敷料、止血片、止血胶和缝合线等。蛛丝无与伦比的韧性也是一种很有价值的性能，特别适合于眼科、神经科等精细的手术。

除了伤口包覆材料以外，蜘蛛丝在永久植入人体的器官以及痊愈后被吸收的器官方面也将会有很大的应用潜力，如韧带和肌腱的修复移植、动静脉移植以及其他人体器官的替代品（食管、气管、肠、胆管等）、心脏阀门、整形整容外科手术用材料等。

41

阴深山有瘴，湿垫草多虻
——破血逐瘀说虻虫

虻三首并序·其一　（元稹）

《诗序》曰："巴山谷间，春秋常雨。自五六月至八九月，雨则多虻，道路群飞，噬马牛血及蹄角，旦暮尤极繁多。人常用日中时趋程，逮雪霜而后尽。其啮人，痛剧浮蟆而不能毒留肌，故无疗术。"

> 阴深山有瘴，湿垫草多虻。众噬锥刀毒，群飞风雨声。
>
> 汗粘疮痏痛，日曝苦辛行。饱尔蛆残腹，安知天地情。

此诗的意思是，阴暗林深的山中常有雾气岚瘴，地域潮湿杂草丛生处每多牛虻。毒虫噬咬局部痛如针刺与刀割。牛虻群集纷飞鸣叫似风雨之声。汗水浸渍沾染而使疮痕更剧痛，烈日之下的人们还要辛苦前行。牛虻吸血只顾填饱自己的饿腹，哪里知道天地间还有物理人情。

中医说虻虫

虻虫，别名牛虻、牛蚊子。中药用虻虫，为虻科昆虫复带虻或其他同属昆虫的雌性全虫。雌虻吸食牛、马、驴等家畜血液，有时也吸人血；雄虻不吸血，只吸食植物的汁液。虻虫入药一般夏、秋季（6—8月间）捕捉后，用线穿起，晒干或阴干，备用。

中医认为虻虫味苦，性微寒，有小毒。功能：破瘀消癥，活血通经。主治血瘀闭经、癥瘕积聚、产后恶露不尽、干血痨、扑打损伤后瘀血等症。现代中医临床常用虻虫治疗肝炎、增生型肠结核、冠心病、中风、头痛、急性肾炎、血栓闭塞性脉管炎、急性尿潴留、外伤性癫痫、血栓性静脉炎、糖尿病肢端坏疽、内痔出血、慢性前列腺炎、踝关节扭伤、顽固性痛经等。内服煎汤，3～5克/次；研末0.3～0.6克/次；或入丸、散。

古代本草认为虻虫有毒，如《名医别录》《本草纲目》等都有记载。明代缪希雍谓："今人以其毒而多不用。"近代中药文献资料皆认为虻虫性峻猛，有毒或有小毒，毒性大于水蛭，但有关虻虫致急性中毒的实例未见报道。

虻虫单用者很少，常与水蛭或其他药物配伍为用。虻虫破血之力峻猛，急而短暂；水蛭破血之力迟缓，稳而持久，二药合用具有很强的破血逐瘀功效。

虻虫的现代药理研究

现代药理学研究表明，虻虫含有蛋白质、多肽、胆固醇、多种氨基酸、脂肪酸、甾类及色素，还含有多种微量元素，如铁、锌、铜、锰、硫等。

动物试验证明，虻虫水煎液可增强血管流量、离体蛙心的收缩幅度，对垂体后叶素所致急性心肌缺血有防护作用，对组织缺氧有保护作用，有免疫抑制作用、纤溶作用。临床可应用于冠心病心绞痛、肺癌合并胸腔积液等。

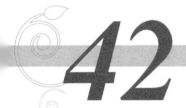

42
虾蟆得其志，快乐无以加
——我很丑但我浑身是药

虾蟆 （白居易）

嘉鱼荐宗庙，灵龟贡邦家。应龙能致雨，润我百谷芽。

蠢蠢水族中，无用者虾蟆。形秽肌肉腥，出没于泥沙。

六月七月交，时雨正滂沱。虾蟆得其志，快乐无以加。

地既蓄其生，使之族类多。天又与其声，得以相喧哗。

岂惟玉池上，污君清冷波。何独瑶瑟前，乱君鹿鸣歌。

常恐飞上天，跳跃随姮娥。往往蚀明月，遣君无奈何。

此诗的意思是，把好鱼进献给祖庙，把神龟贡献给国家。应龙善能兴云作雨，滋润田地谷物芽。爬行的水生物中，无用的动物就是癞蛤蟆。它们形体污秽，肌肉腥气，经常出没在肮脏的泥沙里。在六、七月之交，此期正值大雨滂沱。癞蛤蟆却得意忘形，真是快乐得无以复加。大地既让癞蛤蟆生殖繁衍，使它们代代昌盛，族类增多。天公又赋予它们以声音，使其得以相互哇哇地喧哗。它们岂止活动在水池中，污染你清洁凉爽的水波。亦不仅活动在琴瑟之前，扰乱你欢迎嘉宾的乐歌。又常担心它们会飞上青天，跳跃爬行，跟随着月宫仙女嫦娥。癞蛤蟆往往侵蚀碧空中的明月，使你拿它们也无可奈何。

白居易的这首诗借虾蟆比喻小人，"虾蟆得其志，快乐无以加"，其愤世嫉俗，针砭时弊，寓意深刻。

虾蟆，又称蟾蜍、蟾、癞蛤蟆。它虽"形秽肌肉腥"，外貌丑陋，但却是一种著名的可作中药的动物，并且它全身都是药。

唐诗中的虾蟆

虾蟆虽然外貌丑陋，但在唐诗里却深受诗人们的"青睐"，经常在诗中出现。如：杜甫的《月三首》中"魍魉移深树，虾蟆动半轮"。

韩愈的《赠侯喜》中"虾蟆跳过雀儿浴，此纵有鱼何足求"。

元稹《乐府杂曲·鼓吹曲辞·芳树》中"清池养神蔡，已复长虾蟆"。

岑参的《晦日陪侍御泛北池》中"月带虾蟆冷，霜随獬豸寒"。

沈佺期的《古镜》中"莓苔翳清池，虾蟆蚀明月"。

皎然的《长安少年行》中"翠楼春酒虾蟆陵，长安少年皆共矜"。

蒋贻恭的《咏虾蟆》中"欲知自己形骸小，试就蹄涔照影看"。

张蠙的《钱塘夜宴留别群守》中"臑栗调高山阁迥，虾蟆更促海声寒"。

陈陶的《海昌望月》中"兔子树下蹲，虾蟆池中游"。

温庭筠的《春日野行》中"野岸明媚山芍药，水田叫噪官虾蟆"。

陆龟蒙的《上云乐》中"青丝作筰桂为船，白兔捣药虾蟆丸"。

吴融的《绵竹山四十韵》中"休飞霹雳车，罢系虾蟆木"。

张籍《游襄阳山寺》"薜荔侵禅窟，虾蟆占浴池"。

贾岛的《寄令狐绹相公》中"不妨圆魄里，人亦指虾蟆"。

杨牢的《句》"虾蟆欲吃月，保护常教圆"。

卢仝的《与马异结交诗》中"月里栽桂养虾蟆，天公发怒化龙蛇"等。

浑身是药的虾蟆

虾蟆为蟾蜍科动物中华大蟾蜍或黑眶蟾蜍的全体。蟾蜍的干体（蟾蜍）、皮（蟾皮）、头部（蟾头）、舌（蟾舌）、肝（蟾蜍肝）、胆（蟾蜍胆）、耳后腺及皮肤腺分泌液的加工品（蟾酥），均可供药用。

蟾蜍（干体）：蟾蜍性味辛凉、有毒。功能破癥结、行水湿、化毒、杀虫、定痛。主治疔疮，发背，阴疽瘰疬，恶疮，癥瘕癖积，膨胀，水肿，小儿疳积，慢性气管炎。《本草纲目》（明·李时珍）："蟾蜍，入阳明经，退热，行湿气，杀虫，而为疳病、痈疽、诸疮要药也。"

蟾皮：它的特殊成分同蟾酥，主要为甾类化合物、蟾蜍二烯内酯、吲哚系碱类等。性味辛、凉，微毒。功用：清热解毒，利水消胀。主治痈疽，肿毒，瘰疬，肿瘤，疳积腹胀，慢性气管炎。《本草纲目拾遗》（清·赵学敏）记载"贴大毒，能拔毒、收毒。"

蟾衣：蟾蜍自然脱落的角质衣膜，据近代临床报道，对慢性肝炎、多种癌症、慢性气管炎、腹水、疔毒疮痈等有较好的疗效。

蟾头：蟾蜍的头部。治小儿疳积。《本草纲目》记载"功同蟾蜍"。

蟾舌：蟾蜍的舌，《本草纲目拾遗》记载，功用主治为"拔疔"。

蟾肝：蟾蜍的肝，《医林纂要》（清·汪绂）记载，功用主治为"治痈疽疔毒，取其肝敷之，数易亦愈"。

蟾胆：蟾蜍的胆，胆汁的主要成分为胆汁酸与胆汁醇。主治气管炎。

蟾酥：为蟾蜍耳后腺及皮肤腺分泌的浆液，经加工干燥而成。主要成分为甾类化合物、蟾蜍二烯内酯、吲哚系碱类等。性味甘辛、温，有毒。中医认为蟾酥有解毒、消肿、强心、止痛功效，主治疔疮、痈疽、发背、瘰疬、慢性骨髓炎、咽喉肿痛，小儿疳积、风虫牙病等。

蟾蜍的现代药理研究

现代药理研究表明，蟾酥有强心、呼吸兴奋、升压、中枢镇痛、局部麻醉、平喘镇咳、抗炎、抗肿瘤、抗放射作用、升高白细胞等功效。可治疗心力衰竭、口腔炎、咽喉炎、白喉、咽喉肿痛、流行性腮腺炎、肾炎、食管癌、肝癌、皮肤癌等。目前德国已将蟾酥制剂用于临床治疗冠心病，日本以蟾酥为原料生产"救生丹"。我国著名的梅花点舌丹、一粒牙痛丸、六神丸、心宝、华蟾素注射液等50余种中成药中都有蟾酥成分。

俗话说"癞蛤蟆想吃天鹅肉"，但癞蛤蟆对人类的医药贡献，似乎可胜过天鹅肉。

念尔无筋骨，也应天地心

——蚯蚓即中药地龙

夏夜闻蚯蚓吟 （卢仝）

夏夜雨欲作，傍砌蚯蚓吟。念尔无筋骨，也应天地心。

汝无亲朋累，汝无名利侵。孤韵似有说，哀怨何其深。

泛泛轻薄子，旦夕还讴吟。肝胆异汝辈，热血徒相侵。

此诗的意思是，在夏天的夜晚大雨将来时，蚯蚓贴近台阶边不停地歌吟。虽说你没有坚强的筋骨，但也能够应合天地良心。你没有亲戚与朋友的牵累，没有名位与利禄的扰侵。你发出超凡的韵律好像在诉说着什么，你的悲伤和哀怨是多么的深！命轻薄，身微贱，漂浮不定的我，也还在早晚不停地歌唱咏吟，难道不是这样吗？我们人类的勇气、血性虽与你们不同，但细想起来，这样不停地鸣叫的结果，只不过是白白地浪费一腔热情。

诗人将错就错

蚯蚓是环节动物，体形圆长而柔软。《礼记·月令》："（孟夏之月）蝼蝈鸣，蚯蚓出。"宋代俞琰《席上腐谈》卷上有"崔豹《古今注》云：'蚯蚓一名曲蟮，善长吟于地下，江东人谓之歌女。'谬矣。按，《月令》：'蝼蝈鸣，蚯蚓出。盖与蝼蝈同处，鸣者蝼蝈，非蚯蚓也。吴人呼蝼蝈为蝼。故谚云：蝼蝈叫得肠断，曲蟮乃得歌名。'"由此可知，蚯蚓并不会发声，古人早已认识到这一点。诗人不过是将错就错，借题发挥。

蚯蚓即中药地龙

蚯蚓是中药地龙。蚯蚓入药的记载最早见于汉《神农本草经》，原名"白颈蚯蚓"。李时珍曰："蚓之行也，引而后申，其墣如丘，故名蚯蚓。"蚯蚓又称地龙、曲蟮、土龙等，尤以"地龙"一名最为重要。蚯蚓潜居地下，每当将雨时都会钻出地面。在古人看来，蚯蚓有探知阴晴之能，就像传说中能兴云致雨的龙那样，因此蚯蚓被称作"地龙"。现在，"地龙"之名已成为蚯蚓药材的正名。

中医说地龙

中医认为地龙性寒，味咸，能清热止痉、平肝息风、通经活络、平喘利尿，用于治疗热病发热狂躁、惊痫、抽搐、肝阳上亢头痛、中风偏瘫、风湿痹痛、肺热喘咳、小便不通等证。这些功能在现代药理学对蚯蚓的研究结果中大多得到了验证。

地龙的现代药理研究

地龙的药理活性与营养价值很高，它含有丰富的氨基酸、不饱和脂类、核苷酸、微量元素等成分，对人体许多系统都有调节功能。现代药理研究表明，地龙有缓慢而持久的降压和抗心律失常作用，能改善血液流变性，促进血液循环，抑制血小板聚集，抗血栓形成。所含蚓激酶有溶栓作用。另外，地龙还有抗肿瘤、抗菌、杀精子、利尿、促进皮肤新陈代谢作用，对离体和在体子宫有兴奋作用。临床上常用于治疗骨折、风头痛、高血压、类风湿关节炎、痰热咳喘、支气管哮喘、脑血栓后遗症、变应性鼻炎等。

由于地龙有溶血栓和抗凝血功能，故支气管扩张、肺咳血、胃出血、痔疮出血、血小板减少性紫癜等病人应慎用或禁用。

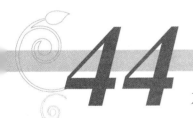

44

本以高难饱，徒劳恨费声
——清热息风说蝉

蝉 （李商隐）

本以高难饱，徒劳恨费声。五更疏欲断，一树碧无情。

薄宦梗犹泛，故园芜已平。烦君最相警，我亦举家清。

此诗的意思是，你栖息在树的高枝上，餐风饮露，本来就难以饱腹，何必哀婉地发出恨怨之声？这一切其实都是徒劳的。由于彻夜鸣叫，到五更时已精疲力竭，可是那碧树依然如故，毫无表情。我官职卑微，像桃木偶那样四处漂泊，而故乡的田园却已荒芜。烦请你用鸣叫之声给我敲响警钟，我的家境同样贫寒而又凄清。

古人有云："昔诗人篇什，为情而造文。"这首咏蝉诗，就是抓住蝉的特点，结合作者的情思，"为情而造文"的。诗中的蝉，也就是作者自己的影子。

唐诗里的蝉

唐诗中有很多咏蝉的诗句，现选摘如下：

虞世南的《蝉》诗中"居高声自远，非是藉秋风"。

骆宾王的《在狱咏蝉》诗中"西陆蝉声唱，男冠客思深"。

薛涛的《蝉》诗中"声声似相接，各在一枝栖"。

许浑的《蝉》诗中"噪柳鸣槐晚未休，不知何事爱悲秋"。

陆蒙龟的《蝉》诗中"一腹清何甚，双翎薄更无"。

张乔的《蝉》诗中"先秋蝉一悲，长是客行时"。

子兰的《蝉》诗中"独蝉初唱古槐枝，委曲悲凉断续迟"。

罗邺的《蝉》诗中"才入新秋百感生，就中蝉噪最堪惊"。

徐夤的《蝉》诗中"壳蜕已从今日化，声愁何似去年中"。

耿湋的《新蝉》诗中"今朝蝉忽鸣，迁客若为情"。

元稹的《春蝉》诗中"作诗怜化工，不遣春蝉生"。

贾岛的《早蝉》诗中"早蝉孤抱芳槐叶，噪向残阳意度秋"。

戴叔伦的《画蝉》诗中"饮露身何洁，吟风韵更长。斜阳千万树，无处避螳螂"。

李世民的《赋得弱柳鸣秋蝉》诗中"散影玉阶柳，含翠隐鸣蝉"。

卢照邻的《咏蝉》诗中"清心自饮露，哀响乍吟风"。

白居易的《早蝉》诗中"六月初七日，江头蝉始鸣"，《早蝉》诗中"亦如早蝉声，先入闲人耳"。

蝉的药用和食用

中药的蝉为蝉科昆虫黑蚱的全虫，又称知了、蚱蝉、鸣蝉等。其性味咸干、寒，有清热、息风、镇惊功效，可治小儿惊风、癫痫、夜啼。

《礼记》中还有食蝉的记载，当时蝉不仅是劳苦大众的食品，而且还成为人君筵席上的佐食，至今我国还有不少地方保留着食蝉的习俗。蝉的食法多种多样，既可以火炙烩熟，也可用油煎炸。它和蚯蚓、蚱蜢、蚂蚁等昆虫一样，均为高蛋白食物。据测定，蝉含蛋白质高达 72%，不失为一种天然营养佳品。

蝉衣的药用

秦汉时期的《神农本草经》中把蚱蝉列为"中品"，说它能主治"小儿惊痫夜啼，癫病寒热"，为儿科专用药。直到南北朝《名医别录》（魏·陶弘景）中才有蝉衣入药的记载，从此后人多用蝉衣而少用蚱蝉了。《本草纲目》（明·李时珍）中云："今人只知用蜕，而不知用蝉也。"殊为可惜。

中药蝉衣又称蝉蜕、蝉壳，为蝉羽化后的蜕壳。性味甘咸、凉，有散风热、宣肺、定痉功效，主治外感风热、咳嗽声哑、麻疹透发不畅、风疹瘙痒、小儿惊痫、目赤、翳障、疔疮肿毒、破伤风。孕妇慎服。

现代药理研究表明，蝉衣有抗惊厥、镇静作用。

45

行似针毡动，卧若栗球圆
——化瘀止痛说刺猬皮

咏刺猬 （李贞白）

行似针毡动，卧若栗球圆。

莫欺如此大，谁敢便行拳。

此诗的意思是，行走起来像一块针毡在爬动，一躺下去又如一只圆溜溜的栗球。不要欺压这样小的生物，再说又有谁敢于随便向它施暴挥舞拳头。

诗句从形状、动态上描写刺猬的外貌。比喻的运用，使状物形象而准确，语言也生动风趣。

刺猬药用以皮为贵

刺猬身上的脑（猬脑）、肉（猬肉）、脂肪油（猬脂）、心肝（猬心肝）、胆（猬胆）都可入中药，以其皮（刺猬皮）最为常用、价值高。

刺猬皮（中药名）为刺猬科动物刺猬的皮。上层的刺由角蛋白组成，下层真皮层主要是胶原蛋白和脂肪组成。有降气定痛、凉血止血作用，可治反食吐食，腹痛疝气、肠风痔漏、遗精等。

刺猬身上的其他"中药"

猬肉：性味甘平，可治反胃，胃脘痛，痔瘘等。

猬胆：明代李时珍《本草纲目》记载"点目止泪；化水涂痔疮"。

猬脂：性味甘平，可治肠风便血、癣疮等。

猬脑：《本草纲目》记载"可治颈、耳部狼瘘"。

猬心肝：《本草纲目》记载"可治瘘及瘰疬、恶疮"。

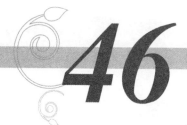

46

春蚕到死丝方尽
——蚕的药用价值

无题（李商隐）

相见时难别亦难，东风无力百花残。春蚕到死丝方尽，蜡炬成灰泪始干。晓镜但愁云鬓改，夜吟应觉月光寒。蓬山此去无多路，青鸟殷勤为探看。

此诗的意思是，难得相见而分别更难，暮春时节东风渐尽，百花凋零。春蚕结茧到死时丝才吐完，蜡烛要燃尽成灰时像泪一样的蜡油才能滴干。女子早晨对镜梳妆，担心乌黑的头发变白，青春不在。男子夜晚长吟不眠，必然也感到冷月侵入。对方住在蓬山这样无路可通之处只能拜托青鸟，常代替我前去看望。

"春蚕到死丝方尽，蜡炬成灰泪始干。"诗人借助"春蚕""蜡烛"使难以言说的复杂感情具体印象化。

唐诗中的蚕

于濆的《野蚕》诗中"野蚕食青桑，吐丝亦成茧"。

蒋贻恭的《咏蚕》诗中"辛勤得茧不盈筐，灯下缫丝恨更长"。

王建的《簇蚕辞》诗中"新妇拜簇愿蚕稠，女洒桃浆男打鼓"。

王维的《渭川田家》诗中"雉雊麦苗秀，蚕眠桑叶稀"。

王建的《田家行》诗中"野蚕作茧人不取，叶间扑扑秋蛾生"等。

一身是药的蚕

蚕为蚕蛾科昆虫家蚕，蚕在中药里一身是宝，原蚕蛾为家蚕蛾的雄性全虫；白僵蚕为家蚕的病死幼虫；蚕蜕为幼虫的蜕皮；蚕蛹为家蚕的蛹；原蚕子为家蚕的卵子；蚕退纸为家蚕卵壳；蚕茧为家蚕的茧壳；原蚕沙为家蚕幼虫的粪便，都可入药。

原蚕沙为蚕蛾科昆虫家蚕干燥粪便。性温，味辛甘，有祛风除湿，活胃化浊，活血定痛之功能。主治风湿痹痛、关节不遂、皮肤不仁、腰腿冷痛、风疹瘙痒、头风头痛、烂弦风眼、霍乱吐泻、转筋腹痛诸症。现代药理研究表明，蚕沙含粗蛋白、叶绿素、植物醇、谷固醇、麦角固醇、咖啡酸、多种氨基酸、维生素 A、B 族维生素、维生素 D、钠、钾、钙、磷及微量元素等。有抗菌、抗病毒、促进造血、抗肿瘤、抗放射等药理作用。目前临床常用于荨麻疹、白细胞减少症、关节炎、闭经等。

原蚕子为家蚕卵子，含多种氨基酸、维生素、辅酶、微量元素，主治难产。

原蚕蛾为家蚕雄性全虫，含丰富蛋白质、多种游离氨基酸、细胞色素等。性味咸温，有补肝益肾、壮阳涩精作用，主治阳痿、遗精、白浊、溃疡等。

蚕蛹为蚕蛾的蛹，性平、味甘，主治小儿疳热、消瘦。蚕蛹是高蛋白的营养品。蚕吐丝结茧后经过 4 天左右，就会变成蛹。蚕蛹的体形像一个纺锤，头部很小，长有复眼和触角；胸部长有胸足和翅；腹部鼓鼓的。蚕刚化蛹时，体色是淡黄色的，蛹体嫩软，渐渐地就会变成黄色、黄褐色或褐色，蛹皮也硬起来了。蚕蛹含有丰富的蛋白质和多种氨基酸，是体弱、病后、老人及妇女产后的高级营养补品。

蚕退纸为蚕蛾卵子孵化后的卵壳，外层含多酚类，中层、内层含类脂，性平，主治吐血、衄血、便血、带下等。

蚕蜕为蚕蛾幼虫的脱皮，味甘性平，主治崩漏、带下、痢疾等。

蚕茧为蚕蛾的茧壳，主要成分为丝纤维蛋白和丝胶蛋白，味甘性温，主治便血、尿血、血崩、痈肿等。

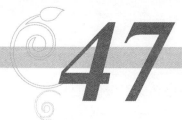

省郎忧病士，书信有柴胡
——杜甫治疟用柴胡

寄韦有夏郎中　（杜甫）

省郎忧病士，书信有柴胡。饮子频通汗，怀君想报珠。
亲知天畔少，药饵峡中无。归楫生衣卧，春鸥洗翅呼。
犹闻上急水，早作取平途。万里皇华使，为僚记腐儒。

诗人杜甫的同僚韦有夏郎中寄来了书信和中药柴胡，杜甫写此诗致谢。诗的意思是郎中担心我的病情，寄来了书信和柴胡，饮服其汤剂之后，频频发汗，很感激很想报答韦的恩情。我身在远边，亲友稀少，药物也很难寻找。我的船已久停江边了，连春鸥也在欢呼我快快上路。我似乎听到你的船正在逆着急水而上，祝你早日踏上坦途。万里征途中的你，难得还如此记挂着我和我的病。

杜甫患的是啥病

"省郎忧病士，书信有柴胡"，此诗虽没说明杜甫自己患的是什么病，"药饵峡中无"，此处穷乡僻壤，缺医少药，从诗人急需柴胡来看，杜甫当时患的应是旧病"疟疾"复发，可以从杜甫相关的诗中证明这个推断。

杜甫的《哭台州郑司户苏少监》诗中"疟病餐巴水，疮痍老蜀都"，意思是说我身患疟疾，奔波于巴地，艰难困苦垂老于蜀都。《病后过王倚饮赠歌》中"疟疠三秋孰可忍？寒热百日相交战"，意思是患了一秋的疟疾，此苦谁能忍受，百日之中忽冷忽热症状的"拉锯战"。《寄薛三郎中璩》诗中"峡中一卧病，疟疠终冬春"，意思是我卧病在荒寂少人的峡中，从冬到春总受着疟疾的病苦。《寄彭州高三十五使君适，虢州岑二十七长史参三十韵》一诗中"三年犹疟疾，一鬼不消亡""隔日搜脂髓，增寒抱雪霜"，意思是说诗人三年之中，疟疾未愈，疟疠祟，不肯消亡。每隔一日发作一次，发冷起来如同怀抱雪霜。

可见，杜甫曾长期受疟疠折磨，发病时寒热往来。当时的中医常用小柴胡汤加减以治疗，柴胡是此方的主药，患疟疾的杜甫正急需柴胡治疗。"亲知天畔少，药饵峡中无"，就在这缺医少药、孤立无援的困境中，他收到同僚好友寄来的柴胡，这真是救命之药，雪中送炭，当即水煎服之，就频频出汗，病情转轻。此诗写出了诗人杜甫的感激之情。

中药柴胡的功效

柴胡为伞形科植物北柴胡或狭叶柴胡等，其根部入药。柴胡，味苦，性微寒。有透表退热、疏肝解郁，升举阳气的功效。现代药理研究证实，其含有柴胡皂苷、芦丁、侧金盏花醇及挥发油等。柴胡主治外感热病、上呼吸道感染、疟疾、寒热往来、胸满胁痛、月经不调、肝炎、胆囊炎、子宫脱垂、脱肛等。

中医治疟常用小柴胡汤，出自汉代医圣张仲景《伤寒论》，由柴胡、黄芩、人参、半夏、甘草、生姜、大枣组成。千年来中药治疟，除柴胡外还有常山、青蒿等。近年来，我国的屠呦呦等医药专家用现代科学方法，从青蒿中提取出青蒿素，用于治疗疟疾，疗效达到国际领先水平，具有速效、低毒等特点，拯救了成千上万疟疾病人的生命。屠呦呦获得 2015 年诺贝尔生理学或医学奖。

如果杜甫地下有知，也许会感叹地说：1000 多年都过去了，现代人怎么对小小疟原虫仍然无可奈何呢？

合欢能解恚，萱草信忘忧

——合欢、萱草能解恚忘忧吗

庭前 （陆龟蒙）

合欢能解恚，萱草信忘忧。

尽向庭前种，萋萋特地愁。

"合欢能解恚，萱草信忘忧"中的"恚"和"忧"分别是怨恨和发愁的意思，是心理情绪状态。合欢为豆科落叶乔木植物合欢的花或皮，萱草为百合科多年生草本植物萱草的含苞欲放的花（蕊）。合欢和萱草又为常用的中药，那么，究竟合欢能解怨恨吗？萱草能忘忧愁吗？

唐诗中的合欢、萱草

张说的《安乐郡主花烛行》诗中"织女西垂隐烛台，双童连缕合欢杯"。

李商隐的《相思》诗中"相思树上合欢枝，紫凤青鸾共羽仪"。

白居易的《庾顺之以紫霞绮远赠，以诗答之》诗中"不如缝作合欢被，寤寐相思如对君"。

皇甫松的《竹枝（一名巴渝辞）》诗中"筵中蜡烛泪珠红，合欢桃核两人同"。

温庭筠的《南歌子词二首》诗中"合欢桃核终堪恨，里许元来别有人"。

元稹的《生春二十首》诗中"独眠傍妒物，偷铲合欢丛"。

杜甫的《腊日》诗中"侵陵雪色还萱草，漏泄春光有柳条"。

孟郊的《游子》诗中"慈亲倚堂门，不见萱草花"。

温庭筠的《禁火日》诗中"舞衫萱草绿，春鬓杏花红"。

李商隐的《韩翃舍人即事》诗中"萱草含丹粉，荷花抱绿房"。

李峤的《萱草》诗中"徒步寻芳草，忘忧自结丛"。

韦应物的《对萱草》诗中"何人树萱草，对此郡斋幽"。

白居易的《梦得比萱草见赠》诗中"杜康能散闷，萱草解忘忧"。

中医说合欢

中医认为，合欢性味甘、平，有安神解郁、活血消肿之功，能治心神不安、忧郁失眠、肺痈、筋骨损伤，痔漏疼痛。《神农本草经》言其"安五脏，和心志，令人欢乐无忧，明目"。《本草纲目》（明·李时珍）言其"和血、止痛、消肿"。

合欢的现代药理研究

现代药理研究表明，合欢花或皮含生物碱、木脂素、三萜、黄酮以及多糖等，有镇静、增强免疫力、抑菌、抗肿瘤、抗过敏、促进子宫收缩等作用。临床应用于失眠、神经症、小儿多动症、跌打瘀肿作痛等。

动物实验证实，合欢水剂对小鼠的自发活动有非常显著的抑制作用，且有良好的量效关系，总的镇静效果其花、皮无明显差异。作为神经系统的强壮调节剂，合欢可以缓解急躁情绪、调畅情志，使心情安定，神明畅达。

萱草能忘忧吗

诗中"萱草信忘忧"来源于《诗经·卫风·伯兮》："焉得萱草，言树之背。愿言思伯，使我心痗。"意思是古代传说忘忧草（萱草）可以让人忘记忧愁和烦恼，在你走的那天，我在墙角的树荫下种了一株株的忘忧草，从那以后我每日都在头上佩戴着它，可是这对我来说毫无用处，还是不能终止我对你的想念。我只求你能平安地回来，哪怕我相思成病也在所不惜。从这一句不难看出这个女子对丈夫的思念已经到了如痴、如醉、如狂的程度。女主人公每一句话可以说是感天动地的。

萱草又名黄花菜、金针菜，为百合科多年生草本萱草的含苞欲放的花（蕊）。汉代嵇康《养生论》云："合欢蠲忿，萱草忘忧。"唐代白居易也有"杜康能解闷，萱草能忘忧"之句，是说人们看到萱草花，再大的忧愁烦恼都能烟消云散，故古代萱草还有"忘忧花"之称。

现代中医认为黄花菜性味甘、凉，有养血平肝，利湿热、消肿，通络下乳之功。适用于肝血亏虚，开阳上亢所致的头晕，耳鸣，失眠多梦，小便不利，水肿，产后缺乳，乳汁分泌不足等。

现代营养研究表明，其干品营养成分每百克含量为：热量254卡、蛋白质 8.5 克、脂肪 2.5 克、纤维 4.9 克、灰质 4.5 克、钙 340 毫克、磷 208 毫克、铁 14 毫克、维生素 A 2.1 毫克、维生素 B_2 0.71 毫克、烟酸 0.8 毫克。

其鲜品营养成分每百克含量为：热量 32 卡、蛋白质 1.8 克、脂肪 0.4 克、纤维 0.9 克、灰质 0.6 克、钙 19 毫克、磷 38 毫克，铁 0.3 毫克，维生素 A 1.23 毫克、维生素 B_1 0.03 毫克、维生素 B_2 0.05 毫克、维生素 C 28 毫克、烟酸 0.3 毫克。新鲜的金针含有一种称为秋水仙碱的毒素，必须经过开水焯制并用冷水浸泡后才可食用。

金针菜含多种维生素，尤其是胡萝卜素的含量很高，有健脑，益智，抗衰老之功，日本医学家将金针菜列为 8 种健脑食品之首，认为其有降低血清胆固醇的作用，对防止脑出血、冠心病、动脉粥样硬化等十分有益。

看来，"萱草信忘忧"只是古代人们的一种美好意愿吧！

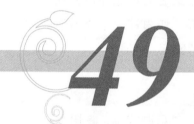

嫩似金脂飏似烟，多情浑欲拥红莲
——皮肤病良药浮萍

浮萍 （皮日休）

嫩似金脂飏似烟，多情浑欲拥红莲。

明朝拟附南风信，寄与湘妃作翠钿。

此诗的意思是，浮萍品质柔似金脂，轻扬漂浮似云烟，又好像富于感情，简直就要围抱住红莲。明朝，我拟写一封书信，托付南风，它寄给湘妃娥皇、女英作为首饰。

皮日休的《浮萍》诗，比喻新颖，想象奇特。"明朝拟附南风信，寄与湘妃作翠钿"这两句，更是与众不同，耐人寻思。

唐诗中的浮萍

下面再选录几首咏浮萍的唐诗，以供鉴赏。

白居易的《池上》诗中"不解藏踪迹，浮萍一道开"。

杜牧的《齐安群后池绝句》诗中"菱透浮萍绿锦池，夏莺千啭弄蔷薇"。

韩愈的《青青水中蒲二首》诗中"寄语浮萍草，相随我不如"。

谭用之的《闲居寄陈山人》诗中"珍重先生全太古，应看名利似浮萍"。

杜甫的《又呈窦使君》诗中"相看万里外，同是一浮萍"。

卢纶的《小鱼咏寄泾州杨侍郎》诗中"莲花影里暂相离，才出浮萍值罟师"。

王建的《薛二十池》诗中"浮萍著岸风吹歇，水面无尘晚更清"。

高供奉的《本草采萍时日歌》中"不在山，不在岸，采我之时七月半"。

医说浮萍

浮萍为浮萍科植物紫萍或青萍的干燥全草。中医认为，浮萍性味辛寒，有宣散风热，透疹，利尿，解毒等功能，常用于麻疹不透、风疹瘙痒、丹毒、水肿、尿少等症。

现代药理研究表明，紫萍含荭草素、牡荆素、芦丁等黄酮类化合物，及豆甾醇、胡萝卜素苷、氨基酸、微量元素等。青萍含植二烯、番茄红素、植醇、谷甾醇、多种维生素等。研究证实，浮萍有解热、抗感染、利尿等作用。

现代临床应用于多种皮肤病，如浮萍汤治疗荨麻疹、湿疹；浮萍饮治疗丘疹性荨麻疹；浮萍蝉防汤治疗顽固性荨麻疹；双紫地肤汤（紫萍、紫草、白癣皮）治疗痤疮、湿疹等，均有很好疗效。

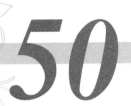

腊前千朵亚芳丛，细腻偏胜素奈功
——治鼻炎要药辛夷

扬州看辛夷花 （皮日休）

腊前千朵亚芳丛，细腻偏胜素奈功。蟓首不言披晓雪，麝脐无主任春风。一枝拂地成瑶圃，数树参庭是蕊宫。应为当时天女服，至今犹未放全红。

此诗的意思是，在腊月前，扬州的辛夷花竞相绽放，成千上万的花朵覆压着丛生的繁花，辛夷花瓣的洁白细腻胜过了白柰。它的漂亮可比美女，这自不待言，何况又披上了层晓雪，显得更加洁白靓丽，它的芬芳可比麝香，如无人欣赏时，它亦任凭春风吹拂，芳香四溢。即使有那么一枝轻轻擦过地面，此处也能变成仙境，更何况是许多辛夷树栽入庭院，这庭院仿佛就是一座仙宫。正当花开之时，树姿越发漂亮，亭亭玉立，如同穿上了天上神女的衣服，至今我所看到的扬州辛夷花还未全部开放变红。

唐诗里的辛夷

辛夷又名望春花，属木兰科植物，落叶灌木。花初出枝头，苞长半寸而尖锐，俨如笔头，因而俗称"木笔"。及开则似莲花小如盏，紫苞红焰，作莲及兰花香，亦有白色者，又称为玉兰。由于辛夷花质细腻，艳丽动人，且香味清雅，赢得历代文人的青睐，留下不少名诗佳作。唐诗中就有：

杜甫的《逼仄行赠毕曜》诗中"辛夷始花亦已落，况我与子非壮年"。

王维的《辛夷坞》诗中"木末芙蓉花，山中发红萼"。

白居易的《题灵隐寺红辛夷花戏酬光上人》诗中"紫粉笔含尖火焰，红胭脂染小莲花"。

吴融的《木笔花》诗中"嫩如新竹管初齐，粉腻红轻样可携"。

欧阳炯的《辛夷》诗中"含锋新吐嫩红芽，势欲书空映早霞"。

陆龟蒙的《和袭美扬州看辛夷花次韵》诗中"柳疏梅堕少春丛，天遣花神别致功"。

李商隐《木兰花》诗中"几度木兰舟上望，不知元是此花身"等。

中医说辛夷

辛夷树的花蕾、花、树皮均可入中药。

辛夷：为木兰科植物辛夷或玉兰的花蕾，性味辛温，有祛风、通窍功效，主治头痛、鼻渊、鼻塞不通、齿痛、面皯等。

木兰花：为辛夷的花，含挥发油，主要有柠檬醛、丁香油酚、桉叶素等。明代李时珍《本草纲目》记载"治鱼哽骨哽"。

木兰皮：为辛夷树的树皮，含木兰箭毒碱、柳叶木兰碱等。性味苦寒，可治酒疸、阴下湿痒、痈疽、水肿等。

中医治鼻要药——辛夷

辛夷主治鼻渊。本品辛温发散，芳香通窍，其性上达，外能祛除风寒邪气，内能升达肺胃清气，善通鼻窍，为中医治鼻渊、头痛、鼻塞、流涕之要药。

中医用辛夷治疗急性或慢性鼻炎、变应性鼻炎、肥厚性鼻炎、鼻窦炎、副鼻窦炎等病，均有良效。在鼻病治疗中，辛夷多与其他药物配伍。辛夷也可以治疗风寒感冒。

辛夷有美容作用

辛夷最广泛的运用就是用它来美容，在《神农本草经》中记载，辛夷能够治"面奸"，这个奸就是指脸上出现的黑色的斑点。《黄帝内经》说女性到了 35 岁的时候，因为"阳明脉衰"，也就是胃和大肠的功能衰退，就会出现"面始焦，发始堕"，脸上会出现斑点，有些人在产后会出现"蝴蝶斑"，还有些人会因为胃寒或饮水过多脸上出现"水斑"，我们一般用辛夷加上菟丝子，再加点白及，菟丝子粉本身就有黏合的作用，用它来调成稠糊状，古代早已用它来做成面膜外用，贴敷在脸上祛面斑。

辛夷怎么煎服

使用辛夷作汤剂煎服的时候，辛夷要包煎，为什么要包呢？辛夷首先必须打碎，这样它的香味才会出来；因为它的身上有些茸毛，如果不包起来的话，这些茸毛就会浮在药液中，喝的时候会呛嗓子，这就是我们使用辛夷时应该注意到的问题。

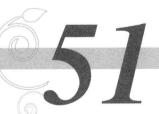

51

一时种了黄连种，万代令人苦不休
——最苦中药数黄连

下狱有作 （陈长官）

按则增科不自由，未曾举笔泪先流。高田沙瘦常忧旱，沿海涂咸少有秋。

要使茧丝殚地力，愿将骨肉伴枷头。一时种了黄连种，万代令人苦不休。

此诗的意思是，苛税加赋税，使百姓不堪重负，苦难生存。为了解救穷苦百姓，我欲写一奏章以报告当地的实情，可还未曾举笔，泪水却先夺眶而流。土地贫瘠年年歉收，官府为了征收蚕丝，被迫百姓种桑养蚕，这已经竭尽了百姓可承受的能力。我愿意忍受皮肉之苦，脖子上套着刑具枷头。黑暗的统治者给广大人民深深地埋下了黄连种，使他们祖祖辈辈遭难受苦，且无止无休。

黄连是味极苦的中药，苦闻天下。有人做了这样的试验，用一份小檗碱加上 25 万份的水配制出液体仍有苦味。黄连里含 7％的小檗碱。

中医说黄连

中药黄连为毛茛科植物黄连的根茎。中医应用黄连，历史悠久，经验丰富，配伍灵活，功效显著。如《神农本草经》曰："主热气目痛，眦伤泣出，明目，肠澼腹痛下痢，妇人阴中肿痛。"

黄连性寒，味苦。功能：泻火，燥湿，解毒，杀虫。主治时行热毒，伤寒，热盛心烦，痞满呕逆，菌痢，热泻腹痛，吐衄、下血，消渴，疳积，蛔虫病，百日咳，咽喉肿痛，火眼，口疮，痈疽疮毒，湿疹，汤火烫伤。内服煎汤或入丸、散。外用研末调敷、煎水洗或浸汁点眼。

注意：凡阴虚烦热，胃虚呕恶，脾虚泄泻，五更泄泻者慎服。

黄连的现代研究

现代药理研究表明，黄连根茎含有多种生物碱，包括小檗碱（黄连素）、黄连碱、掌叶防己碱、药根碱、甲基黄连碱、非洲防己碱等，其中以小檗碱含量最高。黄连的药理作用有抗炎、抗病原微生物、抗心律失常、抗心肌缺血、抗脑缺血、降血压、降血脂、降血糖、抗血小板聚集、抗溃疡、抗癌、止泻等多种作用。

目前临床应用于治疗细菌性痢疾、局部化脓性感染、尿道炎、烧伤、心律失常、高血压、糖尿病、慢性胆囊炎、萎缩性胃炎等。

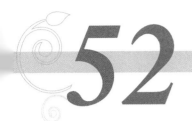

爨竹茹芳叶，宁虑瘵与瘥

——白术、苍术不是一种中药

种术　（柳宗元）

守闲事服饵，采术东山阿。东山幽且阻，疲苶烦经过。
戒徒剧灵根，封植闵天和。违尔涧底石，彻我庭中莎。
土膏滋玄液，松露坠繁柯。南东自成亩，缭绕纷相罗。
晨步佳色媚，夜眠幽气多。离忧苟可怡，孰能知其他。
爨竹茹芳叶，宁虑瘵与瘥。留连树蕙辞，婉娩采薇歌。
悟拙甘自足，激清愧同波。单豹且理内，高门复如何。

柳宗元《种术》一诗的意思是，被贬永州任闲职身无所事，学服药亲采中药术，到东山寻径。东山林森森，山道无处寻。攀岩涉涧人疲困，涧底石畔术青青。我心中欣喜，告知随从要小心。手抚仙草看不够，掘出灵根急回行。我铲园中草，你离石畔情。雨露滋润枝叶绿，浇水施肥细耕耘。郁郁连成片，枝枝绿成荫。满园朝晖晨漫步，术下爽气夜独醒。术慰罹难人，无他心自静。燃湘竹煮术的叶用来调血理气，浓瘴疠严疫疾就不必再忧虑。屈子树蕙辞，术旁踏歌行；戍卒采薇曲，园内细咏吟。似醒悟愚拙之人宜自足，独感愧激浊扬清诸友情。且学单豹养身事，不慕张毅高门行。

纵观全诗，诗人竟无一字涉及自己的病，唯一与病有点联系的一句诗是"爨竹茹芳叶，宁虑瘵与瘥？"直译当是"烧竹煮术叶吃，哪忧虑瘵与瘥？"。"瘥"字当病讲，但"瘵"字有两说，一曰病，二曰困顿。从诗句看，"瘵""瘥"两字都作病，似诗人不能为也。故只能解释为"困顿"。那后句的意思是"哪里忧虑困顿和疾病呢？"。从全句诗看，更能明白作者此时并非得病，只是忧虑、困顿、担心得病，有了术便可不必忧虑了。用术来治病，这是无可厚非的，但用术来医困顿，便有些不好理解了。因为"困顿"是指境遇的艰难窘迫，用药是解决不了问题的。此诗大体可分为两个层次。从开头到"夜眠幽气多"，为第一层次，写诗人采术、种术的经过。由"离忧苟可怡"

到结尾，写种术后的感受，是借"种术"来抒发诗人的愤激之情。

中药"术"有白术、苍术之分

中药"术"，在《神农本草经》中不分苍术、白术。东汉张仲景在《伤寒论》中皆用白术，而他在《金匮要略》中首用赤术，赤术即苍术，故苍术、白术之分，当起始于中医之圣张仲景。苍术与白术虽皆有"术"名，但历代医家在应用时还是有区分的。

魏代陶弘景《本草经集注》载："术乃有两种，白术叶大有毛而作桠、根甜而少膏，可作丸散用。赤术叶细而无桠，根小苦而膏，可作煎用。"宋代寇宗奭《本草衍义》载"苍术其长如大小指，肥实色褐，气味辛烈""白术粗促，色微褐，气味亦微辛苦而不烈"。

苍术与白术都能健脾祛湿，但白术偏于利水祛湿，苍术偏于燥湿。白术以益气健脾为主，适用于脾虚湿困而偏于虚证者。苍术以苦温燥湿健脾为主，适用湿浊内阻而偏于实证者。此外，白术还有利尿、止汗、安胎之功，苍术还有发汗解表、祛风湿、明目之效。诚如清代医家张隐庵所说："白术性优，苍术性劣，凡欲补脾，则用白术，凡欲运脾，则用苍术，欲补运相兼，则相兼而用，如补多运少则白术多而苍术少，运多补少则苍术多而白术少。"苍术白术皆能健脾燥湿，唯强燥湿之功，则苍术为胜，补脾甘润之力，则白术较优。总之，苍术燥性强，功在燥能胜湿；白术润性优，妙在健脾益气。

不过，在诗中的"术"，不知是白术，还是苍术？

中药白术

白术为菊科植物白术的根茎，味苦性温。白术有补脾、益胃、燥湿、和中功效，主治脾胃气弱，不思饮食，倦怠少气，虚胀，泄泻，痰饮，水肿，黄疸，湿痹，小便不利，头晕，自汗，胎气不安等症。《神农本草经》记载："主风寒湿痹，死肌，痉，疸，止汗，除热消食。"

现代药理研究表明，白术主要含挥发油苍术醇、苍术醚、杜松脑、苍术内酯等。白术挥发油中含氧杂环类、酮类、醇酚类、烯烃类、酯类、有机酸、芳烃等20多种成分。其药理作用有利尿、去腹水、调节胃肠功能、调节免疫功能、抗癌、抗衰老、安胎、抑菌、保肝、利胆、降血糖等。目前临床应用于治疗肝硬化腹水、便秘、腰痛等。

中药苍术

苍术为菊科植物南苍术或北苍术的根茎。味苦辛，性寒，有小毒。苍术能祛风散热，解毒杀虫。主治头风，头晕，湿痹拘挛，目赤、目翳，风癞，疔肿，热毒疮疡，皮肤瘙痒。《药性论》（唐·甄权）记载："主肝家热，明目。"

现代药理研究表明，苍术含挥发油，主要成分为桉叶醇、茅术醇、苍术呋喃烃、苍术酮、芹油烯等。主要药理作用有烟熏消毒、增加从尿中排出电解质、降血糖、对中枢神经系统有抑制、解毒利胆、抗溃疡、抗心律失常、抗炎、抗真菌等。目前临床主要应用于室内空气消毒、防晕车、预防感冒、气管炎、水痘和腮腺炎，治疗皮肤瘙痒症、夜盲症、慢性溃疡性结肠炎、慢性鼻炎等。

53 故纱绛帐旧青毡，药酒醺醺引醉眠
——说药酒

病后寒食　（白居易）

故纱绛帐旧青毡，药酒醺醺引醉眠。

抖擞弊袍春晚后，摩挲病脚日阳前。

行无筋力寻山水，坐少精神听管弦。

抛掷风光负寒食，曾来未省似今年。

此诗的意思是，拉开陈旧的窗纱和红色的帷帐，床上铺好青色的毛毯，服用一杯祛风止痛的药酒，醉醺醺地上床入眠。抖擞身上的长袍，蹒跚地来到户外，这才忽然发现春色将尽，我已落到了春的后面，坐在温暖的太阳下，按摩这双疼痛的病脚，将身子斜靠着屋墙前。出门行走，体力不支，又怎能寻山玩水？在家闲坐，缺少精神，也就不再听音乐。弃置了美丽的风

光，并辜负了寒食节，我从来没有料想到，今年的寒食节就这样在病后度过了。

《病后寒食》诗中说："药酒醺醺引醉眠"，"摩挲病脚日阳前"，"行无筋力寻山水，坐少精神听管弦"。由此可见，白居易脚病已久，两腿酸软筋骨无力，精神疲惫，无精打采。虽逢寒食节，却无欣赏自然风光的情趣。为了治病，他服用了可以祛风散寒、舒筋活血、强壮筋骨的药酒，之后，就醉醺醺地入睡了。

中医说药酒

酒与医素有不解之缘，繁体"醫"字从"酉"，酉者酒也。这大概是因为先祖们无意中食用了发酵后的瓜果汁，发现了它可以治疗一些虚寒腹痛之类的疾病，从而让酒与原始医疗活动结下了缘。《黄帝内经》中有"汤液醪醴论篇"，专门讨论用药之道。所谓"汤液"即今之汤药煎剂，而"醪醴"者即药酒也。显然在3000多年前战国时代对药酒的医疗作用已有了较为深刻的认识。

药酒，性温，味辛甘或苦，有温通血脉，宣散药力，温暖肠胃，祛散风寒，振奋阳气，消除疲劳等作用。适量饮酒，可以怡情助兴，但过饮则乱性，酗酒则耗损元气，甚至于殒命。医家之所以喜好用酒，是取其善行药势而达于脏腑、四肢百骸之性，故有"酒为百药之长"的说法。其实，酒是一种最好的溶媒，许多用其他加工方法难以将其有效成分析出的药物，大多可以借助于酒的这一特性而提取出来，并能充分发挥其防治疾病、延年益寿的药效，这就是药酒历经数千年而不减其魅力的缘由所在。

中医理论认为患病日久必将导致正气亏虚、脉络瘀阻。因此各种慢性虚损疾病，常常存在不同程度的气血不畅、经脉滞涩的问题。药酒中主要具有补血益气、滋阴温阳的滋补强身之品，同时，酒本身又有辛散温通的功效。因此，药酒疗法可以广泛应用于各种慢性虚损性疾患的防治，并能抗衰老、延年益寿。

药酒的临床应用

我国历代医家在长期的医疗实践中，认识到酒既是食物，又是药物。它是用谷物和曲所酿成的流质，其气悍，质清，味苦甘辛，性热。具有散寒滞、开瘀结、消饮食、通经络、行血脉、温脾胃、养肌肤的功用。可以直接当"药"，治疗关节酸痛、腿脚软弱、行动不利、肢寒体冷、肚腹冷痛等症。亦可在治病中，把某些药物用"酒渍"，或"以酒为使"，来引导诸药迅速奏效。这就使酒与药有机地结合起来，形成了完整的药酒方。

药酒内服外用，不但能治疗内科、妇科疾病，治外科疾病也独具风格，药酒还可以预防疾病，如屠苏酒，是用酒浸泡大黄、白术、桂枝、桔梗、防风、山椒、乌头、附子等药制成。相传是三国时华佗所创制。每当除夕之夜，男女老少均饮屠苏酒，目的是预防瘟疫流行。此酒被唐代名僧鉴真大师东渡传至日本，为日本人民所推崇。

药酒在古代民间季节性疾病的预防中应用也很广泛。据典籍记载，元旦除夕饮屠苏酒、椒酒；端午节饮雄黄酒、艾叶酒；重阳节饮菊花酒、茱萸酒、椒酒等。《千金方》曰："一人饮，一家无疫；一家饮，一里无疫。"可见饮用药酒预防疾病的重要性。

至今，我国南方一些地区和台湾人民还沿用这些风俗。不过，现在的药酒成分已有所改变。如现在的屠苏酒，是用薄荷、紫苏等药物浸糯米酒而酿成的，一般都在正月初七饮，以辟瘴气。利用药酒延年益寿也是我国劳动人民的一项创造，这在医疗实践中已经得到了证实。如回春酒、延寿酒、寿老固本酒等。

药酒的优点

（1）适应范围广：药酒，既可治病防病，凡临床各科190余种常见多发病和部分疑难病症均可疗之；又可养生保健、美容润肤；还可作病后调养和日常饮酒使用而延年益寿，真可谓神通广大。难怪有人称药酒为神酒，是中国医学宝库中的一首香泉诗。

（2）便于服用：饮用药酒，不同于中药其他剂型，可以缩小剂量，便于服用。有些药酒方中，虽然药味庞杂众多，但制成药酒后，其药物中有效成分均溶于酒中，剂量较之汤剂、丸剂明显缩小，服用起来也很方便。又因药酒多1次购进或自己配制而成，可较长时间服用，不必经常购药、煎药，减少了不必要的重复麻烦，且省时省力。

（3）吸收迅速：饮用药酒后，吸收迅速，可以及早发挥药效，因为人体对酒的吸收较快，药物之性（药力）通过酒的吸收而进入血液循环，周流全身，能较快地发挥治疗作用。临床观察，一般比汤剂的治疗作用快 4～5 倍，比丸剂作用更快。

（4）能有效掌握剂量：汤剂 1 次服用有多有少，浓度不一，而药酒是均匀的溶液，单位体积中的有效成分固定不变，按量（规定饮用量）服用能有效掌握治疗剂量，一般可以放心饮用。人们乐于接受：服用药酒，既没有饮用酒的辛辣呛口，又没有汤剂之药味苦涩，较为平和适用。因为大多数药酒中渗有糖和蜜，作为方剂的一个组成部分，糖和蜜具有一定的矫味和矫臭作用，因而服用起来甘甜悦口。习惯饮酒的人喜欢饮用，即使不习惯饮酒的人，因为避免了药物的苦涩气味，故也乐于接受。

（5）药酒较其他剂型的药物容易保存：因为酒本身就具有一定的杀菌防腐作用，药酒只要配制适当，遮光密封保存，便可经久存放，不至于发生腐败变质现象。

（6）见效快、疗效高。

应用药酒的注意事项

（1）药酒由药与酒配制而成，为辛热之品，故要严格掌握其适应证，不能乱服，更不能过量饮用。临床上可以从小量开始，收效即止。正如《养生要集》（东晋张湛）中述："酒者，能益人，亦能损人。节其分剂而饮之，宣和百脉，消邪却冷也。若升量转久，饮之失度，体气使弱，精神侵昏，宜慎无失节度。"药酒饮服同样要有"节度"。

（2）酒的性味大辛大热，服之易于留湿生热，故中医辨证属于湿热、阴虚阳亢之病证，高血压，心、肺、肝、肾功能损害者，以及妊娠、小儿等均禁用或慎用内服药酒。

（3）患有湿疹等过敏性疾病病人，慎用内服及外用药酒。

（4）外用药酒不可内服。凡方中有剧毒药物配制的，在使用过程中更要注意安全，防止中毒。

（5）在自制药酒过程中要注意卫生，药物及酒要精选，防止不洁及有害物质污染，最好用陶瓷及玻璃器皿装盛药酒，切忌用铅、铝、塑料等器具。

（6）在用冷浸法浸泡药酒时，要将药物经常搅拌，以使药中有效成分溶解逸出。热浸法浸泡药酒时，火候要恰当，时间不宜过久，以防变质失效。

药酒疗法为中医传统而颇有特色的一种药食疗法，也是一种受人欢迎的辅助治疗方法。中医应用本疗法防治疾病历史悠久。药酒有滋补强身和治疗疾病双重作用，值得进一步研究和开发。

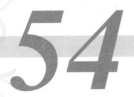

暗窦养泉容决决，明园护桂放亭亭
——药名诗中的决明和半夏

怀锡山药名离合二首·其一 （皮日休）
暗窦养泉容决决，明园护桂放亭亭。
历山居处当天半，夏里松风尽足听。

药名诗顾名思义以药名入诗，且运用得当，贴切合理，可曲折委婉地表达人情事理。药名诗在我国传统文化中有着悠久的历史，古人将中医药知识融入文学创作中，从而将这种极富意趣的药名诗提升到一种新的境界。

唐代诗人皮日休的《怀锡山药名离合二首·其一》是一首出彩的药名离合诗，此诗含决明、半夏两种中药名。在七言绝句中，同时又将药名与离合结合起来，即把双音节的药名词，分嵌在两句之内。前一句的末尾与后一句的开头两字，合为一个药名词，即是药名离合诗。

中药诗之源

药名诗之起源与发展甚早，清代赵囊说："药名入诗，三百篇中多有之。"的确，翻开《诗经》，三百零五篇中，入诗可作中药的动植物有二百九十多种，这些诗句中所咏的药用动植物，或抒情，或叙事，或象征，如《周南·茉苢》中的"茉苢"，就是中药车前草，古人用以治疗妇女不孕和难产。《王风·采葛》中的"彼采艾兮"中的"艾"，就是今日之中药艾草。虽然这些还不是严格意义上的药名诗，但开创了以药名写诗的先河。

魏晋六朝时，一些诗人出于游戏的心理，重视文字技巧，有意识地把药名嵌用在诗句里，促成了诗歌和中医药学的融合，标志着一种新诗体的产生。如梁简文帝萧纲的《药名诗》中"烛映合欢被，帷飘苏合香"。

唐诗与中药诗

　　药名诗发展到唐宋，已臻成熟，有丰富的医药文化知识为写作背景，或寄托文人的抱负，不再只是游戏之作。唐宋时期诗人喜将中药名入诗，作者之多、数量之多、形式之多达到顶峰，这是一种文化现象。中药名或镶嵌，或直书，或隐含，或影射，药名与诗词赋融为一体，字与义珠璧合一，妙趣横生，比喻、谐音、双关、离合、拆字等各种创作手法百花齐开，这样的技巧增添了诗作的含蓄、智慧和趣味，增强了诗和读者的双向互动对话，代表了唐诗的水准。当时已有药谜诗、药名诗、药名离合诗、药名联句等。据统计，唐代有药名诗留世的诗人达五十多人，文学史上著名的诗人几乎都有药名诗传下，翻开《全唐诗》，其中以韦应物、杜甫、韩愈、白居易、卢纶、权德舆、张籍、皮日休、陆龟蒙等诗人创作的药名诗最为盛名。

　　唐代药名诗的创作与中药学的发展密切相关。自汉代以来，历代的中药学书籍大量问世，汉末的《神农本草经》载药 365 种。唐代本草学又有了进一步的发展，苏敬等人奉唐高宗之命编著《新修本草》，载药 844 种，分玉石、草木、人、兽禽、虫、鱼、果、菜、米谷、有名无用等 11 类。中药学的发展使得中药词汇变得非常丰富，包罗万象。中药语言词汇能够满足诗歌表达的需要，其中有描述颜色的，如大黄、白芷、玄赤、红花、青黛等；有表示四季的，如春草、半夏、秋石、天冬等；有描述味道的，如甘草、苦参等；有形容人物的，如使君子、白头翁、徐长卿、刘寄奴等；还有表示数量的，如三棱、三七、五加皮、九仙子等。诗人借以药名抒发内心情感，既体现了诗人雅趣，又促进了中药名的普及与传播。

　　另外，文人通医是药名诗发展的另一个主要因素。在唐代出现了众多身兼精医药者的文人，但他们的文学成就远高于医药成就，如郑虔、刘禹锡、杜甫等。如刘禹锡通晓医药，著有《传信方》一书，其中的条目被历代重要方书如《证类本草》《普济方》等反复引用，流传至今。

　　医药与文人的生活息息相关。生病时，他们服药治病，吟诗如"开州午日车前子，作药人皆道有神。惭愧使君怜病眼，三千余里寄闲人"（张籍《答开州韦使君寄车前子》）；张籍另一首《答鄱阳客药名诗》"江皋岁暮相逢地，黄叶霜前半夏枝。子夜吟诗向松桂，心中万事喜君知"，诗中含有中医常用的四味中药地黄、半夏、栀子、桂心。为保持健康长寿，很多唐代诗人服药养生，"拟服松花无处学，嵩阳道士忽相教。今朝试上高枝采，不觉倾翻仙鹤巢"（姚合《采松花》）。厌倦世俗生活，寄情山水田园时，中药又成为以诗人隐逸生活的象征。"昔余栖遁日，之子烟霞邻。共携松叶酒，俱篸竹皮巾。攀林遍岩洞，采药无冬春"（王维《过太乙观贾生房》）。笃信丹药者，甚至亲自炼丹试药，"白发逢秋王，丹砂见火空。不能留姹女，争免作衰翁"（白居易《烧药不成命酒独醉》）。正因如此，产生了一大批"好读神农书，多识药草名"的诗人，像唐代著名诗人杜甫就曾有种药、卖药的经历，《远游》诗云"种药扶衰病，吟诗解叹嗟。似闻胡骑走，失喜问京华"。

祖国传统医学博大精深，同样中医文化也具有它独到的内涵和特色，是民族文化宝库中珍贵的典藏。药名诗虽然看起来有些像文字游戏，但仍让人感受到作者独到的匠心，读起来饶有味。在百花争艳的诗词园地里，作为中医文化与传统诗词嫁接的一枝艳花，它仍然具有一定的生机与活力。

以下再列举几首供赏：

皮日休的《奉和鲁望药名离合夏月即事三首》其一"季春人病抛芳杜，仲夏溪波绕坏垣。衣典浊醪身倚桂，心中无事到云昏"。其二"数曲急溪冲细竹，叶舟来往尽能通。草香石冷无辞远，志在天台一遇中"。其三"桂叶似茸含露紫，葛花如绶蘸溪黄。连云更入幽深地，骨录闲携相猎郎"。其中涉及九种药，依次为：杜仲、垣衣、桂心、淡竹叶、通草、远志、紫葛、黄连、地骨皮。

张籍的《答鄱阳客药名诗》："江皋岁暮相逢地，黄叶霜前半夏枝。子夜吟诗向松桂，心中万事喜君知。"此诗含药名：地黄、枝（栀）子、桂心。

权德舆《药名诗》："七泽兰芳千里春，三湘花落石磷磷。有时浪白微风起，坐钓藤阴不见人。"该诗虽为一幅风景画卷，但其中嵌插了四味中药名：泽兰、络（落）石、白薇、钓（钩）藤。

陆龟蒙的《药名离合夏日即事三首》诗中，其一"乘屐著来幽砌滑，石罂煎得远泉甘。草堂只待新秋景，天色微凉酒半酣"。其二"避暑最须从朴野，葛巾筇席更相当。归来又好乘凉钓，藤蔓阴阴著雨香"。其三"窗外晓帘还自卷，柏烟兰露思晴空。青箱有意终须续，断简遗编一半通"。诗中含有九种中药名：滑石、甘草、景天、野葛、当归、钩藤、卷柏、空青、续断。

陆龟蒙的《和袭美怀锡山药名离合二首》其一"鹤伴前溪栽白杏，人来阴洞写枯松。萝深境静日欲落，石上未眠闻远钟"。其二"佳句成来谁不伏，神丹偷去亦须防。风前莫怪携诗藁，本是吴吟荡桨郎"。诗中含有六味药名：杏仁、松萝、落石、茯神、防风、藁本。

以上所举唐代诗人药名诗，写得都很好，其镶嵌药名，自然贴切，生动有趣，值得读。从中亦可见诗人熟读本草，药物知识相当丰富。

中药决明子和半夏

本篇"暗窦养泉容决决，明园护桂放亭亭。历山居处当天半，夏里松风尽足听"，诗中的"离合谜"是中药决明和半夏。

决明为豆科植物，一年生草本，其种子称决明子。决明子，性凉，味苦甘，可代茶或入药。功能：清肝，明目，利水，通便。主治风热赤眼，青盲，雀目，高血压，肝炎，肝硬化腹水，习惯性便秘。《神农本草经》将其列入上品，言其"久服益精光，轻身"。决明子是中医常用的药物之一，其有治头风、目疾的神奇功效，诗人常有吟咏，医书多有记载。如白居易在《眼病二首》诗中，就有"案上谩铺龙树论，盒中虚捻决明丸"的诗句。

现代药理研究表明，决明子主要成分为蒽醌类、萘骈吡酮类。药理作用有降脂、降压、抗菌、保肝、抗癌、增强肠蠕动等。目前主要临床应用于治疗高脂血症、高血压、便秘等。

中药半夏为天南星科植物半夏的块茎。半夏味辛、性温，有毒。功用有燥湿化痰，降逆止呕，消痞散结。主治湿痰冷饮，呕吐，反胃，咳喘痰多，胸膈胀满，痰厥头痛，头晕不眠。外用可消痈肿。《神农本草经》记载："主伤寒寒热，心下坚，下气，咽喉肿痛，头眩胸胀，咳逆，肠鸣，止汗。"《本草纲目》（明·李时珍）记载："治腹胀，目不得瞑，白浊，梦遗，带下。"

现代药理研究表明，半夏含挥发油、胆碱、麻黄碱等生物碱、谷甾醇、葡萄糖苷等。药理作用有镇咳祛痰、镇吐、抑制胃酸分泌、促进胆汁分泌等。目前临床主要应用于调节胃肠功能紊乱、咽部异物感（梅核气）、冠心病、眩晕、外治乳痈等。

药名诗已有3000多年历史，唐诗中更有发展，诗中嵌药，读来乐趣无穷！

55

青箱有意终须续，断简遗编一半通
——一诗有九药

药名离合夏日即事三首 （陆龟蒙）

其一

乘屐著来幽砌滑，石罂煎得远泉甘。草堂只待新秋景，天色微凉酒半酣。

其二

避暑最须从朴野，葛巾筇席更相当。归来又好乘凉钓，藤蔓阴阴著雨香。

其三

窗外晓帘还自卷，柏烟兰露思晴空。青箱有意终须续，断简遗编一半通。

《药名离合夏日即事三首》诗的意思是，（其一）夏日休闲，我经常脚穿木屐，上下行走在光滑的台阶，为了煎茶，有时拿着石罂，到远处汲取清的甘泉。隐居于草堂的我，整日无事，只待新秋的到来，那时天气转凉，亦可与知己好友小酌半醺。（其二）我喜欢山林村民的质朴无华，夏日避暑，生活起居，最需从简，头上戴着葛巾，床上铺着竹席，这样更为惬意，适宜出游归来，又好坐在树下乘凉垂钓，溪边牵藤引蔓，浓荫密布，清幽宜人，一阵斜风细雨，散发着草木的芳香。（其三）拂晓时，我依旧卷起窗帘，只见松柏林中云烟缭绕，兰草叶上晨露欲滴，我仰望着晴朗的天空，慢慢陷入沉思之中。满箱的书卷好像对我多情有义，还没有写完的书，终究必须续写，因为经常阅读这些古籍，所以书中内容，大半都能融会贯通。

陆龟蒙这三首诗以当前事物为题材，写了诗人夏日隐居休闲生活的情趣与爱好。诗中含有九种药名：滑石、甘草、景天、野葛、当归、钩藤、卷柏、空青、续断。这些药大多为常用中药。

皮日休与陆龟蒙

皮日休与陆龟蒙是唐代著名文学家，两人诗文齐名于世，人称"皮陆"。唐咸通年间，夏月某日，两人相约去散步，郊外阳光明媚，白云朵朵，草木繁茂，绿竹婆娑，流水东去，扁舟争流，好一派生机盎然的自然情趣，勾起了皮陆二人的诗兴，遂有这段诗歌唱和雅趣的故事。陆龟蒙《药名离合夏日即事三首》写成后，皮日休随即写了《奉和鲁望药名离合夏月即事三首》。

"皮陆"是一对志趣相投的文坛好友，两人巧妙地将药名拆开分散，头句诗的末尾和下句诗的开头，须合读才能得出药名，新创了药名离合诗。"皮陆"写的药名诗，赋草木以生机，自然贴切，耐人寻味，不仅使人得到艺术享受，而且增长了中药知识。

利尿通淋说滑石

滑石为硅酸盐类矿物滑石族滑石，主要成分是含水硅酸镁。滑石，味甘淡，性寒。功能：利尿、清热解暑，祛湿敛疮。用于热淋，石淋，尿热涩痛，暑湿烦渴，湿热水泻；外治湿疹，湿疮，痱子。脾虚气弱、精滑及热病津伤者忌服。孕妇慎服。

现代药理研究表明，滑石的药理作用有保护皮肤和黏膜及抗菌作用。临床应用于小儿湿热黄疸、尿结石、顽固性伤口不愈。

补脾益气的甘草

中药甘草为豆科植物甘草的干燥根及根茎。甘草味甘、性平，有润肺止咳、补脾益气、清热解毒、祛痰止咳、缓急止痛、调和诸药等作用。用于脾胃虚热、倦怠乏力、心悸气短、咳嗽痰多、脘腹及四肢挛急疼痛、痈肿疮毒，缓解药物毒性、烈性。但不宜与甘遂、大戟、芫花、海藻同用。

现代药理研究表明，甘草的化学成分主要为甘草酸、甘草黄苷、甘草素、乌拉尔素、槲皮素、甘草异黄酮等。甘草药理作用有皮质激素样作用、抗消化道溃疡及解痉、镇咳祛痰、抗炎、抗病毒、抗肿瘤、保肝、保护心脏、降血脂、促进免疫功能、抗心律失常、抗脂质过氧化等。目前临床常应用于治疗内分泌系统疾病、胃及十二指肠溃疡、肝炎、艾滋病、老年性骨质疏松症、风湿性疾病等。

清热解毒的景天

中药景天为景天科植物景天的全草，主要药理成分为景天庚糖。景天性味苦酸、寒，有清热、解毒、止血功效，主治丹毒、游风、烦热惊狂、咯血、吐血、疔疮、肿毒、风疹、漆疮、目赤涩痛、外伤出血等。注意，脾胃虚寒者忌服。

清热解表的野葛

野葛根作为中药材，在我国已有上千年的历史，是清热解表、舒筋通脉、生津止渴、醒酒解酒的要药。这些在《神农本草经》《本草纲目》和《中国药典》等几十部文献资料中，都有明确的记载。

野葛即葛根，为多年生藤本豆科植物野葛的干燥根。味甘、辛，性凉。有解表、退热、透疹、升阳、止泻等多种功能，可治外感发热头痛、高血压、颈项强直、口渴、消渴、麻疹不透、热疹、泄泻等。

现代药理研究表明，葛根中主含异黄酮类、三萜皂醇、葛根黄素、甘露醇、琥珀酸等。其药理作用有调节心脏功能、抗心肌缺血、扩张血管、抗高血压、抗心律失常、抗氧化、降血糖、降血脂、解热、抗癌、解毒、解酒、耐缺氧、保肝等。目前临床常应用于冠心病心绞痛、高血压、心肌梗死、心律失常、病毒性心肌炎、急性脑梗死、偏头痛等。

活血通经的卷柏

中药卷柏为卷柏科蕨类植物的全草。卷柏主要成分含黄酮、酚性成分、氨基酸、海藻多糖等多糖类，性味辛、平，生用可破血，炒用可止血。生用治经闭、癥瘕、跌打损伤，腹痛，哮喘；炒炭用治吐血，便血，尿血，脱肛。全草有止血、收敛的效能。民间将它全株烧成灰，内服可治疗各种出血症，和菜油拌起来外用，可治疗各种刀伤。

卷柏的药理研究有作用如下。抗癌作用：对化学抗癌剂或放射治疗敏感瘤均有效；常用于绒毛膜上皮癌，恶性葡萄胎、鼻癌、肺癌、肝癌；止血作用：卷柏炒后具有止血功能；有抑菌作用。

明目的空青

空青在《神农本草经》中已有记载，其为碳酸盐类矿物蓝铜矿的矿石，呈球形或中空者。空青味甘、酸，性寒，有小毒。功能：明目，去翳，利窍。主治青盲，雀目，翳膜内障，赤眼肿痛，中风口㖞，手臂不仁，头风，耳聋等。

续筋骨的续断

中药续断为川续断科植物川续断或续断的根，含生物碱、挥发油，因能"续折接骨"而得名。续断性味苦、微温，有补肝肾、续筋骨、调血脉的功效。主治腰背酸痛，足膝无力，胎漏，崩漏，带下，遗精，跌打损伤，金疮，痔漏，痛疽疮肿等。

数曲急溪冲细竹，叶舟来往尽能通
——竹叶、通草与远志

奉和鲁望药名离合夏月即事三首·其二 （皮日休）
数曲急溪冲细竹，叶舟来往尽能通。
草香石冷无辞远，志在天台一遇中。

此诗的意思是，弯弯曲曲的急湍溪流冲击着岸边细弱的翠竹，来来往往的小船扁舟畅通无阻。花草芳香，山石清冷，人们不辞路途遥远，登临览胜，物我有缘，决心在天台山一遇。

诗人巧妙地将药名拆开分散在头句末尾和下句诗的开头，诗中涉及三种中药名，竹叶、通草、远志。

清热除烦的竹叶

竹叶为禾本科植物淡竹（竹子）的叶。竹叶一味甘淡、寒，竹叶功能清热除烦，生津利尿。主治热病烦渴，小儿惊痫，咳逆吐衄，面赤，小便短赤，口糜舌疮等。清心利尿，用于心火炽盛引起的口舌生疮、尿少而赤或热淋尿痛，如急性泌尿系感染。

清热利尿的通草

通草，别名人通草、通花，来源为五加科植物通脱木的茎髓。通草性凉，味甘、淡。功能清热利尿，通气下乳。用于湿温尿赤、淋病涩痛、水肿尿少、乳汁不下，湿热内蕴，小便短赤或淋漓涩痛之症。

另外，通草根（通花根）有行气、利水、消食、通乳功能；通草的花蕾（通花）可治男子阴囊下坠不收。

现代药理研究表明，通草含 12 种氨基酸，13 种微量元素，尤其是锌。通草的活性成分为多糖。主要药理作用利尿、调节免疫、抗氧化、抗炎、解热等，现临床常应用于产后尿潴留、催乳、口疮等。

安神的远志

中药远志为多年生草本植物远志的根或根皮。远志有安神、化痰的功效，为常用中药，最早记载于《神农本草经》，列为上品，并被视为养命要药。其性温，味苦、辛，具有安神益智、祛痰消肿的功能，用于心肾不交引起的失眠多梦，健忘惊悸，神志恍惚，咳痰不爽，疮疡肿毒，乳房肿痛。远志性善宣泄通达，既能开心气而宁心安神，又能通肾气而强志不忘，为交通心肾、安定神志、益智强识之佳品。

现代药理研究表明，远志有镇静、抗惊厥、促进智力、降压、祛痰镇咳、抑菌等作用。现临床常应用于神经衰弱、冠心病、慢性支气管炎。

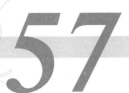

57

季春人病抛芳杜，仲夏溪波绕坏垣
——补肝肾、强筋骨说杜仲

奉和鲁望药名离合夏月即事三首·其一 （皮日休）

季春人病抛芳杜，仲夏溪波绕坏垣。

衣典浊醪身倚桂，心中无事到云昏。

此诗的意思是，季春时节，我因患病，不能游春赏景，抛开了山中芬芳的杜若，而今，正当仲夏，病体转愈，一出房门就看到环流的溪水绕过我破旧的墙垣。我典卖了皮衣，买回了浊酒，身子斜靠着桂树，小酌半醺，心中悠闲无事，望着天上的流云，直到日落黄昏。

诗人巧妙地将药名拆开分散在头句末尾和下句诗的开头，诗中涉及杜仲、垣衣、桂心三味中药。

中医说杜仲

杜仲，药用部分为杜仲科植物杜仲的干燥树皮，是名贵滋补药材。杜仲性温，味甘微辛。具有补肝肾、强筋骨、降血压、安胎等诸多功效。适用于肝肾亏虚：证见眩晕、腰膝酸痛、筋骨痿弱等。多见于高血压、眩晕症、脑血管意外后遗症、慢性肾脏疾病、脊髓灰质炎等；肾气不固：症见尿频或尿有余沥、阴下湿痒、阳痿、孕妇体弱、胎动不安或腰坠痛等。多见于慢性前列腺疾病、性功能障碍、不育症、先兆流产或习惯性流产等。另外，还用于慢性关节疾病、骨结核、痛经、功能失调性子宫出血、慢性盆腔炎等疾病而出现肝肾亏虚症候者。

杜仲的现代药理研究

现代药理学研究表明，杜仲树皮含杜仲胶 6%～10%，根皮含 10%～12%，为易溶于乙醇，难溶于水的硬性树胶。此外，还含糖苷 0.142 毫克、生物碱 0.066 毫克、果胶 6.5 毫克、脂肪 2.9 毫克、树脂 1.76 毫克、有机酸 0.25 毫克、酮糖（水解前 2.15 毫克、水解后 3.5 毫克）、维生素 C 20.7 毫克、醛糖、绿原酸等。

药理作用有抗衰老、降血压、降血脂、镇静、镇痛、抗炎、利尿、调节免疫、调节骨代谢等作用。目前主要临床应用于高血压、风湿性关节炎和腰腿病。

杜仲食疗方选

杜仲食疗常可用于肝肾不足、头晕目眩、耳鸣耳聋、腰膝酸痛、阳痿、尿频、孕妇体虚、胎动不安、先兆流产及高血压等。

（1）瘦猪肉 120 克（洗净，切成条），杜仲 15 克，核桃肉 12 克，加水煮至肉烂熟即可食用。功能：补肾益精，养血润肠。适用于肾虚精亏、腰酸腿软、形体消瘦、阳痿遗精、头晕目眩及老年人肾虚便秘等。

（2）猪腰 2 只，杜仲 15 克。先将猪腰对剖两半，剥去腥臊筋膜，切成兰花状，将杜仲放锅内，加清水适量，熬出药汁约 50 毫升，拌入腰花内，再放入葱、姜及酒，快速放味精翻炒即成。功能：补肾强身。适用于肾虚腰痛、步履不稳、老年性听力减退，面浮足肿、小便不利等。

（3）杜仲 30 克，猪尾巴 2 条（去毛洗净），放砂锅内加水煮熟，加少许盐及调料后服食。功能：补肾壮阳。适用于肾阳不足、腰部酸痛、阳痿、遗精等。

（4）杜仲 50 克，切碎，加入米酒 500 克，浸泡 7 日后服用，每服 2 汤匙。功能：补肾祛风。适用于久坐或劳累，背酸痛者。

（5）杜仲 12 克、大红枣 10 枚，糯米 100 克。先煎杜仲、大枣，取浓汁，入糯米，熬成粥，早晚空腹时服食。功能：补肾安胎，适用于妇女妊娠、腰酸、胎动不安或屡有流产者。

中药垣衣和桂心

诗中"……仲夏溪波绕坏垣。衣典浊醪身倚桂，心中无事到云昏。"句尾和句首相接，又有两个中药名，垣衣和桂心。

垣衣为生于古垣墙阴或屋上的青苔，三月三日采，阴干。性味酸、冷，无毒。主治黄疸心烦，咳逆血气，暴热在肠胃，暴风口，金疮内塞，酒渍服之。久服补中益气，长肌肉，好颜色（《别录》西汉·刘向）。捣汁服，止血。灰油和，涂汤火伤（《本草纲目》明·李时珍）。

桂心为中药肉桂中的一种，为桂树的树皮，肉桂干燥后为桶状，又称桂通，而桂心是去掉树皮的内外层。性味辛、甘热，可引血化汗化脓，内托痈疽痘疮；益精明目，消瘀生肌，补劳伤，暖腰膝，续筋骨，主治风痹癥瘕，噎膈腹满，腹内冷痛，心痛等。

58

碧玉妆成一树高，万条垂下绿丝绦
——柳树一身药

咏柳 （贺知章）

碧玉妆成一树高，万条垂下绿丝绦。

不知细叶谁裁出？二月春风似剪刀。

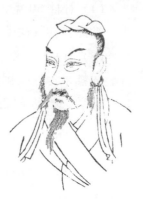

这首《咏柳》小诗，先从柳的形状和色彩来写柳树的树干和枝条。后两句则用一个设问句指出了时间，写出了初春时节柳树枝叶的美。春风似剪裁柳叶的比喻，贴切而生动。

柳树是落叶乔木杨柳科植物。从医学角度来说，柳树一身是药，全身是宝。柳枝、柳根、柳根和柳枝的韧皮（柳白皮）、柳叶、柳花、柳絮等。

祛风的柳枝、柳花、柳白皮。

柳枝木质部含水杨苷，性味苦寒，有祛风、利尿、止痛、消肿功效，主治风湿痹痛、淋病、白浊、小便不通、传染性肝炎、风肿、疔疮、丹毒、齿龋、龈肿。

柳花性味苦寒，有祛风、利湿、止血、散瘀功效，主治风湿、黄疸、咳血、吐血、便血、血淋、闭经、齿痛等。

柳白皮为柳根或柳枝的韧皮，含水杨苷、鞣质，性味苦寒，有祛风、利湿、消肿、止痛功效，主治风湿骨痛、风肿瘙痒、黄疸、淋浊、乳痈、牙痛、烫伤等。

利水的柳根、柳叶。

柳叶含鞣质、碘等，性味苦寒，有利尿、清热、透疹、解毒功效，主治痧疹透发不畅、白浊、疔疮、疖肿、乳腺炎、甲状腺肿、丹毒、烫伤、牙痛等。

柳根性味苦寒，有利水、通淋、祛风、除湿功效，可治淋病、白浊、水肿、黄疸、风湿疼痛、黄水湿疮、牙痛、烫伤等。

第四篇

疗疾其他篇

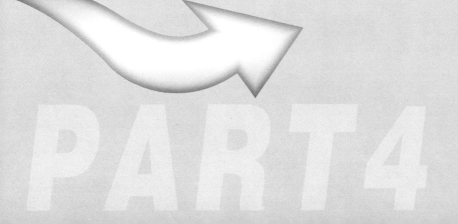

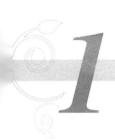

恬然不动处，虚白在胸中

——白居易的带病延寿经

病中诗十五首·初病风 （白居易）

六十八衰翁，乘衰百疾攻。朽株难免蠹，空穴易来风。

肘痹宜生柳，头旋剧转蓬。恬然不动处，虚白在胸中。

此首诗的意思是说，我现在刚满 68 岁，已经是一个衰弱的老翁；百病欺凌衰弱的身躯，一齐向我发动进攻。如同老朽的树木难免产生蛀虫，恰似空虚的洞穴容易招来邪风。肘臂风湿痹痛，恐怕还会长出赘瘤；头目眩晕加剧，好像飞转的乱蓬。面对各种忧患，我从不在意，心神自然镇定不动；排除了一切欲望杂念，一颗清澈明朗的心就在我胸中。

老年人身体衰弱多病，这是自然现象，但老年人正确面对衰老和疾病，同样可以带病延寿，快乐每一天。1000 多年前的唐代诗人白居易的"恬然不动处，虚白在胸中"就是很好的经验。

"不畏复不忧，是除老病药"

白居易自幼"敏悟过人"，五岁开始学诗，九岁便懂音韵。也许是心劳习勤之故，白居易自小体弱多病。十八岁那年，他在《病中作》一诗中写道："久为劳生事，不学摄生道。年少已多病，此身岂堪老。"从此，他注意自我调摄，自我保健。取字为"乐天"的他，不忧病患，乐观进取，尽管仕途多舛，但仍怡然自乐。

随着年龄增长，白发满头，牙齿脱落，他写了《叹老三首》，其中不无伤感，"万病皆可治，唯无治老药"。但白居易毕竟是乐天性格，他一转而又写了《自觉二首》："始知年与貌，衰盛随忧乐。畏老老转迫，忧病病弥缚。不畏复不忧，是除老病药。"

老，是自然规律；病，亦难完全避免。怕老，老得更快；忧病，病得更重。如果能不怕老，不忧病，这恰恰是医治衰老疾病之良药。

身作医王心是药

"六十八衰翁，乘衰百疾攻"，白居易68岁那年患了风痹症。风痹症是以肢体经络为风寒湿热之邪所闭塞，导致气血不通，经络痹阻，引起肌肉、关节、筋骨发生疼痛、麻木、屈伸不利，甚至关节肿大变形为主要症状的病症。相当于现代医学的风湿病、风湿性关节炎、类风湿关节炎等疾病。

白居易在《病中诗十五首·序》中称"冬十月甲寅旦，始得风痹之疾，体瘰目眩，左足不支。"病瘫在床，但他依然心情开朗，一连写了十五首病中诗。在其中《枕上作》的诗中自问自答："若问乐天忧病否？乐天知命了无忧！"《病中五绝句》中说得更透彻："世间生老病相随，此事心中久自知。今日行年将七十，犹须惭愧病来迟。"又说："方寸成灰鬓作丝，假如强健亦何为。家无忧累身无事，正是安闲好病时。"对疾病既来之则安之，顺其自然，不背包袱，静心养病。其中第四首绝句更堪称醒世名言："目昏思寝即安眠，足软妨行便坐禅。身作医王心是药，不劳和扁到门前。"病了就好好休息，自我调气养神，这本身也是一种医疗，而心情是最好的药，不必劳请医和、扁鹊（两位都是古代名医）。

当然，患了病需要延医服药，但是病人自己的心情对治病很有关系，心药是最好的灵药，心情忧郁恐惧，即使最好的医药也起不到疗效。所以古人有道："无价之药，英明之医，往往取诸于自身。"白居易可算是掌握了此中妙，良好的心情使他转危而安，带病延寿。

在不畏老、不忧病的同时，白居易注重保持"气和心平"，他从多次发病中体会到，心中气不顺，身体就要发病。在《病气》一诗中写道："自知气发每因情，情在何由气得平。若问病根深与浅，此身应与病齐生。"寻了这个病根，他就对症下药，心平气和，知足常乐。他在《寄同病者》一诗中说："三十生二毛，早衰为沉疴。四十官七品，拙宦非由他。年颜日枯槁，时命日蹉跎。岂独我如此，圣贤无奈何。回观亲旧中，举目尤可嗟。或有终老者，沉贱如泥沙。或有始壮者，飘忽如风花。穷饿与夭促，不如我者多。以此反自慰，常得心平和。寄言同病者，回叹且为歌。"

人老切忌患得患失，常以白居易此歌自慰自乐，确是延寿的灵药。白居易无愧于"乐天"称号，写出了很多的养心诗篇，如《逍遥咏》曰："亦莫恋此身，亦莫厌此身。此身何足恋，万劫烦恼根。此身何足厌，一聚虚空尘。无恋亦无厌，始是逍遥人。"养得平和心，心理常年轻。

既来之，则安之

衰老、疾病既然不可避免，那么，我们怎样正确面对呢？"既来之，则安之。"出自《论语》，后成为成语，意思是既然已经来了，就要安心下来。"既来之，则安之"曾被毛泽东主席用来说明病人对待疾病的正确态度。这话后来还广为流传，成为许多革命者对待疾病，始终保持坚强、乐观态度的一个座右铭。

"既来之，则安之。"对待疾病的态度与诗人白居易的"若问乐天忧病否？乐天知命了无忧"是一致的。医学心理学研究证实，积极的心理因素，可以调动人体内在的潜力，调节人体代谢和内分泌功能，从而达到治病的目的；消极的心理因素，可使人体内的代谢失去平衡，内分泌紊乱，导致疾病的发生并加重疾病的发展。人到中老年后，患有难以治愈的疾病，的确是不幸的，但悲观厌世是不可取的。

许多事实证明，不为疾病所惧，"既来之，则安之"，面对现实，面对疾病，从心理上积极配合治疗，这对疾病的康复十分有利，不少靠药物难以治愈或收效甚微的疾病，同时采用食疗、体疗、气功治疗和心理疗法等综合措施，竟取得了意想不到的效果，从而增强了病人战胜疾病的信心。

白居易虽然因风痹症，病瘫在床，但良好的心情使他转危而安，带病延寿，享寿75岁，超过了当时人们向往的"古稀之年"。

本文以白居易好友刘禹锡的《传信方》中一诗为结语，"生疾不必太忧心，三治七养谨而慎。不遵医嘱祸临头，谨于摄养病难存"。一是重视"养护"，即有病了要三分治疗七分养护，只有这样才能既治好疾病，又使身体素质提高，预防其他疾病。二是强调"谨于摄养"，即一定要注重日常调理，只有这样疾病才不会缠身。

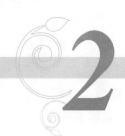

灸病不得穴，徒为采艾人

——说艾灸疗法

入关 （曹邺）

衡门亦无路，何况入西秦？

灸病不得穴，徒为采艾人。

此诗的意思是，我欲隐居山林，却又忧愁无路可行，更何况这次要长途跋涉进入西秦，入关应举，要早做准备。这好比医生用艾灸治病，如果找不准关键的穴位，那么，采艾人的辛苦将会是徒劳的。

灸是中医的一种医疗方法，用艾叶制成艾炷或艾卷，按穴位熏烤，与针法合称为针灸。诗中"灸病不得穴，徒为采艾人"，诗人的这两句诗说明一个医学道理，灸病的关键在于根据病情，辨证取穴，取穴得当，才可见奇效。

中医艾灸疗法

艾灸疗法简称灸法，是运用艾绒或其他药物在体表的穴位上烧灼、温熨，借灸火的热力以及药物的作用，通过经络的传导，以起到温通气血、扶正祛邪，达到防治疾病的一种治法。

采艾治病，历史悠久。最早见于《诗经》"彼采艾兮，一日不见，如三岁兮"。艾是取菊科多年生草本植物艾的叶片，晒干或阴干，捣成绒作艾条。艾，味苦性温，具有温经止血、散寒止痛之功效，用途广泛，灸治百病。穴位是人体表面的腧穴，为脏腑、经络的活动功能聚结于体表的一些特殊部位。点燃艾条对准相关穴位熏烤以治病，这是中医常用的一种方法。

《黄帝内经·灵枢》上说："针所不为灸之所宜。"一方面表明灸法有特殊疗效，针刺与灸法各有所长，灸法有自己的适应范围；另一方面，灸法可补针药之不足，凡针药无效时，改用灸法往往能收到较为满意的效果。古人对灸法适应病证长期大量的临床观察，表明灸法不仅能治疗体表的病证，也可治疗脏腑的病证；既可治疗多种慢性病证，又能救治一些急重危症；主要用于各种虚寒证，也可用于某些实热证。其应用范围涉及临床各科，大致包括外感表证、咳嗽痰喘、咯血衄血、脾胃虚证、气滞积聚、风寒湿痹、上盛下虚、厥逆脱证、妇儿诸疾、顽癣疮疡、瘰疬肿毒等。

对此，历代医著多有载述。如《黄帝内经》提到灸治癫狂、痈疽，《诸病源候论》（隋·巢元方）也有灸治中风及各类心痛急症的记载。《备急千金要方》（唐·孙思邈）、《外台秘要》（唐·王焘）尤倡灸疗急难诸症。《太平圣惠方》（宋·王怀隐）最早记载灸治小儿急症，达47种之多。《备急灸法》（南宋·闻人耆年）详述了22种急症的灸治方法，为灸治急症的专书。

值得一书的是，古人在灸疗保健方面也积累了丰富的经验。我国保健灸在唐代开始得到重视，当时主要从防病角度出发。如《千金翼方》（唐·孙思邈）云："一切病皆灸三里三壮。"（足三里穴位于外膝眼下四横指、胫骨边缘。找穴时左腿用右手、右腿用左手以食指第二关节沿胫骨上移，至有突出的斜面骨头阻挡为止，指尖处即为此穴）而《外台秘要》进一步指出："凡人年三十以上，若不灸足三里，令人气上眼暗。"这里实际上已涉及灸疗的健身强体作用了。

总之，古人认为艾灸对寒热虚实诸证都可应用，但无论用于何种疾病，医者都必须详察病情，细心诊断，根据病人的年龄和体质，选择合适的穴位和施灸方法，掌握运用适当的补泻手法和灸量，该灸则灸，以适合病证为原则。这些都可供临床借鉴。

艾灸疗法的功效

艾灸疗法的功效有：

（1）艾灸有调节阴阳、补益强壮身体的作用，从而使失衡之阴阳重新恢复平衡。人体阴阳平衡，则身体健康。

（2）艾灸可以补气、养血，还可以疏理气机，并且能升提中气，使得气血调和以达到养生保健的目的。

（3）艾灸借助其温热肌肤的作用，温暖肌肤经脉，活血通络，以治疗寒凝血滞、经络痹阻所引起的各种病症。

（4）艾灸通过对某些穴位施灸，如大椎（取定穴位时正坐低头，该穴位于人体的颈部下端，第七颈椎棘突下凹陷处，若突起骨不太明显，让病人活动颈部，不动的骨节为第一胸椎，约与肩平齐）、足三里、气海、关元（取这两个穴时令病人仰卧，位于人体前正中线上，气海在脐下 1.5 寸，关元在脐下 3 寸。作为身体穴位的度量单位，一寸相当于人大拇指一横指的长度，这就是通常所说的同身寸，只能用在自己身体上度量穴位）等，可以培扶人的正气，增强人的防病治病能力，而艾灸不同的穴位和部位可以产生不同的补益作用。无论是调节阴阳、调节气血，还是温通经络、扶正祛邪，艾灸对人体起到了一个直接的或间接的补益作用，尤其对于虚寒证，所起到的补益作用尤为明显。正是这种温阳补益、调和气血的作用，可帮助人们达到防病治病、保健养生的目的。

（5）灸治一定的穴位，可以起到调和气血，疏通经络，平衡功能的作用，临床上可用于疮疡疖肿、冻伤、癃闭、不孕症、扭挫伤等，尤以外科、伤科应用较多。

（6）凡大病危疾，阳气衰微，阴阳离决等症，用大炷重灸，能祛除阴寒，回阳救脱。此为其他穴位刺激疗法所不及。凡出现呕吐、下利、手足厥冷、脉弱等阳气虚脱的重危病人，如用大艾炷重灸关元、神阙（肚脐处）等穴，由于艾叶有纯阳的性质，往往可以起到扶阳固脱、回阳救逆、挽救垂危之疾的作用，在临床上常用于中风脱证、急性腹痛吐泻、痢疾等急症的急救。

（7）灸关元穴能最大限度地消耗人体多余脂肪，达到健美之效用。点燃艾条后放入温灸器中产生温热的刺激，配合艾油（或精油渗入）在经络或患处四周，帮助人体全面温通经络，可以起到温补元气，调和气血，润泽肤色的作用。

（8）艾灸是驱散疲劳，恢复元气，补充体能，平衡阴阳的有效的手段。

（9）艾灸除了有治疗作用外，还有预防疾病和保健的作用，是防病保健的方法之一。

（10）《针灸大成》提到灸足三里可以预防中风。民间俗话亦说"若要身体安，三里常不干"因为灸疗可温阳补虚，所以灸足三里、中脘（取穴方法：位于人体上腹部，前正中线上，当脐中上 4 寸），可使胃气常盛，而胃为水谷之海，荣卫之所出，五脏六腑，皆受其气，胃气常盛，则气血充盈；命门穴为人体真火之所在（命门穴位于腰部后正中线第二腰椎骨下凹陷中），为人之根本；关元、气海为藏精蓄血之所，艾灸上述穴位可使人胃气盛，阳气足，精血充，从而加强了身体抵抗力，病邪难犯，达到防病保健之功。

灸疗的现代临床应用

古人对灸法适应病证进行了长期大量的临床观察，表明灸法不仅能治疗体表的病证，也可治疗脏腑的病证；既可治疗多种慢性病证，又能救治一些急重危症；主要用于各种虚寒证，也可用于某些实热证。其应用范围涉及临床各科，大致包括外感表证、咳嗽痰喘、咯血、衄血、脾胃虚证、气滞积聚、风寒湿痹、上盛下虚、厥逆脱证、妇儿诸疾、顽癣疮疡、瘰疬肿毒等。

现代临床应用灸疗所治病证在200种左右，其主要适应病证如下：

（1）内科病证：感冒、急性细菌性痢疾、细菌性食物中毒、流行性腹泻、慢性支气管炎、支气管扩张症、肝硬化、支气管哮喘、呃逆、慢性胃炎、胃下垂、风湿性关节炎等。

（2）外科病证：急性炎症、疖、指（趾）感染、急性淋巴管炎、颈椎病、腰扭伤、急性乳腺炎、狭窄性腱鞘炎、肱骨外上髁炎、骨关节炎、慢性前列腺炎等。

（3）皮肤病证：带状疱疹、白癜风、斑秃、银屑病、冻疮、神经性皮炎等。

（4）妇产科病证：子宫脱垂、痛经、慢性盆腔炎等。

（5）五官科病证：近视眼、睑腺炎、单纯性慢性青光眼、变应性鼻炎、萎缩性鼻炎、内耳眩晕症、下颌关节紊乱症、复发性口疮等。

（6）保健：戒烟、抗衰老、抗疲劳等。

3

师有金篦术，如何为发蒙
——说金篦术

赠眼医婆罗门僧 （刘禹锡）

三秋伤望眼，终日哭途穷。两目今先暗，中年似老翁。

看朱渐成碧，羞日不禁风。师有金篦术，如何为发蒙。

诗中泛滥着诗人沉重的惆怅与哀怨。诗人说长期以来自己纵目远望，远方的景物却越来越模糊，越来越朦胧，一种日暮途穷的凄凉和哀伤自然涌上心头；对自己未老先衰的惆怅和无奈也不禁油然而生。继而诗人忠实地记录了白内障的一系列临床症状是如何不断加深的。起初是视力下降、视物不清，继而是色盲、畏光、畏风、流泪等。最后呼请古印度的婆罗门僧人能一显神奇，用金篦术来解决诗人的白内障病，情真意切，充满着康复的强烈渴望。

白内障的病因

中医学中的"圆翳内障"是指晶珠混浊，视力缓降，渐至失明的慢性眼病。相当于现代医学之老年性白内障。年龄在 50 岁以上，视力渐降，眼不红不痛，瞳神展缩如常。晶珠不同形态、程度的混浊，甚至晶珠全混，双眼先后或同时发病，发展缓慢，早期就明显影响视力。

现代医学中，眼睛的正常透明的晶状体变为混浊时称为白内障。白内障明显时可在病眼的瞳孔区后表现为乳白色，视力的好坏常与白内障的程度有关。白内障是最常见的致盲性眼病，可以通过手术复明，常见的白内障有以下几种：

（1）年龄相关性白内障又称老年性白内障。病因尚不完全清楚，与紫外线、全身代谢（如糖尿病）及晶状体代谢异常等有关。这类呈渐进性无痛性视力减退，可自觉眼前固定黑点，视物模糊，发展多缓慢，一般要12年或更长的时间才能成熟，容易引起青光眼的发作。

（2）先天性白内障。本病是胎儿发育生长过程中晶状体遭受某种因素的影响或遗传有关，出生时就存在的晶状体混浊，大多数不再继续发展。

（3）外伤性白内障。各种原因的眼外伤和电击伤等，以及眼部手术，只要损伤了晶状体都可引起外伤性白内障。

（4）并发性白内障。本病是由眼部其他疾病引起的晶状体代谢障碍所致，常见于葡萄膜炎、视网膜色素变性、视网膜脱离、青光眼、眼压过低、高度近视等。

（5）其他种类白内障。有代谢性白内障如糖尿病性、半乳糖性、甲状旁腺功能不足性白内障；药物及中毒性白内障如肾上腺皮质激素性、氯丙嗪性白内障等；后发性白内障如白内障囊外摘除术后、晶状体外伤溶解吸收后的膜性白内障等。

各类治疗白内障的药物治疗效果一直得不到肯定。目前手术摘除白内障是使病人复明的唯一有效手段。对上述各类白内障可选用的手术方法有晶状体囊外摘除术、囊内摘除术、超声乳化吸出术和晶状体切除术等。目前以超声乳化吸出术最常用，其次是囊外摘除术。

金篦术

金篦术又称"金针拨障术"，古称"金篦决目"。金蓖术是印度古代治疗眼病的手术，唐朝以前就传入中国。以金制的一个长四五寸，中间细、两头像箭头一样的"篦"刮眼，篦的两头涂药，一头刮一只眼睛，另一头刮另一只眼睛。用此篦刮眼膜，当时据说可使盲者复明。《涅槃经》卷八："如目盲人为治目故，造诣良医，是时，良医即以金与篦决其眼膜。"

"金针拨障术"最早见于唐代文献大师王焘的《外台秘要》（公元 752 年）一书。书中对白内障症状作了简要的描述，白内障眼病初起时，病人"忽觉眼前时见飞蝇黑子逐眼上下来去"。病人病情发展一般缓慢，"渐渐不明，久历年岁，逐致失明"。治疗方法，白内障后期"此宜用金篦决，一针之后，豁然开云而见白日。针讫，宜服大黄丸，不宜大泄。"据《外台秘要》引《天竺经·论眼序》注文："陇上道人撰，俗姓谢，住齐州，于西国胡僧处授。""胡僧"即印度僧人，故认为"金针拨障术"是印度传来的一种眼科手术。白居易所阅的《龙树论》，可能就是随佛教传来的印度医药文献（见白居易《眼病二首》中诗句"案上谩铺龙树论"）。隋唐以后的医学书籍，有关金针拨障术的记载越来越细致，表明我国医家在实践中获得了更为具体的经验。

唐诗中也有多首诗提及"金篦术"，如"人间方药应无益，争得金篦试刮看？"（白居易《眼病二首·其二》），"右眼昏花左足风，金篦石水用无功"（白居易《病中看经赠诸道侣》），"金篦空刮眼，镜象未离铨"（杜甫《秋月夔府咏怀》），"金篦刮眼膜，价重百车渠"（杜甫《谒文公上方》），"约眉怜翠羽，刮目想金篦"（李商隐《和孙朴蟾孔雀咏》）等。

中医"金篦术"经 1000 多年的不断发展，20 世纪 50 年代后，一度蒙尘的金针拨障术经过改良，脱胎于其中的白内障针拨套出术也走上它的舞台，不仅毛泽东主席接受了这种古老的治疗方法，更使几千病人重见了光明。而且，这种源自"金篦术"的白内障针拨套出术，还曾经走出国门，给因为难度太大而被西方国家的医生拒绝手术的柬埔寨宾努亲王成功地解决了困扰，为两国的友谊做出了贡献。

目前，超声波乳化被引入到白内障的治疗领域。它是利用超声波的高频震动，把眼内的混浊物质震碎成乳状后吸出。在针拨术中，器械要伸入眼内，稍有不慎就会伤害眼睛，超声波乳化技术则避免了这种伤害。

"看朱渐成碧"

诗中"看朱渐成碧"，意思是视红渐为绿，这在现代医学中称"色盲"或"色弱"。

辨别颜色的能力发生障碍称为色觉障碍，重度者称为色盲，轻度者称为色弱。大多为先天性者为遗传病，后天性者由某些视神经、视网膜疾病，主要是黄斑区病变引起。按色觉障碍的颜色可分为红色盲、绿色盲、紫色盲、全色盲等。最多见的为红绿色盲，男性多见，约占5%。

诗人"看朱渐成碧"，可能是后天眼疾引起的"色弱"。

4 休公为我设兰汤，方便教人学洗肠
——"洗肠"新说

访贯休上人 （吴融）
休公为我设兰汤，方便教人学洗肠。
自觉尘缨顿潇洒，南行不复问沧浪。

此诗的意思是，贯休上人为我准备了沐浴用的热水兰汤，他以灵活方式，因人施教，使我悟得佛法的真义。从尘俗的名缰利锁中解脱出来，自己也顿时觉着无拘无束，自由潇洒。我被贬官，而今正在南行的途中，也不必再去寻见可以濯我缨的沧浪之水了。

佛教以"洗肠涤胃"为喻，教人洗肠以正身修德，清净心性而获安乐。

从医学角度来讲，"洗肠"是种治疗手段，有益健康。

"洗肠"的悠久历史

无论中国或外国，古往今来，都有关于"洗肠"的记载。"洗肠"治病的历史可追溯到公元4～5世纪前的古希腊。文献记载：当时人类用羊皮一袋装水灌肠来治疗某些疾病。从古希腊到古印度，都强调过清洗大肠，并指出了清洗方法。洗肠早在古埃及就有记载。在公元前四五世纪，"医学之父"希波克拉底已经记录了使用灌肠来治疗发热。

二十世纪二三十年代，由于原始简易洗肠设备广泛应用，洗肠业发展很快，在欧美各医院、诊所、办公室、家庭随处可见，洗肠成为当时生活中一种有效的普及的日常自我疗法。二十世纪八九十年代，由于自然环境恶化，地球污染的加剧，以及人们长期的不良生活、饮食习惯等诸多因素，人类健康受到极大的威胁，欧美一些科学家通过改进，生产出高洁净、高功效、高享受的肠道水疗设备，"洗肠"在欧美开始复苏，并使肠道水疗从一种健身治病的技术，发展成为当代人排毒、养颜、健身、减肥的一种不可多得的高品质生活享受。

现代洗肠法

肠道水疗俗称"洗肠"，是一种能彻底清洗肠道，排出体内毒素，改善便秘，纠正腹泻，调节肠道菌群失调，预防肠癌，并有美容、美肤、减肥、调节内分泌失调等作用的新型保健方法，被誉为21世纪最热门的物理性内调保健自然疗法。

现代洗肠法是通过一种特制的洗肠机，把38℃左右的过滤纯净水，用0.1个大气压，从肛门输入直肠，对总共约1.5米长的大肠肠道进行分段冲洗，把肠内长期积滞的各种腐烂物质和寄生虫冲洗干净，排出体外。据介绍，该方法可治疗便秘，预防结肠癌，还可保证医学上各种肠内镜及X线检查的成功率，有利于早期发现隐蔽性疾病，利于外科手术前的肠道准备及术后肠道功能的早期恢复等。

"洗肠"前，专业医生会询问洗肠者的病史，对那些患有严重心脏病、高血压、严重肛周病、贫血、妊娠早期和需手术者，并不适合洗肠法。同时，对于每位要"洗肠"的人还要做心电图、血压测量等体检项目。

"洗肠"的益处

"洗肠"对人体健康的好处：

（1）治疗：由于都市人进食的食物过于精细、粗纤维不足，再加上白领女性工作压力大，运动不足，所以便秘病人日益增加。肠壁上干结的宿便使肠道分泌黏液减少，影响正常的蠕动，便秘因此不断加重。医学家认为便秘乃百病之源。研究证明大肠癌发病率与便秘有正相关关系。老年斑发病及肥胖症也与便秘有关。除了粪便长期存在于大肠内对人体其他器官的影响之外，便秘本身也影响大肠的生理功能。通过"洗肠"可以恢复肠黏膜的分泌，促进结肠的蠕动，从而恢复正常排便功能，达到彻底治疗的目的。

（2）防癌：食物残渣在大肠内经发酵和腐败作用会产生一些致癌物质，由于肉食在消化道停留时间过长，所以大肠与致癌物质接触时间也就相应延长了。为了预防大肠癌的发生，经常清洁大肠十分必要。

（3）美容：皮肤和皮下的毛细血管以及大量的腺体将血液中的代谢物和一些有害物质排出。在排泄过程中皮肤受到损害，从而引发痤疮、色斑等皮肤问题。"洗肠"使有害物质增加从肠道排泄的机会，通过皮肤排泄有害物质的机会减少，这样一来当然对皮肤健康有益。

（4）保健：有些有害物质在血液中通过肝脏解毒，消耗了肝脏解毒酶系统，作用于大脑之后，人就会感到疲劳，同时对免疫系统和人体新陈代谢也有影响。"洗肠"可以清除有害物质，能提高免疫力，对全身具有保健作用。

有句古话，"欲得长生，肠中常清。欲得不死，肠中无滓"，出自汉代学者王充的著作《论衡》，可见肠的健康对人体的重要性。中医认为，人体健康的根本在于气机升降正常，而大便通畅是维持气机升降正常的重要因素之一。被人体吸收利用的食物中的营养物质属于清阳，大便则属于浊阴。清阳宜上升，浊阴宜沉降。如果大便不通，浊阴不能沉降，则清阳的上升就会受到影响，就会产生各种不舒服的症状。因此，因人因时因宜"洗肠"有益健康。

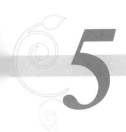

5

供御香方加减频，水沉山麝每回新
——说香疗法

宫词·第九十九首 （王建）
供御香方加减频，水沉山麝每回新。
内中不许相传出，已被医家写与人。

这首诗的意思是说，供皇帝宫中使用的焚香、熏香药方，其加减变化频频，沉水香、山麝香等珍品药材，每次都在更新。皇宫中使用的秘方，不允许泄漏传出，可是，已被御医传写给了别人。

隋唐之间，医学家孙思邈的《千金翼方》记载："然今之医门极为秘惜，不许子弟泄漏一法，至于父子之间亦不传示。然圣人立法，欲使家家悉解，人人自知，岂使愚于天下，今至道不行，拥蔽圣人之意，甚可怪也。"正如诗人王建在《宫词》诗中所说："内中不许相传出，已被医家写与人。"

唐代医学家王焘著的《外台秘要》一书，就专立香方一卷，辑有面青、面脂、澡豆、手膏、熏衣湿香、裹衣干香等，内容十分丰富，可谓汇集了唐代及以前历代香疗法的有效方法。

唐诗中咏香诗句

唐代文人阶层的推崇和香道专著的出现，对于香道文化起了传播与推广作用。唐代文人嗜香可谓是一大风尚，唐代文人嗜用香，但也喜香、爱香，常有诗文吟唱香道。绝大多数的唐代文人都有咏香诗作（或有诗句涉及香），如王维、杜甫、李商隐、刘禹锡、李贺、温庭筠等。据不完全统计，涉及用香的唐诗中有 102 首以上，其内容可分为皇宫用香、寝中用香、日常用香、军旅用香、释道用香、制香原料、合香种类、香品形式、香具类型、香笼的使用等。如：

杜甫有诗"朝罢香烟携满袖，诗成珠玉在挥毫"（《奉和贾至舍人早朝大明宫》），"香飘合殿春风转，花覆千官淑景移"（《紫宸殿退朝口号》）。

王维的"日色才临仙掌动，香烟欲傍衮龙浮"（《和贾舍人早朝大明宫之作》），"少儿多送酒，小玉更焚香"（《奉和杨驸马六郎秋夜即事》），"藉草饭松屑，焚香看道书"（《饭覆釜山僧》）。

白居易的"春芽细炷千灯焰，夏蕊浓焚百和香"（《石榴树》），"闲吟四句偈，静对一炉香"（《郡斋暇日忆庐山草堂兼寄二林僧社三十韵》），"红颜未老恩先断，斜倚熏笼坐到明"（《后宫词》）。

李白的"香亦竟不灭，人亦竟不来"（《长相思三首》），"焚香入兰台，起草多芳言"（《赠宣城赵太守悦》）。

刘禹锡的"博山炯炯吐香雾，红烛引至更衣处"（《更衣曲》），"博山炉中香自灭，镜奁尘暗同心结"（《更衣曲》）。

李商隐的"谢郎衣袖初翻雪，荀令熏炉更换香"（《酬崔八早梅有赠兼示之作》）。

温庭筠的"香兔抱微烟，重鳞叠轻扇"（《猎骑辞》）。

李贺的"练香熏宋鹊，寻箭踏卢龙"（《追赋画江潭苑四首·其四》），"断烬遗香袅翠烟，烛骑蹄鸣上天去"（《沙路曲》）。

杜牧的"桂席尘瑶佩，琼炉烬水沉"（《为人题赠二首》）。

陆龟蒙的"须是古坛秋霁后，静焚香炷礼寒星"（《华阳巾》）。

罗隐的"沈水良材食柏珍，博山炉暖玉楼春"（《香》）。

香疗的悠久历史

传统香疗法，是采用具有芳香气味的药物，组成各种方剂，制成各种剂型或各种香品，以供人们服用和日常使用，通过香品的气味功能，达到防病治病、美化生活、洁净环境、怡养身心等目的的一种既古老又新颖的疗法。它是我国中医药学这一伟大宝库中的一颗璀璨夺目的瑰宝，它属于自然疗法的范畴。

香疗法在我国有悠久历史，早在殷商时期的甲骨文中就有薰燎、艾熏和酿制香酒等记载。据《说文解字》所述，殷商以前，先民们就会采集郁金等多种香花，发酵酿制香酒，而且这种酒专用于祀祖敬神和重大宴会上，这便是香疗法的起源。在3000年前的古籍《山海经》中，也有许多香疗法防病治病的记载。如"薰草，麻叶而方茎，赤华而黑实，臭如蘪芜，佩之已疬"，又如"迷谷，其状如谷而黑理，其华四照，佩之不迷"。指出佩带薰草，香似蘼芜，可以治疗皮肤病；佩带迷谷，能使人精神清爽而不迷乱。周代已有佩带香囊、沐浴兰汤的习俗。秦汉以来，特别是丝绸之路开通，西域的香药源源不断输入中国，大大丰富和发展了传统香疗法。人们妆饰香膏，佩带香囊，居处熏香、焚香、沏品香茶、沐浴香汤、调服香药，凡此种种，几乎无处离开"香"。

香疗的作用

《神农本草经百种录》所谓："香者，气之正，正气盛则除邪辟秽也。"使用芳香药正是借其清气之正，鼓舞人体正气，辟除秽浊邪气，可杀菌消毒、醒神益智，从而达到保健防病的目的。中医认为，芳香气味，通过口、鼻、皮毛等空窍，在心、肺、脾、胃等脏腑功能作用下，达到平衡气血、和调五脏、振奋精神的目的。

香药的原料

香药多属动植物类，也有很多用作现在的药材。《神农本草经》中记载的药物有365种，其中252种是香料植物或与香料有关，明·李时珍所著的《本草纲目》有《芳手篇》专辑，记载有沉香、檀香、苏和香、乳香、丁香等香料，也有少量取之于动物的分泌物，如麝香、灵猫香、龙涎香等。它们的共同点是具有"驱邪扶正、疏经开窍、疗疾养生"的作用。《神农本草经疏》中说："凡邪恶气之中，必从口鼻入。口鼻为阳明之窍，阳明虚，则恶气易如。得芬芳清阳之气，则恶气除而脾胃安矣。"香药是中药学的一部分，其性味都是辛温芳香之品，具有发散、行气、活血、开窍等作用。这些植物类香药都含有芳香挥发油、香脂或香膏等，都具有杀菌抗菌作用。动物类香药多是动物的腺体或分泌物，具有强壮、兴奋、抗菌等作用。

焚香法

从考古文物得知，至少在战国时期就已经有了制作精良的熏炉。1972年我国考古学界在长沙市东郊发掘了马王堆汉墓，该墓的年代约汉文帝初元十二年（公元前168年），距今约2200年。在十一号汉墓出土的文物中，发现尸体手中握有两个熏囊（香囊），内装有药物。另外在箱中发现四个囊，六个绢袋，一个绣花枕和两个熏炉，也都装有药物。这些药物经有关部门研究率定为辛夷、桂、花椒、茅香、佩兰等，都是香药。可知在当时人们随身应用香囊、香枕、熏炉等香疗方法来防病，辟秽消毒，洁净环境已形成一种习俗。

在古代生活中，焚香所用的香大多是依据"香方"，择沉香、青木、苏合、鸡舌草、兰、蕙、芷、蒿、麝香等原态香药经过炮制、研磨、熏蒸等方法，合成得到更为精致的香丸、香饼、香膏等，这个工艺过程便是"合香"。在先秦两汉时期，人们还不大懂得研究香方来"合香"，主要是直接选用香草、香木片、香木块等，但熏香的道理相似，都是用木炭等燃料熏焚。到魏晋隋唐时，合香才盛行，这时，熏香的风气扩展到社会各个阶层，加上文人士大夫们的推动，使得合香、品香成为相当优雅的生活方式。

焚香法是传统香疗法最常用的方法之一，是采用各种香药调合成香韵的各种香剂。如印香、线香，盘香，香饼、香丸等剂型，通过焚烧香品，逸散出具有各种不同特色的香韵，发挥其净化空气、除臭清新、驱虫辟秽、解毒祛邪之功用，同时通过鼻闻香气，起到调畅气机、恬悦精神等作用，从而达到防治疾病、洁净环境的目的。

唐代也出现了很多著名的香方，如旃檀微烟贡香、莲花藏香、天龙香、百和至宝香、柏子贡香等名方，很多万古流芳。在东晋葛洪的《肘后备急方》中首载有香身、香脂、涂发香泽和熏衣香等香疗处方。北魏之时，贾思勰的《齐民要术》中也有论及香粉的制作法。南朝时范晔的《和香方》，可称为最早的香疗方法专集。

现代香疗法

目前发现的有香物质有 40 多万种，与人们日常生活有关，气味有益的香物质称为香料，而可用于防病治病，与医疗保健有关的香物质，称为香药。"香疗法"又进入了现代人的生活中。1928 年法国医生加特斯特首次在临床治疗中使用香疗法。20 世纪 60 年代初，法国政府在进行肺结核病普查时，发现蔻蒂香水厂的女工们没有一个患有肺病。这个现象促使人们对各种香料，特别是天然精油的杀菌抑菌作用重视起来，并加以深入研究。

塔吉克斯坦共和国有一个疾病防治所，专门对病人采取芳香疗法：在环境如画的森林公园中，让病人舒适地坐在安乐椅上，一面聆听悦耳悠扬的音乐，一面嗅闻各种芳香植物溢出的阵阵幽香，使病人沉静轻松，处于无忧无虑的状态，以调节人体功能，尽快恢复健康。日本长谷川直义介绍治疗心身病的嗅香疗法，利用麝香的嗅香疗法可达到治疗眩晕症的目的，而桧树香对平衡失调症有疗效。一些新的研究成果表明，香味不仅会影响人的精神状态，控制人的情绪，减轻人的痛苦，还能支配人的行为。德国一位气味学家曾做过这样一个实验：他先对参加试验的人制造一定的心理压力，然后把他们分成两组，一组仍置身于紧张的气氛中，而另一组则安排在有苹果香味的房间里。一段时间后，前者神经依然很紧张，而后者却非常平静。

由于现代生活的高节奏、高效率，使得人们的神经系统长时间处于过度紧张、兴奋状态，久之便会导致失眠。对于失眠的治疗，目前日本发明了一种经特殊化学处理的睡衣，可发出好闻的气味，有安神、养心和催眠的功能。在意大利一些公司非常钟爱香疗法。他们用薰衣草油和薄荷的香味来刺激职工。结果表明，使用香疗法之后，这些公司职工的工作效率比过去提高15％。

现代医学说香疗

近年来，经科学家研究分析，气味分子通过呼吸道黏膜吸收后进入人体，可促进免疫球蛋白的产生，提高人体的抵抗力，气味分子能刺激人体嗅觉细胞，通过大脑皮质的兴奋与抑制活动，调节全身新陈代谢，平衡自主神经功能，达到生理和心理功能的相对稳定。

美国明尼苏达州的科学家在实验中以扫描绘画记录人的大脑在不同气味环境中的变化。表明气味和人的情绪之所以会有如此直接的关系，原因之一在于嗅觉是动物生活发展的第一知觉，而且还是一种直接触及脑部的知觉。此外，属于脑部的嗅觉神经是唯一暴露在外的知觉。至于其他包括视觉在内的知觉在将信息传达到脑部情绪区之前都是经过思考区的其他细胞，而由鼻发出的嗅觉信息却可以直接到达脑情绪中心。因此，传统的香疗法可以防病治病、颐养身心、驱邪消毒、净化环境。

6

清畅堪销疾，恬和好养蒙
——怡情疗疾说音乐疗法

好听琴 （白居易）

本性好丝桐，尘机闻即空。一声来耳里，万事离心中。

清畅堪销疾，恬和好养蒙。尤宜听三乐，安慰白头翁。

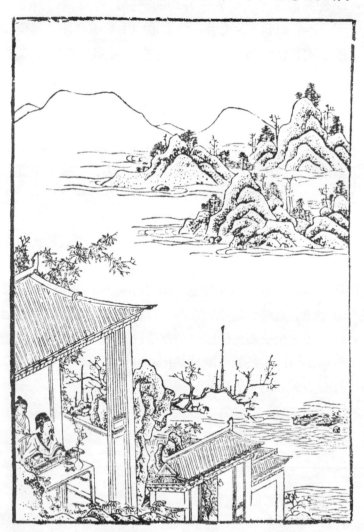

诗人白居易喜欢音乐，喜欢听各种乐器的演奏，著名的诗篇《琵琶行》就是描写他在江州浔阳听琵琶女弹奏的故事，千古流传，广为人知。然而可能很多人还不知道，他也喜欢自己弹琴，他为音乐写过很多诗歌，尤其是古琴。例如："入耳谵无味，惬心潜有情"（《夜琴》），"弦凝指咽声停处，别有深情一万重"（《夜筝》），"欲得身心俱静好，自弹不及听人弹"（《听幽兰》），"闻君古渌水，使我心和平"（《听弹古渌水》），"自嫌习性犹残处，爱咏闲诗好听琴"（《味道》），等等。白居易患多种病而长寿，与他喜爱音乐是分不开的。

什么是音乐疗法

自古以来，人们早就认识到音乐对健康的重要作用。在汉字里音"樂"的"樂"字，加上"草"字头，就是"藥"字。音乐凝聚着人类普遍存在的各种情感，同时又作用于感官，产生巨大的感染力量，震撼人心，起到陶冶精神，调节情绪，提高免疫功能，治疗身心疾病等作用，音乐本身就是药。

通过音乐对人体产生特有的生理、心理效应，消除心理障碍，从而达到保健和防治疾病的目的，这种方法叫音乐疗法。的确，优美动听、明朗轻快的音乐不亚于"良药"。

古代的音乐疗法

音乐疗法在古代早已萌芽，《礼记》中说"乐者音之所由生也。其本在人心之感于物也"。《黄帝内经》把五音引入医学领域，阐明五音和五脏的对应关系，指出不同的音调会对人体的五脏生理活动产生迥然不同的影响。我国宋代文学家欧阳修曾用弹琴和听赏琴声的方法治好了自己的抑郁症。清代名医吴尚先也曾说过："七情之病也，看花解闷，听曲消愁，有胜于服药者矣。"

古人在音乐疗疾方面早有记载。如金元时期张从正医著《儒门事亲》（卷三）有"忽笛鼓应之，以治人之忧而心痛者"的记载。清代张潮的《虞初新志》（卷六）载："某患齿病，于授以吹箫而愈，所治者非一人也。"说明音乐能治疗心痛、牙痛，且有较好的疗效。中医认为音乐疗法有调节情志、养心益智与娱神益寿三方面的作用。

现代的音乐疗法

现代科学研究业已证实：音乐可调节大脑皮质，使体内一些有益于健康的激素、酶类、多肽、乙酰胆碱等数量增多，并广泛地影响神经、血管乃至心理活动等。

近年来，国外采用音乐代替麻醉药成功地进行拔牙，结果并无痛苦。音乐能通过耳内感觉器官传入大脑，使人的精神意识轻松愉快，从而减轻了疼痛引起的心理效应，达到止痛的目的。

音乐降压，其效亦佳。高血压病病人的情绪往往处于紧张状态，采用聆听音乐，能松弛神经，改善血流量，降低血压。可选听旋律悠扬，谐调柔和，使人听后轻松愉快，舒适安逸的一类乐曲。美国研究证明，有的高血压病人听一首小提琴协奏曲，能使血压降低 10 毫米汞柱。

音乐催眠，胜于服药。失眠多与情志因素有关，音乐能使人心情和畅，神安志宁，故令人酣睡，且醒后神清气爽。现代研究表明，人的情绪与大脑皮质相关，并与内分泌系统、自主神经系统等关系密切，能够引起人们轻松、舒适、恬静的音乐，则具有催眠作用。目前，人们采用音乐催眠床、音乐催眠枕，将催眠曲的录音磁带装配于其中，失眠病人听后很快便可进入梦乡。

音乐的治疗作用，归纳起来，有以下几个方面：①调节人体组织器官功能，如呼吸、消化、循环、内分泌及神经系统等；②镇静止痛作用；③降低血压；④陶冶性情，解除疲劳，振奋精神。以上作用的结果，当然有利于养生保健，益寿延年。

音乐疗法的适应证为高血压、溃疡病、自主神经功能失调、冠心病、支气管哮喘、甲状腺功能亢进症、精神分裂症等。

音乐疗法的效应

由于各人社会文化背景的不同，他们的音乐经验，对音乐理解、欣赏习惯都有差异。就我国目前的国情来说，大部分人对于音乐文化还是比较生疏的，那么音乐康复疗法，对这些病人是否有效呢？回答是肯定的。因为音乐康复治疗同音乐欣赏是两个完全不同的概念，尽管他们在某些方面多少也有关系，但音乐康复治疗中，并不以人们对音乐的欣赏，作为发生治疗效果的必然途径。音乐治疗可以通过音响，包括响度、音调、音色、和声等多个方面，以及它们的有机配合，直接造成人的感知、情绪的变化，从而达到心理治疗的目的。它不能治疗人们的"文化缺乏症"，不能修改人的欣赏意识，但能治疗身心疾病。

用现代医学音乐疗法的话来说，音乐疗法的效果取决于音乐的音频、力度、音色和音程等音乐成分和乐思对人生理和心理的影响。如快速的音频振动具有神经兴奋或紧张的作用；而缓慢的音频振动则具有松弛神经与肌肉的作用；洪亮与高昂的力度给人以鼓舞前进、强壮有力的感觉，而柔和的力度则使人感到亲切友好和温和平静的感觉，等等。

《黄帝内经》的《阴阳应象大论》和《金匮真言论》等篇中，有五音入五脏，而与五志相关的论述，我国古代对音乐疗法的研究也反映在一些古籍当中。如宋代《欧阳永叔集》中曾记载，欧阳修患有忧郁症，食欲大减，屡以药疗不效。后闻宫声数行，久则乐之愉然，不知疾之在体，故而他指出"用药不如用乐矣"。明代《幼科发挥》载有用乐舞调治儿童精神困倦症的验案：一儿病后喜睡，二目不能开，神昏欠惺惺，乃神倦也，令其家中平日相与嬉戏者，取其小鼓小钹之物，在房中床前，唱舞以娱之。未半日，目开而平复。由上述可知，古人不但对音乐调节情志的作用有所认识，而且已经将其运用在临床医学中了。

在日本福冈市康复医院，采用音乐疗法为高龄老人治疗脑卒中。开始时，让病人听莫扎特和舒伯特的优雅乐曲，使病人感觉轻松。病情稳定后，播放贝多芬的雄壮乐曲，取得了较好效果。

现代医学说音乐疗法的原理

音乐疗法是通过心理—生理效应起康复作用的，如情感效应、联想效应、心身效应、振动效应等。

（1）情感效应：音乐传递的有情感性的信息直接引起听者感情上的交流和共鸣，产生喜乐哀怨情绪。

（2）联想效应：音乐最能引发联想和想象，引起听者联想起有关的经历，或想象相似的情景和体验，从而感到愉悦、欢慰或伤感、哀愁。

（3）心身效应：听曲引起的心理情绪变化，能影响交感神经和迷走神经系统，进而调节身体的生理功能，引起松弛反应或兴奋反应，表现在心率、血压、肌电、皮肤电阻、皮温、胃肠活动等相应的生理变化。

（4）振动效应：音乐声波的机械性振动，会引起体内器官活动节律相应的反应，从而调整心跳、呼吸、胃肠活动的节律。

著名美国音乐疗法专家爱德华·伯德尔斯基认为，对音乐疗法有较明显效果的适应证有：精神紧张、老年精神抑郁症、神经衰弱、失眠、神经性头痛、胃肠功能紊乱、高血压、冠心病、脑卒中、帕金森病、老年智力衰退、老年性痴呆等。

音乐疗法的注意事项

在采用音乐疗法时应注意以下事项：①尽量选用针对性强的音乐与名曲，才有较理想的感染力。②病人实施音乐康复时，要求专心一意，听音乐时不要做其他事情，以发挥音乐的最佳感染力。③在听音乐时，病人如能随着乐曲进行一些随心的意想，则效果更佳。④每日一两次，每次 30～60 分钟，以病人的体力和兴致而定。⑤对病人自己善歌者，尽量让其弹唱自己选定的内容，并以适当方式鼓动情绪，也可以结合舞蹈或运动疗法一起进行。⑥根据病情，配以相应的灯光、色彩、熏香、香花、饮茶等，可增强效果。⑦音乐疗法也可以结合其他康复训练一起进行，如在做运动时，播送有关音乐，也可增加效果。⑧老年病人应忌听以下类型音乐：每分钟节拍超过 70～80 拍的音乐，超过老人心跳数时，老年人会觉得心跳快，似乎连呼吸也跟不上，心情紧张，如快节奏的迪斯科。过于缓慢的曲调，令人憋气、难受。过于长久激烈的大型乐器合奏，使老年人坐立不安。老年人听上述类型音乐，一旦受不了，除了使听力变坏外，还会出现烦躁、记忆减退、头痛、失眠等症状，这些情况应引起注意。

现代音乐疗法的选曲

病人在音乐疗法选曲时，应注意以下原则：①缓慢清幽的旋律，多具有安神宁心，消除紧张焦躁情绪，镇静催眠的作用。如《幽兰》《梅花三弄》《病中吟》《春江花月夜》《空山鸟语》《平沙落雁》等。②节奏鲜明、优美动听的乐曲有开畅胸怀、纾解郁闷的作用。如《流水》《阳关三叠》等。③情绪兴奋、愤怒、狂躁的病人可选用节律低沉、凄切悲凉的曲调达到"悲胜怒"的效果，如《小胡笳》《葬花》《四季歌》等。④神情低沉、消极的病人，可用鲜明、高亢、激昂的节律，或悲壮的旋律，有"怒胜思"功效。如《离骚》《满江红》等。⑤悠扬的旋律和多变的节奏，可消除悲哀、忧思、郁怒、紧张、苦闷等神情，为病人康复中最为常用。如《百鸟行》《鸟投林》《孔雀开屏》《鹧鸪飞》《百鸟朝凤》《黄莺吟》等。

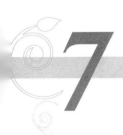

唯得君书胜得药，开缄未读眼先明
——吟诗可疗疾

得钱舍人书问眼疾 （白居易）

春来眼暗少心情，点尽黄连尚未平。

唯得君书胜得药，开缄未读眼先明。

白居易患有严重的眼疾，引起朋友们的关心，不少人都写诗寄信来问候。想不到这些诗信却成了"诗药"，起到了意想不到的效果。

白居易的眼疾与他用眼过劳，心情忧郁，气滞伤肝有关。2000多年前的《神农本草经》中就记载："黄连，味苦寒，主热气目痛。眦伤泣出，明目。"因此，白居易用黄连点眼当为对症用药，但效果不理想，"春来眼暗少心情，点尽黄连尚未平。"想不到黄连却抵不上朋友钱舍人问候眼疾的一首小诗的效果，"唯得君书胜得药，开缄未读眼先明"。白居易此诗证明了"诗药"的效果。

早在2500多年前，孔子就说："小子何莫学夫《诗》，可以兴，可以观，可以群，可以怨，迩之事父，远之事君；多识于鸟兽草木之名。"（《论语·阳货》）"兴""观""群""怨"是孔子对诗的社会作用的高度概括。其中"兴"是指艺术联想的感发；"观"是指借诗可以观察天地万物和人间万象；"群"是指诗歌可以使人合群，交流思想感情；"怨"是指诗歌可以表达对社会不合理现象的不满和批判。

现代健康专家指出，吟诗养生防疾的原理，在于人的精神和诗中的意境达到高度和谐时，会使人情不自禁进入放松、宣泄、愉悦、兴奋的心理状

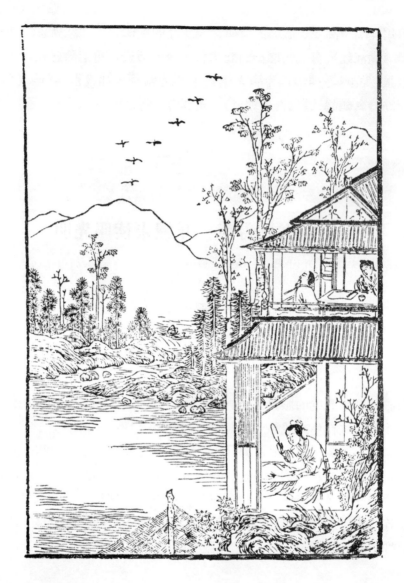

态，正如马克思所言：一份好心情，比一包良药更能解除生理上的痛楚。因此，让每个人一起步入诗的境界，去拥抱快乐和健康吧！

历史悠久的吟诗疗疾

诗歌的保健和治疗作用源远流长，古人很早就意识到诗歌所具有的感化特性能够促进人的健康。《管子·内业》中就有"止怒莫若诗，去忧莫如乐"的说法，孔颖达在《毛诗正义》中云："《尚书》之三风十愆，疾病也，诗人之四始六义，救药也。"说明了诗所具有的医学功能。唐诗文笔优雅、字词清丽、句式工整、平仄相有音乐的节律，对于疾病的防止也有一定的作用。

南宋文人计有功所编撰的《唐诗纪事》中就有"杜子美吾诗可以疗之"的说法，认为杜甫的诗因其辞藻典雅，让人心灵超脱，不知不觉地就缓解了长久以来的症状，甚至唐代诗人崔珏在《道林寺》中表示"我吟杜诗清入骨，灌顶何必须醍醐"，认为杜甫的诗可以使人大脑灵活，有益健康。白居易在《读张籍古乐府》中也谈到了读诗的作用："上可裨教化，舒之济万民；下可理情性，卷之善一身"，意思是诗歌有理顺性情、养心养生之功效。

清代青城子的《志异续编（卷四）·杜子美》记载："白岩朱公患气痛，每当疾发时，取杜诗朗诵数首即止，习以为常，服药无是神效。"书中青城子认为："朱公平日，酷爱杜甫的诗，取所爱读之，则心怡神适，疾不觉自忘，非真能止痛也。或曰：气痛原属气不舒畅所致。杜诗气象万千，半山老人所谓力能排天干地，壮颜毅色者也。故读之令人气旺，气旺则不痛矣。"可见，咏诗的确可起到疏肝理气、解郁消忧的效果。

从现代医学角度来看，吟诗诵诗的心理作用、提高身体抵抗力的作用是不可限量的。一首优秀的诗歌，不仅给人美的享受，而且诗歌的内容还具有独特的情趣和艺术魅力。其特殊的感染力，会引起情绪的很大波动，而情绪又可影响相应的脏腑，从而发生其生理效应，达到养生疗疾的效果。清代医学家英尚在其所著《理瀹骈文》中所说"七情之为病也，看花解闷，听曲消愁，有胜于服药者"就是这个道理。

谢朓是南齐时期著名诗人，佳句甚多，深受后辈诗人倾崇。唐代诗人李白每当忧郁不快时，就放声朗诵谢朓的诗句，如"余霞散成绮，澄江静如练"（《晚登三山还望京邑》），"鱼戏新荷动，鸟散余花落"（《晚登三山还望京邑》）等。梁武帝可能胃火过盛，患有口腔疾病，他说："三天不读谢朓诗，便觉口臭。"可见，谢朓的诗能疏肝解郁、气和志达、沁人心脾。据史载，宋哲宗常发"头痛"病，他在宫中有一个专职诵诗的太监，当他头痛发时就叫太监读一些趣诗、歪诗，让宋哲宗捧腹大笑，头痛就会在诗声中缓解。

吟诗不仅可以疗疾，吟诗养生在古代也很受推崇。唐代诗人白居易七十多岁在家养老时，饮酒、作诗就是他的养生之道。他在《对酒闲吟赠同老者》中就说："百事尽除去，尚余酒与诗。兴来吟一篇，吟罢酒一卮。不独近情性，兼用扶衰羸。"清代著名诗人袁枚到了古稀之年时，作诗写道："一笑老如此，作何消遣之？思量无别法，惟有多吟诗。"（《遣怀杂诗》）在我国吟诗养生早已被古人认识到并运用到养生实践中。元代养生家王中阳在《泰定养生主论》中说："盖年老养生之道，不贵求苛，先当以前贤破幻之诗洗涤胸忧结。"这说明吟诗是一种宣泄疏导的方式，能使人达到一种良好的心理状态，有效抵御疾病。

诗歌的吟诵和欣赏是一种高雅而有益于身心健康的活动。古人说："诗言志，歌咏言"。就是说诗歌是表达人的思想、意志、情感和怀抱的文学形式，"情动于中而形于言，言之不足，故嗟叹之；嗟叹之不足，故咏歌之；咏歌之不足，不知手之舞之，足之蹈之也"（《毛诗序》），这说明诗歌乃是人的内心情感的表达。诗歌在治疗中对个体心理可起到放松、疏导、转移、排遣、镇静、消解、娱乐等作用，进而促使人体在生理功能上也进一步得以受益。因此可知，诗中有"妙药"，吟诗可疗疾。

国外的诗歌疗法

不仅中国人千年来有诗歌治疗疾病的独特疗法，在国外也是如此。目前以诗疗疾的方法已越来越受到人们的关注。

凡到过意大利的人，就会发现在一些药店或书店里，可以买到来自全国三四家"诗药服务有限公司"生产的装潢精美的"诗药盒"，上面有标明经国家医疗卫生部门核准的字号及"主治""禁忌""日服量"等字样。盒内装的是印刷十分讲究的精美诗篇，其中既有历代名家的作品，又有通过著名心理学家和文学家精心设计和配方自制的产品，这些"诗药"可治失眠、健忘、癔病、食欲不振、情绪紊乱、精神分裂症、抑郁症和多种现代都市病等。

再如，美国诗人朗费罗的《夜的礼赞》、英国诗人济慈的《睡去》等可以治疗失眠症；英国诗人科泊的《黑暗中透出的闪光》、苏格兰人卡莱尔的《今日》等可以治疗精神抑郁症等。

写诗吟诗不仅能给人一种高雅的艺术享受，还可以祛病养生。日本北海道的札幌市有一个长寿俱乐部，参加者都是年过八旬的老人。这个俱乐部活动主要是组织会员写诗、举办诗歌朗诵会。大部分会员都有一种返老还童的感觉，感到老年生活很滋润，心身健康状态要比其他同龄老人好。

日本的医学家对吟诗进行精心研究后认为，诵诗不但有助增加独特的艺术情趣和音乐感，给人一种美的享受，而且会产生各种有益的心理效应。吟诗犹如做健身体操，它既要求发音准确，又要有正确的站立姿势，反复吟诵诗歌可使大脑皮质的兴奋和抑制过程达到相对平衡，增加肺活量，加速血液循环，活跃体内的新陈代谢，促进激素及乙酰胆碱等生化活性物质分泌，使血流量及神经细胞调节达到最佳状态，这样有益于身心健康。因此在日本出现了吟诗热潮。据说，日本吟诗爱好者已达 50 万人以上，近年来各国医学家对"诗药"疗疾更有新的认识。

美国洛杉矶市立大学心理学家勒纳教授大力提倡"诗歌疗法"，认为吟诵诗歌能改善心理和情绪状态，对现代社会的都市病、心理和精神上的疾病，会产生积极效果，有益身心健康，吟诗疗疾是医学、文学与心理学综合效应的结果。实践证明，吟诗能把人们带入无际的漫游世界，使人情绪振奋、心旷神怡、全神贯注、精神内导、陶冶情操，并能丰富人们的想象力。一些参加过诗疗的人都有体会，诗疗的最大疗效就是使病人精神放松，平静地把理智和感情糅合在一起，有利于排解病人的顾虑、烦恼和痛苦，通过美妙意境，言景、言物、言情、言义的联想产生一系列良性的心理效应，并可以得到情感上的支持和感染，达到荡涤肺腑、激励情操、悦性怡情、宁神忘痛之效果，有利于消除危害健康的诸多不良诱因。

诗歌在治疗中对个体心理可起到放松、疏导、转移、排遣、镇静、消解、娱乐等作用，进而促使人体在生理功能上进一步受益，诗中有多药，吟诗可疗疾。吟诵诗歌，特别是与医药、养生、保健内容有关的诗歌，既可使人领略诗的艺术美，又可通过对诗歌的感知引起与诗人的共鸣，陶冶情操，促进心身健康，还可以使我们学到许多有关医药、养生、保健等知识，一举多得。

当然，诗疗的接受者还必须具备一定的素质和修养，具有一定的文化水平，这样才能充分领略和感受诗歌的意境，产生丰富的联想，如果缺乏基本素养，连诗为何物都不懂，也就无从产生效益，更谈不上疗疾了。

大千世界本身就是一部"诗"，这部"诗"阅读的本身也应该是广义的。人生一世，何时不可以为"诗"？何时不可以人"读"，只要你胸怀淡泊，坦荡达观，掌握适度，重视调节，不就是对健康绝对有益的"作诗""吟诗""诵诗"吗？

8 闲谈胜服药，稍觉有心情

——说言语开导疗法

病中友人相访 （白居易）

卧久不记日，南窗昏复昏。萧条草檐下，寒雀朝夕闻。

强扶床前杖，起向庭中行。偶逢故人至，便当一逢迎。

移榻就斜日，披裘倚前楹。闲谈胜服药，稍觉有心情。

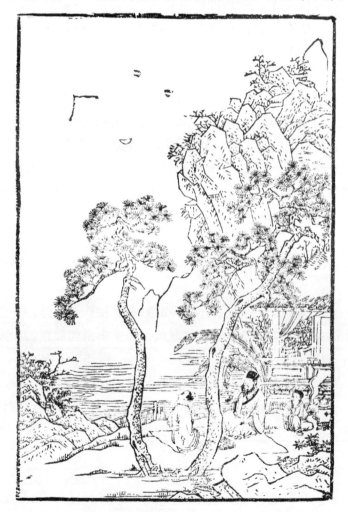

此诗的意思是，我久病卧床，已记不清有多少天了，整日望着窗外，迎来一个黄昏又一个黄昏。坐在草房屋檐下，眼前秋景甚是萧条，冬天里麻雀鸣噪朝夕可闻。勉强从床前扶着拐杖，站起来向庭院中慢行。喜见老朋友来访，我应当出外相迎。移动卧榻，朝向西斜的太阳，身披皮裘倚靠着房前的柱楹。与朋友闲谈，真是胜过吃药，疾病减轻了，很快就觉着有了好心情。

看来，白居易的这位友人，真不简单，一定是个口齿伶俐、思辨敏捷之人，通过与诗人闲谈，能开导劝诫、宽释解疑，排遣诗人致病的精神情感因素，使疾病减轻，"闲谈胜服药，稍觉有心情"。究其原因，这就是中医心理治疗方法中"言语开导疗法"的效果。

语言的心理效应

另一首唐诗，岑参的《虢州卧病喜刘判官相过水亭》"卧疾尝宴起，朝来头未梳。见君胜服药，清话病能除。低柳共系马，小池堪钓鱼。观棋不觉暝，月出水亭初"中的"见君胜服药，清话病能除"，清话指高雅不俗的言谈，也是言语开导疗法中语言心理效应的佳例。

"语言心理效应"，就是人类语言中的词汇作为自然刺激物，作用于机体所产生的心理过程的变化。"良言一句三冬暖，恶语伤人六月寒。"语言的善恶，其效果截然不同。语言能致病又能治病。良好的语言可以产生积极的作用，能使人增强信心，受到鼓舞，获得心理满足，从而影响到生理活动，对身心健康有益。不良的语言可以产生消极作用，能破坏正常的心理、生理状态，甚至可以造成疾病或致人死亡。

讲究语言艺术不仅是医生文明服务问题，也是影响服务对象（病人）身心健康的重要方面。为发挥语言的心理效应，医务人员或其他行业的工作人员都要讲究语言艺术，提倡用文明、美好、高雅的语言，安慰性语言，鼓励性语言，劝说性语言，指定性语言和积极暗示性语言。要防止伤害性语言，如直接刺激性语言，消极暗示性语言及在病人面前窃窃私语。

中医心理治疗

中医学中蕴含丰富的心理治疗学思想，在几千年的临床实践中，总结出许多行之有效的心理治疗方法，大致有移情疗法、易性疗法和以情胜情疗法等。中医心理治疗不仅较诸同时代的、被称为西方医学之父的希波克拉底的气质分类学说在观察和分类等方面更为细致、合理、更切合于临床治疗，有许多方法还开创了现代医学心理学的先河。

移情疗法中的怡悦法

中医移情疗法是指根据病人不良情绪的种种表现，通过释疑、顺意、怡悦、暗示等方法，设法消除其心因性刺激，宣泄或转移忧心忡忡、焦虑不安等不良情绪。其中怡悦法是指通过听曲、闲谈、弈棋、书法、赋诗、种花、垂钓等方式，改善郁闷不畅的心境。清代吴师机《理瀹骈文》中曾云："七情之病，看书解闷，听曲消愁，有胜于服药者矣。"

怡悦法的适应证较广，是帮助病人调节消极情绪的一种好方法。"闲谈"就是其中之一。闲谈怡悦方法也是中医"言语开导疗法"中的重要内容之一。

白居易通过与好友倾谈，吐露心曲，消忧解愁。他深有体会地告诉人们"闲谈胜服药，稍觉有心情"。确实是这样，人与人之间，需要有感情上的交流，特别是情绪不良时。交流融洽，自然有利于健康。如心有千千结，不进行交流，人就会变得孤独和孤僻，那就更不利于健康了。

言语开导疗法

中医的"言语开导疗法"是针对病人的病情及其心理状态、情感障碍等，采取语言交谈方式进行说理疏导，以消除其致病心因、纠正其不良情绪和情感活动等的一种心理治疗方法。它的历史，可追溯至上古时代，早在秦汉时期已初步形成了较为系统的理论，并运用于临床治疗。《黄帝内经·灵枢·师传篇》指出"人之情，莫不恶死而乐生。告之以其败，语之以其善，导之以其所便，开之以其所苦。虽无道之人，恶有不听者乎？"对本疗法的治疗方法和机制做了原则性的阐述，即"告之""语之""导之""开之"。

言语开导疗法对心因性、境遇性疾病及其他疾病伴随的心理、情感障碍等，具有药物等疗法所不可替代的治疗作用。正如诗人自己说："唯得君书胜得药，开缄未读眼先明。"又如白居易《病中得樊大书》诗曰："荒村破屋经年卧，寂绝无人问病身。唯有东都樊著作，至今书信尚殷勤。"人在生病，极度痛苦时，如有知己好友的一席安慰，有时确能收到奇效。

闲谈"怡悦"很重要

与病人"闲谈"中，一定要使病人"怡悦"，这点很重要，也是我们帮助病人闲谈疗疾的目标。

现代医学研究也证实，言语可引起物质运动，就是接受者的思维活动。它所表达的内容可作为一种输入信息，作用于人体的大脑，引起情绪活动，同时又可以情结为中介，通过神经体液系统调节功能，可导致心理和生理方面的改变，这种改变是有双向性的，即治疗性和致病性，会对人体的健康和疾病产生重要的影响。可见，"怡悦"之重要性。

心理免疫胜服药

人们患病时，乐观者注意情绪调节，悲观者往往消极沮丧。显然，前者容易康复，而后者对消除疾病不利。当代心理免疫学的研究表明，人在罹患疾病时，需要有战胜疾病的信心，这样可以有效地调动机体内潜在的免疫力量，促进早日康复。这种心理上坚信自己能够战胜疾病的信念，有学者称之为"心理免疫"。

英国的研究人员，曾对4750名癌症手术后病人进行追踪调查，发现其中注意精神调节、相信自己能战胜疾病者，10年以上存活率达31%；而那些精神沮丧甚至绝望者，绝大多数在手术后不久即死亡。有关专家指出，患病后讲究心理免疫的人，之所以能战胜疾病获得康复，是因为精神因素与免疫功能密切相关，积极的心理状态能增强机体抗病能力。研究表明，精神系统可以通过去甲肾上腺素、5-羟色胺等神经递质对免疫器官产生支配作用。积极的心理状态能使这种支配作用增强，从而使抗体增多。美国医学专家研究发现，敢于与疾病抗争的人，之所以能够延长寿命以致获得健康，与人类本身内在的精神潜力密切相关。因人类的精神状态与心理状态能直接干预机体抗病能力，特别是增强对疾病的耐受力和抵抗力。

白居易通过与友倾谈，吐露心曲，消忧解愁。他深有体会地告诉人们："闲谈胜服药，稍觉有心情。"确实是这样，人与人之间，需要有感情上的交流，特别是情绪不良时，交流融洽，改善情绪，提高心理免疫，自然有利于养生强身。如心有千千结，不进行交流，人就会变得孤独和孤僻，那也就更不利于健康了。

绩为蠲邪著，功因养正宣
——说温泉疗疾

惟此温泉是称愈疾　（李隆基）

桂殿与山连，兰汤涌自然。阴崖含秀色，温谷吐潺湲。

绩为蠲邪著，功因养正宣。愿言将亿兆，同此共昌延。

作者李隆基即唐玄宗。此诗的意思是，寺观殿宇与起伏的山密龙脉相连，温泉汩汩涌泄，这全都是由于自然。背阳的山崖蕴含着优美秀丽景色，出谷的温泉喷流不绝，听其水声潺湲。温泉的功绩因能祛邪治病而更加卓著，温泉的药效因能保养正气而得以彰显。我常常希望与天下的万民共享此福，沐浴温泉，同登上寿，世世代代昌盛绵延。

此诗咏赞温泉，强调其医疗保健、治病、养生的作用。

矿泉和温泉

矿泉（温泉），是一种由地下深处自然（或人工钻孔）涌出地表，具有一定温度和物理化学成分的泉水。由于矿泉绝大部分都有一定的温度，故目前欧美及日本等许多国家都通称之为"温泉"。但因有一部分泉水温度不高，却含有一定医疗作用的矿物质成分，所以采用"矿泉"这个词其含义更为确切。

矿泉与普通地下水的主要区别：矿泉水温度多数较高；含有一定浓度的矿物质，每升水中含有固体成分在1克以上；含有一定量的气体，如二氧化碳、硫化氢、氧等；含有一定量的微量元素，如碘、溴、铁、氟等。有些地下水所含矿物质成分虽没有达到上述标准，但仍有治疗作用，所以亦称之矿泉或单纯温泉（淡泉）。

总之，可以认为温泉是按水的温度而分，即指具有一定温度的泉水；矿泉是按泉水的矿化度来分，指泉水中所含矿物质的多少而言，故温泉不一定皆是矿泉，反之，矿泉亦不皆是温泉。李时珍《本草纲目》对我国各地多处矿泉作了记载和分类。他将当时的矿泉水分为硫黄泉、朱砂泉、雄黄泉、礜石泉、砒石泉等。

温泉是大自然所提供的能健身祛病的宝贵资源，我国温泉资源十分丰富，现已发现的就有3000多处，分布在全国各地。我国人民运用温泉摄生保健的历史是很久远的，2000多年前的《山海经》中就有温泉的记载。汉代张衡的《温泉赋》、北魏元苌的《温泉颂》、唐太宗的《温泉铭》等，都记述了温泉健身和治病的效能。唐诗中还有张九龄的《奉和圣制温泉》中"渐渍神汤无疾苦，薰歌一曲感人深"，白居易的《长恨歌》中"春寒赐浴华清池，温泉水滑洗凝脂"的诗句。

矿泉浴之所以能够健身治病，取决于矿泉对人体的特异性作用和非特异性作用。所谓非特异性作用是指水和水温对人体的作用，又称矿泉的物理作用。矿泉水的温度，可以促使毛细血管扩张，加快血液循环，沐浴时，由于水的机械浮力与静压力作用，可以起到按摩、收敛、消肿、止痛之功效。所谓特异性作用，是指矿泉中特殊的化学成分对人体的作用，又称矿泉的化学作用或药理学作用。各种矿泉内部所含成分不同，其对人体的作用也各异。

矿泉的医疗作用

现代医学已证实，各种不同性质的矿泉有着不同的医疗作用。如碳酸泉，内服适用于胃酸缺乏、便秘、胃肠迟缓症；沐浴适应于心肌类疾病、高血压、贫血、哮喘、神经疾病、风湿病等病人。碱性泉（碳酸氢钠泉）内服适用于胃、十二指肠溃疡病，胆石症、胆囊炎、气管炎、慢性胃肠炎、肥胖症；沐浴适用于神经衰弱、风湿病、神经痛、皮肤病等病人。酸性泉水入浴，适用于慢性湿疹、干癣、瘙痒症、疥癣、寄生虫性皮肤炎、痔疮、风湿性关节炎、荨麻疹、神经痛等病人。硫黄泉沐浴适应于风湿病、痛风、慢性支气管炎、高血压病等病人。矿泉中的氧能够刺激造血系统和卵细胞的发育成熟，还能降低血脂；矿泉水中的钾、钙能够增强心血管功能，调节神经细胞和内分泌腺的活动；矿泉中的镁，对神经系统有镇静作用；钠对肌肉收缩有着重要功效。近年研究证实，矿泉浴可以促进机体的免疫功能，有一定的延年益寿作用。另外，还有苦味泉、单纯泉、食盐泉、碳酸铁泉、放射性元素泉等，各有不同的医疗保健作用。这都充分证明了古代诗文对矿泉医疗保健作用的描述和记载是有根据的。

关于矿泉的医疗作用机制，通过矿泉水的化学和物理的综合作用而达到治疗目的。其化学作用主要表现在水中的阴阳离子、游离气体、微量元素及放射性物质，不断地刺激体表及体内感受器官，改善中枢神经的调节功能。其物理作用可分机械作用和温热效应。机械作用即静水压、浮力及矿泉水中液体微粒运动对皮肤的按摩作用；温热效应即温度对皮肤、呼吸、心血管系统、胃肠功能、免疫机制的有益刺激。化学和物理的综合作用促进大脑皮质逐渐形成正常的协调活动，抑制并逐渐改变机体的病理过程，从而使慢性疾病得到缓解或痊愈。

矿泉疗法的注意事项

（1）凡患有严重心脏病、肾衰竭、子宫出血、恶性肿瘤、急性消化道出血、严重水肿、体质极度虚弱和妇女妊娠期等疾病者禁用本疗法。

（2）应用本疗法，不可草率从事，最好在医生指导下进行，以便选择合适的矿泉种类和应用方法。

（3）有些病人应用本疗法会出现矿泉反应，如疲劳、不快感、头昏、头痛等。一般稍事休息即可，如反应严重则应暂停。

（4）注意掌握浴水温度及入浴时间。一般温度在 43 ℃以下为宜。时间可根据个人情况选择。但长期持续的泉浴也会给机体造成脱水现象，甚而出现循环系病态。

（5）年老、久病或患心血管疾病者，如进行浴疗法，则应先部分浴，然后再作全身浴。进行泉浴疗法，一般不宜多动，以免过度疲劳和大量汗出。浴后应缓慢坐起、站立，用毛巾擦干并摩擦皮肤，使之充血潮红，以促进血液循环。浴后最好能卧床休息 1 小时左右，适量喝些温盐开水。不要浴后马上吸烟、喝酒。

（6）饮泉水以早晨空腹饮服为好，一般每日 3 次。但睡前不宜饮泉水。饮用时应缓缓喝下，切忌一口气喝净。

（7）矿泉含漱疗法，宜于饭后进行。

"惟此温泉是称愈疾"在哪里

李隆基《惟此温泉是称愈疾》诗中的温泉，应是指陕西骊山温泉。骊山温泉历史悠久，华清池是历代帝王的离宫，距今已有 3000 多年的历史。唐代诗人李贺《堂堂》诗中"华清源中礜石汤，裴回百风随君王"，李贺所说的"礜石汤"即指温泉。

骊山温泉水温 42 ℃～51.2 ℃，涌出量每小时 500 吨。按我国医疗矿泉分类属氡泉，可作浸浴与饮用治疗。浸浴对心血管病、高血压、冠心病、早期动脉硬化、风湿性关节炎、类风湿关节炎、慢性关节软组织损伤、神经衰弱、慢性呼吸系统疾病、皮肤病、慢性妇科病等均有良好的功效。饮用时，对慢性消化道疾病也有满意的效果。

唐代诗人白居易的《长恨歌》，是描写李隆基与杨玉环爱情的不朽传世之作，诗中就有"春寒赐浴华清池，温泉水滑洗凝脂"名句。

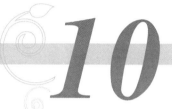

10

夜来新沐浴，肌发舒且柔
——沐浴是一种水疗法

新沐浴 （白居易）

形适外无恙，心恬内无忧。夜来新沐浴，肌发舒且柔。
宽裁夹乌帽，厚絮长白裘。裘温裹我足，帽暖覆我头。
先进酒一杯，次举粥一瓯。半酣半饱时，四体春悠悠。
是月岁阴暮，惨冽天地愁。白日冷无光，黄河冻不流。
何处征戍行？何人羁旅游？穷途绝粮客，寒狱无灯囚。
劳生彼何苦？遂性我何优？抚心但自愧，孰知其所由？

此诗描述了诗人在岁暮冬天，沐浴后舒适自在的情景，同时又想起百姓、士兵、穷人的饥寒交迫情景，对比之下自觉惭愧，并知道其中缘由。

沐浴疗法的悠久历史

我国沐浴历史悠久，早在 3000 多年前的殷商时代，甲骨文中就有沐浴的记载。"沐"指洗脸，"浴"指擦洗全身。古人很早就认识到沐浴有治疗作用，《礼记·曲礼》有"头有疮则沐，身有疮则浴"的记载。我国最早的医学典籍《黄帝内经》中也有"摩之浴之"的治疗方法。到春秋时期，我国人民已开始使用专门的设备来洗澡了。东汉时期《金匮要略》较详细地描述了沐浴疗法，如"百合病一月不解，变成渴者，百合洗方主之……百合一升，以水一斗，渍之一宿，以洗身"。到唐代，沐浴疗法有一定发展，《千金翼方》记录了治疗风瘰、隐疹的十几种沐浴方法，同时，其也成为一种保健养生的常用方法。南朝梁简文帝萧纲曾著有《沐浴经》三卷，这是我国至今发现的最早研究沐浴疗法的专著。

据史书记载，公元334年，东晋石虎在邺城盖了"龙温池"，这是我国较早的大型私人浴室。西安临潼闻名中外的温泉浴室"华清池"，则建于唐代。

沐浴是种水疗法

沐浴属于水疗法的范畴。所谓水疗法，就是应用一定温度、压力，或溶有一定化学物质的水进行保健养生、防病治病的一种方法。本法在古代已被人们广泛应用。我国医籍所载的水疗方法有沐浴、淋射、渍溃、敷法、熏洗、蒸法等。

洗浴的治疗和护理作用，主要体现在利用水物理、化学和流体力学的特性和清洗效能。例如，水的温热作用，相当于实施一种温热疗法；水的浮力和阻力作用，可以帮助重症残疾人，特别是身体或四肢不能活动的病人，有可能在水中舒展四肢，或翻转身体，进行必要的活动与锻炼，相当于在水中实施体育疗法；水的流动作用，能产生对体肤表面的摩擦，同时产生热量，相当于对人体浴入水中部分进行按摩；水的清洗作用，能使病人身上的汗水污垢得以有效清除，保持体肌清洁卫生。此外，水浴造成入浴者的舒服感，更有益于身心健康。

水疗的分类：按作用的部位分，有局部水疗和全身水疗；按治疗方式分，有擦浴、浸浴、淋浴、湿包裹、冲浴、蒸气浴、水下喷射浴、水下洗肠浴等；按温度分，有冷水浴（水温低于25 ℃）、低温水浴（水温为25 ℃～32 ℃）、不感温水浴（水温为33 ℃～35 ℃）、温水浴（水温为36 ℃～38 ℃）、热水浴（水温在38 ℃以上），以及增温浴等；按水中成分分，有淡水浴、海水浴、药物浴、气水浴、矿泉浴等。总之，水疗方法很多，可根据自己的具体情况，或在有关专家的指导下灵活选用。

治疗机制：①冷水浴能兴奋神经，刺激心血管功能，强壮体质，提高对外界环境的适应能力，中医认为，本疗法能紧固皮肤腠理，增强御邪祛病能力。②热水浴能扩张血管，促进血液循环，增强新陈代谢，具有消炎镇痛、止痒等作用。中医认为，本疗法有疏通经脉、温运气血、扶正祛邪等功能。③药浴疗法较上述两种沐浴疗法有所不同，其为有效药物溶解于水中，通过皮肤毛窍的吸收或直接作用于患处。

沐浴水疗法的临床应用范围较广，人们日常习惯用沐浴来解除疲劳、活血止痛等，临床多用于外感发热、皮肤疮癣、丹毒、坐骨神经痛、跌打损伤、尿闭、风湿性关节炎、类风湿关节炎、痛风、皮肤瘙痒、肥胖症等。

沐浴与皮肤保健

清洁皮肤的最佳方法是沐浴。沐浴不但可以清洁皮肤，还可以滋润皮肤，防止皱褶，加强肌肤的活力，增加美感。就沐浴的方法来说，浸浴比淋浴更理想。因为浸浴更能使肌肤保持湿润。而且浸浴可借助水的浮力使身体负重减轻，肌肉压力下降，从中获得短暂的休息。沐浴时水温要与人的体温接近，以使肌肤更富弹性。热水有助于扩张血管，加速血液循环，促进新陈代谢，令肌肤清爽滋润。

家庭保健美容浴液

要使沐浴达到保健美容的显著效果，浴液的科学配制很重要。这里介绍五种：

（1）香浴：采用芳香的中草药，如香樟树刨花煎的汤浴，不但健身润肤，还可治疗关节炎；用槿树枝叶煎的汤浴，可治疗皮肤病和脂溢性脱发。

（2）酒浴：黄酒中含有大量氨基酸、蛋白质和维生素等营养物质，酒精有活血的作用。入浴前在水中加入 500～700 克黄酒，浴时身体异常舒服，浴后皮肤光洁如玉。

（3）奶浴：用水将牛奶稀释，涂抹全身，然后用水冲净，可增强皮肤的光泽。还可将牛奶、蜂蜜、西瓜汁、小苏打、精盐各少许溶于水中，将全身在其中浸泡 20～25 分钟，再用清水洗净，更能使皮肤晶莹洁白，柔滑润泽。

（4）茶浴：茶叶中含咖啡因、可可碱等成分，具有护肤功效。茶浴简便易行，在水中兑的茶水即可，浴后全身会散发出茶叶的清香。皮肤干燥的人，经过几次浸洗之后，皮肤变得光滑细嫩。

（5）小苏打浴：小苏打学名碳酸氢钠，溶于水后能释放出大量的二氧化碳。水中的二氧化碳小气泡能穿透毛孔及皮肤的角质层，作用于血管细胞和神经，使毛细血管扩张，促进皮肤的血液循环，从而使细胞的新陈代谢旺盛不衰。小苏打浴的浓度为 1：5000，水温 40 ℃。常洗小苏打浴，可延缓衰老。

（6）药物沐浴熏蒸疗法：用中药或药酒（需医生配制）进行脚部熏蒸、腰背部熏蒸、胸腹部熏蒸、妇科病及痔疮熏蒸，对促进全身血液循环，提高身体免疫力，治疗风湿痛、脚部关节炎、腰背疼痛、腰肌劳损、腰椎炎症、痔疮、妇科疾病等有很好的辅助治疗效果。与中药配合对胸部、腹部熏蒸，还可以起到美肤排毒、丰胸收腹的作用。

沐浴水疗法的注意事项

（1）凡肌肤破损出血、内脏出血、心力衰竭、呼吸衰竭，肾衰竭及一切需要绝对卧床休息的病人，均不宜用沐浴疗法。

（2）应用冷水时，要根据个人体质状况，不宜过冷，时间不宜过长。浴后一定要用干毛巾搓擦全身皮肤直至发红，以免受冷感冒。

（3）应用热水浴时，应先测量水温，浴时要逐步适应，避免烫伤，如需较长时间沐浴，则要不断调节水温，以保持一定的温度。

（4）应用药溶时，除要辨证用药外，对皮肤有刺激性腐蚀性的药物，不宜使用，在沐浴过程中，如发现有药物过敏者，应立即停止沐浴。

（5）凡儿童老人、病情较重的病人，沐浴时要有人护理，避免烫伤，着凉或溺水。

（6）浴后宜休息半小时左右。

（7）我国民间有句俗话："饥不洗澡，饱不理发"是很有道理的。"饥不洗澡"就是说在空腹、饥饿时不宜洗澡，这是因为浴室内温度较高，温水洗澡时，身体皮肤血管扩张，加上出汗较多，会大量散热，能量消耗较多，空腹、饥饿状态下洗澡，容易发生低血糖，出现头晕、眼花、大量出虚汗、心悸、手抖等现象，甚至血压下降和晕厥。但是吃得过饱后洗澡也不好，因为饭后胃肠中的食物需要大量的血液去帮助消化，若此时洗澡，会使皮肤血管扩张，血液流向体表，胃肠道血液就相对减少，不利于消化。因此，洗澡时间最好是选择在饭后 1～2 小时为宜。

沐浴疗法，历史悠久，经过历代医家的不断总结，沐浴已从一种生活习惯逐渐发展成为临床治病的一种特殊疗法。随着研究开发的深入，特别是药物剂型的改革，将使本疗法更好地为病家服务，让更多的人"夜来新沐浴，肌发舒且柔"。

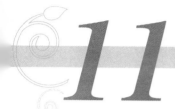

美人娟娟隔秋水，濯足洞庭望八荒
——说洗足疗法

寄韩谏议 （杜甫）

今我不乐思岳阳，身欲奋飞病在床。美人娟娟隔秋水，濯足洞庭望八荒。
鸿飞冥冥日月白，青枫叶赤天雨霜。玉京群帝集北斗，或骑麒麟翳凤凰。
芙蓉旌旗烟雾落，影动倒景摇潇湘。星宫之君醉琼浆，羽人稀少不在旁。
似闻昨者赤松子，恐是汉代韩张良。昔随刘氏定长安，帷幄未改神惨伤。
国家成败吾岂敢，色难腥腐餐枫香。周南留滞古所惜，南极老人应寿昌。
美人胡为隔秋水，焉得置之贡玉堂。

此诗是杜甫创作的一首七言诗，作于唐代宗大历元年（公元 766 年）秋，杜甫出蜀居留夔州之时。从作品看，诗中的韩注大概是杜甫的一位好友，曾出任谏官，于国有功，且富有才干。但他在朝廷却受到小人排斥，于是辞官归隐于岳阳，修神仙之道，杜甫为朋友感到惋惜，于是写这首诗劝他去辅国佐君。

诗中"美人娟娟隔秋水，濯足洞庭望八荒"是说，我虽染病在床，但很思念往日在洞庭湖边的韩谏议。韩谏议，你是一位君子，我时刻在思念着你。此刻想必你住在那美丽的秋水旁的山庄里，在洞庭湖里洗脚，望着八方荒远之地，心驰神往，悠悠闲得。

"濯足"古代原意为洗去脚污，即现代常说的"洗足"。古人后以"濯足"比喻清除世尘，保持高洁。"濯足"源自《楚辞补注》："沧浪之水浊兮，

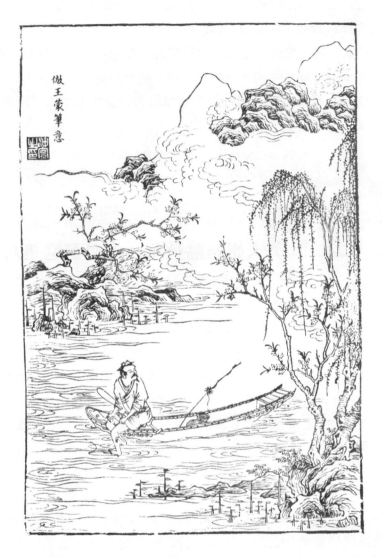

可以濯吾足。"唐诗中李白的《酬崔五郎中》诗中就有"举身憩蓬壶，濯足
弄沧海"，白居易《招王质夫》诗中也有"濯足云水客，折腰簪笏身"。

　　洗足可以健身疗疾，洗足疗法简称"足疗"，是我国古人的一大发明，
几千年来一直流传至今。如今国内城市中"洗足店"林立，并已传播至海
外。亚洲印度尼西亚的二线城市日惹和欧洲西班牙的首都马德里都有"洗足
店"。

足疗的悠久历史

　　足浴疗法（洗足疗法）在中医文化中源远流长，它源于我国远古时代，

至今已有3000多年的历史。据考证，当年足疗与针灸在我国为同根生的疗法。古人曾经有过许多对足诊、足浴、足部按摩的经典记载和摘述，如《黄帝内经》的"足心篇"之"观趾法"；隋朝高僧所撰《摩诃止观》之"意守足"（常擦足心，能治多种疾病），汉代华佗著的《华佗秘籍》中"足心道"（意即足底的学问），司马迁《史记》之"俞跗用足治病"等。

民间谚语"春天洗脚，升阳固脱；夏天洗脚，暑湿可祛；秋天洗脚，肺润肠濡；冬天洗脚，丹田温灼"。宋代苏东坡曰："热浴足法，其效初不甚觉，但积累百余日，功用不可量，比之服药，其效百倍。"有诗为证"主人劝我洗足眠，倒床不复闻钟鼓"（《上巳日与二三子携酒出游随所见辄作数句明日》苏东坡）。南宋诗人陆游82岁时，在《洗脚诗》中写道："老人不复事农桑，点数鸡豚亦未忘；洗脚上床真一快，稚孙渐长解烧汤。"清代外治法祖师吴尚儿在《理瀹骈文》中道："临卧濯足，三阳皆起于足，指寒又从足心入，濯之所以温阴，而却寒也。"中医疗法（包括"洗足疗法"）在唐代即传入日本、朝鲜，元代以后又传入欧洲。

洗足疗法

洗足疗法是用热水或药汤洗脚，以治疗疾病、养生、保健的一种方法。分为热水洗脚和药汤洗脚两种。

热水洗足法：取清洁的井水、自来水加热至50℃～60℃，倒入木桶内或瓷盆内。病人正坐，脱去鞋袜，赤足在热水中洗浸，每次8～10分钟，每天晚上睡前1次。水温要以病人能够耐受的程度为宜。

药液洗法：根据中医辨证施治的原理，选择适当的中药水煎后放入浴盆中浴足，通过药物的治疗作用和药物对局部经络穴位的刺激作用，用来预防和治疗疾病的一种治疗方法。足浴疗法广泛用于内科、外科、妇科、儿科、皮肤科、五官科及一些疑难杂症等，其方法简单，疗效确实，副作用少，深受人们欢迎，尤其是小儿足浴疗法，可减轻小儿对打针、吃药的恐惧心理，减轻家长的心理负担，因而应用十分广泛。

足浴时，水温以病人能耐受为宜（冷后可加热或兑入温水再用），一般保持50℃～60℃，每次足浴15～30分钟，也可同时用手摩擦双足的穴位。当觉得身上有微热感，额上有汗时即可。浸洗完后用热水洗净双足，以干毛巾擦干，最好洗毕抬高双足，休息15～20分钟。

足疗的医学原理

中医对足部的保健非常重视，人体的五脏六腑在脚上都有相应的投影，连接人体的 12 条经脉，其中有 6 条起始于足部，双脚分布有 60 多个穴位与内外环境相通。如果能坚持睡前用热水洗脚，通过水的温热作用、机械作用、化学作用及借助药物蒸气和药液的熏洗和治疗作用，促进气血运行、调节内脏功能、疏通全身经络，从而达到祛病驱邪、益气化瘀、滋补元气的目的。

根据经络学说，大拇趾是肝脾两经通路，可疏肝健脾，增进食欲，治疗肝脾大；第四趾属胆经，能防治便秘和胁痛；小趾属膀胱经，能治疗小儿遗尿症，纠正妇女宫体位置；足心是肾经涌泉穴所在，能治肾虚体亏等疾病。研究认为，本疗法是一种良性刺激，能活跃神经末梢，使人感到轻松愉快。

现代医学认为，脚是人体的"第二心脏"，脚有无数的神经末梢与大脑紧密相连，与人体健康息息相关。因此经常用水洗脚，能增强机体免疫力和抵抗力，具有治疗疾病、强身健体、养生延年的功效。

足浴疗法虽然疗效确实，应用方便，但仍有一定的适应证，多用于皮肤疾病和关节疼痛，也可用于高血压、失眠、痛经、胎位不正、小儿腹泻、足部跌打损伤、足癣等。若滥用、泛用，仍可产生不良反应和副作用，应予注意。

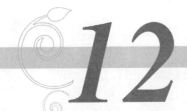

12 骚人夸竹杖，赠我意何深
——竹杖助疗疾

裴侍御见赠斑竹杖 （李嘉祐）

骚人夸竹杖，赠我意何深。万点湘妃泪，三年贾谊心。

愿持终白首，谁道贵黄金。他日归愚谷，偏宜绿绮琴。

此诗是说，诗人裴侍御十分夸赞用斑竹制成的手杖，并把手杖赠给我，

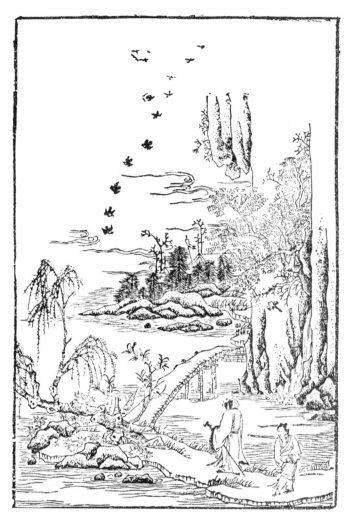

我俩的情谊多么深厚！竹杖上斑点似乎还沾有湘妃的泪水，西汉的贾谊被贬到长沙三年，渡湘江时挥泪作赋吊凭屈原，更加伤心。希望拄着这根手杖，以支撑着我衰老的身体一直到白头。这竹杖比黄金还珍贵啊，将来我隐居山中时，最宜带着的是这根竹杖和那张绿绮琴。

唐诗中的竹杖

在古代"竹杖"为年老体弱者所常用，支撑身体，帮助行走。在唐诗诗句中，也经常出现，如：

"徐步移班杖，看山仰白头。"（杜甫《晓望白帝城盐山》）

"御热蕉衣健，扶羸竹杖轻。"（白居易《偶咏》）

"药蔬秋后供僧尽，竹杖吟中望月回。"（朱庆馀《题钱宇别墅》）

"因携竹杖闻龙气，为使仙童带橘香。"（韦庄《王道者》）

"羡君乘竹杖，辞我隐桃花。"（顾况《送李道士》）

"仙翁遗竹杖，王母留桃核。"（刘禹锡《游桃源一百韵》）

"竹杖裁碧鲜，步林赏高直。"（皎然《采实心竹杖寄赠李萼侍御》）

"芒鞋竹杖寒冻时，玉霄忽去非有期。"（贯休《寒月送玄士入天台》）

手杖的作用和原理

几千年来，手杖多以木、竹为原料，所以又称"木杖""竹杖"，并一直沿用到现代。现代手杖也有用铝合金为原料的，更轻巧、稳定、使用方便、安全。手杖是用于两腿无力、站立和行走不稳、行走困难的老年人及病人，以支持体重，保持身体平衡，辅助步行活动的工具。使用手杖时，由持用者的腿与手杖在地面上的支点组成一个较大的底面积，同时重心也降低了，这样增加了站立和行走的稳定性，也分担了部分支持体重的力量。

手杖在老年人的生活中，起很大作用：

（1）保持平衡：对无明显运动功能障碍，仅两腿无力的老人有利于保持平衡，如非中枢性失调的下肢肌力低下或丧失、强直性麻痹下肢前伸不佳、重心移动不能平衡的老年人。但是，手杖对高龄脑卒中、多发性脑梗死老年人的平衡障碍，并无多大作用。

（2）支持体重：下肢肌力差，不能支撑体重；因下肢患关节炎、关节痛、因负重而痛的老年人；老年人骨折固定后，为防止骨折端错位时，均可使用手杖帮助行走。

怎么使用手杖

手杖是老年人最常用的支持工具，又称老年人的"第三条腿"。选择竹制或木制的手杖时，杖干要质地坚硬，手杖杆头最好用金属箍加固，但不要用金属把竹制或木制的杖头整个包起来，以免打滑。杖柄稍宽，以使老年人手感到舒服。为了防滑和缓和手杖着地时的冲击，杖端要安装有橡皮帽。一旦发现橡皮帽破损，要及时更换。

手杖的长度也有讲究，依老年人身高及上肢长度而定。手杖的标准长度是老年人直立，上臂随意斜向身旁，测量从小指侧的手腕横纹到地面的垂直距离。在老年人使用手杖初时，宜慢慢练习适应为好。

偏瘫的老年人大多使用手杖，一般是用健侧臂持杖前移，次后移病腿，再用健腿移动。有的老年人这种步态不能实现时，可改为手杖前移，次后移动健腿，再移病腿。

老年病人在进行手杖行走训练时，先由平地开始，开始时应以距离、速度为重点，然后再训练持久性，一定要安全第一。开始持杖行走训练时，要由家属在一旁保护。

斑竹还是三味中药

诗中所提的"斑竹"是禾本科植物刚竹，是一种茎上有紫褐色或淡墨色斑点的竹子，又称"湘妃竹""台竹""桂竹"等。斑竹除可制手杖等生活用品外，其根茎及根、花、壳还可入药。

斑竹根性寒，无毒，有祛风除湿，去肺寒，止咳平喘的功效。主治气喘痰咳，四肢筋骨顽痹疼痛。

斑竹花可治猩红热，用斑竹花二两，煎水服。

斑竹壳有清血热、透斑疹功效，6～10克煎汤（去毛）内服或烧灰冲服。

斑竹可制成手杖能帮助有困难的人们行走，又可入药帮助治疗疾病。

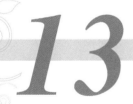

13

表里通明不假雕，冷于春雪白于瑶
——说药枕疗法

石膏枕 （薛逢）
表里通明不假雕，冷于春雪白于瑶。
朝来送在凉床上，只怕风吹日炙销。

此诗的意思是，石膏枕头内外光泽透明，不用再精刻细雕。其性冰冷胜过春雪；其色洁白，胜过琼瑶。暑月到来之际，早早把它放在纳凉的床上。只怕风吹日晒，它会像雪一样渐渐消融。

石膏枕的功效

石膏枕是一种药枕。它以天然石膏矿石中的精品（纤维石膏）为原料，手工精心雕刻，磨制而成。石膏大寒，性冷如冰，以之作枕，置于脑后，可起泻火降温、清脑明目的作用。适用于素体火旺、头痛头昏、头晕目眩、失眠健忘、耳鸣眼花、高血压等病人。

新型石膏枕——降压枕，能和人体头颈部充分而舒适地保持接触，使石膏降温解热之性能，直接作用于人体头颈部的血管、血流、颈动脉窦、颈椎交感神经等，从而起到了"内病外治"的作用。临床资料表明：在降低血压方面，具有稳定、持久等特点。另据临床观察，脑血管病病人在发病早期大都有发热情况，使用石膏枕后，降温过程持久，副作用小，尤其对中、轻症脑出血病人的脑部降温、减少脑细胞的损害，改善脑血管循环等都有较大好处。体温降低，对于预防肺部感染等并发症的发生也有帮助。对椎动脉型颈椎病所致的头晕有显著的缓解作用。究其原因，发现石膏枕之造型能使头部保持抬高 15°～20°，其后颈部之填充作用又使颈部的生理曲度得以稳定，颈部肌肉得到了完全放松，减弱了其牵张反射作用，加上石膏之寒凉，使交感神经兴奋性降低，头颈汗液分泌减少，结膜充血消失，使过高血压降至正常，缓解了椎动脉血管痉挛，因而对治疗椎动脉型颈椎病也有效。

漫话药枕疗法

药枕疗法是将药物作为枕芯装入枕中，或自制薄型药袋置于普通枕头上，睡时枕用的一种治疗方法。药枕疗法把医药和日常起居有机地结合在一起，通过药物和睡眠的互导作用来达到保健疗病的目的。

药枕疗法流传很久，晋代葛洪《肘后备急方》中就有用蒸大豆装枕治失眠的记载。唐宋时期始有了较大的发展，医学家孙思邈的《千金要方》载："治头项强不得四顾方，蒸好大豆一斗，令变色，内囊中枕之。"明代李时珍《本草纲目》载："绿豆甘寒，作枕明目，治头风头痛。"清代刘灏《广群芳谱》载："决明子作枕，治头风明目胜黑豆。"民间流行的有荞壳枕、芦花枕，以清火除热；夏天用石膏枕，以解暑祛热；小儿用米枕，帮助头部生长发育。另还有"磁枕"，它是利用磁场使物体产生磁场效应的原理，将若干小磁片用布缝好，放置枕内，对耳鸣、失眠、神经衰弱等有较好的疗效。人们可根据自身条件选用枕头。

古代医家根据不同使用者的身体状况，将相应的中草药填充在枕头中，做成药物枕头，药枕内容，多为碾碎的具有挥发功能的中草药及野生植物的根、茎、叶、种子、果实。其加工工艺为：鲜叶采摘—切片—杀青—晒干—常压灭菌—烘干—配料—送装配。

中医认为，头为精明之府，气血皆上聚于头部，头与全身紧密相连，使用药枕可以使药物直接作用于头部，从而治病祛邪，平衡气血，调节阴阳。药理研究证明，某些芳香性药物的挥发成分有祛痰定惊，开窍醒脑，扩张周围血管的作用。中药微粒子借助头温对头上毛窍孔及颈椎的大椎穴按摩、吸收等作用，透入体内，通过经络疏通气血，调整阴阳；另一途径为通过鼻腔吸入，经过肺的气血交换进入体内，此所谓"闻香祛病"的原理。入睡时，头温使枕内有效成分缓慢地散发出来，香气凝聚于枕周尺余，其气味淡而不薄、久而不弱、清而不浊、静而不散、散而不走。

药枕疗法属外治范畴，只要在睡觉的时候枕在头下即可，药物没有直接接触人体，药物通过血管、神经和经络对机体起作用，吸收量少，基本无毒性反应，安全可靠。既能治病，又能防老抗衰，对一些服药困难者尤为适宜，安全无毒。

但应注意，天然理疗的药枕疗法起效速度相对缓慢，对于急性病、重危病症应以其他疗法为主，一般不适用本法，一般来说，药枕疗法主要在于预防，在治病方面可用于辅助治疗，给病人制造一个良好的环境和氛围，可以稳定和加速疾病的康复，防止疾病复发。

现代药枕疗法

近年来，药枕疗法更受重视，发展很快，并出现了磁疗枕、催眠枕、抗衰老枕、保健枕等。药枕疗法的临床应用范围较广，可适用于头痛头昏、头晕目眩、失眠健忘，耳鸣眼花、神经衰弱、中风口歪、肩周炎、下颌关节痛、脑动脉硬化、鼻渊等，药枕疗法主要用于头目部疾病，其中治疗头痛、失眠、高血压、颈椎病等疗效较为明显。

药枕疗法可根据不同的病情和体质，根据辨证施治的原则选择药物。药枕可分厚型、轻便（薄）型两种。厚型的可直接塞在枕套内，轻便型的可置于普通枕上面，睡时枕之。药物经过处理后，一般可以保持半年以上。药物要定期更换，经常保持干燥，但不宜曝晒。使用药枕，临床上没有禁忌证，无毒副作用，如发现有药物过敏者，则应停止使用。由于药枕疗法见效较慢，一般需长年使用，所以治疗时应有耐心，坚持应用，方能获效。在治疗过程中，如疾病加重，应及时去医院治疗，以免延误病情。

药枕疗法不仅能治病，而且具有保健防病的功效，现已成为人们保健养生的一种方法。

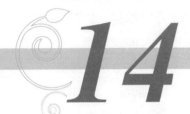

14 三伏鼓洪炉，支离一病夫
——病人怎么平安度夏

病中苦热 （权德舆）

三伏鼓洪炉，支离一病夫。倦眠身似火，渴歠汗如珠。

悸乏心难定，沉烦气欲无。何时洒微雨，因与好风俱。

诗人权德舆未老先衰、体弱多病，有诗为证："行年未四十，已觉百病生"（《多病戏书因示长孺》），"愚夫何所任，多病感君深"（《病中寓直代书题寄》），以及本诗的"三伏鼓洪炉，支离一病夫"（《病中苦热》）。这些都是诗人病中所作，如实记述了他在病中的亲身感受、心理变化及症状体征等。

本诗是写诗人本来就憔悴多病，三伏天遇此酷热，自觉身热衰疲、大渴引饮、汗下如注、心悸气短，实在难以忍受，此皆因暑热耗气、伤阴所致，因此，总盼望着天降甘露，以消减"大火炉"般的暑热。

古代病人是祈祷降雨消暑。那么，现代的年老体弱者和糖尿病、高血压病、心脑血管疾病的病人应该如何平安度夏呢？

年老体弱者平安度夏

炎热夏天常常会给年老体弱的人带来危害。因此，为了顺利度过酷暑，应该注意以下几点：

（1）不要在露天的野外及太阳暴晒下活动。生活环境应尽可能地保持凉爽、通风。

（2）不要穿深色、紧身衣服，这样的衣服散热性差，宜穿棉质、浅色、宽松、软柔的衣服，凉爽舒适。

（3）不要吃热、烫、油腻及不易消化的食物，不饮烈性酒。要多饮茶水、果汁、绿豆汤等。不宜食用冰棍、汽水，以免引起胃肠不适。不要吃腐烂变质和不卫生的食品，剩余饭菜要加热后再吃。生吃瓜果、蔬菜要洗烫后再吃。

（4）不要洗冷水澡。夏天天气炎热，人体皮肤血管及汗腺等器官处于舒张及开放状态。如果洗冷水澡，毛细血管及汗腺遇冷收缩，汗液排不出容易生病。因此年老体弱者夏天洗温水澡为好，这样既可帮助机体散热，也有利于皮肤清洁。

（5）不要久吹电风扇，或将空调的温度调得过低。

糖尿病病人平安度夏

炎夏时节，糖尿病病人更要注重自我保健以安全度夏。以下几点特别注意：

（1）夏季更要预防低血糖。夏季人们的热量消耗往往会有所增加。平时血糖水平控制较好的糖尿病病人，原本其所用的降血糖药与每天所摄入的总热量正好处于平衡状态。如果热量消耗量增加，结果就会导致病人的热量消耗超过了热量的摄取，从而发生低血糖。夏季随着活动量增加，热量消耗加大，病人应与糖尿病专科医生进行沟通，是否需要对药物及用量进行适当的调整，以减少可能发生的低血糖危险。低血糖最早出现的症状有心慌、手抖、出冷汗、面色苍白、四肢冰冷麻木和无力等，应立即给予可以迅速吸收的碳水化合物，如水果糖、果汁或白糖冲水口服等。

（2）夏季出汗多谨防高渗昏迷。糖尿病高渗昏迷是在糖尿病基础上发生的高血糖、高渗透压、高度脱水而没有酮症酸中毒的一种急性并发症。发病时血糖急剧升高，昏迷前常有口渴、无力、嗜睡、头痛、反应迟钝等。发生糖尿病高渗昏迷的原因：夏季气候炎热，出汗较多，糖尿病病人若不及时补充水分，会因血液浓缩而致血糖升高。如果再有感染、急性重症等应激情况，更使血糖升高。血糖升高时，体内渗透压随之升高，使机体处于脱水状态。

预防糖尿病高渗昏迷的措施：首先要适量多次饮水，糖尿病病人每天至少应喝 2000 毫升水，切不可用果汁或含糖饮料代替水。其次是预防感染。夏天要特别注意饮食卫生，空调温度要适宜，尽量避免呼吸道、胃肠道感染的发生，一旦发生感染，要及时去医院就诊。第三是勤测血糖。当感觉不适时，不妨先测一次血糖。如果发现血糖明显升高，有"高渗"倾向时，应立即去医院就诊。第四是慎重用药。尽量不用激素和大剂量利尿药。每次看病都要向医生说明自己有糖尿病，用药请慎重。

（3）夏季宜吃清热、祛湿的食品、蔬菜。糖尿病病人大多气虚，脾胃功能虚弱，因此，夏季吃些凉性蔬菜有利于生津止渴，除烦解暑，清热泻火，排毒通便。夏季上市的凉性蔬菜有苦瓜、冬瓜、丝瓜、番茄、茄子、芹菜、生菜、芦笋等。夏季蛋白质每日摄入量在 70 克左右为宜。应以鱼、虾、瘦肉、蛋、奶和豆制品等易被人体消化吸收的优质蛋白质为主。

（4）夏季酷热，不宜过度运动、出汗。夏季酷热，每天不显性出汗（即没有见到汗珠的蒸发出汗）就会大于 500 毫升，如果活动、运动造成的显性出汗会高达 1500～3000 毫升，这时丢失的不仅仅是水分，还会随汗液排出大量的电解质，如氯、钠、钾、镁等。人体会因出汗过多，如没有及时补充水和电解质会造成体质下降，易受各种病菌的侵入。因此，夏季锻炼应避开高热、暴晒的时段，宜在早、晚温度较低时运动。锻炼的方式宜采用游泳、骑自行车、打太极拳、跳广场舞、快走、散步等，量力而行。

高血压病和心脑血管疾病病人平安度夏

夏季高温天来临，加上适逢江南梅雨季节，空气湿度大，很多患有高血压、心脑血管疾病的老人，身体调节能力差，一时适应不了天气变化，会出现头晕、血压骤升等症状。高血压和心脑血管病病人如何安全度夏呢？

（1）要注意按时服药，勤测血压。对于心脑血管病病人来说，按时服药尤为重要，如果身体出现不适，就应及早到医院做此检查，让医生就具体情况，合理调整用药或者治疗方法。在家也要勤测血压，注意血压动态变化。

（2）合理安排外出时间。夏季炎热也应减少外出或不外出，即使晨练，也不要因贪风凉而很早出门，应等太阳出来、湿气不重、含氧量高的时候外出，从而减少发病风险。

（3）应多补充水分，饮食应清淡。随着气温的升高，人体出汗明显增多，导致血液浓缩，血液黏稠度增大，机体血液流速减慢，使机体组织获得的氧气和营养物质相对减少。部分病人表现为头昏脑涨、四肢麻木、胸闷气短，这就是心脑等重要脏器缺血、缺氧的症状。多饮水既可以及时补充由于出汗所丢失的水分，而且能够稀释血液，减少黏稠度，减轻心脏的负荷，同时也可预防脑血栓的形成。所以，要主动喝水，不要等到口渴了才喝，因此每天有意识地多喝几杯白开水，对预防心脑血管疾病大有好处。最好是在睡前半小时，早起后都喝一点白开水。饮食宜清淡，多吃一些新鲜水果蔬菜，尽量少吃脂肪含量高和过于油腻的食物。

（4）适当运动，合理休息。夏季活动时间不应过长，以减少心脏负荷，并且要保证充足的睡眠，一定要养成午睡的习惯。

（5）要保持情绪稳定，避免激动。大喜大怒会导致血压升高，心跳加快，诱发猝死，所以一定不要过分紧张、过分激动，时刻保持情绪稳定。

（6）戒烟戒酒，控制体重。抽烟者冠心病发病率是正常的 3 倍，酗酒更会诱发心脏病，可适当饮用葡萄酒，每日约 100 毫升，不要过量。同时，患有心血管疾病也应控制体重，太胖会加重心脏负担，以造成心血管痉挛，甚至发生急性心肌梗死。

（7）空调温度不宜过低。一般来讲，夏季空调开到 26 ℃～28 ℃是比较舒适的温度。如果空调温度过低，就会使室内外温差过大，当人从炎热的户外进入过凉的室内，原本处于舒张状态的血管会突然收缩，血压会急剧上升；而从室内到室外，则是由冷到热，血管又突然扩张；这样一冷一热，会使血压产生波动，如果病人刚好将药量减少的话，势必很难控制病情。

图书在版编目（ＣＩＰ）数据

读唐诗说健康(上、下册)/ 严忠浩，张界红主编. — 长沙：
湖南科学技术出版社，2023.7
ISBN 978-7-5710-2153-5

Ⅰ．①读… Ⅱ．①严… ②张… Ⅲ．①保健－基本知识
Ⅳ．①R161

中国国家版本馆CIP数据核字(2023)第067609号

DU TANGSI SHUO JIANKANG（SHANGCE）

读唐诗说健康 （上册）

主　　编：严忠浩　张界红
出 版 人：潘晓山
责任编辑：李　忠　王　李
出版发行：湖南科学技术出版社
社　　址：长沙市开福区芙蓉中路 416 号泊富国际广场
网　　址：http://www.hnstp.com
湖南科学技术出版社天猫旗舰店网址：
　　　　http://hnkjcbs.tmall.com
邮购联系：0731-84375808
印　　刷：湖南凌宇纸品有限公司
　　　　（印装质量问题请直接与本厂联系）
厂　　址：长沙市长沙县黄花镇黄垅新村工业园财富大道 16 号
邮　　编：410137
版　　次：2023 年 7 月第 1 版
印　　次：2023 年 7 月第 1 次印刷
开　　本：710mm×1000mm　1/16
印　　张：29.25
字　　数：475 千字
书　　号：ISBN 978-7-5710-2153-5
定　　价：168.00 元（上、下册）

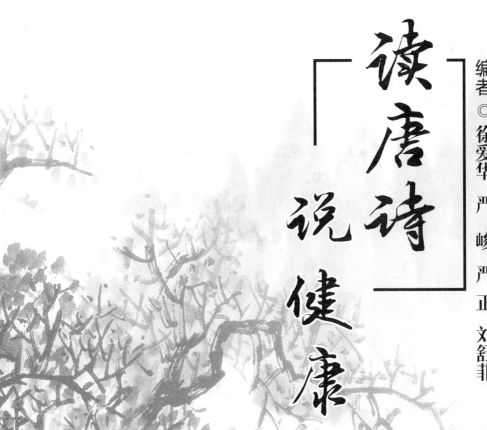

读唐诗

说健康

（下册）

主编 ◎ 严忠浩 张界红

编者 ◎ 徐爱华 严峻 严正 刘舒菲

CSK 湖南科学技术出版社

·长沙·

图书在版编目（CIP）数据

读唐诗说健康（上、下册）/ 严忠浩，张界红主编. — 长沙：
湖南科学技术出版社，2023.7
ISBN 978-7-5710-2153-5

Ⅰ．①读… Ⅱ．①严… ②张… Ⅲ．①保健－基本知识
Ⅳ．①R161

中国国家版本馆 CIP 数据核字(2023)第 067609 号

DU TANGSI SHUO JIANKANG（XIACE）

读唐诗说健康 （下册）

主　　编：严忠浩　张界红
出 版 人：潘晓山
责任编辑：李　忠　王　李
出版发行：湖南科学技术出版社
社　　址：长沙市开福区芙蓉中路 416 号泊富国际广场
网　　址：http://www.hnstp.com
湖南科学技术出版社天猫旗舰店网址：
　　　　　http://hnkjcbs.tmall.com
邮购联系：0731-84375808
印　　刷：湖南凌宇纸品有限公司
　　　　　（印装质量问题请直接与本厂联系）
厂　　址：长沙市长沙县黄花镇黄垅新村工业园财富大道 16 号
邮　　编：410137
版　　次：2023 年 7 月第 1 版
印　　次：2023 年 7 月第 1 次印刷
开　　本：710mm×1000mm　1/16
印　　张：26.25
字　　数：427 千字
书　　号：ISBN 978-7-5710-2153-5
定　　价：168.00 元（上、下册）

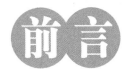
　　唐诗是我国传统文化中的瑰宝。1000多年来，唐诗影响了我们一代又一代人，其魅力是无可比拟的。《全唐诗》中收录诗人有2800余位，诗作50000余首。诗人们用敏锐的目光，凝练的诗句，捕捉着时代生活的每一个讯息，然后在诗中为那个时代的方方面面，留下了永恒的记忆，给我们留下宝贵的传统文化遗产。

　　古代的诗词与中医学都是我国传统文化的重要组成部分，两者都源自古人的社会生活实践，有着必然的联系。医学是研究人类生命过程、掌握人类健康和与疾病做斗争的科学。诗词是文学艺术，以饱满的激情、精美的语言来反映社会生活，以及对现实生活的认识和感受，几乎包罗万象，自然也包含着人的生老病死，人们对健康长寿的欲望和医药保健活动等。因此，人们在欣赏、吟诵古典诗词的同时，也能够领略到医药保健知识。更可贵的是，我们祖先在几千年前，就认识到健康的内涵应包括躯体健康、心理健康、社会适应良好、道德健康等内容，这与21世纪的现代健康理念不谋而合。

　　在唐诗中，诗人不但以诗言志，以诗抒怀，还会以药咏诗，以方咏诗，采药吟诗，以诗吟病，吟诗论药，诗言养生，诗咏保健，诗吟美容。

　　现在中外医学家研究发现，吟诗诵诗可治病疗疾，有利于消除疾病的诸多诱因。吟诗诵诗也是一种有益于身心健康的活动，并在其中也可学到很多医学、保健、养生等知识。

千年已逝，多姿的大唐早已远去，幸有唐诗代代流传。吟诵这些传世珍宝，借着大唐诗人的视野，我们可以穿望千年，感受诗人的智慧、品格和素养，以及医药保健知识，从而让人们更多彩、更健康、更自信地生活。

中国传统文化中，唐诗虽早已成为国人耳熟能详的话题，本书尝试变换习惯性的视角，从中医学和现代医学的特定视角来吟诵唐诗，探求健康。本书多以一句唐诗阐述一个健康问题为标题，并附该诗句的原诗和简介，书中运用中医学和现代医学针对健康知识进行演释，内容具有较强的科学性、可读性、趣味性和实用性，并注重深入浅出、雅俗共赏，使读者在轻松、趣味盎然的阅读中，得到健康知识的启迪，并提高自己的综合文化素质和鉴赏品位，这也是宣传、传播医学知识的新尝试。

本书的唐诗选自《全唐诗》（彭定求，中华书局，1960 年），插图选自《唐诗画谱》（明代，黄凤池等）和相关古代资料。囿于学识，书中谬误之处难免，还望读者、专家不吝指正。

严忠浩
于上海

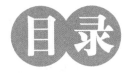

目录

CONTENTS

下 册

第五篇　保健养生篇

第六篇　二十四节气与保健篇

第七篇　美容保健篇

第八篇　生理篇

第九篇　心理健康篇

第十篇　社会适应健康、道德健康篇

保健养生篇

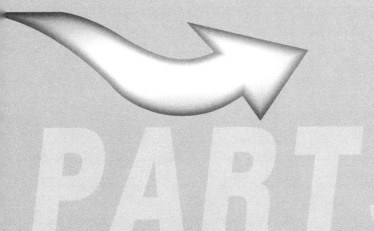

1

不解养生何怪病，已能知命敢辞贫

——说养生之道话养生之术

病题二首·其二 （徐铉）

人间多事本难论，况是人间懒慢人。不解养生何怪病，已能知命敢辞贫。

向空咄咄烦书字，举世滔滔莫问津。金马门前君识否，东方曼倩是前身。

此诗是说，人世间的许多事情，本来就难以评论，又何况我是人世间懒惰散漫的人。不懂养生之道，患病乃是自然的事，又何必大惊小怪？好在我已能懂得事物生灭变化，都由天命决定的道理。因此，岂敢躲避人生的寒素清贫。整个人世，事情复杂，连续不断，就不要再探求原委究竟。

诗中"不解养生何怪病，已能知命敢辞贫。"意为不懂养生，正气虚弱，抗病力低下，患病乃是当然，何用奇怪。那么，养生是什么呢？所谓生，生命、生存、生长之意；所谓养，即保养、调养、补养之意。养生就是指通过各种方法颐养生命、增强体质、预防疾病，从而达到延年益寿的一种保健活动。养生就是保养生命的意思，摄养身心使人长寿。中医将养生的理论称为"养生之道"，而将养生的方法称为"养生之术"。

中医的养生之道

养生，即保养生命，是消除疾病的学问，整个中医学说就是广义的养生学。《吕氏春秋》（秦代吕不韦）中将医学称为"生生之道"，前一个"生"是动词"提高"，后一个"生"是名词"生命力"，"道"是根本性的规律。养生就是人类提高自身组织、自身康复能力的学问，从而达到延年益寿的境界。

中医养生之道均从维持人的正常状态出发，把减少消耗、加强再生、保持顺畅、维持稳定作为重要的着眼环节，主要强调以下几点：

（1）顺其自然：这体现了"天人合一"的思想。强调在养生的过程中，既不可违背自然规律，同时也要重视人与社会的统一协调性。正如《黄帝内经》主张："上知天文，下知地理，中知人事，可以长久。"

（2）调和阴阳：《黄帝内经》中说"生之本，本于阴阳"，又说"阴平阳秘，精神乃治"。所以，调和阴阳则精神充旺，邪不能侵，得保健康。

（3）流通气血：流通之道有二，一是以形体动作促进气血流行，即汉代华佗授弟子"五禽戏"时所说"人体欲得劳动，但不当使极耳"。劳动则气血周流，此即流水不腐的道理。二是以意念来导引气的运行，气行则血行，身体虽或动或止，但气血之流通、经络之舒畅始终得以保证，此即气功吐纳之术。二者均是通过气血流通而养生。

（4）培补精气：精乃阴气之本源，精盛则本壮，气化则源旺，故生气勃勃。而人之一切活动无不消耗阴精，故而用药食以培补精气，补精以滋源，补气以助化精。延年之药食虽多，而其大要则不外乎培补先后天之精气。

（5）节欲保精：七情六欲，人所不免，多欲则伤精，故须节欲以安精神；房事有节，以保肾精，使精常满盛，而体健寿延。

（6）形神兼养：在养生过程中既要注重形体养护，更要重视精神心理方面的调摄，正所谓"形神兼养""守神全形"和"保形全神"。

（7）动静结合：现代医学主张"生命在于运动"，中医也主张"动则生阳"，但也主张"动中取静""不妄作劳"。

（8）审因施养：养生不拘一法、一式，应形、神、动、静、食、药多种途径、多种方式进行养生活动。此外，也要因人、因地、因时之不同，采用不同的养生方法，正所谓"审因施养"和"辨证施养"。

养生之术的基本原则

（1）适应自然规律："人与天地相应"（《黄帝内经·灵枢》）。人的生命活动是遵循自然界的客观规律而进行的，人体自身具有与自然变化规律基本上相适应的能力，如果人能掌握其规律，主动地采取各种养生措施适应其变化，就能避邪防病，保健延衰。

（2）避免不良刺激：主要包含两方面的内容。其一，是要尽量地避免外界环境的不良刺激对人体的影响。尽量避免来自自然环境、社会环境、家庭因素等方面的不良刺激。其二，要积极地治疗躯体性疾患，防止其内源性因素的不良刺激，其内源性刺激还可产生异常的情绪变化，加重病情，影响康复，导致早衰。

（3）提高自我心理调摄能力：过激、过久的情志刺激，只有在超越人的心理调节范围时才能成为致病因素。通过经验认识及思想活动过程来转移情绪情感反应，消除其不良刺激，保持良好心境。

（4）注意房事有节：肾中精气是人生命活动的原动力，全身阴阳之根本，过于消耗，必致亏虚，往往导致性功能减退，全身虚弱，甚至早衰，故肾精不可不惜。

（5）注意形体锻炼：形体的锻炼，不仅可以促进气血的流畅，使人体筋骨强劲，肌肉发达结实，脏腑功能健旺，增强体质，还能以"动"济"静"，调节人的精神情志活动，促进人的身心健康。因而，运动养生是养生活动中的一个重要的内容。对于形体的锻炼，一般要求运动量要适度，做到"形劳而不倦"。并且要求循序渐进，持之以恒，方能收到动形以养生的功效。

（6）谨和饮食五味：食养，亦需遵循一定的原则。辨饮食之宜忌是食养的原则之一。一般说来，体质偏热者，进食宜凉而忌温；体质偏寒者，进食宜温而忌凉；平体之人，宜进平衡饮食而忌偏。其次，平衡膳食。要求食养中膳食的调配要尽可能地全面、合理、互补，即平衡膳食的原则。

（7）防止病邪侵害慎避外邪：是寓于养生学中的一条重要原则。近代采用药物或疫苗预防传染病及某些疾病的发生与流行，构成防病养生活动中重要的一环。

2 死生无可无不可，达哉达哉白乐天
——养生先养心

达哉乐天行 （白居易）

达哉达哉白乐天，分司东都十三年。七旬才满冠已挂，半禄未及车先悬。
或伴游客春行乐，或随山僧夜坐禅。二年忘却问家事，门庭多草厨少烟。
庖童朝告盐米尽，侍婢暮诉衣裳穿。妻孥不悦甥侄闷，而我醉卧方陶然。
起来与尔画生计，薄产处置有后先。先卖南坊十亩园，次卖东都五顷田。
然后兼卖所居宅，仿佛获缗二三千。半与尔充衣食费，半与吾供酒肉钱。

吾今已年七十一，眼昏须白头风眩。但恐此钱用不尽，即先朝露归夜泉。

未归且住亦不恶，饥餐乐饮安稳眠。死生无可无不可，达哉达哉白乐天。

　　此诗的意思是，真是达观想得开的白乐天啊！在东都洛阳当闲官已经13年了。刚满70岁就申请退休，半俸也没得到，就先把做官乘的车子悬了起来，退出官场。退休后的日常生活安排，或者白天陪同客人去春游行乐，或者晚上和僧人一起打坐参禅。两年没有过问家里的事情，门口庭院里长了好多草，厨房里炊烟也都少见了。厨子早上来说盐和米都吃完了，婢女晚上来告衣服全破了。妻子、女儿、外甥、侄子都烦闷不快，而我醉醺醺地躺着正在自得其乐。既然这样，只好起来给你们筹划一下过日子的事吧，这点产业要按顺序处置。先卖南坊那十亩园子，再卖东郊的五顷田地，然后连住的房子都卖了，卖掉这些家产，好像可以得到两三千贯铜钱吧。这钱，一半给你们作过日子的费用，另一半作为我喝酒吃肉的钱。我今年已经71岁了，胡子白了，眼也花了，头风头晕病常常发作，只是恐怕这钱还没用完，我就会像早上的露水那样长不了，很快就会命归黄泉。没死之前，暂且住在世上也不坏，每天饿了就吃，高兴了就喝，安安稳稳地睡一觉。死也好，生也好，我看全都无所谓了，白乐天啊白乐天！真是达观想开了！

　　《达哉乐天行》最后一句是"死生无可无不可，达哉达哉白乐天"，这句看似不经意的话，说得很轻松豁达，但却不是谁都能说得出来的，能说出这样的话，其人必是智慧的，并且是在思想和行动上体现了此话之精魄。乐观者善，养生家主张乐观处世，因此白居易号作"乐天"，其寓意深长，耐人寻味。

白居易的退休生活

　　白居易70岁时以刑部尚书致仕（退休），他退休后，生活的主旋律是休游养老，重点安排的事是"或伴游客春行乐，或随山僧夜坐禅"；甚至连家事也很少过问了，"二年忘却问家事，门庭多草厨少烟。庖童朝告盐米尽，侍婢暮诉衣裳穿。妻孥不悦甥侄闷，而我醉卧方陶然"。只有把不需要自己亲自去管的事彻底放开，才能唱响"主旋律"。如果拖着一把大胡子，连柴米油盐、人情客往的事都要抓着不放，他还能"乐天"吗？

　　如何处置自己一生积攒下来的财富，是不少退休老人的一件烦心事，但这事却烦不了白乐天，他的办法是干脆利落花光。"起来与尔画生计，薄产处置有后先。先卖南坊十亩园，次卖东都五顷田。然后兼卖所居宅，仿佛获缗二三千。半与尔充衣食费，半与吾供酒肉钱。吾今已年七十一，眼昏须白头风眩。但恐此钱用不尽，即先朝露归夜泉。"或问，这老头全不顾子孙啦？这一问问得好，问题是把大量财产留给子孙的利弊，也亟应细加思量。白居易认为依靠老祖宗的福荫，绝对不是小辈的最佳选择，这给现代老人同样有启示。

综观白居易的养生先养心，养心先"静心"，静在知足、自在、为善、乐天，达观地对待不幸、疾病和生死。养心可以延寿，说明养生须以养心为先，以养心为要，以养心为上。这个养生之道，值得今人思量，所谓"本之于省分知足，济之以家给身闲，文之以觞咏弦歌，饰之以山水风月"（《白居易·序洛诗》），以阅历加识成文的《达哉乐天行》，正抒发他那"自静其心延寿命"（《不出门》）的旷达和养生之道。

白居易的养生奥秘

少年时代的白居易，为了能在京城长安崭露头角，拼命苦读，勤奋写作，以致严重影响了身体健康。刚刚 20 岁，他就出现了"未老而齿动发白"（《与元九书》）的状况。后来他被贬，"谪居卧病浔阳城"（《琵琶行》），按常规难以高寿，然而，诗人却活到 75 岁，其奥秘何在呢？

首先，白居易乐天知命，始终保持心情的开朗、豁达。他有一个著名的观点："心是自医王。"他在《斋居偶作》诗中曰："童子装炉火，行添一炷香。老翁持麈尾，坐拂半张床。卷缦看天色，移斋近日阳。甘鲜新饼果，稳暖旧衣裳。止足安生理，悠闲乐性场。是非一以遣，动静百无妨。岂有物相累，兼无情可忘。不须忧老病，心是自医王。"又在另一首《自咏老身示诸家属》诗中曰："寿及七十五，俸霑五十千。夫妻偕老日，甥侄聚居年。粥美尝新米，袍温换故绵。家居虽获落，眷属幸团圆。置榻素屏下，移炉青帐前。书听孙子读，汤看侍儿煎。走笔还诗债，抽衣当药钱。支分闲事了，爬背向阳眠。"

《旧唐书》说他"常以忘怀处顺为事，都不以迁谪为意"。他高歌"无忧乐性物，寡欲清心源"（《养拙》），"寡欲身少病，乐天心不忧"（《永崇里观居》），就是对人类无法避免的衰老现象，他也是旷达视之。比如他的头发脱落严重，他不忧不躁，认为这样"既不劳洗沐，又不烦梳掠"（《搓发落》），反倒省事。正是由于树立了乐天知命的思想，白居易总是处于一种安然自得的恬淡心境，于身心健康极为有益。

其次，白居易养心有四乐：

（1）仕途坎坷处世乐：白居易29岁中进士入仕途但人生道路并不是春风得意的昏暗的官场使他壮志难酬，政治上一再遭受打击。尽管白居易一生坎坷，但他始终把"达则多济天下，穷则独善其身"《孟子·尽心上》作为立身处世准则，乐观处世，以德养寿。

（2）陶情怡性山水乐：白居易一生足迹遍及大半个中国，每到一处，他都要浏览名胜赏风光，寄情山水。白居易以山水为乐，开阔了胸襟，和悦了身心，同时登山涉水也锻炼了体境。

（3）恬和身心交友乐：白居易平生爱交友，善交友，由于他心地善良，交友诚挚，所以交得的友情都很牢固。他与元稹情谊甚笃，且诗也齐名，世称"元白"，又与刘禹锡交往至深，人称"刘白"。他喜欢与朋友欢聚，或书信往来，或唱和酬答，吟诗作赋，乐在其中，这使他心理上得到安慰和满足。

（4）感事释怀赋诗乐：感事赋诗是白居易终生的乐趣，即使遇到伤心事，也以此来宣泄心中的忧愁和悲痛，求得心理平衡。在白居易的大量诗作中，随处可见诗人这心中烦恼自释怀的经历。如他的《感事》诗中"服气崔常侍，烧丹郑舍人。常期生羽翼，那忽化灰尘。每遇凄凉事，还思潦倒身。唯知趁杯酒，不解炼金银。睡适三尸性，慵安五脏神。无忧亦无喜，六十六年春"。意思是说，在我认识的朋友中，有练习服气吐纳的崔常侍，还有喜欢炼丹服药的郑舍人。他们常常期望着能够飞升成仙长生不老，哪里知道生命消亡得那么快速，而今他们的躯体早已化为灰尘。我却与他们不同，我在人生的经历中，虽每每遇到凄凉伤心的事情，但总还是要考虑顾及自己衰老的病身。我平时的生活爱好，唯独知晓的是寻取几杯酒喝，并不懂得道家的炼丹烧银。我爱睡觉，这正适应了三尸之性，身又懒散，正好可以安定五脏之神，在情志上做到不过分地忧虑，也不过分地欢喜，我现在已满66岁了。

第三，在积极的练功方面，白居易更是深知其中三味的。坚持散步，是白居易多年的习惯，少则"绕庭行数匝"（《饱食闲坐》），中则"散步中门前"（《犬鸢》），多则远足"屡出劳僮仆"（《送吕漳州》）。禅修打坐，精习气功，也是白居易养生健身的重要手段。有时"晚下小池前，澹然临水坐"（《约心》），有时面对前庭挺拔的松树，"月好好独坐，双松在前轩"（《松声》）。白居易还常常"夜半起端坐"（《冬夜》）。经过一番气功锻炼"浩然心委化"（《冬夜》），融溶进一种凝神静习的佳境。由于白居易具有很深的气功功夫，俨然达到了"坐稳夜忘眠，卧安朝不起"（《夜起闲行》）或"中宵入定跏趺坐，女唤妻呼多不应"（《在家出家》）的奇妙程度，从而蕴蓄起旺盛的精力。"庭前尽日立到夜""灯下有时坐彻明"（《夜坐·庭前尽日立》），不觉得累也无倦意，这就从身体条件上保证诗人写出那么多的传世之作。白居易身体力行，潜心钻研，最终成为古代养生的大家之一。

这就是白居易长寿奥秘，也是他养生的奥秘，养心的奥秘。

3 问余何意栖碧山，笑而不答心自闲

——"心自闲"是养生的高境界

《山中问答 （李白）

问余何意栖碧山，笑而不答心自闲。

桃花流水窅然去，别有天地非人间。

李白的《山中问答》是一首闲适诗，所谓"闲适"就是清闲安逸，悠游自在。一般是用来形容心情，其实就是指一种心理状态，一种心理调适的养生方法，一种精神的"栖息地"。古代闲适诗多以自然闲散的笔调写出了人们无牵无挂的悠然心情，写意淡泊，但也反映了生活的一个方面。

此诗的意思是，有人问我为啥隐居于碧山？我只是微笑而不直接回答，心境清静，自在悠闲。此处桃花盛开，流水杳然远去，别有一番天地，岂是人间！此诗的深层含义从中医养生学的视角来看，就是"闲适恬淡，清静养神"。

唐诗中的闲适诗

什么是闲适诗？白居易在《与元九书》中说："闲适者，思澹而词迂以质合迂，宜人之不爱也。"他认为："又或退公独处，或移病闲居，知足保和，吟玩情性者一百首，谓之闲适诗。"闲适诗为古诗中注重诗歌的精神愉悦和心灵超越的一种流派，具有尚实、尚俗务尽的特点。

唐诗中有很多闲适诗，如：

"白发任教双鬓改，黄金难买一生闲。"（牟融《游报本寺》）

"因过竹院逢僧话，又得浮生半日闲。"（李涉《宿鹤林寺僧舍》）

"到君居处暂开颜，长爱街西风景闲。"（刘禹锡《秋日题员外崇德里新居》）

"几时抛俗事，来共白云闲。"（温庭筠《地肺山春日》）

"众鸟高飞尽，孤云独去闲。相看两不厌，只有敬亭山。"（李白《独坐敬亭山》）

"几年无事傍江湖，醉倒黄公旧酒垆。觉后不知明月上，满身花影倩人扶。"（陆龟蒙《和袭美春夕酒醒》）

这些诗文名句道出了不少文人的心声，为我们透露的是诗人们对"闲"的生活和情态的欣赏与向往。正是诗人带着怀才不遇而产生的孤独与寂寞。寂寞的感情，到大自然怀抱中寻求安宁的生活写照。

白居易的《官舍小亭闲望》："亭上独吟罢，眼前无事时。数峰太白雪，一卷陶潜诗。人心各自是，我是良在兹。"这首诗以淡泊知定之心，对清爽自然之景，境界不算大，格调也不甚高，但自得自适之情却别有一番意趣。

养生的精髓与现代健康概念吻合

中医养生学的内涵像一座宝塔，其基础塔底是"养形"，系保养身体；第二层是"养心"，系调控稳定情绪；第三层是"养性"，系优化个性，使好行为习以为俗；第四层是"养神"或"养德"，是最高层次的养生，是人生价值观提升，道德品行的最优化。可见，在养生学中"养神"比"养形"更为高层次。

这与现代医学的健康概念十分吻合，1990 年，世界卫生组织明确指出：健康包括躯体（身体）健康、心理健康、社会（适应良好）健康和道德健康

4个方面。健康的4个方面也可以说是健康的4个层次。躯体（身体）健康在最底层，心理健康次之，社会（适应能力）健康和道德健康是以躯体健康和心理健康为条件而发展的更高级的层次，能较好地达到自我成就、自我实现，贡献于社会。这与中医养生学内涵异曲同工，是健康全方位的概念。

《黄帝内经》中指出"神太用则劳，其藏在心，静以养之"。所谓"静以养之"主要是指静神不思，即使用神，也要防止用神太过。《黄帝内经》中又说"静则藏神，躁则消亡"。安静则精神内藏，躁动则易耗散。反之，神气的过用与躁动往往容易耗伤，会使身心健康受损。李白的《山中问答》一诗写出了恬静闲适的心境，养神深寓着养生的秘诀。

养生的高境界

中医认为，万事万物传与心，心神日理万机，常处于躁动而难宁静的状态，如果心神过度浮躁，神不内守，动而不定，必然扰乱脏腑，耗气伤精，这样则易招致疾病，甚至促人衰老，折寿。所以，必须以清静闲适为本，静而养神。李白此诗突出了恬淡闲适的意境，这正是养生学所要求的精神境界。正如《黄帝内经》中强调的"恬淡虚无，真气从之；精神内守，病安从来？"。恬淡虚无即指心神清静，心静而不躁，志闲而少欲，神安而不乱，则精神自可内守，精气自然充足，邪气不能侵犯，疾病自然不能萌生了。

清静养神就应该做到恬淡闲适，少私寡欲。嗜欲不止就会扰动心神，破坏心神的清静。要达到"恬淡虚无"及李白所谓"心自闲"的境界，使真正心神宁静，就必须祛除杂念，调畅情志，志闲而少欲。但是，"清静养神"并非神静而不用，倘若绝对地静神不用，则心神必然衰退，而是不可过思过用，过思则伤心，过用则损神。

清静养神，贵在一个"度"字。"问余何意栖碧山，笑而不答心自闲"，正是表明诗人善于调适心境，懂得清静养神和适度用神的道理，而这些养神奥秘"俗人"是难以理解的，因此李白只好笑而不答"心自闲"，只是妙处"悠然心会"罢了。只有心中恬淡宁静的人，才能领悟到养生的妙理。

当今社会，现代化的程度越来越高，人们的工作压力也越来越大，生活节奏越来越快，社会关系越来越复杂，身体的疲惫带来更多的心理疲惫。因此，人们需要休整身心，聪明的商家从中发现商机，现代"休闲娱乐业"应运而生。但是，无论是外在的身体"休闲"，或者通过外力所完成的心理辅导和治疗，都很难从根本上解除人们的"心病"。其实，消除心病的最好方法，也就是最原始的方法，就是使人具有一种"闲适"的精神状态，让每个人都在自己的精神主流中加入"闲适"的成分。比如，学会简单的生活，学会把复杂的问题简单化，学会简单地与人相处，学会在激烈的竞争中"知足常乐""随遇而安"，学会在乌云压顶之时给自己来一些高雅的幽默。

总之，"闲适"要成为人们的一种精神内涵，才能达到养生的高境界。

息精息气养精神，精养丹田气养身
——养身重在养神

绝句二首·其一　（吕岩）
息精息气养精神，精养丹田气养身。

有人学得这般术，便是长生不死人。

此诗的意思是，养护阴精，养护元气，养护精神，阴精灌溉丹田，元气温全身。如有人学得内丹之术，他便是长生不死的仙人。

吕岩此诗强调了精、气、神在养生保健，延年益寿中的重要作用。

中医说精气神

中医认为，"精"是形、神、气的基础，又是健康和长寿的根本，是生命中最重要的物质，故善养生者必宝其精。"气"对于人体的生命活动是至关重要的，若气虚、气滞、气陷，会使人的健康受到严重损害，故善养生者必先养气。《医学入门·保养说》（明·李梴）中："元气流行者寿。""气"在人体内运行不息，维持着人体的生命活动，促进健康长寿。"神"是指思维意识活动，"积气以成精，积精以全神"。生命的物质基础在于精，生命的维持有赖于气，生命的现象表现于神。精、气、神三者之间，有相互滋生的关系。精充、气足、神全，这是健康长寿的保证。所以诗曰："息精息气养精神，精养丹田气养身；有人学得这般术，便是长生不死人。"

祖国医学认为，精、气、神乃人身之三宝，是祛病延年的内在因素，精与气又是神的物质基础。精气足则神旺，精气虚则神衰。神是整个人体生命活动的外在表现，也就是人的精神状态、思维活动。神在人体居于首要地位，唯有神的存在，才能有人的一切生命活动现象。古代养生家强调指出："神强必多寿。"这里所说的"神强"实为脑神健全之意。只有脑神健全，才能主宰生命活动、脏腑协调、肢体运动、五官通利，使全身处于阴阳平衡的正常生理状态。所以说，精盈、气充、神全为养生长寿之本，而调摄精、气、神的关键又在于养神。

养身重在养神

古往今来，医家、道家、养生家们都十分重视精神调养，重视精神治疗和心理养生的作用。认为养生的关键在于排除杂念。保持心地纯朴专一，顺乎天理，就能达到养生的目的。他们认为"善摄生者，不劳神，不苦形，神形既安，祸患何由而致也"。有流传《祛病歌》曰："人或生来气血弱，不会快活疾病作。病一作，心要乐，病都却。心病还将心药医，心不快活空服药。且来唱我快活歌，便是长生不老药。"

对于养生，中医有"药养不如食养，食养不如精养，精养不如神养"的说法。所谓养神，主要是指注意精神卫生。要做到安静平和，神清气和，胸怀开阔，从容温和，切不可怨天尤人，急躁易怒。"起居有常，养其神也"。如果人们只注意养身，加强饮食营养，不懂得养神，不善于养神，是难以获得健康长寿的。

自古以来无数事例表明，心胸狭窄、斤斤计较个人得失的人，能过古稀之年者不多见，而胸怀开阔，情绪乐观者，往往可享高寿。人生道路坎坷不平，不如意事常八九，尤其人进入老年之后，由于社会角色、人际关系、健康状况、性格情绪等都会发生改变，若不能很好地把握自己的"神"，往往可产生孤独、忧郁、失落、自卑等消极心理。从养生角度讲，老年人晚年能否保持良好性格、乐观情绪、高尚涵养和欢畅心境，对延年益寿意义重大。因此，老年人在注重"养身"的同时，更应该重视"养神"与"调神"。

神志与疾病

中医认为，神只可得，不可失，只宜安，不宜乱。伤神则神衰，神衰则健忘失眠，多梦烦乱；不守舍则发为癫狂，甚则昏厥。安神者在于七情适度，喜、怒、忧、思、悲、恐、惊各有法度，适可而止。"喜伤心，怒伤肝，思伤脾，悲伤肺，恐伤肾"，五脏所伤则精神涣散，精神涣散则神志衰减，神志衰减则诸病丛生。以上三者又相互联系，互为因果。

现代医学也证实，人类疾病有50％～80％是由于精神过度紧张引起的，尤其对老年人。研究表明，老年人中85％的人或多或少存在着不同程度的心理问题，27％的人有明显的焦虑、忧郁等心理困惑或心理障碍；0.34％的人有一定的精神分裂症状；0.75％的人患有阿尔茨海默病（老年痴呆症）。

美国专家的研究表明，有30％～40％的老年常见病其发生发展与不良的消极情绪、心理行为因素有关。现代医学研究表明，肿瘤、冠心病、高血压、消化道溃疡、神经症、甲状腺功能亢进症、偏头痛、糖尿病等疾病都与心理因素有关，而其中最主要的影响因素就是消极的情绪状态。许多研究均已证实，紧张、焦虑和恐惧等不良情绪是健康的大敌。同时，心理因素还会诱发或加重常见的老年病，如原发性高血压、糖尿病、胃肠功能紊乱、阿尔茨海默病等，而老年人的疾病状态也可以反过来引起老年人情绪的变化，两者互为因果。

现代医学证明，消极情绪是破坏自身免疫系统的"凶手"，是导致心身疾病的重要诱因。心理平衡对维持健康是十分重要的，一个人心理平衡了，生理就会趋向平衡，就会少得病，即使得病也康复得快。因此说，心理问题已成为影响老年人生活质量的重大问题。

总之，养生宜着重养神。神的充耗与安乱，关系到人的健康长寿。人们若能修德养性，培养情操，健脑全神，方能享人生"天年"之寿。

5

衰迟自喜添诗学，更把前题改数联
——说中年养生之道

中年 （郑谷）

漠漠秦云淡淡天，新年景象入中年。情多最恨花无语，愁破方知酒有权。

苔色满墙寻故第，雨声一夜忆春田。衰迟自喜添诗学，更把前题改数联。

此诗的意思是，云烟密布的秦地长安，当前正是淡淡的高天，随着这新年景象的到来，我人也进入了中年。多情的我最恨的是花儿不会说话，欲要破除愁闷时，方才知道美酒最有发言权。寻找故第，只见苔色满墙，斑驳难认，连夜的雨声，又触发起我忆念家乡的农田。我自欣喜衰老来得迟缓，因此又增添了写诗的雅兴，再把以前的诗稿拿来，反复推敲，修改数联。

《中年》诗中"衰迟自喜添诗学，更把前题改数联"，由此可知，诗人之所以衰老来得迟，主要是因为他懂得如何养生保健。他的养生方法之一，就是坚持创作，手脑并用，读诗写诗。写诗能借景借物抒情，以诗言志，是种潜移默化的养生方法。

养生应该贯穿在人的一生，尤其是中年人，更应该加强养生保健。事实证明，老年时的许多疾病都是从中年开始的，只是一般没有显露。因此，中年养生是老年保健的准备，也是长寿的最重要环节。

中年人该如何养生呢？"我命在我，不在天"，早在战国时期，思想家荀子就提出，要想健康长寿，首先要提高自己的养生意识。

人到中年要"大修"

在中医学中，中年一般指30～55岁这一时期，又可以划分为中年前期与中年后期两个阶段。这一时期是人生中一个相当长的时期，也是健康养生的一个重要时期。在由壮年向老年转化期，人身各系统的功能结构呈渐进性的衰退，是人生中的重要转折时期。如能处理好这个时期的养生，对于强身健体、延缓衰老具有重大的意义。

中年前期，人体从生理功能方面来说，生长发育达到完善地步，气血强盛，筋骨隆坚，肌肉满壮，处于生命的鼎盛时期，因此说"四十日强"。然而正如《老子》说"物壮则老"，强壮到了顶点，就意味着衰弱的开始。尤其是进入中年后期，人体功能明显地由盛转衰，疾病开始滋生，相应地在中年养生上也有一些不同的要求。不可自恃表面上的身强体壮，过于相信和依赖自身的抵抗能力，忽略养生保健，对轻微的病症不以为然，而大意失荆州。

明代医学家张介宾的《中兴论》一文中，有专篇论述中年人养生问题。

他提出了"中年修理"的主张，说"故人于中年左右，当大为修理一番，然再振根基，尚余强半"，认为如果能在中年的时候开始注重养生，亡羊补牢犹未为晚，对于维护健康与延缓衰老来说，仍然是一个复兴的关键时机。

中年人的养生之道

中年人的养生原则是：起居有常，食饮有节，不妄作劳，节欲保精、避邪防病、恬淡虚无。具体应该从以下几方面着手：

首先，建立健康的生活方式。中年人要合理安排生活节奏，保证充足的睡眠，性生活适度，学会在繁忙紧张之中求得休息和调整，劳逸结合，防止积劳成疾。积极参加各种文体活动，使生活内容丰富多彩。不吸烟、不嗜酒，养成良好的卫生习惯。

其次，保证合理的营养需求。合理的饮食营养是维持中年人健康的物质基础，良好的饮食习惯有利于预防心脑血管病和癌症。饮食内容要多样化，每天要有足够的蛋白质摄入，以获得营养素的平衡。适当增加维生素和钙、磷、锌、铁等。多吃一些鱼类、奶类、豆类、新鲜蔬菜瓜果等营养丰富的食物。饭量要根据体力消耗情况适当控制；少吃盐和含胆固醇高的食物，甜食也要适当控制。

第三，情绪的自我控制。中医的最高境界是养生，养生的最高境界是养心。为了达到养心，有必要学会自我心理调节，排遣忧郁，调适情志。情绪是许多疾病的促发因素，对中年健康有明显影响，因此要学会情绪的自我控制和转移。正确对待已发生的心理冲突，培养稳定乐观的情绪，寻找事业上的精神支柱，改变急躁、好强、易冲动的性格。

最后，正确对待疾病。人到中年必须对自己的健康状况有一个大致的了解，掌握一定的疾病防治知识。发现身体不适或有异常表现时，应及时到医院检查。有条件者还应坚持定期的健康检查。

顺利度过更年期

中年后期，女性45～55岁时卵巢功能开始衰退，出现月经周期逐渐延长、经量减少到月经停止，并伴有一系列脏腑功能紊乱的症状，如潮热、头昏脑涨、眼花、关节痛、烦恼、易怒、焦虑等。男性在55～65岁时，由于睾丸萎缩、垂体功能减退和肾上腺皮质分泌雄性激素减少，也会出现更年期症状，如疲劳、易怒、抑郁、头痛、失眠、性功能减退等。

减轻更年期的症状，顺利地度过这一阶段，最重要的就是要认识到这是中年向老年过渡的一种自然现象，出现一些这样那样的症状，并不是什么大不了的毛病，更不会危害人的生命，完全不必顾虑重重。除了保持精神愉快之外，还应注意安排好工作与生活，起居有常，饮食有节，劳逸有度。工作时间集中精力，业余时间多从事一些自己感兴趣的文体活动。症状严重的，也可以请医生诊治，辅以药物治疗。经过半年到两年的时间后，更年期的症状就会逐渐减轻，以至自行消失，身体会重新建立起新的阴阳平衡，恢复到正常的生理状态，还可以重新焕发出"第二春"。

6

百岁老翁不种田，惟知曝背乐残年
——老人日光浴有益健康

野老曝背 （李颀）

百岁老翁不种田，惟知曝背乐残年。

有时扪虱独搔首，目送归鸿篱下眠。

此诗是描述百岁高龄老翁已不能从事农事了，只知道在太阳下晒背取暖以乐享晚年，有时也捉捉身上虱子搔搔头，眼望着天空的归雁，身靠着篱笆，不知不觉已入梦乡。这是一幅古代乡村长寿老人无忧无虑、曝背采阳的日光浴美图。

唐诗中的日光浴

日光浴就是一种利用太阳辐射能量来强壮身体，促进新陈代谢，增加抵抗力，预防疾病，保持身体健康或促进病后机体康复的一种方法，日光浴在我国有悠久的历史，古称"晒疗"。

唐诗中有多首描述日光浴的诗篇，如：

"寒天白日短，檐下暖我躯。"（张籍《野居》）

"渐老知身累，初寒曝背眠。"（刘长卿《初到碧涧招明契上人》）

"曲直吾不知，负暄（典故，意为晒温暖的太阳）候樵牧"（杜甫《写怀其一》），"凛冽倦玄冬，负暄嗜飞阁"（杜甫《西阁曝日》），"杖藜寻巷晚，炙背近墙暄。"（杜甫《晚·杖藜寻晚巷》）

"负暄闭目坐，和气生肌肤。"（白居易《负冬日》）

在有的诗人笔下，冬日的日光浴有如饮美酒佳酿；有的诗人有一种贫穷取暖的无奈。

2500年前的"日光浴"

日光对于人体生命活动的重要性。我国古人在生活实践中，很早就认识到"日光浴"对健康有益。2500多年前的先秦时期列御寇就在《列子》中提出"负日之暄"，就是把脊背对着日光以接受温暖，亦即"采阳"。古人推崇的晒太阳，可以温煦体内的阳气，是振奋阳气的一个好方法，是一种养生手段。我国最早的医学著作《黄帝内经》中有"无厌于日""必待日光"的养生思想，说明阳光与人的健康有着密切关系，阳光是人类得以生存的重要自然因素之一。

《淮南子》（西汉·刘安）中说："火气之精者为日。"同样说明太阳乃是万物生长的动力源泉。这种源泉取之不尽，用之不竭，乃是大自然赐予人类的无尽宝藏，善于养生者，都知道如何加以充分利用。阳光对于生命，如同水对于生命一样重要，不可一日或缺。因此，一个人要保持健康的体魄，就应该经常接触阳光。

唐代孙思邈《千金要方》曰："凡天和暖无风之时，令母将儿，于日中嬉戏，数见风日，则血盈气刚，肌肉牢密，堪耐风寒，不致疾病。若常藏在帏帐之中，重衣温暖，犹阴地草木，不见风日，软脆不堪风寒也。"对日光浴的防病强健作用，尤其是促进小儿健康成长的积极意义做了充分的肯定。

唐代诗人白居易的《和微之自劝》："稀稀疏疏绕篱行，窄窄狭狭向阳屋。屋中有一曝背翁，委置形骸如土木。"诗人这种安泰的身心状态，加上"负暄曝背"等起居调养方法，使他安度着美好晚年。

"日光浴"的原理

日光按其波长不同，有3种射线可作用于身体，波长在760毫微米以上的红外线、波长在 400～760 毫微米的可见光、波长在 180～400 毫微米的紫外线，其对身体的作用各有不同。

日光中的可见光线，主要通过视觉和皮肤对人体有振奋情绪的作用，能使人心情舒畅。研究发现，在充足日照下，人体肾上腺素、甲状腺素以及性腺素分泌都会有所提升，这将有效改善情绪低落、精神抑郁等不良心理。红外线为肉眼看不见、具有温热作用的光，占太阳辐射总能量的 43%，能透过表皮到达深部组织，使照射部位的组织温度升高，血管扩张，血流加快，改善血液循环。

紫外线是日光中对人体作用最强的光，能加强血液和淋巴循环，促进物质代谢过程；可使皮肤中的麦角固醇转变成维生素 D，调节钙、磷代谢，促使骨骼正常发育，对老年人来说能有效防治骨质疏松；释放出类组织胺进入血液，刺激造血系统功能，增加吞噬细胞的活力，提高免疫功能；使皮肤内的黑色素原转变成黑色素，使皮肤呈现一种均匀健康的黑黝色；还是一种天然的消毒剂，各种微生物在紫外线的照射下很快失去活力，降低皮肤感染的风险。但是过量的紫外线照射，可使皮肤产生红斑，灼伤，皮肤细胞蛋白质分解变性。

中医学认为，日光浴主要是以天时的阳气补人体之阳气。人体的督脉行走于脊背正中，统一着全身的阳经，称为阳脉之海。所以，老人"负暄曝背"背日而照，可以直接借助日光，以补益督脉之阳气。督脉起于胞中，下出会阴，后行于腰脊正中，督脉受益则会惠及全身，会对五脏六腑产生良好影响，尤其对脑、髓、肾精、肾阳亏虚者，补阳功效十分明显。中医还认为，让阳光晒一晒老人后背，"暴背"可以去除脾胃的寒气，"和脾胃"对改善老人消化功能有益。

日光浴的适应证和禁忌证

老人日光浴的主要适应证有：体质虚弱、营养不良、贫血、痛风、神经症、神经炎、神经痛、心脏病心功能代偿期、高血压、糖尿病、肥胖病、佝偻病、骨关节结核、关节与肌肉疼痛、外伤性肌炎、外伤性骨髓炎、骨折后、外伤后遗症、手术后恢复期、湿疹、足癣、慢性盆腔炎等。

老人日光浴的禁忌证有：浸润性肺结核、动脉硬化、胸膜炎、结核性腹膜炎、心脏病失代偿期、心动过速、甲状腺功能亢进症、有出血倾向的疾病、疾病的急性期、发热等。

日光浴的方法

《老老恒言》（清·曹廷栋）中说："清晨略进饮食后，如值日晴风定，就南窗下，背日光而坐，《列子》所谓负日之暄也。背梁得有微暖，能使遍体和畅。日为太阳之精，其光壮人阳气，极为补益。过午，阴气渐长，日光减缓，久坐非宜。"这就是古人"负暄曝背"的保健方法，在上午进食后，风和日丽的天气，南窗下背对日光而坐。但是日光浴可不是晒太阳那么简单，现代医学对日光浴有了更深入的研究，对老年人的日光浴提出以下建议：

（1）一般用直接照射法，可取卧位或坐位，必须按照循序渐进的原则，逐渐扩大照射部位和延长时间，使人体逐渐适应日光的刺激，以不出汗为度。一般可先照射下肢和背部，然后照上肢和胸腹部；要保护头部和眼睛免受照射，可用白毛巾、草帽遮头并戴上墨镜。照射时间应根据海拔高度、季节、体质和照射后个体反应来掌握。例如，高原比平地日光强；夏季中午日光最强，照射时间应短；虚弱者的光照时间宜短些，慢性病老年人宜长些。

（2）一般情况每次 10～30 分钟，一般连续 20 日左右。冬天日光紫外线约为夏季的 1/6，照射时间可以适当延长，每天增加 10 分钟，若全身情况良好，每次可延长至 1～1.5 小时。

（3）室外日光浴地点要清洁、干燥，在绿化地区更好。不宜在沥青地面或靠近石墙处进行日光浴。

（4）老年人在进行日光浴时，如出现恶心、眩晕、烦热等情况，应立即中止，并扶老年人到阴凉处休息。在以后再进行日光浴时，应适当减少光照时间。当老年人在日光浴后出现疲劳、失眠、食欲不振时，可能是日光的蓄积作用，应暂停几天，待上述症状消失后再继续进行。

（5）一年四季均可进行日光浴，但气温太低时不宜进行日光浴。一般以上午 8～10 时、下午 4～5 时进行较好（南方夏天可往后延），此时紫外线量和气温也较适宜。

（6）老年人头部要注意有遮挡，墨镜要选好。空腹和餐后一小时内，不宜进行日光浴。

（7）如在室外，每次日光浴前最好先做几次深呼吸，日光浴后回到室内用温水擦身。

（8）老年人在室外日光浴，最好不要单独进行，防止睡着后受凉，可找上伴儿边聊边晒。

（9）研究表明，隔着玻璃紫外线的透过率减低，不足50％，其作用也会打折。所以，老年人在室内进行日光浴时，要注意此点，以开窗晒较好。

日光是地球光线和热量的主要来源，它既给万物以生命，也给人类以健康和快乐。

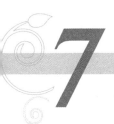

赏景尚知心未退，吟诗犹觉力完全

——高寿诗人的养生之道

七老会诗 （刘真）

垂丝今日幸同筵，朱紫居身是大年。赏景尚知心未退，吟诗犹觉力完全。
闲庭饮酒当三月，在席挥毫象七贤。山茗煮时秋雾碧，玉杯斟处彩霞鲜。
临阶花笑如歌妓，傍竹松声当管弦。虽未学穷生死诀，人间岂不是神仙。

唐代会昌五年（公元845年）三月二十一日，在洛阳白居易的府第举行了一次宴会。参加的人有胡杲，八十九岁；吉皎，八十八岁；郑据，八十五岁；刘真，八十七岁；卢真，八十三岁；张浑，七十七岁；白居易，七十四岁。当时在座的还有秋谦漠、卢贞。他们两人未满七十岁，算是"小青年"。所以七老之会，未把他们包括在内。胡等七人的年龄，合起来共583岁。

时隔三月，仍在洛阳白居易的府第又举行了一次宴会，除上述七老外，又新添了两名成员：李元爽（136岁）、僧如满（96岁）。在这里，李元爽当是"第一把手"，老人中的老人。如果说，他们有生之年，半身瘫痪或卧床不起，或耳聋眼瞎等，那也就无可称赞的了。然而，他们却不是这样，正如刘真诗中所说"赏景尚知心未退，吟诗犹觉力完全"，七老会诗中还有"徘徊玩柳心犹健，老大看花意却勤"（胡杲《七老会诗》），"低腰醉舞垂绯袖，击筑讴歌任褐裾"（吉皎《七老会诗》），"东洛幽闲日暮春，邀欢多是白头宾"（郑据《七老会诗》），"对酒歌声犹觉妙，玩花诗思岂能穷"（卢真《七老会诗》），"遁迹岂劳登远岫，垂丝何必坐谿磻"（张浑《七老会诗》），看看这些手脚便利、童颜鹤发的高寿诗人举酒狂歌、赋诗抒怀、笑声朗朗，七老会诗的佳作已流传千年。

唐朝的高寿诗人

唐朝的高寿诗人，除了这九老外，尚列其名，还有一大串：丘为，九十六；贺知章八十六；秦系，八十多岁；贯休八十一岁；吴竞八十多岁；杨巨源七十多岁；罗隐七十七岁；刘禹锡七十二岁。杜甫诗（《曲江二首》）云："酒债寻常行处有，人生七十古来稀。"的确，在 1000 多年前唐代成人平均寿命只有 50 岁左右，"古稀"之年，不易多见，而唐代却出现了那么多的高寿诗人，其原因是什么呢？

人的寿命长短，是由各方面的因素决定的，十分复杂。不过，从唐朝高寿诗人的特点出发，却有一些共性。

心胸开阔　性情豁达

高寿的诗人，大都心胸开阔，性情豁达。贺知章自号"四明狂客"。年轻时，性情就很开朗，晚年更是放纵不羁。"知章骑马似乘船，眼花落井水底眠"（杜甫《饮中八仙歌》）。天宝初年，他请求回乡当道士。归乡时，写过一首很有名的诗《回乡偶书》："少小离家老大回，乡音无改鬓毛衰。儿童相见不相识，笑问客从何处来。"尽管白发满头，年事已高，而一颗童心犹存。他的诗写得多有风趣，多有人情味啊！过了千百年读起来仍然能引起人们的共鸣。

又如，白居易乐天知命，始终保持心情的开朗、豁达。他有一个著名的观点："不须忧老病，心是自医王"（《斋居偶作》）。《旧唐书》本传说他"常以忘怀处顺为事，都不以迁谪为意"。他高歌"无忧乐性物，寡欲清心源"（《养拙》），"寡欲身少病，乐天心不忧"（《求崇里观居》），就是对人类无法避免的衰老现象，他也是旷达视之。比如，他的头发脱落严重，他不忧不躁，认为这样"既不劳洗沐，又不烦梳掠"，反倒省事。正是由于树立了这种乐天知命的思想，白居易总是处于一种安然自得的恬淡心境，于身心健康极为有益。

不求荣达　生活俭朴

有些诗人，不求荣达，生活俭朴，因而延年益寿。秦系爱闭门读书，朝廷多次请他出来做官，他都不答应。他在山洞里，研究《老子》，诗也写得不错。他说："不逐时人后，终年独闭关。家中贫自乐，石上卧常闲。坠粟添新味，塞花带老颜。待臣当献纳，那得到空山"（《晚秋拾遗朱放访山居》）。这种生活情调，是为官所得不到的。

丘为八十多岁时，母亲还在。他晚年归乡，也参加一些劳动，种地、驾舟、养牛、钓鱼，很少到城里去。他生活过得很简朴。"短褐衣妻儿，余粮及鸡犬"（《泛若耶溪》）。他生活也很随便，"终年不向郭，过午始梳头"（《湖中寄王侍御》），但他并不完全忘怀世情。他弟弟赴京就任时，他热情鼓励道："男儿出门事四海，立身世业文章在。莫漫忆柴扉，驷马高车朝紫微"（《冬至下寄舍弟时应赴入京》）。

个人爱好　有益身心

一些高寿诗人，除诗歌外，往往还有一些个人的爱好。如临溪垂钓、驾车出游、栽药种花、弄琴舞剑、练写书法、研究书经等。"舞剑两回迎劝酒，狂歌一曲会娱身"（郑据《七老会诗》）。像郑据那样以歌舞来增加乐趣、调节身心的诗人，是很不少的。又如白居易74岁时，赋诗作画，游山玩水，从而畅怀散郁，充实生活。他的《好听琴》诗云："本性好丝桐，尘机闻即空。一声来耳里，万事离心中。清畅堪消疾，怡和好养蒙。凡已听三乐，安慰白头翁。"白居易一生坚持练气功，他的《隐几》一诗反映了他练气功时的情景："身适忘四肢，心适忘是非。既适又忘适，不知吾是谁。百体如槁木，兀然无所知。方寸如死灰，寂然无所思，今日复明日，身心忽两遗。行年三十九，岁暮日斜时。四十心不动，吾今其庶几？"也坚持练习其他养生术，如叩齿、禅坐等。

唐代的高寿诗人中，虽然有的一生不得志，但他们获得长寿，不仅牵连先天的因素，更及后天的遭遇，它跟个人的主观努力、客观环境都密切相关。不过一般说来，似乎心胸开阔，性情乐观，生活俭朴，多作有益身心的活动，长寿是可及的。

8

暖床斜卧日曛腰，一觉闲眠百病销

——向睡眠要健康

闲眠 （白居易）

暖床斜卧日曛腰，一觉闲眠百病销。

尽日一餐茶两碗，更无所要到明朝。

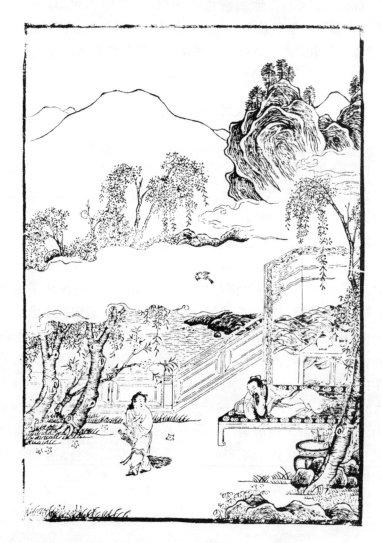

白居易此诗的意思是，侧身斜卧在温暖的床上，阳光正好暖晒着我的背和腰，得此幽闲，一觉睡醒，使百病全消。整日里吃一餐饭，喝两碗茶，除此之外，别无所求，我淡泊养生延寿，一觉睡到美好的明朝。

白居易的睡眠诗

此诗是白居易的养生箴言，充足的睡眠是他的养生之道。在诗人的《天竺寺七叶堂避暑》诗中有"清宵一觉睡，可以销百疾。"可见，白居易认为良好的睡眠有利于祛病养生，恢复健康。

白居易写了很多有关睡眠的诗，如：

《春眠》诗曰："枕低被暖身安稳，日照房门帐未开。还有少年春气味，时时暂到梦中来。"

《睡觉》（意为睡醒）诗曰："星河耿耿漏绵绵，月暗灯微欲曙天。转枕频伸书帐下，披裘箕踞火炉前。老眠早觉常残夜，病力先衰不待年。五欲已销诸念息，世间无境可勾牵。"

《晚起》诗曰："烂熳朝眠后，频伸晚起时。暖炉生火早，寒镜裹头迟。融雪煎香茗，调酥煮乳糜。慵馋还自哂，快活亦谁知。酒性温无毒，琴声淡不悲。荣公三乐外，仍弄小男儿。"

睡眠养生法

睡眠是大脑休息的一种重要形式，为生命活动所必需，人的一生有1/3的时间是在睡眠中度过的。睡眠是消除疲劳最有效的方法，为了恢复已消耗的体力，增强精神活力，每日必须保证充足的睡眠，可以保护大脑皮质神经细胞的正常功能，调节各种生理功能，稳定神经系统的平衡，恢复和重新调整人体新陈代谢。因此，保持良好的睡眠，对于养生健身、延年益寿非常重要。

长期睡眠不足会加速神经细胞的衰老和死亡。医学研究表明，每日睡眠不足4小时者，其死亡率比睡7～8小时者高1倍。所以，有规律、保质保量的睡眠，有助于人的健康长寿。

据睡眠专家研究发现，睡眠不足不仅降低人的智力，影响人的日常工作，而且长期睡眠不足还容易使人体免疫力极度下降。如果一个人经常睡眠不足6.5小时，很容易透支自己的健康，加快机体的衰老速度，从而缩短人的寿命。美国芝加哥就有研究人员选择 11 位健康男性作为研究对象，在实验的第一个晚上让他们睡 8 小时，此后的 6 个晚上每晚睡 4 小时，最后 7 个晚上睡 2 小时。研究人员在不同的时段对这些接受实验者身体的新陈代谢速度及影响血糖浓度的激素皮质醇水平和心跳等指标进行测量。结果发现，在研究工作结束后，全部测试对象的血糖水平均上升，激素也出现了失调。这些情况都是衰老的征兆，并且是导致肥胖、糖尿病、高血压及心脏病等的高危因素。

睡眠是一种最全面而又有效的休息，与人体的免疫功能有着非常密切的联系。适当的睡眠有助于机体的免疫系统正常发挥作用，而睡眠紊乱或不足则有可能影响机体的免疫功能，使机体易被细菌和病毒等病原体感染，甚至会增加发生癌症的危险。美国佛罗里达大学的免疫学家对 28 名试验人员进行自我催眠训练，结果表明，被施行了催眠术的人员，他们血液中的 T 淋巴细胞和 B 淋巴细胞均有明显上升，而淋巴细胞正是人体免疫的主力军。

睡眠不足时，机体的免疫细胞就没有足够的时间和活力发挥功效，如果每晚睡眠低于 5 小时，身体对疾病的抵抗力就会下降 50％，这就意味着你有双倍的机会被身边的带菌环境感染。

当机体免疫系统功能发生改变时（如遭受病原体感染、肿瘤），人体往往表现为睡眠增多，也就是说机体通过增加睡眠来恢复并增强自身的免疫功能。患了感冒后总是昏昏欲睡，当睡一大觉后，感觉就会好很多。这就是身体的一种自我保护反应通过睡眠抑制其他功能，突出免疫功能，让你能够抵御疾病、病菌。理论和实践告诉我们，睡眠能够增强人体免疫力，提升身体的健康指数，所以，有时适当地多睡，不失为一剂治病的良药。俗话说"七分养，三分治"。睡眠是这七分养中最重要的内容。当机体受到感染时，会产生与睡眠有关的化合物——胞壁酸，它除了诱发睡眠外，还可增强抵抗力，促进免疫蛋白的产生，因此，睡眠好的病人，其病情痊愈的速度也比睡眠质量差的病人快。

我们应该向睡眠要健康，向睡眠要长寿，向睡眠要工作效率。

睡眠不足危害多

睡眠不足，这已是现代人的文明病，尤其是白领一族，常常没有把睡眠当作一回事。睡眠不足，就像欠了债，得付出代价，长期累积下来的"睡债"对一个人健康会有很大影响。

（1）睡眠不足，可能导致糖尿病。美国专家的睡眠研究表明，睡眠不足，会抑制胰脏功能，使胰岛素的分泌量下降。由此看来，睡眠不足可能是近年来患糖尿病人数日增的原因之一。

（2）对中年人的研究也发现，睡眠不足时，他们的内分泌也会呈现紊乱现象。

（3）睡眠不足，影响儿童生长发育。这是因为在熟睡时，身体会分泌生长激素，它是促进儿童成长的。所以，青少年要发育好，长得高，睡眠必须充足。

（4）睡眠不足，容易引起肥胖。生长素对成人来说也相当重要，它是用来控制人的脂肪与肌肉的调配水平；睡眠不足会抑制"雷普婷激素"的分泌，这种激素的功能是用来告诉身体有饱胀的感觉。如果这种激素的分泌量下降，人就会想吃东西，尤其是脂肪、碳水化合物一类食品，所以睡眠不足容易引起肥胖。

（5）睡眠不足，影响女性健康。国际睡眠组织发布的一份调查表明，报告睡眠不足的女性比男性要多，30～60岁的女性在一周的工作时间内，平均睡眠时间只有6小时41分钟。但多数女性并没有意识到失眠对自身健康的严重影响。有关专家说，睡眠不足会引起人体内荷尔蒙失衡，导致免疫力低下、内分泌素紊乱等，由此长期睡眠不足，不仅会影响女性的容颜，还会引发身体和心理方面的其他疾病。

（6）睡眠不足，影响皮肤光泽。人的皮肤之所以柔润而有光泽，是依靠皮下组织的毛细血管来提供充足的营养。睡眠不足会引起皮肤毛细血管瘀滞，循环受阻，使得皮肤的细胞得不到充足的营养，因而影响皮肤的新陈代谢，加速皮肤的老化，使皮肤颜色显得晦暗而苍白。尤其眼圈发黑，且易生皱纹。

（7）睡眠不足，易导致各种疾病发生。经常睡眠不足，会使人心情忧虑焦急，免疫力降低，由此会导致种种疾病发生，如神经衰弱、感冒、胃肠疾病等。瑞典一位医学研究人员发现，睡眠不足还会引起血中胆固醇含量增高，使得发生心脏病的概率增加。澳大利亚的一个研究学会提出，人体的细胞分裂多在睡眠中进行，睡眠不足或睡眠紊乱，会影响细胞的正常分裂，由此有可能产生癌细胞的突变而导致癌症的发生。

重视午睡养生

午睡是古人睡眠养生法之一。中医学认为，子午之时，阴阳交接，极盛极衰，体内气血阴阳极不平衡，必欲静卧，以候气复。现代医学认为，老年人睡好午觉，可以降低心、脑血管疾病的发病率，具有防病保健意义。

随着年龄的增长，脑的神经细胞功能也在逐渐减退。老年人由于大脑皮质的抑制减弱，因而夜间不易入睡，凌晨容易早醒。即使晚上睡眠好，白天也容易疲劳，常有打盹、思睡现象。老年人每天若能闭目养神、午睡片刻，或闭目静卧一会，使全身放松，对于消除身体疲劳、调整生活节奏是很有好处的。

优质睡眠

"一觉闲眠百病销"，可见睡眠多重要。优质睡眠哪里来？①顺应四时按点睡，老年人卧具合常规。②枕头和肩要匹配，高低取决于颈椎。还要有个好睡相，宜选身体右侧位。③睡前戒食忌恼怒，蒙头挡风更避讳。④热水泡脚得安睡，睡中忍尿是遭罪。⑤睡身定要先睡心，多数老年人宜午睡。

"静"是养生的一大妙法，最便捷的入静方法就是睡眠。没有良好的睡眠，就没有健康。所谓"吃人参不如睡五更"。睡眠是健康长寿的一个重要因素。古人说"能眠者，能食，能长生"，"不觅仙方觅睡方"，睡得好，自然神清气爽。睡得好，疾病少，工作和学习的效率就高，结果是事业顺畅，身心健康，自然能延年益寿。因此有人把睡眠比作"生命筵席上的滋补品"。也许是由于太过"平凡"，太没有"技术含量"，睡眠的重要性常常被我们忽略。然而养生家们研究发现，良好的睡眠不仅是养生者每天必做的基础功课，人们甚至可以利用睡眠来治疗疾病。

唐代大诗人白居易"一觉闲眠百病销"，这确实是深刻的感悟和经验之谈。

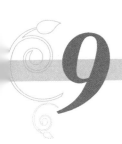

情爱不在多，一夕能伤神
——房事频度与保健

五古·偶作 （孟郊）

利剑不可近，美人不可亲。利剑近伤手，美人近伤身。

道险不在广，十步能摧轮。情爱不在多，一夕能伤神。

此诗是说，锋利的刀剑，不可接近；绝色的美人，不可亲近。如接近利剑，就会伤手；如亲近美人，就会伤身。道路险恶、崎岖不平，不在于有多宽、多长，十步之内就能毁坏车子。男女爱情，不在乎有多少，即使一个晚上的过度销魂，也能摧垮人的身体。

诗人运用比兴手法，用以强调房事过度就会损伤人的精、气、神，从而给身体健康造成不良的影响。唐代吕岩（字洞宾）写有《警世》诗："二八佳人体似酥，腰间仗剑斩凡夫。虽然不见人头落，暗里教君骨髓枯。"孟郊《偶作》与吕岩《警世》相比，具有同曲同功之妙，均揭示了一条重要的养生医理，即好色者短命。如要健康长寿，不仅须淡泊名利，还要少私寡欲，不贪女色。关键是要根据自己的身体状况，做到性生活规律适度，既不纵欲，也不禁欲。

保精护肾与养生

性生活是所有动物延续后代的本能，也是人类生存的重要条件。男女性成熟后性腺的排泄欲和两性接触欲始终存在着，性生活不仅夫妻关系，给家庭带来和睦幸福，还能预防疾病，促进身心健康。

"保精护肾"是中医养生学中一项非常重要的基本措施，因为精不仅是繁衍人类生命之源，而且亦是人体生命活动的最重要的物质基础。精和肾充坚与否，是决定人体是否健康长寿的重要因素。一旦精亏肾衰就会引起全身各个器官的功能活动减退和障碍，导致疾病和衰老的发生。因此，古人反复强调"善养生者，必宝其精"，如《黄帝内经》中"精神内守，病安从来"

"积精全神……益其寿命而强者也"。

中医一贯重视防病于未然，并强调"保精护肾"首重节欲，如《吕氏春秋·情欲》（秦代吕不韦）中指出"圣人修节以止欲，故不过行其情也"，"知早涩，则精不竭"。《黄帝内经》指出："以酒为浆，以妄为常，醉以入房，以欲竭其精，以耗散其真，不知持满，不时御神，务快其心，逆于生乐，起居无节，故半百而衰也。"说明纵欲于色，不能约制，必致精液枯竭，真气耗散，未老先衰。《金匮要略》（东汉张仲景）中指出"房室勿令竭乏……不遗形体有衰"。唐代医学家孙思邈说："善摄生者，凡觉阳事辄盛，必谨而抑之，不可纵心竭意，而自贼也。"所谓"谨而抑之"，即节制性欲，既不禁止，又不放纵。

情爱不在多

在医学上，性欲强度是通过"单位时间"内夫妻性生活次数来衡量的。性欲强度受生理、心理、地域、民族文化等诸多因素的影响。一项跨文化比较发现，性欲强度相差很大。目前，大多数学者认为，一个人性兴奋和性行为只要配偶能够接受，对方感到心神愉快，精力不衰，没有不良后果，夫妻双方满意，就是正常的。如果夫妻生活后，感到精神不振，周身无力，腰酸背痛，头昏不适，还影响第二天工作，即表示"力不从心"，过度了。

夫妻生活怎样才算合适呢？

在中国古代不同时期，认识也有不同。东晋张湛《养身要集》"春三，夏秋二，无冬"，因为古代中医认为"冬万物闭藏"。唐代医学家孙思邈《千金要方》中记载，健康夫妻生活频率：20 岁为 4 日一次；30 岁为 8 日一次；40 岁为 16 日一次；50 岁为 20 日一次；60 岁后，体力旺盛者可 1 月一次，一般就闭精不泄。

现代性医学家提供了"健康夫妻生活次数与年龄比公式"，可供参考。公式为：年龄÷10×9，所得数字的第一位，表示几周，后一位数表示夫妻生活次数。如 40 岁：40÷10×9 等于 36，即 3 周 6 次。如 60 岁：60÷10×9 等于 54，即 5 周 4 次。90 岁后不属此公式范围。

中医认为，夫妻生活纵欲，不加以节制，对男子健康危害主要是泄精过度，造成"气伤、筋伤、骨伤、血伤"（明《素女妙论》）。过去，人们认为房事过度引起男性"耗精""肾亏""伤身"影响较大，也容易理解。另外中医认为，对待房事应谨慎，"知所忌而避之"。唐代医学家孙思邈说："凡新沐、远行及疲、饱食醉酒、大喜大悲、男女热病未愈、女子月血新产者，皆不可合阴阳。"

现代医学研究认为，房事过度对女性健康也同样有害。房事是男女双方中枢神经系统、自主神经系统的全身性综合反应，女性也会出现全身肌群痉挛、心跳加速、呼吸急促、血压升高、全身酥软、大汗淋漓、疲乏之极等性反应。若房事过度，女性可导致神经功能失调、月经失调，表现为精神不振、头昏、心烦、口干、腰酸痛等症状。纵欲不加节制的危害，还表现在个人事业、人格、身体等多方面损害。

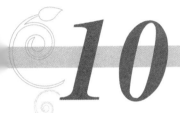

10

解藤开涧户，踏石过溪泉
——踏石养生法

清旦题采药翁草堂 （温庭筠）

幽人寻药径，来自晓云边。衣湿术花雨，语成松岭烟。

解藤开涧户，踏石过溪泉。林外晨光动，山昏鸟满天。

此诗的意思是，幽隐的采药翁觅走在长有药草的小路上，他拂晓便翻山越岭来往穿行于彩霞云边。衣裳已经湿润，这是因为术花时期下着毛毛雨，他张口言语时，呼出的气也融入松岭上的云烟。解开密布的藤萝，开启家居山涧的门户，背着药筐，踏着水中卵石，通过道道山溪流泉。远处树林外已经可以见到曙光浮动，山色虽然还有些昏暗，但各种鸟雀已经飞满了天。

好几个唐代诗人都曾经进行过赤脚踏石的健身活动，并且体会到了其中的养生乐趣，留下踏石诗篇。如韩愈的《山石》："当流赤足踏涧石，水声激激风吹衣。"张籍的《和韦开州盛山十二首·竹岩》："独入千竿里，缘岩踏石层。"李端的《雨后游辋川》："看虹登晚墅，踏石过青泉"等。

踏石养生法

踏石养生法在我国已经流传了几千年。古人在赤足舞蹈、走路或奔跑时发现，这类活动对足部有刺激按摩作用，进而产生健身效果。踏石健身十分简便易行，在应用上具经济、简便、安全、易学等特点。近代，此术还传到了日本及东南亚，受到健身者的青睐。

医学家曾经观察研究过踏石的健身效应，当赤脚在卵石上行走一回，由于皮肤上的神经末梢感受器受到刺激，人会感到肢体舒展，腿脚有力。一些坚持踏石数月的慢性病病人，有的恢复了正常血压，降低了血脂。连头痛、牙痛、便秘、鼻炎、腰腿痛、关节炎等常见疾病，也在踩踏卵石的过程中得到缓解。

踏石健身的原理

关于赤脚踏石健身的原理，医学家认为人是个带电体，在干燥的气候环境中，人体的储电量可达几百至几千伏特。这些静电如不及时释放，就将影响到人的大脑神经及心血管等功能，从而导致某些不适。现代人多居于高楼大厦，穿在身上的也多是些化学绝缘材料，静电不易释放。光着脚板踩石子，可让人体直接与大地接触，便于静电的释放，光着脚板踩石子还让人全身得到活动，令人感到轻松、舒适和神爽。

人是直立行走的，各种刺激在足底反映的程度要更明显一些。我们通过凹凸不平的石子路时，卵石的刺激，促进了我们足部的微循环，加强全身代谢的旺盛和整体血液循环功能，经常赤脚踏石对健康具有整体促进作用。

中医理论认为，人体有 300 多个经络穴位，仅脚上就集中了 60 多个穴位。脚部是人体十二经脉中足三阴经和足三阳经发端的地方，六道经脉又在这里和手三阴经、手三阳经连接交汇，循行肢体，所以光着脚板踩石子，就好比按摩穴位一样，可以起到治病健身的作用，能够有效地调节和改善人体各部分组织器官的生理功能，特别有益于心、肺器官的正常生理机制。

现代生物全息理论认为，脚是人体的一个缩影，头、手、足、四肢、躯干、眼、耳、口、鼻、咽喉、气管、心、肝、肺、脾、肾、大小肠、膀胱等，在足底均可找到反应（投射）点。足底共有 61 处反射区，基本上包含了人的整体，通过手工或机械的按摩刺激足某区域反应点，可调整人体组织功能，协助体内防御机构抗病抑菌，平调阴阳作用。在疗效上具止痛、消炎、镇静、降压之功效。从现代医学上来看，按摩足底，主要是通过神经—血管—体液作用而达到健身的目的。

踏石养生注意事项

踏石养生也有禁忌。运动医学专家指出，老年人一般都有不同程度的骨关节退行性病变和骨质疏松，关节已不如年轻时光滑，如果在高低不平的卵石路上走的时间太久，反而会加剧磨损，造成膝关节肿胀和疼痛。有严重性骨质疏松的病人还是尽量少走或者不走。老年人走卵石路健身的时间应是早晚各 15 分钟左右为宜，掌握好时间很重要。

患有中医认为属寒性疾病的老人，脚部怕着凉，不适合赤脚接触冰凉的石头。患有风湿关节炎和脉管炎，因血管弹性差，受冷刺激后会加剧血管痉挛，使血流更加缓慢，不利于新陈代谢，也不宜赤脚踏石健身。脚部有关节胀痛、拉伤、扭伤，以及长骨刺等还未痊愈者，不宜踏石健身。发生过足跟骨痛、脚趾腱鞘炎和囊肿、趾骨骨折的人，走鹅卵石路会加重脚的损伤。脚部有外伤者，应避免赤脚行走，以防病菌从伤口进入，引起感染。糖尿病病人容易出现下肢血管病变，末梢血液循环不好时，最好不走鹅卵石路，特别是脚部已经出现破溃或感觉特别迟钝的病人，更不能走鹅卵石路。

另外，踏石健身只适合在天气较暖和的季节，若天冷时在室内走健康步道锻炼，也能达到同样的效果。

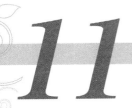

11

翠岚迎步兴何长，笑领渔翁入醉乡
——散步健身有讲究

野步 （郑谷）

翠岚迎步兴何长，笑领渔翁入醉乡。

日暮渚田微雨后，鹭鸶闲暇稻花香。

诗题《野步》是指郊野散步。此诗的意思是，山林中的雾气正在欢迎人们到来，我兴致勃勃地散步游赏，迷人的景色引领我好像进入了飘飘然的境界。日暮微雨过后，小洲上的水田里，鸥鹭、鸬鹚正在悠闲地休息，而原野上却飘来阵阵稻花的芳香。

步行健身益处多

散步，是保持健康的最佳途径，古人早就有所认识和实践。唐代医学家孙思邈说："行三里二里，及三百二百步为佳……令人能饮食起居无百病。"世界卫生组织曾发表文章指出，世上最好的运动是步行，原因是步行安全、简便、易行，速度快慢可以自控，不仅老幼咸宜，而且容易坚持。医学家认为："徒步行走是调节心脏和肺部的良好方法。这项运动能降低血压，增强骨骼、肌肉力量而且还可以减轻体重。"

散步可以使大脑皮质的兴奋、抑制和调节过程得到改善，从而收到消除疲劳、放松、镇静、清醒头脑的效果，所以很多人都喜欢用散步来调节精神。难怪德国大诗人歌德说："我最宝贵的思维及最好的表达方式，都是在我散步时出现的。"

散步时由于腹部肌肉收缩，呼吸略有加深，膈肌上下运动加强，加上腹壁肌肉运动对胃肠的"按摩作用"，消化系统的血液循环会加强，胃肠蠕动增加，消化能力提高。散步时肺的通气量比平时增加了一倍以上，从而有利于呼吸系统功能的改善。散步作为一种全身性的运动，可将全身大部分肌肉骨骼动员起来，从而使人体的代谢活动增强、肌肉发达、血流通畅，进而减少患动脉硬化的可能性。

现已证实，步行能够使血管扩张，增加其弹性，从而减少心脑血管疾病发病的可能。走路能改善呼吸器官的功能，因为活动着的肌肉需要氧气，所以，再缓慢的步行，也能使肺的工作能力比安静时增加一倍。研究结果表明，以每分钟50米的缓慢速度行走（散步），新陈代谢的速率增加75%～85%。行走速度提高1倍时，新陈代谢的速率可增加9倍。由此可见，走路能提高肺活量，增加肺部通气量，有利于改善呼吸器官的功能。

据日本学者统计，以一般速度（每分钟40～60米）散步1小时，其热量的消耗相当于慢跑20分钟；游泳20～30分钟；打网球15～30分钟；跳绳（60～70次/分）15分钟，因此，坚持步行，对肥胖者可起到减肥作用。

也有人认为，如果以一般步行每小时消耗 300～360 大卡热量相当一磅（0.453 千克）脂肪来推算，隔天走 1 小时，一个月可减轻体重 1 磅半（0.679 千克），一年可减 8.2 千克（约 18 磅）。每天走 1 小时，一年就会减重 16.4 千克（约 36 磅）。

走路也是一种需要承受体重的锻炼，它还有助于延缓和防止骨质疏松。同时能促进消化腺的分泌及胃肠蠕动，提高消化吸收功能，防止便秘，改善关节血循环和弹性，延缓腿衰老。

散步对脑力劳动者是一种积极的休息。可以调整大脑皮质的兴奋和抑制过程，促使体内产生内啡肽，使人精神振奋。由于步行带来的肾上腺素代谢变化，还可以消除焦虑和混乱的思绪，改善大脑的血供。

散步健身有讲究

行之有效的散步健康锻炼，必须注意正确的方式方法。首先要掌握步行的次数和要求：美国费城的斯图曼医学博士研究认为，步行锻炼每周最少要有 3 次，每次 45～60 分钟。他建议，开始两个星期隔天走 15 分钟，第 3 和第 4 个星期隔天走 30 分钟，然后进入每星期走 3 次，每次走 45～60 分钟的恒定阶段。每天能走半小时就比隔天走 1 小时的效果为佳。另外，早晨和傍晚各走 15 分钟、午饭后走 30 分钟与一次连续走 1 小时的作用相同。

散步锻炼时的步幅以个人感觉舒适为准，一般是慢速走（每小时 3.2 千米）最适宜。其次要掌握散步的姿势和体态。走路时，注意挺胸抬头，脖子和肩膀要尽量放松，下巴向上使之与地面平行，同时要充分甩开双臂。较为合适的运动量标志是，有令人惬意的疲劳，甚至有时微微出汗。再次要掌握步行的环境和规律。步行时最好穿轻快、舒适的衣服和柔软合脚的鞋子，选择车辆较少的道路，最好要寻找有上下坡的地形。睡前锻炼比早晨锻炼效果更好，因为晚上锻炼可以使一天的剩余营养消耗掉，而不会堆积成脂肪。

散步有益身心健康，只有持之以恒，坚持走下去，才会得到乐趣和健康。

对症散步好处多

如果有慢性疾病的中老年人，可因人制宜，采取对症散步的方法，收益更多。

（1）体弱者每小时走 5 千米以上最好，走得太慢则达不到强身健体之目的。只有步子大，胳膊甩开，全身活动，才能调节全身各器官的功能，促进新陈代谢。而且时间最好在清晨或饭后进行，每日 2 次，每次半小时以上。

（2）失眠者可在晚上睡前 15 分钟散步。每分钟走 80 米为宜，每次半小时，会收到较好的镇静效果。

（3）冠心病病人步速不要过快，应在餐后 1 小时后再缓慢行走，每日 2 次，每次约半小时。长期坚持可促进冠状动脉侧支循环形成，有效改善心肌代谢。

（4）糖尿病病人行走时步子尽量加大，挺胸摆臂，用力甩腿，时间最好在餐后进行，以减轻餐后血糖升高。每次行走半小时为宜。但对正在用胰岛素治疗的病人，应避开胰岛素作用的高峰时间，以免发生低血糖反应。

（5）高血压病病人步速以中速为宜，行走时上身要挺直，否则会压迫胸部，影响心脏功能，走路时要充分利用足弓的缓冲作用，要前脚掌着地，不要后脚跟先落地，因为这样会使大脑处于不停地振动，容易引起一过性头晕。

12 常将玉液溉灵台，流利关元滋百脉
——说咽津养生法

遗诗（宋自然）

心是灵台神是室，口为玉池生玉液。常将玉液溉灵台，流利关元滋百脉。
百脉润，柯叶青，叶青柯润便长生。世人不会长生药，炼石烧丹劳尔形。

此诗的意思是，人心好比是灵台，灵台须清净，清净则神能守舍；口腔好比是玉池，玉池可以生津液，津液常能灌溉灵台，亦即以水克心火，用意念咽津送至关元穴（脐下三寸，即三个大拇指宽度），可以流利关元并滋养人体百脉。百脉得滋润，人体才能健康无病，这如同植物得到灌溉，才能枝叶常青，枝繁叶茂，便可长生。社会上的人们不懂得什么是长生不老一药，

只知道烧炼丹砂金石，结果是劳形伤命，徒劳无功。

"常将玉液溉灵台，流利关元滋百脉"，这首诗主要讲咽津养生法。玉液即唾液。

咽津养生法

咽津养生法是古代的一种强身健体方法。古代养生家认为，咽津可以灌溉五脏六腑，滋润肢体肌肤，流通血脉神气，增强消化功能，延缓机体衰老。唐代诗人元稹的《和乐天赠吴丹》诗中就有"委气荣卫和，咽津颜色好"的诗句。

具体做法是：上身自然挺直，安然坐于凳上，两腿分开与肩同宽，两手轻放于大腿上，嘴唇微合，全身放松，摒除杂念。自然呼吸，轻闭双目，思想集中在口腔处。先用舌搅动口齿，一般是围绕上下牙齿运转，先左后右，先上后下，依次轻轻搅动各36次，用力要柔和自然，然后用舌尖顶住上腭部1～2分钟，促使腮腺、舌下腺分泌唾液，待口中唾液满时，鼓腮含漱36次。漱津后，将口中津液分3小口咽下，咽时意识由口腔转移到"关元"。初练此功时津液不多，久练自增。此功清晨、午休、睡时都可做，多做效果更佳。

咽津养生法男女老少皆宜，是一种最廉价的养生法。上述动作每天可坚持1～2次，每次重复三遍。清晨、午休、夜晚睡前都可做这套动作，长久坚持下去，可以"润五脏、悦肌肤"。

咽津养生的妙用

中医认为："五脏化五液，心为汗，肺为涕，肝为泪，脾为涎，肾为唾，是为五液。"意思是唾液为脾肾所化，这说明唾液就与生命活动密切相关。早在2000多年前，中医即懂得用吞津法来祛病强身，唾液其实有以下几大养生好处：使皮肤润泽，可补益脾胃，能益肾固齿。

那么，对正常人的保健来说，如何才能做到"保津养生"呢？要多喝水，可以适当泡些有生津作用的中药饮片，如山楂、五味子、麦冬等。不过，从中医辨证的角度来说，有些情况是需要注意的，比如胃酸过多、痰热咳嗽、胸闷咳喘者，则不宜多吃酸性太大的食物。

总之，中国古代"平明咽津养生之术"简便易行，确有奇效，一些有消化系统慢性疾病的人不妨借鉴。

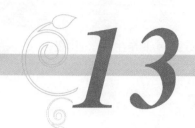

起来无可作，闭目时叩齿

——说叩齿养生法

晚起闲行 （白居易）

皤然一老子，拥裘仍隐几。坐稳夜忘眠，卧安朝不起。

起来无可作，闭目时叩齿。静对铜炉香，暖漱银瓶水。

午斋何俭洁，饼与蔬而已。西寺讲楞伽，闲行一随喜。

此诗的意思是说，我这个须发已经全白的老头子，用皮衣盖护着下身，仍然靠着案几。身子一坐稳，夜晚竟然睡不着觉；睡得安宁了，第二天又懒得早起。即使起来了，也没有什么事可做；只好又闭上双眼，时时叩击牙齿。面对着铜香炉，用银瓶中的热水洗漱。午餐很简单，只有饼和蔬果。西面殿内正在讲楞伽经，我随众人一起游览寺院。

唐诗中的"叩齿"

此诗中"起来无可作，闭目时叩齿"，叩齿指牙齿上下相碰击，空口咬牙，是古代的一种养生方法，源自道家。本疗法作为防病健身的常用方法之一，在我国已有悠久的历史，如唐代孙思邈在《养生记》中载："侵晨一盘粥，夜饭莫教足。撞动景阳钟，叩齿三十六。"由于本疗法简便易行，不受条件限制，流传应用广泛，当时叩齿是一种常用的养生方法。

在唐诗中有不少涉及叩齿的诗句。例如：

白居易的《晨兴》诗中"起坐兀无思，叩齿三十六"。《味道》一诗中"叩齿晨兴秋院静，焚香冥坐晚窗深"。

李咸用的《临川逢陈百年》诗中"强争龙虎是狂人，不保元和虚扣齿"。

张籍《赠辟谷者》诗中"朝朝空漱水，叩齿草堂间"。

王昌龄的《题朱炼师山房》"叩齿焚香出世尘，斋坛鸣磬步虚人"。

贾岛《过杨道士居》诗中"叩齿坐明月，支颐望白云"。

话说叩齿

叩齿就是空口咬牙，是一种较常见的保健养生的方法，现代医学认为这样可增加牙齿的自洁作用，发挥咀嚼运动所形成的刺激，能兴奋牙体和牙周组织的神经、血管和细胞，促进局部血液循环，增强牙体本身的抵抗力。叩齿每日早晚各作一次，每次叩齿数目多少不拘，同时也将产生的口水咽下，可因人而异。叩齿的力量也不求一律，可根据牙齿的健康程度，量力而行。但必须持之以恒，从不间断，方见成效，主要目的是健齿、固齿，属于保健性质。叩齿用轻微的力量，震动牙根周围的组织，有利于提高牙根抵抗疾病的能力，并对提高听力、预防耳鸣也有一定作用。

叩齿的方法：早晨醒来后，先不说话，心静神凝，摒弃杂念，全身放松，口唇紧闭，心神合一，闭目，然后使上下牙齿有节奏的互相叩击，铿锵有声，次数不限。刚开始锻炼时，可轻叩 20 次左右，随着锻炼的不断进展，可逐渐增加叩齿的次数和力度，一般以 36 次为佳。力度可根据牙齿的健康程度量力而行。

传统中医养生法中，叩齿还辅以"赤龙搅天池"——吞津，即叩齿后，用舌在腔内贴着上下牙床、牙面搅动，用力要柔和自然，先上后下，先内后外，搅动 36 次，可按摩齿龈，改善局部血液循环，当感觉有津液（唾液）产生并增多时，鼓腮含漱，然后咽下。

在叩齿过程中，唾液增多，中医学认为唾液能滋养五脏六腑，现代医学研究证明，唾液中有许多与生命活动有关的物质。养生学家把唾液称之为"金津玉液"，同精、血一样，是生命的物质基础。《黄帝内经》曰"脾归涎，肾归唾"。唾液与脾、肾二脏密切相关，对人体健康长寿、摄生保健起着不可估量的作用。明代医学家龚居中的《红炉点雪》中指出"津既咽下，在心化血，在肝明目，在脾养神，在肺助气，在肾生精，自然百骸调畅，诸病不生"。

叩齿的养生作用

叩齿吞津所发挥的养生作用可以概括为以下几个方面：

（1）健脾："百病皆由脾胃衰而生也"（金·李东垣《脾胃论》），叩齿能健脾胃，一是叩齿能健齿。齿健，则食物易被嚼细，胃负减轻，从而养胃；

二是脾"在液为涎"，与胃相表里。叩齿催生唾液，咽之有助于加强胃和脾的功能。

（2）补肾：肾为"先天之本"，生命之源。叩齿补肾，一是"齿者，肾之标"（清代沈金鳌《杂病源流犀烛》），肾中精气充沛，则牙齿坚固，而不易脱落；肾中精气不足，则牙齿易于松动，甚至早期脱落。牙齿健否是肾健否的标志之一，叩齿能健齿、充肾精，故可健肾。二是肾"在液为唾"，唾为口津，唾液中较稠厚的部分，叩齿催生唾液，是谓"金津"，又称"玉液"，为肾精所化，咽而不吐，有滋养肾中精气的作用，故可补肾。

（3）强骨益脑：肾主骨，"齿为骨之余"，齿与骨同出一源，为肾精所养。叩齿能健肾，充盈肾精，利及骨骼，持恒进行，能致骨坚，故可健骨。《黄帝内经·素问》上说"肾生骨髓"，而脑为髓海，肾中精气充盈，则髓海得养，脑发育健全，就能充分发挥其"精明之府"的功能。叩齿能健肾，使肾中精气得充，故也可益脑。

（4）聪耳明目：《黄帝内经》中说"肾气通于耳，肾和则耳能闻五音矣"，"五脏六腑之精气，皆上注于目"，叩齿能充盈肾精，故可聪耳明目。

（5）美颜荣发：叩齿可活动面部肌肉，加强面部血液循环，改善面部皮肤的营养，进而美颜。头发的生长在于精血，精血充盈，则发长而光泽。肾藏精，"其华在发"，叩齿可使肾精充盈而荣发。

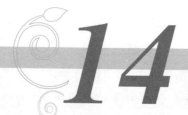

14

夜沐早梳头，窗明秋镜晓

——梳头是一种养生操

早梳头 （白居易）

夜沐早梳头，窗明秋镜晓。飒然握中发，一沐知一少。
年事渐磋跎，世缘方缴绕。不学空门法，老病何由了？
未得无生心，白头亦为夭。

此诗的意思是，夜间沐浴，早晨梳头。秋日里天刚拂晓，我在窗前对着明镜，看到镜中我老态的样子，手握一撮白发，每洗一次头，头发就会减少。我渐渐变老，岁月已经蹉跎，人世间的事情却反而不停地缠扰。如不学习佛法，我曾经患过而未根治的病，又采用何种方法才能治好？没有懂得不生不灭的佛理，即使活到白头，也是命短寿夭。

诗中"夜沐早梳头，窗明秋镜晓"，可知诗人很重视梳头养生，并能勤于梳头洗浴。自古以来，历代养生学家推崇梳头这一简易有效的养生方法。三国时期养生学家嵇康在《养生论》中说："每朝梳头一二百下，寿自高。"唐代医学家孙思邈善于养生，正因与他坚持"发宜常梳"有关，荣登百余岁寿域。

唐诗中"头发梳千下，休粮带瘦容"（贾岛《山中道士》），"皓指高低寸黛愁，水精梳滑参差坠"（张碧《美人梳头》），"一编香丝云撒地，玉钗落处无声腻"（李贺《美人梳头歌》）等，均说明梳头对健康有益。

梳头与养生

我们每天梳头，必不可少。一般认为，梳发是女人的事，是保持美发不可缺少的日常修整之一，殊不知，勤梳头有助于养生。无论男女甚至头发稀落的老翁，早起梳头，都能有效刺激头部诸多经穴，有助于阳气舒畅和升发。梳头还有按摩养生、预防疾病的功效。当然"梳"理健康，贵在坚持。在我国古代就有"发为血之余"的认识，十分重视"发宜多梳"的养生做法。

《黄帝内经·素问》中称："头者，精明之府"，不但穴位丰富，而且是人体经络汇集的重要部位，五脏六腑之精气皆上注于头面。因此，每天早起趁着一日中大自然阳气和体内阳气开始升发之时，适当梳梳头，刺激头部诸多经穴，能让体内阳气升发舒畅，令气血流通，使人神清气爽。

中医认为，头为一身之主宰，诸阳所会，百脉相通，《黄帝内经·素问》中称"头者，精明之府"，主宰一切精神情志活动，故又有"发为脑之华"之说。肾主骨生髓，通于脑，"其华在发"。肝藏血，"发为血之余"。头发与肾、肝、心、脾、肺、脑等脏腑组织器官有着十分密切的关系。头发的乌黑、润泽、柔韧，均标志着气血充盈，肾气强盛，大脑健旺，神气充足。所以，我国历代养生家都把梳头护发健脑的养生方法，看作是健康长寿的重要措施之一。

人体十二经脉和奇经八脉都汇聚于头部，共有百会、四神聪、上星、通天、眉冲、太阳、率谷、印堂、玉枕、风池、哑门、翳明等近 50 个穴位。梳头时按摩这些穴位，加强头皮经络系统与全身各器官部位之间的沟通，促使诸阳上升，百脉调顺，阴阳和谐，具有疏通经络、运行气血、清心醒目、祛风明目、开窍宁神、健脑怡神、平肝息风、升发阳气、通畅百脉、祛病强身的功效。通过梳头，可以疏通气血，起到滋养和坚固头发，健脑聪耳，散风明目，安眠静心、防治头痛作用。

我国历代养生家都把梳头护发健脑的养生方法，看作是健康长寿的重要措施之一。早在隋代，名医巢元方在《诸病源候论》中就说："千过梳头，头不白。"明确指出，梳头有通畅血脉，祛风散湿，使发不白的作用。古代养生保健书《清异录》（宋·陶穀）说："服饵导引之余，有二事乃养生大要，梳头、洗脚是也。"古代养生书《摄生消息论》（元代丘处机）指出："每日梳头一二百下，自然祛风明目矣。"宋代文学家苏东坡说："头百余梳，散发卧，熟寝至明。"由此可见，历代养生家均格外重视梳头的养生保健作用。

现代医学说梳头

现代科学研究认为，人的头发大约有 10～15 万根，在头发的根部末梢有膨大的小球，称毛球。毛球积聚着毛母细胞，头发的产生、生长及颜色，就是由毛母细胞的活跃分裂和它分泌的色素颗粒决定的。色素颗粒越多，头发就越黑；反之，头发颜色就灰，甚至变白。一般而言，头发变灰、白的过程，就是机体气血由盛转衰的过程。

现代研究表明，头是五官和中枢神经所在，经常梳头能加强对头面的摩擦，疏通血脉，改善头部血液循环，使头发得到滋养，从而乌黑光润，发根变得牢固，防止脱发；能聪耳明目，缓解头痛，预防感冒；可促进大脑和脑神经的血液供应，有助于降低血压，预防脑出血等疾病的发生，还能提神醒脑，解除疲劳，防止大脑老化，延缓脑衰老。

梳头既可去掉头发上的浮皮、脏物、污垢、皮脂腺和汗腺的分泌物以及夹杂在其中的微生物，保持头部清洁，又可促进皮脂腺分泌，改善头部皮肤的新陈代谢。好的习惯需要长期坚持，这样才能看到成效。

现代医学也证明，梳头可以改善大脑的血液循环，令人神清气爽。梳头不过是个很简单的动作，却能给你带来健康。梳头不但健脑，还能防止衰老。头发和皮肤一样是人体健康的一面镜子。一头秀丽的头发，可以使人倍显精神饱满、容光焕发。

梳子、梳头有讲究

梳子的挑选有讲究。首先是选适当的梳子，以牛角梳、木梳等不会产生静电的为佳，尼龙、塑料的梳子容易产生静电，对头发、皮肤有损伤，不宜使用。梳齿疏密适中，齿端不能太尖锐，且要时时保持梳子的清洁。用的梳子清洁与否，是非常重要的，有许多头皮病都是由梳子作媒介传染的，因为污垢留在梳子上时间一久，会发生化学变化，滋生病菌，所以梳子要勤洗。

洗梳子的方法是先在肥皂水里浸上 10 分钟，然后用旧牙刷擦洗，洗过再用清水冲洗。

正确的梳头方法是早上梳头 10 分钟，由前向后，再由后向前；由左向右，再由右向左。如此循环往复，梳头数十次或数百次后，再把头发整理、梳至平整光滑为止。如果头发是干性的，梳时要多用些力；或用梳子齿尖满头轻叩轻打 3 分钟后，再梳理一遍。如果头发是油性的，梳时用力越少越好，否则会刺激皮脂增加分泌。梳头时间一般取早、晚各 10 分钟，其余暇时间亦可，切忌在饱食后梳理，以免影响脾胃的消化功能。

梳头时还可结合手指按摩，即双手十指自然分开，用指腹或指端从额前发际向后发际做环状揉动，然后再由两侧向头顶按摩，用力要均匀一致，如此反复数十次，以头皮有微热感为度。

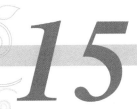

15

落日明沙岸，微风上纸鸢
——娱乐养生说放风筝

访曲江胡处士　（刘得仁）

何况归山后，而今已似仙。卜居天苑畔，闲步禁楼前。
落日明沙岸，微风上纸鸢。静还林石下，坐读养生篇。

此诗的意思是，何况你归隐山林以后，而今已悠闲得如同神仙。择居住在禁苑的旁边，散步在宫苑中的楼台前。看落日余晖映照着沙滩，乘微风徐徐升起了纸鸢。回到幽静的林园石阶下，坐着阅读道家的养生篇。

此诗描写了一个家居曲江江畔的处士在明媚的日子里放飞纸鸢的情景。

娱乐养生法

养生法又称"摄生"，是指增强体质、预防疾病以达到延年益寿的方法。晋代医学家、养生家葛洪的《抱朴子·内篇》中说："凡养生者，欲令多闻而体要，博见而善择，偏修一事，不足必赖也。"

古代中医中，养生方法有很多，而娱乐养生有别于一般意义的娱乐活动，例如风筝养生法、音乐养生法、歌咏养生法、吟诗作诗养生法、舞蹈养生法、弈棋养生法、绘画养生法、垂钓养生法、射箭养生法等，其显著特点是把养生理念寓于娱乐活动之中，使参与者心身处于最佳状态，从而达到康复疾病、促进智力、增强体质、消除疲劳的作用。中华医学源远流长，是中国传统文化的精髓之一。古代娱乐养生法是中医独特疗法的一个重要组成部分，是中医学宝库中的一朵奇葩。

悠久的放风筝历史

风筝，古称纸鸢，是我国民间广为盛行的一项传统娱乐活动。风筝是我们祖先发明的，已有2000多年历史。相传春秋时期，鲁班制作"木鸢"放飞空中。汉代蔡伦发明造纸后，风筝就用纸糊了，当时称为"纸窍"。五代时期的李邺，别出心裁地在纸鸢上安装竹哨，升到高空后，经风吹拂，发出的响声就像古筝那样，"风筝"的名字就由此而来，一直流传至今。美国航空博物馆有"最早的飞行器是中国风筝"的记载和中国风筝的实物展示。

唐人非常喜欢放风筝，他们经常在闲暇之际，去郊外和空旷之处放风筝娱乐。放风筝是一项深受唐代少年儿童喜爱的游戏活动。唐代诗人路德延《小儿诗》有："折竹装泥燕，添丝放纸鸢。"描写的就是少年儿童们用竹条制作了一只燕子形状的风筝，将其放上天空的情景。元稹《有鸟》诗也描写了儿童放风筝的情景："有鸟有鸟群纸鸢，因风假势童子牵。"

放风筝有益健康

放风筝是人们所喜爱的活动。每逢清明时节，人们不仅白天放，夜间也放。夜里，可在风筝拉线上，挂上一串串彩色的小灯笼，像闪烁的明星，被称为"神灯"。

过去，有的人把风筝放上蓝天后，便剪断牵线，任凭清风把它们送往天涯海角，据说，这样能够除病消灾，给自己带来好运，有的说放风筝可以"放晦气""放走病根儿"。韩国也有这个传统风俗，他们把自己的痛苦和烦恼都写在纸条上，然后把纸条粘在风筝上，一起送上蓝天，割断线绳，让痛苦抛到九霄云外。这也是一种心理安慰法。

放风筝不仅是一项健身、娱乐相结合的运动，还蕴含着不少养生智慧。制作一只绚丽多彩、新颖别致的风筝也是一种创造。当人们眺望自己的作品摇曳在万里晴空时，专注、欣慰、恬静，这种精神状态可以强化机体的功能。放风筝时要手牵引线前后奔跑，是有张有弛的全身运动，促进血液循环。风筝在高空翻飞不定，为使风筝保持稳定，人脑必须反应灵敏，对手中的牵线作出必要的调整，全神注视风筝，这样也有利于健脑。此时此刻，什么烦恼、忧伤都随风飘走。放风筝时仰望蓝天，极目远视，也能清眼明目。制作和放飞风筝有祛病强身、健脑明目、怡情养性等养生功效。

放风筝是一项非常有利于身心健康的娱乐活动。它不仅对明目健体有好处，而且还能陶冶情操，调节心理，增加生活情趣，使人健康长寿。难怪这项活动历数千年而不衰，一直深受人们的喜爱。

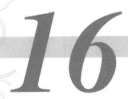

16 独坐幽篁里，弹琴复长啸
——长啸健身法与歌吟养生法

竹里馆 （王维）

独坐幽篁里，弹琴复长啸。

深林人不知，明月来相照。

此诗的意思是，独自闲坐幽静竹林里，时而弹琴时而长啸。密林之中何人知这里？只有一轮明月静静与我相伴。诗中"长啸"是引亢吹哨、高歌的

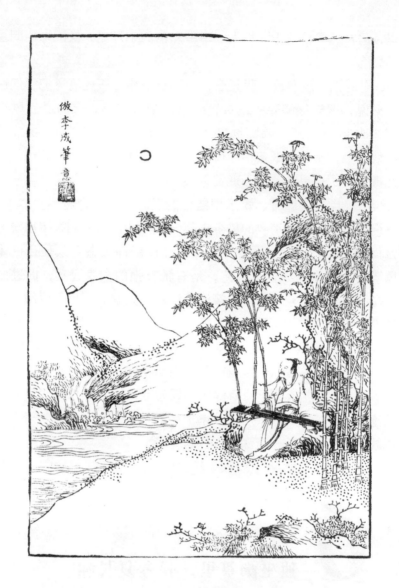

意思。

古代的口哨

　　"长啸"是指大声呼叫或撮口发出悠长清越的声音，古人常以此达志。在我国古代吹口哨也称之谓啸。"啸"源自人们狩猎时代的遗风。《诗经·召南》中有"其啸也歌"的诗句。汉代许慎在《说文》里称"啸，吹声也"。西晋文人成公绥在《啸赋》中描写："发妙声于丹唇，激哀音于皓齿……是故声不假器，用不借物，近取诸身，役心御气，动唇有曲，发口成音。触类感物，因歌随吟。"两晋时代，"啸"作为士大夫一种飘逸出世的清高姿态。

长啸有利健康

"弹琴复长啸"，一边弹琴一边仰天唱歌吹哨。研究发现，长啸可增强心肺功能，有助消除精神上的烦恼和压力，对失眠症、忧郁症等有较佳的辅助疗效。同时对增强心肺功能也有益处。这是因为，唱歌吹哨既能带动声带和胸腔振动。另外，唱歌吹哨时需要腹式呼吸，这有利于增进氧气吸入，对提高肺部组织活力、增大肺活量以及增加心脏血液循环功能都非常有益。

慢性支气管炎病人引吭高歌，每日 2～3 次，每次 10～30 分钟，可保持肺泡与支气管的弹性，防止或减轻肺气肿。事实证明，经常引吭高歌、吹吹口哨或哼哼曲调，是解除精神疲劳，增强心肺功能的一种好方法。

美国儿童心理学家克里福德布拉特与语言矫正学校合作研究，通过改善呼吸调节和舌头柔性的训练技巧，可帮助儿童克服说话发音上的问题。美国得克萨斯州，有着许多教练口哨的美容俱乐部，吸收那些步入中老年的妇女参加。因为，吹口哨时微抿两唇，中留小孔，吸一口气徐徐吐纳，用节奏技巧协调两腮鼓动，引起面部许多肌肉、神经的参与，能促进面部血液循环，防止面部皮肤皱纹、痤疮；增加口腔唾液腺的分泌，提高消化功能；另外，人的情绪紧张烦闷时，吹唇唱吼还有舒缓心境的效果。

歌吟养生法

歌唱的历史早于文字出现之前，当今某些有语言而无文字的民族，往往民间歌吟活动颇为发达，先民们的歌吟活动，客观上对促进本民族广大群众的身心健康起着一定作用，但他们主观上尚未意识到歌吟活动可作为防病治病的方法。后来在宗教界，亦采用了歌吟作为一种修行的辅助手段，客观上亦有助于修行者的健康。至于医家们运用歌吟作为一种防病治病手段，则是近代之事。歌吟养生法不受地点、时间、设备等的限制，不费或少费钱物，需时不多，确是一种简便、廉价、效果良好的防病治病方法。

歌吟养生法是以歌唱或吟咏为主要内容的防病治病的一种方法，歌唱和吟咏的主要功效有三：其一，可以锻炼咽喉、口齿唇舌及面部、胸腹部等脏器及其组织，以防治这些脏器的功能性病变，唱歌是一项有节奏的体内按摩。其二，歌吟需要"深吸长呼""气沉丹田"，有利于形成腹式呼吸，兼能畅通气道而增强肺活量，可防治气道挛缩所致的胸闷气急、呼吸不畅等病症。其三，歌吟可以调节情志，能增强人体免疫功能，并兼有益寿延年之功效。

歌吟养生法由歌吟形式和内容两部分组成，内容与形式是一个统一体，但具体应用时可有所偏重。常见的歌吟形式有如下两种：①高声歌吟法：歌吟时须口大张，软腭稍上提，声门放松，尽情放声高歌。主要用于治疗中风后遗症，舌体强直或连舌语言謇塞，面瘫，以及软腭、咽峡、声带等功能障碍。每次连续练半小时左右，每日3～4次，1个月为一个疗程。②声调拉长法：歌吟时故意拉长声调，一般成人每个声调可拉长20秒左右。主要用于哮喘症。凡药物疗法或深咳嗽无法排出痰涎者，皆可用本法治之，尤适于小儿哮喘，也可用于慢性支气管炎、咳喘症、肺气肿等的防治。作为治疗可随发随用，以缓解为度；作为预防，可每日2～3次，每次半小时左右，以痊愈为度。

歌吟内容的不同，可相应具有调畅情志或益智延寿之作用。①歌吟调节情志法：一般歌吟或轻哼优美动听、欢快活泼的歌曲，可使人心情舒畅，消除烦恼或悲伤，改善心身状况，利于各种慢性病的痊愈。主要用于治疗忧郁症，也可作为各种慢性病的辅助治疗，但不宜用于精神过于亢奋的病症。至于用于纠治口吃症，则宜选择节奏明快、歌词上口的歌曲为主。以此为目的者，歌吟时，力求做到声情并茂。②歌吟益智延寿法：歌吟一些较复杂的歌曲，不但需记住其曲调，而且熟记其歌词内容，因而可锻炼、增强记忆力，可使人保持心情舒畅，而歌吟本身又是一种运动，故经常歌吟可促进身心健康，有助于延年益寿。也可用于防治健忘弱智、智残、老年性痴呆及各种未老先衰的病症。

歌吟疗法的注意事项：①歌吟时，应尽量做到"气沉下腹丹田"。初用者，可能一时不习惯，须通过练习逐渐做到。②高血压病人，慎用高声歌吟法，以免引起血压升高。③一般临睡前不可用本疗法，以免影响入睡，失眠者尤忌之。

17

柳下江餐待好风，暂时还得狎渔翁

——垂钓烟波说养生

和袭美松江早春 （陆龟蒙）

柳下江餐待好风，暂时还得狎渔翁。

一生无事烟波足，唯有沙边水勃公。

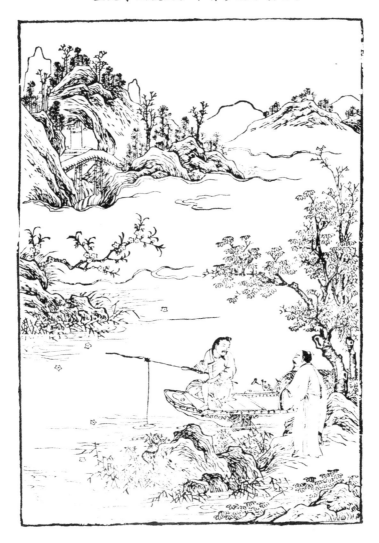

此诗的意思是，坐在江边柳树下餐饮，等待着好风，喜爱垂钓，暂时还得亲近钓鱼的老翁。一生无事，能够身处烟雾笼罩的江湖，我已知足，长年与我为伴的，唯有沙滩上的鸟儿——水勃公。

诗人陆龟蒙一生喜欢垂钓，垂钓是他养生保健的重要方法之一。在其诗作中，也多有相关的内容，如《严光钓台》诗曰："片帆竿外揖清风，石立云孤万古中。不是狂奴为故态，仲华争得黑头公。"

钓鱼，自古以来就被养生家所喜好，因为垂钓丰富了人们的生活内容，给人们带来生活的乐趣和精神的享受，感悟大自然，修身养性，强身健体，从而促进了人们的身心健康。所以，钓鱼养生法流传千古而不衰。唐代诗人孟浩然在《临洞庭湖赠张丞相》诗中说："坐观垂钓者，徒有羡鱼情。"表达了古人对垂钓的爱好之意。

唐诗中的垂钓

垂钓在唐诗中占有很多篇幅。例如：

李白的《行路难》诗中"闲来垂钓碧溪上，忽复乘舟梦日边"。

杜甫的《江村》诗中"老妻画纸为棋局，稚子敲针作钓钩"。

白居易《垂钓》诗中"今来伴江叟，沙头坐钓鱼"。

陆龟蒙《记事》诗中"本作渔钓徒，心将遂疏放"。

胡令能《小儿垂钓》诗中"蓬头稚子学垂纶，侧坐莓苔草映身"。

张志和《渔歌子》诗中"青箬笠，绿蓑衣，斜风细雨不须归"。

储光羲《钓鱼湾》诗中"垂钓绿湾春，春深杏花乱"。

司空曙《江村即事》诗中"钓罢归来不系船，江村月落正堪眠"。

柳宗元《江雪》诗中"孤舟蓑笠翁，独钓寒江雪"。

高适的《广陵别郑处士》诗中"溪水堪垂钓，江田耐插秧"。

李郢《南池》诗中"日出两竿鱼正食，一家欢笑在南池"。

杜荀鹤的《赠彭蠡钓者》诗中"偏坐渔舟出苇林，苇花零落向秋深"。

杜牧《渔父》诗中"秋潭垂钓去，夜月叩船归"。

岑参的《渔父》诗中"竿头钓丝长丈余，鼓枻乘流无定居"。

沈佺期《钓竿篇》诗中"朝日敛红烟，垂竿向绿川"。

鱼玄机的《赋得江边柳》诗中"影铺春水面，花落钓人头"。

吕从庆的《寄弟》诗中"丰溪渔叟生涯定，明月清风一钓竿"。

情趣易性疗法

通过钓鱼遣怀活动，达到身心畅快，促进健康或疾病康复的一项高雅文体活动，又是一项养生的好方法，垂钓能够增强身体素质，能防治某些疾病。从中医心理学来讲，这是"情趣易性疗法"。指培养和发展病人的多种情趣爱好和文娱活动以陶冶情操，调养身心，同时加以诱导，用来治疗和预防疾病的方法。《黄帝内经》的"移精变气"也属于本法范围。王冰注："移，为移易；变，为改变。皆使邪不伤正，精神中复强而内守也。"广泛的兴趣爱好，可以充实生活，增加心理宣泄和保持人体阴阳平衡，从而避免陷入强烈或持久的情感波动状态，因而有益于身心健康。如《理瀹骈文》（清·吴尚先）曰："七情之病也，看花解闷，听曲消愁，有胜于服药者矣。"情趣易性疗法内容涉及甚广，诸如读书、习字、静坐、交游、栽花、赏月、吟诗、听琴、养鸟、登山、弈棋、钓鱼、益友清谈等。这些兴趣爱好，都有一定的养生和治疗作用。

垂钓碧波话养生

垂钓能够改善人的肌体功能。当你来到风景秀丽的江河湖海岸边时，青山绿水，两相辉映，清风拂拂，微波荡漾，环境宁穆，已足使人心神突，就会顿觉心旷神怡。其原因是，在这清新的环境中，空气里含有大量负离子，负离子吸入人体后，可产生负离子效应。就是说，这种负离子，能同体内的血红蛋白及钾、钠、镁等正离子结合，使血液中的氧增多，血液携带的营养物质增多，从而使人的肌体功能得到改善，明显地体现在耳聪目明，思维敏锐，手脚灵便，人们就会倍感舒服，精力充沛。

当鱼儿欲上钓又未必之时，全神贯注，意守鱼钓，凝神静气，严阵以待；一旦鱼儿上钩，那欢快轻松之情，不油然而生。此中唯有紧张、活泼、欢乐、轻松之感，而内无思虑之患，外无形疲之忧，于摄生者乃积极之休息养神，此中的乐趣和功效，于身心有病者是一种很好的康复之法。最适于神情损伤之病证，以及脑力劳动者，老年病病人遣怀取乐。

垂钓能够改善人的肌体功能、调节中枢神经系统的功能。人们走进垂钓场地，就投进了大自然的怀抱，这诗情画意般的环境，会使垂钓者心旷神怡，养性移情，把疲劳、忧思和俗事消散得一干二净。尤其是通过装饵、抛竿、静待、咬钩、溜鱼、提竿等，使垂钓者的大脑皮质逐渐形成"兴奋灶"，当鱼儿上钩，一条鲜活乱跳的鱼被你提上岸，那乐劲达到了高峰。垂钓良性刺激过程，也就是调节中枢神经系统的平衡过程，调节精神，从而达到健身养生的目的。

有关统计材料证实，在有些钓鱼协会的老年人当中，原患有各种慢性疾病的人达41.7%，这些人经过垂钓活动，已基本治愈的占21.0%，其余病人也都有明显好转。

据文献资料记载，经过垂钓活动，有利于促进下列疾病的治愈或好转：肩周炎、颈椎病、支气管炎、肺气肿、消化性胃溃疡、慢性胃炎、消化不良、胃癌手术后、胃神经官能症、习惯性便秘、慢性肝炎、高血压病、冠状动脉供血不足等。

垂钓能调节人的精神状态，医学研究表明，在长时间的劳动和工作后，大脑皮质的神经组织会发生抑制现象，即人们常说的"疲劳"。紧张的工作之余，提起钓竿"临泽而渔"，既有利于大脑皮质兴奋中心的转换，消除疲劳，也有利于调节情绪，丰富生活，钓鱼不仅是在表面上获得了鱼，主要在于恬养性情，增益身心，调适精神。

垂钓是磨炼意志的良好途径，心理学家认为，人的意志是经长时间或经常性的对随意行为的有效的约束和调节，而逐渐形成的。其中，时间是一项重要因素。垂钓者的时间观念是时间就是意志，时间就是耐力，就是陶冶情操的熔炉。要有相当的耐性才能换来一丝微小的喜悦，一旦有了"收获"，却更需要冷静与沉着。这种心理品质迁移到日常生活中，可以促成人们美好的情操，磨炼出坚强的生活意志。

垂钓能促使良好情绪发展为良好心境。它能使人们形成正视现实生活的态度；也许付出了许多，得到的甚少；也许满怀期待，而得到的却是惋惜和惆怅。但对于垂钓者来说，惋惜和惆怅也是一种美好的享受，这正如生活一样，有得意，也有失意；有乐趣，也有苦恼。胜不骄，败不馁，这才是正视现实生活的正确态度，这种态度的进一步升华，便形成了人们的良好心境。

钓鱼是一种很好的医疗保健处方。它能祛除焦虑，平衡心态，解除"心脾燥热"。现代医学把生理、心理和环境三种因素确定为人体致病的机制。而钓鱼恰对这三种致病机制具有"抗、控、防"的效应。许多有着多年钓鱼经历的人这样总结：钓鱼是一项多功能的文体运动，静中见动，集锻炼与娱乐于一身，其中的乐趣只有钓鱼者才能体验到。

值得一提的是，中老年朋友垂钓时一定要注意安全，每次垂钓的时间不宜过久。

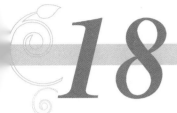

愿得青芽散，长年驻此身
——说饮茶和养生

题茅山仙台药院 （刘言史）

扰扰浮生外，华阳一洞春。道书金字小，仙圃玉苗新。

芝草迎飞燕，桃花笑俗人。楼台争耸汉，鸡犬亦嫌秦。

愿得青芽散，长年驻此身。

此诗的意思是，在虚浮纷扰的俗世外，茅山的华阳洞却充满一洞阳春。道教经书上的金字是多么细小，园圃中的药苗也越发显得翠新。棵棵灵芝似在欢迎飞翔的燕子，朵朵桃花似在讥笑忙碌的俗人。山中楼台耸立，其高大直入霄汉，院里鸡犬群集似乎也厌恶暴秦。愿采得雨后青芽为散煮新茗，让健康益寿久远留驻在身上。

唐诗中的饮茶

饮茶是唐诗中重要内容之一，茶与诗构成了唐诗中除诗酒之外的又一种特定创作形式。例如：

白居易的《何处堪避暑》诗中"游罢睡一觉，觉来茶一瓯"。

韦应物的《喜园中茶生》诗中"洁性不可污，为饮除尘烦"。

柳宗元的《夏昼偶作》诗中"日午独觉无馀声，山童隔竹敲茶臼"。

王维的《酬严少尹徐舍人见过不遇》诗中"君但倾茶碗，无妨骑马归"。

贾岛的《过雍秀才居》诗中"就凉安坐石，煮茗汲邻泉"。

孟浩然的《清明即事》诗中"空堂坐相忆，酌茗聊代醉"。

李商隐的《即目》诗中"小鼎煎茶面曲池，白须道士竹间棋"。

刘禹锡的《酬乐天闲卧见寄》诗中"诗情茶助爽，药力酒能宣"。

王建的《七泉寺上方》诗中"将火寻远泉，煮茶傍寒松"。

李贺的《始为奉礼忆昌谷山居》诗中"土甑封茶叶，山杯锁竹根"。

皎然的《九日与陆处士羽饮茶》诗中"俗人多泛酒，谁解助茶香"。

孟郊的《送玄亮师》诗中"茗啜绿净花，经诵清柔音"。

饮茶与养生

茶之所以受人欢迎，除了它是一种很好的饮料，还因为它对人体能够起到一定的保健和养生作用。"悠扬喷鼻宿醒散，清峭彻骨烦襟开"（刘禹锡《西山兰若试茶歌》），看来诗人刘禹锡已经深深体会到了茶的养生奇效。

现代生物化学和医学的研究，充分证明茶叶既有营养价值，又有药理作用，这与茶叶所含的营养成分和药效成分有关。据分析，茶叶含有四百多种有机物和矿物质，其中有些是人体所必需的，缺少了就会出现病态；有些虽非必需，但对健康有益或具某种药效。前者称为营养成分，后者称为药效成分。

茶叶含蛋白质 25％，但冲泡时能溶于水的不足 2％，类脂的含量占 2％～3％，多为磷脂、硫脂、糖脂。碳水化合物含量在 30％左右，大多是非水溶性多糖，被水冲泡出来的也不过在 2％左右，因而茶叶可称得上是一种低热量饮料。矿物质就不同了，它占 4％～7％，其中 50％～60％可溶于热水，能被人体充分吸收利用。含量以钾为最高，次为磷酸盐、钙、镁、铁、铝等。绿茶中磷、锌含量较红茶高，而钙、铝、铜则低于红茶。茶叶中还含有维生素 A、维生素 D、维生素 E、维生素 K、维生素 C、维生素 B_1、维生素 B_2 等，一般绿茶较红茶为多。茶叶中的药效成分分别属于嘌呤类生物碱、茶多酚、皂苷和脂多糖类。绿茶中茶多酚含量约占茶叶干重的 15％～20％。

中医认为，茶叶味苦、甘，性凉。具有清醒头目、提神益思、延年益寿、去烦、止渴、明目、化痰、消食、去腻、利尿、解毒等功能，可治疗头痛、目昏、嗜睡、心烦口渴、食积痰滞等症。

现代药理研究表明，茶叶的功能如下：

（1）防癌：茶多酚能阻断人体内致癌物亚硝基化合物的形成。绿茶的阻断作用最强，阻断率达 90％以上。其次是花茶、乌龙茶和红茶。通过试验发现，用 1 克茶叶泡两次，每次 150 毫升水饮用，就可完全阻断亚硝基化合物在人体内合成。

（2）防辐射：茶叶中含的多酚类物质、脂多酸、维生素 C、维生素 A 的综合作用，有防辐射功能。喝茶能有效地防止辐射引起的白细胞下降。采用放射治疗的癌症病人，服用可溶茶能消除或减轻放疗后出现的恶心、呕吐、食欲不振、腹泻等不良反应。

（3）防龋齿：饮茶、用茶汤漱口、刷牙可预防龋齿。常喝乌龙茶的人，龋齿发生率下降 60％左右。

（4）防治心血管疾病：茶单宁有抑制动脉平滑肌细胞的增殖，明显具有抗凝及纤维蛋白溶解，抗血液斑块的形成，降低毛细血管脆性和血液黏度等作用。因而可防止高血压、血栓形成、动脉硬化等。一般一天 5 克绿茶即可。

（5）防治肠道疾病：茶叶中含脂肪酸和芳香酸等有机酸，具有杀菌作用，可治疗细菌性痢疾、溃疡性大肠炎、回肠炎等肠道病。用茶叶 9 克，浓煎口服即可。

（6）生津止渴解暑：由于茶水中的多酚类、糖类、果胶、氨基酸等与口中唾液发生化学变化，使口腔得以滋润，产生清凉感觉。咖啡因可以调节体温，故喝茶能生津止渴解暑。

（7）消脂减肥：研究证实，茶叶中咖啡因、肌醇、叶酸和芳香类物质等多种化合物，能增强胃液分泌，调节脂肪代谢，特别是乌龙茶对蛋白质和脂肪有很好的分解作用，所以喝茶能减肥。一般每天 5 克茶叶泡水喝，坚持月余即可见效。

（8）饭后茶漱养生：茶水富含碱性物质，有除污、解腥、消腻的功能。一日三餐毕，尤其是在饱食鱼肉荤腥，香醇美酒之后，用茶水漱口，更能洁口、除腥、却腻。茶水可杀灭口腔里的一些细菌，防止口腔炎症。茶还可除臭，特别是对酒臭、烟臭、蒜臭效果好。

（9）提神益思消疲劳：研究证实，茶叶中的咖啡因能兴奋中枢神经系统，使头脑清醒，思维敏捷，又能加快血液循环，活跃筋肉，促进新陈代谢，使人解除疲劳。

（10）延年益寿抗衰老：研究表明，绿茶中所含单宁可以抑制人体产生的过氧化物，延缓老化。茶单宁控制脂肪酸的过氧化作用达 74％，大大超过了维生素 E 的作用。所以经常饮茶可以延年益寿。

饮茶须知

喝茶因人而异，燥热体质的人，应喝凉性茶；虚寒体质者，应喝温性茶。茶水以清淡为宜。为了不影响睡眠，晚上喝红茶应在睡前1～2小时，且因为红茶是全发酵茶，较为平缓温和，可适合晚间饮用。但一些有失眠、便秘、心脏病的特殊人群，以及哺乳期女性应慎饮茶。不宜多饮茶的人群：便秘的人；患有神经衰弱或失眠症的人；患有缺铁性贫血的人；缺钙或骨折的人；患有溃疡病的人；患有泌尿系统结石的人。发热时不宜饮茶。

饮茶有三忌：一忌早晨空腹饮茶，因茶中含有茶碱、咖啡因，茶碱能抑制胃内磷酸二酯的活性，使胃酸大量增加，同时空腹时肠道蠕动也较快，因而会引起胃部不适。对平常饮茶的人而言，如果早晨空腹饮用浓茶，可引起头昏、心悸。

二忌边吃饭边饮茶，因为吃饭时饮茶会冲淡胃液和消化液，从而降低消化功能。另外，茶中的咖啡因、茶多酚类物质对胃肠黏膜具有一定的收敛作用，会影响胃肠消化液的正常分泌，减缓肠道蠕动速度，不利于对食物的消化吸收。

三忌饮浓茶，因为茶叶中的咖啡因会导致兴奋过度，所以浓茶易造成心动过速、心律不齐。有冠心病、肺心病、高血压病的老年人，饮茶要清淡。此外，饮浓茶还会引起便秘。这点老年人更应注意，患有高血压病的老年人便秘、排便困难时，易诱发脑中风。

饮茶要有选择

（1）因时而异。春季宜饮花茶，花茶可以散发整个冬季郁积在体内的寒邪，促进阳气发生；夏季宜饮绿茶，绿茶性寒，味苦，能清热、消暑、解毒，增强肠胃功能，促进消化，防止腹泻与皮肤感染；秋季宜饮青茶，青茶不寒不热，能彻底消除体内余热，使人体神清气爽。冬季宜饮红茶，红茶味甘性温，含丰富的蛋白质，有一定的滋补功能，使人的体格强壮，精力充沛。

（2）因年龄而异。儿童因神经、消化等器官较为稚嫩，不耐受茶叶中的咖啡因等物质，故不宜饮茶；青春期少男少女对铜、锌等微量元素的需求量大，故宜饮绿茶；有经前期紧张的女性宜饮花茶，因为花茶含有疏肝解郁、调理月经的成分。

（3）因职业而异。红茶对体力劳动者更有益；而脑力劳动者宜饮绿茶，有利于缓解神经疲劳；经常使用电脑的人宜饮绿茶，绿茶有保护皮肤，抵御辐射的作用。

中国历代咏茶诗歌绚丽多彩，诗人们以茶养生，以茶遣兴，以茶抒情，以茶交友，以茶联谊，留下了数以千计脍炙人口的佳作名句。最后，我们以诗人卢仝的《七碗茶歌》来作本文茶之养生之道、茶之健康之境的结语："一碗喉吻润，二碗破孤闷。三碗搜枯肠，唯有文字五千卷。四碗发轻汗，平生不平事，尽向毛孔散。五碗肌骨清，六碗通仙灵。七碗吃不得也，唯觉两腋习习清风生。"（卢仝《走笔谢孟谏议寄新茶》部分）

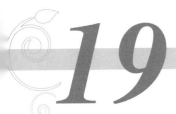

19

从兹一赏玩，永德保龄长
——剑术是传统保健术

答司马承祯上剑镜（李隆基）

宝照含天地，神剑合阴阳。日月丽光景，星斗裁文章。

写鉴表容质，佩服为身防。从兹一赏玩，永德保龄长。

司马承祯是唐代著名的道士和养生家，曾多次应召入宫，为唐代皇帝宣讲养生之道。唐玄宗李隆基此诗的意思是，宝镜可以容纳天地与万物，剑术神奇多变，套路符合阴阳。明镜高悬，如同日月焕发光彩，剑气凌云，可裁星斗联成文章。照镜能够表现人的容貌资质，佩剑自卫护身，意外不测可防。你送给我的这两件宝物，从此一经玩赏，便可以使我永保康健，福寿绵长。

剑术的悠久历史

剑术是中国传统体育武术之一。因其轻快灵捷，自古以来为人们所喜爱，是练习最广的武术器械项目。剑最早出现在殷商以前。春秋战国时，已有质量很好的铜锡合金剑。战国后期，铁剑普遍出现。到了汉代，"汉制，自天子至百官，无不佩剑"（《晋书》），并有一套严格的佩剑制度，击剑更是朝野风行。隋唐时，剑形十分精致华丽，贵族、学士大多随身佩剑，对后世影响很大。我国古代文人多有"论诗说剑"的尚剑遗风。

古时，练剑术可以防身还可以健身"永德保龄长"。剑术的特点是轻快、敏捷、潇洒、飘逸、灵活多变。古代的剑术多从实战出发，要求动作快捷，直行直进，剑到之处，有劈头、断项封喉、刺胸、斩腰、扫足等势。剑术经过继承发展，逐步形成具有独立体系的套路运动，其种类繁多，内容非常丰富，如太极剑、太乙剑、八仙剑、八卦剑、纯阳剑、达摩剑、清萍剑、青龙剑、飞虹剑、峨眉剑等，都是各地广泛流行的剑术。这些剑术中，有单剑，有双剑；有用长穗的剑，有用短穗的剑；有单手运使的剑，有双手运使的剑；有正握走势的剑，有反握走势的剑。名目繁多，形式不一。但就其剑术体势和演练动作特点，大致可分工架剑、行剑、绵剑、醉剑四类，它们均为中国传统保健体育剑术。

剑术的分类

工架剑的动作特点是动静相兼，造型优美，形健骨道，端庄势整，剑法准确，桩步稳健。如纯阳剑、达摩剑、太乙剑等属于这一类剑术。

行剑的动作特点是气势连贯，步法轻快，剑神合一，纵横挥动，流畅无滞。其主要剑法有点、崩、撩、挂、臂、云、抹等，如八卦剑、穿林剑、奇行剑、武当剑等属于这一类剑术。

绵剑的动作特点是柔和蕴藉，缓缓不断，自始至终，连绵相属。如太极剑、七星剑等属于这类剑术。绵剑尤宜于中老年人、慢性病病人和体弱者作为保健运动习练。

醉剑的动作因形如醉酒而名，其动作特点是奔放如醉，乍徐还疾，忽往复收，潇洒流畅。

现代人若坚持剑术锻炼，对促进人体的血液循环和代谢，调节神经内分泌功能，强壮肌肉筋骨，和畅脏腑功能气机，提高人体抗病能力和延年益寿都有很好的作用。

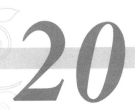

20

叩齿晨兴秋院静，焚香冥坐晚窗深

——说坐禅话养生

味道 （白居易）

叩齿晨兴秋院静，焚香冥坐晚窗深。七篇真诰论仙事，一卷檀经说佛心。
此日尽知前境妄，多生曾被外尘侵。自嫌习性犹残处，爱咏闲诗好听琴。

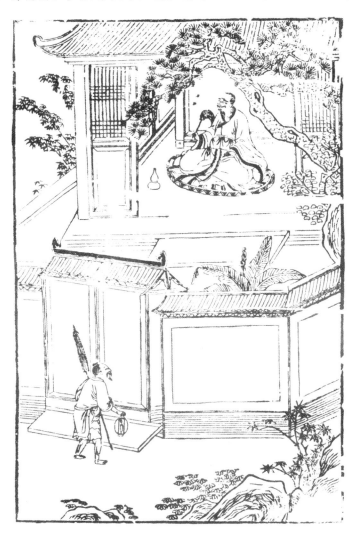

此诗的意思是，秋日里的庭院多么幽静，我早早起床，首先做的事就是练习叩齿养生；每到夜深人静时就在窗前点燃熏香，然后闭目而坐，修炼静功。陶弘景的七篇《真》，谈论的都是长生不老，得道成仙之事。禅宗六祖慧能的《坛经》，讲的全是佛的大慈大悲之心。阅读这些经典，我终于大彻大悟了，以前所思所做的事情大多都属虚妄而不真实的；众生所造的恶业及所受的困苦，都是因为曾经受到某些外界事物的侵扰。我虽不满意自己的生活习性，但还能苟延岁月存活在这个世上；平时我最爱吟咏具有闲适意境的诗句和欣赏优美的琴音。

从诗中，可知诗人在养生方面，重视打坐、咏诗、听琴、叩齿等方法。白居易自小多病，但他带病养生，使他能够延年益寿，并超过了古稀之年。他的这些生活爱好和养生方法确实起到了很好的作用。

什么是打坐

"打坐"，僧、道修行方法的一种，也是养生一种方法。闭目盘腿，手放在一定的位置上，断除妄想。打坐又叫"盘坐""静坐"，是道教中的一种基本修炼方式。在佛教中叫"禅坐"或"禅定"，是佛教禅宗必修的项目。打坐既可养身延寿，又可开智增慧。佛教修行者以为静坐敛心，专注一境，久之，达到身心安稳、观照明净的境地，即为禅定。白居易晚年一心向佛，经常修习禅定，参禅打坐。但并不是非要学佛或修道了，才可以打坐的，普通人也可以。同是打坐，但释、道两教专注境地的内涵不一。

打坐是发掘并发挥人类潜在智能和体能的有效方法，透过打坐的训练，体质差的人变强健，体质强健的变得更强健。打坐可以坚强意志、改变气质。在生理方面，可以得到新的活力；在心理方面，可以得到新的希望，对周遭的环境方面可以得到新的认识。因此，打坐能使你获得一个新的境界，能使你发现你是多么的幸福、自信。

坐禅与养生

坐禅，意思是闭目端坐，凝志静修。用心看着头脑中纷飞的念头，念头会地静下来，静下来的头脑则会出现一片晴朗的天空（比喻）。坐禅的功用是能让坐的人，头脑清晰、思维有序、行动专一，是佛教修持的主要方法之一。坐禅，同时也是民间爱好佛学者理方、治病、修身、养性、养生、悟道的一种修炼方式。

坐禅是通过调身、调心的方法进行静坐习定。"禅"就是习定，习定是佛门僧众修身养性的方法，故此习定在佛教中称为坐禅或禅法。习定方法要求人集中思维、排除杂念妄想，止息杂虑使身心安静，从而获得养生效应。这种静息境界还使坐禅者享受到脱离琐事烦扰、精神归于淡泊恬静的愉悦，进一步又能在"忘我"的愉悦中陶冶性情。明代医学家张介宾在《类经》中说："心欲求静，心静而神亦静，神静而达养生之通衢也。故绵静首延年，躁动者夭寿。"佛教修行者以静坐敛心，专注一境，久之，达到身心安稳、观照明净的境地，即为禅定。

白居易与参禅打坐

白居易晚年一心向佛，经常修习禅定，参禅打坐。有时"负暄闭目坐，和气生肌肤"（《负冬日》）；有时"晚下小池前，澹然临水坐"（《约心》）；有时面对前庭挺拔的松树，"月好好独坐，双松在前轩"（《松声》）；有时"纱笼灯下道场前，白日持斋夜坐禅"（《斋戒满夜戏招梦得》）。白居易还常常"长年渐省睡，夜半起端坐"，经过一番坐禅锻炼，"兀然身寄世，浩然心委化"（《冬夜》），融溶进一种凝神静习的佳境，俨然达到了"坐稳夜忘眠"（《夜起闲行》）或"中宵入定跏趺坐，女唤妻呼多不应"（《在家出家》）的奇妙程度，从而蕴蓄起旺盛的精力。"庭前尽日立到夜"（《夜坐》），不觉得累；"灯下有时坐彻明"（《夜坐》），也无倦意，这就从身体条件上保证诗人写出那么多的传世之作。

可见，打坐参禅是诗人老年带病养生的好方法。白居易身体力行，潜心钻研，成为唐代养生的大家之一。

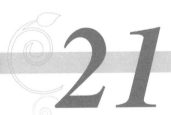

21

修行近日形如鹤，导引多时骨似绵
——说导引养生法

赠太清卢道士 （王建）

上清道士未升天，南岳中华作散仙。书卖八分通字学，丹烧九转定人年。

修行近日形如鹤，导引多时骨似绵。想向诸山寻礼遍，却回还守老君前。

此诗的意思是，您已是上清境界的高道，只是还未飞升云天，居住在衡山暂作一个未授予职称的散仙。您精通文字学，到处云游，叫卖八分书体的书法作品，又长于烧炼九转金丹，并能预测人的年龄寿数。因为修行有法，近来形体变得如同仙鹤的风姿，长期运用导引疗法，使肢体筋骨也变得伸屈自如，柔和似绵。您总是想着遍游名山，参拜圣地，最后，还是回到衡山恭守在太上老君尊像之前。

"修行近日形如鹤，导引多时骨似绵。"诗人认识的这位卢道士，他不仅精于道术，而且善于导引。唐代诗人许浑的《卢山人自巴蜀由湘潭归茅山因赠》中"导引岂如桃叶舞，步虚宁比竹枝歌"也提及导引。那么，何谓导引呢？

导引是种养生术

导引是古代的一种养生术，即导气令和，引体令柔的意思。指呼吸吐纳，屈伸俯仰，活动关节，使血气流通，促进健康。常与服气、存思、咽津、自我按摩等相配合进行。其也是古代的一种健身方法，由意念引导动作，配合呼吸，由上而下或由下而上地运气。相当于现在的气功或体育疗法。

导引术起源于上古，原为古代的一种养生术，早在春秋战国时期就已非常流行，为当时道家与医家所重视，后为道教承袭作为修炼方法之一，并使之更为精密，使"真气"按照一定的循行途径和次序进行周流。道教将其继承发展，以导引为炼身的重要方法，认为它有调营卫、消水谷、除风邪、益血气、疗百病以至延年益寿的功效。

导引法是我国古代医学上主要养生方法的一种。从医疗意义来说，它充分发挥、调动了内在因素去积极地防病治病。从保健意义上看，它可以锻炼身体，增强体质，保持朝气，焕发精神。

马王堆导引健身功

中华民族的古导引学，源远流长，浩瀚瑰伟，它和其他古科学文化一样，凝聚着炎黄子孙的聪明智慧，记载着中华民族的历史、文化、社会生活的变迁。长沙马王堆三号汉墓出土的彩色帛画《导引图》和马家窑出土的导引图案就是极为珍贵的文化瑰宝之一。特别是马王堆汉墓出土的《导引图》，是到目前为止世界上发现最早的导引专著。

1973 年在长沙马王堆汉墓（西汉初期诸侯家族墓地）出土的帛画，原帛画长约 100 厘米，与前段 40 厘米帛书相连，画高 40 厘米，分 4 层，绘有 44 个各种人物的导引图式，每层绘 11 幅图。每图式平均高 9～12 厘米。每图式为一人像，男、女、老、幼均有，或着衣，或裸背，均为工笔彩绘。其术式除个别人像做器械运动外，多为徒手操练，有少数几个持器物。有的有动作名称，如龙登、印的、堂狼、信等；有的简述了作用，如引膝痛、引胠责、引温病、引瞙痛等；有两处注明配合呼吸，如仰呼、猿溏。画面内容颇为丰富。图旁注有术式名，部分文字可辨。其中涉及动物的有鸟、鹞、鹤、颤、猿、猴、龙、熊等八式。"马王堆导引健身功"的导引法分为坐式导引、卧式导引、站式导引、行进式导引等四种。

在这幅珍贵的《导引图》发掘出土后，经专家们研究图中人像，无论从年龄、性别、衣着、表情以及导引的术式等方面来看，都没有一定的规律，足以说明它不是记载的一个导引术式，而是古导引学的代表作。

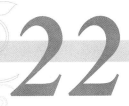

22

玉芝观里王居士，服气餐霞善养身

——说气功和养生

赠王山人 （白居易）

玉芝观里王居士，服气餐霞善养身。夜后不闻龟喘息，秋来唯长鹤精神。
容颜尽怪长如故，名姓多疑不是真。贵重荣华轻寿命，知君闷见世间人。

此诗是说，玉芝观里有一位山人王道士，精于服气吐纳，餐食日霞，擅长养生。入夜之后，听不到他练习龟息功时的呼吸声音，可入秋以来，只见其童颜鹤发，更加精神。他的容颜总是跟原来一样，这使得见到他的人都感到奇怪，大多怀疑面前的这位真是王山人吗？世间人只看重富贵荣华，不重视延年益寿的养生之道，我深深地知晓，您非常讨厌而不愿接见这样的人。

诗中“玉芝观里王居士，服气餐霞善养身”，说明了王居士的养生之道——服（食）气，这是古代的一种养生术。

在我国练气功的活动，由来已久。较早的医学典籍《黄帝内经》中就有记载，那时称“吐纳引导术”。在出土的战国时代的竹简中，有“气在身，身在长，长者宽，宽者天，天者地，地者功”的记载，有人断定这就是古人练气功的口诀。

服气和气功

服气，又称“食气”“行气”，指呼吸吐纳锻炼，以呼吸为主。语见晋代嵇康《养生论》：“呼吸吐纳，服气养身。”就是说在呼吸吐纳中吸纳天地精炁，称之服气，可用此行气炼养身体。“服气”到唐代，已发展至服食所谓“内气”“元气”。

气功是传统医学宝库中独特的养生保健方法之一。所谓“气”是指人们所呼吸的空气和人体内在的“元气”。中医学认为元气是维持身体健康和预防疾病的重要因素，气功就是锻炼人体内部的元气，通过调身（调整姿势）、调息（调整呼吸）和调心（调整精神）的锻炼来调节身体内部的功能，从而增强体质，提高防病和抗病能力，达到祛病养生的目的。

“调身”就是摆姿势，在练功时要有一定的体位和姿势，如坐势、卧势、站势、走势等，使身体处于端正、舒松和稳定的体位。“调息”就是练呼吸，一般要求练腹式呼吸，做到匀、细、深、长。“调心”就是炼意，有意识地锻炼集中思想，尽量减少杂念，使注意力集中地守着某一部位而称为“意守”。一般要调息和调心相配合，做到心息相依。意守与呼吸相结合，做到意气合一。

气功从练功方法上讲，分为动功、静功两大类。动功又称外功，如五禽戏、八段锦、易筋经等，采取意气相结合的各种肢体运动及自我按摩、拍打等方法，以锻炼脏腑、筋骨和肌肤。静功又称内功如放松功等，运用松、静、守息等方法，着重身体内部精神、脏腑、气血、津液的锻炼。从气功的作用来讲，分为内养功、强壮功、保健功等。

现代科学对气功的初步认识

现代科学对气功已经给予了粗浅的解释。练气功者，平日要有两个过硬的基本训练。

一是意守，即在短的时间内，通过大脑皮质的活动，把一切精神完全集中到身体的某一部分。意守丹田，就是把精神完全集中在人的肚脐稍下处；意守顖颠，就是把精神完全集中在头顶部百会穴处，从而摒除一切杂念。身体其他部位的肌肉脏器放松弛缓。休养生息，各种亏损都得以代偿。用中医理论来说，就是心肾相交，命门之火旺，后天之本得到补益。

二是调息，改自然呼吸为腹式呼吸，尽力增强腹肌运动，达到缓、细、长、深地吸气，扩大肺活量，吸入大量空气。大量空气进入体内后，气体交换旺盛，血液中含氧量空前增加，血流增大，全身各处毛细血管吸收能力增强，新陈代谢加速，整个机体便蕴涵了无穷的力量。用中医理论来说，就是疏通经络，调节阴阳，气血功能得到充分发挥。

气功可以提高人的健康水平，起到防病治病和养生健身的作用。练气功，由于加强了肠胃蠕动，胃肠毛细血管的扩张，以及吸收能力的增强，可以治疗各种慢性胃肠病。如溃疡、胃下垂、便秘、消化不良等。练气功由于血液循环旺盛，血液含氧量增加，心脏功能增强，可以治疗和防止高血压、血管硬化等一系列心血管系统的疾患。特别是气功对各种各样神经官能症，更有突出的疗效。这是因为长期训练大脑皮质的兴奋和抑制的功能，促进了神经系统功能的发挥，调整了肌体神经系统的平衡。练气功不只治病，无病也可增强体质，可养生。

气功锻炼的特点

气功锻炼的特点有；

（1）强调锻炼的自我疗法。气功的养生作用是通过练功者积极主动锻炼而获得的。气功疗法不同于其他治疗方法，如药物、针灸、按摩等，也不同于一般的体育运动、武术锻炼等。它是以自己的身体为对象，通过有意识的自我调控心理、生理活动，以防治心身失调的锻炼方法。也就是说，积极主动的自我锻炼，是气功取效的关键所在。

（2）气功是强调内因的整体疗法。气功不是专对某种疾病的特异疗法，而主要是改善人的整个机体功能、强调内因为主的整体疗法。气功锻炼就是从扶助正气，改善整体情况入手的。气功可增进身体健康，延缓衰老，达到益寿的目的。

气功锻炼的要领

进行气功锻炼，必须掌握练功要领，方能取得较好的效果。

（1）要有信心、决心、恒心。要求长期锻炼，深信气功具有防病、治病、健身、延年的作用。只有持之以恒、循序渐进、刻苦学练，才能逐步掌握，达到预期的目的。

（2）生活要有规律，保持精神愉快，加强富有营养的饮食，去掉烟、酒等嗜好。

（3）练功前要排大小便，安下心来，消除杂念，松解衣带，全身放松。练功时要做到松静自然、动静结合、练养相兼、意气相依、循序渐进。调节呼吸，意念集中在某一点（如意守合一）上，是练功成功的关键。

（4）姿势依人而异，每次可练30～60分钟，每天练1～2次。练功地点宜安静，空气新鲜。具体功法应依个人身体情况而定。

（5）练功之初应做准备功，练功之末应当收功。练功过程中，要求松静自然，情绪稳定，心情舒畅，不可急于求成。练功应由易到难，不急于求成，做到循序渐进，持以日久，必见功效。

（6）空腹和饭后不宜马上练功。

（7）练功时如有头痛、呼吸不畅、胸闷等症状时，应查找原因，加以纠正。

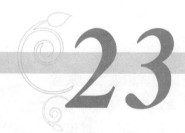

23

胎息存思当黑处，井华悬缏取朝间
——说胎息养生法

赠温观主　（贾岛）

一别罗浮竟未还，观深廊古院多关。君来几日行虚洞，仙去空坛在远山。
胎息存思当黑处，井华悬缏取朝间。弊庐道室虽邻近，自乐冬阳炙背闲。

此诗的意思是，自从您与罗浮山告别，竟然久未回还，想那道观幽深，廊檐古旧，院门多是掩关。您度岭北归已有好几天，从前亦曾行走出入在罗浮山虚静的洞府；仙人葛洪早已羽化而去，只剩下作法的高坛还留在那远山。您修炼胎息，用心思索，经常坐在暗室里；旋绕井绳，汲取井水，选择在清晨时间。现在，我破旧的寒舍，虽与您的道室邻近，但自以为乐的，还是冬日晒背的悠闲。

此诗是贾岛写赠给温观主的，其内容与习道练功养生有关。"胎息存思"，指平心静气，呼吸匀细绵长，大脑思维专注，心中一片空灵，这是道家养生功法之一。贾岛交往认识的这位温观主擅长"胎息养生功法"，故赠诗中有"胎息存思当黑处"。

什么是"胎息"养生法

胎息养生法，包括闭息与调息两类，前者借助于特殊的闭息锻炼，以逐渐延长停闭呼吸的耐久能力；后者通过意守入静与调息的方法，以达到"静神减息"，诱发循经感传，即一般所称的"内丹术"。两者均系仿效胎儿之呼吸状态，激活和积聚体内的元气，从而产生强体祛病、延年增寿效应的一种气功养生法。

胎息养生法历史悠久，早在《后汉书·王真传》中就有"王真年且百岁，视之面有光泽，五十者……悉能行胎息、胎食之方"的记载。较早全面阐述"胎息"含义、修行方法及其作用者，当推晋代养生名家葛洪的《抱朴子·内篇》，葛洪所传习的闭气胎息之法，在隋唐时期大为盛行。

胎息的含义

胎息，是指仿效胎儿之呼吸。古人认为，胎儿通过脐带而禀受母气，以供其生长发育之需，母气在胎儿体内循环弥散，从脐带出入而起到吐故纳新作用，构成了胎儿的特殊呼吸代谢方式，即为"胎息"，也称之为"内呼吸"，以与出生后口鼻之"外呼吸"方式相对。

古代养生家以为胎儿生机蓬勃，外无思欲之患、内无精气之耗，是养生所追求之佳境，有所谓"返婴还本"之说。而胎息的修习，便是"以后天之气，接引先天之气"，以达到"专气致柔"而返婴的最佳捷径。因此，通过意守和气贯"立命之所"（即脐部下丹田），再结合极度缓慢的腹式呼吸锻炼，"再立胎息"，以"重返婴儿"，便是胎息修习的主要方法和目的。

胎息锻炼的方法

（1）闭息法：

1）修行者可于每天子时（午夜23时至晨1时）至午时（11时至13时）这一时间内修习，可取坐姿或卧姿，瞑目静心凝神。按现代人生活方式也可改为晨起与临卧各行一次。

2）"心定""气定""神定"之后，便可练习闭气之法。初习者可先以鼻缓缓吸气，吸气满后即可屏息，默念数字，自一而至百数以上；当屏息至不能再闭时，可缓缓吐出浊气。无论是吸气抑或吐气，均应尽量做到悠、长、细、微，毫无出入喘息之声为佳。经过一段时间的修习之后，粗重短促的呼吸逐渐为悠长细微的呼吸所取代，以达到"鸿毛着鼻上而不动"的标准为度。

（2）调息法：练功时间与上述相仿，采取盘坐式或平坐式，两掌相叠，掌心向上，拇指相扣，置于下腹部，或覆掌按于两膝上。摒绝思虑舌抵上腭。先取自然呼吸，并默数呼吸，由至十，反复进行。待进入浅度入静状态后，意守下丹田（脐中或脐下1～3寸处），并改用腹式呼吸，逐渐做到呼吸匀、细、柔。通过数周或数月的练功，一般可导入深度的入静状态，呼吸极度缓慢，须自然而然。每次练习后，不可骤然起立活动，应先作摩面、擦耳或摩摇关节后，缓缓睁目、起身，使入静与清醒有一缓慢交替过程。

胎息养生法的适应和禁忌

胎息养生法对临床各科慢性疾病和心身疾病的病人，均可产生积极的防治效应，尤其对常见的慢性支气管炎、哮喘、肺气肿等呼吸系统疾病，慢性胃炎、结肠炎、胃及十二指肠、球部溃疡等消化系统疾病，精神紧张症、抑郁症、失眠等精神性疾患，有相当显著的疗效。如能配合以按摩导引，对风湿痹痛、类风湿关节炎等疾病也有一定的疗效。

患有严重心脑血管疾患（如高血压病人，有脑卒中倾向及脑动脉硬化症，风湿性心脏病活动期等、青光眼、中晚期肝硬化、精神分裂症及性格内倾、偏执者等疾病，不宜修习本方法，以免发生差错。酒醉或饱食之后，或近期内精神受到某种严重刺激之后，不宜马上修习本法。

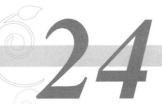

顺之多吉寿，违之或凶夭
——说顺应自然养生法

逸老 （白居易）

白日下骎骎，青天高浩浩。人生在其中，适时即为好。

劳我以少壮，息我以衰老。顺之多吉寿，违之或凶夭。

我初五十八，息老虽非早。一闲十三年，所得亦不少。

况加禄仕后，衣食常温饱。又从风疾来，女嫁男婚了。

胸中一无事，浩气紧襟抱。飘若云信风，乐于鱼在藻。

桑榆坐已暮，钟漏行将晓。皤然七十翁，亦足称寿考。

筋骸本非实，一束芭蕉草。眷属偶相依，一夕同栖鸟。

去何有顾恋，住亦无忧恼。生死尚复然，其余安足道。

是故临老心，冥然合玄造。

　　此诗是白居易老年期的作品，诗中"白日下骎骎，青天高浩浩。人生在其中，适时即为好"的"适时"是认为人应该自觉适应自然规律，接着诗人又把人生的少壮与衰老视做一日中的劳与逸，"劳我以少壮，息我以衰老"，同时认为只有承认生命衰老的客观必然性，注重养生才能延年益寿。这首诗中"顺之多吉寿，违之或凶夭"两句更能说明诗人白居易一生遵循哲理及自然规律、乐天知命、修身养性。

　　其实，诗人在青年时就形成了"顺应天时""顺应自然"的观念，白居易早在16岁时，在其成名作《赋得古原草送别》中写道："离离原上草，一岁一枯荣。野火烧不尽，春风吹又生。远芳侵古道，晴翠接荒城。又送王孙去，萋萋满别情。"这首诗前六句蕴含生命与天地时空共兴衰的现象，证明了年轻的白居易虽然生长在封建时代，但具有了辩证唯物观念，通晓生命哲理及自然规律。

　　自周秦以来，古人就已经注意到了自然环境、自然规律与人类健康和疾病的关系，古代养生学家把顺应自然列为防病、保健、养生的重要方法之一。我国古代顺应自然的养生方法内容十分丰富。顺应四时是顺应自然养生的重要环节。《黄帝内经》中有"智者之养生也，必须四时而适寒暑，和喜怒而安居处，节阴阳而调刚柔，如是则僻邪不至，长生久视"，强调人体必须适应四时气候的变化，才能健康长寿。

那么，古代老年人是怎么顺应四时养生的呢？

春季养生

中医学认为春季乃发陈之际，天地俱生，万物以荣。因此在起居方面，应夜卧早起，广步于庭，被发缓行，以使志生。同时由于春时阳气初升，老年人可"时寻花木游赏，以快其意"（宋代陈直《养老奉亲书》）。在饮食方面，老年人不应吃"水团兼粽，冷粘肥僻僻之物"。在衣着方面，天气燠暖，则棉衣宜一重渐减一重，不可顿减，以免暴伤。

在医疗方面，若有痰咳宿疾，当予服凉剂化痰之药，令其消解。在防病方面，《摄生消息论》（元代丘处机）指出："春阳初升，万物发萌，正二月间，乍寒乍热。高年之人，多有宿疾。春气所攻，则精神昏倦，宿病发动，又兼冬时，拥炉熏衣，啖炙炊成积，至春发泄。体热头昏，壅膈痰嗽，四肢倦息，腰脚无力，皆冬所蓄之疾。常当体候。若稍觉发动，不可便行疏利之药，恐伤脏，别生余疾。惟用消风、和气、凉膈、化痰之剂，或选食治方中，性稍凉，利饮食，调停以治，自然通畅。若无疾状，不必服药。春日融和，当跳园林亭阁，虚敞之处，用撼滞怀，以畅生气。不可兀坐，以生抑郁。饭酒不可过多，米面团饼不可多食，致伤脾胃，难以消化……"

夏季养生

中医认为，夏三月，乃天地气交，万物华实之际。因此在起居作息方面应该是无厌于日，使志无怒，使华英成秀。在纳凉与饮食调理方面，《养老奉亲书》指出："夏月天暑地热，若檐下过道，穿隙破窗，皆不可纳凉，以防贼风中人。饮食宜温软，不令太饱，畏日长永，但时复进之。渴宜饮粟米，温饮豆蔻熟水。生冷肥腻，尤宜减之。若需要食瓜果之类，宜虚实少为进之。"

在论及老年人夏季防风防凉时，《摄生消息论》曰："惟宜虚堂净室、水亭、木阴洁净空敞之处，自然清凉更宜调息净心，常如冰雪在心，炎热亦于吾心少减；不可以热为热，更生热矣。""不得于星月下露卧，兼使睡著，使人扇风取凉。""夏三月，每日梳头一二百下，不得梳著头皮，当在无风处梳梳，自然去风明目矣。"又说："夏三月，欲安其神者……可以居高，朗远眺望，早卧早起，无厌于日，顺于正阳，以消气。"这些都是我国人民长期生活实践经验的总结，至今仍有教益。

秋季养生

秋三月，天气以急，地气以明。《黄帝内经·素问》中指出，应"早卧早起，与鸡俱兴；使志安宁，以缓秋刑；收敛神气，使秋气平；无外其志，使肺气清"。在精神调摄方面，宋代养生家陈直指出："秋时凄风惨雨，老人动多伤感。若颜色不乐，便须多方诱说，使役其心神，则忘其秋思。"

在疾病防治方面，《摄生消息论》指出："但春秋之际，故疾发动之时，切须安养，量其自性将养。秋间不宜吐并发汗，令人消烁，以致脏不安，惟宜针灸，下进汤散以助阳气。又若患疾劳、五痔、消渴等病，不宜吃干饭条，并自死牛肉，生脍鸡猪，浊酒陈臭，咸醋粘滑难消之物，及生菜、瓜果鲊酱之类；若风气、冷病、疢癖之人，亦不宜食。……又当清晨，觉眠闭目叩齿二十一下，咽津，以两手搓热熨眼数次，多于秋三月行此，极能明目。"

在秋季饮食调理方面，《饮膳正要》（元·忽思慧）说："秋气燥，宜食麻以润其燥。"

冬季养生

冬季气候寒凉，宇宙万物都处于收藏状态，老人的冬季养生应注意防寒保暖，宜调整作息时间，使阴精潜藏于内，阳气不致妄泄，而与冬季的自然气候相适应。这样才能"阴平阳秘"，却病延年。《黄帝内经·素问》：冬三月"早卧晚起，必待日光；使志若匿，若有私意，若已有得；去寒就温，无泄皮肤，使气亟夺，此冬气之应，养藏道也"。

《摄生消息论》中指出："冬月肾水味咸，恐水克火，心受病耳，故宜养心。宜居处密室，温暖衣衾，调其饮食，适其寒温，不可冒触寒风。老人尤甚，恐寒邪感冒，为嗽逆麻痹昏眩等疾；冬月阳气在内，阴气在外，老人多有上热下冷之患，不宜沐浴，阳气内蕴之时，若加汤火所逼，必出大汗，高年骨肉疏薄，易于感冒，多生外疾不可早出，以犯霜威；早起，服醇酒一杯以御寒；晚服消痰凉膈之药以平和心气，不令热气上涌；切勿房事，不可多食炙熯肉面馄饨之类。"

我国古代医家对于四季摄生要则的论述，至今仍有现实指导意义，对于人类健康长寿作出了重大贡献。

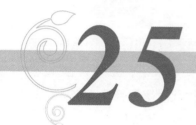

独住神仙境，门当瀑布开
——居住环境与养生保健

赠道者 （朱庆馀）

独住神仙境，门当瀑布开。地多临水石，行不惹尘埃。

风起松花散，琴鸣鹤翅回。还归九天上，时有故人来。

此诗的意思是，您独自居住于逍遥自在的仙境，屋门正对着前面的瀑布，而敞开隐居之地临近大多有泉水的山石，空气清新洁净，行路不粘惹尘埃。清风乍起只见松树花四处飘散，随着悠远的琴声，仙鹤展翅飞回。您骑着仙鹤飘然还归九天之上，亦时有志同道合的老友到来。

现代科学表明，人居环境和日常饮食起居对养生也有巨大的促进作用。在环境养生方面，白居易在《北窗闲坐》诗中写道："虚窗两丛竹，静室一炉香。自有延年术，心闲岁月长。"他认为只要能够脱离尘器，心境闲适，就是最好地延年益寿。诗人王建也主张静处幽居，他把居住环境的清幽看得比养生方药还重要，他在《原上新居十首》中云："自扫一间房，唯铺独卧床。野羹溪菜滑，山纸水苔香。陈药初和白，新经未入黄。近来心力少，休读养生方"。

长寿和健康7%取决于自然环境

朱庆馀的诗中的这位道者，其隐居之处，自然环境优美，门对瀑布，地临水石，空气清洁，不惹尘埃，"风起松花散，琴鸣鹤翅回"，确实是修养身心的极好去处。世界卫生组织认为，人的健康与长寿15％取决于遗传因素，10％取决于社会条件，8％取决于医疗条件，7％取决于自然环境，60％取决于人自身的生活方式。可见，自然环境对健康、长寿有密切关系，好的居处环境对人们养生保健、延年益寿具有重要意义。

环境，包括气候环境和地理环境，诸如水源、空气、土壤、山石、动物、植物、阳光、温度、湿度等，把它们综合起来，就成为人类的自然环境。自然界是一切生命体赖以生存和发展的物质基础，一切有生命的物质都不能脱离环境，只能在一定的环境条件下生活。自然界的地域环境的好坏和气候的变化，必然对人的生理过程产生多方面的影响。人体的许多生理指标如体温、血压、血糖、脉搏、耗氧量、血红蛋白、血中氨基酸、肾上腺皮质激素、脑组织生物化学成分等可随自然环境的变动而发生变化。

居住环境与养生保健

人类要想健康长寿，就必须保持同自然环境协调一致的关系，即所谓"天人合一""天人相应"，这是防病抗老、保健益寿的重要内容之一。中医学非常重视环境因素对人体的影响，认为人、万物、生态、自然环境这一整体是不断运动变化的，是有规律的，只有遵循和利用这种运动规律，才能维持人体阴阳平衡，有助于心身健康。否则，可能引起疾病，危害生命。因此，人类必须积极适应自然环境，保护环境，美化环境，利用环境，造福子孙。

人生天地间，处在自然中。作为养生保健的理想居处，是一个空气新鲜，阳光充足，水源清洁，山川秀丽的地理环境。古人早就认识到良好的地理环境有利于人体健康。居住环境最忌浓烟滚滚、沙尘飞扬、遍地垃圾、污泥浊水、腥臭污物、喧嚣嘈杂等。

一般来说，山区、农村的地理环境要比城市好，大多使人健康长寿。其原因是山清水秀，空气清新，饮水清洁，远离城市而污染少，环境安静优雅，没有噪声的干扰等。这些条件，我们虽然还远远达不到"独住神仙境，门当瀑布开。地多临水石，行不惹尘埃"的要求，但对一般人来说上述基本的居住环境条件还是必要的。

怎样改善居住环境

那么，人们怎么在现有条件下，改善自己的居住环境呢？

（1）重视居住环境绿化：满目葱翠的环境可净化空气，减弱噪声，除尘灭菌，不仅有益于人体新陈代谢，对心理起调节、镇静作用，还可减轻污染，保护人类健康。

（2）搞好环境卫生，保持清洁的环境卫生是我国人民良好的传统习惯。殷商甲骨文中就有大扫除的记载；敦煌壁画上还有一幅"殷人洒扫火燎防疫图"；《礼记》讲："鸡初鸣，咸盥漱，洒扫室堂及庭"。表明两千多年前，我们的祖先就很重视环境卫生，清晨打扫已成为居民的日常习惯。

城市里，除定期打扫，保持环境清洁外，还要建立良好的公共卫生习惯和生活秩序，人人做到不随地吐痰，不乱丢果皮纸屑，自觉维护公共卫生。乡村中，要妥善管理厕所、牲口棚，疏通渠道，并可在周围栽种具有驱虫作用的植物或带有香气的花草，如除虫菊等。

（3）人的居室环境与养生也有着密切关系。人的一生有一半的时间是在居室中度过的，退休后老人在室内的时间更长，因此，居室环境和卫生条件将直接影响着我们的健康。良好的居室条件有益于健康和长寿，而不良的居室则有损于健康和长寿，降低身体抵抗力，甚至引起疾病。拥挤的住宅会使呼吸道和消化道发病率增高，潮湿的住宅使人易患感冒、风湿性关节炎，暗的住宅由于紫外线不足，会增加佝偻病和骨质软化症的发生。根据有关资料统计，由于住宅不卫生引起的疾病多达几十种，甚至有些癌症和住宅关系也很密切。

《黄帝内经·素问》指出："使志若伏若匿，若有私意，若已有得。"就是人们避免各种干扰刺激，处于淡泊宁静状态，方可使心神安静自如，含而不露，秘而不宣，给人以愉悦之美。因此，创造良好的居住环境，有益于健康长寿。

综上所述，环境是影响人们身心健康、长寿百岁的重要条件，因此，我们要根据不同的环境，选择不同的养生方法。

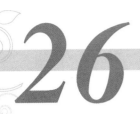

年来鬓畔未垂白，雨后江头且踏青
——踏青健身好养生

自适 （郑谷）

紫陌奔驰不暂停，送迎终日在郊坰。年来鬓畔未垂白，雨后江头且踏青。
浮蚁满杯难暂舍，贯珠一曲莫辞听。春风只有九十日，可合花前半日醒。

此诗的意思是说，奔驰在京城郊外的道路，未曾暂停，为送迎朋友而整天在郊外远行。这一年来，两鬓未见发白，微雨过后，正好可去江边观景踏青。这斟满美酒的金杯，真是让人暂时难以割舍，珠圆玉润的歌曲声韵，也不能不继续欣赏细听。风和日丽的春季也只有九十日，应当抓紧时间，来到花前，珍惜半日的清醒。

踏青为春日郊游，也称"踏春"，一般指初春时到郊外散步游玩，旧时曾以清明节为踏青节。

唐诗中的踏青

中国的踏青习俗由来已久，传说远在先秦时已形成，在汉代之前已经盛行。《晋书》载：每年三月初一至初三，人们出外踏青。据《旧唐书》记载："大历二年二月壬午，幸昆明池踏青。"可见，踏青春游的习俗早已流行。到了唐代更为盛行。我们从唐诗中可见一斑。

杜甫的《绝句》诗中"江边踏青罢，回首见旌旗"。《丽人行》诗中"三月三日天气新，长安水边多丽人"。

孟浩然的《大堤行》诗中"岁岁春草生，踏青二三月"。

韩偓的《三月》诗中"辛夷才谢小桃发，踏青过后寒食前"。《春闷（一作闺）偶成十二韵》诗中"绣窗携手约，芳草踏青期"。《踏青》诗中"踏青会散欲归时，金车久立频催上"。

白居易的《酬郑侍御多雨春空过诗三十韵》诗中"愁生垂白叟，恼杀踏青娘"。

王建的《宫词》中"今日踏青归校晚，传声留著望春门"。

司空图的《漫题三首》诗中"自怜垂白首，犹伴踏青人"。

刘禹锡的《同乐天和微之深春二十首》诗中"城南踏青处，村落逐原斜"。

齐己的《寒节日寄乡友》诗中"踏青思故里，垂白看杨花"。

李中的《钟陵禁烟寄从弟》诗中"落絮飞花日又西，踏青无侣草萋萋"，等等。

踏青锻炼好处多

春季外出踏青对人体是有诸多益处的。如穿林过涧，呼吸新鲜空气，可清肺健脾，增强心肺功能；攀峰越岭，可舒筋活络，防止关节老化；疾步快走，可促进血液循环，预防动脉硬化；驻足远眺，可以开阔视野，心旷神怡；通过消耗身体热量，可以促进胃肠蠕动，改善消化功能，增进食欲等。

在气候适宜的春季，空气中的"长寿素"负氧离子较多，据测定，在大城市的房间里，每立方厘米空气中只有 40～50 个负氧离子，而郊野却有700～1000 个，海滨和山谷高达 2000 个以上，对增进人体健康大有裨益，它不仅能杀死空气中的多种细菌，还可以调节大脑功能，促进血液循环和新陈代谢，提高人体抵抗力，还可以消除疲劳，振奋精神，并具有镇痛镇静、镇咳平喘、降血压等功效，对于高血压、气喘病、神经衰弱、关节炎都有治疗作用。因此也被称为"空气维生素"。

此外，野外春风和煦，光线适宜，使人产生一种非常舒适的感觉，由于紧张工作而产生的疲劳感觉，也会因此而消散。另外，可以使人的心跳和呼吸放慢，从而使心肺得到休息。有人测定，在野外，每分钟心脏跳动比在城市要减少 4～8 次，个别可减少 10～16 次，呼吸可减少 2～4 次，这是极有益心肺功能的。

青山绿水也能给您的视觉带来一定的冲击力，对视力大有益处。置身于山水之间，放眼望去，会使眼内睫状肌松弛，眼球屈光调节功能放松，预防近视。绿色对眼睛又是一种良性刺激，会使人视力敏锐，心境平静。

尤其对于在室内蛰伏了一个冬季的老年人来说，踏青更是不错的选择。您可以徜徉游览，调剂神经，使大脑皮质中的兴奋和抑制过程得到改善，同时也可陶冶性情，健体强身。

踏青的注意事项

春季踏青好处多，但也要注意：春季气候湿润，容易滋生细菌，要尽量避免饮用生水和吃不卫生的食物；不要席地而坐，以免受潮致病。"春困"是常有的感受，因此要避免过度劳累，特别是患有高血压病、心脏病、哮喘等慢性病的中老年人，春游时要量力而行，不要登高山走远路，景色迷人常易使人乐而忘返，要注意节奏。

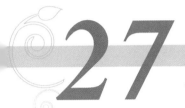

27

两翼化生因服药，三尸饿死为休粮
——古辟谷养生有新解

赠朱道士 （白居易）

仪容白皙上仙郎，方寸清虚内道场。两翼化生因服药，三尸饿死为休粮。
醮坛北向宵占斗，寝室东开早纳阳。尽日窗间更无事，唯烧一炷降真香。

统观白居易写的《赠朱道士》全诗，由朱道士容颜白皙年轻写起，说明获得这一效果的原因：心态平和，服药养生，辟谷修炼，诵经作法，住室向阳，室内焚香。从心态到养生办法，到生活习惯，都用赞扬的语气，予以肯定，对他的养生方法予以推崇。

诗中"三尸饿死为休粮"，道家认为人体中有三种作祟之神叫"三尸"。这种恶神每逢庚申日就向天帝报告人的过恶，天帝惩罚人就使人减寿。人也想办法治服消灭三尸，其一种办法就是"休粮"。休粮是辟谷的别称。道家修炼主要方法之一就是辟谷，在相当长的时间内不吃粮食，锻炼身体空虚。诗里说的是用辟谷方法饿死"三尸"。其实是用饥饿疗法祛除体内疾病，人便长寿了。

唐诗中的辟谷

唐诗中有关辟谷的诗还有：

张籍的《赠辟谷者》:"学得餐霞法,逢人与小还。身轻曾试鹤,力弱未离山。无食犬犹在,不耕牛自闲。朝朝空漱水,叩齿草堂间。"

王维的《春日上方即事》诗中"好读高僧传,时看辟谷方",《故太子太师徐公挽歌四首》诗中"留侯常辟谷,何苦不长生"。

漫谈辟谷养生

辟谷,又称"断谷""绝谷""休粮"等,即不吃五谷,而是食气,吸收自然能量。辟谷时,仍食药物,并须兼做导引等功夫,过去道家当作修炼成仙的一种方法,而如今辟谷养生是运用能量来修养身心。现代人食物丰富,吃得太多太好,辟谷是为了养生、排毒、美容、养颜、调理身体,解脱亚健康状态。

"辟谷术"起于先秦,大约与"行气术"同时。集秦汉前礼仪论著的《大戴礼记·易本命》说:"食肉者勇敢而悍,食谷者智慧而巧,食气者神明而寿,不食者不死而神。"是为辟谷术最早的理论根据。由辟谷历史可知,辟谷分为两种方式,一种是药物辟谷;另一种是服气辟谷。

"服药辟谷"即用服食药物以代替谷食。药方甚多,有取高营养而消化慢的豆、枣、胡麻(芝麻)、栗、酥及茯苓、黄精、天门冬、白术、人参、蜂蜜等配伍,制成丸、膏,于断谷后口服一二丸以代谷食。"服气辟谷",服气又称"食气",指呼吸吐纳锻炼,以呼吸为主,即以服气与辟谷相配合,并以服气为基础,通过服气达到辟谷的目的。

辟谷的机制

辟谷的原理如下:

(1)通过现代医学研究,人体的衰老和疾病,重要原因之一是在于大肠里的粪便堆积和发酵,产生了有害物质,使人体慢性中毒,故从人体健康而言,人体中的废物有粪、尿、汗、二氧化碳等,而以粪便危害最大,为百病之源,所以要想治病,须先清理肠胃,以保持体内内环境、内空间清洁,从而促进各脏腑功能,提高免疫能力。随着辟谷日程的增加,体内白细胞数量超过正常的一倍或数倍,来吞噬病原菌,治愈疑难杂症乃至绝症。辟谷由于进食很少,肝脏负担变轻,会清除血液里的毒素,使毒素深度降低,同时合成有益于身体免疫的活性物质。例如,辟谷后血液中高密度脂蛋白会升高,高密度脂蛋白能降低血脂，修复血管硬化，逆转冠心病、高血压。辟谷还具有更深的一层意义，它不是纯粹的挨饿，而是具备了练功而带来的特殊效果。

（2）现代生物医学研究表明，营养摄入控制是延缓细胞衰老的途径之一，其原理可能是降低体内胰岛素水平从而解除了对细胞自噬的抑制作用，而后者是细胞内清除随时间积累的受损蛋白质或衰老细胞器从而维持稳态的重要机制。辟谷能系统地改善和调节消化系统、循环系统、呼吸系统、神经系统、生殖系统、泌尿系统的功能，而且无任何毒副作用，这是任何药物所不能及的。

（3）辟谷也是健美的好方法，在辟谷的第一天到第五天时，体重减轻最为明显，一天平均会减轻 1～2 千克，从第 5 天开始，每天减轻 0.5～1 千克，以后几乎都是以一定的递减方式减轻体重（有时也有例外，视每个人的自身体质因素及配合情况而定）。它从根本上解决了能量的吸收问题，不仅能使胖人瘦下来，而且还能使瘦人胖起来，皮肤光泽润洁，起到双向调节作用。

（4）从气功养生、修炼的角度讲，通过定期和不定期的辟谷，可使细胞处于"缺食夺气"的状态，使人体内外气相通，产生天人合一功效，加速细胞与外界物质和能量的交换，夺取大自然的宇宙真气，同时使人更易放松入静，大脑潜能得以开发，启智开慧。辟谷还能降低体温、脉搏跳动的次数，延缓衰老，健康长寿。

辟谷养生的注意事项

辟谷养生与饥饿有本质区别，所以辟谷一定要在正确的指导下进行服气、吞气、静坐冥想、吸收能量，这才是辟谷养生的核心，否则没有能量作保证，就会出现副作用，或者没有辟谷养生师指导，则容易出现不良反应或事故，导致不安全因素。

（1）辟谷养生，应该循序渐进，不可操之过急，要根据不同人的实际情况制定辟谷养生方案，切不可一概而论。也就是说辟谷养生由浅入深，逐渐提高，辟谷时间长短要量力而行，比如开始三天、五天、七天等，让自己有个适应的过程。

（2）低层次的辟谷养生可吃点水果、蜂蜜之类进行调节；高级的辟谷养生，或者是辟谷减肥，要根据不同的身体状况，决定是全辟谷还是半辟谷。高血压病人，练习时要尽量避免长时间下蹲，如下蹲后应慢慢立起，睡在床上也要慢慢起来，不要急速爬起，过分剧烈的动作也要避免，以免造成体力不支，或者头晕等现象。

（3）辟谷期间，不同的人有不同的反应，有舌苔变厚，口中发苦、发涩、口臭，皮肤可能也会有酸臭味，还有的腋下或其他地方有异味、臭味，小便变黄变油，面色暗淡，无大便（尤其是全辟谷有的四天也不会排便）或拉稀便如酱油状、柏油状，甚至奇臭，这些都是正常现象，是身体排毒的表现。如果原来便秘者可多喝水加苹果，或蜂蜜，特殊的时候可以服点泻药以求把宿便泻掉。一般辟谷，腹泻是不用药调治的，毒素排光则自然腹泻停止，毒素清理之后，将很快转为正常。

（4）辟谷期间，大多数人都有气冲病灶反应，这是中医所讲正邪相搏，表面上看，病会有加重现象，或把隐藏的病、曾经没有治愈的病激发出来，出现这种现象时要正确理解，不要害怕。有此反应是身体好、气感强、祛病快的表现。气冲病灶的现象有的明显，有的不明显，冲过之后病情将会进一步好转或彻底治愈。

（5）最好在晚上10时结束所有活动，或进少量水果，到了10时半就打坐，聚集能量，吸收自然之气。利用心理能量，进行放松身心，意念不要强求，顺其自然，可想也可不想，打坐采气时间长短因人而异。

（6）恢复饮食后不要马上进补，中间要有三至五天的恢复期后才可正常饮食，进补也要七天后为宜。辟谷期间禁止性生活，且不要过于剧烈运动，在辟谷后复食期也要暂时停止性生活。

（7）辟谷者心情要保持乐观豁达，心平气和，整个辟谷期间都要保持心情舒畅，情绪稳定，尤其不能生气。

（8）辟谷开始三天，由于习惯性的动作，少数人有饥饿或难受，或有疲乏感，四天之后，人体就比较轻快，也没有饥饿或难受的反应了，而且还会轻松，没有进食的欲望了。此时就能感受到能量源源不断地进入体内，身体也变得轻盈。

辟谷养生是通过特殊的训练方法和打通人体与自然的通道，进而全面调节人体生理功能，获得健康人生。

古辟谷现代新解

日本科学家大隅良曲获得 2016 年诺贝尔生理学或医学奖，获奖理由是"发现细胞自噬机制"。什么是细胞自噬呢？简单地说，细胞在饥饿的时候，能把自己体内的无用或有害物质自行吃掉，以提供自己生存需要的能量。自噬理论的关键是"细胞饥饿"，是"辟谷断食养生"的最好解释。

自噬作用是指细胞在缺乏营养和能量供给，应对短暂的生存压力时，可通过降解自身非必需成分来提供营养和能量，从而维持生命。相应地，自噬作用也可能降解潜在的毒性蛋白等体内多余的垃圾物质，来阻止细胞被毒素损伤，或是因此而阻止细胞的凋亡进程。一言以蔽之，细胞在饥饿的时候，能把自己体内的无用或有害物质自行吃掉以提供自己生存需要的能量。

很多人都认为，许多疾病的发病概率，都会随着年龄的增长而升高。这可能是因为，年龄增长后，自噬作用的效率降低了。按照美国阿尔伯特·爱因斯坦医学院的安·玛丽亚·库尔沃教授的说法，包括自噬作用在内的细胞系统，都会随着年龄的增长而逐步丧失功能，尤其是负责清除异常蛋白及细胞器的系统。它们的工作效率降低，会导致有害物质大量累积，最终引发疾病。库尔沃教授认为，如果自噬作用效率降低，确实是造成年老体弱的首要因素，我们就可以解释为什么限制热量摄取，能延长多种实验动物的平均寿命了。动物摄取的食物越少（在保证基本营养供给的前提下），寿命就越长，人类可能也是如此。

限制养料的供给（起始饥饿），细胞加速自噬，因此，当个体衰老时，限制热量的摄取，也许能提高自噬作用的效率。最新研究显示，如果能阻止自噬作用的效率降低，实验动物体内就不会有受损蛋白或细胞的累积。精巧实验之后，人们才意识到它的机制、懂得了它的重要性。所以，理论上我们可以通过调整饮食来提高细胞自噬，从而达到延缓衰老的目的。

针对健康人群，风靡世界的 5：2 轻断食（一周内 5 天正常饮食，2 天饮食限制卡路里摄入）和佛教的过午不食制度都在一定程度上延长了低血糖的时间，这也就意味着延长了高细胞自噬速率的时间，清除了更多的衰老蛋白质，延缓了细胞的衰老。

细胞自噬是体内发生的清理衰老蛋白，保持细胞年轻活力的重要方法。随着年龄的增长，细胞自噬能力逐渐下降。餐后的游离氨基酸与胰岛素水平越高，自噬能力越低，通过适度断食或节食，从而降低餐后游离氨基酸浓度与胰岛素水平，对提高自噬能力、延缓衰老有积极作用，从而也解释了"辟谷养生"的机制。

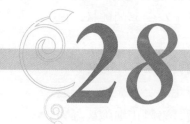

28

注瓶云母滑，漱齿茯苓香
——天然矿泉水与养生

题慧山泉 （若水）

石脉绽寒光，松根喷晓凉。注瓶云母滑，漱齿茯苓香。

野客偷煎茗，山僧借净床。安禅何所问，孤月在中央。

此诗是说，慧山泉旁的石脉绽放出缕缕寒光，泉边的老松根部拂晓喷发出清凉。泉水注入净瓶如同云母透亮润滑，用来漱口洁齿犹如茯苓一样清香。山野的隐士偷着用此泉煎茶品茗，山寺的僧人凭借此水以洁净屋床。静坐入定的安禅者又在问些什么？此时明月映照着慧山泉池的中央。

诗中的慧山，又名九龙山，即今江苏省无锡市西惠山。山之东麓有泉，称慧山泉。慧山泉，亦名惠山泉，此泉被唐代陆羽评为天下第二泉。近代华彦钧（阿炳）所作二胡名曲《二泉映月》，即描绘此泉的风景。

饮用天然矿泉水有标准

天然矿泉水是指在特定地质条件下形成，并蕴藏在特定地质构造岩层中的地下矿水，其含有特殊的化学成分或具有特殊的物理性质。中国饮用天然矿泉水国家标准规定：饮用天然矿泉水是从地下深处自然涌出的或经人工揭露的未受污染的地下矿泉水；含有一定量的矿物盐、微量元素和二氧化碳气体；在通常情况下，其化学成分、流量、水温等动态在天然波动范围内相对稳定。

"国标"还确定了达到矿泉水标准的界限指标，如锂、锶、锌、溴化物、碘化物，偏硅酸、硒、游离二氧化碳以及溶解性总固体。其中必须有一项

（或一项以上）指标符合上述成分，即可称为饮用天然矿泉水。"国标"还规定了某些元素和化学化合物，放射性物质的限量指标和卫生学指标，以保证饮用者的安全。

天然矿泉水与养生

根据矿泉水的水质成分，一般来说，在界线指标内，所含有益元素，对于偶尔饮用者是起不到实质性的生理或药理效应的，但如长期饮用矿泉水，对人体确有较明显的营养保健作用。

以中国天然矿泉水含量达标较多的偏硅酸、锂、锶为例，这些元素具有与钙、镁相似的生物学作用，能促进骨和牙齿的生长发育，有利于骨钙化，防治骨质疏松；还能预防高血压，保护心脏，降低心脑血管的患病率和死亡率。因此，偏硅酸含量高低，是世界各国评价泉水质量最常用最重要的界限指标之一。

矿泉水中的锂和溴能调节中枢神经系统活动，具有安定情绪和镇静作用。长期饮用矿泉水还能补充膳食中钙、镁、锌、硒、碘等营养素的不足，对于增强机体免疫功能，延缓衰老，预防肿瘤，防治高血压，痛风与风湿性疾病也有着良好作用。

此外，绝大多数矿泉水属微碱性，适合于人体内环境的生理特点，有利于维持正常的渗透压和酸平衡，促进新陈代谢，加速疲劳恢复。

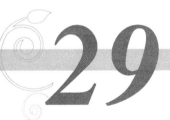

俯身仰击复傍击，难于古人左右射
——说球类健身运动源于中国

酬韩校书愈打球歌 （张建封）

仆本修文持笔者，今来帅领红旌下。不能无事习蛇矛，闲就平场学使马。
军中伎痒骁智材，竞驰骏逸随我来。护军对引相向去，风呼月旋朋先开。
俯身仰击复傍击，难于古人左右射。齐观百步透短门，谁美养由遥破的。
儒生疑我新发狂，武夫爱我生雄光。杖移鬃底拂尾后，星从月下流中场。

人不约，心自一。马不鞭，蹄自疾。凡情莫辨捷中能，拙目翻惊巧时失。韩生讶我为斯艺，劝我徐驱作安计。不知戎事竟何成，且愧吾人一言惠。

"俯身仰击复傍击，难于古人左右射。齐观百步透短门，谁羡养由遥破的。儒生疑我新发狂，武大爱我生雄光。杖移鬓底拂尾后，星从月下流中场。人不约，心自一。马不鞭，蹄自疾。"张建封这首《酬韩校书愈打球歌》，风呼火啸，神杖击打自如，表演出各种惊人的绝技。运动员精力饱满，勇猛坚强，气冲斗牛。他们心意一致，动作协调，有着严密的组织。这种精神，这种气魄，至今仍然值得称赞，富有艺术魅力。

唐诗中的球类运动

唐代的体育活动，开展得很好，其中尤以球类活动为盛。唐代的球是用皮革作壳，用动物的膀胱作胆，名之曰"气球"，跟我们今天的球相似。球的打法也很多，有的用脚踢，有的用手投，有的用杖击，等等。

唐代的统治者比较重视打球。每当春秋佳日，群臣宴集，常有球类活动，并要诗人作诗助兴。如武则天时代的诗人武平一写过《率梨园观打球应制》"影随红尘没，光随赭汗流"。花蕊夫人《宫词》中有这样的诗句："小球场近曲池头，宣唤勋臣试打球。"王建《宫词一百首》诗中"殿前铺设两边楼，寒食宫人步打球。"宫廷里一般都有球场设施，郑隅的《津阳门》诗云："楼南更起斗鸡殿，晨光山影相参差。"就是说在斗鸡殿旁边，便有一个很大的球场。韩愈的《汴泗交流赠张仆射建封》诗："汴泗交兄郡城面，筑场千步平如削。短场三面缭透迤，击鼓腾腾树赤帜。"生动地画出了球场的规模布局。

朝廷里的成员，从最高的当权者，到普通的宫女，都参加球类活动。王建《宫词》诗云："对御难争第一筹，殿前不打背身球。内人唱好龟兹急，天子梢回过玉楼。"这是描写宫人在进行球赛，忽然见到天子打完杖球回来的情景。因为当权者重视，所以王子王孙便大都是积极分子，"新调白马怕鞭声，供奉骑来绕殿行。为报诸王侵早入，隔门催进打球名"，"东风泼火雨新收，异尽新泥扫雪沟。走马毬车当御路，汉阳公主进鸡球"（王建《宫词》）上有好者，下必有甚焉。"三千宫女侧头看，相排踏碎双明珰"（杜牧《郡斋独酌》）。"斗鸡金宫里，蹴鞠瑶台边。举动摇白日，指挥回青天"（李白《古风百四十年》）。"蹴鞠屡过飞鸟上，秋千竞出垂杨里"（王维《寒食城东即事》）。

球类活动数杖球最精彩，也数杖球的难度最大。参加此项不但需要有强健的身体，而且需要善骑术。运动员骑在马上，手中执杖，星驰目转，来往倏忽，要眼力和技术很好才能击中。"侧重转臂着马腹，霹雳应手神珠驰"（韩愈《汴泗交流赠张仆射建封》）。女诗人鱼玄机，用多彩的画笔，写下那动人的镜头："坚圆净滑一星流，月杖争敲未拟休。无滞碍时从拨弄，有遮拦处任钩留。"

一个兴旺的朝代，文化科技都趋于繁荣，在体育健身方面同样能出现振奋的局面。

足球源于中国

中国是足球运动的发源地，历史上曾是世界足球强国。2004 年 7 月 18 日第十三届亚洲杯足球赛在北京工人体育场开幕。开幕式上，国际足联主席布拉特说："足球运动起源于中国。这次亚洲杯在中国举行，等于回到足球运动的故乡。"这个世界上，足球不仅仅是世界杯，甚至绝大部分时间与世界杯无关，足球是强健体魄的运动，砥砺性格的岩石，培养感情的游戏……这才是世界第一运动——足球的含义。

中国古代称足球为"蹴鞠"。蹴鞠，亦云"蹙鞠"（《缃素杂记》），后更名"踏鞠"（见《太平清话》），战国时谓之"蹋鞠"（见《战国策》）。"蹴"，意为脚踢；"鞠"，即皮球。古代蹴鞠同现在的足球相似。考古学家发现，在三千多年前的殷代已经有类似足球的游戏——蹴鞠舞，并有甲骨文字记载，这也是世界上有关足球活动最早的文字记载。又据《刘向别录》上说："蹴鞠者，传黄帝所作。或曰起战国之时。蹴鞠兵势也，所以练武士知有材也。"战国时代，蹴鞠在民间和军队中流行起来，当时已发展成两个以一定行列进行踢球竞赛的形式，而球是用皮革缝制，内充毛发的圆球。《史记》中记载，当时著名的政治家苏秦就曾把踢球作为国家繁荣昌盛的标志之一。《史记》和《汉书》都曾记载，汉武帝时名将霍去病把蹴鞠正式列为训练士兵强身的项目，以加强军队的战斗力，"其在塞外，卒乏粮或不能自所，而去病尚穿域蹋踘也"。班固在《汉书·艺文志》中还认为，蹴鞠之类的活动，可以使人手脚灵活，会用兵器，反应灵敏，能攻善守，可立于不败之地。

汉代的蹴鞠同现代足球已有许多相似之处。《汉书》记载，汉高祖刘邦也是蹴鞠爱好者，在宫苑里建造宏大球场，称"鞠城"。球场上有看台、围墙，有称为"鞠域"或"鞠室"的球门。竞赛方法也与现代足球颇相似。上场比赛两个队各十二名队员，攻守各六人，以踢进"鞠室"多少定胜负。比赛还设有裁判员。西汉时还出现了世界上最早的一部足球技术专著——《蹴鞠新书》。三国时期，曹操也是一个"蹴鞠迷"，曾把一名蹴鞠高手叫孔桂的人，留在身旁。

唐代蹴鞠又有了新的发展，出现了充气的球和挂网的球门。那时的鞠球，外用皮革缝制，内用动物的尿泡（膀胱）为球胆，充气而成。比赛规则由各队十二人改为六人，双方都设一个守门人，同现代足球比赛更接近了。在我国，充气球和挂网球门的出现比西方早了一千多年。唐代还流行由一个人单独进行颠球的表演，除用双足熟练地踢球外，还能用头、肩、背、臀、胸、膝等部位颠球，上下翻飞而不落地，有时球起伏于身，前后滚动，"瞻之在前，忽焉在后"，令人叫绝。

当时，三个轮踢称"转花枝"，四人轮踢叫"流星赶月"，八人轮踢称"八仙过海"，也有一人对数人对踢，并可踢出多种姿势。唐朝时期，中国古代足球传入朝鲜和日本。日本古代足球书籍《蹴鞠九十九箇条》记载："鞠始于大唐。"

我国古代女子蹴鞠活动也是世界上产生最早的，据记载，隋唐时期，女子蹴鞠是一种不设球门的单人或几人踢的"白打"。在保留下来的宋代陶枕上，有民间女子踢球的图像，形象生动、优美。

足球运动起源于中国，是真实的历史事实，这是一项中国古人强身健体运动的原创发明。

30

廊下御厨分冷食，殿前香骑逐飞球
——唐代女子体育运动

寒食内宴二首·其一 （张籍）

朝光瑞气满宫楼，彩纛鱼龙四周稠。廊下御厨分冷食，殿前香骑逐飞球。
千官尽醉犹教坐，百戏皆呈未放休。共喜拜恩侵夜出，金吾不敢问行由。

此诗是描述寒食节在唐宫内举行宴会的热闹场景，还有看演戏和宫女马球表演。据记载，唐代女子体育运动出现繁荣景象，项目之丰富、参与人数众多、规模之大，在体育史上曾有"惟有大唐三百年，是中国古代体育最辉煌的时期"之说。唐代也是我国诗歌发展长河中的黄金时代，其中亦不乏描写女性体育活动的诗歌。

女子球类运动

古代球类运动包括蹴鞠、步打球、彩球戏等。唐代较为盛行的球类活动形式以蹴鞠和马球为代表。此外，步打球、抛球、踏球等球类活动形式，也是这一时期常见的体育活动。

（1）蹴鞠，又名"踏鞠"，是我国古代的一种足球运动，也是唐人最热衷的体育活动。唐时，鞠由原来的实心皮球发展成为充气球，使得其分量轻、弹性好，从而增加了这种球类运动的趣味性和普及性。隋唐以前，蹴鞠主要是作为一种军事手段，最初由男子参加，至唐代，随着妇女地位的提高，也流行于女子中间。

唐代诗人王建的《宫词》诗中有"寒室内人长白打，库中先散金与钱"之句，韦庄的《长安清门》有"内宫初赐清明火，上相闲分白打钱"，这些都形象地描绘了宫女在寒食清明节参与蹴鞠活动并得到赏钱的情形。而且蹴鞠活动也并不仅仅是在宫廷贵族之间流行，在民间也十分普及。

（2）击鞠，又称击球、打球，即马球运动，是骑在马上以球杆击球入门的一种竞技形式。在唐代，击鞠十分盛行，上到唐皇，下到士兵，都把它作为一种经常性的活动，除在皇室、军队、官吏、民间的男子中流行之外，也受到一些女子的喜爱。很多女子也和男子一样挥杆击球，只是女子击鞠时因担心力量不足，受到伤害，故坐骑多用驴代替马，称为"驴鞠"。

在唐代宫廷中，宫女一般在节日时常被组织起来进行比赛，娱乐消遣。张籍的《寒食内宴二首》诗中"廊下御厨分冷食，殿前香骑逐飞球"，和疑的《宫词百首》诗中"两番供奉打球时，弯凤分厢锦绣衣"等诗句反映了宫女们进行马球比赛的盛况。女诗人鱼玄机在《打球作》中有"坚圆净滑一星流"之句，抒发了自己骑马击球时的感受。此外，后蜀花蕊夫人的《宫词》中说："自教宫娥学打球，玉鞍初跨柳腰柔"等。

（3）步打球，又称步打、步击，由击鞠发展而来，相对马球而言，对抗性要小得多，是一种拿球杆徒步击打的球类游戏。唐代宫廷中每年的寒食节，都会组织宫女进行徒步打球的游戏。王建的《宫词一百首》里写到"殿前铺设两边楼，寒食宫人步打球。一半走来争跪拜，上棚先谢得头筹。"唐代女子积极参与这种步打球，在唐时期的壁画中，也有对其休闲情景的生动描绘。

（4）彩球戏。在唐代，有一些流行于女子中的球戏，谓之曰："抛球""踏球"等。"抛球"是指彼此用手抛接彩球。李白的《宫中行乐词》中写道："素女鸣珠佩，天人弄彩球。"温庭筠的《寒食节目奇造望》诗中有"彩素拂庭柯，轻球落部固。"韦应物的《寒食》诗中生动描述了"彩绳拂花去，轻球度阁来"等诗句，这些都生动地描绘了唐代女子玩彩球的情景。

女子休闲趣味类运动

唐代的节日众多，异彩纷呈。一些节日的活动内容本身就是体育活动，如寒食节蹴鞠、秋千，阳春拔河、踏青，端午龙舟竞渡，以及重阳登高览胜等。在这些节令的体育活动中，不乏有唐代女子的身影，为此诗人们留下了不少吟诵的诗篇。

（1）秋千，又称千秋，是在木架上悬接两绳，下栓横板，玩者在板上或站或坐，两手握绳，使其前后摆动，历来都为女性所喜爱。到了唐代，秋千运动更是以其悠闲自得、闲致优雅而深受妇女的欢迎，不仅是在宫女中流行，民间也很普及。秋千架上，仕女们的身姿轻盈如燕，裙裳上下翻飞，随风起舞，妙丽无比。秋千多与寒食节相联系，清明时节，气候渐暖，特别适合这类运动。

据《开元天宝遗事》中记载："天宝宫中，至寒食节，竞竖秋千，令宫嫔辈戏笑，以为宴乐。"唐玄宗甚为喜欢观看嫔妃们荡秋千，感觉荡秋千时有如天上仙女。在唐诗中亦有很多。关于女子荡秋千的记载，如刘禹锡的《同乐天和微之春秋》中有"秋千争次第，牵拽彩绳斜"的描写，活灵活现地勾勒出少女们荡秋千的情景；王维《寒食城东即事》一诗中有"蹴鞠屡过飞鸟上，秋千竞出垂杨里"之句，说明了当时荡秋千的技艺之高。韦庄的《长安清明》诗中就有"紫陌乱嘶红叱拨，绿杨高映画千秋。"杜甫的《清明二首》中说"万里秋千习俗同"，可见当时荡秋千这项活动已相当普及。

（2）龙舟，又称竞渡，是为纪念屈原而进行的活动，但发展至唐代，已经成为一项以竞赛为目的的体育活动。竞渡不仅为百姓所喜爱，同时也引起了皇亲贵族们的浓厚兴趣，唐人张祜的《杂曲歌辞》中有"猩猩血彩系头标，天上齐声举画桡。却是内人争意切，六宫罗袖一时招"，描写的就是宫女热闹划船赛的场景。

（3）围棋：在唐代，围棋作为一种斗智斗勇、陶冶性情的体育活动，受到当时宫中府第、文人雅士的推崇，而且在妇女之中也开展起来了。唐代设置了专门陪同皇帝下棋的专业棋手"棋待诏"，棋手中就不乏诸多宫廷妇女。唐代诗人张籍《美人宫棋》有言："红烛台前出翠娥，海沙铺局巧相和。趁行移手巡枚尽，数数看谁得最多。"它描写的就是宫女弈棋的情形。

（4）杂技：唐朝时，宫廷中训练女伎，每逢庆典会，她们往往应召表演。杂技的项目主要有马技、绳技、戴竿。刘言史《观绳伎》诗中"重肩接立三四层，著屐背行仍应节。……危机险势无不有，倒挂纤腰学垂柳"，刘晏《咏王大娘戴竿》诗中"楼前百戏竞争新，唯有长竿妙入神。谁谓绮罗翻有力，犹自嫌轻更著人"，分别描述了绳技、戴竿这些惊险的杂技活动。

（5）骑射游猎活动：大唐尚武之风大兴，骑射活动普遍开展起来。帝王出猎时，嫔妃宫女经常结伴而行，女子长骑射游猎的很多。杜甫的《哀江南》诗中有"辇前才人带弓箭，白马嚼啮黄金勒。翻身向天仰射云，一笑正中双飞翼"。这首诗突出描绘了女骑射的英姿。韩偓的《从猎》诗中"小镫狭鞭鞘，鞍轻伎细腰"，写嫔妃宫女能够行弓射猎，纵马飞驰，技艺已相当高超。另据《开元天宝遗事》载："唐宫中，端午日造粉团，角黍贮盘中，小弓射之，中则得食，都中盛行此事。"可见，唐代女子骑射游猎活动已成为一项充满竞赛性的娱乐体育活动了。

31

不效艾符趋习俗，但祈蒲酒话升平

——说"端午"健康习俗

端午日 （殷尧藩）

少年佳节倍多情，老去谁知感慨生。不效艾符趋习俗，但祈蒲酒话升平。

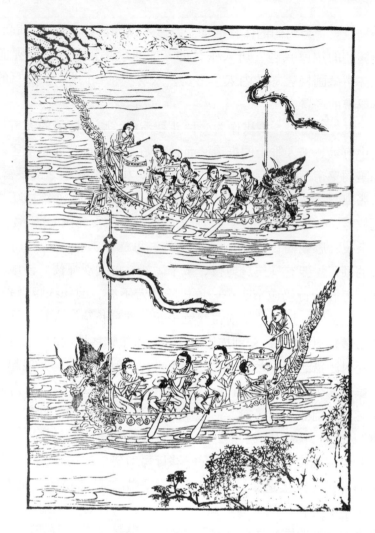

鬓丝日日添白头，榴锦年年照眼明。千载贤愚同瞬息，几人湮没几垂名。

唐代诗人殷尧藩的《端午日》诗，主要抒发他在端午节时的诸多感慨。诗意是说，青少年时每逢佳节便倍增激情，而今老了有谁知道我的感慨万千。不效法用艾符驱邪而迎合习俗，只祈求几杯菖蒲酒能共话太平。白发日日都在增添，石榴花年年开得夺目鲜明。历史千载无论贤还是愚，同样瞬间即逝，多少志士被埋没又有几人能留名？

唐诗中的端午

唐诗中也有许多讲端午的诗句，如：

"端午临中夏，时清日复长。"（李隆基《端午》）

"宫衣亦有名，端午被恩荣。"（杜甫《端午日赐衣》）

"石溪久住思端午，馆驿楼前看发机。"（卢肇《竞渡诗》）

"鹤发垂肩尺许长，离家三十五端阳。"（殷尧藩《同州端午》）

"节分端午自谁言，万古传闻为屈原。"（文秀《端午》）

端午的来历

端午节是我国传统的民间节日之一，亦以纪念相传于此日自投汨罗江的古代爱国诗人屈原，"节分端午自谁言，万古传闻为屈原"（唐代文秀《端午》）。但在屈原的传说尚未广泛流传之前，端午的习俗仍因袭对"恶日"（古代将五月视为恶月，五月初五视为恶日）的禁忌。在历史长河中，端午形成了许多习俗，多以保健、避疫为主要原则，有的一直流传至今。

悬挂艾蒲，驱毒防病

自古以来，端午节有门前悬艾、菖蒲之俗。艾即艾蒿，多年生草本植物。菖蒲为多年水生草本植物，两者皆可入药。艾蒿和菖蒲中都含有芳香油，因而可以充作杀虫防治病虫害的药物。端午期间，时近夏至，天气转热，空气潮湿，虫蚊滋生，疫病增多。古时人们缺乏科学观念，误以为疾病由鬼邪作祟所致，所以端午节门口悬挂艾蒲用以祛鬼禳邪，护卫健康。其实，真正起到净化环境、驱虫祛瘟作用的是艾蒿、菖蒲的芳香所致。

饮用药酒，祛邪解毒

端午节的习俗多以驱邪辟毒为主，古时端午节用菖蒲浸酒以辟毒，"菖蒲放花，人食长年"（东汉应劭《风俗通义》），"共饮菖蒲酒，君王寿万春"（宋代欧阳修《端午贴子词》）。医学研究表明，菖蒲主要含细辛醚等挥发油，菖蒲具有性温、味辛的特点，能开心窍，祛痰湿，对治风寒伤肺、胃病均有较好疗效。菖蒲酒对预防夏令外感有一定作用。

神话传说《白蛇传》中，白娘子因饮雄黄酒，现出蛇身原形，故民间误传为蛇、蝎、蜈蚣等毒虫可由雄黄酒对付。端午节饮雄黄酒可以驱邪解毒，并用以涂抹小儿面颊耳鼻，在额头上书以"王"字以镇邪。清代潘荣陛《帝京岁时纪胜·端阳》记载："午前细切蒲根，伴以雄黄，曝而浸酒。饮余则涂抹儿童面颊耳鼻，并挥洒床帐间，以避毒虫。"

雄黄，性温，有毒，有燥湿、祛风、杀虫、解毒功效，主治疥癣、秃疮、痈疽、破伤风、蛇虫咬伤、腋臭、痔瘘、哮喘等。雄黄为硫化物类矿石，主要成分为硫化砷。雄黄作为一种中药，多作为解毒、杀虫药。雄黄酒含有砷，受热易氧化为三氧化二砷，有剧毒。因此，现代已不主张饮用雄黄酒。

荷包香袋，防病健身

端午临近，人们通常会悬挂、佩戴荷包，以求驱虫、避邪。将芳香开窍的中草药，如苍术、藿香、艾叶、肉桂、白芷、川芎、芩草、排草、山奈奈、甘松、蚌粉等制成药末，装在特制的布袋中，外包丝布，清香四溢，再以五色丝线弦扣成索，做成各种不同形状，玲珑可爱。中医专家表示，香包对于防病驱虫有一定功效，但并不可替代治疗。

荷包又称香包、香囊、香袋等，荷包佩戴于胸前，香气扑鼻，除秽醒脑。这些随身携带的袋囊，内容随时代变化而变化，从前秦时期吸汗的蚌粉到驱邪的灵符、铜钱；从避虫的雄黄粉，到隋唐发展成装有香料的香包，一直流传至今。荷包的制作也日趋精致，此物件成为端午节特有的民间工艺品，成为健康避秽的象征。

"兰汤"沐浴，讲究卫生

端午节又称"浴兰节"，古人认为五月开始是皮肤病多发季节，于是就在此日以兰草汤沐浴去污。3000多年前的周朝时期，就有"五月五日，蓄兰而沐"的习俗。当时的兰花并不是现在的兰花，而是菊科的佩兰，有香气，可煎水沐浴。端午传统的沐浴除了用香草外，还用鲜艾草、菖蒲、银花藤、野菊花、柳树枝、野薄荷、桑叶等。中医认为这些中草药具有芳香开窍、温气血、散湿寒、消毒、防腐之功效。

端午粽子，阴阳之形

"古人以菰芦叶裹黍米，煮成尖角之形，故曰粽，曰角黍。"（明代李时珍《本草纲目》）。据传，端午节吃粽子是为了凭吊屈原。宋代李昉、李穆等编《太平御览》记载："煮肥龟，令极熟，去骨，加盐豉、秋蓼，名曰俎龟粘米，一曰粽，一曰角黍。盖取阴阳包裹未分之象也。龟表肉里，阳内阴外之形，所以赞时也。"

"不效艾符趋习俗，但祈蒲酒话升平。"端午节的习俗，如果用今天的科学技术尺度来衡量，有一些可能没有实际功能，如写符念咒，驱鬼除恶，还涉及迷信的内容；有一些仍然具有比较充分的合理性，并且发挥着积极的保健作用。端午节的习俗在整体上传承的文化价值、保健价值，毫无疑问对我们今天的生活具有重要意义。

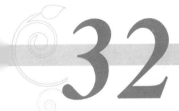

32 龙沙即此地，旧俗坐为邻
——说"重阳"健康习俗

重九日宴江阴 （杜审言）

蟋蟀期归晚，茱萸节候新。降霜青女月，送酒白衣人。

高兴要长寿，卑栖隔近臣。龙沙即此地，旧俗坐为邻。

此诗的意思是，蟋蟀将要进屋的九月，大家佩戴着茱萸一起登高宴会，一起来庆祝重阳佳节，已到了降霜的时候，傍晚的天气有点寒冷，吏人送来了宴会用的酒。江阴这个地方很偏僻，皇帝和大臣们都远在千里之外。宴会的地点设在龙沙山上，和我坐在一起的是当地的普通百姓。

这是一首叙事的诗，记录了诗人在重阳节宴请当地普通百姓的经过，诗中详细地交代了时间、节气、地点和参加的人物，与民同乐也是士大夫们喜欢做的一件事情。

重阳节的起源

九九重阳，早在春秋战国时的《楚辞》中已提到了。屈原的《远游》里写道："集重阳入帝宫兮，造句始而观清都。"洪兴祖补注："积阳为天，天有九重，故曰重阳。"这里的"重阳"是指天，还不是指节日。三国时魏文帝曹丕《九日与钟繇书》中，则已明确写出重阳的饮宴了："岁往月来，忽

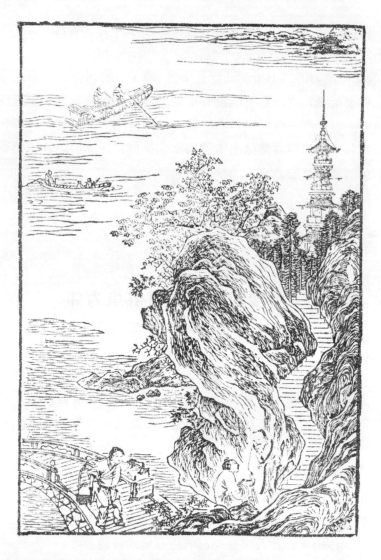

复九月九日。九为阳数，而日月并应，俗嘉其名，以为宜于长久，故以享宴高会。"晋代文人陶渊明在《九日闲居》诗序文中说："余闲居，爱重九之名。秋菊盈园，而持醪靡由，空服九华，寄怀于言。"这里同时提到菊花和酒，大概在魏晋时期，重阳日已有了饮酒、赏菊的做法。到了唐代，重阳被正式定为民间的节日。

今天的重阳节，被赋予了新的含义。在 1989 年，我国把每年的九月九日定为老人节，传统与现代巧妙地结合，成为尊老、敬老、爱老、助老的老年人的节日。

唐诗中的重阳

古人咏重阳节的诗，或愁满天宇，或情透纸背，读之余韵悠远。例如：

王维的《九月九日忆山东兄弟》诗中"独在异乡为异客，每逢佳节倍思亲"。

赵嘏的《重阳日寄韦舍人》诗中"节过重阳菊委尘，江边病起杖扶身"，及《重阳》诗中"节逢重九海门外，家在五湖烟水东"。

王绩的《九月九日赠崔使君善为》诗中"忽见黄花吐，方知素节回"。

王昌龄的《九日登高》诗中"茱萸插鬓花宜寿，翡翠横钗舞作愁"。

白居易的《重阳席上赋白菊》诗中"满园花菊郁金黄，中有孤丛色似霜"，及《九日醉吟》诗中"一为州司马，三见岁重阳"。

杜牧的《九日齐山登高》诗中"但将酩酊酬佳节，不作登临恨落晖"。

刘兼的《重阳感怀》诗中"重阳不忍上高楼，寒菊年年照暮秋"。

刘禹锡的《九日登高》诗中"年年上高处，未省不伤心"。

卢顺之的《重阳东观席上赠侍郎张固》诗中"白云郊外无尘事，黄菊筵中尽醉容"。

高适的《重阳》诗中"节物惊心两鬓华，东篱空绕未开花"。

皇甫冉的《重阳日酬李观》诗中"不见白衣来送酒，但令黄菊自开花"。

韦庄的《婺州水馆重阳日作》诗中"异国逢佳节，凭高独苦吟"。

鱼玄机的《重阳阻雨》诗中"落帽台前风雨阻，不知何处醉金杯"。

张籍的《重阳日至峡道》诗中"登高欲饮重阳酒，山菊今朝未有花"。

鲍溶的《九日与友人登高》诗中"几回为客逢佳节，曾见何人再少年"。

岑参的《奉陪封大夫九日登高》诗中"九日黄花酒，登高会昔闻"。

崔国辅的《九月九日》诗中"江边枫落菊花黄，少长登高一望乡"。

卢照邻的《九月九日登玄武山》诗中"他乡共酌金花酒，万里同悲鸿雁天"。

李白的《九日登山》诗中"我来不得意，虚过重阳时"。

李群玉的《重阳日上渚宫杨尚书》诗中"落帽台边菊半黄，行人惆怅对重阳"。

李颀的《九月九日刘十八东堂集》诗中"菊花辟恶酒，汤饼茱萸香"。

李益的《重阳夜集兰陵居与广宣上人联句》诗中"登高今夕事，九九是天长"。

重阳节的健康习俗

古代的重阳佳节，活动丰富，情趣盎然，有登高、赏菊、喝菊花酒、吃重阳糕、插茱萸等习俗。

（1）重阳登高：古代民间，在重阳节时，人们有登高的风俗，故重阳节又叫"登高"。登高之俗始于西汉，刘歆《西京杂记》云："三月上，九月重阳，女游戏，就此祓禊登高。"唐代文人所写的登高诗很多，大多是写重阳节的习俗。登高所到之处，没有划一的规定，一般是登高山、登高塔。重阳登高，是节日主要习俗。住在江南平原的百姓苦于无山可登，无高可攀，就仿制米粉糕点，再在糕面上插上一面彩色小三角旗，借以表示登高（糕）避灾之意。"登高"受人重视，特别是受老年人重视的另一个原因，"高"有高寿的意思，因此，人们认为"登高"可以长寿。

（2）吃重阳糕：据史料记载，重阳糕又称花糕、菊糕、五色糕。其制无定法，较为随意。九月九日天明时，以片糕搭儿女头额，口中念念有词，祝愿子女百事俱高，此乃古人九月九日做糕的本意。讲究的重阳糕，要做成九层，像座宝塔，上面还做成两只小羊，以符合重阳（羊）之义。有的还在重阳糕上插一小红纸旗，并点蜡烛灯。这大概是用"点灯""吃糕"代替"登高"的意思，用小红纸旗代替茱萸。当今的重阳糕，仍无固定品种，各地在重阳节吃的松软糕类都称为重阳糕。

（3）重阳赏菊并饮菊花酒：重阳节正是一年的金秋时节，菊花盛开，据传赏菊及饮菊花酒，起源于晋朝大诗人陶渊明。陶渊明以隐居出名，以诗出名，以酒出名，也以爱菊出名；后人效之，遂有重阳赏菊之俗。旧时文人士大夫，还将赏菊与宴饮结合。

菊花是中国一种历史悠久的名花，除重阳赏菊外，还具有食疗价值。因而古人在食其根、茎、叶、花的同时，还用来酿酒。晋代菊花酒制法是采菊花茎叶，杂秫米酿酒，到次年九月始熟，用之。明代医药家李时珍说，菊花酒具有"治头风，明耳目，去痿痹，消百病"的疗效。

（4）重阳插茱萸和簪菊花。重阳节插茱萸的风俗，在唐代就已经很普遍。古人认为在重阳节这一天插茱萸可以避难消灾；或佩戴于臂，或作香袋把茱萸放在里面佩戴，还有插在头上的。大多是妇女、儿童佩戴，有些地方男子也佩戴。重阳节佩茱萸，在晋代葛洪《西京杂记》中就有记载。除了佩戴茱萸，人们也有头戴菊花的。唐代诗人杜牧《九日齐山登高》诗曰："尘世难逢开口笑，菊花须插满头归。"唐代就已经如此，历代盛行。

按照我国民俗，重阳节是最合乎养生之道的节日，每逢这一天，人们都要用红色香囊装茱萸登高，以求消病灭灾。茱萸，有吴茱萸和山茱萸之分，这两种都是著名的中药。中国古人认为折以插头，可以防止恶浊邪气的侵袭；燃熏后可以避虫咬。在这"百足之虫，死而未僵"之时，熏佩以避之，犹似端午节熏雄黄一样，是很符合传统卫生习惯的。

第 六 篇

二十四节气与保健篇

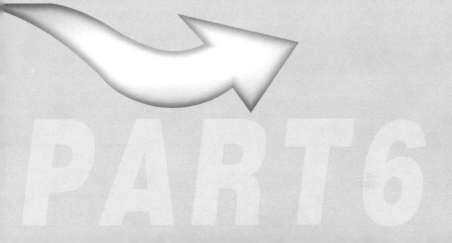

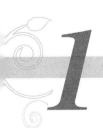

春日春盘细生菜，忽忆两京梅发时
——立春节气的健康经

立春（杜甫）

春日春盘细生菜，忽忆两京梅发时。盘出高门行白玉，菜传纤手送青丝。

巫峡寒江那对眼，杜陵远客不胜悲。此身未知归定处，呼儿觅纸一题诗。

唐代宗大历元年（公元 766 年），杜甫寓居夔州（今四川奉节县），至大历三年离蜀。《立春》是杜甫在寓居时所做，离安史之乱结束后数年。杜甫由眼前的春盘，回忆起往年太平"盛世"，两京立春日的美好情景。但眼下的现实，却是漂泊异乡，萍踪难定。面对巫峡大江，愁结如东去的一江春水，滚滚而来。悲愁之余，只好呼儿觅纸，寄满腔悲愤于笔端了。

诗中"春日春盘细生菜"，是指立春时节食春盘。春盘是在立春这天把生菜、果品、饼、糖等，放在盘中食用，取迎春之意。古代人们在过年、立春等节日有吃"五辛盘"的习俗，盘中装五种辛辣生菜，如萝卜、韭菜等，迎新接福，祈祷健康。这可能是春盘的雏形。唐宋时立春吃春盘之风盛行。

唐诗里的立春

白居易的《岁日家宴戏示弟侄等兼呈张侍御二十八丈殷判官二十三兄》诗中"岁盏后推蓝尾酒，春盘先劝胶牙饧"，"蓝尾酒"即屠苏酒，是在中国古代春节时用的酒品，故又名岁酒。据说屠苏酒是汉末名医华佗创制而成的，其配方为大黄、白术、桂枝、防风、花椒、乌头、附子等中药入酒中浸制而成，有益气温阳、预防瘟疫的功效。"胶牙饧"即是用麦芽或谷芽等制成的黏性软糖。

元稹的《立春正月节》诗中"万物含新意，同欢圣日长"。

罗隐的《京中正月七日立春》诗中"一二三四五六七，万木生芽是今日"。

张九龄的《立春日晨起对积雪》诗中"今年迎气始，昨夜伴春回"。

张继的《人日代客子是日立春》诗中"人日兼春日，长怀复短怀"。

陈师穆的《立春日晓望三素云》诗中"晴晓初春日，高心望素云"。

卢仝的《人日立春》诗中"春度春归无限春，今朝方始觉成人"。

陆龟年的《立春日》诗中"去年花落时，题作送春诗"。

说立春节气

每年公历 2 月 4 日左右，正值太阳到达黄经 315°时，即立春节气。立春是春时第一天，立春也是二十四节气中的第一个节气。

立春作为节令，早在春秋时期就存在了。据记载，那时人们把一年分为立春、立夏、立秋、立冬、春分、秋分、夏至、冬至 8 个节令，之后很长一段时间才有二十四节气的记载。早在汉代前历法曾多次变革，那时曾将二十四节气中的立春这一天定为春节，意思是春天从此开始。这种叫法曾延续了两千多年，直到 1913 年当时民国政府明确定为每年正月初一为春节。此后，立春日仅作为二十四个节气之一存在并传承至今。

立春时节的健康经

立春时节，冬藏结束，阳气勃发，人体腠理开始变得疏松，对寒邪的抵抗力有所下降，所以，要根据这一节气气候特点做好养生。①衣着宜"下厚上薄"。②春夏养阳。人们在精神、起居、饮食、运动、补养等方面都要顺应"春阳生发"这一特点，在调摄养生中注意保护阳气。③立春时节是疾病多发的季节，流感、流脑、猩红热等常常在这个季节暴发，春季一定要重视防范温病杂病的侵扰。

立春时节的饮食保健

从立春起，阳气始发，此时人体的肝阳、肝火、肝风也随之上升。所以立春时节应注意情绪稳定，疏泄肝气，使肝气顺达而不影响其他脏腑。饮食调养要投脏腑所好，应当有目的地选择一些柔肝养肝、疏肝理气的药食两用之品，以"升补"为主，适当增加些辛甘发散之品，如枸杞、虾仁、韭菜、萝卜、大枣、豆芽、豆豉，葱、香菜、花生等，有补肝肾、益精血、温中益气作用。

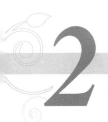

2 好雨知时节，当春乃发生
——雨水节气的健康经

春夜喜雨 （杜甫）

好雨知时节，当春乃发生。随风潜入夜，润物细无声。

野径云俱黑，江船火独明。晓看红湿处，花重锦官城。

杜甫此诗的意思是，好雨似乎会挑选时辰，临在万物萌生之春。伴随和风，悄进入夜幕。细细密密，滋润大地万物。浓浓乌云，笼罩田野小路，点点灯火，闪烁江上渔船。明早再看带露的鲜花，成都满城必将繁花盛开。诗人运用拟人手法，以极大的喜悦之情细致地描绘了初春降雨的特点和夜雨的景象，热情地讴歌了来得及时、滋润万物的春雨。春天是万物萌芽生长的季节，是需要雨水的时候，这春雨伴随着和风，当夜幕降临时悄悄地、无声地、细细地滋润着万物。随着雨水节气的到来，雪花纷飞、冷气浸骨的天气渐渐消失，而春风拂面，冰雪融化，湿润的空气、温和的阳光和潇潇的细雨的日子向我们走来。

唐诗里的雨水节气

在唐诗中，描写雨水节气的诗还有韩愈的《初春小雨》："天街小雨润如酥，草色遥看近却无。"杜牧的《江南春》："南朝四百八十寺，多少楼台烟雨中。"李商隐的《春雨》："红楼隔雨相望冷，珠箔飘灯独自归。"元稹的《雨水正月中》："雨水洗春容，平田已见龙。"

说雨水节气

雨水节气时太阳黄经为 330 度，时值每年的阳历 2 月 19 日前后。现代这些年来，北方由于暖冬效应，此时很少下雨，而我国南方地区雨日与雨量均有明显增加，是名副其实的雨水时节。可以说，雨水时节是万物欣欣向荣、万木萌生的时候。

雨水时节的健康经

雨水时节空气湿润，又不燥热，正是养生的好时机。

（1）调理脾胃。唐代医药家孙思邈说："春日宜省酸，增甘，以养脾气。"现代医学实验证明，调理脾胃能有效地提高机体免疫功能，防老抗衰。

（2）调养肝脏。春季为万物生发之始，阳气发越之季，应少食辛辣、油腻之物，以免助阳外泄。

（3）调节情绪。雨水节气是变化无常的天气，很容易引起人的情绪波动，让人心神不安，尤对高血压、心脏病、哮喘病人更是不利。一定要保持心境的平和，保持情绪稳定，就可促进身心健康。

（4）"春捂"是古人根据春季气候变化特点而提出的穿衣方面的养生原则。春捂可重点捂头颈与双脚。一般来说，15 ℃是春捂的临界温度，超过15 ℃建议脱掉棉衣，并注意早晚的温差变化。

（5）预防湿寒之气。雨水时节，降水较多，造成空气湿度较大，夜间气温降低。这种天气对人体的神经系统、关节骨骼和各种器官都有很大影响。

雨水时节的饮食保健

雨水时节气候转暖，又风多物燥，常会出现皮肤及口舌干燥、嘴唇干裂现象，应多吃新鲜蔬菜水果以补充人体水分，可多食大枣、山药、莲子、韭菜、菠菜、竹笋等。由于春季为万物生发之始，阳气发越之季，应少食油腻之物。雨水时节的饮食应少吃酸味，以养脾脏之气，可选择香椿、百合、豆苗、荠菜、春笋、山药、藕、芋头、萝卜、板栗、荸荠、甘蔗等。雨水时节肝旺脾胃虚弱者，宜采用食粥的方法对脾胃进行滋补，可做成莲子粥、山药粥、红枣粥、地黄粥等。雨水时节应少食羊肉、狗肉、雀肉等温热之品，不得生食葱蒜。

如药物调养则要考虑到脾胃功能的特点，可选用沙参、西洋参、决明子、白菊花、何首乌等。

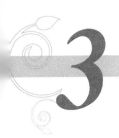

3

微雨众卉新，一雷惊蛰始
——惊蛰节气的健康经

观田家 （韦应物）

微雨众卉新，一雷惊蛰始。田家几日闲，耕种从此起。

丁壮俱在野，场圃亦就理。归来景常晏，饮犊西涧水。

饥劬不自苦，膏泽且为喜。仓禀无宿储，徭役犹未已。

方惭不耕者，禄食出闾里。

《观田家》一诗的意思是，一场微细的春雨百草充满生机，一声隆隆的春雷惊蛰节令来临了。种田人家一年能有几天空闲，田中劳作从惊蛰便开始忙碌起来。年轻力壮的都去田野耕地，场院又改成菜地，也整理出来了。从田中归来常是太阳落山以后，还要牵上牛犊使到西边山涧去饮水。挨饿辛劳的农夫们从不叫苦，一场贵如油的春雨降下就使他们充满了喜悦。粮仓中早已没了往日的存粮，但官府的派差却还无尽无休。看到农民这样，我这不耕者深感惭愧，我所得的俸禄可都出自这些种田百姓呀！

诗中"微雨众卉新，一雷惊蛰始"，诗人扣住惊蛰节气，从春雨春雷写起，点出田家春耕，写出万木逢春雨的欣欣向荣景象，又表达了诗人的欣盛之情。

唐诗里的惊蛰

元稹的《惊蛰二月节》诗中"阳气初惊蛰，韶光大地周"。

贾岛的《义雀行和朱评事》诗中"玄鸟雄雌俱，春雷惊蛰余"。

白居易的《闻雷》诗中"震蛰虫蛇出，惊枯草木开"。

张说的《春雨早雷》诗中"河鱼未上冻，江蛰已闻雷"，等等。

说惊蛰节气

每年阳历 3 月 6 日左右是二十四节气中的惊蛰，此时太阳运行到黄经

345°。"蛰"的意思，阳历 3 月上半月，天气渐回暖，春雷开始震响，伏在泥土里的冬眠动物和多种昆虫感于春季温暖，震惊而出。《月令七十二候集解》(源自《礼记·月令》)中说："二月节，万物出乎震，震为雷，故曰惊蛰。是蛰虫惊而出走矣。"惊蛰时节我国大部分地区平均气温已升到 0 ℃以上，华北地区日平均气温为 3 ℃～6 ℃，沿江江南为 8 ℃以上，而西南和华南已达 10 ℃～15 ℃，早已是一派融融春光了。

惊蛰时节的健康经

"春困"古时又称"苦春"。春困不是病，它是人体生理功能随自然季节变化和气温高低的转换，而发生相应调节时的一种暂时性生理现象，也可以说是机体内外环境为达到新平衡的过渡现象。现代医学研究认为，春困还与缺乏维生素 B_1 有关，而维生素 B_1 肩负维护神经系统正常代谢和功能的重任。其量不足，神经（特别是大脑）则怠惰。还有的观点认为，春困与生物钟节律性的变化不适应有关。

惊蛰时节，"倒春寒"现象时有发生。倒春寒是指初春气温回升较快，而在春季后期气温较正常年份偏低的天气现象。对于"倒春寒"使人体产生的不适，特别是有慢性疾病的人群以及老人。其预防方法有四种：一是当气温骤降时注意添衣保暖，特别要注意手、口、鼻部位的保暖；二是加强体育锻炼，提高身体素质；三是注意休息和保持情绪稳定，避免过度疲劳和精神紧张；四是"倒春寒"期间多食些大蒜、洋葱、芹菜等食物。

惊蛰时节的饮食保健

惊蛰的饮食原则是保阴潜阳，还可以适当食用一些具有补益正气作用的食疗粥来增强体质，如红枣粥、银耳粥、桂圆粥等。

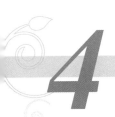

4 二气莫交争，春分雨处行
——春分节气的健康经

春分二月中　（元稹）

二气莫交争，春分雨处行。雨来看电影，云过听雷声。

山色连天碧，林花向日明。梁间玄鸟语，欲似解人情。

此诗的意思是，到了春分节气，阴阳二气似乎都不再争高下了。多看看那金贵如油、滋润人心的春雨，究竟走到了哪里。如果雨儿来了，看那遥远却又近在眼前的天空，就会见到闪电忽明忽暗的影子。如果乌云走过，定会听到那轰隆隆沉闷作响的雷声。还是这个时候，山色开始显露青翠，天空也是碧玉一般，它们常常完全融为一体。树上的花儿向着太阳微笑，分外明艳妖娆。住在房梁间的玄鸟，相互窃窃私语，诉说着动人心弦的知心话儿，似乎能感受到人间热爱春天的真挚情感。

唐诗里的春分

元稹的《春分投简阳明洞天作》诗中，也有描述春分节气的诗句："中分春一半，今日半春徂。"唐诗中描述春分节气的诗句还有很多，如：

权德舆的《二月二十七日社兼春分端居有怀简所思者》诗中"清昼开帘坐，风光处处生"。

白居易的《劝酒十四首·何处难忘酒》诗中"春分花发后，寒食月明前"。

武元衡的《春分与诸公同宴呈陆三十四郎中》诗中"宾瑟常余怨，琼枝不让春"。

陈至的《荐冰》"礼自春分展，坚从北陆成"。

崔融的《和宋之问寒食题黄梅临江驿》诗中"春分白淮北，寒食渡江南"。

说春分节气

阳历 3 月 21 日左右是二十四节气中的春分，这时太阳到达黄经 0°，为春季的中分点。据《月令七十二候集解》（源自《礼记·月令》）："二月中，分者半也，此当九十日之半，故谓之春分。"春分的意义一是指一天时间白天黑夜平分，各为 12 小时；二是古时以立春至立夏为春季，春分正当春季 3 个月之中，平分了春季。

春分时节的健康经

春分之日，天地间阴阳交合，春气调和，万物新生。人们可以改善居室小环境，晚睡早起，多去庭院散步，野外踏青，使情绪舒畅，赏心怡情，才能与"春生"之机相适应。春分时节起居要有规律，定时睡眠，定量用餐，可以逐渐开始锻炼，最好的方法是散步、慢跑、太极拳等。当然，还要顺应节气变化，注意增减衣服，保持心情愉快，特别要防止过怒。

春分时节的饮食保健

春分节气的饮食调养，应当根据自己的实际情况选择能够保持机体功能的协调平衡的膳食，禁忌偏热、偏寒、偏升、偏降的饮食误区，如在烹调鱼、虾、蟹等寒性食物时，其原则必佐以葱、姜、酒、醋类温性调料，以防止菜肴性寒偏凉，食后损伤脾胃；又如在食用韭菜、大蒜、木瓜等助阳类菜肴时常配以蛋类滋阴之品，以达到阴阳互补之目的。

春分时节多吃一些蜂蜜、韭菜、菠菜、豆豉、葱、香菜、蒜薹、豆苗、黄豆、青梅、樱桃、香椿等食品。吃点坚果核桃、花生，有助于提神、去燥、除瘙痒。每日午餐最好煲一汤，如胡萝卜排骨汤、白果鸡汤等，增加蛋白质摄入，有助于增强人体抵抗力。应时的荠菜、茵陈、苦菜等都是餐桌上的美味佳肴。膳食总原则是适度多吃些养脾的食品，少吃辛辣食物，禁忌大热、大寒的饮食，也不宜饮用过肥腻的汤品。

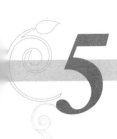

清明时节雨纷纷，路上行人欲断魂

——清明节气的健康经

清明 （杜牧）

清明时节雨纷纷，路上行人欲断魂。

借问酒家何处有？牧童遥指杏花村。

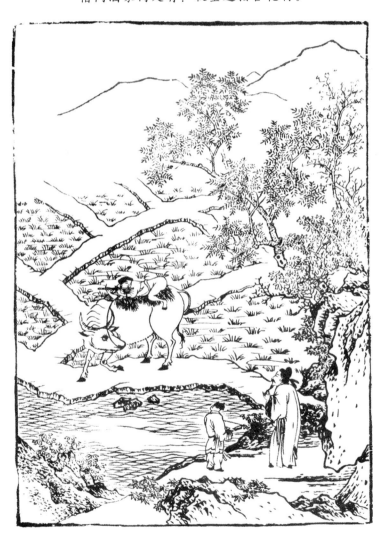

此诗是说，江南清明时节细雨纷纷飘洒，路上羁旅行人个个落魄断魂。借问当地之人何处买酒浇愁？牧童笑而不答遥指杏花山村。"清明时节雨纷纷"指的是江南的气候特色，常常时阴时雨时晴。古代清明及寒食节（清明前一天）是祭祀亡故亲人的时节，参看宋代《清明上河图》，清明又是传统活动的热闹日子。与大自然的勃勃生机相协，清明节是中国所有传统节日中一个典型的融合了多种主题，打破了悲喜相隔，实现天人合一的重要节日。清明节、寒食节、清明节气并不是同一个意思。

唐诗里的"清明"

唐诗中有不少关于清明的诗句，如：

杜甫的《清明》诗中"著处繁华务是日，长沙千人万人出"。

王维的《寒食城东即事》诗中"少年分日作遨游，不用清明兼上巳"。

白居易的《寒食野望吟》诗中"乌啼鹊噪昏乔木，清明寒食谁家哭"。

贾岛的《清明日园林寄友人》诗中"今日清明节，园林胜事偏"。

韦庄的《长安清明》诗中"内官初赐清明火，上相闲分白打钱"。

温庭筠的《清明日》诗"清娥画扇中，春树郁金红。出犯繁花露，归穿弱柳风"。

孟浩然的《清明即事》诗中"帝里重清明，人心自愁思"。

张继的《闾门即事》诗中"试上吴门窥郡郭，清明几处有新烟"。

元稹的《清明三月节》诗中"清明来向晚，山渌正光华"。

说清明节气

每年阳历 4 月 5 日或 6 日，太阳到达黄经 15°时为清明节气。清明时节，除东北与西北地区外，我国大部分地区的日平均气温已升到 12 ℃以上。大江南北，百花含苞吐蕊，次第开放，万物欣欣向荣。

清明节气的健康经

清明时节应以补肾、调节阴阳虚亢为养生重点。针对阴阳失调、本虚标实的现象，在养生中应以调和阴阳、扶助正气为原则，采用综合调养的方法。在情志不遂、喜怒太过之时，常常会影响肝木之疏泄、肾水之涵养。因此，在调摄过程中应当减轻和消除异常情志反应，保持心情舒畅，选择动作柔和、动中有静的锻炼运动为宜，例如散步、太极拳、五禽戏等。

　　我国历代养生家认为，春天外出踏青问柳、登高赏花、游山玩水，是非常有益的养生活动。在空气清新宜人的清明时节、人们可以利用假日成群结队到野外踏青，尤其是老年人在春暖花开的季节，应当尽可能参加春游览胜，到郊外活动。因为郊外空气新鲜，空气中饱含人们称之为"空气维生素"的负离子。负离子通过人的呼吸进入肺部，作用于人的末梢感受器官，可对大脑神经系统起到良好的调节作用，从而使人感到大脑清醒，精神振奋，心情舒畅。

清明时节的饮食保健

　　清明时节，不宜多食"发"的食品，如竹笋、鸡等。春季正是冬笋、春笋相继上市的时节，笋味鲜美，人们多喜食。但它性寒，滑利耗气，不宜多食。可多食些柔肝养肺的食品，如荠菜，益肝和中；菠菜，利五脏，通血脉；山药，健脾补肺；淡菜，益阴。

　　清明时节人体常湿困、四肢麻痹，因此在汤品调理中，除了要利水渗湿外，还要适当补益，养血舒筋就最为重要，应服一些适时的滋补品。如银耳，甘平，能润肺生津、益阴柔肝，常服银耳可以收到柔肝养肺的效果。人们熟悉的菊花茶能疏风清热，有平肝、预防感冒、降低血压等作用。

6

二月山家谷雨天，半坡芳茗露华鲜
——谷雨节气的健康经

阳羡杂咏十九首·茗坡　　（陆希声）
二月山家谷雨天，半坡芳茗露华鲜。
春醒酒病兼消渴，借取新芽旋摘煎。

　　这首诗描述了唐代另一种饮茶方式，这种阳羡茶是谷雨季节，茶芽渐渐伸展就采摘，摘下新芽后即入壶中煎饮，用来醒酒、解渴。诗人描写了谷雨节气摘剪新芽的情趣。

唐诗中的谷雨

谷雨时节，细雨绵绵，桃花绽放、茶树新芽、柳絮飞落、杜鹃夜啼、牡丹吐蕊、樱桃红熟，一派春色。唐诗中描述谷雨节气的诗句很多，如：

元稹的《谷雨春光晓》诗中"谷雨春光晓，山川黛色青"。

孟浩然的《与崔二十一游镜湖，寄包、贺二公》诗中"帆得樵风送，春逢谷雨晴"。

廖融的《题伍彬屋壁》诗中"拨棹茶川去，初逢谷雨晴"。

周朴的《春中途中寄南巴崔使君》诗中"独惭击谷雨，未变暖天风"。

王贞白的《芍药》诗中"麦秋能几日，谷雨只微寒"。

曹邺的《老圃堂》诗中"邵平瓜地接吾庐，谷雨干时手自锄"。

齐己的《闻道林诸友尝茶因有寄》诗中"枪旗冉冉绿丛园，谷雨初晴叫杜鹃"。

许浑的《送前缑氏韦明府南游》"山昏函谷雨，木落洞庭波"。

崔国辅的《奉和圣制上巳被楔应制》诗中"桃花春欲尽，谷雨夜来收"。

崔护的《三月五日陪裴大夫泛长沙东湖》诗中"鸟弄桐花日，鱼翻谷雨萍"。

李适的《送徐州张建封还镇》诗中"谷雨将应候，行春犹未迟"。

说谷雨节气

谷雨节气时值阳历每年的 4 月 20 日前后，此时太阳运行到黄经 30°。此时，我国大部分地区的平均气温都在 12 ℃以上，寒潮天气基本结束了。雨量充足而及时，谷类作物便能够茁壮生长，谷雨节气就有这样的含义。

谷雨时节的健康经

谷雨时节气候复杂，北方地区多大风天气，此时人体就容易流失水分，抵抗力就会随之下降，这个季节补水特别重要。在一夜春眠之后，早晨补充水量以 250 毫升温开水为宜。

谷雨时节的气温虽以晴暖为主，但早晚仍有时冷时热之时，要防湿邪侵入人体，而出现肩颈痛、关节痛、腹胀、食欲减退等症状。

谷雨时节的饮食保健

谷雨时节，肝气、脾气、心气逐渐处于旺盛时期，也是人体消化功能旺盛时期，正是身体补益的好时机。不过不能像冬天一样进补，而应当适当选择些具有补血益气功效的食物，以顺应阴阳的变化，提高身体素质，抵抗春瘟，为安度盛夏打下基础。

在饮食上，可根据个人体质，食用香椿、菠菜、苋菜、西葫芦、蕨菜、鳝鱼、青鱼、草菇、鸭蛋等一些益肝补肾的食物，也可以多食用具有良好祛湿效果的食物，如白扁豆、赤豆、薏苡仁、山药、荷叶、芡实、冬瓜、白萝卜、海带、豆芽、大豆、番茄、番瓜、香蕉、橘子、草莓、柠檬等。

谷雨时节，老年慢性支气管炎也容易发作。为扶助阳气，在饮食上应该注意，可常食用葱、芫荽、豆豉、大枣、黄芪等，还要多吃具有祛痰健脾、补肾养肺的食物，如枇杷、生梨、莲子、百合、大枣、核桃、蜂蜜等，有助于减轻症状。阴虚者、十二指肠溃疡及胃病也易在谷雨时节发作，可用蜂蜜，其有养阴益胃之功效。阴虚内热体质者，可选大米粥、赤豆粥、莲心粥、青菜泥等食物。不宜食用油炸多脂，生冷粗糙的食物。少吃燥热之物，如羊肉、狗肉、麻辣火锅及辣椒、花椒、胡椒等大辛大热之品。

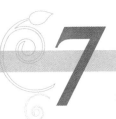

7

欲知春与夏，仲吕启朱明
——立夏节气的健康经

立夏四月节 （元稹）

欲知春与夏，仲吕启朱明。蚯蚓谁教出，王菰自合生。
帘蚕呈茧样，林鸟哺雏声。渐觉云峰好，徐徐带雨行。

诗中朱明即指立夏节气；仲吕指农历四月。此诗的意思是，想知道春天和夏天的界限吗？律吕管中的飞灰出来时，就开启了夏天。是谁把蚯蚓叫出来的呢？王瓜也该长出苗苗了。帘子上的蚕儿已经呈现出织茧的模样，林间的鸟儿哺育幼雏叫个不停。渐渐觉得有了山峰一样的云真好，那样就可以冒雨缓步溜达。诗人把立夏时节大自然景色跃于字里行间，有动有静、有声有色，浑然一体。

唐诗中还有一首《立夏日忆京师诸弟》（韦应物）："改序念芳辰，烦襟倦日永。夏木已成阴，公门昼恒静。长风始飘阁，叠云才吐岭。坐想离居人，还当惜徂景。"

说立夏节气

每年 5 月 5 日或 6 日，太阳到达黄经 45°为立夏节气。我国自古习惯以立夏作为夏季开始的日子，实际上，若按气候学的标准，日平均气温稳定升达 22 ℃以上为夏季开始。"立夏"前后，全国大部分地区平均气温在 18 ℃～20 ℃上下。正是"草树知春不久归，百般红紫斗芳菲"（韩愈《晚春》）的仲春或暮春季节。

立夏时节的健康经

中医学认为"人通天，心属夏"，也就是说，夏天这个季节心气儿最旺、功能最强大，同时也需要更多的养护。心交于夏、盛于热、旺于暑，是说心阳在夏季最为正盛，功能最强，故立夏之养生，应当极其专"心"。另外，立夏时节常常衣单被薄，即使体健之人也要谨防外感，一旦患病不可轻易运用发汗之剂，以免汗多伤心。

立夏时节的饮食保健

立夏后气温渐热，宜吃些具有祛暑益气、生津止渴、养阴清热作用的饮食，宜吃性凉多汁的新鲜果蔬，宜适当饮水和清凉饮料。

立夏暑湿之气容易侵扰人体，使人出现疲倦乏力、食欲不振、口无味、身嗜睡的"苦夏症"。此时又宜吃些具有芳香开胃、健脾化湿作用的食品。炎夏季节，老年人因天热消化液分泌减少、心脑血管不同程度地硬化，故宜吃些清补食物为主，辅以清暑解热、护胃益脾作用的食物和具有降血脂、降血压、护血管作用的食品。婴幼儿肌体娇嫩，正处于新陈代谢旺盛的生长期，夏季炎热多汗，钙、磷代谢增强，以及锌、镁、钠等随汗丢失，当进食含钙、锌等元素丰富的食品，促使机体生长。

唐代医学家孙思邈在《摄养论》中说："四月，宜增酸减苦，补肾强肝，调胃气。"在炎热的夏季，忌吃油腻、煎爆等难以消化的食物，忌吃辛辣香燥的食品。妇女在月经期间或产后期间，虽然天气炎热，亦忌食生冷性凉的物品。盛夏酷暑，人体出汗多，需及时补充水分，保持机体平衡。夏日炎热，胃肠功能受热刺激相对减弱。为此，保证胃肠功能正常，避用滋养补益品，抵御暑热侵袭，是夏季养生的重要一环。

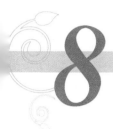

8

小满气全时，如何靡草衰
——小满节气的健康经

小满四月中 （元稹）

小满气全时，如何靡草衰。田家私黍稷，方伯问蚕丝。
杏麦修镰钐，锄櫌竖棘篱。向来看苦菜，独秀也何为？

此诗的意思是，节气来到了小满的时候，阳气似乎就已经达到了全盛的状态，但是为什么那些细草们，却在这个时刻要变得弱了许多，甚至要随风倒下，那是因为它们属于阴气所生而惧怕阳气。就在这个时候，种田的人们关心的是自家田地里的庄稼能不能有更多的收成，而那些地方长官们则更多过问的是蚕丝能收获几何。杏儿黄了，麦子也熟了，赶紧看看那些镰刀是怎么回事，要不要修磨拾掇。为了能够看护好已有的收成，有人居然用锄爪来圈围篱笆。再打老远看看那些苦菜，之所以能够呈现出一枝独秀的状态，那又是为了什么？难道是怕人们不知道它吗？其实，这个时候的苦菜是有自己的"使命"的，那就是为了帮助我们祛除"火气"。

说小满节气

小满节气时值公历 5 月 21 日前后，太阳黄经为 60°。从小满开始，小麦、冬小麦等夏收作物已经结果，籽粒饱满，但尚未成熟，所以叫小满。本节气在江南一带，气温平均 22 ℃左右，最高气温可达 30 ℃以上。

小满时节的健康经

《金匮要略·中风历节篇》说："邪气中经，则身痒而瘾疹。"由于小满节气是皮肤病的高发期，我们应根据其气候特点，在养生上要注意外调内养。既勤洗澡换衣服，保持皮肤清洁、干爽，有条件的可以经常进行药浴和花草浴，精神上特别要注意内敛，力争做到内静而外凉。另外，小满时节人的精神不易集中，应以常到户外活动，吸纳大自然清阳之气，以满足人体各种活动的需要。

小满节气天气变得昼长夜短，如果睡眠不好，白天容易困倦乏力，所以要做到起居有规律，即早睡早起，按时入睡。从养生保健的角度看，锻炼最好在清晨，锻炼项目以散步、慢跑、打太极拳等为宜。不宜做过于剧烈的运动，因为剧烈运动可致大汗淋漓，不但伤阴，也伤阳气。应当以刚出汗为度。

小满时节的饮食保健

小满时节在饮食调养上均宜以清爽清淡的素食为主，常吃具有清利湿热作用的食物，如红小豆、苦菜、薏苡仁、绿豆、丝瓜、黄瓜、水芹、荸荠、苋菜、黑木耳、西红柿、西瓜、山药、豆类、坚果类、菌类、鲫鱼、草鱼、鸭肉等。少食膏粱厚味，甘肥滋腻，生湿助湿的食物，如动物脂肪、海腥鱼类、酸涩辛辣、性属温热助火之品及油煎熏烤之物，如生葱、生蒜、生姜、芥末、胡椒、辣椒、茴香、桂皮、韭菜、茄子、蘑菇、海鱼、虾、蟹、牛、羊、狗、鹅肉类等。

时至夏日，食补可用菊花、芦根、沙参、元参、百合、绿豆等配伍煎水代茶饮或煮粥。

9

芒种看今日，螳螂应节生
—— 芒种节气的健康经

芒种五月节 （元稹）
芒种看今日，螳螂应节生。形云高下影，鹀鸟往来声。

渌沼莲花放，炎风暑雨情。相逢问蚕麦，幸得称人情。

此诗的意思是，说到芒种就得仔细看看今日了。螳螂就是应这样的时节而走进我们视野了。往往这个时候，要么一大早，要么接近黄昏，天边总会悬挂红彤彤的云彩，在彤云下面怎么有高低不一的影子，悉心听一听，却是那鸟飞来飞去的声音呀。在清明如镜的池塘里，如伞般的荷叶，静静地铺展开来，随风摇曳着，荷花也要开始媲美了。这时候即便吹来炎热恼人的风，也会将化为凉爽"暑雨"。好久不见的人们，走到一起，总会说起今年蚕丝和麦子的收成，以此感受人们相互挂念、彼此关心的内在情感，这实在是一件太平盛世难得的幸事。

唐诗中还有一首咏芒种的诗句，窦常的《北固晚眺》："水国芒种后，梅天风雨凉。"

说芒种节气

芒种节气，时值每年的阳历 6 月 6 日前后，此时太阳黄经为 75°。《月令七十二候集解》（《礼记·月令》）："五月节，谓有芒之种谷可稼种矣。"故又称"忙种"。春争日，夏争时，指这个时节的收种农忙。

芒种时节，我国中部的长江中下游地区雨量增多，气温升高，进入阴雨连绵的梅雨季节，空气十分潮湿，天气异常湿热，各种衣物器具极易发霉，所以，在长江中下游地区把这种天气称为"黄梅天"。

芒种时节的健康经

芒种以后，尽管气温已经炎热起来，但由于我国经常受来自西伯利亚的冷空气影响，有些地区的气温有时仍很不稳定。生活起居要适应这一气候特点。起居方面，要晚睡早起，适当地接受阳光照射（避开太阳直射），以顺应阳气的充盛。夏日昼长夜短，中午小憩可助消除疲劳，有利于健康。

我国的南方此时已经进入了炎热的夏季，现代人要慎防"空调病"。夏季的空调房室温应控制在 26 ℃～28 ℃，室内外温差不宜超过 8 ℃。久待空调房间，应定时通风换气；长期生活与工作在空调房间的人，每天至少要到户外活动 3～4 小时，年老体弱者、高血压病人，不宜久留于空调房间。

芒种时节蚊子开始增多，驱除蚊子的方法，除了加强生活区域的清洁卫生以外，自身的起居生活卫生也很重要。芒种时节空气中的湿度增加，暑令湿胜必多兼感，有时使人感到四肢困倦，萎靡不振。因此，在芒种时节里不但要注意雨期的防晒防潮，更要注意增强体质，避免季节性疾病和传染病的发生，如热伤风、中暑、腮腺炎、水痘等。

芒种时节的饮食保健

芒种时节应该吃些祛暑益气、生津止渴的食物，蔬菜如苦瓜、黄瓜、番茄、茄子、芹菜、生菜、芦笋、空心菜等。豆类如黄豆、绿豆、蚕豆、红小豆等。适量吃些鸭肉、鸽子、泥鳅、黄花鱼、青鱼、鲤鱼、鲫鱼、鲢鱼、鳊鱼、多宝鱼。多吃些大蒜、洋葱、韭菜、大葱、香葱等，可预防肠道疾病。水果如乌梅、山楂、柠檬、葡萄、草莓、菠萝、芒果、猕猴桃、李子、杨梅之类，因其酸味能敛汗、止泻、祛湿，能预防因流汗过多而耗气伤阴。

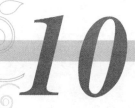

10

处处闻蝉响，须知五月中

—— 夏至节气的健康经

夏至五月中　（元稹）

处处闻蝉响，须知五月中。龙潜渌水坑。火助太阳宫。
过雨频飞电，行云屡带虹。蕤宾移去后，二气各西东。

此诗的意思是，夏至到来的时候，处处都能听到蝉鸣声，那一声一声的呼唤，似乎要把夏天的炎热推向一个又一个高潮，或许这就是五月的"气"吧。这个时候，即便是龙也会怕热，执意要深潜到潭水中不敢露面。大地流火似乎是太阳公公释放出更大的能量给人们增添了无限动力。这个时候每当要下雨，天边就会频频闪电打雷，而且总是那么惊心动魄。只要天空出现雨云的影子，就会屡屡出现那一道道的彩虹，直把天空勾勒成一幅幅美丽的图画。依然是这个时候，听完了"蕤宾"这阳律之声，五月也就过去了，自此阴阳二气便要各走东西了。

唐诗中的夏至

韦应物的《夏至避暑北池》诗中"昼晷已云极，宵漏自此长"。

令狐楚的《夏至日衡阳郡斋书怀》诗中"新节还复至，故交尽相捐"。

白居易的《和梦得夏至忆苏州呈卢宾客》诗中"忆在苏州日，常谙夏至筵"。

刘禹锡的《竹枝词》中"东边日出西边雨，道是无晴却有晴"。

权德舆的《夏至日作》诗中"寄言赫曦景，今日一阴生"。

说夏至节气

夏至在阳历 6 月 22 日前后，从太阳到达黄经 90°时开始。这一天北半球白昼最长、黑夜最短。夏至这天虽然白昼最长，太阳角度最高，但并不是一年中天气最热的时候。

夏至时节的健康经

从中医理论讲，夏至是阳气最旺的时节，养生要顺应夏季阳盛于外的特点，注意保护阳气。《养生论》（晋代嵇康）中，认为夏季炎热，"更宜调息静息，常如冰雪在"，"不可以热为热，更生热矣"，即"心静自然凉"，这就是夏季养生法中的精神调养。

夏天进补，冬病夏治，也是夏季养生保健的一项重要措施。自夏至到立秋后的三伏天，是一年中最炎热之阶段，也是人体调补和治疗宿疾的最佳时刻之一。夏至是一年中阴阳气交的关键，冬季的慢性疾病，利用夏季病情平和时期进行调补，对治愈或减轻慢性病的复发有较好的作用。冬病夏治的方法很多，如针刺、艾灸、理疗、按摩、穴位贴敷以及内服温养阳气的中药和食物等。

夏至节气的饮食保健

中医认为夏至期间宜多食酸味以固表，多食咸味以补心。夏季是多汗的季节，盐分损失也多，所以要均衡饮食，适当补水。夏季气候炎热，人的消化功能相对较弱，因此，饮食宜清淡不宜肥甘厚味；要多食杂粮以寒其体，不可过食热性食物，以免助热。冷食瓜果当适可而止，不可过食，以免损伤脾胃。肥之品宜少勿多，以免化热生风，激发疔疮之疾。

老弱者在盛夏要适宜吃清暑、益气、生津、易消化的食物，如西瓜、绿豆汤、乌梅小豆汤，虽为解渴消暑之佳品，但不宜冰镇饮用。绿豆粥能清热解毒利水消肿；莲子粥能滋阴养神，清热解暑，还能医治燥热失眠；紫菜汤不仅能清暑热、补身体，对动脉硬化、高血压也有医疗作用；用茯苓、糯米制成的阳春白雪粥是胃肠虚弱之人补养之妙品；每天吃点带有酸味、苦味的食品，止出汗过多，对汗腺有收敛作用。

绿叶菜和瓜果类等水分多，如白菜、苦瓜、丝瓜、黄瓜等，都是很好的健胃食物。冷食瓜果适可，不可过食，以免损伤脾胃。"饭不香，吃生姜"，生姜有利于食物的消化和吸收，对于防暑度夏有一定益处。盛夏适当吃些鸭肉、鱼类、蛋类还是很有必要的。鸭肉不仅富含人在夏天急需的蛋白质等营养，而且能防病疗病。

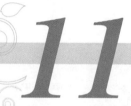

11

倏忽温风至，因循小暑来
——小暑节气的健康经

小暑六月节 （元稹）

倏忽温风至，因循小暑来。竹喧先觉雨，山暗已闻雷。
户牖深青霭，阶庭长绿苔。鹰鹯新习学，蟋蟀莫相催。

此诗的意思是，突然暖暖的热风到了，原来是循着小暑的节气而来。竹子的喧声表明大雨即将来临，山色灰暗仿佛已经听到了隆隆的雷声。正因为炎热季节的一场场雨，才有了门户上潮湿的青霭和院落里蔓生的小绿苔。鹰感阴气，乃生杀心，学习击搏之事。蟋蟀至七月则远飞而在野矣。

唐诗中的小暑节气

唐诗中描述小暑节气的诗句，还有：

张说的《端午三殿侍宴应制探得鱼字》诗中"小暑夏弦应，徽音商管初"。

韩翃的《赠别王侍御赴上都》诗中"幸有心期当小暑，葛衣纱帽望回车"。

独孤及的《答李滁州题庭前石竹花见寄》诗中"不怕南风热，能迎小暑开"。

耿湋的《登沃州山》诗中"小暑开鹏翼，新篁长鹭涛"。

武元衡的《送魏正则擢第归江陵》诗中"客路商山外，离筵小暑前"。

说小暑节气

阳历 7 月 7 日左右为小暑，此时太阳黄经为 105°。天气已经很热，但还不到最热的时候，所以叫小暑。时至小暑，已是初伏前后，到处绿树浓荫，很多地区的平均气温已接近 30 ℃，时有热浪袭人之感，暴雨也时常在小暑节气光顾我国的大部分地区。

小暑时节的健康经

夏季的特点是日照时间长，天亮得早、黑得迟。因此，人们的起居和作息时间应随之作相应的调整，适当地减缓生活节奏。在炎热的伏天，最易发生的季节病就是中暑。中暑主要是因为气温高，而环境通风差，使体热不能及时向外发散造成的。此时节，应调整工作时间，避免中午高温时外出。盛夏时节，为了保证充足的体力和精力，午饭后半小时最好有个短暂午睡。

有些人在进入炎热夏季后，容易出现情绪和行为异常，主要表现为心境不佳，烦躁，记忆力下降等，这就是常说的"情绪中暑"。为了避免和防止"情绪中暑"，天气越热，越要静心、勿急躁，遇到不顺心的事，要冷处理，维护良好的情绪。有些老人在此时节中常感到烦躁，疲乏无力，食欲减退，甚至头晕、胸闷、恶心等，这些症状中医认为是"暑伤气"，民间则说是"苦夏"。

在炎热的夏季，不要误以为穿得越暴露就会越凉爽。因为只有当外界气温低于皮肤温度时，暴露才会有凉快感。当外界气温高于皮肤温度时，暴露面积不宜超过人体体表面积的四分之一，否则热辐射就会侵入皮肤，反而更热。

小暑时节的饮食保健

小暑节气是消化道疾病的多发季节，在饮食调养上要改变饮食不节、不洁、偏食等不良习惯。首先，饮食应以适量为宜。其次，饮食不洁是引起多种胃肠道疾病的元凶，如痢疾、寄生虫等疾病。第三，饮食偏嗜是造成营养不良的原因之一，只有饮食调节适当才能保证人体所需的营养物质的平衡与充足。第四，小暑节气的饮食，要多喝粥，如绿豆粥、金银花粥、薄荷粥、莲子粥、荷叶粥、莲藕粥等。多吃蔬菜，如小白菜、香菜、苦瓜、丝瓜、南瓜、西红柿、豌豆苗、茄子、草菇、绿豆芽等。多吃西瓜、香瓜、黄瓜、猕猴桃等瓜果，能生津止渴，清热解暑。多饮茶，茶能提神醒脑，振奋精神，消除疲劳，清油解腻，增进食欲，消食利尿。

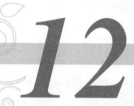

12

大暑三秋近，林钟九夏移
——大暑节气的健康经

大暑六月中 （元稹）

大暑三秋近，林钟九夏移。桂轮开子夜，萤火照空时。
菰果邀儒客，菰蒲长墨池。绛纱浑卷上，经史待风吹。

此诗的意思是，大暑至，秋不远，萤火虫在林中飞舞，备好瓜果，邀来好友，谈经论史，静享夏日的美好时光。

唐诗中描述大暑的诗句，还有徐寅的《萤》"欲知应候何时节，六月初迎大暑风"，元结的《登殊亭作》"时节方大暑，试来登殊亭"，杜甫的《毒热寄简崔评事十六弟》"大暑运金气，荆扬不知秋"等。

说大暑节气

大暑时值每年的阳历 7 月 23 日左右，此时，太阳黄经为 120°。大暑是一年中最热的节气。大暑正值"中伏"前后，在我国很多地区，经常会出现

40 ℃的高温天气。

大暑时节的健康经

大暑时节天气炎热、多雨，暑湿之气比较容易乘虚而入。一些老人、儿童、体虚气弱者往往难以抵挡酷热暑湿，从而导致疰夏、中暑等病。因此，此时应采用各种方法来防暑降温，还要注意维护人体正常的阳气，保护元气免受伤害，故"养阳"与"就凉避暑"并不矛盾，目的是一致的。

大暑节气也是心血管疾病、泌尿系统疾病病人的一大危险关头。在日常生活中情绪一定要保持乐观、愉快，切不可急躁或大怒；睡眠要充足，午睡时间不要太长。老人也不能一天无所事事，应当有意地进行一些活动，如下棋、练书法、绘画等，但应适可而止。

大暑期间，日光中紫外线较强，尤其是中午日光直射，如果一定要外出，需戴遮阳帽、打遮阳伞，戴太阳镜，并适当使用防晒霜。

夏季人们喜欢运动，一般来说，身体健康的人在做一些较大的运动后，身体大量出汗，感觉全身舒畅，但要注意运动量要适度。停止运动后不可用冷水给身体降温，不能过量喝冷饮，最好喝些热茶或绿豆汤等。

大暑时节的饮食保健

大暑节气的饮食调养是以暑天的气候特点为基础，由于夏令气候炎热，易伤津耗气，因此常可选用药粥滋补身体。药粥对老年人、儿童、脾胃功能虚弱者都是适宜的。所以，古人称"世间第一补人之物乃粥也"。

大暑时节饮食宜清补。中医认为，"脾主长夏""暑必挟湿"，脾虚者夏季养生，宜坚持益气滋阴、健脾养胃、清暑化湿的清补原则，采取饮食调养的科学方法，选用香甜可口、易于消化、补而不腻的食品。入夏以后，我国各地应时的蔬菜、水果甚多，如茄子、冬瓜、丝瓜、苦瓜、芹菜、生菜、芦笋、西红柿、黄瓜、西瓜、百合、豇豆、莲藕、牛蒡、葡萄等，可以轮换食用。食品具有消渴生津、清热解暑的作用。大暑期间清补，阴虚病人在安排膳食方面，可选择瘦猪肉、鸭肉、兔肉、咸鸭蛋、清蒸鲜鱼等富含优质蛋白质的食品，以增加蛋白质的摄取量。

另外，夏季是肠道疾病的多发季节，要多吃些大蒜、韭菜、洋葱等蔬菜预防疾病。

13

不期朱夏尽，凉吹暗迎秋

——立秋节气的健康经

立秋七月节 （元稹）

不期朱夏尽，凉吹暗迎秋。天汉成桥鹊，星娥会玉楼。

寒声喧耳外，白露滴林头。一叶惊心绪，如何得不愁？

此诗的意思是，没料到夏天就这样到了尽头，凉风暗暗吹送迎来了秋天。银河上搭起了鹊桥，织女牛郎相会在玉楼。凄凉秋声在耳畔聒噪，洁白露水在树头滴落。梧桐一叶落，惊扰了心绪，如何才能不愁呢？

唐诗中的立秋

唐诗中有多首写立秋的诗，如：

刘言史的《立秋》诗中"云天收夏色，木叶动秋声"。

武元衡的《立秋日与陆华原于县界南馆送邹十八》诗中"风入昭阳池馆秋，片云孤鹤两难留"。

刘言史的《立秋日》诗中"商风动叶初，萧索一贫居"。

司空曙的《立秋日》诗中"律变新秋至，萧条自此初"。

周墀的《酬李常侍立秋日奉诏祭岳见寄》诗中"秋祠灵岳奉尊罍，风过深林古柏开"。

李益的《立秋前一日览镜》诗中"万事销身外，生涯在镜中"。

卢纶的《和太常王卿立秋日即事》诗中"嵩高云日明，潘岳赋初成"。

李景让的《寄华州周侍郎立秋日奉诏祭岳诗》诗中"关河豁静晓云开，承诏秋祠太守来"。

徐铉的《立秋后一日与朱舍人同直》诗中"一宿秋风未觉凉，数声宫漏日犹长"。

孙逖的《立秋日题安昌寺北山亭》"徂暑迎秋薄，凉风是日飘"。

令狐楚的《立秋日悲怀》诗中"清晓上高台，秋风今日来"。

李绅的《奉酬乐天立秋夕有怀见寄》诗中"深夜星汉静，秋风初报凉"。

白居易的《立秋日登乐游园》诗中"独行独语曲江头，回马迟迟上乐游"。

杜甫的《立秋雨院中有作》诗中"飞雨动华屋，萧萧梁栋秋"。

李郢的《立秋后自京归家》诗中"篱落秋归见豆花，竹门当水岸横槎"。

齐己的《新秋》诗中"始惊三伏尽，又遇立秋时"。

说立秋节气

立秋时值阳历 8 月 7 日前后，此时太阳黄经为 135°，"秋"字的构成非常直观，"秋"乃"禾""火"也，暗示着谷物成熟了。从这一天开始，天高气爽，月明风清，气温由热逐渐下降，立秋是凉爽季节的开始。

立秋节气的健康经

立秋是进入秋季的初始，整个自然界的变化是循序渐进的过程，立秋是由热转凉的交接节气，也是阳气渐收，阴气新长，由阳盛逐渐转变为阴盛的时期，是万物成熟收获的季节，也是人体阴阳代谢出现阳消阴长的过渡时期。就精神调养方面，要做到内心宁静，即使遇到伤感的事，也应主动予以消解，同时还应收敛神气。

立秋即是秋季的开始，秋季的时令主气是"燥"。中医学认为燥易伤肺，因而"肺燥"是养生保健关键。在干燥的气候环境中，人体可由此产生诸多津亏液少的"干燥症"。比如，肺脏受伤，多有咳嗽。鼻为肺之窍，鼻干燥或鼻出血于立秋之后较为常见。喉、咽也分别是肺之门户和肺气通道，秋燥所袭，往往会导致咽干、口燥等不适。肺外合皮毛，秋季出现的皮肤干涩、皲裂，甚至毛发不荣，都和秋燥有关。

在起居调养方面，立秋乃初秋之季，暑热未尽，虽有凉风时至，但天气变化无常，即使在同一地区也会出现"一天有四季，十里不同天"的情况。因而着衣不宜太多，否则会影响机体对气候转冷的适应能力，易受凉感冒。

民间有句俗语，叫"春困秋乏"，所谓秋乏，就是在秋高气爽、气候宜人之时，许多人都感到四肢无力，昏昏欲睡，精神乏力。克服秋乏应该从调节人体节律入手，要做到内心宁静，神志安宁，心情舒畅，以适应秋天容平之气。还要合理地调整个人的生活，规划好起居、饮食、运动等。

立秋时节的饮食保健

《黄帝内经》上说："肺主秋……肺欲收，急食酸以收之，用酸补之，辛泻之。"可见酸味收敛肺气，辛味发散泻肺，秋天宜收不宜放，所以要尽量少吃葱、姜、蒜、韭、辣椒、花椒、桂皮等辛辣味之品，适当多食酸味果蔬。秋时肺金当令，肺金太旺则克肝木，易伤津液，故饮食应以滋阴润肺、健脾补肝为宜。秋季时节，可适当食用芝麻、糯米、粳米、蜂蜜、枇杷、菠萝、梨、山楂、葡萄、石榴、柚子、红枣、乳品等柔润食物，以益胃生津。

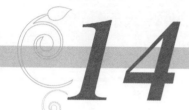

气收禾黍熟，风静草虫吟
——处暑节气的健康经

处暑七月中 （元稹）

向来鹰祭鸟，渐觉白藏深。叶下空惊吹，天高不见心。

气收禾黍熟，风静草虫吟。缓酌樽中酒，容调膝上琴。

此诗的意思是，到了处暑，暑湿的步伐就要止步了。每到这个时候，雄鹰展翅猎杀各类鸟儿，这似乎就是为了一场祭祀活动。我们渐渐觉得"白藏"之秋，越来越深了。风儿在树叶下面吹过，却是空走一场，因为树叶总是不情愿地跌落下来，仰望天高云淡，不免有所失落，不知道把心儿安放到何处。伴随阳气收缩，禾则要成熟了，在一缕轻风的召唤下，草虫的鸣叫声，似乎更加起劲了。最好斟满一杯酒，慢慢地啜饮着，再从容地拨动琴弦，那更惬意了。

唐诗中涉及处暑的诗句，还有罗隐的《中元夜泊淮口》"木叶回飘水面平，偶因孤棹已三更"，令狐楚的《中元日赠张尊师》"偶来人世值中元，不献玄都永日闲"等。

说处暑节气

处暑节气时值每年阳历 8 月 23 日前后，此时太阳黄经为 150°。《月令七十二候集解》（《礼记·月令》）上说："七月中，处，止也，暑气至此而止矣。"这时的三伏天气已过或接近尾声，但天气还未出现真正意义上的秋凉，此时晴天下午的炎热亦不亚于暑夏之季，这也就是人们常讲的"秋老虎，毒如虎"。这也提醒人们，秋天还会有热天气的时候，也可将此视为夏天的回光返照。

处暑时节的健康经

处暑时节正是处在由热转凉的交替时期，中午热，早晚凉，昼夜形成较大温差，对人阳气的收敛形成了良好条件。自然界的阳气由疏泄趋向收敛，人体内阴阳之气的盛衰也随之转换，此时起居作息也要相应地调整。

秋季养生首先调整的是睡眠时间。处暑节气中，老年人容易产生气血亏虚的情形，可能会出现昼不醒，夜不眠的少寐现象，所以老人在这时候更要坚持午睡。处暑节气以早晚锻炼为好。

"春捂秋冻，不得杂病"，秋季气温稍凉爽，不要过早过多地增加衣服，适宜的凉爽刺激，有助于锻炼机体的耐寒能力。秋冻顺应了秋天阴精内蓄、阳气内收的养生需要，也为冬季耐寒做好了准备。当然，秋冻还要因人而异，老人和小孩的抵抗力弱，在天凉时就要注意保暖，若是气温骤然下降，就不要再冻了，一定要多加衣服。夜里外出要增加衣服，以保护阳气。秋冻不仅局限于未寒不忙添衣，还可用于秋季的其他养生保健方面，例如睡觉就不要盖得太多，以免出汗伤阴耗津。尤其是年轻人的冷水浴，是符合秋冻的有效方法，应长期坚持。

处暑时节的饮食保健

秋天雨水渐少，天气逐渐干燥，在饮食上有所禁忌也可预防秋燥。要多食新鲜蔬菜和水果，如苹果、香蕉、梨、葡萄、西红柿、茄子，含有丰富维生素 C、大量的水分，能补充人体的津液，有生津润燥、消热通便之功效，可以改善燥气对人体造成的不良影响。

另外，还可多吃些蜂蜜、百合、莲子等清补之品，以清热安神、顺应肺脏的清肃之性，另外要少吃辛辣煎炸等热性食物，如韭菜、大蒜、葱、姜、八角、茴香等辛辣的食物，炸鸡腿、炸鹌鹑等煎炸的食物，多食皆会助燥伤阴，加重秋燥。

白露凋花花不残，凉风吹叶叶初干
——白露节气的健康经

衰荷 （白居易）

白露凋花花不残，凉风吹叶叶初干。

无人解爱萧条境，更绕衰丛一匝看。

此诗的意思是，白露节气中荷花将落未落，雨后风中荷花花叶被吹干。没有人懂得喜爱这凋零的荷花营造的萧条景色，我绕着衰丛走一圈看着。

这是诗人白居易借荷之作，寄托人生之感和别离之痛。残荷以自己的生命意向，诠释生命不息的禅意。

唐诗中的白露

唐诗中描写白露节气的诗句很多，如：

白居易的《南湖晚秋》诗中"八月白露降，湖中水方老"。

刘禹锡的《洞庭秋日行》诗中"是时白露三秋中，湖平月上天地空"。

元稹的《白露八月节》诗中"露沾蔬草白，天气转青高"。

杜甫的《月夜忆舍弟》诗中"露从今夜白，月是故乡明"。

雍陶的《秋露》诗中"白落暖秋色，月明清漏中"。

说白露节气

每年的阳历 9 月 8 日左右为白露，此时太阳黄经为 165°。此节气由于天气已凉，空气中的水汽每到夜晚常在树木花草上凝结成白色的露珠。同为白露节气，在我国的不同地区其景致也有所不同，北方已是水汽凝结，而南方有些地区仍是花香四溢，曾有"白露时分桂飘香"的说法。北半球日照时间变短，日照强度减弱，夜间常晴朗少云，地面辐射散热快，故温度下降速度也逐渐加快。

白露时节的健康经

白露时节，气温下降加快，天气开始变凉。值此时节，在起居上应遵循"白露身勿露"的养生原则，注意保暖，特别是病人、老人、体弱者，更要注意随着气温的变化增减衣服。此时节，在秋装选择上要宽紧适度，长短大小适宜。秋季服装不宜露背、露胸、露腿。

白露节气中要防燥。燥邪伤人，易耗人津液，出现口干、唇干、鼻干、咽干、大便干结、皮肤干裂等症状。所以，要注意保持小环境的湿度，庭院、室内可养些花草，以调节空气湿度。老年人要注意皮肤卫生，初秋湿热并重，人们常常出汗过多，保持皮肤清洁对护肤尤为重要。天凉了也要保持居室经常通风，当室内外温度相差 10 ℃时，15 分钟即可将室内空气交换一遍。

秋季日照充分但阳光不强，是户外活动的最好时期。身体好的可爬山、钓鱼、郊游等。体质差的可做运动量较小的活动项目，如户外散步、打太极拳、练气功等。

秋季草木萧条，身临落叶满地的深秋，常会引起老年人垂暮之感，易诱发消沉的情绪。因而，必须注意心理上的调适，学会解郁散结。可登高远望，也可参与一些有趣的体育活动，这些都有怡神解郁、稳定情绪的作用。

白露时节的饮食保健

白露节气饮食宜多吃酸味食物以养肝。因体质过敏而引发鼻腔疾病、哮喘病和支气管病的人，少吃或不吃海鲜、生冷炙烩腌菜、辛辣酸咸甘肥的食物，常见的有带鱼、螃蟹、虾类、韭菜花、胡椒等。出现秋燥状况者可适当多吃一些富含维生素的食品，也可选用一些宣肺化痰、滋阴益气的中药，如人参、沙参、西洋参、百合、杏仁、川贝等。老人与小孩饮食注意少量多餐，而且以温、软食物为主，不可过食生冷、过硬的食物。另一方面，预防秋燥可多吃些梨、百合、甘蔗、萝卜、银耳、蜜枣、柿子、柚子等。

16

乾坤能静肃，寒暑喜均平
——秋分节气的健康经

秋分八月中 （元稹）

琴弹南吕调，风色已高清。云散飘飘影，雷收振怒声。

乾坤能静肃，寒暑喜均平。忽见新来雁，人心敢不惊？

此诗是说，抚琴弹起古老的南吕调，那悠远的声音，伴随风色隐隐，随着秋意浓浓，已经飞上高阔的天空。那朵朵白云，径自摇而去，更有雷声沉闷低回，不再像夏天那般容易震怒。每当秋分的时候，似乎一切都将慢慢归于寂静，寒气和暑热彼此均衡，似乎不想比试高低。其实这样的均衡都是短暂的，忽然天空飞来一排排大雁，寒气即将要占了上风，心里怎么能不惊怵和担忧呢？

唐诗中描述秋分节气的诗句还有杜甫的《晚晴》"秋分客尚在，竹露夕微微"，李频的《中秋对月》"秋分一夜停，阴魄最晶荧"，贾岛的《夜喜贺兰三见访》"漏钟仍夜浅，时节欲秋分"等。

说秋分节气

秋分节气时值阳历 9 月 23 日前后，此时，太阳黄经为 180°。按旧历说，昼夜时间的长短再次相等，可以说秋分是一个相当特殊的日子，从这一天起，阳光直射的位置继续由赤道向南半球推移，北半球开始昼短夜长。《春秋繁录》（汉代董仲舒）中记载："秋分者，阴阳相半也，故昼夜均而寒暑平。"在天文学上，则把秋分作为夏季的结束和秋季的开始。确切地说，北半球的秋天是从秋分开始的。

秋分时节的健康经

秋分节气已经真正进入秋季，作为昼夜时间相等的节气，在养生中也应本着阴阳平衡的规律，使机体保持"阴平阳秘"的原则。秋分过后，秋意正浓，自然界的阳气由疏泄趋向收敛、闭藏，这期间阳气渐收，阴气渐长，人体生理活动也适应自然环境的变化，机体阳气内收，因此要注意保养阴气，起居作息都要相应调整。《黄帝内经》上说："秋三月，早卧早起，与鸡俱兴。"是说秋分过后，要做到早睡早起，以顺应秋季"养收"的原则。

运动健身也要顺应这一节气。时至秋分，人体的生理活动也随着自然环境的改变而处于"收"的阶段，阴精阳气都处在收敛内养的状态，即需要"养收"，在运动中要注意避免运动过剧，防止汗液流失，伤耗阳气。所以，慢跑是较理想的秋季运动方法。

秋分时节的饮食保健

秋分时节，人们在饮食养生中也应遵循阴阳平衡的规律，使饮食有利于"阴平阳秘"为宜，反之为忌。饮食进补要因人而异，防止实者更实、虚者更虚而导致阴阳失衡。

中医认为这一时期应先以平肝养胃为要，肝火一平，不能克土，胃气无病，饮食就可以养人了。饮食以清润、温润为主。秋分时节仍多燥，但此时的"燥"已经是"凉燥"了，和白露时节的"温燥"不同。因此，饮食方面要多吃一些清润、温润为主的食物养阴补气，如银耳、芝麻、核桃、糯米、蜂蜜、荔枝、龙眼、雪梨、甘蔗、菠菜、豆浆、鲜藕等，以滋阴、润肺、养血、通络、散寒。多吃苹果、葡萄、石榴、杨桃、柠檬、柚子、山楂等酸性食物，以加强肝脏功能。从食物属性解释，少吃甚至不吃寒凉、辛热、香燥食物，多吃酸食有助于生津止渴，但也不能过量。辛辣食物如姜、蒜、葱、韭菜、辣椒等要尽量少食。

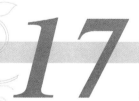

袅袅凉风动，凄凄寒露零
——寒露节气的健康经

池上 （白居易）

袅袅凉风动，凄凄寒露零。兰衰花始白，荷破叶犹青。

独立栖沙鹤，双飞照水萤。若为寥落境，仍值酒初醒。

此诗的意思是，凉风习习，早晨寒露清冷，兰花凋零，荷叶虽残破依然带绿，一只鹤独自栖息在沙滩上，火虫双双飞舞在水面上。诗人自认为寥落无奈，还是酒醉初醒的意境中所见眼前的景象。

唐诗中的寒露

唐诗中描述寒露节气的诗句不少，如：

元稹的《寒露九月节》诗中"寒露惊秋晚，朝看菊渐黄"。

刘沧的《留别崔澣秀才昆仲》诗中"岁晚虫鸣寒露草，日西蝉噪古槐风"。

李群玉的《桑落洲》诗中"九江寒露夕，微浪北风生"。

许浑的《送鱼思别处士归有怀》诗中"风槛夕云散，月轩寒露滋"。

李贺的《花游曲》诗中"春柳南陌态，冷花寒露姿"。

柳宗元的《巽公院五咏·芙蓉亭》诗中"清香晨风远，溽彩寒露浓"。

韩愈的《木芙蓉》诗中"新开寒露丛，远比水间红"。

李绅的《宿瓜州》诗中"柳经寒露看萧索，人改衰容自寂寥"。

卢纶的《早秋望华清宫中树因以成咏》诗中"交映凝寒露，相和起夜风"。

韦应物的《授衣还田里》诗中"晨起怀怆恨，野田寒露时"。

韩翃的《鲁中送鲁使君归郑州》诗中"九月寒露白，六关秋草黄"。

杜甫的《种莴苣》诗中"此辈岂无秋，亦蒙寒露委"。

王昌龄的《送十五舅》诗中"夕浦离觞意何已，草根寒露悲鸣虫"。

说寒露节气

寒露时值每年阳历的 10 月 8 日前后，此时太阳到达黄经 195°。在寒露节气，我国南方大部分地区各地气温继续下降，华南地区日平均气温多不到 20 ℃，即使在长江沿岸地区，也很难升到 25 ℃以上，而最低气温却可降至 10 ℃以下。西北高原除了少数河谷低地以外，平均气温普遍低于 10 ℃，用气候学划分四季的标准衡量，已是冬季。此节气露水更加寒冷，接近地面的水汽快要凝结成霜了。

寒露时节的健康经

寒露时节须注意保养体内之阴气。当天气变冷时正是人体阳气收敛，阴精潜藏于内之时，也就是说寒露养生不能离开"养收"这一原则。金秋时，燥气当令，此时燥邪之气易侵犯人体而耗伤肺之阴精，如果调养不当，人体会出现咽干、鼻燥、皮肤干燥等一系列的秋燥症状。

寒露节气精神调养也不容忽视，由于气候新冷，日照减少，风起叶落，时常在一些人心中引起凄凉之感，出现情绪不稳，易于伤感的忧郁心情。寒露是深秋的节令，昼夜温差变化较大，气温进一步降低，气候转向寒冷。此时节要注意脚部保暖，同时要加强体育锻炼，做好御寒准备。换季着装要根据气温适当调整。

秋季宜早睡早起，保证睡眠充足，注意劳逸结合。深秋寒气袭人，要防止受寒感冒。平时要经常打开门窗，保持室内空气新鲜。

寒露时节的饮食保健

寒露时节的饮食调养应以滋阴润燥为主。古人云："秋之燥，宜食麻以润燥。"寒露节气的饮食养生应在平衡饮食五味的基础上，根据个人的具体情况，适当多食甘淡、滋润的食品，既可补脾胃，又能养肺、润肠、防燥。多食用芝麻、粳米、糯米、核桃、银耳、番茄、莲藕、百合、蜂蜜、大枣、山药、荸荠、乳制品等柔润食物，同时增加鱼肉类饮食以增强体质，如鸡、鸭、牛肉、猪肝、鱼、虾等。这个时节还要少食辛辣之品，如辣椒、生姜、葱类等。

18

风卷清云尽，空天万里霜
——霜降节气的健康经

霜降九月中　（元稹）

风卷清云尽，空天万里霜。野豺先祭月，仙菊遇重阳。
秋色悲疏木，鸿鸣忆故乡。谁知一樽酒，能使百秋亡。

此诗的意思是，到了霜降时节，阵阵西风卷走了轻云，空寂的天空，万里霜色。豺狼犹如凶神恶煞般肆意捕获猎物，为的是能够度过那难熬的冬日。这时菊花开了，为重阳节带来喜庆的气氛，为的是消灾祈福。霜降时节树叶即将落尽，秋色也要褪去，大雁唱着优美的歌又要回故乡去了。谁又知道那一杯甘甜醇香的菊花酒，居然还能把多姿多彩的秋色又一次烘托起来，那是霜落人间的缘故。

唐诗中的霜降

唐诗中描述霜降节气的诗句较多，如：

张九龄《秋晚登楼望南江入始兴郡路》诗中"潦收沙衍出，霜降天宇晶"。

常建的《泊舟盱眙》诗中"泊舟淮水次，霜降夕流清"。

钱起的《送李九贬南阳》诗中"霜降幽林沾蕙若，弦惊翰苑失鸳鸯"。

刘长卿的《九日登李明府北楼》诗中"霜降鸿声切，秋深客思迷"。

岑参的《送李翥游江外》诗中"家贫禄尚薄，霜降衣仍单"。

钱起《观村人牧山田》诗中"秋来积霖雨，霜降方铚获"。

白居易《岁晚》诗中"霜降水返壑，风落木归山"。

说霜降节气

霜降节气在每年的阳历 10 月 23 日左右，此时太阳到达黄经 210°。霜降是秋季的最后一个节气，亦是秋季到冬季的过渡节气，这个时候温度可以达到 0 ℃左右。每当霜降时，我国南方地区就进入了秋收秋种的大忙季节，而黄河流域一般都出现初霜。

霜降时节的健康经

按中医理论，霜降时节脾脏功能处于旺盛时期，由于脾胃功能过于旺盛，易导致胃病的发生。所以霜降节气是慢性胃炎和十二指肠溃疡病复发的高峰期。因此，要特别注意日常起居中的保养。要保持情绪稳定，防止情绪消极低落；注意劳逸结合，避免过度劳累，尤其注意防寒保暖。此外，要少食辛辣之物，如姜、辣椒等，以防上火。

霜降前后是易犯咳嗽的季节，也是慢性支气管炎容易复发或加重的时期。霜降时节，气温可能突然下降，昼夜的温差会在 10 ℃以上，慢性病病人和那些体质差、抵抗力弱的人很容易病情加重或发生感冒发热。另外，冷空气的刺激会使人体血管发生收缩，血压突然上升，从而诱发各种心血管疾病。有冷天哮喘发作史的人，要提前服药预防；有高血压病史的人，要按时按量服药，定时检查血压，预防心脑血管意外。

霜降过后天气会变得更加寒冷，出门时应该穿皮夹克或薄棉外衣。当前，都市人生活节奏快，生活工作压力大，尤其是中年人，上有老下有小，面临着各种竞争，每日忙忙碌碌，精神高度紧张呈现亚健康状态。保持良好的心态，不要长期超负荷工作，要有放松的时间与方法，如散步、逛街、与朋友聊天等。

霜降节气的饮食保健

霜降之时已经进入深秋之季，根据中医养生学的观点，在四季五补（春要升补、夏要清补、长夏要淡补、秋要平补、冬要温补）的相互关系上，此节气则应以平补为原则。

此时饮食要多样，宜多食富含抗氧化及清除机体自由基和清除胃肠道有害物质的食品，如甘薯、鲜果、豆制品及海藻类食品。大枣、豆腐、白菜、牛奶、胡萝卜、桑葚、鸡肉、鲤鱼健脾和胃；苹果、柚子、葡萄、橘子、凤梨，防脂肪积聚，补心益气、生津止渴；海带、紫菜、黑豆、黄豆、绿豆、赤豆、小米、栗子，防血管硬化及美容；核桃、榛子、松子、桂圆、花生等坚果食品可及时补给微量元素；中药健脾养胃可服用人参健脾，用茯苓、白术、太子参等养胃。

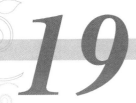

19

霜降向人寒，轻冰渌水漫
——立冬节气的健康经

立冬十月节 （元稹）

霜降向人寒，轻冰渌水漫。蟾将纤影出，雁带几行残。

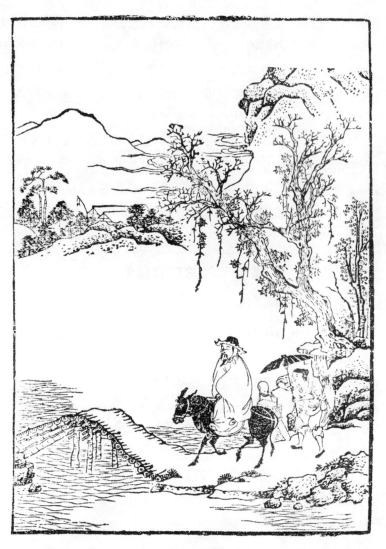

田种收藏了，衣裘制造看。野鸡投水日，化蜃不将难。

此诗的意思是，立冬了，霜花悄声落在地面，给人们增添了寒意，清清水面上，有了薄薄的冰凌在漂浮。大地开始冻结，月影渐渐消瘦，大雁排排向南飞，一派凄凉。田地里的庄稼都收藏归仓了，给家人也做了御寒的衣服。那些野鸭匆匆钻进深水中，立冬过后万物都开始了收敛、闭藏，万物趋向寂静。

唐诗中还有李白写的一首《立冬》："冻笔新诗懒写，寒炉美酒时温。醉看墨花月白，恍疑雪满前村。"

说立冬节气

当太阳转到黄经225°的这一天，就是"立冬"节气，在阳历上是每年的11月7日左右。传统观念中"冬"是结束的意思，进入这一时节，天地万物的活动都趋向休止，准备蛰伏过冬，在农历上习惯将这一天作为冬天的开始。

立冬时节的健康经

《黄帝内经》上说"冬时天地气闭，血气伏藏，人不可作劳汗出，发泄阳气"，因此，早睡晚起，日出而作，保证充足的睡眠，有利于阳气潜藏，阴精蓄积。衣着忌讳过少过薄，室温过低又容易感冒。冬天气温低，气候干燥，皮肤处于收敛状态，血液大部分集中到皮肤深层，而且皮肤的皮脂腺与汗腺分泌少，皮肤变得干瘪，缺少弹性，受寒冷刺激易发生冻伤和皲裂。冬天常晒太阳，更能起到壮人阳气、温通经脉的作用。清代曹燕山《老老恒言》中说："背日光而坐，列子谓负日之暄也，脊梁得有微暖，能使遍体和畅。日为太阳之精，其光壮人阳气。"这里强调要背对太阳晒，大概是因为"头为诸阳之会"，不宜直对着太阳晒，以免阳气过旺，有违阴阳调和的缘故。

立冬时节的饮食保健

元代忽思慧所著《饮膳正要》中说："冬气寒，宜食香以热性治其寒。"也就是说，少食生冷，但也不宜燥热，有的放矢地食用一些滋阴潜阳、热量较高的膳食为宜，同时也要多吃新鲜蔬菜以免维生素的缺乏，如：牛羊肉、乌鸡、豆浆、牛奶、萝卜、青菜、豆腐、木耳等。

这里需要注意的是我国幅员广阔，地理环境各异，生活方式不同，应因地制宜。冬季的西北地区天气寒冷，进补宜大温大热之品，如牛、羊、狗肉等；而长江以南地区虽已入冬，但气温较西北地区要温暖得多，应以清补甘温之味为宜，如鸡、鸭、鱼类；地处高原山区，雨量较少且气候偏燥的地带，则应以甘润生津之品的果蔬为宜。除此之外，还要因人而异，因为食有谷、肉、果、菜之分，人有男、女、老、幼之别，体（体质）有虚、实、寒、热之辨，本着人体生长规律，中医养生原则，少年重养、中年重调、老年重保、耄耋重延，故"冬令进补"应根据具体情况，有针对性地选择清补、温补、小补、大补。

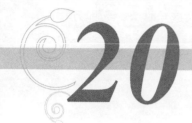

莫怪虹无影，如今小雪时
——小雪节气的健康经

小雪十月中 （元稹）

莫怪虹无影，如今小雪时。阴阳依上下，寒暑喜分离。

满月光天汉，长风响树枝。横琴对渌醑，犹自敛愁眉。

此诗是说，不要怪罪七色彩虹怎么就不见了踪影，那是因为如今已经到了小雪时节。这个时候阴气上升，阳气沉降，寒气到来，暑气逃离，似乎彼此互不相干了。到十五月满之时，从西北方向吹来的寒风，使树枝发出阵阵响声。文人雅士聚在一起操手抚琴、品味清酒，敛锁眉头、独自演吟，在吟诗作对中期盼着春天到来。

唐诗中的小雪

唐诗中描述小雪节气的诗句，还有：

张登的《小雪日戏题绝句》诗中"甲子徒推小雪天，刺梧犹绿槿花然"。

李咸用的《小雪》诗中"散漫阴风里，天涯不可收"。

陈羽的《夜泊荆溪》诗中"小雪已晴芦叶暗，长波乍急鹤声嘶"。

徐铉的《和萧郎中小雪日作》诗中"寂寥小雪闲中过，斑驳轻霜鬓上加"。

戴叔伦的《小雪》诗中"花雪随风不厌看，更多还肯失林峦"。

陆龟蒙的《小雪后书事》诗中"时候频过小雪天，江南寒色不曾偏"。

说小雪节气

小雪在每年的阳历 11 月 22 日前后，此时太阳的黄经为 240°。小雪意思是刚开始降雪但还不到大雪纷飞的时候。雪是寒冷天气的产物，是在云内温度低于 0 ℃时，水汽凝华在云中的微小冰晶上增长为雪晶降落下来的。小雪节气前后，平原地区的最高气温为 6 ℃～10 ℃，最低气温可降至 - 3 ℃～ - 2 ℃。

小雪时节的健康经

冬季养生主要指通过饮食、睡眠、运动、药物等手段，达到保养精气、强身健体、延年益寿的目的。

雪天激发负离子多，当负离子与正离子的比例达 9：1 时，则有治疗、保健作用。因此，一场大雪之后，人们普遍感到空气非常清新，精神格外爽朗。但未经耐寒锻炼的老年人要慎重，此时气温低，雪后寒冷，道路湿滑，要注意防冻、防摔。冬天多雾，早晨在雾中锻炼对身体有害无利，应该引起人们的高度重视。小雪时节室内外温差较大。室内一般保持 16 ℃～20 ℃较适合，以 18 ℃为最理想。室内的湿度，一般以 30％～70％为宜。

冬季寒冷天气，人的活动减少，容易发生抑郁情绪。为保持愉悦心态，要积极地调节自己的心态，保持乐观，节喜制怒，经常参加一些户外活动以增强体质，多晒太阳以保持脑内 5 -羟色胺的稳定，多听音乐让美妙的旋律增添生活中的乐趣。

小雪时节的饮食保健

小雪节气要注意清内火。小雪时节北方已经全部开始供暖，室内温暖，外面寒冷，人们穿得严实，体内的热气散发不出去，就容易产生"内火"，就是人们常说的上火，表现为口腔溃疡，脸上、口唇起疱疹。寒冷的日子，人们喜欢吃诸如涮羊肉之类温热的食物，但是过于麻辣的食物会助长"内火"。寒冷干燥的室内，可以多喝点热汤，比如白菜豆腐汤、牛肉土豆汤、羊肉萝卜汤等，既暖和又能滋补津液。这个季节的白菜、土豆、萝卜都是当季食物，白萝卜能清火降气、消食，非常适合这个节气里食用。

小雪节气前后，天气时常是阴冷晦暗的，人体中寒气旺盛。因此，在这个时节需要吃一些益肾的食品。益肾食品有腰果、芡实、山药、栗子、白果、核桃、泥鳅、黄鳝、黑米、黑大豆、黑芝麻、黑枣、黑木耳等。有些食品不仅可以补养肾气，还可以抵抗寒冷，润肺生津，具有很好的保健功能，如市场上常见的泥鳅、鳝鱼、鲤鱼、鲫鱼等。

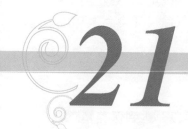

积阴成大雪，看处乱霏霏
——大雪节气的健康经

大雪十一月节　（元稹）

积阴成大雪，看处乱霏霏。玉管鸣寒夜，披书晓绛帷。
黄钟随气改，鹈鸟不鸣时。何限苍生类，依依惜暮晖。

此诗的意思是，到了大雪节气，阴气不断积聚，随之会大雪纷飞，以致漫天遍野银装素裹，到处白茫茫一片。每到了夜晚，有人吹奏乐器，有人开卷读书，似乎要在寒夜里努力驱散寒凝之气，不知不觉也就到了拂晓。与冬季相应的"黄钟"律管，因为冬至的即将到来，马上就要发出声音来。然而一向活泼的"鹈鸟"却不知为啥不再鸣叫了。大雪时节的冬日时刻，真的就好比天中的暮色一般，似乎让我们在白雪皑皑中望见了深深的严寒和冰冷，实在无法让人心情平静。

说大雪节气

大雪节气太阳黄经为 255°，时值每年阳历的 12 月 7 日前后。"大雪"从字面上理解，就是表示降雪开始大起来。大雪节气常在我国黄河流域一带渐有积雪。北方则呈现万里雪飘的迷人景观。

大雪节气的健康经

冬三月强调养藏，睡眠的时间当然要适当延长。冬天天气寒冷，阳气应该更多地释放出来使机体温暖，但是为了让阳气更好地收藏，就应该要穿得严实、暖和。只要经常保持脚的清洁干燥，袜子勤洗勤换，每天坚持用温热水洗脚即可。大雪时节虽需静养，但也不应足不出户，更不宜久坐、贪睡，过分静养只逸不劳则会出现动静失调。应适时走出户外进行锻炼。

冬季北方城市普遍采用暖气，室内空气干燥，要用加湿器等保持室内湿度。家中最好有一只湿度计，一般而言，生活在相对湿度40％～60％的环境中最感舒适。

伴随着大雪而来的是温度下降，这时摔伤、冻伤、感冒、交通事故等成为雪天影响健康的主要因素。雪天，老年人跌伤以手腕、股骨等处骨折的居多，年轻人则多是软组织挫伤。从预防的角度看，老年人应减少户外活动，出行时宜适当放慢速度，避免滑倒。

大雪时节的饮食保健

大雪时节，阴气已盛，阳气衰微，饮食忌黏硬生冷。在饮食调理方面宜增苦味忌咸味，补理肺胃，可多吃羊肉、牛肉、鸡肉、鹌鹑、墨鱼、章鱼、黄芪、党参、熟地黄、黄精、枸杞等。营养学家提倡，晨起服热粥，晚餐宜节食，以养胃气。

养生家提出，冬季养生宜多食热粥。如我国民间有冬天吃赤豆粥及腊月初八吃"腊八粥"的习惯，常吃此类粥能增加热量，补充营养。此外还可常食有养心除烦作用的小麦粥、益精养阴的芝麻粥、消食化痰的萝卜粥、养阴圆精的核桃粥、健脾养胃的茯苓粥、益气养阴的大枣粥等。

冬令进补时，为使肠胃有个适应过程，最好先做"引补"，可先选用炖牛肉红枣、花生仁加红糖，亦可煮些生姜大枣牛肉汤来吃，用以调整脾胃功能，然后再根据身体不同情况选择饮食调养。

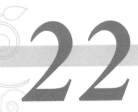

22

二气俱生处，周家正立年
——冬至节气的健康经

冬至十一月中　（元稹）

二气俱生处，周家正立年。岁星瞻北极，舜日照南天。

拜庆朝金殿，欢娱列绮筵。万邦歌有道，谁敢动征边？

此诗的意思是，冬至节气后白昼慢慢变长，黑夜变短，阳气开始生成。冬至在周代可是"过年"的日子。按照古时候岁星纪年法，木星称之为岁星，到了冬至这天，昭示着木星走到了地球的最北端，而太阳则运行至地球的最南端。冬至日是个"吉祥日"，皇帝们都会在这天举行隆重的祭天大典，而且是载歌载舞、开筵相庆，共同欢呼国之有道，然而又有谁还能想起来征蕃戍边那些事？

唐诗中描述冬至节气的诗，还有白居易的《邯郸冬至夜》"邯郸驿里逢冬至，抱膝灯前影伴身"，杜甫的《小至》"天时人事日相催，冬至阳生春又来"等。

说冬至节气

冬至节气时值阳历 12 月 22 日或 23 日，太阳位于黄经 270°。阳光几乎直射南回归线，是北半球一年中白昼最短的一天。从阴阳学观点上说，冬至的到来是阴气盛极而衰，阳气开始萌芽的时候。从天文学角度上，说明了昼夜长短变化的依据。过了冬至后，随着太阳直射的北移，白天的时间渐渐长起来。

冬至时节的健康经

冬至时分，生命活动开始由盛转衰、由动转静。此时更应当科学地运用养生之道，调理得当，是可以保证旺盛的精力，而预防早衰，达到延年益寿的目的。

冬至养生应注意如下几点：①静神少虑，精神畅达乐观，注意合理用脑，有意识地发展心智，培养良好的性格。②避免过度劳累，根据自身情况，调整生活节律、利用各种机会进行适当运动。③节欲保精。欲不可纵，要根据自身实际情况节制房事。

冬至时节的饮食保健

每年农历的立冬至立春，是"进补"的最佳时期。但是进补一定要有的放矢。按照传统的中医理论滋补通常可分为四类，即补气、补血、补阴、补阳。

补气主要是针对气虚体质，如行动后直冒虚汗、精神疲乏、说话无力、妇女子宫脱垂等。一般采用红参、红枣、白术、黄芪、五味子、山药等。补气食物有羊肉、公鸡、海参、核桃等。

补血主要是针对血虚体质，如头昏眼花、心悸失眠、面色萎黄、嘴唇苍白、月经量少且色淡等体征，应采用当归、熟地黄、白芍、阿胶、何首乌等。食物有甲鱼、鲫鱼、海参、百合、银耳、燕窝、赤小豆、黄花菜等。

补阴针对阴虚体质，如夜间盗汗、午后低热、两颊潮红、手足心热、妇女白带增多等体征，采用白参、沙参、天冬、鳖甲、龟甲、冬虫夏草、银耳等。

补阳针对阳虚体质，如手足冰凉、怕冷、腰酸，性功能低下等体征，可选用鹿茸、杜仲、韭菜籽等调补。

如果不根据自己的实际情况盲目将黄芪、党参、当归、田七等与鸡、鸭或狗肉同煮食，或是长期过量服用人参、鹿茸、阿胶、银耳等，反而对身体有害。据药理学研究和临床发现，在无疾病且身体强壮的状态下超量服用补药，会产生"口干舌燥，鼻孔出血"等滋补综合征。因此，冬令进补应"有的放矢"，切莫"多多益善"。

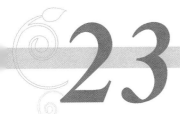

小寒连大吕，欢鹊垒新巢
——小寒节气的健康经

小寒十二月节 （元稹）

小寒连大吕，欢鹊垒新巢。拾食寻河曲，衔紫绕树梢。

霜鹰近北首，雉雊隐蒹葭。莫怪严凝切，春冬正月交。

此诗是说，小寒节气就好像古代律之首——"大吕"奏响一般，喜鹊也感知到春天不远了，开始准备要筑新巢了。为的是能够找到自己心仪的另一半，以繁衍后代。鸟鹊觅食总喜欢去河道弯弯的地方，那里方便它们口衔树枝和湿泥，进而围绕树梢来筑。在冰天雪地里，那些老鹰最想接近的是尸体，但小鸟则只能继续藏匿在茅草丛里，甚至不敢出来溜达。不要埋怨天地如此冷凝严切，因为春冬交替马上要在正月进行了。

唐诗中关于小寒节气的还有杜甫的《小寒食舟中作》："佳辰强饮食犹寒，隐几萧条带鹖冠。春水船如天上坐，老年花似雾中看。娟娟戏蝶过闲幔，片片轻鸥下急湍。云白山青万余里，愁看直北是长安。"

说小寒节气

每年阳历的 1 月 5 日前后是小寒节气，此时太阳黄经为 285°。小寒表示寒冷的程度，从字面上理解，大寒冷于小寒，但在气象记录中，小寒却比大寒冷，可以说是全年二十四节气中最冷的节气。常有"冷在三九"的说法，而这"三九天"又恰在小寒节气内。

小寒时节的健康经

俗话说："寒从足下生。"小寒时节更应注意足部保暖。中医认为，人是整体，足部可以反映内脏的病症。反过来，保护好足部又能增加内脏的功能。所以不要认为足部保暖是局部保暖，实际上，足部保暖是人整体抗寒防病的一种保护，足部保健的最好方法就是睡觉前用温水泡脚，然后用力揉提足心。老话说得好："要长寿，头凉脚热八分饱。"所以晚上临睡前弄上一盆热水，这样既能御寒保暖，又能起到补肾强身、解除疲劳、促进睡眠、延缓衰老、预防疾病的作用。

数九寒天是人们加强身体锻炼，提高身体素质的好时机。但要根据个人的身体情况，切不可盲目，即使身体强健的人，也要讲究一下锻炼的方式和方法。运动前要做一些准备活动，如慢跑、擦面、拍打全身肌肉等，可以双手抱拳，虎口相接，左右来回转动。这样可以增加手指的灵活性，预防冻伤，还可以预防感冒。

冬季早睡晚起，所以锻炼的时间最好在日出后，气温略高时才开始锻炼。如早晨出现大风、大雾、寒流，不宜进行露天锻炼，可在室内锻炼。进行锻炼时衣服不要穿得过厚，可穿合适的运动服，注意防寒，做暖身准备活动后再脱下厚衣进行锻炼。锻炼后要及时加穿衣服，注意保暖。

有心血管疾病、肠道疾病、关节炎者，做暖身准备活动时切切注意，尽量避免长时间在低温、阴冷的环境中运动，运动中如有身体不适感，应立即停止或去医院检查。

小寒时节的饮食保健

小寒时节已数九寒天，脾气旺，肾气弱，因此，饮食方面宜减甘增苦，补心助肺，调理肾脏。但小寒时切记不可大补。在饮食上可多吃羊肉、牛肉、芝麻、核桃、杏仁、瓜子、花生、松子、葡萄干等，也可结合中药进行调补。

冬季食物保养宜"养肾防寒"。但不要贪吃油腻、辛辣的食品，应以补气润燥为主。小寒节气中有一个重要的民俗就是吃"腊八粥"。《燕京岁时记》（清·富察敦崇）中记载："腊八粥者，用黄米、白米、江米、小米、菱角米、栗子、红豇豆、去皮枣泥等，合水煮熟，外用桃仁、杏仁、瓜子、花生、榛子、松子及白糖、红糖、葡萄干，以作点染。"上述食品均为甘温之品，有调脾胃、补中益气、补气养血、驱寒强身、生津止渴的功效。

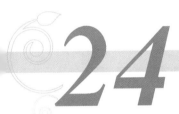

24

冬与春交替，星周月讵存
——大寒节气的健康经

大寒十二月中 （元稹）

腊酒自盈樽，金炉兽炭温。大寒宜近火，无事莫开门。

冬与春交替，星周月讵存。明朝换新律，梅柳待阳春。

此诗的意思是，大寒节气到来，家家窗外寒风瑟瑟，天寒地冻，此时最为惬意且快乐的是，无事不出门，呼朋唤友，共聚一室，围炉取暖，叙谈欢言，温酒同酌，此情此景在腊月寒冬，显得多么温馨，又其乐融融。每当这个时候，冬天与春日就要交替，一年即将结束，星宿也在交换一个新的周期，古律必然要轮回更新，梅花和柳树也期待着阳春而发。

唐诗中写及大寒的诗句，还有白居易的《村居苦寒》"乃知大寒岁，农者尤苦辛"，耿湋的《晚登虔州即事寄李侍御》"愿保乔松质，青青过大寒"，等等。

说大寒节气

大寒节气时值每年阳历的 1 月 20 日前后，此时太阳处于黄经 300°。大寒是一年中的最后一个节气，在气象记录中虽不像大雪到冬至、小寒期间那样酷冷，但仍处于寒冷时期。按我国的风俗，特别是在农村，每到"大寒"人们便开始忙着除旧布新、准备年货。

大寒时节的健康经

大寒期间的养生保健，尤以防寒为主。寒为冬季之主气，易伤阳气，出现手足不温、畏寒喜暖等阳气虚的表现，还易引发许多疾病，或使旧病复发加重。

大寒节气天气寒冷，由于北方冷空气势力强大，空气干燥，雨雪较少，我国大部分地区呈现出一种持续"阴冷"的态势。对老年人来说，最需预防的是心脑血管病、肺气肿、慢性支气管炎等慢性病复发。有心脑血管病史的老年人在此节气中尤其要注意保暖，早上尽可能晚起，中午或下午可到户外活动 1 小时左右，外出时一定要加穿外套，最好戴上口罩、帽子、围巾，此节气一般以晴为主，所以，老年人要注意利用阳光来保养身体，冬季晒太阳对老年人的好处是多方面的。老年人在注意保暖的同时，也要关注身边的湿度，早晚要多开窗通气（因早晚室外湿度相对较高），室内取吸时也要注意增加空气质量。

大寒时节的饮食保健

冬至以后"阴极阳生"，人体内阳气蓬勃生发，最易吸收外来的营养而发挥滋补功效。俗话说："药补不如食补。"在冬季选择既美味，又具有补益作用的食物，更有益于健康。

中医认为，冬季养生饮食首选温补类食物，如鸡肉、羊肉、牛肉、鱼等；其次可选平补类食物，如莲子、芡实、薏苡仁、赤豆、大枣、燕窝、银耳、猪肝等；还有一类具有滋阴益肾、填精补髓功效的食物，如木耳、红枣、芝麻、黑豆、猪脊、海参、龟肉、甲鱼、鲍鱼等。大寒时节，在饮食上宜选用羊肉、狗肉等温肾壮阳之物，有助于抵抗寒邪的入侵。冬令进补也要兼顾人体脏腑、气血、阴阳平衡，避免上火。大寒时节适宜的饮食有当归生姜羊肉汤、红杞田七鸡、糖醋胡萝卜丝、牛奶粥等，有温中散寒、补虚益血、润肺通肠的功效。

老年人常出现许多肾虚症状，如腰酸背痛、头昏目眩、健忘失眠、疲倦乏力、性功能减退等，可以常服补肾补气之品，如清蒸鲫鱼、红烧鱼、炒虾仁等，以补益肾精；黄芪炖牛鞭、黄芪炖狗肉、黄芪腰花汤等以补肾壮阳。

第七篇

美容保健篇

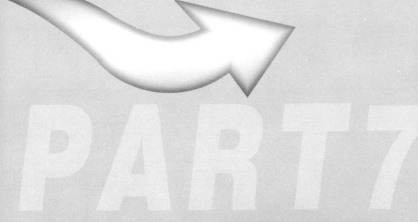

PART7

1

口脂面药随恩泽，翠管银罂下九霄
——说古代护肤品

腊日 （杜甫）

腊日常年暖尚遥，今年腊日冻全消。侵陵雪色还萱草，漏泄春光有柳条。

纵酒欲谋良夜醉，还家初散紫宸朝。口脂面药随恩泽，翠管银罂下九霄。

此诗的意思是，往年的腊日距离春暖还很遥远，今年的腊日竟然冰冻全消。侵凌雪色的还是那先绿的萱草，泄漏春光的是那嫩黄的柳条。在这美好的夜晚，我和同僚尽情饮酒谋求一醉；黎明时在紫宸殿刚刚朝罢天子，才兴冲冲地回到家中。口脂面药伴随皇帝的恩泽，手持翠管银罂走出龙庭。

杜甫此诗言及皇帝于腊日给群臣赏赐能够防冻护肤的口脂面药。据唐代诗人刘禹锡、邵说的谢表记载，除口脂、面药外，还有红雪、紫雪等珍贵高级的护肤用品。唐代诗人王建《宫词一百首》中"黄金合里盛红雪，重结香罗四出花。——傍边书勅字，中官送与大臣家。"翠管即碧玉偻雕的管状盛器。银器即银质的贮器。由杜甫此诗，可知当时不仅非常重视此类护肤品的研制，而且连贮存这些护肤品的容器也很考究。在唐朝，化妆并非女子的特权，男子也非常盛行涂抹口脂、面脂类护肤化妆品。

古代护肤品的特色

由杜甫此诗，我们可以看到中国古代传统的美容护肤品曾经有着辉煌的一页，这些护肤品有着很多特色。其一，多为动植物类制剂；其二，它融治疗、保养、化妆于一体；其三，它为历代医家和用户所证实，其效果卓著；其四，它具有现代某些护肤美容化妆品的雏形，有的制剂直到现代仍然不失为一种较好的形式。

唐代的口脂面药

诗中"口脂面药"是指古代用以防止寒冬口唇开裂的唇膏。面脂，其产生最迟不过秦汉之际，我国第一部药物专著《神农本草经》记载："白芷……长肌肤，润泽，可作面脂。"关于面脂面药，唐代人重视护肤美容方药的研制，这从唐代名医孙思邈的《千金要方》《千金翼方》及王焘《外台秘要》等大型方书中可以得到证实。如《千金要方》卷六专门讨论美容问题，其"面药"专论便有81首方。《千金翼方》美容专论集中在卷五，载有77首方。《外台秘要》将美容方剂分为34类，有化妆品、洗面剂、澡豆、口脂、手膏等，计有近300首方。唐代使用频率较高的药物有白芷、麝香、川芎、细辛、猪脂、零陵香、防风、丁香、沉香、藿香、甘松香、茯苓、白附子、白术、杏仁、桃仁、土瓜根、当归、木兰皮、冬瓜仁等。

面脂方（见孙思邈《千金翼方》）：防风、川芎、白芷、白僵蚕、藁本、威蕤、茯苓、白蔹、细辛、土瓜根、瓜蒌仁、桃仁（去皮尖）、蜀水花、青木香、当归、辛夷各45克，鹅脂500克，羊肾脂500克，猪脂1000克。将上药细切，细白布包裹，用酒1000毫升浸渍一昼夜，纳脂中，急火煎之，三上三下。然后用缓火煎一夜，药成去渣，以寒水石粉15克纳脂中，以柳木搅匀，贮器中。夜晚涂面，晨洗去。功效为润肤去皱。

面脂常以猪、马、犬、羊、牛、熊、鹿等的脂肪、脑、髓等作为基质，其中以猪脂来源广，价廉而普遍采用。但要求在腊月取上好猪脂熬炼备用。该制剂在唐朝十分盛行，并常成为礼品而互相馈赠。

唐代的美容护肤膏和面膜

唐代用于美容、护肤的膏类很多，有头膏、面膏、手膏、唇膏等。其制作方法为：药浸于麻油后慢火煎黄，入黄蜡再熬，过滤去渣，或直接将药粉同捣为膏，或将药末用蛋清、蜜等调匀为膏。

面膜是现代流行的一种面部美容护肤的方法，其实在古代这种方法便已经开始使用。在唐代，人们已用猪蹄、鸡蛋、中药等调配或直接用于涂面护肤，只是当时未叫面膜罢了。当面膜涂于面部后，水分蒸发使之收紧皮肤，刺激面部血液循环，去掉面膜时，可将毛孔中吸附于薄膜的污秽、面部表皮脱落的细胞等一并清除。从而一方面使面部清洁，另一方面使皮肤滋润柔和，皱纹减少。从形态上来看，面膜有膏状、胶状、粉状等多种。

唐朝杨玉环（杨贵妃）如何使"后宫佳丽三千人，三千宠爱在一身"，这除了她"天生丽质"外，也与她善用面膜及面膏美容剂不无关系。据明代

《鲁府禁方》记载：

杨太真（杨贵妃）面膜：取珍珠、白玉、人参适量，研磨为粉，佐以上等藕粉调和作为面膜剂涂于面部，半小时后洗去，能祛斑增白，收缩毛孔，去皱除纹，光泽皮肤。

杨太真红玉膏：取杏仁、滑石、轻粉各等份，制为细末，蒸过，放入龙脑、麝香各少许，用鸡子清调匀。每日晨起后洗面敷脸，能够令面色红润，润滑悦泽。用后颜面色泽如红玉，故名为"杨太真红玉膏"。

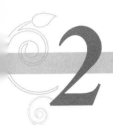

冠剪黄绡帔紫罗，薄施铅粉画青娥
——说古代美容化妆品

吴姬十首·之九 （薛能）

冠剪黄绡帔紫罗，薄施铅粉画青娥。

因将素手夸纤巧，从此椒房宠更多。

化妆可以算得上是古代女子日常生活中的要事。据唐代各种画作和出土文物里的女性形象，都如唐代崇尚的牡丹花那般雍容华丽，其妆容更称得上是"浓妆艳抹"。王建《宫词》诗中"归到院中重洗面，金盆水里泼红泥"，描写宫女只是洗把脸，就把整盆水染成红泥浆，这宫女得用多少胭脂来浓妆呀！

薛能的《吴姬十首·之九》诗中"冠剪黄绡帔紫罗，薄施铅粉画青娥"，是写一个女子在衣衫穿戴完毕之后，开始上妆的情景。唐代的女子是怎么妆容的呢？元稹的《恨妆成》一诗描述得很生动："晓日穿隙明，开帷理妆点。傅粉贵重重，施朱怜冉冉。柔鬟背额垂，从鬓随钗敛。凝翠晕蛾眉，轻红拂花脸。满头行小梳，当面施圆靥。最恨落花时，妆成独披掩。"当时化妆的步骤，其顺序依次为敷铅粉、抹胭脂、画黛眉、贴花钿、点面靥、描斜红、涂口脂，跟现代女性化妆的步骤相似。

敷铅粉

敷粉相当于现代化妆的打粉底。据北魏贾思勰《齐民要术》记载，最早敷粉是由米粉处理做成。因附着性差，后又发明了用醋化铅粉、粉锡作为敷粉（见《神农本草经》）。古代的粉底是把铅、锡等矿物质熔化后，经过一系列处理，研成很细的粉末。这种处理好的铅粉色泽洁白，质地细腻，显色性好，附着力强，能够使面色亮白而均匀，并且能遮盖面部的小瑕疵。铅粉一般会敷在面部、颈部还有胸部，使这些部位看起来细致光滑，白皙动人。

铅粉因为其显白的效果，不宜涂得太厚，薄薄施一层就好了，否则就会太夸张，反而失却美感。这种审美观很多诗人都有同感，如郑史的《赠妓行云诗》中"最爱铅华薄薄妆，更兼衣着又鹅黄"。为衬托女性的芬芳气息，唐人喜欢在铅粉里加上西域香料，使之散发香气为衬托女性的芬芳气息，带来一种宜人之感。如杜牧《闺情》中"暗砌匀檀粉，晴窗画夹衣"。

抹胭脂

早在商周，女性就懂得在面部擦拭腮红美颜，材料为朱砂。胭脂又名"焉支"，原出自西域，汉代张骞带入中原。胭脂是提取红蓝花的花汁，再配以猪脂、牛髓成膏状颜料，方便附着在皮肤上，也有滋润皮肤的作用，使肤色显得更滑嫩娇艳。晋朝时又发展成便携式纸片状"金花胭脂"、液状"棉胭脂"。

胭脂都是红色，唐代称为"红粉"，所以"红妆"一词是女性的代称，在唐诗里出现的频率也是居高不下。孟浩然的《春情》一诗中"青楼晓日珠帘映，红粉春妆宝镜催"。胭脂的红色可以调和成不同深浅的红，因而也有不同的名目，据说最艳者数"酒晕枚"，所抹胭脂较为浓重，如同饮酒之后脸上所晕出的红色。诗人詹敦仁的《余迁泉山城留侯招游郡圃作此》中就有"柳腰舞罢香风度，花脸妆匀酒晕生"的诗句，生动描述了这个舞女明艳的妆容。对女性脸上胭脂的描绘，还有用芙蓉花色来形容，如白居易在《长恨歌》里描写杨贵妃"芙蓉如面柳如眉"，在《简简吟》诗中有"苏家小女名简简，芙蓉花腮柳叶眼"。此外，如桃花也是同样的妙喻，徐贤妃《赋得北方有佳人》诗中有"由来称独立，本自号倾城。柳叶眉间发，桃花脸上生"。

画黛眉

古人将眉毛称作"七情之虹"，因为它最传神，使面部更加立体，因此眉妆在中国古代的地位远高于眼妆。远在战国时期没有特定画毛的材料，女子们就用柳枝烧焦后涂在眉毛上。屈原在《楚辞·大招》中记载"粉白黛黑，施芳泽只"，"黛"是一种黑中透绿的石墨，专供女子画眉。唐代用黛画眉时，把黛放在专门的砚上，用砚杵将之碾成粉状，加水调和，然后用笔涂到眉上。黛以波斯进口的一种"螺子黛"视为珍品，"妩媚不烦螺子黛，春山画出自精神"（赵鸾鸾《柳眉》）。

黛眉的形态变化太多，秦代流行"蛾眉"，汉代崇尚"八字眉"，唐代初期以柳眉和月眉最为推崇。刘禹锡诗云"人眉新柳叶，马色醉桃花"（《同乐天和微之深春二十首之一》），陈子良诗云"柳叶来眉上，桃花落脸红"（《新成安乐立》）。月眉又称"却月眉""新月眉"，弯而纤细。李白诗云"长干吴儿女，眉目艳新月"（《越女词》）。杜牧诗云"娟娟却月眉，新鬓学鸦飞"（《闺情》）。王周诗云"谁夸罗绮丛，新画学月眉"（采桑女二首）。王涯诗云"不见乡书传雁足，唯看新月吐蛾眉"（《秋思赠远二首》）。

在唐代之前，眉毛大多以细为美，而当衡量美女的标准从瘦变为胖后，连眉妆的流行也从细长转为阔而短。盛唐时期流行把眉毛画得粗阔而短，形如桂叶或蛾翅，元稹诗云"莫画长眉画短眉"（《有所教》），张籍诗云"轻鬓丛梳阔扫眉"（《倡女词》），李贺诗云"新桂如蛾眉"（《房中思》）就是明证。

唐代少女喜爱"削发露额"，而且还要刮掉原来的眉毛，用黛勾勒出不同式样、颜色、深浅、长短、粗细、弯直，随心所欲。"巧画蛾眉独出群，当时人道便承恩"（罗隐《宫词》），只因为眉毛画得好，人们便据此确信这女子能得到帝王的宠幸。然后，趋之若鹜地跟风满长安，"新作蛾眉样，谁将月里同。有来凡几日，相效满城中"（刘方平《京兆眉》），唐代女子将眉的修饰置于化妆美容之首位。

贴花钿

贴花钿又称"点额黄"，所谓贴花钿是贴在女子的眉间或前额，以作装饰的各种花朵形状。花钿又叫花子或媚子，这后一种叫法就说明了花钿的作用，增加妖媚之感。

唐诗里有署名张夫人的《拾得韦氏花钿以诗寄赠》一诗："今朝妆阁前，拾得旧花钿。粉污痕犹在，尘侵色尚鲜。曾经纤手里，拈向翠眉边。能助千金笑，如何忍弃捐？"她捡到故人韦氏所丢弃不用的花钿，虽然为尘土所污，可色泽仍然鲜亮，花钿能使女子笑脸增加无限风情，谁能忍得住不贴呢？连绝色之姿的杨贵妃也要靠花钿来增添妩媚，白居易的《长恨歌》写到她命殒黄泉时说"花钿委地无人收"。

花钿的形状多，简单的花钿可以只是一个小圆点，如在许多画作中的花钿，复杂的有各种各样的花鸟图形，花形中以梅花形状最为常见，颜色以红色为多，其次为绿色、黄色，如白居易《宴周皓大夫光福宅》中所写的"红樱无色让花钿"。

花钿贴在眉间，据推断应该是用一种特定的胶涂在花钿的一面，用时要蘸水使黏性生效，才能固贴在眉间。赵光远《咏手（之一）》诗中"炉面试香添麝炷，舌头轻点贴金钿"就是用口涎轻轻蘸一下，就可以贴在眉间。在卸妆时，就需要把胶洗去才能把花钿拿下。于是我们在花蕊夫人的《宫词》诗里，就看到了这样的景象："汗湿红妆行渐困，岸头相唤洗花钿。"宫女们因为流汗妆容不整，便纷纷洗去花钿重新装扮。

花钿的材料多种多样，讲究些的是用金箔片、黑光纸、云母片、丝绸、鱼鳃骨等剪制而成，因其比较珍贵，都会重复使用，所以不用时会取下收起来。如白居易《江南喜逢萧九彻，因话长安旧游，戏赠五十韵》中"索镜收花钿，邀人解袷裆。"

点面靥

面靥是施于面颊酒窝处的一种妆饰，也称"妆靥"。起初并不是为了妆饰，而是宫廷生活中的一种特殊标记。当某妃例假来临，不能接受帝王御幸，即在脸上点上小点，称为点痣，也叫点"的"。女史见了，不用列名，后来逐渐成为一种妆饰，而专门在嘴角边点的，即是"面靥"。

酒窝是指面部皮肤上的小凹陷，多在笑时出现，所以又称"笑窝"。酒窝的存在会使面部表情更生动，看上去更活泼可爱，更加妩媚，笑起来时尤其甜美动人，故被看作貌美标志的征象之一，许多爱美青少年女性都渴望拥有它。

酒窝学名又称"面靥""笑靥",酒窝可以分成圆形、椭圆形及裂隙形三种类型。多数分布在面颊部,口角旁也较常见。颊部酒窝的形成是因表情肌(笑肌)运动而使口角外侧呈现出的一圆形或卵圆形皮肤凹陷,是笑肌筋腹与口角外侧的真皮下层有点状纤维带相连所形成的。

可惜没有多少人天生就长着可人的酒窝,酒窝的出现率在10％～36％,酒窝数目1～5个不等,即使两个也以两侧不对称情况居多。所以古代女子便以后天的化妆弥补先天的遗憾,用胭脂或颜料于嘴角酒窝处分别画一个圆点,正如元稹的《恨妆成》所说"当面施圆靥"。这种美感实在令人难以抗拒,所以有诗人干脆以"媚靥"称之,如元稹《春六十韵》诗中"醉圆双媚靥,波溢两明瞳"。而女子们对笑靥的美感也是深知的,所以卢仝的《楼上女儿曲》中说"我有娇靥待君笑"。除了点画,笑靥也可以像花钿那样,用各种材料剪成,形状有杏桃、钱状、花卉状、鸟虫鱼状,然后贴在嘴角边。

描斜红

所谓描斜红,是在太阳穴处以胭脂染绘两道红色的纹饰,一般是月牙形,色泽鲜红。斜红的来历,据说是三国时魏文帝曹丕宠爱的宫女薛夜来,不小心撞伤面颊后留下两道伤痕,而文帝仍对她宠爱依旧,宫女们纷纷效仿,将其演变成斜红。唐代女子脸上的斜红,工整些的形似弦月,繁杂些的状如伤痕,都是为了营造一种慧人怜情的感觉,所以有甚者还用胭晕染成血迹的模样。这种妆容流行于中晚唐时期,如元稹的《有所教》诗中"莫画长眉画短眉,斜红伤竖莫伤垂"。白居易的《时世妆》诗中"圆鬟无鬓堆髻样,斜红不晕赭面状"。

涂口脂

唐代的口脂是用蜂蜡制成的,这在孙思邈的《备急千金要方》里有记载。蜡里加入朱砂粉、紫草,就得到了红色的口脂,女子将其涂于唇上,便是诗人所谓的"朱唇"。岑参《醉戏窦子美人》写道"朱唇一点桃花殷",将女子的红唇比作殷红的桃花。在唐代的画作和仕女陶俑上都能看到。

唐代女子涂口脂的时候,是往唇吻中间点上一点,而不是完全沿着唇的轮廓涂满,这是为了使唇显得小巧动人。如方干的《赠美人四首》一诗中

"朱唇深浅假樱桃"。为了达到这种效果，女孩子就先用白色打底以覆盖唇色，然后用口脂在嘴唇正中画出樱桃大小的唇形。

唐代口脂中还有一种"绛唇"，如"红脸耀明珠，绛唇含白玉"（刘希夷《采桑》），"绛唇珠袖两寂寞，晚有弟子传芬芳"（杜甫《观公孙大娘弟子舞剑器行》），"绛唇渐轻巧，云步转虚徐"（杜牧《张好好诗》）。所谓"绛"也就是一种紫色，唇怎么会是紫色呢？原来制作口脂的蜡里经常会加入紫草，取其紫红色，虽言"绛"，但其实还是红色的一种，只是跟朱砂制成的口脂相比颜色显得更深一些。白居易在《时世妆》一诗中写到唇时所说的"乌膏注唇唇似泥"，黑色的口脂涂得很厚，这种另类的妆容只是流行一时。

口脂既然是蜡制成的，也就呈固体状，涂嘴唇的时候，是用指尖挖起一点，然后直接向嘴上或点或匀。口脂里也会加入香料，令女子微启樱唇时有芬芳隐隐透出，如"暗娇妆靥笑，私语口脂香"（白居易《江南喜逢萧九彻，因话长安旧游，戏赠五十韵》）。

唐朝的眉形丰富多彩，其唇妆种类也异常繁多，仅晚唐30多年时间里，唇式就出现了17种之多，圆形、心形、鞍形，其中最风靡的要数樱桃形和花朵形。

3

暗服阿胶不肯道，却说生来为君容
——千年美容的秘诀：阿胶

宫词补遗（肖行澡）

铅华洗尽依丰盈，雨落荷叶珠难停。

暗服阿胶不肯道，却说生来为君容。

唐代诗人白居易在《长恨歌》中称杨贵妃（杨玉环）"春寒赐浴华清池，温泉水滑洗凝脂"。"凝脂"就是说杨贵妃的皮肤非常细腻光滑。什么使杨玉环有如此令众多女性羡慕，甚至是嫉妒的肌肤呢？唐代诗人肖行澡作此诗：

"铅华洗尽依丰盈，雨落荷叶珠难停。暗服阿胶不肯道，却说生来为君容。" 肖行澡诗中道出杨贵妃的秘密：杨贵妃即使卸妆后仍很漂亮，皮肤细腻得连水都落不住，这是她暗服阿胶的缘故。

阿胶羹

据说当年为了皮肤细嫩光滑，杨贵妃每天吃一道药膳，也是一个民间验方，叫"阿胶羹"，其主要原料是：阿胶、米酒、核桃肉、黑芝麻、冰糖等。阿胶是"补血圣药"，另外核桃仁、黑芝麻都有润肤黑发，延缓衰老的作用，阿胶羹是一道非常好的美容药膳，它能够养血润肤，美容养颜，延缓衰老。

当年，马嵬坡兵变，唐玄宗为了保全自己的性命，赐杨贵妃三尺白绫，自缢于马嵬驿西门外三门佛殿。"安史之乱"后，唐玄宗肝肠寸断，痛不欲生。元代文人白朴曾写了一首《秋叶梧桐雨·锦上花》："阿胶一碗，芝麻一盏，白米红线馅蜜饯，粉腮似羞，杏花春雨带笑看，润了青春，保了天年，有了本钱。"描写的是李隆基因思念杨玉环夜不能寐，听见雨打梧桐，更加增添愁闷，只好拿一碗杨贵妃爱吃的阿胶羹，怀念故人的似羞粉腮，以解相思。

千年阿胶史

阿胶的制作与药用已有两千多年的历史，远在两千多年前的《神农本草经》云："煮牛皮作之。"可见当时制作阿胶的原料不是驴皮而是牛皮，这种以牛皮为原料制作的阿胶，一直沿用了好几个世纪。到公元 7 世纪，在《食疗本草》（唐·孟诜）中始提出以牛皮制作的胶称为"黄明胶"，直到现在凡用牛皮煎煮制作的胶，仍称黄明胶，其历史根据可能源出于此。至于驴皮胶的名称，始载于公元 8 世纪。在《本草拾遗》（唐·陈藏器）中同时记述了阿胶、黄明胶和驴皮胶。《外台秘要》（唐·王焘）一书亦同时记载了阿胶和黄明胶，看来在唐代，三种胶的名称是通用的，但主要原料仍以牛皮为主。唐诗中也出现有其他阿胶诗句，如"莫把阿胶向此倾，此中天意固难明"（罗隐《黄可》），"阿胶在末派，罔象游上源"（元稹《赛神》）等。

到了 11 世纪的《博济方》（宋·王衮）中始见"真阿胶"一名。《图经本草》（宋·苏颂）载"阿胶以阿县城北的井水作煮者为真"。此处指明所谓真阿胶的"真"，似指必须用阿县城北的井水煮制而言。由此可见，真阿胶是与东阿水质有密切关系。但对皮的原料未突出驴皮为佳。《图经本草》说："今时方家用黄明胶，多是牛皮，阿胶亦用牛皮，但今牛皮胶制作不甚精，只可胶物，不堪入药。"从文中可知，所谓真阿胶不仅要用阿井水和牛皮作原料，还必须要加工精细。

从历史上看，阿胶原是以牛皮作原料，后来发展到贵用驴皮，这说明阿胶既有用驴皮制成的胶，也有用牛皮制成的胶，它是随着漫长的医药史发展而成的一类胶药——阿胶类药，包括黄明胶、驴皮胶，还有猪皮胶等。我们认为阿胶类药中，无论哪一种胶的制作，都应贵在精选原料，讲究水质、辅料，以及有一套符合卫生要求的加工工艺。

阿胶的美容作用

现代的中药阿胶为马科动物驴的皮去毛后熬制而成的胶块。味甘，性平。功能：滋阴润肺，补血，止血。现代药理研究表明，阿胶含骨胶原，水解可得明胶、蛋白质及多种氨基酸。山东阿胶的蛋白质含量约为84.94%，含有18种氨基酸（包括7种人体必需氨基酸），所含的金属元素有钾、钠、钙、镁、铁、铜、铝、锰、锌等。阿胶的许多药理作用认为与其所含的氨基酸和金属元素有关。也有报道阿胶内含"硫酸皮肤素"成分，与其部分药理作用有关。

近年来，药理研究还表明，阿胶对卵巢具有一定的正向调节作用，可以用来预防卵巢早衰。通过观察，发现东阿阿胶具有增加雌鼠卵巢重量及其脏器系数的趋势，对于卵泡发育具有一定的正向调节作用。动物实验还证实，阿胶具有促进表皮生成透明质酸、前列腺素2、促进皮脂生成、促进毛乳头细胞增殖等的生物活性，表明了阿胶对皮肤保湿、改善血液循环、强化皮肤屏障功能和毛发生长有促进作用，这也验证了杨贵妃吃阿胶保持肌肤嫩白的传说。同时，阿胶可通过抑制黑色素生成一种酪氨酸酶，而产生美容养颜作用。

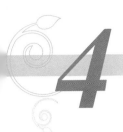

人间四月芳菲尽，山寺桃花始盛开
——美容佳品说桃花

大林寺桃花 （白居易）

人间四月芳菲尽，山寺桃花始盛开。

长恨春归无觅处，不知转入此中来。

初夏四月诗人白居易来到大林寺，此时山下芳菲已尽，而不期在山寺中遇上了一片刚刚盛开的桃花。诗中写出了诗人触目所见的感受，突出地展示了发现的惊讶与意外的欣喜。

全诗把春光描写得生动具体，天真可爱，活灵活现，是唐人绝句中的一首珍品。

唐诗中的桃花

自古以来，桃花就是象征阳春的名花。早在 3000 多年前的《诗经》中就有"桃之夭夭，灼灼其华"的优美诗句。从那时开始，桃花就成了文人雅士歌咏抒情的物象。唐诗中的桃花佳句更多，如：

元稹的《桃花》中"桃花浅深处，似匀深浅妆"。

吴融的《桃花》中"满树和娇烂漫红，万枝丹彩灼春融"。

张旭的《桃花溪》"桃花尽日随流水，洞在清溪何处边"。

苏颋的《侍宴桃花园咏桃花应制》中"桃花灼灼有光辉，无数成蹊点更飞"。

杨凭的《千叶桃花》中"千叶桃花胜百花，孤荣春软驻年华"。

周朴的《桃花》中"桃花春色暖先开，明媚谁人不看来"。

顾况的《崦里桃花》"崦里桃花逢女冠，林间杏叶落仙坛"。

陆希声的《阳羡杂咏十九首·桃花谷》中"君阳山下足春风，满谷仙桃照水红"。

薛能的《桃花》中"香色自天种，千年岂易逢"。

韩愈的《题百叶桃花》中"百叶双桃晚更红，窥窗映竹见珍珑"。

李白的《忆秋浦桃花旧游》中"桃花春水生，白石今出没"。

杜牧的《酬王秀才桃花园见寄》中"桃满西园淑景催，几多红艳浅深开"。

刘禹锡的《竹枝词九首·其二》中"山桃红花满上头，蜀江春水拍山流"。

贾至的《春思二首》中"草色青青柳色黄，桃花历乱李花香"。

杜甫的《南征》中"春岸桃花水，云帆枫树林"。

崔护的《题都城南庄》中"去年今日此门中，人面桃花相映红。人面不知何处去，桃花依旧笑春风"。

桃花的美容作用

"人面桃花相映红"，此佳句流传了千年，中医认为桃花确实能够给人美容增色，润泽肌肤。宋代《圣济总录》记载："三月三日收桃花，七月七日收鸡血，和涂面上。二三日后脱下，则光华颜色也。"古方有用"杏花、桃花各一升，东流水浸七日，洗面三七遍去粉滓面䵟"（䵟，脸上黑斑）。桃花疏通血脉，扩张末梢毛细血管，促进营养和氧输入皮肤，所以，桃花是百花中一味美容良药。

现代医学研究证明，桃花含山奈酚、香豆精、三叶豆苷，花蕾含柚皮素，花粉制剂可以预防面部雀斑和消除老年斑。

桃花美容方选

下面介绍几种简单实用的桃花美容方：

（1）桃花增白方：桃花（干品）60克，冬瓜仁75克，橘皮45克，共研成极细末，置瓷瓶中备用，每次1克，每日2～3次，饭后用温糯米酒送下。本方有活血化瘀，祛斑增白，润肤悦色之功效，可用于颜面较黑或面有黄褐斑者。

（2）桃花白芷酒：采集花苞初放的桃花300克，白芷40克，同放于瓶中，加上等白酒1000毫升，密封，一个月后开瓶取用。每日早晚各饮桃花白芷酒1盅，同时倒少许酒于手掌之中，双手对擦，待手心发热后，来回擦面部。本方能祛除脸部黑斑，治疗面色无华、黑斑及产后脸色黯黑等，一般使用 40~60 天，色斑消失，面色变得红润光泽。

（3）桃花酒：桃花（农历三月初三采集）及上等白酒各适量。将桃花倒入酒坛中，加上等白酒，以酒浸没桃花为度，加盖密封，浸泡 30 日之后启封，滗出药酒另放，每次取药酒 5~10 毫升饮用，早晚各一次。将桃花瓣放回酒坛，加适量白酒再浸 45 日，作为第二次药酒，每次服 10~20 毫升，早晚各 1 次。健康中青年男女皆宜，饮之可防病、美容、悦色。月经量多者忌服。

（4）桃花茶：取桃花（干品）4 克，冬瓜仁 5 克，白杨树皮 3 克。于每年农历三月初三采集桃花，晒干，保存。每天取桃花干品与冬瓜仁、白杨树皮置杯中，沸水冲泡，加盖，10 分钟后可饮。可反复冲泡 3~4 次，当茶水饮用，每日 1 剂。适用于有面部黑斑、妊娠色素斑、老年斑以及日照较强地区的皮肤较黑者。孕妇及月经量过多者忌服。

（5）桃花丸：取初开桃花，烘干研磨过筛，炼蜜为丸，早晚各服 6 克。此丸对肝郁气滞，血行不畅所致面色黯黑或见粉刺、痤疮、蝴蝶斑者均有良效；还可用于妇女痛经及偏头痛的治疗。

（6）桃花猪蹄美颜粥：桃花（干品）1 克，猪蹄 1 只，粳米 100 克。将桃花焙干，研细末备用。把猪蹄皮肉与骨头分开，置铁锅中加水，旺火煮沸，撇去浮沫，改文火炖至猪蹄烂熟时将骨头取出加入粳米及桃花末，继续用文火煨粥，粥成时加入适量细盐、味精、香油、葱花、生姜末，拌匀，隔日 1 剂，分数次温服。本方有活血润肤，益气通乳，丰肌美容，化瘀生新之功效，适用于面部有色斑的哺乳女子。产后服用此粥，既可通乳，又可祛除面部色斑，并滋润皮肤，补益身体。

（7）桃花粥：取桃花（干品）2 克，粳米 100 克，红糖 3 克。将桃花置于砂锅中，用水浸泡 30 分钟，加入粳米，文火煨粥，粥成时加入红糖，拌匀。每日 1 剂，早餐时趁温热食用，每 5 剂为一个疗程，间隔 5 日后可服用下一疗程。适用于血瘀表现，如脸色黯黑，月经中有血块，舌有紫斑，大便长期干结者。此粥既有美容作用，又可以活血化瘀。但此粥不宜久服，月经期间应暂停服用，月经量过多者忌服。如用新鲜桃花瓣效果更好，鲜品每日可用 4 克。

到处逢人求至药，几回染了又成丝
——说古人染发

白髭 （刘驾）
到处逢人求至药，几回染了又成丝。
素丝易染髭难染，墨翟当年合泣髭。

爱美之心，人皆有之，古今皆然。至少 2000 年前，中国古人已经开始染发。古代染发剂可都是纯天然提取，且古代染发就不是女性专利，古代男子也染发。中国历史上最早记录的染发人物，是 2000 多年前的王莽。西汉末，68 岁的王莽册立淑女史氏为皇后，当时他已皓首白须，为了掩盖自己的老态，特地把头发和胡须都染黑了。《汉书·王莽传》称他是"欲外视自安，乃染其须发"，不但染头发，连胡子也染了。到了唐代男子染发染须已十分流行，"到处逢人求至药，几回染了又成丝"，"年轻"高兴一阵子后，后起之发仍为白丝。

几回染了又成丝

毛发由皮肤内毛囊根部的毛乳头制造生成，其含有黑色素细胞，可以赋予毛发颜色，当黑色素细胞缺乏就生长白发。头发的生长速度每天为 0.3 毫米，一个月可长 1 厘米。染发为染皮肤表面的毛发，其新生长的头发仍为白发，所以"几回染了又成丝"。

古人染发

王莽究竟用什么染料染黑须发呢？《汉书》里未载明。不过查阅成书于东汉的《神农本草经》，已记载了某些能使白发变黑的药物，例如白蒿能"长毛发令黑"。汉代以后，人们认识和采用的染发剂就越来越多了。唐代《备急千金要方》和《千金翼方》（孙思邈）记载了若干染黑须发的药方，如"生油渍乌梅，常用敷头良"；"黑椹水渍之，涂发令黑"；"以盐汤洗沐，生麻油和蒲苇灰敷之"等。明代《本草纲目》也引述介绍了不少可供染发的外用药物，如用大麦、针砂、没食子等"染发黑色"；婆罗勒"可染髭发令黑"，蔓荆实、熊脂等份，醋调涂之"令发长黑"；"桦木皮一片，包侧柏一枝，烧烟熏香油碗内成烟，以手抹须鬓上，即黑"；覆盆子"榨汁涂发不白"等。

唐代民间还用黑豆醋染发的，黑大豆又名乌豆，有豆中之王的美称。味甘，性微寒，防老抗衰，药食俱佳。具有益气养阴、乌须黑发、益寿延年之功效。方法是黑豆50克，米醋500毫升，浸泡后用文火煎汁、去渣、熬膏，每日用牙刷蘸涂白发一次，可使白发变黑。

唐代还流行用莲子草为染色剂，莲子草又称旱莲草等，性味甘寒，有养血乌发功效。其茎梗内含有黑色汁液，一旦折断，黑液就流出，是最方便使用的天然染发剂。在唐代，十分流行用它来染黑头发。唐玄宗时期权威医书《外台秘要》（王焘）中列有几个使用到莲子草的美发配方，其中的"莲子草膏"是一款制作精良的染发油。

国外染发可追溯到 4000 年前

据历史记载，古代的埃及人、罗马人、日耳曼人、印度人也很早就已开始染发。4000多年前的古埃及，法老拉美西斯一世派人去海外寻找草药，结果带回很多能染色的草本植物。王室成员除了染用指甲外，还用它染发。法老陵墓出土的最古老的文献和实物都可以证明当时人们已经开始使用染色产品。

古印度人用番桂树叶作为染料，将自己的头发渲染得亮丽多姿。罗马人用醋酸铅掩盖灰发，方法是用浸醋的铅梳子梳理头发，使其变黑。日耳曼人则用羊脂和植物灰汁混合将白发染黑。古希腊人还使用其他植物提取物，例如来自核桃和接骨木果的提取物。他们也使用矿物质和金属，如铅、汞或铜，甚至还有从焦的蚂蚁卵中的动物成分。

6

日照新妆水底明，风飘香袂空中举

——体香可以吃出来

采莲曲 （李白）

若耶溪傍采莲女，笑隔荷花共人语。日照新妆水底明，风飘香袂空中举。
岸上谁家游冶郎，三三五五映垂杨。紫骝嘶入落花去，见此踟蹰空断肠。

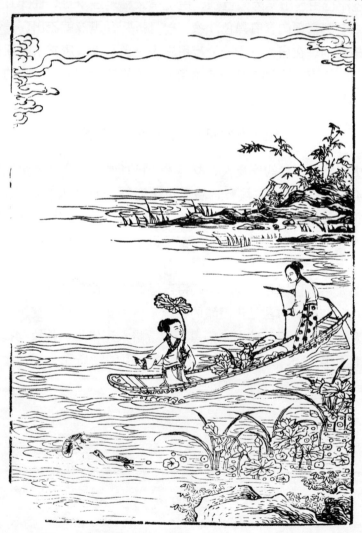

此诗的意思是，夏日的若耶溪旁，美丽的采莲女三三两两采莲子。隔着荷花共人笑语，人面荷花相映红。阳光照耀采莲女的新妆，水也显现一片光明。风吹起，衣袖空中举，荷香体香共飘荡。那岸上谁家冶郎在游荡？三三五五躺在垂杨的柳荫里。身边的紫骝马的嘶叫隆隆，落花纷纷飞去。

诗人栩栩如生地刻画了吴越采莲女的美丽形象，将她们置于青翠欲滴的荷叶丛中来烘托，尤其"风飘香袂空中举"一句，仿佛使你闻到荷花香和采莲女衣袖里飘出来的体香。

话说体香

那么，女性的体香到底从何而来？关于体香历来多有记载，但其中原委大家始终很难说清。一种学说认为，人体能蕴藏和释放自身性香，这种性香是男女性体内性激素作用的结果。还有一种学说认为，人体分泌的汗液中有一种成分叫丁酸酯，唯有其浓度适中，才是女性别具魅力的体香。

现已知道，人体外激素是由腋窝、头面部、胸前部和生殖器等部位的外分泌腺分泌出来的。它们与汗腺分泌的汗液混在一起，构成了每个人特有的气味。男人和女人的气味是不一样的。男性的外激素主要是雄甾酮，他们的身体会散发出类似麝香的气味；女性的外激素主要是雌二醇酮，他们充满牛奶香的甜味。男子皮肤中这类腺体的数量多，分泌量大，所以体味比女子浓烈。

美国《国家科学院学报》上，来自瑞典卡罗琳斯卡大学医院的研究小组，通过实验证实了人的体味之中确实存在吸引异性的荷尔蒙（激素）衍生物，形成自己独特的生理气味，通常我们称为体香，专业称作"外激素"或"信息素"。它会直接引起人类大脑的反应，产生性冲动。

这些含有性激素的个性生理气味是伴随第二性征完善，并在青春发育成熟后逐渐出现的。当心仪的两性相遇时，就会被这种几乎觉察不到的气味吸引。异性闻到这些味道后，能刺激呼吸中枢，从而加快呼吸过程，给予大脑充分的氧供应，最终引起兴奋。

从古至今，跨越东西，不同时代、种族、个体对于体味的偏爱自然各不相同。但相同的是，相爱的男女都对爱人的气味很专一，他们会在众多的气味中轻松地辨出属于自己的、特殊的那一种气味，即使这种气味在旁人看来是"臭味"，或者发出气味的人看起来是那么"不够档次"，深爱的情侣能够从嗅觉方面获得性满足，一些学者称之为"嗅恋"。而当今欧美男女追求一种与人体气味较相近，比较原始的麝香味，他们认为这种气味充满了性的成分，两情相悦，气味相投是性爱的一部分。真正的爱情是建立在彼此的性吸引之上的。这不仅是社会现象，更是生理规律。

当然，如果在缺乏异性气味的同性集中的环境中，就可能引起麻烦。比如，在同性集中的工作环境中，使各个条件都非常优越，但不论男女员工，都容易感觉劳累，工作效率也不很高。不过，如果安排几名年轻漂亮的异性，情况就会大大好转，无论是工作热情还是工作效率，都显著提高。经过研究发现：与异性隔离的人群，容易产生焦虑、压抑的情绪和氛围，此时只要有微弱的异性气味扩散其中，就会化焦虑为平静，烦躁的心情会恢复宁静。这种情况对男女两性适用。比加，太空站的宇航员经常莫名头疼并且浑身不适，后来增加了一名女性宇航员，这些症状就都自己消失了。

历史上的香女

香女古已有之，文献记载颇多，香气因人而异，因地区不同香味而不尽相同。最著名的当属中国历史上四大美人中的西施和杨贵妃。

西施因模样俊俏，身有香气，被越国大夫选中送给吴王夫差，吴王特意为西施修了香水溪、采香径等，每天在芬芳馥郁的气氛中与西施寻欢作乐。

关于杨玉环，文献这样记载，开元二十八年，唐朝第六代皇帝唐玄宗行幸温泉宫，遇一美姬，香气袭人，玄宗为之倾倒，占为己有，封为贵妃，此女就是杨贵妃。杨贵妃有多汗症，出的汗可湿透香帕，玄宗感到她的汗是香的，还为她修了一座沉音亭。李白曾被召进宫写清平乐诗，诗中"一枝红艳露凝香""沉香亭北倚栏杆"，都突出了一个香字。

除去这两大美人外，清代的香妃也是记载比较多的香女，传说她体有幽香，不施香料而自发香气。香妃是新疆喀什人，因体有奇香迷住了乾隆，被封为香妃，恩宠不衰，在宫中度过了28个春秋。

体香可以吃出来

早在唐代无论是宫廷妃子还是民间百姓都非常盛行食杏仁、饮杏露、品香茶。历代皇妃贵妇视幽幽的体香为贵显，杨贵妃不仅常沐香汤浴，不定期吃香榧子和荔枝；武则天爱饮用狄仁杰进献的"龙香汤"，她的女儿太平公主每日用桃花香露调乌鸡血煎饮，"令面脱白如雪、身光洁蕴香"；清代慈禧太后喜饮"驻香露"，"面肤去黑素，媚好溢香气"。

人体的气味是人代谢过程中产生的，它和人代谢出的物质有关。有人利用现代科学技术，对人体气味进行了检测，结果表明体味中所含的物质多达700余种。其中呼吸系统排出的有149种、汗液中有152种、尿液中有298种、粪便中有196种，通过皮肤排出的已知气体，有烃、醛、丙酮、苯与甲烷等20余种化学成分。由于含有这么多的化学成分，所以，我们每个人身上的体味都不尽相同，体味就像我们指纹一样是我们自身的一种独特标志。现代警犬在追犯罪分子时就是根据其体味来找出凶手的。

由于新陈代谢排出的物质又和饮食结构有着极其密切的关系，所以，有人提出体香可用饮食结构来调控。目前国内一些餐厅据此推出了一系列"香餐"，形成了一股饮食新时尚。但是否每个女人都可以变成香女呢？那显然是不可能的。气味化学家认为，人之所以能发出不同气味，除了与饮食有关外，还由于每个人都有其独特的气味分子结构，它是由体质基因造成的。另外，每个人汗腺与毛孔数量多少不一，所以这就解释吃了体香食物后，为何有人体香浓烈，有人出现的体香并不理想。

那么，怎样通过相应的饮食来获得芬芳诱人的体香呢？以下内容可供参考：

（1）食用鲜花：

玫瑰香型：中国古药典《本草正义》（清·张德裕）载：玫瑰花香气最浓，清而不浊，和而不猛，柔肝醒胃，流气和血……芳香诸品，殆无甚匹；又据《本草纲目拾遗》（清·赵学敏）"玫瑰花，和血、行血、健脾降火，理气调经，滋补养颜"；《食疗本草》（唐·孟诜）记载："玫瑰主利肺脾，益肝胆，辟邪恶之气，食之芳香甘美，令人神爽。"用玫瑰花提炼的玫瑰油食后香体养颜，可以说是鲜花护肤的鼻祖，不但香气宜人，更重要的是大大提高了护肤效果。

桃花香型：据《神农本草经》记载，桃花能"令人好颜色"。现代药理研究表明，从桃花中提取物有抑制血凝、促进末梢血液循环的特殊作用。用桃花瓣泡茶或研末调蜜制成蜜丸，常食可使人体散发桃花香气。

茉莉香型：茉莉花多数人只知用其窨制茶叶，而忽略其美容价值。中医认为，茉莉花馨香异常，顺气活血、调理气机，入膳最宜。取茉莉花若干，晒干，每次三至五朵调入清粥食用，不仅能清心明目，还可令肌肤流溢生香。其中所含香精油、芳樟醇脂等物质更有抑制色素形成及活化表皮细胞的作用。

梅香型：梅花可制作梅粥。将梅实捣烂后，拌入花瓣盐渍备用。将已煮好的白粥放入小锅煮滚，放入小葱、少量麻油、胡椒粉，加小火熬成稀状，此时倒入盐渍的梅实、梅花，起锅后可食用。其色鲜红，其味鲜香，令人生津。少女常食梅粥，体发梅香，淡雅宜人。

杏香型：杏花盛开时，取杏花去蒂，以布袋盛之，入瓮封存。半个月后取出，每斤加甘草 50 克，盐梅十个共研末，装入瓷瓶。每餐饭后用白开水冲服 10 克，可使皮肤白而润，散发杏香。

（2）中药方：

取香方：白芷、薰草、藁本各等份，共同研细，过筛为散，然后用蜜调药做成梧桐子大小的丸药。每次饭前服 3 丸，用米汤送下。

如意香身方：甜瓜子、松树根、松树皮、大枣、炙甘草各等份，共研为细末，贮存。每次服 6～9 克，每日 3 次。

满口香方：丁香 30 克、藿香、零陵香、甘松各 60 克，白芷梢、香附、当归、桂枝、益智、槟榔、白蔻各 40 克，麝香（人工合成）5 克，共同研末，炼蜜做成梧桐子大小药丸，备用。每次含化 3～5 丸。

香方 3 个：白豆蔻与陈皮各 5 克用水煎，喝或含漱；15 克藿香加 10 克苍术，用水煎服；桂花加蜂蜜泡茶，不仅含香，还可暖胃平肝、美白皮肤。

7

妃子院中初降诞，内人争乞洗儿钱
——从"洗儿"说给新生儿洗澡

宫词一百首 （王建）

日高殿里有香烟，万岁声长动九天。

妃子院中初降诞，内人争乞洗儿钱。

此诗的意思是：红日高照，宫殿里早已升起缕缕香烟。上朝的大臣高呼吾皇万岁，那长长的声音响彻皇宫大殿。后宫中皇帝的一个妃子初次生产，宫女们都争着向皇帝乞求，赏赐给她们洗儿钱。

"洗儿"，古代旧俗，婴儿出生后三日或满月时替其洗澡，称洗儿。

古代"洗儿"法

隋唐五代时期，从宫廷到民间广泛流行三日洗儿的风俗。唐代《金銮密记》记载："天复二年，大驾在岐，皇女生三日，赐洗儿果子。"唐代诗人白居易庆贺谈弘谟外孙洗儿的诗中称："玉芽珠颗小男儿，罗荐兰汤浴罢时。"又称"洞房门上挂桑弧，香水盆中浴凤雏。还似初生三日魄，嫦娥满月即成珠"。白居易诗中提到的"兰汤""香水"，都表明洗儿不是用清水。孙思邈称"儿生三日，宜用桃根汤浴"，桃根汤是用桃根、李根、梅根各二两，以水煮 20 沸，去滓，用以洗浴，能够"去不祥，令儿终身无疮疥"。此可为了解三日洗儿风俗提供参考。

洗儿法为新生儿保健法之一，在中医古籍文献里多有记载浴儿法，出自唐代名医孙思邈《备急千金要方》。用桃、槐、桑、梅、柳五枝煎汤，洗浴初生儿，去除污秽，清洁皮肤，以防皮肤疮疖的发生。断脐后三日浴儿，此法其来久矣，为其革污秽也。临浴时，须择无风密处，适可而止，不可久在水中。冬月恐其受寒，夏日恐其伤热。其为汤之法，须用桃、槐、桑、梅、柳枝熬成，再加猪胆汁以去其污秽，且能滋润肌肤，令儿胎疮不生。

又见于《奇效良方》（明·董宿原）："小儿初生，用五根汤（桃、柳、楝、梅、槐）加白芷、苦参煎汤浴之。若遇气候炎热，则用软绢蘸汤揩拭周身，可清洁皮肤，预防疾病。"清代吴谦《医宗金鉴》："浴儿之法五枝汤，冬夏寒温适可当，加猪胆汁去污秽，且滋肌肤免生疮。"又如《全婴心法·初生部·洗儿法》："儿出胎浴洗，用益母草苦草煎汤，或入盐少许，汤要调和冷热，若太冷、太热，俱不相宜。必预煎收贮，候温取浴，勿入生水。洗毕拭干，以腻粉研之极细，摩其遍身及两胁下。然后绷裹既不畏寒，又无诸气。今执三朝古礼，将绷裹之儿复洗。若儿之体怯，多致感冒惊风。变通在人，只根据此出胎便洗，甚为稳当。"又《全婴心法·初生部·三朝复洗儿法》记载："儿至三日之候，俗例洗三。但夏月天热或可洗，若冬寒洗，恐风入脐腹，脐风由此而起。或只洗头面亦可。"

现代洗儿法

刚出生时，新生儿可以用消毒的棉花或软纱布蘸消毒的植物油，将头皮、面部、耳后、颈部及其他皱褶处擦洗干净。初生时皮肤有一层干酪样油脂（胎脂）有保护皮肤和减少散热的作用，不必擦去，可任其自行吸收。

一般新生儿出生第二天就可以擦澡。脐带脱落后，可以经常洗澡，有条件时可以每天洗一次。新生儿的皮肤非常娇嫩，容易受汗液、大小便、灰尘、奶汁等物的刺激而发生炎症、糜烂、长痱子等。经常洗澡不仅能保持新生儿的皮肤清洁，而且能促进孩子生长发育，有益于健康。

洗澡前，要准备好洗澡用品，调节室温在 25 ℃以上，将澡盆刷洗干净，盛入洗澡水，水温以 37 ℃～38 ℃为宜，或以前臂伸入水中不冷不热为好，将浴巾和更换的衣服准备好，铺好包布及尿垫，并将洗澡用的小毛巾、婴儿皂摆好。为防止孩子吐奶，最好在喂奶前 1～2 小时洗澡。

洗澡时先洗头，左手托起婴儿头、颈、背部，其臀部夹在大人腰部，大人的拇指和中指从婴儿的耳后向前压住耳朵眼，防止进水，然后洗头。洗完头后将小儿放在水中，用左前臂托住上身，左手抓住小儿左臂，用右手给小儿洗前身及四肢，而后再使小儿趴在前臂上，洗背部及臀部。出生两星期内新生儿沐浴时浴水不要浸入脐部，浴后可用 75％乙醇（酒精）清洁脐孔。洗完后，将孩子从水中抱出，放在浴巾上，擦干身上的水，注意将皮肤皱褶处的水擦干，然后搽上一层爽身粉。脸上不要抹香脂或雪花膏，以免刺激皮肤，并及时穿衣以避免受寒。洗澡用婴儿皂或婴儿沐浴露，不宜用洗衣肥皂。

第八篇

生理篇

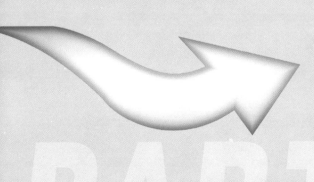

PART8

年年岁岁花相似，岁岁年年人不同
——"岁岁年年人不同"的生理特点

代悲白头翁 （刘希夷）

洛阳城东桃李花，飞来飞去落谁家？洛阳女儿惜颜色，坐见落花长叹息。
今年花落颜色改，明年花开复谁在？已见松柏摧为薪，更闻桑田变成海。
古人无复洛城东，今人还对落花风。年年岁岁花相似，岁岁年年人不同。
寄言全盛红颜子，应怜半死白头翁。此翁白头真可怜，伊昔红颜美少年。
公子王孙芳树下，清歌妙舞落花前。光禄池台文锦绣，将军楼阁画神仙。
一朝卧病无相识，三春行乐在谁边？宛转蛾眉能几时？须臾鹤发乱如丝。
但看古来歌舞地，唯有黄昏鸟雀悲。

刘希夷的《代悲白头翁》一诗，主要描写了一个人从青春到迟暮的一生，抒发了红颜易老（"宛转蛾眉能几时？须臾鹤发乱如丝"）、富贵无常（"光禄池台文锦绣""一朝卧病无相识"）的无限感慨。此诗留下了"年年岁岁花相似，岁岁年年人不同"千古传诵的名句，表达了人在时光迁逝中衰老的客观事实和永恒规律，"此翁白头真可怜，伊昔红颜美少年"。

在唐诗中，有许多感叹人生苦短，光阴难驻的名句，除"年年岁岁花相似，岁岁年年人不同"外，还有"今年花似去年好，去年人到今年老"（岑参《韦员外家花树歌》），"君看白日驰，何异弦上箭"（李益《游子吟》），"黄河清有日，白发黑无缘"（刘采春《啰唝曲》），"君不见，高堂明镜悲白发，朝如青丝暮成雪"（李白《将进酒》）。人的生命既然如此短暂，每个人都应该珍惜生命，关爱生活，愉快地度过自己的短暂岁月。

那么，岁岁年年人体有什么变化呢？

人生的"岁岁年年"分期

人的一生，按生长发育的不同阶段，可以划分为：

幼儿期：从出生到5岁。其中，初生到1岁为婴儿期；1岁到3岁为幼儿前期；3 岁到 5 岁为幼儿期。

童年期：6 岁到 12 岁。

青春期：13 岁到 18 岁。

青年期：19 岁到 25 岁。

壮年期：26 岁到 45 岁。

老年前期：46 岁到 59 岁。

老年期：60 岁到 89 岁。

长寿期：90 岁以上。

近年，世界卫生组织对青年、中年及老年人划分的新标准是：44 岁以下的人群为青年人；45 到 59 岁的人群为中年人；60 岁到 74 岁的人群为年轻的老年人；75 岁以上的人群为老年人；90 岁以上的人群为长寿老人。这一标准将逐步取代我国与发达国家现阶段划分老年人的通用标准。

小儿的生理特点

人的一生中，"人不同"最大的是婴儿期，不仅是"岁岁年年人不同"，而且是"日日月月人不同"。例如，婴儿最初三个月的体重约每周增加 180～200 克；4～5 个月时的体重为出身时的 2 倍，一周岁时为 3 倍。婴儿 1 周岁时的身长为出生时的 1.5 倍；婴儿 9 个月时大脑重量为出生时的 2 倍。

与成人相比，小儿心脏的体积和重量相对较大。新生儿心脏重量约为体重的 0.8％，而成人的心脏仅为体重的 0.5％。两岁以下小儿的心脏多呈横位，心尖冲动位于左侧第 4 肋间。随年龄的增长心脏逐渐转为斜位，心尖冲动逐渐降到第五肋间。小儿心率较成人快，新生儿为每分钟 120～140 次；婴儿每分钟为 110～130 次；2～3 岁为每分钟 100～120 次；4～7 岁每分钟为 80～100 次；8～14 岁每分钟 70～90 次。小儿的血压较成人低，新生儿血压约为 75/35 毫米汞柱；3 岁时约为 80/50 毫米汞柱；10 岁时约为 110/70 毫米汞柱。

小儿的鼻腔较小，鼻道较狭窄，而黏膜下血管丰富，发生感染时极容易充血肿胀，导致鼻腔阻塞而引起呼吸困难，出现张口呼吸。小儿的咽鼓管较短、宽、直，且呈水平型，因此在上呼吸道炎症时，易累及中耳引起中耳炎。小儿呼吸时主要靠膈肌运动的腹式呼吸。小儿呼吸频率较成人快，新生儿每分钟 40～44 次；1～3 岁每分钟为 25 次左右；10 岁每分钟为 20 次左右。

新生儿出生时唾液腺发育不完全，唾液分泌较少，至 3～4 月龄时唾液分泌增多，因来不及咽下而出现生理性流涎。小儿的胃呈水平位，胃容积较小，贲门部肌肉发育不完全，如果喂哺过多，易引起溢乳，所以喂奶后应将婴儿竖起，轻拍其背。小儿的消化能力较弱，胃液中胃酸含量较少，胃蛋白酶和胰液消化酶的活力也较低，而且年龄越小，消化能力越弱，所以出生 3～4 月龄以内的婴儿，不宜添加淀粉类食物（如米粉）。

婴儿在正常情况下，肾脏调节酸碱平衡的能力已达最高限度，如果发生某些病理性改变时，则易出现酸中毒。女婴尿道短而宽，且接近肛门，易被细菌污染，因此清理大便时，要避免粪便污染外阴部，以防尿路感染。

中年人的生理特点

中年期是人生最宝贵的时期，他们的身体已发育成熟，各项生理功能齐全，心理状态比较稳定，但中年后期也是人体由盛转衰的转折时期。

中年后期随着年龄的增加，胸廓前后径逐渐增大，其活动受限，肺组织弹性降低，肺泡扩大，肺活量渐渐减少，呼吸道的黏膜逐渐萎缩，黏膜上的纤毛功能及保护性咳嗽反射的敏感性降低，气管的分泌物容易潴留，因而易发生慢性支气管炎。中年期氧在血中的弥散功能，随年龄增长而降低，如 20 岁为 100％；40 岁为 85％；60 岁为 75％。因此血中氧的分压随年龄增长而减低，20～30 岁平均为 12.7 千帕；35 岁平均为 11.3 千帕；60 岁时平均为 10.0 千帕。气管的环状软骨随年龄增长发生退行性变化。30 岁以后气管环状软骨的基质内有细颗粒状钙质沉着。肺的血管也随着年龄而变化，40 岁以后几乎都会出现肺动脉壁的粥样硬化，胶原纤维增加，这些结构上的改变，使肺的弹性减低，影响通气功能和肺内气体交换。

中年人心脏输出量随年龄的增加而减少，每搏出量 60 岁较 30 岁减少 30％～40％。反映心脏功能的心指数，若以 30 岁为 100％，那么 40 岁就为 98％，50 岁为 82％，60 岁为 80％，可以看出中年期心脏功能开始减退。35 岁左右的中年人有将近 1/3 可检出动脉粥样硬化的斑块。资料显示，脑力劳动者较体力劳动者动脉粥样硬化发生率高出一倍，男性高于女性。人到中年，尤其是后期，随着生理和社会活动的减少，心脏的体积和重量日趋减少，心内膜及瓣膜逐渐增厚和硬化，动脉管腔变窄，容易出现心肌供血不足和冠心病。血管的弹性下降，对动脉压的缓冲能力降低，常有血压的波动。有一部分人在此基础上已发生高血压病。由于动脉粥样硬化和心血管结构、功能的改变，心血管疾病的发病率增高。

中年人消化道各部分的分泌功能随年龄增长而减弱，多种消化酶如唾液淀粉酶、胰脂酶、胰淀粉酶、胰蛋白酶、胃蛋白酶等的分泌，都随年龄增长而明显减弱。以胃蛋白酶活性为例，若 20 岁为 100％，那么 40 岁只为 70％，60 岁仅为 40％。中年时期肝脏的重量、肝细胞的数目，也随年龄的增加而减少。胰脏的重量在 30 岁时最重，50 岁以后开始减轻，40 岁以上的人，有 10％会出现胰腺纤维化。

中年后期，大脑细胞不断减少，大脑不断萎缩，40 岁时开始脑重量减轻，60 岁时可能减少 50～150 克。30 岁以后脊髓的重量也开始降低。中年期神经细胞的数目也逐渐减少。中年期脑的化学成分也发生变化，脑蛋白质减少，脑脂类均有减少。由于磷脂类减少，可影响神经冲动的传导，使其传导速度变慢，若以 30 岁为 100％，那么 50 岁时平均为 96％，60 岁时为 94％。脑细胞的一种代谢产物——褐色素，随年龄增加而增多，从而影响脑细胞的正常功能，表现为脑力劳动的能力降低，较易出现疲劳，记忆力逐渐减退，睡眠欠佳，这种情况在中年后期将越来越明显。中年期感觉功能也有变化，触觉、温觉、两点辨别觉及震动觉的阈值从 40 岁开始逐渐升高，随年龄增大而进一步增加。

中年时期末梢血中的红细胞数量和血红蛋白含量，随年龄增长而缓慢减少，60 岁以后尤为明显。骨髓造血功能在中年时期也有明显的变化，40 岁以后胫骨、股骨不再造血，肋骨、胸骨、椎骨也被较多的黄骨髓替代。

40 岁到 50 岁出现骨萎缩。男性进展较缓慢，女性进展较为迅速。50 岁之后，骨内所含钙质也减少，女性有 20％左右发生骨质疏松，可引起腰背疼痛。男性发生骨质疏松仅占 5％左右。根据解剖学统计，50 岁左右的女性 60％有脊椎变形性变化，而男性则达到 80％，这种变化是由于椎间盘变性和骨质增生所致，可引起腰痛、压迫神经而发生麻痹等。中年后期肌肉的力量也逐渐减弱，男性比女性更为明显。

人到中年感觉器官的功能也逐渐减退。40 岁左右，眼睛睫状肌调节功能开始减退，晶状体弹性减弱，使眼球的前后径变短，过去能看清的近物，必须移远才能看得清楚，这种现象越来越明显，这就是人们常说的"老花眼"。

眼睛的晶状体本为无色透明，可逐渐出现不同程度的浑浊，以后会发展成老年性白内障。人耳中的毛细胞接受刺激而兴奋，产生神经冲动传入听觉中枢而产生听觉。人到中年后，出现了不同程度的动脉硬化，毛细胞因供血不足或本身的功能衰退，从而出现听力下降。

内分泌腺功能随年龄增长而逐渐减弱。甲状腺素的分泌量 20 岁时平均每月为 88 微克；40 岁时为 75 微克；50 岁为 65 微克。肾上腺皮质的分泌于男子 30 岁时、女性 20 岁时达到高峰，以后随年龄增长而减少。测定 24 小时尿中排出的 17 类固醇，可反映肾上腺皮质功能情况。男性 30 岁时平均值为 15 微克，40 岁时为 13 微克，50 岁时减少为 12 微克，60 岁时仅为 9 微克。更年期的出现主要是由于性腺分泌逐渐衰减所致。人从性成熟到更年期，最后到老年期，这是一个必然的生理过程。更年期一般在 45～50 岁，男性大约在 50～60 岁，女性会更早些。此期间出现性功能减退，女性较男性明显，表现为性活动能力和生育能力下降，月经由正常变为不规则，最后逐渐停止，性器官进行性萎缩并逐渐衰退。

老年人的生理特点

老年人的毛发特点主要是色泽变化和数量的减少。随着年龄的增加，先从两鬓出现白发，继而全部头发逐渐变白，甚至腋毛、眉毛、阴毛也变白和减少。老年男性秃顶较为常见。老年人皮肤老化也有明显特点。表皮变得菲薄，但是手、足和面部表皮因长期外来的刺激而增厚。皮脂腺、汗腺功能减退，皮肤干燥、松弛，脸部和腹部尤为明显。老人皮肤上常有色素沉着，出现老年斑。

老人在增龄过程中，由于椎间盘逐渐变薄，而使脊柱缩短，身高逐渐下降，若加上骨质疏松而使脊柱后凸，则身材更显缩短。

老年人的心脏有增大趋势，心肌内有褐色素沉积，心肌细胞可发生纤维化，兴奋性和收缩性均降低，致使心脏射血量减少。心瓣膜退行性变和钙化，可造成瓣口狭窄和关闭不全。窦房结起搏细胞的减少，心内传导系统有不同程度的纤维化，可影响心脏自动发生兴奋和传播兴奋的能力，以致在激动或运动时，心率加快受限。随年龄的增大，动脉内膜增厚，中层胶原纤维增加，弹性纤维断裂并有钙的沉淀，大动脉容积增加而弹性和可扩张性减退，小动脉管腔变小，可导致收缩压、舒张压和脉压增加。

老年人的肺泡壁变薄，肺泡增大，弹性降低；由于长期吸入灰尘，肺呈蓝黑色。支气管软骨因钙化而变硬，黏膜上皮和黏液腺退化，支气管扩张，支气管纤毛活动减退。由于肋骨和脊柱钙化，胸廓弹性减退，而活动幅度受到限制；加上呼吸肌萎缩，收缩力减弱，老年人每次呼吸进出肺的气体量将减少。咳嗽排除痰液的能力亦减退，因而容易发生呼吸道感染。

老年人由于牙龈萎缩，齿根外露，齿槽骨被吸收，所以牙齿松动易脱落。老年人食管运动减慢，吞咽将发生困难。各消化腺随年龄增大而萎缩，消化酶的分泌量将减少，消化能力亦减弱。老年人唾液分泌减少，仅为年轻人的1/3；胃酸分泌也减少，从而影响钙和铁的吸收。老年人结肠功能也减退，因而易发生便秘。

老年人肾脏的重量减轻，生成尿的功能单位数量至85岁时，可减少1/3，因此肾脏生成尿的能力减退。老年人膀胱由于纤维化而容量减少，膀胱平滑肌也常萎缩而致排尿力量有所减退。

老年人脑组织萎缩，脑室扩大，脑细胞数减少，褐色素沉积增多；神经反射减弱，感觉迟钝，温度觉、触觉与痛觉均有所减退；自主神经系统功能减弱。对环境温度改变的调节适应能力减弱。此外，老年人大脑功能减退还表现为对近事的记忆力减退。

岁岁年年人不同

地球上一切生物的活动和生理变化都存在着一定的规律，科学家认为动物、植物以及人类的生理功能和生活习惯受着某种内在时计的控制，这种神秘的时计称为"生物钟"。譬如某些植物在一定的季节和时间开花，"年年岁岁花相似"；人体的出生、生长、发育、成熟和衰老变化也都具有一定的时间节律性，"岁岁年年人不同"。人类的衰老和寿命"生物钟"，既有先天遗传因素，又有后天的环境因素。生活习惯对于人的寿命也起着重要的作用。

"年年岁岁花相似，岁岁年年人不同"表达了时间的迁逝把人生从小儿推到中年，再推向老年，这是生命有限的永恒规律。我们年年岁岁、年复一年穿梭于春夏秋冬，正如我们的生命从诞生的那刻起，便顺着自然的斜坡，缓慢滑过"少年、壮年、老年"人世的岁岁年年，任何人都一样。花有重开日，人无再少年。

2 眼昏书字大，耳重觉声高
——说衰老的征象

咏怀　（张籍）

老去多悲事，非唯见二毛。眼昏书字大，耳重觉声高。

望月偏增思，寻山易发劳。都无作官意，赖得在闲曹。

诗中"二毛"即斑白的头发，常用以指老年人；"耳重"即重听、耳聋、听觉迟钝；"易发劳"即易觉疲劳；"都无"即全无；"赖得"即不愿意，厌烦；"闲曹"即清闲的官府。全诗表达诗人因年老、多病、体衰，无意留在官场的感慨。

《咏怀》诗中描写老年人衰老的表现十分生动，"眼昏书字大，耳重觉声高"。老人眼花了，写小字越来越吃力，自然字就越写越大；由于听觉迟钝，自己听不清，以为别人也听不清，不知不觉说话的声音就越来越大。诗人从心理、视觉、听觉三方面，形象地写出了老人衰老的日常行为举止。还有"寻山易发劳"一句，生动写出了老人由于衰老、体力不支，一活动就觉疲劳的感觉。诗人描写的老态，流露出一股淡淡的悲愁，读之，同情、感伤之情油然而起。

在唐诗中，描写衰老的生动诗句很多，如"白头搔更短，浑欲不胜簪"（杜甫《望春》），"春水船如天上坐，老年花似雾中看"（杜甫《小寒食再舟中作》），"路逢一老翁，两鬓白如雪。一里二里行，四回五回歇"（隐峦《逢老人》），等等。

什么是衰老

衰老是一切有生命生物的共同的特性，是人机体随着时间的推延、年岁的增长而自然发生的必然生命过程。在机体和组织的各级水平上，出现老化改变，表现出功能、适应性和抵抗力的减退，这种与年龄相符合的老化征象，就叫衰老。如提前出现和年龄不相符的老化征象就称为早衰，这是老化的病理表现。人总是要衰老的，因为生、老、病、死是生命的一种规律，从出生到衰老只是生命的一个过程。衰老是人体随时光流逝的自然转归，因此我们不必为衰老而沮丧。

但是，衰老经常会受主观（精神状态、生活方式）、客观（疾病、外伤、环境等）的影响而改变其发展的进程，衰老不可抗拒，但人们可以延缓衰老。

衰老的原因

关于人体为什么衰老的学说很多，但衰老的原因不外乎内因和外因两个方面。

（1）基因退变：许多自然的、人为的因素能引起基因退变。随着年龄增长，细胞"处理"能力越来越弱，从而引起基因退化、变质。

（2）细胞能量枯竭：细胞的能量"泵站"——线粒体，需要一定的化学物质来保证细胞的活力和清除毒素。如果能量"泵站"减弱，心、脑、肌肉等组织细胞的功能就会衰退，疾病就会发展。

（3）氧化应激反应：人体代谢中产生的自由基，影响许多生理过程的正常进行，从而加速老化，并可引起各种疾病，加速衰老进程。

（4）脂肪酸不平衡：人体需要脂肪酸以保证能量的供应，尤其是多不饱和脂肪酸，它是细胞进行正常新陈代谢的必需脂肪酸，但随着年岁的增长，它与其他脂肪酸的比例处于日益加重的不平衡状态。

（5）钙化作用：人体细胞膜上有特殊通道，可让钙离子得以自由进出细胞。随着年龄增长，这些通道逐渐被破坏导致血管壁、心瓣膜、脑细胞内积聚过多钙，从而影响其功能。

（6）消化酶分泌不足：年岁增长使胰腺细胞、肝细胞及胃肠道黏膜细胞等分泌功能渐渐衰退，无法产生足够的消化酶，使消化系统发生慢性功能不全。

（7）细胞内酶不平衡：细胞内经常进行多种同步的酶反应，年复一年渐渐失去平衡，尤其在脑细胞和肝细胞。这些细胞容易发生中毒性组织损伤，从而影响其功能。

（8）血液循环衰竭：随着时光流逝，人体毛细血管渗透性逐步衰退、破坏，尤其在大脑、眼睛和皮肤处。

（9）激素调节失衡：激素是调节机体平衡的重要物质。随着年老，激素分泌功能衰退，使机体功能的平衡变得不准确、不协调、不规则。

（10）慢性炎症：随着年龄的增长，人体组织器官因各种感染而发炎的概率越来越多。目前认为，炎症是动脉硬化的重要原因之一，从而加速人体老化进程。

在衰老过程中，各种因素的相互共同作用起着十分重要的作用。

体表外形的衰老征象

人到老年，体表外形就会出现如下衰老征象：

身高：随着衰老的发展，椎间盘发生萎缩性变化，脊柱骨变得略趋扁平，脊柱弯曲增加。老年人的身高比其年轻时会有程度不同的缩短，大约缩短2～3厘米。

体重：老年人容易发胖，这和老年人体力活动减少，以及内分泌功能变化有关。青年人的脂肪占体重的10％，到了老年可以上升为20％，而且大部分脂肪聚积在腹部、腰部和臀部，所以看起来就大腹便便。

皮肤：老年人随着年龄增加，头发逐渐变细，容易脱落，颜色由黑转灰白直至全白。有的男性老年人眉毛反而增长增厚，俗称"寿眉"。60岁后，皮肤衰老速度加快，皮下脂肪和体内水分减少，全身皮肤显得松弛、干燥，出现皱褶，尤以面部为甚。面部、手背等暴露部分因色素沉着而出现老年斑。

眼睛：眼球由于眼眶内脂肪组织减少，而显得凹陷，眼睑则因其皮肤、皮下组织和肌肉张力减退，而出现外翻。下眼睑肿胀，像一个口袋。老年人的眼睑越来越狭窄，看上去眼睛也就越来越小。老年人在角膜周围还会出现一圈白色环，俗称"老年环"。

听力：人到50岁后听力下降，先是高音调听力下降，约有30％的70岁以上老人听人说话也有困难。

味觉：老年人舌苔上味蕾减少，味觉渐渐变差。75岁以上老人味觉功能可丧失80％。

嗅觉：鼻嗅黏膜的毛细血管随年龄增大而退化，嗅神经末梢的感觉细胞也减少。约有10.2％的老年人会丧失大部分嗅觉。高龄老人可以发展为完全臭香不分。

牙齿：牙齿表面的珐琅质会随着年龄增长而磨损。到一定岁数就开始掉牙，老人牙齿脱落后，颌关节发生退行性变化，唇部及颊部即失去了原来的丰满，而表现为外观消瘦，颧骨和下颌骨下缘突出，即呈现典型的老年貌。

体力：35 岁后，人的肌肉力量每 10 年递减 10%～20%。由于老年人肌肉和心肺功能减退，尤其是肺活量下降，60 岁只有 30 岁时的 60%；80 岁只有 30 岁的 50%，这些就决定了老年人多活动后，就会感到气促、疲倦。

对不同的人来说，衰老的征象及发展的快慢差异很大，有明显的个体差异。有的人 60 岁就像七八十岁一样老态龙钟；有的人到了 70 岁仍精力充沛、体态年轻，看上去只有五六十岁。这与遗传、体质、环境、保养程度都有密切关系。

公道世间唯白发，贵人头上不曾饶

——白发是对衰老难以释怀的情结

送隐者一绝 （杜牧）

无媒径路草萧萧，自古云林远市朝。

公道世间唯白发，贵人头上不曾饶。

此诗的意思是，没有来往引荐的人，隐居者的门前萧条冷落，小路已长满了荒草，自古以来，隐居之所都是远离争名夺利的市朝。世间最公道的，只有白发，即使是再富贵的人，白发也都不会放过他。

人由年轻走向衰老是一个渐进的过程，平时我们很难在短时间发觉其中的变化。时间的流逝从不以人的主观意志而有所改变，它只知一直向前，永不停息。寻找外在的参照物是人探寻自我生命变化的一种重要方式。虽然衰老本身并不容易察觉，但在人的衰老过程中，头发的由黑变白是最容易被人发觉的，一旦发现了白发，它所引发的心灵震撼也是空前的。

唐诗中的白发

"公道世间唯白发，贵人头上不曾饶。"白发具有强烈的直观性和表现性，这种由黑到白的转变本是极为正常的生理现象，但却成了中国古代文人们最难以释怀的一个情结。如诗人白居易三十八岁时，发现自己已有白发了，见于他写的《自觉》一诗：“四十未为老，忧伤早衰恶。前岁生二毛（黑白二色的斑白头发），今年一齿落。”同年，又写了《白发》：“白发知时节，暗与我有期。……况我今四十，本来形貌羸。”后又作了《初见白发》：“白发生一茎，朝来明镜里。勿言一茎少，满头从此始。”在《戏答诸少年》诗中写道：“朱颜今日虽欺我，白发他时不放君。”唐代诗人刘驾《白髭》诗云：“到处逢人求至药，几回染了又成丝。”想用药或染发来对付白发。

古代文人墨客则往往以白发为题，写诗作文，抒发感情，如高适的《秋日作》诗中：“闭门生白发，回首忆青春。”张籍《书怀寄王秘书》诗中：“白发如今欲满头，从来百事尽应休。”元稹《遣行十首》诗中：“白发年年剩，秋蓬处处惊。”王维的《叹白发》诗中：“我年一何长，鬓发日已白。”刘驾的《效陶》诗中：“白发忽已新，红颜岂如故。”贾岛的《答王建秘书》诗中：“白发无心镊，青山去意多。”刘长卿的《谪官后却归故村将过虎丘怅然有作》：“邑人怜白发，庭树长新柯。”他的《戏题赠二小男》诗云：“欲并老容着白发，每看几戏忆青春。”一种美好的东西的消失，不复再来，特使自己难过。

另一位唐代诗圣杜甫中年时在诗中屡屡提及自己未老先衰、头发已白，40岁“数茎白发那抛得”（《乐游园歌》）、43岁“被褐短窄鬓如丝”（《醉时歌》）、44岁“白首甘契阔”（《自京赴奉先县咏怀五百字》）、46岁“白头搔更短”（《春望》）、47岁“自知白发非春事”（《曲江陪郑八丈南史饮》）、58岁则“白头乱发垂过耳”（《乾元中寓居同谷县，作歌七首》其一），年年都有白发增添。杜甫有关“白发”的诗句还有许多，甚至临终还在吟咏“久放白头吟”（《风疾舟中伏枕书怀三十六韵奉呈湖南亲友》）。

古人对付白发的措施

在古代有的人对白发的出现听之任之，顺其自然，而有一些人则采取了一系列的措施加以补救。

首先是拔。有人从改变白的特征入手，对待刺眼的雪白须发，一拔了之。“长吁望青云，镊白坐相看”（李白《秋日炼药院镊白发，赠元六兄林宗》）。但拔而复生又是毛发的重要特点。

其次是染。汉代王莽在其 68 岁时曾经染发，《汉书·王莽传》记载："莽闻之愈恐。欲外视自安，乃染其须发，进所征天下淑女杜陵史氏女为皇后，聘黄金三万斤，车马奴婢杂帛珍宝以巨万计。"王莽因年高娶亲而染发。

再次是服药。唐代诗人齐己的笔下仙药好像是奏效了，"别后闻餐饵，相逢讶道情。肌肤红色透，髭发黑光生"（齐己《谢人惠丹药》）。这样的丹药普通人大多无缘服用。晋代葛洪在《抱朴子·内篇》中专门开了较为易得的药方来医治白发："胡麻好者，一夕蒸之，如炊。须曝干复蒸，细筛，蜜和丸，如鸡子大。日二枚，一年，颜色美，身体滑；二年，白发黑；三年，齿落更生。"

但以上三种方法都敌不过白发的攻势，说到底白发是难以从根本上去除的。古代许多人正当壮年之时，就由于各种原因离开了这个世界，所以这就更增添了他们情感中的感伤气质，用白发之叹来抒发人生易老的情感。随着头发的由黑转白，诗人们的人生好像也失去了光彩。

白发是怎么形成的

如果我们在显微镜下观察，头发的中心是些方形的细胞；环绕这些方形细胞的，是些似纺锤状的角质细胞群，它们的体内，含着众多的黑素颗粒。我们看到的各色头发，即源于此。头发的最外层，是通体透明的角质细胞，呈鱼鳞状排列，它们不过起外套的作用罢了。

头发内所含的黑素，是带色的颗粒。它们由黑素细胞吸取一种名叫"酪氨酸"的蛋白质，经过酪氨酸酶的化学作用，几经变化成为发褐黑色的粒子。头发内带着这种色素，据色素的多寡、分布的不同，于是出现了形形色色的头发颜色。

当老年人的全身功能日趋衰退，黑素生成的功能也不例外。据研究，老年人酪氨酸酶虽还照常出现，但它的活力已经低下，不能旺盛地生产黑素。此外，制造黑素的"母机"——黑素细胞的减少，以及黑素颗粒的日渐消失，使乌黑的头发，成为灰白一片。如果等到黑素完全消失，或者在满含黑素的那些细胞体内，钻进来了一些空泡，那么，头发就整个变白，连灰色都销声匿迹、不显踪影了。

关于出现白发的原因，最新还有另外一种说法：出现白发的元凶是过氧化氢（过氧化氢溶液俗称双氧水），随着身体的衰老，机体代谢过程中产生的过氧化氢会慢慢增多并积淀。通常认为，过氧化氢是所有需氧生物自然产生的破坏性废物，也是头发里黑素生产的妨碍者；按说过氧化氢酶是位于细胞的过氧物酶体，能清除过氧化氢，但随着年龄的增长，这一能力便随之下降或失去。

其实，灰发（按照习惯的称法，是花白头发或花白胡子）的出现，老人可有，少年有时也不例外，这与遗传基因等有关。一般来说，人体的头发先是两鬓斑白，其后上延及顶，然后是胡子，最后蔓延至身体其他部位。

不过，近来也有人认为头发的色泽与所含的微量元素的种类有关。比如，乌黑的头发，可能除黑素之外，还有铁和铜；金黄色的头发中，含着钛；如果含钼太多，发色将呈赤褐色；含有铜和钴，使发色变成红棕色，含铜过多，则成绿发。至于灰白色的头发的形成，有人认为镍的增多，是其原因。当然，这些都是说明发色与所含元素的关系，说明不同人种有不同发色的一个原因。老年人白发是否由这个因素造成的，尚不得而知。

4 万化成于渐，渐衰看不觉
——衰老的"时刻表"

叹老三首之一 （白居易）

晨兴照青镜，形影两寂寞。少年辞我去，白发随梳落。
万化成于渐，渐衰看不觉。但恐镜中颜，今朝老于昨。
人年少满百，不得长欢乐。谁会天地心，千龄与龟鹤。
吾闻善医者，今古称扁鹊。万病皆可治，唯无治老药。

白居易在诗中说，晨起照镜，不再年轻，白发梳落，感慨万千，衰老的各种变化是在不知不觉中逐渐进行的，很怕自己衰老得过快，人生很少活到百岁，衰老是人世间的规律，今古名医对衰老也是无可奈何的。

白居易写过不少叹老、咏老的诗，如《耳顺吟，寄敦诗、梦得》："三十四十五欲牵，七十八十百病缠。五十六十却不恶，恬淡清净心安然。已过爱贪声利后，犹在病羸昏耄前。未无筋力寻山水，尚有心情听管弦。闲开新酒尝数盏，醉忆旧诗吟一篇。敦诗梦得且相劝，不用嫌他耳顺年。"表达了诗人顺应自然规律，正确面对衰老、面对生老病死的人生观。

古人对衰老"时刻表"的认识

对于人体衰老的进展，对衰老"时刻表"的认识，早在 2000 多年前我国最早的医学著作《黄帝内经》中，就有深刻的阐述："丈夫八岁，肾气实，发长齿更。二八，肾气盛，天癸至，精气溢泻，阴阳和，故能有子。三八，肾气平均，筋骨劲强，故真牙生而长极。四八，筋骨隆盛，肌肉满壮。五八，肾气衰，发堕齿槁。六八，阳气衰竭于上，面焦，发鬓斑白。七八，肝气衰，筋不能动。八八，天癸竭，精少，肾脏衰，形体皆极，则齿发去。肾者主水，受五脏六腑之精而藏之，故五脏盛，乃能泻。今五脏皆衰，筋骨解堕，天癸尽矣。故发鬓白，身体重，行步不正，而无子耳。"

《黄帝内经》中有又说，"女子七岁，肾气盛，齿更发长。二七而天癸至，任脉通，太冲脉盛，月事以时下，故有子。三七，肾气平均，故真牙生而长极。四七，筋骨坚，发长极，身体盛壮。五七，阳明脉衰，面始焦，发始堕。六七，三阳脉衰于上，面皆焦，发始白。七七，任脉虚，太冲脉衰少，天癸竭，地道不通，故形坏而无子也。"

《黄帝内经》中，详细论述了女子以七、男子以八为基数，递进的生长、发育、衰老的肾气盛衰进程。男女衰老的"时刻表"，明确指出机体的生、长、壮、老、已，受肾中精气的调节，总结衰老的内因是"肾"起主导作用。老年期会出现肾气衰退的种种表现，如发齿脱落、头昏眼花、耳鸣耳聋、腰酸腿软，夜尿频多等。

现代医学中的衰老"时刻表"

人体是个有机的整体，每个"零件"都注定会走向衰老，这种衰老是不可逆的，只是各个器官的衰老过程有先有后。那么，衰老究竟是从什么时候开始的呢？其实，早在生长发育期，也就是女性 14 岁、男性 16 岁时，衰老程度就启动了，现代医学已揭示了人体器官衰老的"时刻表"。

胸腺：调节内分泌的胸腺激素分泌量从 14～16 岁开始，以每年减 0.8%～0.9% 的速变递减。

皮肤：随着年龄的增长，皮肤生成胶原蛋白的速度减缓，25岁开始皮肤出现自然老化。女性19.5岁就会长出第一条脸部皱纹。男性35岁脸部皮肤开始出现干燥、粗糙、松弛、脸部轮廓不再清晰，还会出现过敏、湿疹、皮炎、色素沉着等皮肤问题。

大脑和神经系统：20岁开始衰老。我们出生时，神经细胞数量约为1000亿个，20岁后大脑中的神经细胞慢慢减少，40岁后神经细胞将以每天减少一万个的速度递减，从而对记忆力及大脑功能造成影响。

肺脏：20岁开始衰老。肺活量从20岁起开始缓慢下降，到了40岁一些人就开始气喘吁吁。30岁时，男性每次呼吸会吸入946毫升空气，而到70岁会降至473毫升。

心脏：40岁开始衰老。随着身体日益变老，心脏向全身输送血液的效率也开始降低，这是因为血管逐渐失去弹性，动脉也会变硬或者变得阻塞，输送到心脏的血液减少。45岁以上的男性和55岁以上的女性，心脏病发病的概率会越来越大。

肾脏：50岁开始衰老。肾滤过率从50岁开始减少，后果是人失去了夜间憋尿的功能，需要多次跑卫生间。75岁老人的肾滤过率是30岁时的一半。

肝脏：70岁才开始衰老。肝脏似乎是体内唯一能挑战衰老进程的器官。肝脏细胞的再生能力非常强大。手术切除部分肝脏后，三个月之内它就会长成一个完整的肝。

肠：55岁开始衰老。健康的肠道可以在有害和有益细菌之间找到良好的平衡。肠内有益细菌的数量，在55岁后开始大幅减少，尤其在大肠中。结果会使人体消化功能下降，肠道疾病风险增大。

膀胱：65岁开始衰老。65岁时，我们更有可能丧失对排尿的控制。此时，膀胱会忽然间收缩，即使尿液尚未充满。如果说30岁时膀胱能容纳容纳两杯尿液，那么，70岁时只能容纳一杯。膀胱肌肉的伸缩性下降，使得其中的尿液不能彻底排空，反过来会容易导致尿道感染。

性器官：65岁时25％的男人会勃起困难，渐渐出现阳痿。55岁女性的阴道萎缩、干燥、阴道壁丧失弹性，性交时会出现越来越疼痛。

乳房：女性乳房35岁开始衰老。随着女性体内雌激素、孕激素水平减少，乳房逐渐衰老、下垂。40岁后，乳晕会急剧缩小。

前列腺：50岁开始衰老。前列腺增生引发了包括尿频在内的一系列问题。困扰着50岁以上的半数男子。正常的前列腺大小犹如一个核桃，增生的前列腺有一个橘子那么大。

头发：男性头发30岁后开始变白，女性则从35岁左右开始。60岁以后毛囊变小，头发变稀细。头发乌黑是因为头发里含有一种黑色素，人体没有统一分泌黑色素的腺体，黑色素在每根头发中分别产生，所以头发总是一根一根地变白。

肌肉：30岁开始衰老。肌肉一直在生长，衰竭；再生长，再衰竭。30岁后，肌肉衰竭速度大于生长速度。过了40岁，人们的肌肉开始以每年0.5%～2.0%的速度减少。

骨骼：35岁开始衰老。25岁前骨密度一直在增加。但35岁后骨质开始流失，进入自然老化的过程。80岁时身高会降低5厘米。

牙齿：40岁开始衰老。40岁以上成年人唾液的分泌量会减少。唾液可冲走细菌，唾液减少会使牙齿和齿龈更易腐烂。牙周的牙龈组织流失后，牙龈会萎缩，露出齿根。

眼睛：40岁开始衰老。近距离观察事物会非常费劲。随着年龄的增长，眼部肌肉会变得越来越无力，眼睛的聚焦能力开始下降。接着眼睛适应不同强度光的能力会降低，对闪耀光更敏感，因此不适宜夜晚开车。

听力：55岁左右开始衰退。60多岁以上的人半数会因为老化引起听力受损，导致老年性耳聋。老年人的耳道壁变薄、耳膜增厚、听高频率的声音变得吃力，所以在人多嘈杂的地方，交流就显得十分困难。

舌头和鼻子：60岁开始退化。一生中最初舌头上分布有1万个味蕾。60岁后这个数可能减半。味觉和嗅觉逐渐衰退。

声带：65岁开始衰老。随着年龄的增长，我们的声音会变得轻声细气，且越来越沙哑。这是因为喉咙里的软组织弱化，影响声音的响亮程度。女人的声音越来越沙哑，音质越来越低；而男人的声音越来越弱，音质越来越高。

人体的衰老50岁以后，呈加速度进行，变化明显了，在某一时刻，会蓦然回首感到自己确实老了，正如白居易诗中所说"万化成于渐，渐衰看不觉。但恐镜中颜，今朝老于昨"。但衰老速度在个体间存在着明显差异，这方面的科学研究将为抗衰老提供重要线索。

在面对浩渺的宇宙，川流不息的历史长河中，人的一生显得那么短暂。

衰老是一种自然规律，衰老的实质是身体各部分器官系统的功能逐渐衰退的过程，衰老的最终结果是死亡。因此，我们不可能违背这个规律。我们了解了衰老的"时刻表"后，就可以采取必要的保健措施，来延缓衰老。延缓衰老的目标，在于最大限度地延长整个生命中青春和健康的时刻，而不是单纯地延长寿命。

今日逢师虽已晚，枕中治老有何方
——延缓衰老今有方

对镜偶吟，赠张道士抱元 （白居易）

闲来对镜自思量，年貌衰残分所当。白发万茎何所怪？丹砂一粒不曾尝。
眼昏久被书料理，肺渴多因酒损伤。今日逢师虽已晚，枕中治老有何方？

此诗是说，我闲来无事时，就对着镜子独自思量，容貌日渐衰老，这也是理所应当。满头白发又有什么奇怪，据说道家有金丹能使人长生不老，但我一粒也不曾尝。视力减退是长期沉浸在书卷之中，肺胃燥热口渴思饮，多是因为饮酒过量伤阴津所致。今日有幸见师傅，虽说见面为时已晚，但我还是要问一下，你是否有延年缓衰的药方？

唐代诗人白居易提出的"枕中治老有何方？"也是古今中外人们都关心的问题，也是几千年来人们梦寐以求的理想。诗中"闲来对镜自思量，年貌衰残分所当""白发万茎何所怪"，说明诗人还是能够正确对待自己衰老的客观事实。

"治老"是无方的，但推迟和延缓生命的衰老是完全有可能的。正如唐代诗人刘禹锡在给好友白居易的《闲坐忆乐天，以诗问酒熟未》诗中所说"唯有达生理，应无治老方"。连白居易自己的《叹老》诗中也写道"人年少满百，不得长欢乐。谁会天地心，千龄与龟鹤。吾闻善医者，今古称扁鹊。万病皆可治，唯无治老药。"

延缓衰老不是梦

21世纪医学科学迅猛发展，人类抗衰老的研究不断取得成果，推迟和延缓生命的衰老已不是梦，争取健康的寿命是完全可能的。

20世纪以来，人类的寿命几乎翻了一倍，许多国家的平均寿命已达到70岁以上，少数的也已达到80岁。目前，我国上海地区女性平均寿命约85岁，男性81岁，已达国际先进水平。由于普遍地加强了医疗保健，预防接种，广泛地传播卫生知识，推行体育锻炼和强调合理的饮食和营养，特别是对心脑血管疾病，癌症的防治，使人类的预期寿命已有很大的延长。在当今的生存条件与环境下，理性对待生命，注重科学养生，可以延长寿命至少10～20年。

父母长寿，其子女至少有30％的可能性长寿。根据细胞的分裂次数和分裂周期推算，人的寿命应在120～140岁。人的寿命由遗传内因、环境和生活习惯等外因共同决定。德国一研究机构利用15年的时间调查了576名百岁老人，结果发现其父母死亡时平均年龄比一般人多9～10岁。在针对百岁老人的调查中，美国人、中国人都在4号染色体发现相似之处。据介绍，哈佛大学发现4号染色体里含有10个极重要的防止疾病的基因，似乎说明长寿老人是由于获得增强抗病能力的基因之故，但长寿基因是否存在还有待探寻研究。如果完全按照健康生活方式生活，那么可比一般人多活10年，即活到85岁以上。但若想再延寿15～20年，那就是遗传基因起作用了。

生命衰老的研究是一个十分令人神往的课题。在我国中医学中的养生学，就有许多延缓衰老的精华。当今应用现代医学和中医学研究衰老的领域已逐步扩大，如设法延缓细胞衰老的过程、延迟大脑的衰老；用增强神经系统、内分泌系统和免疫功能，抗氧化的方法来推迟人体的衰老。重视精神心理对衰老影响的研究，对各种延缓衰老药物的研究等。大量的实践，为打开延缓人类衰老的大门创造了良好的条件。

衰老并不绝对意味着很快走向死亡。从开始老化到衰老，以及在不同的衰老阶段，这里有着一个漫长的时期。同样年龄，人的衰老程度有很大的个体差异。如果中老年人能注意防治疾病、重视营养卫生、适当进行体育锻炼、建立科学的生活方式、保持乐观精神，这些有效的综合措施便可推迟衰老的进程。

补肾延缓衰老

中医认为，肾气虚衰、脾胃虚弱是衰老的主要原因。"肾为先天之本"，在人的生长、发育、壮盛、衰老的生命过程中，起着非常重要的作用。我国最早的中医经典著作《黄帝内经》中就精辟地论述了肾气随着年龄增长，逐渐由弱到强，又由盛转衰的过程。"丈夫八岁，肾气实，发长齿更……八八，天癸竭，精少，肾脏衰，形体皆极，则齿发去"等。脾胃为后天之本，气血生化之源，脾胃强健，则气血充足，气血充足则"长有天命"。

《黄帝内经》中指出，"气脉常通，而肾气有余也"。纵观中医对延缓衰老的研究，无论是基础理论，还是治疗法则，其主旨离不开"补肾治虚，补气行瘀"，临床应用以补肾、益气、活血为主要功效的方药治疗老年性疾病，收到良好的疗效，并具有延缓衰老的作用。

现代医学对中医"补肾延寿"进行研究后认为，延缓衰老的中药系是一类以提高生命效率为目标的药物，从整体系统，多层次、多阶段来发挥其调节功能。研究表明，肾虚者其外周血细胞的超氧化物歧化酶（SOD）活性显著降低，肾越虚，降低越明显，而血浆过氧化脂质（LPO）却越升高。超氧化物歧化酶可减轻自由基对细胞的损伤，延缓衰老的过程。血浆过氧化脂质的含量可以反映体内自由基代谢的情况，清除自由基能力越弱，它的水平越升高。

据现代医学研究，中医的"肾"可归属于下丘脑-垂体-靶腺轴。肾阳虚的本质之一是下丘脑-垂体-性腺轴功能的提前老化，而肾虚、性腺功能不足可升高甘油三酯和低密度脂蛋白，增加心脑血管疾病的发病率。现代研究还证明，肾气盛的人则高密度脂蛋白含量高，血脂不易升高，抗动脉硬化能力强。反之，则差。临床上应用补肾、益气、活血中药治疗老年虚证、瘀证，收到良好疗效。

衰老时，机体免疫系统功能下降与神经内分泌功能的衰退有着密切的联系。补肾中药可调整或延缓下丘脑的功能失调，进而调整或延缓了垂体、靶腺和免疫功能的衰退，这对人体延缓衰老进程很有意义。

现代通常将防衰抗老中药分为 5 类：①补肾阴中药：玉竹、黄精等。②补肾阳中药：补骨脂、肉苁蓉、菟丝子等。③阴阳兼补中药：黄精加补骨脂，肉苁蓉加地黄等。④补气中药：人参、党参等。⑤补血药物：当归、阿胶、鸡血藤等。

限制饮食可助延缓衰老

限制饮食是迄今除遗传操作之外，唯一被公认的延缓衰老方法。而且，近年来发现的一些长寿老人，除其他原因外，普遍都有控制饮食的习惯。医学家研究结果显示，通过对摄入的饮食量进行控制，最多可将昆虫和老鼠的寿命延长50％，相当于将人类的寿命延长到160岁。研究人员强调"不会吃饭，等于用牙齿自掘坟墓。能量控制并不会导致营养不良，而是在保证营养状况好的前提下，不摄入过多的那部分"。控制总热能摄入，防止肥胖是预防衰老的重要措施。老年人随年龄增长体内瘦体组织减少，而脂肪组织增加。美国有关报道显示，75岁老年人的基础能量消耗较30岁时下降26％。因此，对于老年人来说应该吃得比以前少，不然会越来越胖。医学家建议，60岁以上老人每日推荐摄入1800～2200千卡；70岁以上推荐摄入1700～2100千卡；80岁以上推荐摄入1700～1900千卡。老年人的膳食应符合老年人供给量标准，防止热量过剩引起肥胖；食物应讲究多样化，合理搭配平衡；需少吃或不吃荤油、肥肉、油炸食品以及高胆固醇食品；提倡少量多餐，可分4～5次进食；应确保食物口感、软硬度适中，既适合老年人的咀嚼与吞咽功能，又能保持食物的风味；安静良好的进餐环境能让老年人享受进食乐趣；老年人应纠正自身不良嗜好，不能盲目地节制饮食。

延缓衰老应从40岁开始

衰老究竟是从什么时候开始的？衰老早在生长发育期，也就是女性14岁、男性16岁时，衰老程序就启动了，调节免疫力的胸腺激素分泌量开始以每年减少0.8％～0.9％的速度递减，到80～90岁胸腺分泌已散失殆尽。50岁以后，老化速度加快了，衰老变化明显了，在某一时刻，会蓦然回首感到自己确实老了，所以延缓衰老40岁就应该开始。

用生物学的眼光看，人的年龄大小不能仅仅以度过多少个生日来计算。生物时间与钟表时间是不相同的。岁月越增，生物时间过得越慢，一个人年龄越大，老得就越慢。一般来说，人在45～50岁之间的变化，远不如15～20岁或者25～30岁变化大。50岁的人，视力、听力开始下降，但是心智还正年轻，且正在继续发展一个人的脑力活动，到60岁始达顶峰，此后才缓慢衰退，直到 80 岁。

人到中年要防"恐老"，最重要的一个方法是：注意学习新的东西，千万不可安于现状。在当前充满生机、竞争激烈的时代，每一个心理健康的人都应关心周围事物。只要人到中年后继续努力学习，拼搏向前，始终保持内心的明朗与活跃，青春就会像松柏常青那样，让人永远年轻。反之，如果人到中年，愁老、恐老，抱着自己"老了，不会有什么大作为了"的想法，每天无所事事，无精打采，这必然会加速衰老的进程，使青春疾逝，未老先衰。

延缓衰老的目标，在于最大限度地延长整个生命历程中的青春和健康的时间而不是单纯地延长寿命。"人生七十古来稀"已成过去，延长寿命不再是人们的幻想和奢望，我们不仅要看到预期寿命的延长，更应着眼于老年人预期健康寿命的延长，要达到"寿而康"。

当今，随着生命科学的深入发展，延缓衰老这一课题的研究，将会有更大的突破。

寿尽天年命不通，钓溪吟月便成翁

——从"寿尽天年"说人寿几何

哭江西处士陈陶 （方干）

寿尽天年命不通，钓溪吟月便成翁。虽云挂剑来坟上，亦恐藏书在壁中。
巢父精灵归大夜，客儿才调振遗风。南华至理须齐物，生死即应无异同。

方干和陈陶都是唐武宗时期诗人，有着怀才不遇、科举不第的相似命运。方干生于公元 836 年，死于公元 903 年，享年 67 岁。据载，陈陶生于公元 841 年前后，死期不详，按方干《哭江西处士陈陶》的诗来看，陈陶应死于 903 年之前。

人的寿命是短促的，古代一般都把人的自然寿命称之为"天年"。《史记》中说："终其天年，而不夭伤。"诗中"寿尽天年命不通"的"天年"是指天赋的年寿。柳宗元的《行路难》中"啾啾饮食滴与粒，生死亦是终天年"也是同一个意思。那么，人的自然寿命是多少呢？

人寿几何？

2500 多年前《尚书》中说"百二十岁为寿"。2000 多年前，我国第一部医学经典《黄帝内经》记载："尽终其天年，度百岁乃去。"可见，我国古人认为天年的范围在 100～120 岁之间。

公元前 3 世纪的古希腊哲学家亚里士多德曾指出：动物的寿命与其生长期成正比。近代英国生物学家巴风通过动物学研究，提出了"寿命系数"，认为哺乳动物的理论寿命应是其生长期的 5～7 倍。例如：狗的生长期是 2 年，则寿命 10～14 年；牛的生长期是 4 年，则寿命为 20～28 年。人的生长期是 18～20 年，其寿命应为 100～140 岁。美国生物学家海弗利克发现，人体约由 500 亿个细胞组成，它们大部分从胚胎开始分裂，50 次后便停止正规分裂，细胞死亡，分裂一代大约相当于 2.4 年，依此推算人的理论寿命应 50 乘 2.4 为 120 岁。

另有一种说法认为，哺乳动物的最高寿命相当于它性成熟期的 8～9 倍，以人的性成熟期 14～15 岁计算，则最高寿命可以达 110～150 岁。

根据以上研究说明，人的自然寿命可以达 120 岁左右，个别的可以更长些。既然人的"天年"应当在 120 岁左右，那么为什么目前绝大多数的人都不能活到"天年"呢？世界卫生组织（WHO）指出：每个人的健康与寿命 60％取决于自己，15％取决于遗传因素，10％取决于社会因素，8％取决于医疗条件，7％取决于气候环境。

平均期望寿命和健康期望寿命

居民健康水平提高的标志之一，就是平均期望寿命的延长。平均期望寿命是随访同时出生的一群人，记录这群人出生后的死亡过程，计算逐年死亡数、死亡率、尚存活人数、生存年数，从而计算出平均寿命。所以这是一种综合反映各不同年龄组死亡率水平的统计指标。各个年龄组死亡率高，则平均期望寿命就短；各年龄组死亡率低，则平均期望寿命就长。平均期望寿命表明：如果在同时出生的一代人，按照特定的年龄组死亡率先后死去，算出平均每个人预期可活几岁，所以也可称为平均预期寿命。随着社会经济的发展，科学技术的进步，人们生活水平的提高，医疗卫生事业的发展，传染病的控制，人类的死亡率明显下降，平均期望寿命也不断延长。在青铜器时代人的平均寿命仅为 18 岁，19 世纪中叶为 40 岁左右，1986 年世界平均寿命已达 62 岁，如今全球人均预期寿命已经达到了 71 岁。但各国各地区之间差别很大，欧美各国 20 世纪 80 年代已超过 70 岁。

我国北京猿人平均寿命只有 15 岁，秦汉时为 20 岁，20 世纪 40 年代平均寿命不到 40 岁，50 年代为 57 岁，70 年代为 63 岁，2015 年为 76 岁。目前，上海市居民平均寿命已超过 80 岁。

平均期望寿命只是指平均的生存年限，并不表达人体功能的年限。真正的长寿必须建立在具有基本生活活动功能的基础上，体现出生活生命质量。幸福的长寿应指能保持基本的日常活动功能的长寿，因此人类学家和医学专家又提出了具有日常生活自理能力的平均寿命，即健康期望寿命。

健康期望寿命是评估老年人群体健康水平的一个较好的指标，既要长寿又要健康，以长寿求健康。人们不需要疾病缠绵、痛苦卧床的长寿，而期望能维持独立生活所必需的最基本活动，如穿衣、洗刷、进餐、上厕所等。健康期望寿命体现了老年长寿应该是幸福和欢乐的，要身心健康地活着，要实现这一群体健康长寿的目标，是一个十分宏伟、复杂而生动的生命科学的系统工程，目前我们正面临着老龄化社会的挑战。

未来人类能活多久

科学意义上的长寿研究只有不到 100 年的历史，因为此前的生物学家们相信永生是不可能的，人的身体就像一辆小汽车，只要天天上路，早晚会抛锚，这是个物理问题。

有趣的是，最早意识到这个想法有问题的，反而是奥地利的物理学家薛定谔，他把物理学中"熵"的概念引入生命科学（"熵"原是物理学的概念，标志热量转化为功的程度。社会科学用以借喻人类社会某些状态的程度），指出生命和非生命的最大区别就是如何应对"熵增原理"。像小汽车这样的非生命物体无法依靠自己的力量对抗熵的增加，最终一定会化为一堆铁锈。但生命会主动从环境中获取能量来抵抗熵的增加，只要能量供应不断，理论上是有可能做到长生不老的。

薛定谔开创了物理学家跨行研究生物学的先河，尤其是长寿领域更是吸引了很多物理学家投身其中。直到 20 世纪 50 年代 DNA 的秘密被发现后，生物学家们才从物理学家手中接过了火炬，开始从基因的角度探索生命的奥秘。在此之后，长寿研究领域诞生了 300 多个理论，彼此争论不休。它们大致可以分成两派：一派认为一个人一生中肯定要面对各种生存压力，比如饥饿、病菌和放射性物质等，这些压力会给身体造成伤害，如果无法按时修复，伤害大到一定程度人就死了，所以一个人的寿命最终是由他的身体修复能力决定的。另一派则相信，死亡是生命用来调节种群数量的一种方式，或者是生命为后代留出生存空间的一种手段，换句话说，他们认为死亡本质上是一种"自杀行为"。

这两派的差别看似属于学术范畴，但其实它们的实际意义很大。如果前者是对的，那就意味着我们的身体本来是不想死的，但最终坚持不住了，所以如果我们想长寿的话，就得想办法帮助身体对抗外敌。如果后者是对的，那就意味着死亡是身体早已安排好的结局，是一种被特定基因编码的生理过程。在这种情况下，如果我们想长寿，就得反其道而行之，和自己的身体对着干。

目前的情况是前一种理论占了上风，因为科学家们想不出生命有任何理由选择自杀，这一点从进化论的角度难以解释，于是主流的长寿研究一直是按照前一种理论进行的，科学家们一直在努力寻找提高抗压能力的方法，或者想办法减轻外界压力对身体造成的伤害，大家熟悉的"抗氧化"热潮就是在这种情况下兴起的。

这么多年过去了，科学家们在这一领域仍然没有达成共识，因为人类长寿研究有个致命的难点，那就是研究者必须等到研究对象去世才能下结论，没人有这个耐心。因此，不少人把目光转向了实验动物，开始研究酵母、线虫、果蝇、小鼠和猩猩们的寿命问题，希望能从它们身上发现长寿的秘密。20 世纪 90 年代，第一个长寿基因在线虫身上被发现了。一个看似很简单的基因突变就能把线虫的绝对寿命提高 60%，这一点让科学家们大吃一惊，大家纷纷放下手中的工作，转去寻找新的长寿基因。目前，科学家们已经在线虫身上找到了好几个长寿基因，效果最好的能把线虫的绝对寿命提高到原来的 10 倍。如果换算成人的话，岂不是说人类也可以通过简单的基因操作活到 1000 岁了？

可惜的是后续研究表明，动物越是高等级，单个长寿基因所能起到的作用就越是有限，到了小鼠这个级别，最高纪录只提高了不到 50%，远不如线虫那么惊世骇俗。但是，长寿基因的存在本身意义十分重大，这说明起码在理论上有可能通过调节基因的活性而延长寿命。

目前，人类活到百岁以上已不是梦，未来人类到底能活多久？有待科学家新的突破。

7

神仙多古貌，双耳下垂肩
——"双耳下垂肩"是神仙貌吗

嵩山采菖蒲者 （李白）

神仙多古貌，双耳下垂肩。嵩岳逢汉武，疑是九嶷仙。

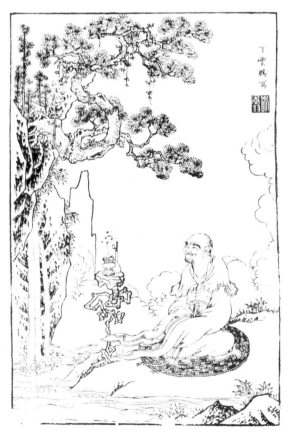

我来采菖蒲，服食可延年。言终忽不见，灭影入云烟。

喻帝竟莫悟，终归茂陵田。

《嵩山采菖蒲者》一诗是说，神仙多呈远古的相貌，双耳下垂至肩。在嵩山遇到汉武帝，武帝疑心他是九嶷山的神仙。他告诉武帝：我来采摘菖蒲草，长久食之，能长生不老。话刚说完，人已不见，身影消失在茫茫云烟中。本是暗示点化汉武帝，可他不是仙才，竟然不能觉悟，最终归宿便在茂陵这块墓地。李白此诗作于开元二十二年（公元 734 年），诗中隐括汉武帝遇仙，服用菖蒲以求长生的事。叹惜汉武帝妄求神仙，终不觉悟。

诗句"神仙多古貌，双耳下垂肩"，神仙究竟长什么样？谁也没有真正见到过，多是在寺庙中见到的塑像，或者在睡梦中见到过，或者在迷幻中见到过。

人的相貌差异，是一种普遍的生理现象。一个人的相貌与他的贫富贵贱、荣辱得失无关，而与他的健康状况有着一定的关联。在国内外的传统文化中，有一种"相术"的说法，只要看这个人的手相、面相、体相、痣相，就可以预测他一生的命运。相术在我国流传时间悠久，范围很广，远在两千多年前的春秋时期就已经盛行。在我国很多文学作品中，也渗透着相术的不同影响，把人物形象塑造得"脸谱化"。作品中描写神仙、帝王和一些"大命之人"的相貌时，总是有一副"神仙相""富贵相""帝王相"。如文学作品《三国演义》中刘备的"两耳垂肩""双手过膝"就是"龙凤之姿、天日之表"的贵人相，有注定要做帝王的相貌。李白《嵩山采菖蒲者》一诗中的神仙"神仙多古貌，双耳下垂肩"同样如此。

两耳垂肩的人

东方民族认为大耳是幸福、高贵的象征。寺院、庙堂里佛陀、菩萨、神仙的塑像，个个耳朵都是又大又长，两耳垂肩。这些"大命之人"的外貌特征是依据"耳长而耸者禄"的相术理论而产生的。

据载，我国夏代有个叫"务光"的人，也是两耳垂肩，他"耳长七寸"，折合现代尺寸有 12 厘米左右。但是，他没有因有"两耳垂肩"的"神仙相"而富贵发达，是个再普通不过的老百姓。不论三国时期刘备还是夏代的务光，他们都比不上今天现实世界中的"长耳人"。在印度尼西亚的波洛亚岛上，有一个卡拉比族部落，是世界上有最长耳朵的人群，岛上有的人耳朵竟长达24厘米。这个部族的人爱说的第一句话就是"我的耳朵最长"。老人也愿意把自己的女儿许配给耳朵最长的男子。他们不是认为耳朵越长越有富贵相，而是认为耳朵越长越漂亮。

中医说耳朵

人到成年之后，耳朵是唯一随着年龄增长而不断增长的器官。英国医生曾对206名年龄从30～93岁的男女进行定期查体中发现，人的耳朵每年增长0.22毫米，因而老年人的耳朵比自己年轻时要长。

正常耳朵的长度，与眉间到鼻尖的距离相当。耳朵的外形好像蜷缩在母腹子宫里的胎儿，人们比喻为"缩小了的人体身形"。中医认为"肾开窍于耳"，"十二经通于耳"，"耳为宗脉之聚""耳坚者肾坚，耳薄不坚者肾脆"。耳郭与身体各脏腑器官之间有着密切联系。人体各器官和各部位，在耳郭上都有一定的代表区，当人体的某一脏器发生病变时，往往在相应的耳郭代表区会出现压痛、电阻变化，或伴有形态与色泽的变化。在这些耳郭反应区施以一定刺激，可以治疗相应的躯体或内脏疾病。同时，根据耳郭上的反应区，还可以对躯体或内脏疾病的定位和变化起辅助诊断作用。这就是中医的"耳穴耳针"原理及应用。

中医认为，耳朵大、肉质润泽是"形盛"的表现，说明先天肾阴充足；耳薄小而干枯是"形亏"的表现，说明先天肾阴不足；耳肿起是邪气实的表现；耳瘦削则是正气虚的表现。中医把观察耳朵的外形变化视为医生"望诊"的重要内容之一。曾有报道，测量50名80岁以上长寿老人的耳朵，发现他们的耳朵长度多在7.5厘米以上，耳垂长度在1.8厘米以上，而一般老人耳朵长度在7厘米以下。也有医学家报告，冠心病病人的耳垂上，73％的人有斜向的皱褶，称为"冠心折"，这对提示冠心病有一定帮助。

可见，"双耳下垂肩"并不能显示"神仙相""帝王相""富贵相"，而只能提示一个人的健康状况。

8

雕琢只应劳郢匠，膏肓终恐误秦医
——说"膏肓"

投所思 （罗隐）

憔悴长安何所为？旅魂穷命自相疑。满川碧嶂无归日，一榻红尘有泪时。

雕琢只应劳郢匠，膏肓终恐误秦医。浮生七十今三十，从此凄惶未可知。

此诗是说，我瘦弱无力，劳苦失意，留居长安又有什么作为呢？羁旅的愁思难以排遣，命途多舛，每自忧思疑虑。开窗只见满川青绿色如屏障的山峰，归期无日，独卧床榻，一想起进身之路，就常有落泪之时。仕途命运只应寄托于衡文取士的考官，自己的坎坷穷命如同秦代名医扁鹊难治的膏肓之疾。人生如能活到七十岁，而今我已年满三十，从现在起，就这样地悲伤惶恐，困苦难堪，未来的人生旅途也就未可预知。

诗中"膏肓终恐误秦医"的"秦医"是指秦国当时的名医秦缓，字越人，又称扁鹊先生。那么，"膏肓"是指什么呢？

膏肓是啥

膏肓是中医学中人体部位的名称，膏指心下部分，肓指心脏和横膈膜之间。旧说膏与肓是药力达不到的地方。从现代医学的角度来看，"膏肓"相当于解剖学中"心包"部位的脂肪组织等。

后来的成语"病入膏肓"指病情非常严重，已没有办法医治。后人也用以指事态非常严重，已无再造之功。"病入膏肓"语出《左传·成公十年》："公（晋景公）疾病，求医于秦。秦伯使医缓为之……医至，曰：'疾不可为之：在肓之上，膏之下，攻之不可，达之不及，药不至焉，不可为也。'"

唐诗中"膏肓"也有比喻事物的要害、关键，如张祜《感河上兵》诗中："百尾诚须畏，膏肓慎勿轻。"

"膏肓"也是一个针灸穴位

中医学中"膏肓"除指人体一个部位名称外，也是经络学中的一个针灸穴位。膏肓是足太阳膀胱经的常用腧穴之一，在胸背部第4胸椎棘突下，旁开3寸。现代常用于治疗支气管炎、支气管哮喘、乳腺炎、各种慢性虚损性疾病等。

膏肓灸法是中医针灸学中一种传统的特殊灸法，当久病不愈，身体呈现羸弱消瘦状态时，最适宜取膏肓穴施灸，可以起到扶阳固卫，济阴安营，调和全身气血的作用，从而使身体恢复强壮。膏肓灸法最早见载于唐代孙思邈的《千金要方》中：膏肓"能主治虚羸瘦损、五劳七伤及梦失精、上气咳逆、痰火发狂、健忘、胎前产后等，百病无所不疗"。由此可见，膏肓穴在虚劳证的治疗上，应用是非常广泛的。

此法之独特处在于首先强调取膏肓穴的体位姿势，务必使两肩胛骨充分分离，孙思邈认为"筋骨空处，按之病人觉牵引胸肋中、手指痛，即真穴也"。其次，施灸壮数宜多，结合现代临床的具体情况，一般以十多壮为宜。灸完膏肓穴后必须灸气海、足三里穴，"以引火气实下"。

孙思邈认为，昔医秦缓（扁鹊）不救晋侯之疾，是"病入膏肓"之故。孙思邈曰："时人拙，不能求得此穴，所以宿药疾难谴，若能用心方便，求得灸之，无疾不愈矣。"正确取膏肓穴的方法是，病人平坐床上，屈膝抵胸，前臂交叉，双手扶于膝上，低头，面额抵于手背，使两肩胛骨充分张开，在平第四胸椎棘突下，肩胛骨内侧缘骨缝处按压，觉胸肋间困痛，传至手臂，即是膏肓穴，掐痕做标记。

9 御厨不食索时新，每见花开即苦春
——说春困

宫词 （王建）
御厨不食索时新，每见花开即苦春。
白日卧多娇似病，隔帘叫唤女医人。

此诗是说，一个后妃不想吃御膳房送来的茶饭，只想吃时鲜的食物。每

逢花开的春天，总是因为春困而苦恼。白天也经常卧床不起，身子困倦得像是患了什么病似的。有时还隔着帘子吩咐宫婢去叫女医生来看病。

那么，这位后妃生病了吗？没有，是"苦春"（春困）引起的不适。

春困不是病

"春困秋乏"的民间经验几乎家喻户晓。春天人们容易犯困，总觉得没有睡够似的，这其实是人体随着季节和气候变化的正常反应。春暖花开，气候宜人。暖洋洋的天气，却常使人感到懒洋洋，即使晚上有充足的睡眠，还是"春眠不觉晓"，白天仍精神不振，又昏昏欲睡，"春来睡困不梳头，懒逐君王苑北游"（王建《宫词一百首》）。这就是人们所说的"春困"，古时又称"苦春"。

春困不是病，它是人体生理功能随自然季节变化和气温高低的转换，而发生相应调节时的一种暂时性生理现象，也可以说是机体内外环境为达到新平衡的过渡现象。冬天人们为了适应寒冷的环境，保护体内的温度，防止热量散发，皮肤和微细血管处于收缩状态，维持机体的生理恒温，并使中枢神经系统兴奋。从冬天转到春天后，气温适中，人体皮肤和肌肉微细血管处于弛缓舒张状态，体表血液供应量增加，因此相应来说，供应给大脑的血液和氧气就减少了，中枢神经系统的兴奋性刺激信息减弱。同时，昼夜时长的变化会打乱人体对时间的感应，加上周围舒适的气温，于是出现感觉安逸、昏昏欲睡、懒洋洋、软绵绵、无精打采的春困现象。

春困还与缺乏维生素 B_1 有关，而维生素 B_1 肩负维护神经系统正常代谢和功能的重任。其量不足，神经（特别是大脑）则怠惰。还有的观点认为，春困与生物钟节律性的变化不适应有关。

不过，春困要与某些器质性病变引起的困倦、疲乏症状相鉴别，如睡眠呼吸暂停综合征引起的大脑缺氧、早期腔塞性脑梗死、甲状腺功能减退症、白细胞减少等。

克服春困的攻略

有的人认为，只要春天多睡就不会发困了。其实，成年人一般每天睡 8 小时左右就可以了，再增加睡眠反而会越睡越困"娇似病"。那么，怎样才能克服春困呢？

（1）作息安排要有规律，要劳逸结合。根据自然界的规律，随着季节的变化逐渐调整自己的日常作息和起居。例如，"早卧早起，广步于庭"，可以增加户外活动，外出旅游、爬山等，呼吸新鲜空气，改善大脑皮质功能，可使人心情舒畅，精神振奋，精力充沛。

（2）坚持体育锻炼。早起后可选择轻柔舒缓的活动项目，或做做体操，或慢跑，或打太极拳，活动关节、舒展肢体。

（3）注意居室空气流通，有利于吸收新鲜空气，改善疲惫感。

（4）使用有清凉效果的牙膏刷牙，用冷水洗脸，可激发活力。

（5）饮食调摄。适当吃些有刺激味道的食品，如苦的、酸的、辣的。中医认为，春天阳气生发，辛苦之品有助于春阳，温食有助于护阳，姜、葱、韭菜宜适度进食，黄绿色蔬菜如胡萝卜、白萝卜、白菜、甘蓝菜、洋葱、菠菜、芹菜、马兰、南瓜等，宜经常食用。寒凉、油腻的食品应少食。多饮水，也可以喝些茶或咖啡等提神饮料。茉莉花有"理气开郁、辟秽和中"的功效，可饮用茉莉花茶。

（6）选用一些提神的香水、精油，可以有效降低疲劳感。

（7）在工作之余，多参加一些文体活动，在活动中提高大脑兴奋度。在工作、学习间隙，可以站起来伸个懒腰，会像立刻充了电一样，顿时精神振作，感觉轻松、解乏。休息时听一些节奏明快活泼的乐曲，休闲时听听相声、看看小品，在欢愉和谐的氛围中驱逐春困，又可陶冶生活。

以上几种方法交替搭配运用，可有效克服春困。

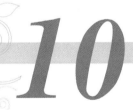

10

云中君不见，竟夕自悲秋

——"悲秋"是一种生理心理现象

楚江怀古三首之一　（马戴）

露气寒光集，微阳下楚丘。猿啼洞庭树，人在木兰舟。

广泽生明月，苍山巫乱流。云中君不见，竟夕自悲秋。

此诗是说，露气凝集着寒光，斜阳落入楚山。猿猴在洞庭湖畔树上啼

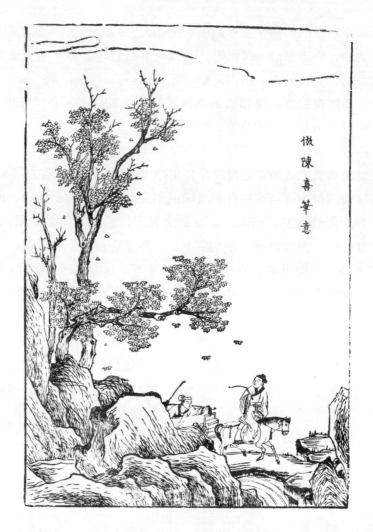

仿陳喜箏意

叫，人坐在木舟上游荡。宽阔的湖面上升起一轮明月，苍山夹着乱奔的泉流。我看不见云神，整夜对着萧瑟的秋天悲伤。

唐宣宗大中初年，诗人马戴因直言被贬到湖南汉寿，在寒气浓浓的秋夜，他乘舟在湖中泛游，触景生悲，追慕前贤（屈原），感怀身世，表述了诗人怀才不遇的悲伤愁苦之情。诗人所看到的秋天凄凉山水夜景，听到的猿猴的啼叫长声，更加深了伤悲。

唐诗中的"悲秋"情结

秋天是喜庆丰收的季节，也是秋风萧瑟、千树落叶、万花凋谢的季节，常使人们思绪纷乱、愁肠百结、伤怀哀怨。自古以来，秋天的落寞、秋天的萧瑟、秋天的寂寥，使很多文人墨客和官场失意的人会有"悲秋"的感觉，"自古逢秋悲寂寥，我言秋日胜春朝"（刘禹锡《秋词》）。"悲秋"是中国传统文化的特有现象，其诗篇似乎是中国古典诗歌中的一种抹不去的情结，却每每都能唤起相怜相惜的共鸣，反映在他们创作的诗句中，例如：

刘锡禹的《秋风引》中"何处秋风至，萧萧送雁群。朝来入庭树，孤言最先闻"。

戴叔伦的《题维川山水》中"行人无限秋风思，隔水青山似故乡"。

杜甫的《登高》中"万里悲秋常作客，百年多病独登台"。

白居易的《长相思》中"思君秋夜长，一夜魂九升"。

李煜的《相见欢》"寂寞梧桐深院锁清秋。剪不断，理还乱，是离愁"。

战国时期的宋玉曾指出"悲哉秋之为气也"。秋气乃阴盛衰杀之气，人感秋气而衰，原是自然属性。自然意义上的"天人相应"，主要是通过物质性的"气"作用来表达的。悲秋通过秋景、秋事、秋情几乎一"气"呵成，悲秋是客观自然之秋与主观人心之悲的一种有机结合。"睹落叶而悲伤，感秋风而凄怆"，悲秋是感悟伤怀，触景生情，情景交融的综合表现，真是"秋风秋雨愁煞人"。后来的宋代诗人吴文英的《唐多令》中，"悲秋"诗意更透彻，"何处合成愁，离人心上秋"，"愁"字是由"秋""心"两个字组成，"秋"字下面一个"心"字。

"秋悲"是种生理心理现象

秋季是阳消阴长的过渡阶段，草枯叶落，花木凋零，人也容易触景生情，往往会出现凄凉、忧郁、悲秋等伤感情绪。悲秋凄凉的情怀是古代文人墨客故弄文笔、无病呻吟吗？不是的，现代科学证实，悲秋确有生理、心理等原因，且是多方面因素在人们精神、情绪上的反应。

（1）生物节律紊乱。医学研究证明，在人的大脑中有个松果体的腺体，其中分泌一种"褪黑激素"。它能诱导神经细胞的抑制过程，促使人入睡。充足阳光则可使褪黑激素分泌减少。反之，秋凉以后日照不足，昼日缩短，阴沉天气较多，松果腺分泌褪黑激素相对增多。此外，褪黑激素还有调节人体其他激素（如甲状腺素、肾上腺素等）的作用，使它们分泌量受到抑制，体内生理浓度相对降低，而它们又是唤起神经细胞等兴奋的因子，它们的减少使人们容易感到疲劳、情绪低沉、抑郁、多愁善感。

（2）天人相应的影响。自然界的变化可直接影响人体，使机体发生相应的反应。特别是有许多中老年人秋天似乎衰老得更快。秋雨萧萧、秋寒逼人、阴霾弥漫、草木凋零，易使人触景生情，体衰老年人、远离亲人游子、失意不得志者更会产生哀叹人生的悲伤心理。中医认为，秋天内应于肺，在志为忧，悲忧最易伤肺，肺气虚，机体抵抗力就会下降。医学资料显示，深秋至冬季时节是一年中因病死亡和发生自杀、诱发精神疾病的高峰期。

（3）温差刺激反应慢。中秋和深秋时节，寒暖气流交替往来，气温幅度变化较大。有的人对外界环境的反应灵敏度不高，使机体体温受外界干扰的程度较常人要严重得多，从而影响身心协调，使其难以保持稳定的精神状态。

可见，秋悲是某些人对外界环境干扰作出的一种"消极"精神反应，是一种生理心理现象和季节更替现象。

预防秋悲现象

只要认真调护，合理饮食，就可有效地预防秋悲现象发生：

首先，生活要有规律，要按时作息，保证充足的睡眠，可使人精神抖擞，有效地防止"秋悲"的发生。

其次，要多晒太阳，在晴朗的日子里，要多到户外活动，充分接受阳光的恩赐，接受"日光浴"。研究发现，阳光是一种电磁波，犹如一种天然的"兴奋剂"。阳光辐射到人体会造成一系列生理变化，如红外线的"热"效应，会使毛细血管扩张，血液循环加快；紫外线的作用可以使黑色素氧化、皮肤中维生素 D 和组胺增高，胃酸分泌增加；还会使血液中血红蛋白、钙、磷、镁等含量上升等。此外，阳光通过眼睛与神经纤维相联系，能促进肾上腺素、甲状腺素及性腺素增加，而甲状腺素和肾上腺素是唤起细胞工作的激素，从而使人充满活力。

第三，要加强体育锻炼，促进血液循环。老年人也可根据自身健康情况选择合适的体育项目，以强身健体。适宜的运动，可有效地改善血液循环，调节大脑中枢神经系统，促进大脑供血，使人精力充沛，思维敏捷。

第四，要适当多吃些高蛋白的食物，如牛奶、鸡蛋、猪肉、羊肉和豆类等，这些食物能使人的大脑产生一些特殊的化学物质，可消除抑郁情结。

第五，要积极参加一些有益身心的娱乐活动，如跳舞、唱歌、听音乐等，心情舒畅，精神振奋，"秋愁"自然会避而远之。

唐代诗人刘禹锡有"自古逢秋悲寂寥，我言秋日胜春朝。晴空一鹤排云上，便引诗情到碧霄"的诗，给人的不仅是秋天的生气，更唤醒人们为理想而奋斗的英雄气概和高尚的情操，有此乐观豁达的心情，何愁"秋愁"不去、忧郁不解呢！

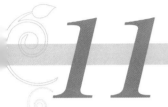

还家万里梦，为客五更愁
——梦是咋回事

同王征君湘中有怀 （张谓）

八月洞庭秋，潇湘水北流。还家万里梦，为客五更愁。

不用看书帙，偏宜上酒楼。故人京洛满，何日复同游。

诗意是说，八月洞庭湖一派秋色，潇水、湘水缓缓北流入洞庭。不能回家只能在万里之外做返家的梦，离家远游之客五更梦醒，更加寂寞忧愁。不用打开书套，只想登上酒楼。我的朋友都在长安和洛阳，什么时候能和他们一起同游。

诗中"还家万里梦，为客五更愁"，梦是睡眠时局部大脑皮质还没有完全停止活动而引起的脑的表象活动。梦属虚幻，柔性较多，似乎更适合表现缠绵的思绪和婉转的情肠。

唐诗中的梦

唐诗辉耀千古，光芒万丈，群峰峥嵘，巨匠俊才，当然得益于唐代气象和天赋才华，却也在于唐代诗人们有"梦想"。这也是唐诗中最惊心动人的现象，就是"多梦"。

唐代写梦的诗，有的立意反抗，有的在于追求，有的是抒愁写恨，这些梦诗的价值在于让自己成为更好的自己。唐代的大多梦诗都是人性中最自然、真挚、光辉的情感。杜甫梦见李白，"三夜频梦君，情亲见君意""故人入我梦，明我常相忆"（《梦李白二首》）。白居易怀念元稹想得痛哭，"夜来携手梦同游，晨起盈巾泪莫收"（《梦微之》）。元稹悼亡妻子，让人读了心痛，"尚想旧情怜婢仆，也曾因梦送钱财"（《遣悲怀三首·其一》）。柳宗元想念兄弟，令人动容，"欲知此后相思梦，长在荆门郢树烟"（《别舍弟宗一》）。张若虚想念家乡，令人感动，"昨夜闲潭梦落花，可怜春半不还家"（《春江花月夜》）。

梦属虚幻，很多梦境中柔性较多，似乎更适合表现缠绵的思绪和婉转的情肠。唐代的闺怨诗很多，有不少是与梦境相连的。例如，陶翰《柳陌听早莺》中"玉勒留将久，青楼梦不成"。柳中庸《秋怨》中"汉垒关山月，胡笳塞北天。不知肠断梦，空绕几山川"。金昌绪《春怨》中"打起黄莺儿，莫教枝上啼。啼时惊妾梦，不得到辽西"。白居易《长恨歌》中"悠悠生死别经年，魂魄不曾来入梦"。《琵琶行》中"夜深忽梦少年事，梦啼妆泪红阑干"。李白《古风五十九首之九》中"庄周梦胡蝶，胡蝶为庄周"。许浑的《记梦》"晓入瑶台露气清，座中唯有许飞琼。尘心未尽俗缘在，十里山前空月明。"沈亚之的《梦挽秦弄玉》"泣葬一枝红，生同死不同。金钿坠芳草，香绣满春风。旧日闻箫处，高楼当月中。梨花寒食夜，深闭翠微宫"，等等。

古人对梦的认识

早在 3500 多年前的商代，古人就对梦有所认识，在甲骨文中"梦"的字形，像人依床而睡，又以手指目，表示睡眠中目有所见。战国初期《墨子·经上》记载："梦，卧而以为然也。"墨子认为，梦是人在睡眠中以为自己看见了什么，以为发生了某些事情，是在睡眠过程中的一种现象。战国末期的思想家荀子的《荀子·解蔽》记载："心卧则梦"，意思是人睡沉后就会做梦，指出了睡眠是做梦的先决条件。我国最早的医学经典《黄帝内经》中记载："正邪从外袭内，而未有定舍，反淫于脏，不得定处，与营卫俱行，而与魂魄飞扬，使人卧不得而喜梦。"认为"魂魄飞扬"是梦产生的机制之一。

《杂病广要》（清代·丹波元坚）中说："所谓昼之所思，夜之所梦，神魂依形而至，形体未到之处，梦亦罕能到也。"尽管人们的梦象千奇百怪，变幻无常，犹如从天而降，凭空而现，但如果认真而仔细地进行分析，则不难发现，其中的素材无不与自己的经历有关，与自己的肉体及其感官同外界事物的接触、感知有关。梦正是在这种感知的基础上，通过不自主地加工形成的景象。文学家常将这种景象作为创作的素材，进一步加工成优美的文学作品。"昼有所思，夜梦其事""日有所思，夜有所梦"，这是人们所共知的现象。唐代诗人张谓的"还家万里梦"，也是因昼想所致。这些诗句反映了我国古人对积想成梦的认识。因思而梦，其梦象常与所思内容有关。渴人梦饮，饥人梦餐，病人梦医，游子梦归，所梦不同，正与各自所思有异相关。甚至所思而不能遂心的问题，会在梦中得到暂时的满意的解决。

中医的梦诊

古代中医学家对梦及梦诊早有研究。所谓"梦诊"就是通过对梦的辨析，分析人的心理状态和致梦缘由，认识人体内部病变的一种诊断方法。中医学认为梦是睡眠中，心神活动的表现，梦象的各种材料来源，与躯体内外所受的刺激密切相关。各种邪气的侵袭，情志的变化，以及躯体内部生理、病理的变化，都可能产生梦，并参与梦境的形成。我国最早的中医学经典《黄帝内经》中就有"淫邪发梦"的论述。《黄帝内经太素》（隋·杨上善）首次提出了"梦诊"的概念。唐代孙思邈在《备急千金要方》中，阐述了《黄帝内经》关于梦的论述后，就明确指出"善诊候者，亦可深思此意，乃尽善尽美矣"。因此，我们应该重视古代中医有关梦和梦诊的认识，并结合现代医学、心理学等学科研究成果，深入揭示梦的奥秘。

现代医学对梦的研究

现代医学认为：梦是睡眠时，心理上出现的一种有序列的感觉、影像、思想或思维等活动。现代生理学对梦的产生机制还不完全了解。一般认为睡眠时，如大脑皮质某些部位发生某些联系时，即可产生梦。其内容与清醒时意识中保留的印象有关，但梦中这种印象常常错乱不清，内容大多是混乱和虚幻的。

近年来，生理学家利用脑电图、肌电图等现代技术对大脑的生理活动进行研究，发现人在睡眠时，脑子发出的电波仍然在活动。这些脑电波有两种类型，一种是频率较慢的慢波，另一种叫快波。慢波睡眠和快波睡眠互相交替出现，一般每晚要出现4～6次。一夜内慢波睡眠只在总睡眠时间中占1小时还不到。快波睡眠时，脑子的血流量比慢波阶段要增加30％～50％，脑电图表现类似觉醒的波形。因此，这时最容易受到记忆、个人周围环境和生活体验（包括看到的、听到的、读到的、脑海中冥思默想的），以及外界各种刺激因素的影响，形成欢乐的、忧郁的、奇异的或恐怖的形形色色的梦境。

现已发现，入睡者大约每隔 90 分钟做一次梦。起初梦的时间较长，后来时间缩短了，熟睡后不再做梦。每个人每夜通常有一两小时的梦境。每次做梦平均约 10 分钟，有些可持续 20～35 分钟。据记载，到目前为止最长的梦境是 2 小时 33 分钟。这是 1967 年 2 月 15 日，一个叫卡士加登的美国人在芝加哥伊利诺大学的测试中创下的纪录。

国外，有人检查了一批婴儿期就双目失明的人，证明他们在快相睡眠阶段也有梦出现，但他们梦境中并没有形象的东西，而只感觉到光线明暗的变化和声音强弱的改变，味觉敏感变化等。另一组在学龄期以后失明的人，其梦境与正常人相似。这事实说明，梦境内容与个人经历体验有密切关系。

梦能报病

心理学家将形形色色的梦分为重现梦、顿悟梦、预兆梦、噩梦四种，研究后表明预兆梦和噩梦能预报疾病。古籍《列子》云："阴气壮则梦涉大水而恐惧，阳气壮则梦涉大火而燔焫，阴阳俱壮早梦生杀，甚饱则梦予、甚饥则梦取，以虚浮为疾病则梦扬，以沉实为疾病则梦溺……"经常做惊险的噩梦，则预示人体内存在着某些隐匿性疾病，若是某一噩梦重复出现，则往往是疾病的先兆，它对诊断疾病有着重要意义。

有一个男子连续三晚都做噩梦，内容大致相同，感到自己被人用手或绳子扼住了颈部。第四天他去看病，经检查他的咽喉部长了个小脓肿。另有一个工程师，几乎每晚都梦见一座尚未完成的楼房摇摇欲坠。一天，他又梦见这座楼屋顶突然倒塌，石块砸在他胸口。医生检查后发现，他已患了心脏病。

总是梦见蜘蛛、毒蛇等可怕动物，往往是皮肤将起疹的预兆；梦到耳旁喇叭高鸣或子弹从头部穿过，可能是头部病变的征兆；梦见自己吃臭鱼、烂虾等，也许是肠胃道疾病的先兆；梦见腾云驾雾、面目狰狞的恶人，也许是心脑血管疾病的先兆；梦见被人突然从背后踢一脚，可能是腰部或肾脏有潜在病变……

苏联的神经心理学家卡萨特金曾收集了 1400 多人 23700 多个梦的资料，经分析认为，梦中的大脑能预知早期甚至更早的某种病变，而这种疾病要在几天、几周、几个月后才表现出来。

根据梦境预测将要发病的部位、性质和轻重程度，往往比医生作出诊断早。对梦境进行分析并予以重视，往往可以对疾病作出早期诊断，及早治疗。因为人体的盛衰虚实，常被白天的忙碌掩盖着，当在静静的长夜梦境里，都可以作为一个不强的刺激而进入梦境。所以，梦像是一台相当灵敏的仪表，可在人们白天尚未知晓的情况下，预告要患的疾病。这种也正是古代中医所称的"梦诊"。

科学家经研究认为，梦对人的身心具有多方面的调节作用，如保护睡眠、有益于延年益寿、平衡心理、增强记忆、预示疾病、促进发明等。

人生谁无梦，好人有好梦。无论我们在梦中遇见了什么，都要持有阳光的心态、健康的心理去认识它。相信科学，你就会睡个安稳觉。愿天下好人都能美梦成真！

12 三夜频梦君，情亲见君意
——日有所思，夜有所梦

梦李白二首·其二 （杜甫）

浮云终日行，游子久不至。三夜频梦君，情亲见君意。
告归常局促，苦道来不易。江湖多风波，舟楫恐失坠。
出门搔白首，若负平生志。冠盖满京华，斯人独憔悴。
孰云网恢恢，将老身反累。千秋万岁名，寂寞身后事。

此诗的意思是，天上的浮云终日飞来飘去，远方的游子为何久久不至。连续三夜都梦见与你相会，情亲意切足见你对我厚道。告别时你总显得局促不安，愁苦地诉说来路艰险不易。你说江湖上风波多么险恶，总是担心船只失事会翻毁。你出门时还搔着满头白发，好像负了平生凌云壮志。京都中达官贵人冠盖相续，高洁如你却落得这样憔悴。谁能说天网恢恢疏而不漏，为何你反被牵连受罪？你的声名将千秋万代流传，可是生前却这般悲凉孤寂。

这首诗是乾元二年（759年）杜甫在秦州所作。李白因永王一案牵连坐罪，乾元元年流放夜郎，次年遇赦，这首诗即作于次年，但杜甫尚不知李白消息。因其生死不明，十分思念，故形诸梦，疑其遭遇不幸，又望其侥幸生还，表现了杜甫对李白的友情、思念和对他命运的同情。

日有所思，夜有所梦

人的梦境可能与白天耿耿于怀的某些愿望密切相关，尤其是白天所不能满足的愿望。如果一个人强烈思念着他的故乡和亲朋好友，那么在晚上神经细胞仍处于极度的兴奋状态，即使在睡眠时也没有得到充分的抑制，从而继续处于活动状态，因而产生了与故乡情景和亲朋好友相应的梦。

梦似乎具有"预示"的神秘功能，但实际并不神秘。俗话说"昼有所思，夜有所梦"，"男不梦产，女不梦须"，无缘无故的梦并不存在，梦的内容总是由自己的生活内容所决定的。俗话又说"冻人梦衣、饥人梦饱"，言之颇合情理。

医学科学告诉我们，人的大脑有140亿个神经细胞，睡眠抑制使绝大部分神经细胞都处于休息状态，假如个别的皮质细胞群处于觉醒状态，并在内外环境因素的影响下而兴奋起来，就产生了梦。所以，梦的生理学本质，可能是大脑细胞的普遍抑制的背景下，局部所出现的兴奋活动。

神经生理学家指出，我们在熟睡时，仍然受到很多刺激的影响。外部的刺激，如光线、声响、冷热、气味、皮肤刺激等；内部的刺激有各种脏器的活动，如胸腔的运动、食物的消化、膀胱储尿充盈等。这些内外的种种刺激，作用于神经末梢的感受器，传向大脑引起某一组皮质细胞的兴奋，便产生了各种形态和景象的梦。

例如，睡时阳光照脸，就可能梦见熊熊大火；双足露在被外，也许会做冰雪中奔跑的梦；如果睡着后膀胱胀满，就可能在梦中到处找厕所等。

诗人白居易和元稹的知己梦

我们经常有这样的经历，牵挂一个人会在梦里和她（他）相会，在信件中或见面时会说，某年某月我梦到你了，怎样怎样……但白居易却很有意思，他牵挂元稹，梦到元稹了，却写诗告诉元稹，你有什么事情找我啊？昨天三更半夜，你跑到我梦里来？"晨起临风一惆怅，通川溢水断相闻。不知忆我因何事，昨夜三回梦见君。"（《梦微之》）

元稹更好玩儿，他说，我生病了神魂颠倒的，根本梦不到你，都是些乱七八糟的人到我梦里来捣乱。看他的《酬乐天频梦微之》："山水万重书断绝，念君怜我梦相闻。我今因病魂颠倒，惟梦闲人不梦君。"元、白都不说是自己主动梦到对方，在"推诿"中，却让我们窥见了其深藏不露的感情。他们是同病相怜、肝胆相照的莫逆之交啊。

元稹与白居易交往中，最富传奇色彩的，当是公元 809 年，元稹因公务去东川，白居易留在长安，两人同日写的两首诗。元稹到达梁州时写道："梦君同绕曲江头，也向慈恩院院游。亭吏呼人排去马，忽惊身在古梁州。"（《梁州梦》）其自注说："是夜宿汉川驿，梦与杓直、乐天同游曲江，兼入慈恩寺诸院，倏然而寤，则递乘及阶，邮吏已传呼报晓矣。"他在梦中和白居易、李杓直到曲江游玩去了。

那一天，白居易在干什么？他真的和杓直（李十一）去曲江、慈恩寺了，喝酒时想起元稹，写了一首《同李十一醉忆元九》："花时同醉破春愁，醉折花枝作酒筹。忽忆故人天际去，计程今日到梁州。"白居易算得很准，那天元稹也真的到了梁州！长安、梁州山水相隔，两人心灵感应，真是千古佳话了。

梦与灵感

历史上曾记载：1865 年德国化学家凯库勒在梦中看到了他正在研究的一种复杂的 6 个碳原子苯的环形结构；俄国化学家门捷列夫在梦中，完成了元素周期表的最终定稿；1610 年法国科学家笛卡儿在梦中，建立了直角坐标系，创立了解析几何；意大利作曲家塔季尼在梦中，产生了《魔鬼之歌》的曲谱……据调查，英国剑桥大学有 70％的科学家承认在梦中得到过帮助。这是由于这些科学家、艺术家白天长期极度用脑，专心于某一工作，即使他们在睡眠时，工作过的大脑某些部位仍处于兴奋状态，大脑思维可能集中到最感兴趣的问题上来，因此，梦常使人获得意想不到的"灵感"。这些梦境中的"灵感"，都是学者们在清醒时长年累月刻苦钻研、日思夜想、辛勤劳动的结果，才使"美梦成真"。"灵感"或"创造"不可能从天而降的。

13

海上生明月，天涯共此时

——月亮与健康

望月怀远 （张九龄）

海上生明月，天涯共此时。情人怨遥夜，竟夕起相思。

灭烛怜光满，披衣觉露滋。不堪盈手赠，还寝梦佳期。

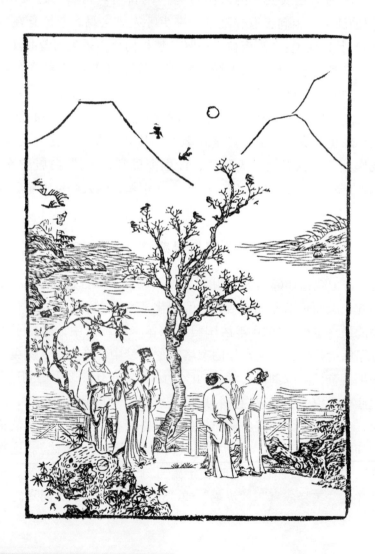

此诗的意思是，茫茫的海上升起一轮明月，此时你我都在天涯共相望。有情之人都怨恨月夜漫长，整夜里不眠而把亲人怀想。熄灭蜡烛怜爱这满屋月光，我披衣徘徊深感夜露寒凉。不能把美好的月色捧给你，只望能够与你相见在梦乡。

"海上生明月，天涯共此时。"情景交融，引人千古共鸣。

唐诗中的"明月"

李白的《静夜思》诗中"举头望明月，低头思故乡"，《古朗月行》中"小时不识月，呼作白玉盘"。

张若虚的《春江花月夜》诗中"春江潮水连海平，海上明月共潮生"。

白居易的《琵琶行》诗中"去来江口守空船，绕船月明江水寒"。

杜甫的《月夜忆舍弟》诗中"露从今夜白，月是故乡明"。

王维的《山居秋暝》诗中"明月松间照，清泉石上流"。

杜牧的《寄扬州韩绰判官》诗中"二十四桥明月夜，玉人何处教吹箫"。

人体"月钟"的奥秘

研究发现，人体气血运行和身体健康状况与月亮有着密切关系。人体中还存在着以 30 天左右为一周期的生理节律，称为"月钟"。例如体重在一个月中有波动，对疼痛的敏感性（称为"痛阈"）在一个月中有几天强、有几天弱；男子胡须的生长速度在一个月中，有几天长得快些，有几天则长得慢些；出生率在一个月中也有不同，满月前后出生率最高。即出生的小孩最多，故有人说：月亮是个"助产士"。在新月时出生的小孩最少；受孕也有相同情况，以满月时最易受孕。

最显著的"月钟"要算女子的月经了。《黄帝内经》中就明确指出："女子二七而天癸至……月事以时下"。"天癸"指的是能够促进生殖功能的物质。"月事"就是"月经"。这句话的意思是说女子到了 14 岁，就有生殖功能，按月来月经了。"月经"又称"来潮"，意指像潮水那样的准确来临。

中医认为月经一个月一次。"月"指太阴月，即从新月到满月再到新月，或称一个"朔望月"，平均为 29.5 天。对 25 万妇女的调查，其月经周期平均天数正好为 29.5 天。人的月经周期和太阴月相同，说明月经和月亮关系密切。另外，在月满和月满前后是行经的高峰时间。假若将全部行期的人按日画成曲线，则是以月满为中心的抛物线，即越靠近月满，来月经的人数越多。

月亮为什么会影响月经呢？现在国际上流行的看法是月亮与生物潮有密切关系。人体与地球表面相类似，含水量都达80％，因此，月亮对人体内的水分就像对海洋一样产生影响。这种影响就叫生物潮。在满月时引力大，月亮对人行为和健康的影响也会大些。比如情绪紧张，心脏病发病增加，经血增多等。

中医说月亮与健康

每当月当空，月亮圆满时，就会海水西盛。中医认为，人与自然息息相应，故人体也血气充盈、肌肉壮实、皮肤致密、毛发坚初、腠理闭合。这时大脑血供增加，故思绪万千。此时，虽遇虚邪风，也不会侵入人体。同时，由于气血旺盛，故日常生活切勿大补、大怒等，大补则壅滞，易致气血闭阻。而怒则气上，易致中风，诱发高血压、心脏病等疾病。相反，到了月亮亏缺时，就会海水东盛，相应地，人也气血转虚，体表卫气少，外形虽然如常，但肌肉消减、皮肤弛缓、腠理开泄，卫外功能下降。此时，若遇虚邪风，病邪就会乘虚而入，深入肌肤、脏腑、骨髓，使病情发作，或缠绵难愈。

按照人体健康和疾病与月亮盈亏的关系，在疾病发生和加剧的时间之前或期间，应注意生活起居，避免情绪变化，还可预先进行非药物疗法，或进行适当的中医调理和治疗，达到"未病先防、有病早治、既病防变"的目的。

四种月相与事故有关

交通事故的发生除各种常规原因外，尚有一些"事故之谜"有待解开。从农历看，一年中的望月、朔月、上弦、下弦四种月相及其前后两天合计147天，占全年天数的40％。但事故发生率却占全年事故的70％以上。国外报道，1975—1986年全世界严重火车事故共十三次。十三次事故发生的月相分布：朔月前二次，上弦四次，望月二次，下弦一次，不在四种月相的三次。

火车是稳定性、安全性最高的交通工具，虽然每次事故出现都能找到当时当事人的主观原因，但从统计上分析天文因素更显出典型性。四种月相所处的"危日"共出事故十次，占全年 40.25％ 的"危日"事故却占 76.9％，而占近 60％ 的其他日期出事故只占 23.1％，天文因素通过人——"生物电"对机器的瞬时失控而起作用。

月相还会影响人的情绪，例如妇女在月经前情绪不好（称经前综合征），容易吵架，此时丈夫更应体贴。月相甚至影响婴儿的出生率。

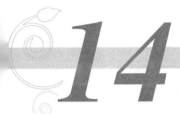

姑苏城外寒山寺，夜半钟声到客船
——说耳朵能听多远

枫桥夜泊 （张继）
月落乌啼霜满天，江枫渔火对愁眠。
姑苏城外寒山寺，夜半钟声到客船。

此诗是写月落鸦啼，秋霜秋意满江满天，面对江枫和渔火，忧愁难眠，深夜只有姑苏城外寒山寺的阵阵钟声，悠远传到我的船上。

暮鼓晨钟是佛门独具的音韵，主要是报时、警众、入静。在唐代寺院半夜敲钟是当时惯例，称为"分夜钟"，如唐代诗人皇甫冉的《秋夜宿严维宅》诗中"夜半隔山钟"，此外还有于鹄的《送宫人入道归山》诗中"遥听缑山半夜钟"等诗句。

据记载，在唐代时枫桥位于苏州城西 3.5 千米处，寒山寺位于苏州城西 5 千米处，两地相隔 1.5 千米，况且又在夜深人静时，诗人在远处清晰地听到寒山寺的钟声，是符合科学的。

那么，我们的耳朵究竟能听多远呢？首先，从人的听觉是怎么产生的说起。

听觉的产生

声音从何而来？它来自大地上各种物体的振动。物体振动会引起四周空气振动，形成声波，将振动能量传送出去。声波借助空气、水、金属、木头等各种媒介物传播，当碰到障碍物的时候，声波就会发生衍射。

人类能听见声波频率范围在20～20000赫兹，超过其上限即为超声，低于20赫兹的声波称为次声。超声和次声一般人耳是听不到的，介于超声和次声之间的就是人耳可听的声音。在20～3000赫兹范围尤其适宜，这也是我们日常说话的声音。

声音是否可听还和它的强度有关，倘若两个人窃窃私语，周围的人就无法听清了。声音强度以分贝表示，30分贝的环境安静得能听到自己的呼吸；50分贝是我们正常交谈的音量；70分贝相当于我们行走在不太繁华的街道上；90分贝就如同置身于嘈杂的酒吧；110分贝时就如飞机起飞时的轰鸣声，假如声音继续增强，人会头痛欲裂甚至致聋、致命。

声波向四面八方传播，当它被人耳捕获，就会产生听觉。耳是听觉器官。耳的结构可分为外耳、中耳和内耳三部分。外耳包括耳郭和外耳道。中耳包括鼓膜、听小骨（锤骨、砧骨、镫骨）及与其相连的肌肉（鼓膜张肌、镫骨肌），还有一条通向咽部的咽鼓管。内耳包括耳蜗、前庭和半规管三部分，又称迷路。内耳之中和听觉有关的是耳蜗。前庭和半规管同人体的平衡感觉有关。

耳蜗的螺旋器（又叫柯蒂氏器）上的毛细胞是听觉的感受器。它的适宜刺激是声波，声波入耳先要经过传音系统（外耳、中耳），再传到感音系统（内耳的螺旋器）。毛细胞受刺激而兴奋，它们产生的冲动经听神经到达大脑的听中枢，引起听觉。生理学家发现：两耳的听力是不一样的，左耳优于右耳。

听觉有着良好的选择性，在喧嚣鸡尾酒会中，我们可以聚精会神地和谈话对象交流，而不受周围杂音的干扰。听觉还有着奇特的适应性，当钟表滴滴答答地走动，刚开始是吸引你的注意，过一会儿就变得"充耳不闻"了，当你集中注意力的时候又可以重新听见。这种适应的原因被认为是传入信息向大脑皮层传递的过程中受到抑制，而并非听觉器官的传入冲动减少。

"夜半钟声"为什么清晰

声音是通过空气的振动而传播的，通常声波在空气中传播的速度为每秒340米。通常人只能在距离200米以内的情况下，才可以听清对方说话。由于空气的阻力，声音也就难以传得过远，连巨大的雷声也只能在几十千米的范围内听得见。如果有了良好的导体，声音的传播距离就会远得多。有一则记录，在非常好的传音条件下，夜间越过静止的湖水，竟能够听见 17 千米外的人语声。

声音在空气中的传播与空气的温度有关。空气温度升高，传播速度加快；空气温度降低，传播速度就减慢。除了温度，声波的传播速度还与空气的湿度，以及风向、风速等因素有关。地面上的空气因为高度不同，温度和湿度也不相同。因此，声波在各个高度的传播速度，也有明显的差别。由于这个缘故，声波从低层空气进入高层空气时就会拐弯。

白天，靠近地面的空气温度比上层空气温度高，声波在下层比在上层传播得快，在这种情况下，声音传播得比较近，远一些的地方就听不到了。相反，在晴朗的夜晚，地面散热快，靠近地面的空气温度下降得比上层快，结果使低层空气的温度比高层空气的低，声波在高层的传播速度就大于在低层的传播速度，于是发生了向地面方向的弯曲，走的是一条向上凸起的曲线。在这条曲线下面形成了有个没有声音通过的"寂静区"，而在比"寂静区"更远的地方，因为声波拐了个弯又传到地面，却能听到声源发出的声音。"夜半钟声到客船"传得远，正是这种情况。

1921 年，德国奥本地区的一个大型化工厂发生了一次惊人的大爆炸。爆炸声传到 200 多千米以外的地方都能听到。奇怪的是离爆炸中心更近的一些地方，例如在 100～200 千米之间的地方，却听不到爆炸声。这就是声波在大气中传递时发生拐弯而造成的。

唐代时期在寒山寺半夜敲的那口钟早已不存在了。明代嘉靖年间，寒山寺又铸造了一口大钟，并专筑钟楼悬挂。明末时，这口大钟流入日本，现也不知去向。1905 年日本人士募铜捐铸了一口小型铜钟给寒山寺，目前悬挂在大殿的右侧。

唐代诗人张继《枫桥夜泊》中"姑苏城外寒山寺，夜半钟声到客船"诗句，千年来不仅在我国流传，还在日本广为流传，人们梦寐以求能在除夕聆听寒山寺的钟声。

15

欲穷千里目，更上一层楼
——人的视力能看多远

登鹳雀楼 （王之涣）

白日依山尽，黄河入海流。

欲穷千里目，更上一层楼。

鹳雀楼旧址在今山西永济。楼有三层，向前可瞻望中条山，向下可俯瞰黄河。诗人以千钧巨椽之笔，写登楼放眼所见阳光下莽苍中条山的壮丽景象和黄河奔腾入海的磅礴气势，其浩瀚壮阔、雄浑苍茫的大境界震撼心灵，这不但是眼前景致，更是诗人胸中、脑海中构建的一幅无限辽阔的时空图景。但诗人说要"更上一层楼"，才能穷其千里目。不仅衬出在写景之外，更有未写之景在，诗人打破了人的生理限制、时空限制，一种壮志、情怀、气魄一跃而出。

"欲穷千里目，更上一层楼"从物理学角度来说，人要想看见物体，就要有光线进入人的眼睛。光在同一种均匀介质中沿直线传播，地球是球体，要想看得越远，就得站得越高。从医学角度来说，"欲穷千里目"并不是诗人的夸张！

眼睛为什么能看见东西

眼睛是人体的视觉器官，医学解剖学上称为"眼球"，由角膜、瞳孔、晶状体、玻璃体、视网膜、视神经等组成。外界的光线通过角膜、瞳孔、晶状体，折射后再通过玻璃体，正好落在视网膜上，视网膜的神经末梢受到光的刺激，发出神经冲动，沿着视神经，传入到大脑的视觉中枢，使人感到外界物体的各种颜色、形状等属性。晶状体厚薄的变化，与人眼看东西的清晰度关系十分密切。眼球能根据物体的距离，对晶状体的厚度进行调节，使它形成的像恰好落在视网膜上，一点不差。儿童及年轻人的这种调节能力很强，所以他们的视力十分敏锐。

极目万万里

人的眼睛是个非常复杂的器官。根据科学家的估计，我们获得的信息，有 90% 以上是从眼睛得到的。人眼是生物界最优秀的视觉器官之一。在没有月亮的夜晚，能看见 30 千米外一根燃烧的火柴。在海上，人眼能看到 16～25 千米外的船只。如果站得高就看得更远，加拿大多伦多市新建一座高塔，人们站在塔上可以看到 75（121 千米）外的尼亚加拉大瀑布。人们抬头遥望星空，可以看到 1000 千米远的人造卫星，甚至看到万万千米，1500 光年外的猎户座大星云，人眼真的能极目万万里。

美国艺术家英戈·斯旺和另一位美国人哈罗德·谢曼在 1973 年 4 月 17 日同时在不同地点遥视木星，他俩描述木星情形，为后来的"先锋 10 号"探测器证实。1974 年 3 月 11 日，他们又分别遥视水星，两人描述水星的情形，与天文学家当时所掌握的材料不一样，可后来"水星 10 号"探测器考察的资料，再次证明他们所说的完全正确。木星和水星距地球有好几万万千米，英戈·斯旺和哈罗德·谢曼的视力是何等好呵！

8 岁是视力最佳期

医学研究者作过一番测试：一个发育正常的孩子在婴儿期的视力大约是 0.4；2 岁时为 0.5；3 岁时为 0.7；4 岁时上升到 0.8；5 岁时可达到 1.0，与成年人的视力水平相仿。8 岁是一个人视力的最佳时期，往后便逐渐走下坡路了。（此视力指形觉检查，国内使用大多为国际标准视力表）

可见，"欲穷千里目"并非诗人的艺术夸张。

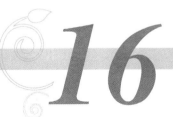

平明寻白羽，没在石棱中
——说人的爆发力有多大

和张仆射塞下曲六首·其二 （卢纶）

林暗草惊风，将军夜引弓。

平明寻白羽，没在石棱中。

《和张仆射塞下曲六首》通过写将军发令出征、夜巡射虎、狩猎等场面，表现了边塞真实生动的军旅生活，将边关将士英勇善战、豪情满怀的磅气描写得生灵活现。该诗的意思是说，林中昏暗风吹草动令人惊，将军夜中搭前拉弓显神勇，天明寻找昨晚射的白羽，箭头深深插入巨大石块中。

诗中"平明寻白羽，没在石棱中"用的是汉代李广的故事"广出猎，见草中石，以为虎而射之，中石没镞，视之石也。因复更射之，终不能复入石矣"(《史记·李将军列传》)。在平常的情况下，不管多么锋利的箭，按人的能力，都射不进石头里去，更别说"没镞""没羽"了。但在特定的情况下，则是有这种"可能"。李广本来善射，且臂力过人。他曾射虎，被它伤过。因此夜猎见石，疑以为虎，神经处于极度紧张状态，全身的功能都充分地调动起来，在生死关头的瞬间，发出来的力量，不知要超过平常多少倍。从医学的角度来说是有可能的，这是人在应激情况下，产生应激反应所激发出的爆发力。

有人测算过，球王马拉多纳踢球入门时那一脚，相当于机枪子弹出膛的力量。即使最优秀的门将，也无可奈何。两头60千克重的山羊，在决斗时对撞，可产生800千克的力量。若在平常情况下，顺良的羊能有多大力量？

人和高等哺乳动物（如狗、马等）的机体活动，都受神经和体液的调节作用。高级神经中枢的冲动，能引起机体各部分功能的相应变化。当人和狗、马等动物在受到危急状态时，机体会产生相应的反应，医学上称为"应激"反应。

应激反应

将军的强大弓力来自"应激"反应所产生的爆发力。应激是指外界环境因素干扰或者妨害机体正常功能，而引起生理上和行为上的非特异性反应过程，表现为交感神经兴奋、垂体和肾上腺皮质激素分泌增多、血糖升高、血压上升、心率加快、呼吸加速，以及细胞内能源三磷酸腺苷（一种能量化学物质）加速分解、横纹肌快速收缩等，"应激"会创造一些平常达不到的奇迹，激发出巨大的爆发力。

在应激时，机体心率加快，可增加到240次/分（正常状态为60～100

次/分）；心脏输出血量可达每分钟 20000 毫升以上（正常安静状况下，为 5000 毫升）；呼吸次数可增加 3 倍，每分钟呼吸的通气量可比平时提高 30 倍；血压可从 120/80 毫米汞柱变为 200/140 毫米汞柱；常态下，人体每平方厘米肌肉只有 35 条毛细血管开通，应激时可增加到 3000 条，血液循环大幅度增加，以保障肌肉紧张工作的耗氧量。人体内储存着很大的潜力，平时是表现不出来的，只有在危难时刻，这种潜力才能在人体应激反应时释放出来。

应激产生的奇迹

美国某处一座大楼失火，三楼一位 60 多岁的老太太抱着一只放着钱财的大铁箱，奔下楼来。灭火后，那只沉重的大铁箱，她连提都提不起来。火灾促使她产生巨大力量，来保护自己的钱财。又如，伊朗地震时，有一位平时弱不禁风的妇女抬起一堵重达几百千克的断壁，从废墟下救出自己的孩子。救子心切，使这位妇女产生巨力。人是这样，哺乳动物也是如此。人们常说"狗急跳墙"，就是指狗在窘急时，能翻越平时所不能越过的墙头，使人惊诧。因此，"应激"是生物体对不利于机体的刺激作适应性反应的能力，是生物体共有的基本特征之一，表现在神经传导、肌肉收缩、腺体分泌等多个方面。

对于人类来说，应激反应是危急情况下保护自己生存的必要手段，是不可缺少的。应激是在漫长的生物进化过程中，自然选择的结果。但对"应激"也要一分为二看，一方面对人体有保护作用，另一方面"应激"量和时间超过一定范围，当反应失调时会造成应激性疾病，如应激性溃疡、创伤后应激障碍等，甚至导致死亡。

人有多大力

人体的各项运动主要是依靠骨骼肌的收缩来完成的。我们身上的骨骼肌共有 639 块，它们是由 60 亿条肌纤维所组成，约占人体重量的 40%。有人计算，人体全身肌肉如果朝一个方向收缩，其力量可达 20～30 吨，可以拉动 6 辆载重卡车。练气功的人一脚踢出去，其冲力约有 0.5 吨重。美国拳王泰森能打出 375 千克（500 磅）的重拳。人的骨骼肌单位力为 $3.65～4.00$ 千克/厘米^2。众所周知，肌肉可以通过锻炼得以提高。经过锻炼的肌肉粗壮，横断面积大，肌纤维长，肌肉收缩的幅度也大，力气就大。反之，不经锻炼的人，肌肉细瘦，力气就小。

苏联著名的生理学家 E. 捷洛夫认为，大力士成功的诀窍在于他们能产生使肌肉最大限度收缩的神经冲动。人们一般把因一次冲动而引起一次收缩的现象称为肌肉的单独收缩。肌肉会因为多次单独收缩的积累作用而缩成一团，产生极大拉力。科学家证明，对特定的脉冲频率，肌肉能产生最强有力的长期收缩。也就是说，要成为大力士，不但取决于肌肉的体积大小，还取决于如何调动肌原纤维和提高肌肉收缩的效率。相比之下，后者尤其重要，而这一点经过训练的人是不难做到的。

一个人的力气大小，除取决于肌肉外，还和年龄、性别有关。比如同样身高、体重的孩子，实足年龄大的，力气往往胜于幼者。已经发育的男孩力气似乎和身高及年龄有关，身高越高或年龄较大的，力气也相应较大，女孩却没有这些规律。孩子每增长 1 岁，力气平均要增加 5％～10％，尤其是男孩更为明显，以 12～18 岁力气增长的速度最快。人在一生中力气最大的时期是 20～30 岁，过后就缓慢地下降了。但是，锻炼可以使人的力气增加。

人的爆发力

爆发力就是指在最短时间内使人体本身或器械移动到尽量远的距离。顾名思义，这种力就像火药爆炸一样，能在一瞬间迸发出巨大的能量。爆发力实质是指不同的肌肉间的相互协调能力，力量素质以及速度素质相结合的一项人体体能素质。

科学家曾做过实验，用仪器连续不断地刺激两臂肌肉神经，致使肌肉连续收缩，然后测试臂力，结果发现臂力要比正常情况下增高 60％。这个实验说明肌肉在受到连续刺激后能产生巨大的收缩力量。

在应激情况下，大脑高度集中，强化指挥力量，不断通过神经系统下达肌肉收缩的指令。此时肌肉处于连续收缩状态，除运动神经参与指挥外，交感神经也密切配合，分泌出大量的肾上腺素，使心跳和血液循环加快，肌肉的能量不断得到补充，进而使肌肉收缩得更有力量，于是巨大的爆发力就在全身总动员情况下产生了。

在各项体育运动比赛中，如何诱导运动员在比赛中产生更大爆发力，以获取优异的比赛成绩，已是运动医学的一个重要研究课题。

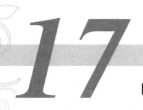

17

听笛遥寻岸，闻香暗识莲

——"闻香"的奥秘

夜渡江 （姚崇）

夜渚带浮烟，苍茫晦远天。舟轻不觉动，缆急始知牵。

听笛遥寻岸，闻香暗识莲。唯看去帆影，常恐客心悬。

此诗的意思是，江中小洲笼罩在一片烟雾之中，天空也呈现一片苍茫晦暗之色。船只轻小人不觉其动，看到船边缆绳被拉直才知道船夫正背纤而行。听见笛声从对岸传来，知道离岸不远了，又闻到荷花香味，知道岸边长满了荷花。夜色虽然晦暗却可看见隐约的帆影，在黑暗中好像悬挂在空中犹如渡客提心吊胆一般。

《夜渡江》是唐代诗人姚崇的诗作。这首诗描写一幅夏夜渡江图，诗人抓住夜色晦暗的特点，写出了渡江的感受，虽然没有直接描写江上景色，但由于充分调动了听觉、嗅觉的感觉特点，使江上风光融入到诗人的感受之中，艺术构思独特。

从"闻香暗识莲"说嗅觉

"闻香暗识莲"，鼻子闻到荷花香味，知道靠岸边长有很多荷花。鼻是人体嗅觉器官。鼻子位于人脸部的正中央，从外侧看得到的部分称为外鼻。若从两眼之间的鼻梁处开始向下触摸，上方是较硬的骨骼，下方摸起来较柔软的是可以移动的软骨。从鼻孔（鼻子的入口）到鼻子中长有鼻毛的部位称为鼻前庭。它以鼻阈为界，再往内部即是鼻腔。鼻中隔位于鼻孔正中央，是由软骨构成的柱状结构，将鼻腔由外到内分为左右两侧。

鼻前庭属于皮肤的一部分，和人体其他部位的皮肤一样，也有汗腺与皮脂腺，鼻腔内则由黏膜覆盖。鼻腔的构造比较复杂，两侧有被称为鼻甲的突起。鼻甲由上而下分别是上鼻甲、中鼻甲、下鼻甲，各鼻甲的下方形成鼻道，供空气进出之用。鼻道（上、中、下鼻道）通往鼻窦（鼻腔侧壁上的四个空洞被称为鼻窦），而鼻腔的最深处则与咽喉相通。

鼻腔中感受气味的并非整个鼻黏膜，而只是位于鼻腔最上方的嗅裂。当空气流入嗅裂时，分布在面积仅约 2.4 平方厘米的嗅膜上的嗅细胞会感觉到气味。从嗅细胞延伸而出的纤维将会通过在鼻腔天井的小洞，到达脑部后，再把兴奋的信号传给位于大脑下方的嗅球的神经细胞。嗅细胞的前端略微膨起，从这里伸出近 10 根嗅毛。嗅毛蜷曲于黏膜所分泌的黏液中。研究指出，气味的颗粒是用在黏膜中溶解、刺激嗅细胞的方式把刺激传达到嗅觉中枢。

中医认为，鼻为呼吸出入之门户，为肺之窍。《黄帝内经》上说："西方白色，入通于肺，开窍于鼻。"鼻病多与肺脏有关，或与脾胆等脏有关。又说"肺气通于鼻，肺和则鼻能知香臭矣"。

嗅觉的敏感度

人类嗅觉的敏感度常以嗅觉阈来评定，也就是以能够引起嗅觉的有气味物质的最小浓度来表示。例如，用人造麝香的气味测定人的嗅觉阈时，在 1 升空气中含有 5×10^{-6} 毫克麝香便可以嗅到。

对于同一有气味物质的嗅觉敏感度，因人而异。甚至有人缺乏一般人所具有的嗅觉能力（有人把这叫作嗅盲）。在同一人，嗅觉敏感度的变动范围也很大。某些疾病，对嗅觉有显著影响。例如感冒、鼻炎会降低嗅觉敏感度。环境因素如温度、湿度及气压对嗅觉敏感度也有一定影响。

人类的嗅觉虽然很敏感，但非常容易适应。"入兰之室，久而不闻其香，入鲍鱼之肆，久而不闻其臭"（魏·王肃《孔子家语》）说的是嗅觉有快速适应性。嗅觉的适应过程具有一种特性，即对某种气味发生了适应时，对其他气味却还很敏感。因此，不能说这是嗅觉的"疲劳"。嗅觉伴随丰富的情绪体验，芳香的气息令人身心愉悦，腥臭的气味令人烦躁不安，每一种特定的气味都会撩动美妙或不美妙的情怀。这是因为嗅觉信息会上传到大脑边缘系统的神经核团——杏仁核，与情绪的产生有莫大的关联。

嗅觉最神奇之处是深藏于记忆，一阵熟悉的气息传来，会唤醒心灵深处沉淀已久的往事。当诗人姚崇"闻香暗识莲"，除了知道岸边有荷花外，不知还会唤起他的什么往事回忆……

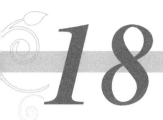

白发三千丈，缘愁似个长

——说发长之最

秋浦歌·白发三千丈　（李白）

白发三千丈，缘愁似个长。

不知明镜里，何处得秋霜。

此诗的意思是，（我）头上的白发足足有三千丈（长），只因愁思无穷无尽也像这样长。不知道在明亮的镜子里的我，从什么地方得来这满头苍苍白发？

这是一首抒愤诗。诗人以奔放的激情，浪漫主义的艺术手法，塑造了"自我"的形象，把积蕴极深的怨愤和抑郁宣泄出来，发挥了强烈感人的艺术力量。读了诗句"白发三千丈"不觉想起诗人的"桃花潭水深千尺，不及汪伦送我情"（《赠汪伦》），"飞流直下三千尺，疑是银河落九天"（《望庐山瀑布》）那种激情和浪漫，奇想出奇句，不能不使人惊叹诗人的气魄和笔力。

古今长发人

"白发三千丈"这当然是诗人的艺术夸张。据记载，南朝陈的末代皇帝陈叔宝，他的宠妃张丽华，神采艳丽，头发长七尺（约合今1.83米左右）。这个长度显然已经超过她本人的身长。

1983年，英国一家《发型》杂志为了寻找世界上头发最长的妇女，公开举行了一次比赛，结果菲律宾的德霍莉·杰罗尼莫小姐击败了来自各国的16名选手，获得冠军。她的头发长1.66米。1986年，这家杂志又在伦敦举行了长发和秀发比赛。来自肯特郡凯斯顿的琼·伯吉斯，以其1.90米的秀发成了优胜者。

我国沈阳市公路工程公司统计员王丽娟的头发，长达2.37米，比这位冠军的头发还长0.47米。王丽娟，1952年出生，1977年结婚。她从1970年开始蓄发，16年中一直未剪过。她的长发黑亮、粗壮、有弹性、不分叉，每周用醋和面洗一次头，每天梳头要用六七分钟的时间，平时她将长辫盘在头上，或将两条辫子分别塞在裤兜里。1984 年还只有 2.03 米，1986 年 8 月则达到 2.37 米，两年中长了 0.34 米，现在还在继续长。她的长发被称为"世界之最"。

医说头发

中医认为，"肺主皮毛"，人类的毛一般都长在阴面，阳气生发足且血足的地方，后背阳气足为什么不长毛呢？因为卫气还有固摄的作用且气多血少。

现代医学研究表明，正常人有毛发约 500 万根，头顶最密，手指盖大小的区域即有 300 余根。毛发呈周期性生长；生长期内持续增长，毛粗色深，扯之作痛；如将毛发连接起来算，健康青年一天即可长出毛发 150 米；休止期内停止生长，毛细色淡，容易脱落；正常人一年之内可脱毛发 100 克。头发生长期为 2～6 年，最长可达 25 年，休止期 2～3 个月。

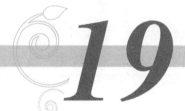

19

意轻千金赠，顾向平原笑
——笑有益健康

古风齐有倜傥生 （李白）

齐有倜傥生，鲁连特高妙。明月出海底，一朝开光曜。
却秦振英声，后世仰末照。意轻千金赠，顾向平原笑。
吾亦澹荡人，拂衣可同调。

该诗意思是，齐国有个倜傥洒脱的士人名叫鲁仲连，他的才气十分高明美妙。他用雄辩游说赵、魏联合拒秦，逼退秦军，建立莫大功勋。他的英名传遍天下，他的光辉照耀后世。他看轻那些功名富贵，回头笑着拒绝了平原君的千金馈赠。我也是和他一样的放达之人啊，事了拂衣去、功成便身退是我们共同的志趣。

唐诗中李白的笑

唐诗中含笑字的诗句有很多，但数李白最多，如：

"珠玉买歌笑，糟糠养贤才。"《古风五十九首之十五》

"含笑凌倒景，欣然愿相从。"《古风五十九首之二十》

"寿陵失本步，笑杀邯郸人。"《古风五十九首之三十五》

"桃花开东园，含笑夸白日。"《古风五十九首之四十七》

"一笑双白璧，再歌千黄金。"《古风五十九首之五十五》

"名花倾国两相欢，长得君王带笑看。"《清平调·名花倾国两相欢》

"旁人借问笑何事，笑杀山公醉似泥。"《襄阳歌》

"兴酣落笔摇五岳，诗成笑傲凌沧洲。"《江上吟》

"胡姬貌如花，当垆笑春风。笑春风，舞罗衣，君今不醉将安归。"《前有一樽酒行二首·其二》

"若耶溪傍采莲女，笑隔荷花共人语。"《采莲曲》

"笑出花间语，娇来竹下歌。"《宫中行乐词·其四》

"更怜花月夜，宫女笑藏钩。"《宫中行乐词·其六》

"投汨笑古人，临濠得天和。"《书情题蔡舍人雄》

"大笑同一醉，取乐平生年。"《叙旧赠江阳宰陆调》

"当时笑我微贱者，却来请谒为交欢。""秦人如旧识，出户笑相迎。"《赠从弟南平太守之遥二首》

"眉如松雪齐四皓，调笑可以安储皇。"《赠潘侍御论钱少阳》

"时人列五鼎，谈笑期一掷。"《赠友人三首·其三》

"笑别庐山远，何烦过虎溪。"《别东林寺僧》

"笑读曹娥碑，沉吟黄绢语。"《送王屋山人魏万还王屋》

"仰天大笑出门去，我辈岂是蓬蒿人。"《南陵别儿童入京》

"笑复一歌，不知夕景。"《答从弟幼成西园见赠》

"问余何意栖碧山，笑而不答心自闲。"《山中问答》

"因招白衣人，笑酌黄花菊。"《九日登山》

"九日龙山饮，黄花笑逐臣。"《九日龙山饮》

"谈笑三军却，交游七贵疏。"《奔亡道中五首·其三》

"眉语两自笑，忽然随风飘。"《上元夫人》。

笑有益健康

喜怒哀乐，人之常情。内心欢悦，笑容展露，这是情之自然流露。自然的笑，必发自内心，是情的抒发，笑之于己是一种情感的表达。心无愁琐，经常展露笑容，可以焕发青春活力，人就像年轻了几岁，所谓"笑一笑，十年少"。接触他人时，投之以微笑，是一种友爱、亲善的表示，别人接受了你这种礼貌而感到内心愉悦，"笑脸招人爱"。服务行业开展微笑服务，社交场合强调礼貌待人，此时的谦恭、此时的微笑不是为讨好他人，而是让自己得到别人的接纳，建立合适的人际关系。

经常适度地微笑，的确有益于身心健康。笑，于己、于人都是一种良性情绪行为，说明其心理健康。笑是一种复杂的心理活动，笑不仅仅只是一种内心快乐的自然表现，笑的学问是很多的。《说文新修字》中称笑为"喜而解颜启齿也"。医学研究证明，笑是心理活动支配下的肌肉活动。人类有两种由两组不同的面部肌肉控制的不同的笑。假笑是使用面部两块到嘴唇两端为止的颧眶肌，这是一种可以随意发出的笑。真笑是依靠环状眼肌等面部13块肌肉，把面颊和额头的皮肤牵向眼部，这是一组人无法控制的面部肌肉活动，只能靠内心的驱动。

笑是健康，笑也是一种运动，笑对整个机体来说是最好的体操。挪威科学家的试验表明，3分钟的笑能够代替15分钟的体操，尤其是畅怀大笑时，人体的全部器官和内分泌腺都加强了活动。笑的运动不只限于面部肌肉，还有咽喉部、隔膜部的肌肉，以及心脏、肺脏、肝脏、胃肠，都会加强活动。

有人曾把笑对健康的好处归结为以下几点：增强呼吸功能，清洁呼吸道，抒发健康的感情，减轻精神紧张，放松肌肉，驱散忧愁，减轻束缚感，克服羞怯的情绪，乐观地面对现实，振奋精神等。

笑有助于预防某些疾病的发生，笑还可以治疗某些疾病。英国著名化学家法拉第，年轻时由于工作过分紧张，以致精神失调，经长期药物治疗仍无起色。家人请来一位名医，仔细对法拉第进行检查后，开了一个药方，"一个小丑进城，胜过一打医生"。法拉第细细品味这十二个字后，终于明白了其中的奥秘。此后，他经常去看喜剧和马戏。愉快的心境，使他很快恢复健康。

笑是一种天然的镇静药和麻醉药，笑能促使大脑释放一种类似内啡肽的化学物质，能减轻疼痛，缓解紧张情绪等。

不宜大笑的人

笑虽然有益于健康，但有下列情况时，不宜大笑：高血压、心脏病病人；疝病人；脑卒中后三个月内恢复期病人；胸部、腹部手术一个月内的病人；肋骨骨折的病人；怀孕七个月后的孕妇；吃饭时不宜大笑。

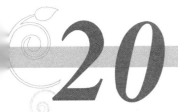

拭泪沾襟血，梳头满面丝
——说眼泪的奥秘

遣兴 （杜甫）

干戈犹未定，弟妹各何之。拭泪沾襟血，梳头满面丝。
地卑荒野大，天远暮江迟。衰疾那能久，应无见汝时。

《遣兴》是诗人衰疾的晚年，在成都思念亲人而作，有"念吾一身，飘然旷野"的凄凉伤悲之感，不觉"拭泪沾襟血"。

唐诗中泪和血泪

哭，就要流泪；而悲到极点，则泪就会变成血。杜甫一生，念念不忘国事。山河破碎，生灵涂炭，使他感到十分伤心。"君不见空墙日色晚，此老无声泪垂血"（《投简成、华两县诸子》）。在战争中，亲人失散，天各一方，相逢无期，见面难再，一念及此，"拭泪沾襟血，梳头满面丝"（《遣兴》）。

李白天才横溢，但无人赏识，"三杯拂剑舞秋月，忽然高咏涕泗涟"（李白《玉壶吟》）。他因参与永王璘起兵事，自陷缧绁，被系囹圄，悲伤痛苦，可想而知。"南冠君子，呼天而啼。恋高堂而掩泣，泪血地而成泥"（《万愤词投魏郎中》）。在这种不幸的现实面前，"举酒太息，泣血盈杯"（《上崔相百忧章》）。悲愤交织，几乎难存于世。李白待人真挚热情，讲究友情。在分手告别时，也是常常流泪的。"徘徊相顾影，泪下汉江流"（《江夏送友人》）。

即使如"孤帆远影碧空尽，唯见长江天际流"，眼中无泪，而心中也在饮泣的。总而言之，这些诗篇之所以感人，多少与带点泪痕血迹有关。

眼泪的奥秘

哭往往和眼泪是分不开的，俗话说"人到伤心处，泪从眼中流"。眼泪是从泪腺通过泪道流出来的。泪腺位于眼眶外上方的骨凹里，是专门生产泪水的"工厂"，它比小指甲还小。一般情况下，泪腺分泌泪水并不多，每小时约分泌 1 毫升。在睡眠闭眼时，泪腺暂停分泌。眼泪中 98.2％是水，1.8％是溶解在泪水中的蛋白质、盐、溶菌酶等化学物质，因此眼泪是咸的。

在正常情况下，泪水通过眼皮的眨眼动作，均匀分布在眼角膜的表面，以保持眼球湿润。当灰尘或者小虫飞入眼里，泪腺就会增加泪水的分泌，起到冲洗稀释作用。泪水中的溶菌酶具有杀菌作用，所以尽管眼睛天天睁着与外界接触，却很少生病。

眼眶里还有一个眼泪的"下水道"，叫作鼻泪管，多余的泪水可通过鼻泪管排入鼻腔。如果泪腺大量分泌泪水，使鼻泪管应接不暇，无法接纳输送时，泪水就会夺眶而出，也可以产生"一把眼泪，一把鼻涕"的现象。

古代中医著作《素问·宣明五气篇》说："肝为泪。"中医认为肝开窍于目，泪为肝之液。如肝阴血不足，泪液分泌减少，常现两目干涩；如风火赤眼，肝经湿热，可见目眵增多，迎风流泪。

泪水分泌过多或过少都是不正常的。泪水过少或者无泪，常是泪腺萎缩或泪道阻塞的缘故。泪水过少，眼球就会失去必要的湿润，会发生角膜浑浊，从而影响视力。泪水过多，除了眼部炎症、异物刺激、喜怒哀乐的精神因素外，往往是鼻咽管狭窄或者阻塞造成的，如泪道畸形、泪囊炎、泪囊及周围组织肿瘤、炎症等。不论泪水过多还是过少，都应该到医院专科去检查治疗。

"拭泪沾襟血"是怎么回事

杜甫诗中"拭泪沾襟血"（《遣兴》）"此老无声泪垂血"（《投简咸华两县诸子》）；李白诗中"泪血地而成泥"（《万愤词投魏朗中》）"泣血盈杯"（《上崔相百忧章》），杜甫、李白都哭出血泪来，"泣尽而继之以血"，这又是怎么回事呢？

从医学角度讲，一种可能是由于长时间的哭泣，使泪腺、泪道、眼结膜的毛细血管都充血扩张，渗透性发生改变，以致破裂出血，产生血泪。另一种可能是"血小板减少性紫癜"的血液病病人，在长时间的哭泣后，也会产生血泪。当然，杜甫、李白不可能是这种情况。

哭对健康有益

为什么说哭有利于消除悲伤，有利于健康呢？

美国明尼苏达大学生物化学家、心理学家威廉·佛莱做了一个有趣的试验：让 5 名身体健康的人看一部剧情悲惨的电影，看到伤心处他们纷纷流泪（情感性流泪）。佛莱把他们的泪水分别收集起来。另外，又对这 5 个人用蒜和大葱刺激眼睛，使他们流下泪水（条件性流泪），也将之收集起来分别进行化学成分分析。佛莱惊奇地发现，两种不同情况下所流的眼泪，化学成分是不一样的，前者泪水中普遍含有较多类似脑啡肽的化学物质，而后者含有这些物质就很少。脑啡肽是人体神经细胞所释放的一种化学物质。佛莱认为：神经细胞产生脑啡肽与人的感情冲动有关。哭泣、流泪正是给这种类似物质提供"出路"的好机会，如果悲伤过分地受到压制，强忍着眼泪不哭出来，类似脑啡肽的特质就会在体内积累，它将在身体的其他部位寻找"出路"，就容易引起溃疡、炎症等病症，对健康不利。人到伤心时，往往大哭一场后，就会有轻松、减压的感觉，这就是神经细胞所释放的特质被哭泣和眼泪带走的缘故，使流泪者恢复心理和生理上的平衡，对健康有益。

佛莱的实验还表明，流泪是人类情感应激的化学物质释放阈，除了哭泣以外，凡是人在感情激动时，如高兴、愤怒、同情、忧虑甚至害怕时，也都会流泪。人们所说的会"笑出泪来"，就是这个道理。泪水同样会带走神经细胞所释放的化学物质。

威廉·佛莱还在五年时间里，研究了数以千计的流泪"志愿"受试者。他的统计表明，在一个月时间内，男人哭泣流泪的次数很少超过 7 次，而女人则在 30 次以上。绝大多数受试者每次哭泣流泪的时间为 1～2 分钟，很少会超出持续哭泣 1 小时 40 分钟的"世界纪录"。晚上 7～10 点，同家人亲朋相聚，或者在看电视时，是情感性流泪发生频率最高的时间。根据自诉，大约有 45％的男人经常在一个月内没有哭过一次，而女人 40％的哭泣是由于争论、婚姻、爱情和其他人际关系引起。男人因为人际关系哭泣的只占

36％，而为电视、电影、书本内容和不明原因的忧郁流泪的比例，则明显高于女人。

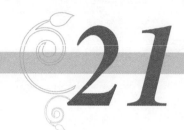

肥者不禁热，喘急汗如浆
——胖子为啥怕热多汗

旱热二首·其二　（白居易）

勃勃旱尘气，炎炎赤日光。飞禽飐将坠，行人渴欲狂。

壮者不耐饥，饥火烧其肠。肥者不禁热，喘急汗如浆。

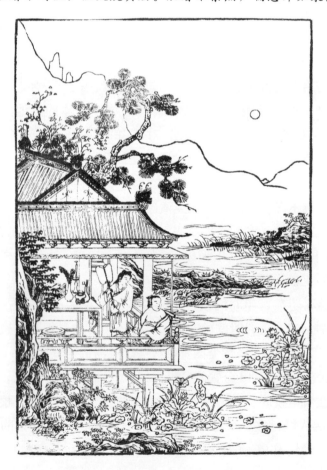

此时方自悟，老瘦亦何妨。肉轻足健逸，发少头清凉。

薄食不饥渴，端居省衣裳。数匙粱饭冷，一领绡衫香。

持此聊过日，焉知畏景长。

此诗描述赤日炎炎的暑天，飞禽、行人、壮者、肥者的苦热，又感到自己老瘦、发少的好处，衣食的自在，还望热天早点过去。

诗中"肥者不禁热，喘急汗如浆"生动描写了胖子怕热多汗的形象。

"肥者"的现代标准

肥者即肥胖者，俗称胖子，是指人体因各种原因引起的脂肪成分过多，显著超过正常人的平均量。由于食物摄入过多或机体代谢的改变而导致体内脂肪积聚过多而造成体重过度增长，并引起人体病理、生理改变。

评定肥胖的标准主要有两个：体重指数（BMI）和肥胖度。BMI（千克/米^2）＝体重（千克）/身高（米）^{2}，BMI大于18.5且小于24为正常范围，BMI大于24但小于28为超重，BMI大于28为肥胖。肥胖度＝（实际体重－标准体重）÷标准体重×100％。肥胖度在加减10％之内，称为正常适中；肥胖度超过10％，称为超重；肥胖度超过20％～30％，称为轻度肥胖；肥胖度超过30％～50％，称为中度肥胖；肥胖度超过50％，称为重度肥胖。肥胖度小于－10％，称为偏瘦；肥胖度小于－20％以上，称为消瘦。

胖子为什么怕热

胖子的形成原因是人营养过剩时，身体会把多余的能量以脂肪的形式储存在皮下，造成堆积，形成肥胖；并且胖子因为体重过重，行动起来更耗费体力和更不方便，在夏季的时候，一般胖子要比瘦子怕热，具体成因如下：

（1）胖人的脂肪要比瘦人多，而脂肪容易保持体温，不宜散热，过多的脂肪就如同件皮袄，当胖人通过运动等方式身体产生热量后，一般都是大汗淋漓。

（2）胖人和人的体积关系。胖子的体积过大，在热量保持方面有质量上的优势，散热效率相对就低，而胖人的身体表面积与身体体积的比例比常人小，也不利于散热，就导致胖子更怕热。

（3）在同等运动量下，胖人要多产生热量，而脂肪又不利于散热，所以胖子需要通过排汗和加深呼吸等办法协助散热，给人的直观印象就是胖人在夏天特别怕热。

（4）身体负重问题，胖人质量大，所以身体负担就重，如果再遇闷热天，就导致胖子更怕热；而瘦人质量小，负担小，遇到热天，行动更灵活，并能减少在烈日直射下的时间。

（5）目前肥胖是常见现象，而胖人怕热也比较正常，为了身体健康，注意控制饮食，并增加活动量，减少脂肪堆积。

胖子为啥多汗

成年人在冷天不活动的情况下，一昼夜排汗就有 600～800 毫升。热天一个成年人一昼夜可以出汗 10000～72000 毫升。在非常炎热的情况下，一个人每小时出汗可达 1500 毫升以上，"挥汗成雨"，胖子会出更多的汗。

人体出汗是蒸发散热的一种方式。人在安静时，环境温度达 30 ℃以上即可明显出汗；如空气湿度大或衣着较多时，气温仅 25 ℃就可出汗。人在体力劳动、体育运动或有强烈情绪活动时，即使气温在 20 ℃以下，也会出汗，且汗量往往较多。当皮肤温度在 34 ℃时，每毫升汗液从皮肤蒸发，约可以吸收 580 卡热量。高温情况下，一昼夜通过出汗可以带走热量 700 万卡。

通过汗液分泌和蒸发，不断地散热，使人体在高温环境中，或者运动以后，机体产热增多的情况下，人体仍能维持正常的体温。夏天，有的人由于出汗散热不佳，就会引起中暑。所以，热天胖子不但出汗多，更应注意防暑降温。

22 江南季夏天，身热汗如泉
——"身热汗如泉"并非夸张

状江南·季夏 （范灯）
江南季夏天，身热汗如泉。

蛟蚓成雷泽，袈裟作水田。

三伏暑天，天气又热又闷，真是"苦热"。一千多年前，古代诗人是如何形容他们所经历的灼热夏天的呢？唐代诗人王毂在《苦热行》中把高温环境比作大洪炉："祝融南来鞭火龙，火旗焰焰烧天红。日轮当午凝不去，万国如在洪炉中。"韩愈在《郑群赠簟》中更形象地把闷热天气比作自己是在蒸笼之中，"自从五月困暑湿，如坐深甑遭蒸炊"。古诗中描写人体在苦热中的状态主要写"出汗"，如诗人范灯《状江南》中"江南季夏天，身热汗如泉"，《六月》"六月季夏天，身热汗如浆"。诗人司空曙《苦流》中"啸风兼炽焰，挥汗讶成流"。诗中出汗多，用"泉""浆""流"来形容。

"出汗"学问多

出汗是人体的一种生理现象。医学家研究出汗，是为了了解人体功能，帮助诊治疾病。诗人细心观察出汗，用以描绘人物或者环境，使人物更生动、环境更逼真，令人叫绝！

汗液由汗腺分泌。出汗（汗腺分泌）可由温热性刺激引起，也可以由惊慌、恐吓、紧张或激动等精神性刺激所致。前一种出汗叫温热出汗（或温热性发汗），后一种出汗叫精神性出汗（或精神性发汗）。

汗腺的分泌受交感神经纤维支配，在受到惊吓或精神紧张、情绪激动时，交感神经兴奋可以引起精神性出汗。身体上各个部位由于汗腺分布的数量不同，出汗多少也有不同。一旦精神受到刺激，手心、足心、腋窝、额部这些汗腺多的部位就特别容易出汗。俗话说"两手捏把冷汗"，就是指紧急时手心出汗的现象。胸、腰、背部的肌肉多，人体热量的 25％是肌肉产生的，那里汗腺分布也多，出汗也多。其实，现实生活中温热性出汗和精神性出汗并不能截然分开，往往是以混合的形式出现的。例如，在紧张的体力劳动，或者在竞争性体育运动中的出汗，就是这两种方式的混合。

温热性出汗和精神性出汗是正常情况下的生理现象。但有的人"汗如泉"，却可能是病态的表现，医学上称之为"多汗症"，常见于脑部损伤、下丘脑肿瘤、甲状腺功能亢进、肥胖病等。医学上还有一种"无汗症"，指皮肤表面少汗或完全无汗，亦称"汗闭"。无汗症多因汗腺功能障碍和神经系统损害，引起的特发性无汗。我国曾报道过一例先天性无痛无汗症病例。河北张家口有个 5 岁男孩，足月顺产，智力稍差，出生后一直无痛觉，并从不出汗。最后确诊这是一种常染色体隐性遗传病。

中医说汗和出汗

中医学对汗和出汗早有深刻的认识，把汗液列为津液，古医籍《灵枢·决气》上说："汗出溱溱是谓津。"强调汗与血有内在的联系，认为"汗为心之液""汗血同源"。中医认为出汗有散热和调节体温作用。《素问·生气通天论》说："体若燔炭，汗出而散。"《灵枢·五癃津液别》上说："天暑衣厚，则腠理开，故汗出。"中医还进一步把病人有无出汗，出汗时间、性质和多少，分为自汗、盗汗、产后出汗、头汗、鼻汗、手汗、足汗、心汗、阴汗、半边头汗、半身出汗、黄汗、血汗、战汗、脱汗等十余种出汗异常，并同其他症状结合起来，综合判断疾病的性质，为治疗疾病提供一定的依据。

中医还常用解表发汗的方法，通过出汗来去除表邪，使高热病人降低体温。发汗除退热作用处，还有透疹、消水肿、去风湿等作用。

滴滴汗水中的医学学问，还真不少哩！

"身热汗如泉"并非夸张

汗是从皮肤汗腺分泌而来，体表除指甲、趾甲、龟头、嘴唇外，都广泛分布有汗腺，总数在 200 万～500 万个。平均每平方厘米的皮肤上有 400～600 个汗腺，手心、足心、额部、胸背部、腋窝处尤多。

通过汗液分泌和蒸发，不断地散热，使人体在高温环境中，或者运动以后，机体产热增多的情况下，人体仍能维持正常的体温。夏天，有的人由于出汗散热不佳，就会引起中暑。对那些大面积烧伤的病人，在抢救治愈后，由于汗腺已被破坏，他们虽然能同正常人一样抵抗寒冷，但是对过热的环境却无从适应，原因就是他们的汗腺被破坏，出汗太少。

影响出汗的因素很多，如人体的活动强度、每个人的不同适应性，以及环境的温度、湿度、风速等都可以影响出汗。汗水中 98％～99％是水分，其余 1％～2％的物质中，以氯化钠含量最多，每 100 毫升汗液中就有 300 毫克。因此，热天出汗多，深色的工作服外，往往会结出一层薄薄的白色盐花。汗水中其他物质还有尿素、钾、硫、乳酸等，共达 100 多种，大多是人体代谢产生的废物。所以，出汗还是身体排泄废物的重要途径。一般成年人出汗比小孩多，青年人比老年人多，肥胖的人比消瘦的人多，身体强壮的人比身体纤弱的人要多。

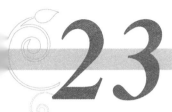

23

健儿饥饿射汝吃，拔汝翅翎为箭羽
——说饥饿感

放旅雁（元和十年冬作）　（白居易）

九江十年冬大雪，江水生冰树枝折。百鸟无食东西飞，中有旅雁声最饥。
雪中啄草冰上宿，翅冷腾空飞动迟。江童持网捕将去，手携入市生卖之。
我本北人今谴谪，人鸟虽殊同是客。见此客鸟伤客人，赎汝放汝飞入云。
雁雁汝飞向何处？第一莫飞西北去。淮西有贼讨未平，百万甲兵久屯聚。
官军贼军相守老，食尽兵穷将及汝。健儿饥饿射汝吃，拔汝翅翎为箭羽。

此诗的意思是，在大雪后的一天，江面冰封，大地积雪，诗人被贬后，满腔悲愤，百无聊赖，就到街面上去闲逛一番，以打发这难挨的时光。忽然，他发现一个儿童拿着一只捕获的大雁在兜售，这引起了他的万分同情。诗人想，在这寒冷的冬天，冰雪覆盖江河大地，百鸟无食可觅，算是最饥寒交迫的了。而且这只南归的大雁，不正像沉浮于宦海之中的自己吗？于是，诗人掏钱买下大雁放飞，并祈祷它不要飞向西北。因为就在此时，淮西节度使吴元济已经发动叛乱，官军和贼军正在苦苦交战，双方都是食不果腹，饥饿难耐，当心让他们又把你射下来煮着吃了啊！

此诗是诗人 44 岁被贬江西九江时所写。这首诗充分体现了诗人悲天悯人的仁者之心。从这首诗中，可以读得出诗人的伤感，更看得出他推己及人、推己及物的宽广胸怀。诗中"百鸟无食东西飞，中有旅雁声最饥"是描述大雁的饥饿之状，"食尽兵穷将及汝""健儿饥饿射汝吃"是描述军士的饥饿之状，很生动。

唐诗里的"饥饿"

在唐诗中，描述饥饿的诗句有很多，如白居易的《秦中吟十首·轻肥》

中"是岁江南旱，衢州人食人"，及《卖炭翁》诗中"牛困人饥日已高，市南门外泥中歇"。李白的《少年子》中"夷齐是何人，独守西山饿"。杜甫的《狂夫》中"厚禄故人书断绝，恒饥稚子色凄凉"，《自京赴奉先县咏怀五百字》中"入门闻号啕，幼子饥已卒"。李贺的《南园十三首·其四》中"三十未有二十余，白日长饥小甲蔬"。陈陶的《游子吟》中"朔风无重衣，仆马饥且寒"。曹邺的《官仓鼠》中"健儿无粮百姓饥，谁遣朝朝入君口"等。

"饥""饿"有别

那么，人的饥饿感是怎么回事呢？

在现代的《辞海》中"饥"和"饿"都是吃不饱的意思。其实，在古代二者是有区别的。"饥"是吃食不足、不够的意思。《诗经·陈风·衡门》注："饥者，不足于食也。""饿"字从我，描述的是一种主观感觉，也就是想进食、吃东西的欲望，后来也被引申为好奇心、求知欲甚至性欲。主观感觉属心，频繁的过于强烈的饿的感觉是心火太旺，不觉得饿的状态属于心气不足。

"饥""饿"只能算是近义词，简单地分析二者，它们存在着程度的差别，存在着对身心的不同的影响。饥伤身，饿伤心，饿比饥要严重一些。比如《韩非子·饰邪》："家有常业，虽饥不饿。"虽然吃不饱，但是不至于饿着。《淮南子·说山训》："宁一月饥，无一旬饿。"说的也是同样的道理。

严格地讲，"饥""饿"有着本质的区别，因为饥描述的是客观存在，也就是田里或者肚子里没有粮食，而饿描述的是主观感觉。饥者未必饿，饿者未必饥。又饥又饿是身心的双重折磨，以前是贫穷人的无奈，现在成了肥胖者减肥的"痛苦"。饥而不饿是厌食症、抑郁症病人的症状。不饥不饿是现代社会独生子女常见的"积食"状态，或者是慢性萎缩性胃炎、胃癌、食管癌病人胃痉挛、萎缩，导致胃的容量相对减少的症状。不饥而饿是现在肥胖病病人的常见食欲亢进症状。

饥饿中枢

感受饥饿的主要是下丘脑的"饥饿中枢"，该神经核团能感受血液中葡萄糖（血糖）的浓度，当血糖浓度降低时，饥饿中枢神经元的放电频率就会增高，并上传至大脑皮层引起饥饿感。在饥饿中枢的内侧是"饱中枢"，同样感受血糖浓度，当血糖浓度升高到一定程度，饱中枢神经元的放电频率就会增高，发出"吃饱"的信号，使得人或动物停止进食。血糖来自食物中的糖类（主要是淀粉），用餐过程中，淀粉逐步水解，血糖渐渐升高，达到一定数值即停止进食。血糖升高是需要时间的，假如吃饭太快，吃了足量的食物，血糖还来不及升高到引起饱感，就很容易过食而导致肥胖。

令人心满意足的"饱感"不失为一种美妙的体验。饱感固然受血糖的支配，也受情绪或心理因素影响，影响饥饿感和饱感的因素还有很多：如环境温度，寒冷环境中饥饿感增强而摄食量增多；如食物种类，高脂食物在胃中停留时间长，故加强饱感；缺乏胰岛素或 5 -羟色胺，过量甲状腺素或多巴胺，都会使饥饿感增强而摄食量增加——多种因素都对"吃饱"与否发表"意见"，调节着我们的食量。

饥饿感与食欲

饥饿感是一种生理感觉，食欲则包含了心理需要——不饿的人也会想吃东西，并且想吃特定的东西。饥饿受下丘脑"饥饿中枢"的操控，食欲则受视觉、嗅觉、味觉及情绪的影响，在饥饿之中，食欲会更加旺盛，并伴随内脏反应——胃肠强烈收缩，发出咕噜咕噜的声响，如同被虫子啮咬，慌乱不安。此时黄金珠玉、声色犬马都不足贵，人的神经牢牢锚定在对食物的需求上。看似恼人的饥饿感，使我们得以生存在这个世界上。

"朱门酒肉臭，路有冻死骨"（杜甫《自京赴奉先县咏怀五百字》），纵观人类的历史，饥饿如梦魇挥之不去，大饥荒的记载触目惊心，现在的老人们对 1959—1961 年我国三年困难时期的饥饿感记忆犹新。几千年来地球上的饥荒依然未间断过，目前还有 10 亿人口经常挨饿，难以维持健康，每 6 秒钟就有一名儿童因饥饿而死亡，每年死于饥饿和缺乏营养的人多于艾滋病、疟疾和结核病病人。

根据联合国 2015 年 9 月 25 日召开的可持续发展峰会提出的目标，至 2030 年消灭全球饥饿。为了实现"没有饥饿的世界"这一目标，前联合国秘书长潘基文呼吁全球各国参与"零饥饿"运动，号召政府、企业、农民、科学家、与会国家和个人共同努力让饥饿从地球上消失。

全球消灭饥饿，仍任重而道远！

第九篇

心理健康篇

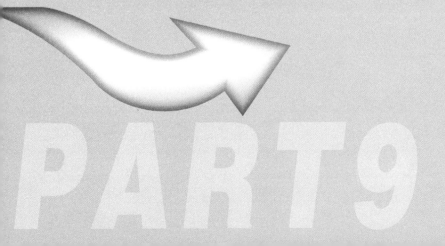

PART9

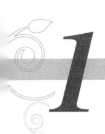

所以年四十，心如七十人

——人的心理年龄

自觉·其二 （白居易）

朝哭心所爱，暮哭心所亲。亲爱零落尽，安用身独存？

几许平生欢，无限骨肉恩。结为肠间痛，聚作鼻头辛。

悲来四支缓，泣尽双眸昏。所以年四十，心如七十人。

我闻浮屠教，中有解脱门。置心为止水，视身如浮云。

斗擞垢秽衣，度脱生死轮。胡为恋此苦，不去犹逡巡。

回念发弘愿，愿此见在身。但受过去报，不结将来因。

誓以智慧水，永洗烦恼尘。不将恩爱子，更种悲忧根！

　　白居易《自觉》一诗大约写于公元 811 年，当时他母亲坠井而死，三岁的女儿也不幸夭折，两位亲人的离去对他的打击很大，痛不欲生，沮丧至极，正如诗中所写"朝哭心所爱，暮哭心所亲。亲爱零落尽，安用身独存"，悲痛情绪中，诗人身心也加速衰弱，"结为肠间痛，聚作鼻头辛。悲来四支缓，泣尽双眸昏"，诗人又想到"同岁崔舍人，容光方灼灼"（《自觉·其一》），而自己"所以年四十，心如七十人"（《自觉·其二》），探其原因，原来"始知年与貌，盛衰随忧乐"（《自觉·其一》）。人的衰老与心理因素有密切关系。诗人自觉 40 岁的人，内心如 70 岁一般，衰老得更快。

　　现代医学把衰老和心理关系量化，提出"心理年龄"的概念和"心理衰老自测"的方法。

什么是心理年龄

　　科学家是把人的年龄科学地用五种方法来分别计算的：

　　日历年龄（也叫自然年龄）是从人们出生后按时间来计算的年龄，随着时间推移而增长。多活一年就多长一岁。

　　生理年龄即生理的健康程度，是指人在发育、成长、衰老阶段，身体内各器官老化的程度所计算的年龄。

心理年龄指由社会因素和心理因素所造成的人的主观感受的老化程度。又称主观感受年龄。

外貌年龄是指人的相貌、仪容、体态、活动能力等状况。

社会年龄即为社会做贡献的期限。虽然一般说来，人到退休社会年龄基本结束，但大多数老年人在退休后，仍然"老有所为"。

日历年龄是计算寿命的标准，生理年龄和心理年龄是延长寿命的基础。一般说来，生理年龄和心理年龄小于日历年龄者，其寿命较长；反之，则寿命较短。

心理年龄的测试

人的衰老是不可逆转的自然规律，但是人的心理衰老不是和生理上的衰老成正比。有人三十多岁，已是气沉沉，心理明显衰老了；有的人却人老心不老，越活越"年轻"，心理并不衰老。心理学家设计了一张心理年龄自我测定表，提出 30 个问题，可根据自己的情况回答是、不一定或否。

（1）下决心后立即去做。

（2）往往凭老经验办事。

（3）对事情都有探索精神。

（4）说话慢而啰唆。

（5）健忘。

（6）怕心烦，怕做事，不想活动。

（7）喜欢参加各种活动。

（8）喜欢计较小事。

（9）日益固执起来。

（10）对什么事都有好奇心。

（11）有强烈的生活追求目标。

（12）难以控制感情。

（13）容易妒忌别人，容易悲伤。

（14）见到不讲理的事不那么气愤了。

（15）不喜欢看推理小说。

（16）对电影和爱情小说日益丧失兴趣。

（17）做事情缺乏持久性。

（18）不爱改变旧习惯。

（19）喜欢回忆过去。

（20）学习新事物感到困难。

（21）十分注意自己的身体变化。

（22）生活兴趣的范围变小了。

（23）看书的速度加快。

（24）动作欠灵活。

（25）消除疲劳感很慢。

（26）晚上头脑不如早晨和上午清醒。

（27）对生活中的挫折感到烦恼。

（28）缺乏自信心。

（29）集中精力思考有困难。

（30）工作效率降低。

计分方法：按照下表给出的每题三种答案分数统计总积分数。

序号	是	不一定	否	序号	是	不一定	否
（1）	0	1	2	（16）	2	1	0
（2）	2	1	0	（17）	4	2	0
（3）	0	2	4	（18）	2	1	0
（4）	4	2	0	（19）	4	2	0
（5）	4	2	0	（20）	2	1	0
（6）	4	2	0	（21）	2	1	0
（7）	0	1	2	（22）	4	2	0
（8）	2	1	0	（23）	0	1	2
（9）	4	2	1	（24）	2	1	0
（10）	0	1	2	（25）	2	1	0
（11）	0	2	4	（26）	2	1	0
（12）	0	1	2	（27）	2	1	0
（13）	2	1	0	（28）	2	1	0
（14）	2	1	0	（29）	4	2	0
（15）	2	1	0	（30）	4	2	0

根据以上 30 个问题的总积分数，可以估计自己的心理年龄。

积分 75 分以上心理年龄为 60 岁以上；积分 65～75 分心理年龄为 50～59 岁；积分 50～64 分心理年龄为 40～49 岁；积分 30～49 分心理年龄为 30～39 岁；积分 0～29 分心理年龄为 20～29 岁。

心理衰老的自我测定

国内外众多心理专家通过对各种现象的归纳总结，提出一种自测心理是否衰老的具体方法：

以下列出的 15 种现象中，如果你具有 13～15 种，则为心理极度衰老；具有 10～12 种，为心理衰老；具有 7～9 种，为心理比较衰老；具有 4～6 种，为心理有点衰老；有 3 种以下，为心理基本无衰老。

（1）老是记不住最近的事。

（2）总是不自觉地提及过去的事。

（3）对过去的生活总是后悔。

（4）如有急事在身，总感到心情焦急。

（5）事事总好以我为主，以关心自己为重。

（6）对眼前发生的任何事情都感到无所谓。

（7）愿意自己一个人生活。

（8）很难接受新事物。

（9）不喜欢接触陌生人。

（10）对社会的变化感到不安。

（11）很关心自己的健康

（12）总是固执己见。

（13）很喜欢讲自己过去的本领和功劳

（14）喜欢收藏东西。

（15）对噪声十分烦恼。

积极延缓心理衰老

同一年龄的老年人，心理衰老的变化程度可以截然不同。有些老年人心理老化较慢，虽然已是高龄，但记忆力还很好，思维敏捷、精力充沛。而有些老年人心理老化尽管比身体老化速度慢，但已经表现为记忆力差，思维迟钝、精力不足。

心理老化与个人心理特点有着密切关系，善于用脑的老人，智力衰退速度较慢；而很少用脑的老人，智力衰退的速度较快。心情开朗、意志坚定、发愤图强的老人，到老年期仍还可以保持旺盛的创造力；心情抑郁、意志薄弱、缺乏进取心的老人，往往为"人未老智先衰"。

当代社会向老年人提出新的要求，老有所养、老有所学、老有所为、老有所乐，成为老年人心理上的激励因素，对调动与发挥老人的智力效应有很大作用，社会上重视老年人智力效应的作用，往往会推迟老年人的心理老化。因此，发挥老年人"余热"，使老年人"老有所为"，可以积极延缓老人的心理衰老。

老人怎样延缓自己的心理衰老呢？

（1）忘记年龄，抱着乐观的态度生活，愉快每一天。不要轻易认为自己老了，老年人的许多心理衰老现象是老人自己的心理状态造成的。

（2）跟你所爱的或所喜欢的人多相处，可以觉得自己并非废物。有时一个愉快的游戏或娱乐，会使你觉得自己恢复了青春，尽量保持乐观情绪。

（3）笑口常开。老人能保持微笑很好，能常纵情大笑就更妙。笑可以使人体的横膈、胸、腹、心脏、肺脏得到有益的锻炼，可以使全身肌肉得到放松。一种最新的医学观点认为：笑能刺激大脑产生一种激素，即引起内啡肽的释放，而内啡肽是松弛身体、减轻疼痛的天然"麻醉剂"。

（4）有规律生活，按时作息，保证有充足的睡眠。如果夜间睡眠太少，白天可以有 0.5～1 小时的午睡。有规律生活是心理健康的可靠保证。

（5）不要向任何压力低头，把压力看作是挑战的机遇，千方百计想办法去克服它。这样自然可以使得自己精力充沛。努力做到随遇而安、恬淡虚无、乐天知命、知足常乐、自知自爱。

（6）如果你觉得生活太枯燥，应该找一个目标或者培养新的爱好，如种花、钓鱼、下棋、书法、跳舞、绘画等，使它变成你的兴趣，变成你的精神寄托，这样你就不会感到生活枯燥无味，还能忘记忧愁与烦恼，增加生活的乐趣。

（7）平时加强脑力活动，多看报、关心身边大事，想办法尽可能做些健身运动或者从事家务劳动，把你身上过多的脂肪累赘去掉，增加活力。

（8）注意自我保健。有任何疾病症状出现，要立即去看医生，不要讳疾忌医，也不要行若无事，在它没有变成威胁性疾病之前消灭它。也要避免过分注意身体微小变化而忧心忡忡，情绪过分紧张，要正确地对待疾病和健康。

（9）多找机会休息，不劳累或锻炼过度，也不要因为出现困难而感到重压，在轻松的心情下生活，会使你既寿亦康。

（10）不管你贫穷抑或富有，应该生活在一群人中间，积极参加群体活动，切勿孤独、寂寞。多和年轻人交往，多交"忘年交"朋友，使自己心态年轻化，将会有效延缓心理衰老。

（11）平时加强脑力活动。老年人的心理衰退程度与老人平时的脑力活动多少有密切关系。老年人可以多参加社会活动，或进老年学校学习，或继续做自己力所能及的工作发挥余热。

（12）努力与社会环境相适应。适应是为了满足自己生存需要，是对社会环境的迁就，根据环境条件改变自身，调节自身与环境的关系使之协调。

（13）"乐者长寿"是不衰的真理，但人在生活中遇到不如意的事情常八九，能保持乐观并非一件容易的事，有两条建议可供老年人参考：一是随遇而安，不论遇到什么困难，坦然处之，对事达观畅怀；二是恬淡虚无，老年人对身外之物不要有太高要求，不能把现实与自身意愿相比，做到"乐天知命""知足常乐"。

（14）自知自爱。老年人能自知，对延年益寿很重要。首先，要对自己身体健康状况有了解，不要盲目疑病，也不要不服老。其次，对自己的能力有正确的估计，自爱是爱惜自己，重视自身健康，珍惜自身品德和荣誉，自尊、自信、自制。造成一个人的心理衰老有内外多种因素，如身体状态、家庭环境、居住条件、经济状况、夫妻关系等，因此，延缓心理衰老是一个综合性的问题，只有全面地重视影响老年人心理衰老的各种因素，再加上老年人能调节好自身的心理活动，才能真正有效地延缓心理衰老。

劝君莫道桑榆晚，尤喜晚霞红满天，愿天下所有老人都能正确地面对衰老，潇洒地度过幸福的晚年。

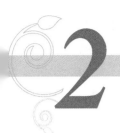

2 静默将何贵，惟应心境同

——健康心理从"好心境"开始

清远江峡山寺 （张说）

流落经荒处，逍遥此梵宫。云峰吐月白，石壁淡烟红。

宝塔灵仙涌，悬龛造化功。天香涵竹气，虚呗引松风。

檐牖飞花入，廊房激水通。猿鸣知谷静，鱼戏辨江空。

静默将何贵，惟应心境同。

张说是唐代的政治家、文学家和诗人，仕途跌宕起伏，曾前后三次为相，执掌文坛三十多年。《全唐诗》收录他 293 首诗作。他的《清远江峡山寺》一诗中，有云峰、石壁等远景；有佛像、神位所在的宝塔和悬龛等中景；有檐牖、廊房等近景；有无形的"竹气""松风"；有动态的"飞花""激水""猿鸣""鱼戏"；有僧人的阵阵诵经声等，描绘了一幅动态而富有诗意的"山水画"。结尾点主题"静默将何贵，惟应心境同"，表达了诗人宁静、舒畅、闲适的好心境。

什么是心境

心境即我们平时所说的心情。从心理学来讲，心境指的是微弱、平静而持久的带有渲染性的，影响人整个精神活动的情绪状态。这种情绪状态虽然其强度并不高，但往往持续时间较长，在一段长时间内会影响人的言行和情绪。

心境的弥散性是指当人具有了某种心境时，这种心境表现出的态度体验会朝向周围的一切事物。一个在单位受到表彰的人，觉得心情愉快，回家里同家人会谈笑风生，遇到邻居会笑脸相迎，走在路上也会觉得天高气爽；当他心情忧郁时，在单位、在家里都会情绪低落，无精打采，甚至会"对花落泪，对月伤情"。古语中说人们对同一种事物，"忧者见之而忧，喜者见之而喜"，也是心境弥散性的表现。

心境的长期性是指心境产生后要在相当长的时间内主导人的情绪表现。虽然基本情绪具有情境性，但心境中的喜悦、悲伤、生气、害怕却要维持一段较长的时间，有时甚至成为人一生的主导心境。如有的人虽然一生历尽坎坷，却总是豁达、开朗，以乐观的心境去面对生活；有的人总觉得命运对自己不公平，或觉得别人都对自己不友好，结果总是保持着忧郁愁闷的心境。

引起人的心境变化的原因是多方面的，生活中的顺境和逆境，工作、学习、事业的成功和失败、生活中的重大事件、人际关系的亲和疏、身体健康状况的好与坏，甚至周围的社会和自然、气候状况都会影响人的心境。但心境并不完全取决于外部因素，还同人的世界观和人生观有联系。一个有高尚人生追求的人，会无视人生的失意和挫折，始终以乐观的心境面对生活。

心理健康需要好心境

心理健康的七项标准之一是"稳定适中的情绪和情感以及良好的心境"。一个人处于某种心境中，往往会以同样的情绪状态去看待一切事物。心境对人们的生活、工作和健康都有很大的影响。心境可以说是一种生活的常态，人们每天总是在一定的心境中学习、工作和交往。愉快的积极的心境可以让人精神抖擞，感知敏锐，思维活跃，提高学习和工作的绩效，帮助人们克服困难，保持身心健康；不愉快的、消极的心境则使人意志消沉，萎靡不振，感知和思维迟钝，悲观失望，多疑，无法正常工作和交往，甚至导致一些身心疾病。所以，保持一种积极健康、乐观向上的好心境对每个人都有重要意义。

例如，唐代诗人陈子昂所作的名诗《登幽州台歌》："前不见古人，后不见来者。念天地之悠悠，独怆然而涕下！"这是他随军出征登上幽州台（遗址在现北京市）时所作。诗人想奋身报国，随武攸宜讨契丹失利，进谏无果却遭降职处分。他心中愤懑孤苦，俯仰今昔，深感古今仁人志士怀才不遇，理想不能实现的痛苦与悲哀，于是写下了这首反映诗人苦闷、孤独心境的诗歌，流传千古。诗人一生体弱多病、仕途又多受排挤、打击和陷害，41岁时冤死在狱中。死前曾仰天号曰："天命不佑，吾殆死矣！"对于个人而言，则有一个如何应对社会现实、调整心境的问题。从心理学来讲，事物是否符合个人需要有赖于认知评估的作用。

同一事物，由于认知上的差异，对它的评估就可能不同，而评估的结果却往往影响着心境的好坏。在同样的社会环境下，不同的人有不同的心境，从而产生不同的言行，出现不同的结局。以积极的心境去应对环境是健康心理的标志，也是人生存发展的大智慧。

唐代另一位著名诗人白居易，他的诗广泛地反映了人民的痛苦，对统治者的各种弊端作了大胆揭露。他虽因此得罪了权贵，曾被多次外放贬职，但在他的诗中仍充满了超然物外、乐天安命的宽广心怀。如这首《小宅》："小宅里闾接，疏篱鸡犬通。渠分南巷水，窗借北家风。庾信园殊小，陶潜屋不丰。何劳问宽窄，宽窄在心中。"这首诗从描绘小宅的景致入手，联想到前代著名诗人庾信、陶渊明的简陋居所，抒发了"何劳问宽窄，宽窄在心中"的人生领悟，表达了一种豁达心境。

陈子昂和白居易的这两首唐诗，都牵涉人对社会和环境所持态度的问题。从心理学来说，态度是指对某事或某人的一种喜欢与否的评价性反映，涉及认知、情感和行为三个要素。态度是个体在后天社会生活中形成的，需要经历一个相当长的过程，这中间可能会有变化，但一旦形成就会具有相对的稳定性。人每天都生活在社会生活的大小环境当中，处世待物的态度影响着人的心境好坏，从而影响着人的身心健康。

古往今来，人们对处世待物有数不尽的感慨，特别是在社会大变革的时代，这种感慨就更多。在唐诗中也可以找到许多这样的感慨：有感叹人生坎坷，世态炎凉的；有消沉悲观避世的；当然也有积极面对，渴望用世的。这些抒发感慨的诗歌都是诗人在不同的环境或际遇中发自心灵的感触，是彼人彼时心境的真实流露。从这些唐诗中完全可以窥见人的心境，对客观现实是多么敏感；而如何面对客观现实，对个体又有多么大的影响。

当今，我们正处在人类历史上的一个大变革的时代。面对社会现实环境的种种变化和矛盾，面对生活的挫折和困难，人们容易产生失落与沮丧、恐慌与逃避、空虚与怠倦、愤怒与冲动等不良或过激的心理反应。为了自己的身心健康，从给自己一个好心境开始，应该学会面对现实，保持一种积极处世待物的好心境。

3

莫道桑榆晚，为霞尚满天

——潇洒面对衰老

酬乐天咏老见示　（刘禹锡）

人谁不顾老，老去有谁怜。身瘦带频减，发稀冠自偏。

废书缘惜眼，多灸为随年。经事还谙事，阅人如阅川。

细思皆幸矣，下此便翛然。莫道桑榆晚，为霞尚满天。

刘禹锡和白居易这两位诗人诗交 34 年，在晚年都患眼疾、足疾等老年病，看书和行动多有不便，从这点上说他们是同病相怜，是"同年同病同心事"的"洛下老伴"。面对这样的晚景，白居易写了《咏老赠梦得》诗一首给刘禹锡（字梦得）"与君俱老也，自问老何如？眼涩夜先卧，头慵朝未梳。有时扶杖出，尽日闭门居。懒照新磨镜，休看小字书。情于故人重，迹共少年疏。唯是闲谈兴，相逢尚有余。"

刘禹锡读了白居易的诗，写了《酬乐天咏老见示》回赠，此诗意思是说，人谁不怕老啊，老了又有谁怜惜？身体一天天消瘦，经常要缩紧腰带；头发渐渐稀疏，帽子自动偏斜。书卷废置不看，是为了保护眼睛；经常治疗疾病，为的是益寿延年。老年人见多识广，经验丰富；对人情世故的了解，就如观看江河山川那样清楚。细细想来，年老也是很荣幸的事；只要正确对待，便会无忧无虑。不要说日在桑榆已是晚景；晚霞也可以照得满天彤红。诗人用一个令人神往的深情比喻，托出了一个豁达乐观、积极进取的人生态度，表达了诗人对老朋友的真情关爱和真诚劝勉。

可见，刘禹锡对待衰老和疾病的态度比白居易要积极乐观些。衰老和疾病使他们人生与诗转向同样的轨迹，却又给了他们不尽相同的心态。

刘禹锡和白居易对"老"的心态

从刘禹锡与白居易两个诗人兼好友对待"衰老"的态度来看，有着不同心态。白居易对待衰老、死亡等人生大事，常常流露出一种无可奈何的情绪。如在白居易的诗歌中，"白发""花发"，喻指白发的"雪""霜"这些词就出现 100 多处；带"病"字就多达 400 多处；"死"字出现 200 多处。随年龄增加头发逐渐变白，各种慢性疾病逐渐增多，人由年轻逐渐衰老这一客观现象，白居易却非常在意和敏感。

比如对增添白发的惴惴不安："白发生一茎，朝来明镜里。勿言一茎少，满头从此始。青山方远别，黄绶初从仕。未料容鬓间，蹉跎忽如此。"白居易从 30 岁到 75 岁四十多年间，总共有 78 首诗记下了自己的年纪。这些诗详细地记录了他的人生历经，让人们感觉到白居易对于时光、年龄、生命的敏感和关注，证明了他有强烈的生命意识。

每个人都关注自己的衰老，珍惜自己的生命，但白居易的关注显得更为突出，但好在他心胸豁达、乐观，知足常乐。64 岁时在《鉴镜喜老》诗中写道："今朝鉴明镜，须鬓尽成丝。行年六十四，安得不衰羸。亲属惜我老，相顾兴叹咨。而我独微笑，此意谁人知。笑罢乃命酒，掩镜捋白髭。尔辈且安坐，从容听我词。生若不足恋，老亦何足悲。生若苟可恋，老即多生时。"该诗辨证、乐观地论证了生命的价值，表达了诗人的生老观。白居易认为，老是生的积累，人生既然可恋，老年则更珍贵，所以要珍视衰老，充分利用时间享受人生的快乐，不必悲天悯人。

刘禹锡则比较旷达，抒发了老当益壮的积极情感，格调高昂，有一种鼓舞人的力量。如刘禹锡的不朽诗句，"沉舟侧畔千帆过，病树前头万木春"（《酬乐天扬州初逢席上见赠》），"芳林新叶催陈叶，流水前波让后波"（《乐天见示伤微之敦诗晦叔三君子皆有深分因成是诗以寄》）等，都表现了一种积极的乐观情绪。刘禹锡认为"老"固然有老的短处，但也有老的长处。短处是体衰多病，"身瘦带频减，发稀冠自偏"。长处是阅历丰富，"经事还谙事，阅人如阅川"。年岁大了经验丰富，见识广，对什么事都能一下子看得较为清楚。仔细想来，这也是一件幸事。所以说"下此便翛然"。刘禹锡劝慰白居易，对待衰老不要过多地忧虑，只要正确对待便可翛然自乐。"莫道桑榆晚，为霞尚满天"，潇洒地面对衰老，这意境多优美、积极，气势豪放。诗人面对衰老，不惧怕，不消极，不悲观，是用有生之年撒出满天的红霞，而更充满希望。这两句诗既是诗人内心世界的自我剖白，又是对老朋友白居易的宽慰和鼓励。

科学地认识"老"

老年人应该如何正确对待人体逐渐衰老的生理、病理现象呢？人类本来就具有趋向"不衰"和盼望长寿的欲望，这种冲动愈大，惧老心理就愈加强烈。因此，对衰老极度敏感，全神贯注的结果是自我暗示，自我加压，形成了种种惧老表现和心理压力。老年人要走出晚年惧老心理的阴影，必须树立积极的生存意识，正确对待人生，科学看待生命。结合自身条件激发生活热情，消除身心衰老的自我不良暗示。正确对待疾病，有病就医，相信科学，正确认识衰老的身心变化。

正如另一位唐代诗人柳宗元的《觉衰》一诗："久知老会至，不谓便见侵，今年宜未衰，稍已来相寻……出门呼所亲，扶杖登西林。高歌足自快，商颂有遗音。"加强人际交往，就可以克服或远离这些不健康的心理阴影。

老年人生理、心理发生的衰老变化是客观的，是不以人的意志为转移的。但是，老年人可以通过了解相关的医学知识，积极地适应生理、心理变化，了解自身的需求，并通过纠正一些错误观念，从而营造出一个适合老年人生活的社会、家庭环境，安享晚年。

（1）老年期是人生的衰弱期、丧失期：随着老年人年龄的增长，生理功能的老化越来越明显，加上心理衰老，老人的身体与心智会很快走下坡路，使衰弱走上"加速度"。

心理学家根据老年人遭受各种丧失的痛苦，把老年期又看成是"丧失期"。这些丧失包括老人身心健康的丧失、经济上独立的丧失、与家庭社会关系的丧失、生存目的的丧失，其中老人失去生存的信念是最根本的丧失。的确，对于很多老年人来说，不幸多于幸福，不满足超过满足，空虚压倒充实。这样的心理状况，常会给老年人的精神带来影响，使老人变得孤独、忧郁和悲痛。

老人"丧失"是客观的事实，关键是老年人如何正确地理解和对待自己的"丧失"。如果老人能够针对身心健康的丧失，而采取积极措施，如加强锻炼、注意饮食；针对经济上独立的丧失，而继续从事力所能及的工作，增加收入；针对家庭社会关系的丧失，注意与子女亲友保持密切联系，多参加社会活动，参加各种活动和聚会等。

老年人的"丧失"是不可避免的，但如果老人有老而弥坚的意志去承受，针锋相对地向"丧失"挑战，老年期也可以改变为更加充实的"生活确立期"。

（2）对"老"的观念要与时俱进：由于现代社会与文化的变迁，包括家庭关系的改变，社会人口的变化，再加上生活环境与社会制度的大大改变，现代的老人对于"老"的观念与意义，也要与时俱进，以适应现代老龄化社会。例如，修正"养子防老"想法、改变"年老享清福"的观念、摒除"人老没用"念头、纠正"人老无欲"的认识等。

（3）树立"健康长寿"目标：传统观念认为幸福的老人就是长寿者，通常把追求长寿作为老年幸福的目标。其实，长寿仅仅只是生存的年限，而不代表机体功能的年限。真正的长寿必须建立在具有基本的机械活动能力，体现在生活质量和生命质量上。幸福的长寿是能保持良好的日常活动功能的长寿，它体现了老年人生命质量水平的提高。健康长寿的老人应有基本的自我活动能力，如穿衣、脱衣、上厕所、进餐、洗澡等。长寿而不健康，对老人、家庭及社会都不利。现代老人提倡"宁可实现健康的 99 岁，不愿追求失能的 100 岁"，表明长寿就应有健康，能基本自理生活和智力正常，人们已意识到追求健康的长寿才是老人的真正目标。要学会"与病共生""与衰共处""带病延年"的生活态度，克服怕老、怕病的思想包袱。

（4）与"老"作斗争：衰老是生命不可抗拒的自然规律，但是对待老年人衰老当今有截然不同的看法。传统的观念是："老年"是灰色的字眼，是"枯藤老树昏鸦"的年代，是度"余生"、过"残年"。而现代人的看法是积极向上的，并不否认衰老的客观事实，但把老年称为"金色年华""第二青春""为霞尚满天"。推迟衰老和延长寿命是人们共同的愿望。现代科学研究成果令人鼓舞，社会上长寿老年人也越来越多，我国百岁以上的老年人也已经超万，80 岁以上老年人已不稀奇，遍地皆是。我国老年人健康长寿、活得快乐，已能够普遍实现，科学的进步给老年人长寿创造了优越的条件。

现代医学心理学认为，一个人的精神状态与健康长寿有密切关系。许多人以被动消极的态度对待衰老；不少人以主动积极的态度对待衰老。前者认为自己已衰老了，等待天年；后者仍兢兢业业，尽自己的努力为社会服务，老有所为，活得很有意义。

所以，老年人首先要"心不老"，精神上要努力永葆青春，当乐天派，千万不要"人生不满百，悠悠几千载"，要"心地无欲天地长"。

当今与衰老做斗争的手段不断更新，不论在身体上，智力上都可以延缓衰老。要发挥老年人的优势，应用中国传统医学的丰富经验，加强自我养生保健，从心理、体力、生活、工作等各个方面采取主动的步骤，积极地同衰老做斗争，那么长寿和健康就能成为现实。随着社会的进步，老年人应该树立新的理念，才能使自己生活得更好，生活得更有意义。例如，做自己喜欢做的事、继续学习日新月异的科技知识、老人要独立，少依赖、年高而心不老、寿高而体不衰等。

潇洒面对衰老

现代社会的老年人怎样潇洒面对衰老呢？

根据我国古今养生保健的实践经验，可概括为"动""仁""智""乐"四个字。

（1）动："动"就是多运动。我国古代养生学中早就提出"不动则衰"。现代医学也提倡"生命在于运动"，实践证明运动能延缓衰老。生物学家研究证实，人体的功能"用进废退"。老年人要注意加强身体适度锻炼，循序渐进、持之以恒。

（2）仁："仁"就是心地善良，待人宽厚。两千多年前，孔子就提出"仁者寿""大德必得其寿"。"仁者寿"为无数长寿老人的实践所证实，在生活中可以看到，长寿老人几乎个个慈祥、善良。美国心理学家研究表明，同情与帮助他人，有利于自身的心理健康。美国哈佛大学心理系的专家曾做过一个实验，让学生看一部妇女在印度帮助疾病者与贫苦人的影片，看完电影就对学生的唾液进行化验分析，发现学生机体的 A 种免疫球蛋白显著增加。专家们为此得出结论：对他人的不幸遭遇的同情与援助，可以提高自身的免疫机制。人们常说"心底无私天地宽""善有善报，恶有恶报"，就是说对人宽厚，帮助别人，不仅有益于别人，也有利于自身。

（3）智："智"就是勤学习，科学用脑，尤其要善于用科学的知识指导自己的养生和保健。老年人步入第二人生，最主要的心理准备就是重新学习，丰富精神生活，延缓大脑衰老。"树老怕空，人老怕松"，要活到老学到老。进入老年期需要学习的东西很多，如老年自我保健，老年心理学等，同时还要了解国内外大事，了解社会变革，学习新知识更新观念，紧跟时代的步伐。另外，还应该学两手具有新时代特征的技术，如上网、微信等。网上的世界很精彩，互联网上有很多可给老年人带来活力的东西。

（4）乐："乐"就是保持乐观情绪，保持好奇心，时刻保持积极向上的心态。那就是正视现实，接受挑战；乐观豁达，安享晚年；适应今天，迎接明天。快乐和豁达是一种宝贵的资源，不仅要会享用，更要会善于发掘。

国外报道称，美国耶鲁大学科研人员进行的一项研究发现，如果老年人因为自己的年岁一天一天增加，而心情低沉，会加速其衰老和死亡的进程，并最终把自己想入"坟墓"。重视本次调查的科学家指出：能乐观对待衰老这一自然现象的老年人，比那些悲观老年人平均要多活 7.6 年。这些心理因素对长寿的影响，竟然比公认的血压和血清胆固醇指标更为重要。研究者指出，对衰老保持积极心态，甚至比没有吸烟史和经常运动都更为有益于长寿。研究发现，这两种习惯可为人增加 1～3 年的寿命，而正常血压和血清胆固醇则能延长寿命 4 年左右。美国老年医学研究人员在对 660 名 50 岁以上美国人，进行了 23 年的追踪调查后得出的结论是：对衰老保持乐观心态的老年人可长寿；而悲观、焦虑的老年人会大大缩短自己的寿命。

乐观愉快的情绪能够协调大脑皮质、神经、体液、内分泌及心血管功能，保持整个人体身心的稳定平衡。老年人不但要有乐观心态，还要会善于找乐趣。老年人要培养自己"五乐"精神，即助人为乐、知足常乐、自得其乐、与众同乐、活动中乐，这也是老年人延缓衰老、延年益寿的要诀。

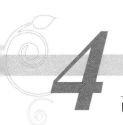

高歌足自快，商颂有遗音
——做心理健康的老人

觉衰 （柳宗元）

久知老会至，不谓便见侵。今年宜未衰，稍已来相寻。

齿疏发就种，奔走力不任。咄此可奈何，未必伤我心。

彭聃安在哉，周孔亦已沉。古称寿圣人，曾不留至今。

但愿得美酒，朋友常共斟。是时春向暮，桃李生繁阴。

日照天正绿，杳杳归鸿吟。出门呼所亲，扶杖登西林。

高歌足自快，商颂有遗音。

此诗的意思是，早知人生，衰老难辞；不曾想到，来势何迅。我生今年，理应未衰；不知不觉，老来相寻。牙齿已松，头发脱落；四处奔走，力已不任。徒有慨叹，无可奈何人皆如此，何必伤心。彭祖老聃，今日何在？圣如周孔，早归寂沉。寿者圣者，为人称颂；但无一人，存活至今。此时唯愿：美酒做伴；朋友相聚，同饮共斟。春光美好，即将逝去；桃红李白，枝叶繁萌。阳光明媚，绿野连天；查归鸿，天际长鸣。呼朋唤友，出门踏青；手持扶杖，登上西林。登临快意，放声高歌；犹如商颂，不绝余音。

详细阅读柳宗元的《觉衰》诗，可知他是一位聪明睿智且深通医道的诗人。他不仅深明人类生、老、病、死的客观规律，而且能以豁达乐观的人生态度，正确对待衰老问题。

惧老心理

人类本来就具有趋向"不衰"和盼望长寿的冲动，这种冲动愈大，惧老心理就愈加强烈。由此，对衰老极度敏感，全神贯注的结果是自我暗示，自我加压，形成了种种惧老表现，出现焦虑、抑郁、怨恨、心神不定、失眠等不安情绪，并很容易患各种疾病，或使原有疾病加重，因而叹老嗟弱，恐惧死亡，出现衰亡感。这些情况都影响了老年人的心理卫生，成为老年人身心不健康的主要因素。

据统计，老年人由于身心失调引起的各种疾病，占现代社会老年人全部疾病的50％，由于不良的心理、社会因素而造成的直接或间接的死亡高达75％。

老年人心理健康指标

世界卫生组织曾提出，老年人的标准健康乃是一种在身体上、精神上完满的状态及良好的社会适应能力，而不仅仅是没有疾病或衰弱的状态。这里明确包含了心理健康的内容。

国内中华老年医学会曾于1982年具体提出过老年人心理健康的十项指标：有充分的安全感；对自己有自知之明，能对自己的能力作出恰如其分的评价；生活目标切合实际，能现实地对待和处理周围所发生的问题；能与周围环境保持良好的接触，并能经常保持兴趣；能保持自己的人格完整与和谐；具有从经验中学习的能力；情绪豁达与控制适度；能保持良好的和适度的个性发挥；能在集体允许范围内作出适度的个性发挥，能在社会规范之内对个人基本需求作出恰如其分的满足。

这就是说，作为一个心理健康的老年人应该智力正常，情绪良好，行为协调，人际关系和谐，反应适度，并具有一定的参与意识和能力。

老人健康心理的培养

如何才能培养和保持老年人健康的心理呢？

首先，作为老人要树立积极的生存意识。即正确对待人生，科学看待生命。通过对人生和自我价值的合理认定，提高对生命意义的领悟。由此，结合自身条件继续服务社会以激发生活热情，体验生活情趣，消除身心衰老对自我的不良暗示。正确对待疾病，有病求医，相信科学，不过分关注生理上的细微变化和片面强调他人对自己的态度。通过情绪转移加强人际交往，以消除与社会的疏远，避免自我孤立。辩证地看待衰老，变衰老为紧迫感，进而对生命的珍惜和人生意义的追求。

其次，社会、家庭要重视老人的生活，关心老人的心理健康，及时帮助他们走出惧老心理困境，则是精神赡养不可忽视的问题。所谓老有所乐，就是在制造、提供良好的物质生存条件的同时，向老人提供、创造积极的精神生存环境。如果想继续服务于社会，老年人可根据自己的实际情况寻找适合自己的岗位，要相信自己的能力，相信自己存在的价值。如果觉得自己的身体不舒服，可让亲属陪同去医院就诊，或找专业人士咨询。

第三，提高适应社会环境的能力。退休以后，由于社会地位的变化，工作量、活动量的骤减，心理上往往会感到失落和寂寞，对迅速发展的社会生活见闻减少，人际关系淡化，子女有了儿女后关注的转移，都可能增加退休人员的失落感、孤独感，国外有研究表明，人变得衰老，很大程度上是由环境心理因素造成的。因此，老年人应该乐观、开朗地对待环境的转变，并努力适应这种转变，以新的角色关系与社会和新生活衔接起来。要改变人一退休，身便赋闲的习惯，积极参加一些力所能及的社会活动，培养多方面的兴趣爱好，参加适合自己的文娱、体育、游乐和交际活动。

诗人柳宗元说："但愿得美酒，朋友常共斟。""出门呼所亲，扶杖登西林。高歌足自快，商颂有遗音。"由此可知，独乐不如与众同乐，如能加入到多数人的活动中去，加强人际交往，缩短与他人的距离，避免自我孤立就可以克服或远离这些不健康的心理。否则，不良的情绪会使你的身体健康每况愈下，后患无穷。

第四，注意科学用脑。大脑是人体生命的中枢系统，心理活动实际上是大脑的活动，大脑活动不衰退就能保持生命活力。合理使用和保护大脑，是可以起到延缓衰老的作用的。最近国外有关科学家研究发现，旧的大脑神经纤维根能在新的刺激下萌发新的神经纤维，延缓衰老，平时要勤动脑。一个勤于思考的人，他的脑血管常处于舒展状态。同时还发现锻炼手指能促进大脑活动，改善大脑血液循环，预防老年性痴呆。因此，可以参与一些社会活动，练习书法、绘画、写作等，以延缓脑力的衰老。

第五，正确对待身体疾病是老年人心理健康的标志之一。这种正确对待，包含对病患危害的认识，对身体功能的评估，对治疗康复的态度，治疗过程中的配合，治愈之后的保健和无法治愈情况下的心态等各个方面。进一步说，老年人虽然功能有所退变，但仍应充满信心，提高生命质量。反言之，对待疾病惊恐不安，如履薄冰的心理，反而会导致自身机体免疫功能失调，抗病能力下降，造成疾病反复发作或久治不愈。

令人感兴趣的是，据美国人寿保险公司的报告，他们对数百名逾百岁的老年人进行了调查，结果令人惊讶体弱多病者往往是长寿的。究其原因，这些体弱多病的长寿者因深知有病，常能珍惜和保养自己"多灾多难"的身体，他们一般均能坚持健身运动，不敢稍有懈怠，更为重要的是，这些多病的长寿者都较心平气和，以达观、积极的态度对待疾病。

精神愉快是心理健康的核心，也是生理健康的重要资源。古人认为"以乐治身守形，顺念致思，却灾"。其中包含了传统医学的辩证思维。良好的心境有利于调节脑细胞的兴奋和血液循环，能鼓起人们与疾病、衰老作斗争的勇气。因此，老年人应该积极评估自身价值，保持乐观的心境，善于控制自身之七情（喜、怒、忧、思、悲、恐、惊），不断自我调节，在新的角色位置上谋求人际互适相谐的良好关系。

老年人身心健康中，心理健康与身体健康是相互影响的，心理健康比身体健康更为重要。

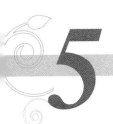

5 无生即不可，有死必相随

——说生死观

病起二首·其二 （齐己）

秋风已伤骨，更带竹声吹。抱疾关门久，扶羸傍砌时。

无生即不可，有死必相随。除却归真觉，何由拟免之。

此诗的意思是，寒冷的秋风已刺激瘦弱的病骨，吹过竹林时更带着潇潇的声音。我患病后，闭门不出时间太久了。今天好不容易，才得以扶起羸弱的身躯，依傍着台阶走走。没有生，这是不可以的；有死，也必定相随，这就是顺其自然规律。除去死亡归真的觉悟，谁也没有办法超脱生死。诗中诗人表达了自己的生死观。

什么是生死观

生死观是指人们对生与死的根本看法和态度，是人生观的一种具体表现和重要组成部分。生与死是一切生命产生、存在和消亡的自然过程。但作为社会化了的人，则有一个如何对待生死的问题。不同的人生观，对生与死就会有不同的价值评价，从而形成不同的生死观。

生死问题是一个与人的一生相始终的现实问题，也是一个吸引古往今来无数哲人智者苦苦思索的迷人的哲学问题。人生在世，一方面要追求生存与发展，另一方面又时刻面临着死亡的威胁，这是一个很难解决的矛盾和困惑，正是这一现实感极强的矛盾和困惑，迫使人们不断地追思和探求各种解决的办法，以摆脱生死难题的困扰。

中国的传统文化是儒家、道家、佛家思想的长期历史沉淀，人们对死亡的看法也是受这些思想的影响，对死亡始终采取否定蒙蔽的负面态度，甚至不可在言语中对死亡有所提及，它是不幸和恐惧的象征。中国人对死亡讳莫如深，使人们无法在日常生活中接受死亡，善待死亡。面对死亡较多表现出的是恐惧，而非面对现实地接受。

现今，中国人心中的"死亡"概念的含义和意向有了很大进步，把死亡当作一种自然的归宿，认为死和生是一种很自然的现象，有生就有死，这是不可抗拒的自然法则。

诗人齐己的生死观

齐己诗中"无生即不可，有死必相随。除却归真觉，何由拟免之。"这几句诗涉及生死观的问题，也是进行养生保健活动首先必须解决的问题。人们站在各自的立场，从社会伦理、哲学、宗教等不同的角度对这个问题进行考察，所得出的结论也截然不同。

正确的生死观，一方面要看到生、老、病、死乃是人生中不可避免的自然现象，世上并不存在长生不死的"神仙"，这一点，诗人齐己也认识到了。另一方面，要积极地看待生和死，力求在有限的生命中更加有意义地生活，充分享受生活的乐趣，并且努力为社会做出自己的贡献。与此同时，要积极锻炼身体，加强修养，使精神保持健康愉悦的状态，以延年益寿。

"老身仍未死，犹咏好风光""秋光渐轻健，欲去倚江桥""衰残想长寿，时倚就闲吟""明年七十六，约此健相期"。（见齐己《荆州新秋病起杂题一十五首》）由这些诗句中，可知诗人齐己对生死问题的认识是基本正确的，也是积极的。

众鸟趋林健，孤蝉抱叶吟
——说临终关怀

卧病　（戴叔伦）

门掩青山卧，莓苔积雨深。病多知药性，客久见人心。
众鸟趋林健，孤蝉抱叶吟。沧州诗社散，无梦盍朋簪。

此诗的意思是，我卧病于青山之中，因此久不出门，又阴雨连绵雨水满积，隐居之处也长满了青苔。长期多病使我懂得了药物的性能，客居异乡时间已久，就可以看出人心的冷暖。众鸟投林健羽振起，翅膀是那么有力，而孤独的蝉儿抱叶呻吟，吟声显得悲哀凄凉。昔日志同道合的诗友，而今俱已散去，我多希望在梦中能与朋友会合，岂奈连梦也没有。

读此诗可知诗人卧病山中的凄凉和孤独的心理感受，诗人在写此诗后不久就辞世而去。我们从诗中可以看出诗人在病垂期间，透露出来的临终前的心理危机，焦虑、孤独、恐惧、眷恋、无奈、接受等。"孤蝉抱叶吟"，这是诗人在比喻、描述自己病重卧床时孤独的心理感受，所吟出的凄凉诗句。

人生有数不清的痛苦和矛盾，在所有的矛盾痛苦中，死亡是人生最大的和最永恒的。唐代大诗人白居易对生死问题有自己独特的理解，而这生与死中，更重要的是对于死亡的看法。"死"字在白居易的诗歌中出现的频率高达200多处，可见"死亡"对于白居易的影响有多大。可以说，生死观影响着白居易的一切，其诗歌背后隐藏着的是潜意识中对于死亡的恐惧和无奈。

生命教育

对老年人进行生死教育、心理干涉及临终关怀，正是现今老龄化社会医学研究的重要课题。在我国生死教育一直被认为是难以启齿甚至忌讳的事。不可否认"向生畏死"的原始冲动是人类文化发展的主旋律。但对老年人来说，关于生死问题不能等到临终时才去考虑，而需要伴随人的衰老不断自我学习和深思，形成自己的认识，才能达到身体与精神上的共生，倡导一种理解生命，正确面对生死的态度。千百年来死亡教育在我国严重缺乏，其关键原因是中国文化传统中对死亡的逃避和禁忌，结果使人们从很年轻的时候就出现死亡焦虑，到老年更出现死亡恐惧。

生命教育的理念最早可追溯到1928年的美国，我国在2001年以后逐渐引入并开展生命教育的实践探索。生命教育就像我们从小就需要接受道德品行教育、文化传统的教育、交通规则的教育等一样，也应是我们立身为人、处身于世的基础教育。

临终关怀

临终关怀又称"姑息治疗""安宁疗护""舒缓医学"，它并非一种医疗治愈疗法，不追求猛烈的、可能给病人增添痛苦的或者无意义的治疗，而是医务人员在家属配合下，以良好人性化服务来缓解病人症状，是专注在病人去世前的一段时间里，以减轻其疾病痛苦、延缓其疾病发展的医疗护理，从而使临终者有尊严、平和、安详地接受死亡。临终关怀是近代医学领域中新兴的一门边缘性交叉性学科，是社会的需求和人类文明发展的标志。

临终关怀模式 1967 年起始于英国，并且英国也是世界上普及得最好的国家。目前这种模式已在世界范围内达成共识。国内正在积极开展临终关怀实践，各地建立了多种形式的临终关怀机构。我国"选择与尊严"创建人之一，尊严死提倡者罗点点提出："生得好，活得长，病得晚，死得快"，得到我国很多有识人士的支持。

临终关怀的内容包括：身体关怀，使用药物，通过医护人员及家属之照顾减轻病痛；同时对病人进行心理关怀，进行辅导和安慰。临终者往往心理痛苦大于肉体痛苦。通过生命理念教育，减轻病人恐惧、不安、焦虑、埋怨、牵挂等心理，使其安心、宽心；道业关怀（又称灵性关怀），回顾人生，寻求生命意义或价值观。对有宗教信仰者，也可通过宗教方式进行关怀。

临终者心理危机干预的方法。病人进入濒死阶段时，开始为心理否认期，往往不承认自己已病入膏肓，总希望有治疗奇迹出现。当病人得知病情确实无挽救希望，预感已面临死亡时，就进入了死亡恐惧期，表现为恐惧、烦恼、暴怒等。当病人确信死亡已不可避免，而且瞬间即将来临时，此时病人反而沉静地等待死亡的来临，进入接受期。因此，在此期病人最大需求是安宁、避免骚扰。我们可以努力创造良好环境，避免一切不良刺激，尽可能让临终者感到舒适，尽量满足病人的各种需要，以产生良好的身心交互作用。也可以与老年病人交流，让他们疏泄不良情绪，使病人厌烦、悔过、焦虑、恐惧、悲哀心理将有所减轻。给予精神安慰和寄托，如对美（如花、音乐等）的需要或者有某些个人特殊的需要（如宗教）的满足，一直有亲属陪伴等，这些精神上的安慰和照料，使他们无痛苦地度过人生最后时刻。

临终关怀目标是提高病人生命质量，通过消除或减轻病痛与其他生理症状，排除心理问题和精神恐惧，使病人内心宁静面对死亡。主要任务包括对症治疗、家庭护理、缓解症状、控制疼痛、减轻或消除病人心理负担和消极情绪。临终关怀工作应有医护人员、家属、社会工作者、志愿者等共同参与。

在临终关怀中，对病人个人尊严不应该因生命活力降低而递减，个人权利也不可因身体衰竭而被剥夺，如个人隐私和自己的生活方式等。

在我国步入老龄化社会的今天，临终关怀是一种必要的医护手段，只不过不是在尽可能地治疗疾病，挽留生命，而是临终时的心理慰藉，逝去时的尊严保留。临终关怀让生者无忧，让逝者无惧。

我国临终关怀的工作依然处于初始阶段，对于国人而言可能它还是个陌生而又神秘的"外来物"，它打破了死亡在国人心中数千年的禁忌，让这个沉重的话题变得温暖而又富有人情味。它将让社会大众从内心深处认可这种非主流的关爱模式，从而在潜移默化中让临终关怀更接地气。向死而生，转身去爱。正如东晋诗人陶渊明的诗说得好："纵浪大化中，不喜亦不惧。应尽便须尽，无复独多虑。"（《形影神赠答诗》）

临终关怀措施

对于临危病人，我们应该做的临终关怀一般有：

（1）在现有的条件下，尽量满足病人的愿望和要求，使他能够享受生命最后的乐趣。

（2）家人、朋友和医生都要尽力关心和帮助病人，使他们在生命的最后能够感受到温暖。

（3）尽量帮助病人减少不必要的烦恼和痛苦。

（4）尽可能地替病人争取福利，并且鼓励他们和医务人员合作。

（5）帮助病人培养健全的心态，使他们在生命的最后依然能够维持人的尊严，最终安详地离开人世。

最后让大家共吟李白的诗《拟古十二首·其九》这首诗，来总结本文。"生者为过客，死者为归人。天地一逆旅，同悲万古尘。月兔空捣药，扶桑已成薪。白骨寂无言，青松岂知春。前后更叹息，浮荣何足珍？"意思是说，活着的人如来去匆匆的过客，死去的人如一去不返的归客，天地就像迎来送往的旅店，古今多少人为此而悲叹。嫦娥虽升天得到长生，但只有捣药的玉兔陪伴她度过孤寂的日子。东海升起太阳的神树扶桑也已变成枯柴。埋在地下的白骨不会再计较毁誉荣辱，苍翠的青松并不知晓春天的来临。世间万事万物的兴衰都在于自然，悠悠人世令人叹息，一时的浮荣实在不足珍惜？

7

孤舟蓑笠翁，独钓寒江雪
——从《江雪》说形象思维

江雪 （柳宗元）

千山鸟飞绝，万径人踪灭。

孤舟蓑笠翁，独钓寒江雪。

这首诗是柳宗元被贬为永州司马时所作。天地间飞鸟绝迹，人踪湮没，没有半点生气和声息，原因在于大雪封山。虽未直接写雪，却用"鸟飞绝"与"人踪灭"暗藏着一"雪"字，读者仿佛能感觉到凛冽逼人的寒气扑面而来。咏雪至此，似乎已经意尽，但诗人却能别开境界，再写一个孤舟蓑笠的渔翁迎风斗雪，独自在寒冷的江心垂钓，凑成一幅绝妙的江乡雪景图。而这个孤独的渔翁，正是诗人自身的写照。

全诗寥寥几笔勾画出一幅渔翁寒江独钓图。纯用"白"描绘出江上雪景，意境空旷幽远，极富阴柔之美，透过渔翁的寒江独钓，又写尽诗人虽际遇坎坷，但仍然傲岸坚贞，而又孤寂落寞的形象，十分耐人寻味。《江雪》是一首运用"形象思维"的绝妙好诗。

心理学中的形象思维

思维是人脑对客观现实概括的、间接的反映。思维能反映一类事物的本质和事物之间的规律性联系。例如，通过感觉和知觉，我们只能感知形形色色的具体的景，如大雪、冰霜、寒风等，通过思维我们就能把所有的这些景的本质属性"冬景"概括出来。

思维之所以能够反映事物的本质和规律，解决生活实践中的各种问题，是由于它能对进入头脑的各种信息进行深入地加工，这种加工要运用心智操作。思维的心智操作主要有分析、综合、比较、分类、抽象、概括和具体化，其中分析和综合是最基本的。

思维有很多种类，如动作思维、形象思维、抽象思维等。形象思维是指以形象进行的思维。诗歌作为文学的一种样式，主要是运用形象思维。形象思维是一种被情感所激发和加强了的认识，是一种把情感通过形象体现出来的思维活动。诗歌运用形象思维，采用联想、想象等方法，将要表达的抽象观念具体呈现在读者面前。它用充满情感的形象语言或直抒胸臆，或托物言志，或借景抒情等。

唐诗中的形象思维

古诗词中的形象思维源于"比""兴"。比是比喻，以彼物比此物；兴为寄托，先言他物，以引起所咏之辞。比、兴两法在我国诗歌创作中源远流长，从 2500 多年前的《诗经》起就已开始运用。"比兴"为中国古典诗歌创作传统的两种表现手法。它又是封建专制高压统治下的产物，是一种用隐晦方式抒情寄意的手法，也叫托物言志或借景抒情（这类诗又称"咏物诗""咏景诗"）。这种写法的关键在于"物"与"志"、"情"与"景"有机结合。

"形象"二字就是"物"与"意"的结合体。"形"是物质的、具体的；"象"是物作用于人的意识的反映，是印象，它包括视、听、味、触等感觉在内。所以"形象"一词，既是客观的反映，也有主观的因素。

柳宗元的《江雪》是运用"形象思维"的绝妙好诗。说它好，不单是形象美，而且通过形象构成了令人别有所会的意味。诗人当年被贬离京，无人相送，可谓"千山鸟飞绝，万径人踪灭"。在下着大"雪"的严酷环境里，只有驾着一叶"孤舟"的"蓑笠翁"在寒江"独钓"。钓什么？钓的是"雪"，是"志"。这首诗之所以感人，就在于它形象之后暗藏的那股抑郁难平之气。读这样的诗，可以激励身处困境之中的人，这便是诗的力量。

运用形象思维有两种情况：其一，由内而发，客观与主观暗合，这是高手所为：其二，由外而做，美而不足动人，后者并不足取。

再看刘禹锡所写的《游玄都观·元和十一年自朗州召至京师戏赠看花诸君子》，这是他在被贬 10 年后回到朝中，游览玄都观时所写。"紫陌红尘拂面来，无人不道看花回。玄都观里桃千树，尽是刘郎去后栽。"这首诗写京城道上车水马龙，尘土飞扬，人人都争先恐后去看盛开的桃花。但不要忘记玄都观原本没有桃树，现在的桃树都是我离京之后所栽。诗中以千树桃花比喻政治上投机钻营，一时得意的保守派，用看花人喻趋炎附势的无耻之徒，题目又用"戏"字，极尽讽刺嘲笑之意。由于这首诗"语涉讥讽，执政不悦"，刘禹锡很快就遭到报复，再次被贬为连州刺史。

又过十四年后，刘禹锡才奉调回京，他又一次去了一趟玄都观发现物是人非，在万般感慨之中，他又写下了一首《再游玄都观》："百亩庭中半是苔，桃花净尽菜花开。种桃道士归何处？前度刘郎今又来。"这首诗仍用桃花比喻新贵，种桃道士则喻打击革新运动的当权者。这些人经过二十多年，有的已经死了，有的已经失势，而我却又回来了。作者写这首诗，是有意向打击他的权贵挑战，表示决不会因为屡遭报复就妥协屈服。刘禹锡的这种不屈不挠的斗志，正是他意志坚定性的表现。这两首诗托物叙事，将自己的遭遇借用外物依次道来，绵里藏针，不卑不亢。可见，诗的好坏，在于是不是有"志"寄寓在其中，空洞无物的"绣花枕头"绝不是好诗。

因此，阅读、理解、吟诵唐诗，会使我们的形象思维能力得到激发和锻炼。

8 遥怜小儿女，未解忆长安
——想象是一种心理过程

月夜 （杜甫）

今夜鄜州月，闺中只独看。遥怜小儿女，未解忆长安。

香雾云鬟湿，清辉玉臂寒。何时倚虚幌，双照泪痕干？

此诗大约作于公元 756 年秋，安禄山叛乱攻陷潼关，杜甫一家逃亡鄜州。后杜甫企图赶往灵武为平叛效力，半途被叛军捉住，拘留在沦陷后的长安。诗的意思是，今晚秋月是多么皎洁，你却只能在鄜州的家中独看。料想家中年幼的儿女，还不懂你为何思念长安。雾气浓重，可沾湿你的秀发？月光如水，玉臂可觉得凉寒？什么时候，才能共倚薄帷，让明月照干那满是泪痕的脸。

此诗构思巧妙，诗人的身体被拘留是失去自由的，可他的思想却犹如天马行空，自由翱翔。杜甫本来望月怀妻，但在这首诗里却不说自己想念家人，而想象家里的妻子在月下想念陷于囹圄的自己。本来自己在月下怀念年幼的儿女，却想象天真幼稚的小儿女，随着母亲看月还不懂得想念远在长安的自己。他凭着丰富的想象，把妻子对自己的思念描绘成一幅焦虑孤苦哀婉的画面。诗人只身在外，当然是独自看月。但是妻子身边有儿女陪伴，为什么也是"独看"呢？下一联随即给出了答案：妻子看月，并不是真的在赏月，而是在"忆长安"，但是小儿女不谙世事，自然也不明白人间的离别之恨与相思之情，又哪里会懂得"忆长安"呢。诗人巧妙地用小儿女的"未解忆"来反衬妻子的"忆"，突出了"独"字，以此衬托妻子的孤独，情感上又深化了一层。诗人想象妻子在月下久久伫立徘徊以至于雾湿云鬟，月寒玉臂。更令人叹服的是，诗人想象将来总有一天聚首相依，双照团圆。每当想到现在妻子忧心忡忡，夜不能寐的情景时，诗人自己也忍不住伤心落泪，由此激起了对于结束这种痛苦生活的渴望，于是很自然地以表现希望的诗句收束全篇："何时倚虚幌，双照泪痕干？"这里有对未来团聚的渴望，有对战乱的愤恨与谴责，整首诗中诗人的思维跨越了地域，穿越了时空，以此景言彼情，全凭诗人想象，抒写了感自肺腑的人间至爱。

想象是个心理过程

心理学上，想象是人们对已储存的表象，加工改造形成新形象的心理过程。德国哲学家康德认为，想象是一个创造性的认识过程。英国诗人雪莱说，想象是创造力。

想象的功能有预见、补充、代替和调节作用。预见作用是指它能预见活动的结果，指导人们活动前进的方向，如李商隐的《夜雨寄北》中预见的"何当共剪西窗烛，却话巴山夜雨时"，补充作用是指在实际生活中，很多事物都是人们不能直接感知的，甚至是不可能感知的，但是通过想象可以补充这些不足，扩大人们的视野。

如《月夜》诗中，杜甫写家人在鄜州望月思念他。代替作用是指当人们的某些需求得不到满足时，可以利用想象得到满足和实现。杜甫在诗中写将来家人聚首相依。调节作用是指想象对机体的生理活动过程可以进行调节，它能改变人体外周部分的功能活动过程。又如杜甫的《闻官军收河南河北》"白日放歌须纵酒，青春作伴好还乡。即从巴峡穿巫峡，便下襄阳向洛阳"后两句诗中4个地名、4个动词，想象中诗人正乘坐在船上，沿着长江顺流而下，巴峡、巫峡、襄阳这些地方在眼前一个个飞驰而过，而故乡洛阳眼看就在前方了。

想象的形成方式包括综合、夸张、拟人化、典型化等。如夸张指改变客观事物的正常特点，对某些特点加以夸大或强调。例如，李白的《望庐山瀑布》"日照香炉生紫烟，遥看瀑布挂前川。飞流直下三千尺，疑是银河落九天"中的"飞流直下三千尺，疑是银河落九天"就是浪漫的夸张。

唐诗中的想象

由于诗歌也是想象的艺术，在诗歌中有大量多种多样运用想象的成功例子。在唐诗中更是如此。在唐诗中，随处都可以看到想象力丰富的佳作佳句，如：

杜甫的"星垂平野阔，月涌大江流"（《旅夜书怀》）。

王之涣的"白日依山尽，黄河入海流"（《登鹳雀楼》）。

岑参的"忽如一夜春风来，千树万树梨花开"（《白雪歌送武判官归京》）。

李贺的"大漠沙如雪，燕山月似钩"（《马诗二十三首·其五》），等等，比比皆是，都能启迪开发我们的想象力。

唐代的文人给后世留下了诗歌王国的传奇，令我们醉心其中。他们的才情、智慧让人称不容舌，他们在诗歌艺术上取得的成就后人难以比肩。走进唐诗，常常被诗人们奇妙而丰富的想象所吸引，展现诗人丰富的情感世界，玩味吟咏，顿觉妙趣横生，境界全出。

例如，王维的《九月九日忆山东兄弟》："独在异乡为异客，每逢佳节倍思亲。遥知兄弟登高处，遍插茱萸少一人。"这首诗是王维十七岁时写的，由诗题可知这首诗是诗人重阳节怀念家乡兄弟们的作品，当时王维正在长安。"山东"指华山以东，长安地处华山以西，故称故乡蒲州（今山西永济）在华山之东的兄弟为"山东兄弟"。诗的前面两句已经精妙绝伦，后两句则成了"九月九日忆山东兄弟"的特写镜头。诗人宕开笔墨，不落窠臼，从兄弟们一方写起，这应该是诗人想象中的情境。本来是自己佳节思亲，却不直说，而谈兄弟在家思念自己，还设想了一个动人情景，重阳佳节家中兄弟们照例去登山顶遍插茱萸的时候，就会发现少了一个兄弟我！这明明是诗人想象中虚构出来的情节，却让人身临其境，感同身受。想象跨越了地域空间的距离，使亲人和亲人走到了一起。

又如，李商隐的《夜雨寄北》："君问归期未有期，巴山夜雨涨秋池。何当共剪西窗烛，却话巴山夜雨时。"这是诗人客居巴蜀时寄赠远在长安的家人之作。其中三、四句紧扣夜雨，从深重绵长的愁思中生出异想，遥想他日重逢时，那么今夜巴山夜雨的情景，将会成西窗之下剪烛夜谈的话题。在这里诗人写出了自己的期盼，也代家人写出了共有的期盼，诗人的想象给我们刻画了"西窗剪烛"这个细节，渲染了重逢时亲切温暖的气氛，加浓了今宵遥想时悠然神往的情感。

再如，李白憎恨宫廷的生活，不愿与当权者合作，写了《梦游天姥吟留别》一诗。他以丰富的想象，浪漫主义的情调，饱满的热情，迷人的色彩，去刻画天姥山壮丽的形象，奇特的风光。"半壁见海日，空中闻天鸡。千岩万转路不定，迷花倚石忽已暝……云青青兮欲雨，水澹澹兮生烟。"他忽而笔锋一转，驰骋想象，利用传说，融入神话，展示出更加动人的意境："霓为衣兮风为马，云之君兮纷纷而来下。虎鼓瑟兮鸾回车，仙之人兮列如麻。"这种景色，不是人间所具有的，是天国的生活，是想象中的境界。诗人以此表示他对丑恶现实的憎恨，誓不"摧眉折腰事权贵"的反抗思想。因为是借助想象、梦境来表现，所以很有特色。

从以上的列举中，我们不难看出想象手法在唐代诗歌中被广泛应用。想象在塑造形象、抒发情感、表现主体等方面起着至关重要的作用。通过想象诗人思念的情感，变得生动、具体而感人，作品的主题因此而变得丰富而隽永。想象手法的运用展示了诗人丰富多彩的情感世界，给我们的诗歌艺术增添了瑰丽的色彩。

9

床前明月光，疑是地上霜
——说联想心理

静夜思 （李白）
床前明月光，疑是地上霜。

举头望明月，低头思故乡。

此诗意思是，明亮的月光洒在窗户纸上，好像地上泛起了一层霜。我禁不住抬起头来，看那窗外空中一轮明月，不由得低头思，想起远方的故乡。这首诗是李白寓居湖北安陆小寿山时所作。静静的夜晚，月光从窗户穿进来，洒落在床前，让诗人在幻觉中以为是地上的霜，于是举头而望。月光引起人的乡愁乡思，诗人自然无法成眠，低头陷入无边无际的思家念亲之情中。举头低头之间，蕴蓄已久的心声一触即发，遂脱口而出此诗。明月为人人所常见，思乡之情为人人所共有，但被李白用了"联想"技巧，妙手拈来，信口道出，无意于工而无不工，可谓妙绝古今，使后人千古共鸣。

什么是联想

所谓联想，就是由当前感知的事物回忆起有关的另一事物，或由想起的事物又想起另一事物的思想活动，是一种心理活动的方式。客观事物是相互联系的，它们在反映中也是相互联系的，形成大脑神经的"暂时联系"。联想是暂时联系的复活，是由事物唤起的类似记忆，是经验与经验的呼应。

联想在人类心理活动中作用是非常广泛的。在抽象思维中，通过联想想到有关资料、原则，提供解决问题的方法。在形象思维中，联想更是想象的契机。联想也是诗歌艺术的一种技巧。

联想的类型和唐诗中的联想

人的心理思维中联想是举不胜举的。根据反映事物间本身关系的不同，联想可分成几种不同的类型：

（1）相似联想。相似联想是一件事物的感知或回忆，引起了对它在性质上接近或相似的事物的回忆，也就是触类旁通、举一反三等。生活中的比喻都借助联想，如以大海比喻宽广的胸怀。相似理想是大脑神经"暂时联系"的泛化或概括的表现。泛化即相似事物还未完全分辨清楚时所作相同的反应，概括就是对不同事物的共同性质所作的反应。

李白《静夜思》中"床前明月光，疑是地上霜"就是用了相似联想。这两句写诗人在客地的特定环境中，一刹那间所产生的错觉。一个独处他乡的人，一到夜深人静的时候，心头就难免泛起阵阵思念故乡的波澜。所以诗人在睡梦初醒，迷离恍惚中将照射在床前的清冷月光误作铺在地面的浓霜。这一联想，既写出了月光的皎洁，又点出季节的寒冷，还烘托出诗人漂泊他乡的孤寂凄凉之情。

（2）对比联想。对比联想是指某一事物的感知或回忆，引起与它具有相反特点事物的回忆。如由黑暗想到光明。对比联想既反映事物的共性，又反映事物的个性。有共性才能有相对的个性。黑暗和光明都是亮度（共性），不过前者亮度小，后者亮度大（个性）。

唐诗中陈陶《陇西行》中，"誓扫匈奴不顾身，五千貂锦丧胡尘。可怜无定河边骨，犹是春闺梦里人。"此诗主旨是写战争给人民带来的深重苦痛。然而诗人未从正面去描写，而是运用对比联想进行四个对比，一是动与静的对比，"誓扫匈奴"与"五千貂锦"；二是生与死对比，"不顾身"与"丧胡尘"；三是前方与后方，"无定河"与"春闺"；四是人与鬼，"梦里人"与"河边骨"。通过"可怜""犹是"四字造成一种跌宕，一方面写将士壮烈的死难，一方面写家里亲人的梦中盼归，全盘托出，井然呈现，虚实相对，哀乐相生，层层相形之下，尤为深痛凄楚，从而产生了震撼人心的艺术效果。

（3）关系联想。关系联想是由于事物之间的某种关系而形成的联想。比如，唐诗中章碣的《焚书坑》："竹帛烟销帝业虚，关河空锁祖龙居。坑灰未冷山东乱，刘项原来不读书。"诗中与"坑灰未冷"有关系的是秦始皇；与"山东乱"有关系的是秦始皇、刘邦、项羽等人。这里用关系联想，意在抒发议论、感慨。山东之乱持续了一个时期，秦王朝最后亡于刘邦和项羽之手，而这两人都不是读书人，可见"书"未必就是祸乱的根源，"焚书"也未必就是巩固"帝业"的有效措施。说"刘项原来不读书"，而能灭亡"焚书"之秦，全句纯然是揶揄调侃口吻，包含着极为辛辣的讽刺意味。

（4）逆反联想。逆反联想是由于事物之间的逆反关系而形成的联想。例如，唐诗中王维的《使至塞上》："单车欲问边，属国过居延。征蓬出汉塞，归雁入胡天。大漠孤烟直，长河落日圆。萧关逢候骑，都护在燕然。"此诗描写的是常见的大漠景象，而诗人却能够从"直的孤烟"，通过逆反联想想到"圆的落日"。"孤烟"的淡色与"落日"的彩色，"直"的劲拔与"圆"的柔美，形成一种奇特的视觉逆反效果，一幅奇妙壮观的画面，诗画结合，绘景开阔鲜明，气势雄浑，成为千古名句。

（5）因果联想。因果联想是由于事物之间的因果关系而形成的联想。例如，杜甫的《春夜喜雨》："好雨知时节，当春乃发生。随风潜入夜，润物细无声。野径云俱黑，江船火独明。晓看红湿处，花重锦官城。"诗中由果推因，春雨好在哪里？一是"好雨知时节"，它体贴人意，在"春雨贵如油"、人们急需的时候飘然而至，催发生机。二是默默奉献，"润物细无声"，在苍茫的夜晚，随风而至，悄无声息，滋润万物，无意讨"好"。

（6）接近联想。接近联想是在空间或时间、外形上的接近，在经验中容易形成联想，因而容易由一事物想到另一事物。例如，崔护的《题都城南庄》："去年今日此门中，人面桃花相映红。人面不知何处去，桃花依旧笑春风。"

借助联想可跨越时间与空间，增加诗歌的内蕴，丰富诗歌思想与情感，同时还会触发读诗人产生无限的联想。

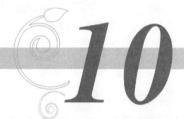

10 衣裳已施行看尽，针线犹存未忍开
——睹物思人是心理现象

遣悲怀三首·其二 （元稹）

昔日戏言身后事，今朝都到眼前来。衣裳已施行看尽，针线犹存未忍开。
尚想旧情怜婢仆，也曾因梦送钱财。诚知此恨人人有，贫贱夫妻百事哀。

此诗描述了诗人对亡妻的深厚感情和思念。昔日曾经戏言过身后的事情，没想到如今都在眼前发生了，人生无常让人感叹。妻子亡故后，把她衣服都快施舍尽了，只有她生前亲手做的针线活还留着，却又不忍心打开细看，怕睹物思人呀！我怀念往日情谊，怜爱你的婢仆，也曾因梦见你而烧送纸钱。我真的知道死别之恨人人都有，但贫贱夫妻更让人觉得悲哀。"针线犹存未忍开""贫贱夫妻百事哀"是流传千古的名句，写出夫妻互相扶持，患难与共，一旦一方撒手远去，另一方回忆起其生前点点滴滴的行迹，睹物思人，自然是无处不觉伤怀。

"针线犹存未忍开"就是怕睹物思人，怕看见死去的人留下的东西，人亡物在，就想起这个人来。这其实是一种常见的心理现象——回忆和联想。那么，什么是回忆？回忆和记忆有什么区别？什么是联想？

记忆和回忆

记忆就是过去的经验在人脑中的反映。人活在世上，大事小事都离不开记忆，没有了记忆就和没有了大脑差不多，生活就失去了意义。

记忆是一个复杂的心理过程，是人脑对经历过的事物的识记、保持、再现（回忆）和再认。这三个基本环节互相联系、不可分割。识记和保持是再现和再认的前提和基础；再现和再认（是同一环节的两种反映）是识记和保持的结果，并能够加强识记和保持。

识记是识别和记住事物特点和联系，它的生理基础为大脑皮层形成了相应的暂时的神经联系。保持（记忆表象）是识记过一个事物后，当那个事物不在你面前时，你头脑中仍然会出现那个事物的形象，具有直观性和概括性。我们在记忆中能够回忆很久以前看到的人、事以及听到的声音，主要是依靠表象来实现的。保持的生理基础是暂时的神经联系以痕迹的形式留存在大脑中。通过识记和保持可积累更多经验。

再现（回忆）就是以人们感知过的事物或人不在目前，把对它或他的反映重新呈现出来。再认是客观事物出现在眼前，人感到熟悉并确知是以前感知过的。记忆主要以再现（回忆）和再认的方式表现出来。再现和再认的生理基础是暂时的神经联系的"再活跃"。通过再现和再认可恢复过去的知识经验。

诗中"针线犹存未忍开"，是诗人怕睹物思人、怕触物生情。睹物思人是记忆心理的一种现象，当过去的事物和过去的经验再度呈现时，能够识别出来的"再现""再认"的心理过程。"针线犹存"是过去的经验、事物作用的客体，可以通过再现（回忆）和再认，然后产生"睹物思人""触物生情"。

回忆是对自己亲身经历过事情的复现，可能会带有感情色彩，能回忆到的东西一定是记忆里的东西，或者是这些东西经大脑"潜意识"处理的内容；记忆是对自己亲身经历过事情或通过某种媒介了解的内容的储存，没有感情色彩。回忆要建立在记忆的基础上，是记忆的基本环节之一。

回忆和联想、想象

回忆是记忆心理过程中，识记和保持的结果，但回忆并不只是所保持材料的机械的简单的再现，而是通过大脑的联想，在许多知识经验甚至全部知识经验中加以筛选，并有思维参与的心理过程。保持与回忆虽有联系，但二者毕竟不是同一过程。回忆过程常常以联想为基础，以想象为拓展。

联想是一种在头脑中由一件事物想到另一件事物的心理活动，它是客观事物之间的关系在大脑中的表现，联想在记忆全过程中有重要作用。它有两个特点，一是相关性，即两事物之间有一定关联；二是内容单薄，联想到的事物一般没有具体的形象。

想象是对头脑中已经储存的表象进行再加工，进而创造出的新形象的心理过程。判断一个心理过程是联想还是想象，还可以以是否在头脑中创造出新形象为标准。如果"针线犹存"就只想起了已亡故的妻子，这是联想；如果"针线犹存"，还想到"昔日戏言身后事"，想到共患难的恩爱夫妻情谊，想到"尚想旧情怜婢仆"，想到"也曾因梦送钱财"，想到"贫贱夫妻百事哀"……是头脑中存储的表象，并把它们组合到一起，创造出一个新形象的心理过程，这就是想象了，不完全是联想。联想是想象的初级阶段。

通过《遣悲怀三首·其二》这首诗，通过诗中"针线犹存未忍开"的诗句，通过"睹物思人""融物生情"的诗意，我们了解到"回忆""记忆""联想""想象"等心理学知识。

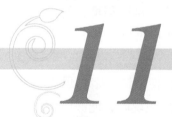

一日如三秋，相思意弥敦
——说心理时间

天过天门山怀友 （吴筠）

举帆遇风劲，逸势如飞奔。缥缈凌烟波，崩腾走川原。
两山夹沧江，豁尔开天门。须臾轻舟远，想象孤屿存。
归路日已近，怡然慰心魂。所经多奇趣，待与吾友论。
一日如三秋，相思意弥敦。

此诗是诗人描写天门山景色及思念友人的心情。诗中"一日如三秋，相思意弥敦"，典出《诗经·王风·采葛》诗中"一日不见，如三秋兮"。原意是说热恋中情人无不希望朝夕厮守，即使是短暂的分别，在他或她的感觉中也似乎时光很漫长，以至于难以忍耐。此诗正是抓住这一人人都能理解的最普通而又最折磨人的情感，直露地表白自己思念的情绪，然而却能拨动几千年来人们的心弦，并将这一情感浓缩为"一日三秋"的成语，审美价值永不消退，至今仍活在人们口头。

"一日三秋"其艺术感染力的奥妙在哪里？从现代心理学角度来看，妙在心理时间和时间错觉，意思是说：从科学时间概念衡量，三个季节怎能与"一日"等同呢？然而从诗抒情看却是合理的艺术夸张，从心理学分析合理，在热恋中情人对时间的心理体验，一日之别，逐渐在他或她的心理上延长为三秋，这种对自然时间的心理错觉，真实地映照出他们如胶似漆、难分难舍的恋情，唤起不同时代读者的情感共鸣。诗人吴筠借用《诗经》中"一日不见，如三秋兮"，改为"一日如三秋"表达自己对友人满满的思念。

时间之谜的探索

几千年来，一代又一代的哲人先贤对时间之谜进行着无穷的探索，试图从不同角度和侧面来定义时间。英国科学家牛顿说："时间是一条川流不息、永远不变的河流。"不过，牛顿是在春秋时期我国先哲孔子说"逝者如斯夫！不舍昼夜"之后 2000 年说的。时间的本质，至今仍是一个未被完全解开的亘古之谜。

面对时间引起的种种困惑，人类并没有沮丧悲观，在迈开理论探索步伐的同时，也不断运用已有的认识成果来利用和控制时间，以改善自我和生存环境。自 20 世纪以来，人类开始生理时间、心理时间及社会时间的研究。时间是宇宙以及宇宙与观测者之间联系的一个最基本的属性。根据研究时间的不同出发点，可以分为四个类别：物理时间（系统化了的时间、精确的客观标准）；社会时间（社会群体的节奏）；心理时间和生理时间。这里我们只着重介绍心理时间。

什么是心理时间

心理时间是指个体主观感知的时间，个体对客观事物延续性和顺序性的反映。时间在人的意识中所产生的"心理时间"具有离散性质，表现为时序可以逆转，可以交叉跳跃，时间有长短之别，时间有质量上的差异等。

时间一旦进入人的感觉和心理之中，就会发生变化。如一对情侣在卿卿我我的热恋中，度过的欢乐时光，数小时好像一晃而过；可是把手放在滚烫的锅盖上，哪怕一秒钟也显得特别长。"志士惜日短，愁人知夜长"。说明人的感觉、情绪、生活态度等不同，对时间的体验也不相同。假如时间再深入到心灵深处，那就更加玄妙无穷尽。在同样一段时间里，人们为什么会有长短不同的感觉呢？这首先是因为人们所从事的活动的内容影响着人们对时间的估计，难免造成时间知觉上的差异。

其次，情结和态度影响人对时间的估计也是明显的，这正如人们常说的"欢乐恨时短""寂寞嫌时长""光阴似箭""度日如年"等话的含义一样。总之，从心理学的研究中，发现有许多因素影响人们对时间的知觉。但实际上，客观时间并不会因为人们的主观觉而变快或变慢。然而人们却可以运用心理学知识，掌握时间错觉，利用时间错觉，使某些实践活动，产生特殊的心理效应。

时间错觉

大科学家爱因斯坦晚年时，曾对一群青年学生这样解释相对论："如果你和一个美丽的姑娘坐上两小时，你会觉得好像只坐了一分钟；但如果你坐在炽热的火炉旁，哪怕只坐上一分钟，也会觉得好像是坐了两小时，这就是相对论。"我们不知道爱因斯坦在多大程度上概括了相对论，但我们知道他的话概括了生活中很常见的一种现象，就是对时间的错觉。

时间有客观的长度，但在人心里，它又有相对的长度，这个相对的长度往往和客观的长度有出入。因为人的心理是复杂的，不同的情绪和心态，对时间的知觉会表现为过快或过慢，这种对时间的不正确的知觉叫作"时间错觉"。和美女聊天是甜蜜的体验，人人都希望它能长时间持续下去；相反，在炽热的火炉边烤着，分分秒秒都是煎熬。与恋人离别，哪怕只是一天，就如三秋那么难熬。那么什么时候人们感到时间快，什么时候又感到时间慢呢？

一般来说，当所做的事情内容丰富、让人愉快时，感到时间过得快；相反，则感到时间过得慢。因为前者你希望它慢，就觉得实际的快；后者你希望它快，就感到实际的慢。

时间知觉还有一个特点是，在一个时间周期内，人们往往感觉前慢后快。比如，一个星期里，过了星期三，一晃便到了星期天。一个假期，过了一半，后面就特别快。这个规律也体现在人的一生中，童年时觉得时间过得慢，因为你觉得以后的时间有的是。等老了，尤其过了 30 岁以后，就开始感到时间不那么多了，于是便开始着急，也就觉得时间过得快了。这个规律给我们的一个启示是：人生的时间并不像我们想象的那样充裕，任何时候，珍惜时间都是必要的。

12 谁言寸草心，报得三春晖
——从"三春晖"说母爱心理

游子吟 （孟郊）

慈母手中线，游子身上衣。

临行密密缝，意恐迟迟归。

谁言寸草心，报得三春晖。

此诗的意思是慈母用手中的针线，为远行儿子赶制身上的衣衫。临行前一针针密密地缝缀，怕的是儿子回来得晚了衣服已破损，表达了慈母对即将远行儿女的怜爱难舍、关怀备至的复杂情感。有谁敢说，子女像小草那样微弱的孝心，能够报答得了像春晖普泽般的慈母恩情呢？这首诗写出了人类最伟大的母爱。

《游子吟》与母爱

世上有一种爱，它博大无私；人间有种情，它庄严神圣，它就是母爱。深挚的母爱，无时无刻不在沐浴着儿女们，伟大的母爱正是通过日常生活中的点点滴滴，自然地流露出来。孟郊的《游子吟》是一首母爱的颂歌，千古流传不衰，脍炙人口。宋代诗人苏轼在《读孟郊诗》诗中赞赏："诗从肺腑出，出辄愁肺腑。"清代诗人彭桂《建初弟来都首省亲喜极有感》中"向来多少泪，都染手缝衣"。诗中都亲切真诚地吟诵了伟大的人性美——母爱。足见孟郊的《游子吟》给后人的深刻印象。

母爱是永恒的主题，在我国悠久的历史长河中，留下了许多赞颂母爱的优秀诗句，特别是大唐时期。例如，鲍溶《将归旧山留别孟郊》中"悠悠慈母心，惟愿才如人。蚕桑能几许，衣服常著新。"杜甫《遣兴》中"世乱怜渠小，家贫仰母慈"。李白《豫章行》中"老母与子别，呼天野草间"，韩愈《谁氏子》中"白头老母遮门啼，挽断衫袖留不止"，白居易《母别子》"母别子，子别母，白日无光哭声苦"，等等。

一位现代女诗人汪洁写道："母爱是一首无言的歌，和弦陪伴孤独的心灵，为远行奏响殷殷期盼，盼归来弹出爱的香甜，母爱一腔慈韵总无言。"

母爱心理

在心理学中"母爱"的定义是，母亲对子女亲近和爱抚的情感体验。母爱不是一种本能，它并不会随着婴儿的降生而自动产生。母亲第一眼看见自己新生的婴儿时，并不一定热爱，有时甚至会感到内疚。心理学家罗布森等人研究发现，54名初做母亲的人中，只有一半左右的人说，当她们第一眼看到自己的子女时就已经产生了积极的感情。有34％的人第一次看到自己孩子时毫无感情。大约在婴儿出生3周以后，大多数母亲才开始感到爱自己的婴儿。婴儿自己的行为可以强化母爱。当婴儿对母亲微笑、瞧着母亲的眼睛或注视着母亲的活动时，母亲就会对他们产生母爱。到第3个月结束时，大多数母亲就会热烈地爱自己的婴儿。

研究表明，母亲对孩子的一般态度、自己的生活经历、当时的境遇以及个性特点，对母爱的产生和发展起着重要的作用。因此，即使孩子不是自己亲生的，同样有可能产生母爱。

母爱表现为爱抚、关怀、照顾等一系列母性行为。母爱是世界上一种伟大的情感，对儿童的成长有着极为重要的作用。

母爱本质的现代研究

英国比较心理学家哈利·哈洛用猴子做的历时三年的"母爱剥夺实验"，彻底改变了全人类对母爱的认识。哈洛认为母爱源自舒适性触摸、摇动、玩耍。母爱的本质就是母亲和孩子之间的肢体接触，对婴儿的意义、对母子之间的关系、对孩子的心理关怀、积极心理影响和身心健康的影响。他认为母爱的本质绝对不是简单满足孩子的饥饿和干渴需求，它应该包括对孩子的爱抚、接触和心理的关怀，这些才是孩子心理健康的根本保障。

哈洛特别指出，缺乏母爱心理支持对孩子的影响是长期的，甚至可能是终生的。

孟郊《游子吟》的演绎

孟郊一生潦倒失意，饱尝人间世态炎凉，有这样一位慈爱的母亲，自然更觉母爱之珍贵。而对天下千千万万的母亲来说，对他们的子女不求回报的爱都是相同的。这首诗以人间最普通的场景，线和衣，表现出最伟大的母爱，把个人的平常的母子之情，升华为人类共同的情感，寓意深刻，情真意切，因此才会历久不衰。

穷困潦倒的孟郊终于在 45 岁中了进士，年逾 50 岁才谋得了溧阳县尉的小官职。孟郊心中一直觉得对不起年事已高的老母亲，为了让老人家能过上比以前好一点的生活而尽孝。因此，他刚刚到任就寄书信给老母亲，让族人把她送到溧阳来。此诗就是孟郊在溧水边远迎老母亲的船时所作。

13

去年今日此门中，人面桃花相映红
——一见钟情的心理奥秘

题都城南庄 （崔护）

去年今日此门中，人面桃花相映红。

人面不知何处去，桃花依旧笑春风。

真实的故事

诗的作者崔护英俊潇洒，才思敏捷，但多次参加进士考试不中。唐贞元十一年清明节，崔护一人来到京郊春游散心，他在游览一处山坳里的南庄时有些口渴。当他看到一个农家院落非常幽静，草木繁茂，桃花盛开，便走上

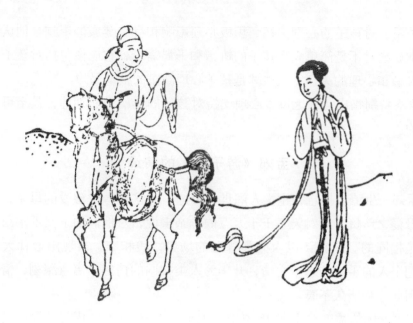

前去敲门讨水喝。此时，一个妙龄少女隔着门隙问他是谁？崔护答道：我出来踏青赏春，多喝了些酒，非常口渴，希望能讨口水解渴。于是，这位虽一身粗布衣服，但有着清俊、脱俗气质的姑娘便捧来了一杯水，并拿了凳子让他坐下歇息，自己则靠着小桃枝旁看着他喝水。姑娘洁白光润的面庞映着桃花，姿态妩媚，对崔护似有好感。眼前的情况使崔护动了心，便试着用语言挑逗，但这姑娘却笑着并不作答。一对正值青春年少的男女心中荡漾起一圈圈细密的涟漪来。等崔护起身道谢辞别，恋恋不舍离去，蓦然回眸，却发现女孩仍在脉脉含情地凝视着他。

崔护回乡后经常想起这一面之缘的姑娘，但学业压力使他渐渐淡忘。第二年崔护又去长安赶考，终于中了进士。崔护又想起这位姑娘，骤然爆发的情感使他心急火燎地想见到这个女孩。但赶到了她的住处，只见门庭依旧，但大门紧锁，找不到心中所想之人。内心的激烈碰撞使他顿生灵感，于是在大门左扉上题写了上面那首诗，并署上自己的名字。乘兴而来，败兴而归，心里却总是放不下所想之人，越来越觉得难以忘怀。

过了几天，崔护再去南庄寻访。当他走近这个院子时，却隐隐听到伤心的哭声，于是他上前敲门想询问发生了什么事。这时，一位老者颤颤巍巍走了出来，见到崔护就问：你就是崔护吗？崔护应声说是。老者大哭道：是你害了我的女儿！崔护大吃一惊。随老者进屋后，老人悲痛地对崔护说：小女知书达理，刚刚到了婚嫁年纪。自去年春天以来，常常精神恍惚，若有所失。前几天，探亲访友回来看见大门上的题诗，读了一遍又一遍，回屋便病倒了。几天来不吃不喝，现在刚刚断了气。崔护听后大为震动，请求老人能让他入内悼念。进去之后，崔护看见躺在床上的姑娘跟他初次见到的一样清纯可爱，但想到心上人从此相隔阴阳两界，便不禁抱着姑娘放声大哭起来。他一边哭，一边大喊："某在斯，某在斯!"意思是我就在这里，我就在这里。过了一会儿，经崔护一哭一抱一摇，奇迹出现了，姑娘的眼睛突然睁开了，半天过后，居然复活过来了。从医学上看，这可能是抑郁之气郁积，又连日不吃不喝，引起的"假死现象"。此时，三人相对喜极而泣，抱头痛哭。

最终，崔护和他一见钟情的姑娘终结成了一对恩爱夫妻。后来，崔护官至岭南节度使。这则真实故事感动了许多人，宋朝的大诗人苏轼、陆游等都不止一次将之作为他们的诗词内容。元代、明代的戏曲家也把它编入《崔护谒浆》《人面桃花》等杂剧。

从恋爱心理学上讲，崔护的这首诗恰恰反映了"一见钟情"爱情的开始过程，即激情产生，心灵的激烈碰撞。由两颗心激烈碰撞产生火花，这就是缘分。没有激情，就没有缘分；没有缘分，就没有爱情。

一见钟情的心理基础

一见钟情指男生或女生一见面就对对方产生了感情，一见面就喜欢上他（她）。"一见"就是一看见之意，表示快，快到"瞬间""即刻"，对方的相貌一映入自己的大脑，与脑中原存的"爱之图"（"梦中情人"）相磨合，立刻产生反应，那么熟悉，那么亲热、那么可爱。反之，一见钟情与日久生情区别在于喜欢上对方的速度和深度。

一见钟情是"人际关系心理学"中称为"人际吸引力"的一种模式，即"仪表吸引"，以个体的容貌、体态、外观的行为、举止产生对他人的吸引。这"一见钟情"的心理基础，就是被对方的外在表现所吸引，而予以专注的情感（"钟"就是专注的意思）。

"一见钟情"是一种正常的心理现象，表明了个人选择配偶的心理倾向，是每个人在走向恋爱的过程中都渴望遇到的，但严格地讲，"一见钟情"还不算是真正的爱情。一般认为，当你见到一个人的时候，你看到的是她（他）的容貌、气质和神情，而这些表象恰恰是你心仪已久的钟爱，因此你就会一见钟情，一发不可收拾。可以看出，一见钟情的感觉是一种感性认识，是认识的初级阶段，即是感觉和印象的阶段。

其实，这样的一见钟情也并不奇怪，因为他（她）的潜意识服从于表层认识，感性等同于理性，因而会做出诸多大胆的决定而不会后悔，与其说这是一种感觉导致的冲动，不如说这是一种感觉的魅力，是一种不可抗拒的诱人魅力。

通常，钟情男女初次相见，除了对对方良好的学识风度、优美的身体仪表、得体的进退谈吐等外显人格特征表示悦纳、接受、欣赏外，异性交往在审美标准上的"生理效应"也是激发情感的重要因素。可以认为，陷入一见钟情的双方，一般都伴有一定的亲近、愉悦、爱慕等情感的或生理的体验与感受，这正是异性相吸的自然基础，特别是对那些条件相当的男女更是如此。

一见钟情与梦中情人

现实生活中，每个人的爱情都有不同的对象、不同的经历，各有特色。可你情我愿、动人心弦、美丽浪漫是共同的特点。普通恋爱还有一个共同点，就是完整的爱情都可以分为四个自然阶段，即"爱的四步曲"第一步，寻找"梦中情人"；第二步，求爱与接受；第三步，热恋；第四步，心理宁静期，只是每对情侣每步的速度不同。

从青春期开始，每个人的心目中就出现梦中情人的影子了，虽然并不清晰。梦中情人，其实就是一个抽象的爱情理想。它是个人社会价值观和审美观的综合，包括了一个人对理想对象的身体素质、外在形象、思想品质、道德情操、个性气质、社会地位等各方面的取向，除了一些相对恒定的审美取向，如美丽、健康、善良等，一个人的梦中情人的形象还受时代背景的影响。

男人和女人各自把所梦想的对象特征储存于大脑之中，就像把数据储存于软盘中一样，称为"爱之图"（又称"梦中情人"）。这张图最早由父母勾画，并不断受到外界因素的修正与补充。年龄越大，图像越具体，由于某种契机而第一次目光相触，眼睛就捕捉到对方身高、体型、眼神、发色、发型、风度以及服饰等信息，以约每分钟 6.7 千米的速度，通过视神经传给大脑，对方特征与所储存的图像（梦中情人）越是相吻合，大脑产生的信息就越强烈，体内的"化学工厂"便开足马力产生大量兴奋物质，在脑中形成一种"幸福激素"，引起诸如心跳加快、手心出汗、颜面发红等变化，心中激情涌落，即"一见钟情"。

"众里寻他千里度，蓦然回首，那人却在灯火阑珊处。"当一个人猛地碰见"梦中情人"时，这句词最能形容其惊喜的心情，碰见意中人很容易沉醉其中，进而"情人眼里出西施"——把"梦中情人"理想化了，可能会出现审美错觉。正是这种理想化和审美错觉，才让人觉得找到了理想对象，才让人如痴如醉。

一见钟情和普通恋爱不同，一见钟情者则不需要整个"爱的四步曲"过程，一见如故，一见到就感到亲切，一见就有信任感，不假思索，甚至他们自己也闹不明白，为什么自己那么快就信任对方，对对方产生的都是好感。普通恋爱，一般就没有那么快。钟情，就是一心一意的非常明确的、单向表达的爱慕之情，这种情是深层的、专一的，即情有独钟，非他（她）莫属，而且是全身心的。当确信对方也钟情于自己的时候，更是全身心投入，不顾一切，义无反顾，会进入一种迷醉的状态，情不自禁，忘乎所以，疯狂投入。对对方的举动、一言一行高度敏感，对自己会有震动性的影响，情感波动很大。

由于强烈爱意，常会把对方看得是完美无缺的，即所谓"情人眼里出西施"，爱情中的"晕轮效应"。"一见钟情"中的爱情，瞬即投入，不知不觉即达钟情的程度，这种投入理智的成分较少，普通恋爱都有一个发展的过程，而且也正因为是一个逐渐发展的过程，即使其已经发展得比较成熟，其爱的程度仍不易达到痴迷的或者钟情的程度，一般爱情中理智的成分相对较多。

一见钟情是瞬间建立的深刻印象而中意喜欢上对方。长久以来在潜意识中一直渴望的那个人，即"梦中情人"。你和他一见钟情，也不是崭新的情感体验，不是偶然，也像是必然。一见钟情是让心动的人必然是贴合对恋人的长久憧憬。

一见钟情是第一次遇到他（她）不敢看他（她）的眼睛而还忍不住去看。每个人都有一个梦中情人，心理学家曾经说，一个人心里对梦中情人的印象，虽不能准确地表达他（她）的样子，只有遇见的时候才会突然感觉这个人好像见过。冥冥之中的样子，似乎前世有缘此刻出现。一见钟情，是幸福极致般的感受。

一见钟情的相关研究

(1) 一见钟情"要多久：英国赫特福德大学心理学教授魏斯曼主持了"快速约会实验"，要求 100 名寻找终身伴侣的单身族每人与十名异性快速约会，同时对约会对象进行魅力评分，并决定是否再与对方接触。结果发现，多数人在 30 秒内就做了决定，并且女性选择的时间更短。

魏斯曼表示，男性经常被批评只重女性的外表，但实验的结果却正好相反，对于外表，女性比男性更挑剔。也就是说，男性如果想获得芳心，只有几秒钟的时间，因此开场白非常重要。实验中，对那些比较优秀的参与者，约会对象几乎百分之百希望再和他们见面，而约有 30％ 的人连一个再约会的机会都没有，其中的原因可能是眼光太高或是约会时言词笨拙。

魏斯曼指出，一见钟情要多久？答案是 30 秒。如果在 30 秒内无法让异性印象深刻，那么就注定成为无缘人。

(2) 替身效应"产生一见钟情：西方心理学家曾提出过一种说法：认为每个年轻男女都有自己崇拜的人，比如自己的亲人或偶像。如果一个人在现实生活中遇到了与自己崇拜的人相吻合的异性，那就会对对方产生强烈的亲近感和爱慕之情，就会产生一见钟情，这是种"替身效应"，依据遇到人的类型不同，这种替身效应已大致分为两类：亲缘型和偶像型。

亲缘型指的是一见钟情的对象很像父母、祖父母，或者兄弟姐妹。这类例子是非常多的，如法国拿破仑爱上大自己十岁的还带着两个孩子的娇纵寡妇约瑟芬，就是因为约瑟芬太像拿破仑的母亲了，不仅在相貌上，就连约瑟芬的性格举止也特别像他的母亲。同样，英国的玛格丽特公主喜欢侍从武官彼得，美国歌星麦当娜恋上影星肖恩·潘，都因为对方比较像自己喜欢的父亲。当然，如果对孩子影响比较大的是祖父母或者某个哥哥妹妹，那么他或者她一见钟情的对象特征会更接近这些人。

不过，倘若比起亲人来，非亲非故的人给造成的影响更深，那么就更容易与这些人"一见钟情"了——这是"偶像型"的表现。如果一个小女孩比较迷某个明星，甚至到了痴迷的程度，那么可想而知，一旦让她遇到了与之类似的人，她与对方一见钟情的概率会非常之高。事实上，很多情侣也正是由于这个原因结合到一起的。这时，如果问他们为什么会相爱，他们一定会信誓旦旦地告诉你，"找到了真爱，因此一见钟情了"。

（3）一见钟情的大脑状态：美国芝加哥大学的心理神经学家团队研究表明，核磁共振扫描的结果显示，性冲动与爱意会调动大脑不同区域的活动状态。当在表达爱意时，前脑岛区域被激活；当感觉到强烈性冲动时，后脑岛区域活跃起来。

研究人员发现，望向对方的眼神也会在这两种感觉的支配下体现出差别。研究团队针对一组大学生被试者做了另一组实验，让他们面对120张照片，先选择出自己有"性的冲动"或"恋爱的感觉"的对象。随后，再向他们展示这些对象的照片，同时监测他们眼球的运动。结果表明，当你长久地凝视着对方的脸时，说明你在潜意识中觉得，可以和对方发展长期的恋爱关系。当你更多的是在注视对方的身体时，你可能是在被性欲望控制。而这种自然的倾向性判断，是在你遇到对方半秒钟的时间内发生的。

（4）美国科学家的一份名为"关于恋爱经验的问卷调查"结果显示，有55.2％有过一见钟情的经历，其中61.1％的男性和56％的女性经历过一见钟情。另一份调查则显示，一见钟情也存在男女差异，男性一见钟情发生的概率更高一些。这也从一个侧面说明男性更容易被对方的外表所吸引，而女性更加着重对方的内在。

为什么会存在一见钟情这种很玄的东西呢？其实，这是一种有趣的心理现象。美国医疗心理学家这样描述人在恋爱时脑中电化学活动的过程：在柔和的烛光里，男子看着女子，丘脑下部的神经活动受到激发，神奇的爱情物质（多巴胺等）大量产生，并随血液循环流遍全身，引起飘飘欲仙的感觉；女性也一样，脑细胞发生同样的电化学活动过程，于是两颗心激发出炽热的爱情火花！

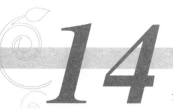

14

春心莫共花争发，一寸相思一寸灰
——说单相思心理

无题二首·其二 （李商隐）

飒飒东风细雨来，芙蓉塘外有轻雷。金蟾啮锁烧香入，玉虎牵丝汲井回。

贾氏窥帘韩掾少，宓妃留枕魏王才。春心莫共花争发，一寸相思一寸灰。

此诗是说：东风送来蒙蒙细雨，荷花塘外传来阵阵轻雷声。打开全蟾咬锁的香炉放入香料，转动王虎牵动井绳汲水回屋。贾氏隔帘偷看少年美貌的韩寿，宓妃爱慕曹植的才华留枕寄情。相思之情切莫与春花争荣竞发，一寸寸相思都化成了灰烬。

这首诗描写了一位深闺中追求爱情的女子单相思的痛苦。女主人公愁眉不展，不由得沉重地悲叹，最后还是水月镜花，于是就有了一寸相思一寸灰的相思之痛。

自古以来在人们有限的青春岁月里，每个人心里或多或少曾暗恋过异性，如《诗经·邶风·简兮》中"云谁之思？西方美人"，另一首唐诗"船动湖光滟滟秋，贪看年少信船流。无端隔水抛莲子，遥被人知半日羞"（皇甫松《采莲子》）。英国心理学家佛曼斯特指出："单恋是比正常的双恋更为普遍的一种恋爱形式。"

单相思和"相思病"

单相思又称"单恋"，它是指男女之间只有一厢情愿的爱恋和思慕。单相思是一种痛苦，同时又让人黯然欣喜的体验。单相思是一种自我多情的心理倾向，也是大多数人都可能经历过的一种心理状态。我们平时讲"剃头挑子一头热"指的就是这种情况。单相思算不上不正常，但过分的、长久的、不能自拔的单相思，会导致严重的心理失调，而影响健康成"相思病"。

如果被恋的一方并不知道单恋的存在，这称"无感单恋"，比较常见。但严重的不能自拔的无感单恋者可能带有偏执的成分，个别特别严重的可能是"精神分裂症"的表现。生活中较严重的"无感单恋"，多见于性格内向的年轻人，他们对单恋对象抱着高不可攀的畏惧心理，有可望而不可即之势，因此只能将深情隐藏在心里，形成一种痛苦的自我折磨，容易造成心理失调。诗中那位痴情女子可能是"无感单恋"。

如果单恋对象了解恋情存在，但是明确表示拒绝，这叫"有感单恋"。有感单恋者常有心理抑郁、痛苦不堪的感觉。个别有感单恋者甚至表现自作多情，自我满足地宣扬对方爱着自己，一旦对方明确表示根本不曾爱过，也可能会表现向对方发泄，这种人多半有严重的神经质。

单相思的原因

引起单相思有各种各样的原因，有的是出于"流水无情，落花有意"，明知不可能有结果的事，却依然痴心。有的对另一方一往情深，却又难以启齿，没能沟通爱的心扉，而作茧自缚。有的是曾经有过热恋，但一方已主动中断关系后，另一方仍倾心深恋着对方。有的则是幻想性单相思，即思念自己理想中的情人，在生活现实中却没有具体的个体对象。有的是由于"爱情错觉"，有自以为异性爱上自己的主观感觉，于是想入非非，这种又称"过敏性单相思"。有的是"不完全性单相思"，即另一方也单相思着他，只是双方都未敢明确表达，双方相思却隔着一层"纸"，只要一戳即破，结束单相思。

人们常以为只有年轻人会有暗恋、单相思，其实在青少年期、青年期、中年期、老年期，广泛年龄段都可能发生单相思，只是青少年期出现的概率最高，中老年人的单相思可能只是埋在心底的"想想而过"。青少年期男女情窦初开。他（她）们常常选择生活中或影视中异性作为自己仰慕、追求的偶像。青少年在这个阶段，单相思可以说是少有顾忌，并带有很大盲目性、冲动性，也容易产生心理问题，而影响正常的学习和生活。北京大学精神卫生研究所心理治疗科主任唐登华教授说："青少年处于青春早期，特别会沉湎于幻想之中，又不善于自我控制，单相思常表现为热烈、奔放、冲动、执着，在外人看来这很不现实，根本不可能，甚至是滑稽可笑的。"

年轻人一般会为单相思感到害羞，其实同龄人差不多都可能正在单相思。如果你是处在一种淡淡的甜甜的单相思之中，这是正常的，并不是"相思病"。现代心理学家指出，需要改变的是因单相思的痛苦而搅得天翻地覆、不能自拔的那种情况。正常情况要达到的目标，并不是要你完全断绝单相思，而是要把单相思能控制在一个适度的、理性的范围之内。有的不能自拔的单相思者，可以寻找心理医生的帮助，通过倾诉、疏导、情感分流等方法，走出"单相思"的痛苦死胡同。

15

美人卷珠帘，深坐颦蛾眉
——从"颦蛾眉"说微反应心理

怨情 （李白）

美人卷珠帘，深坐颦蛾眉。

但见泪痕湿，不知心恨谁。

李白的这首诗的诗意是说，美人卷起珠帘，久久坐定，皱着秀眉。只见她脸上泪痕点点，却不知道心里在怨恨谁。此诗描写少女盼望情人归来不得，而哀伤怨恨的感情。

诗中通过"深坐""颦蛾眉""泪痕湿"等细微的动作图景，生动描摹出美人幽怨的情态。在心理学中，这些细微的动作被称为"微反应"。

什么是微反应

微反应的全称是"心理应激微反应"，它是人们在受到有效刺激的一刹那，不由自主地表现出的不受思维控制的瞬间真实反映。例如，诗中"颦蛾眉"就是皱眉的意思，不由自主地表现出美人哀伤、怨恨的心理变化。

严格来说，"微反应"包括三个方面的内容：一是大家耳熟能详的"微表情"，属于"面部微反应"，如面部的简单动作、笑容、嘴部动作、眼皮动作、眼神、眉毛变化、鼻部瞬间动作、下巴动作等。二是除了面部表情以外的其他能够映射心理状态的心理动作，属于"身体微反应"，也就是常说的"小动作"或"微动作"，如手势、双臂动作、双腿动作、坐势、站势等。三是语言信息本身，属于"语言微反应"，包括声音特征、使用的词汇、语法等。

从心理学角度来看"微反应"产生的原因是，人在受到意外刺激时，第一反应是减少身体动作，保持瞬间静止，以便看清突发状况并判断对策。从这种身体突然僵住或减弱活动的反应中，可以判断出当事人感到吃惊，随后可能产生恐惧、愤怒或者喜悦的心理感受。当一个人完整的动作或表情被压缩到极致的时候，表现出来的就不是一个夸张的表情或动作，而是一个极小的微弱的反应，极易被人们忽略。

奥地利著名心理学家弗洛伊德曾说过："任何人都无法保守他内心的秘密。即使他的嘴巴保持沉默，但他的指尖却喋喋不休，甚至他的每个毛孔都会背叛他！"人的心灵不是沉默的，会通过各种形式表达自我。一个人一个微小行为能透露一个人的品格，表情和眼神能让我们窥测他人内心，衣着、坐姿、手势也会表达个人意志。因为认识是富有情感的，身体的每一部分都能传递内心活动的信息，都能表达一种特殊的语言。譬如，一个眼神、一个微笑、一个小动作就可能暴露了你的隐私。

微反应是每个人在遇到有效刺激的一刹那产生的瞬间反应，它从人类本能出发，不受思想的控制，无法掩饰，也不能伪装。因此，微反应是个人内心想法的忠实呈现，是了解一个人内心真实想法的最准确线索。人们研究"微反应"、应用"微反应"，已在心理学、医患关系融合、心理健康监测和干涉、司法科研、交友恋爱、社交活动、面试招聘、团队管理、业务谈判等人际关系各个领域得到展开。

"眉毛"的微反应

"美人卷珠帘，深坐蹙蛾眉。"眉毛是人类的面部五官之一，眉毛的功用是保护眼睛，但还能传递人心理动态的信息，在微表情中起到了重要作用。眉毛的一举一动都代表着一定的含义，可以说人的喜怒哀乐、七情六欲都可以从眉毛上表现出来。

了解一个人的心情，观察他眉毛的变化也是很好的途径。因为每当我们的心情改变，眉毛的形状也会随之改变。因此，我们便可以根据一个人眉毛的变化来揣摩一个人的内心。

（1）皱眉：皱眉可以代表很多种心情，例如：惊奇、错愕、诧异、怀疑、否定、无知、疑惑、愤怒、不解、哀伤、怨恨、恐惧，等等。

皱眉的微表情是这样的，在降眉间肌的运动和眼轮匝肌的收缩下，眉头、眉体和眉梢整体朝下移动，使得眉毛整体与上眼睑之间的距离变小。同时，降眉间肌和眼轮匝肌的运动还会导致上眼睑在眉毛下降的压迫下向下闭合，眼球的一部分因此被遮住，另外下眼睑也出现绷紧，眼部整体呈现半闭合状态。

这种眉毛下压并伴随眼睑半闭合的紧张状态，表明当事人受到了信息源的刺激，可能是当前的事态与预期不符，当事人心怀疑问，想要获取更多信息；也可能是对目前的状况不满或者厌恶等。眉毛下压的紧张状态意味着当事人感受到压力，这种压力越大，当事人眉毛下压和眼睑紧绷的程度就越高，情绪就越激烈，对刺激源的注意度越高。眉毛下压的力度表现出了当事人内心对刺激源的关注程度。

（2）扬眉：当眉毛扬起时，会略微向外分开，造成眉间皮肤伸展，使短而垂直的皱纹拉平，同时整个前额皮肤挤紧向上，造成水平方向的长条皱纹。扬眉可以分为双眉上扬和单眉上扬。当一个人积聚在心里的某种不快得到解决时，就会眉飞色舞。如果一个人出现眉毛上扬的动作时，则说明此时他的心情很好、内心舒畅。单眉上扬，则说明一个人对别人所说的话，或做的事有些怀疑或不理解，正处于思考之中。

扬眉按眉毛抬高的动作、幅度可分为全部抬高和半抬高。前者表示怀疑，表示当事人对某件事完全不相信。这个表情也可能是当事人认为信息源无法想象或难以理解，而出现的反应。后者则表示当事人出现了强烈的惊讶情绪。

眉毛的抬高的动作还可能是一种传递信息的方式。如果当事人对自己说的内容比较有自信，认为对方会与自己达成一致，便会在说话时做出这个动作，比如明知故问时，做出快速的抬高双眉的动作，有时即使不说话，做出这样一个动作，也只以将信息传达给对方。

（3）竖眉：具体表现为眉头向面孔中线皱起、下压，面梢向面孔两侧的斜上方挑起，与钟表上时针和分针在"10：10"组成的形状相似，这种眉毛的变化是强烈的愤怒情绪引发的。这种形态的眉毛是皱眉肌和额肌相互作用的结果，一般情况下普通人无法伪装出这个表情。

（4）眉毛闪动：眉毛闪动通常是指眉毛先上扬，然后又忽然降低，动作迅速敏捷，这种动作是一种大众化的动作，代表着人类通用的表示欢迎的信号，是一种向别人表示友好的行为。

（5）眉毛打结：指眉已同时上扬及相互趋近，当人们有严重烦恼和忧郁时，通常有此表情，有些慢性疼痛病人也会如此。

（6）眉毛斜挑：一条眉毛向下倾斜，另一条向上扬起，扬起的那条眉毛就像一个问号，反映了眉毛斜挑者那种怀疑的心理。

（7）压低眉毛：总是能够给人一种威慑力，传递出严肃之感。这个动作经常为警方人员所用，他们认为这样最富有攻击性，对犯罪嫌疑人有震慑力。

每当人们的情绪发生变化时，眉毛的形态也会随之改变。因而可以说，观察和捕捉当事人眉毛的变化，可以揣摩一个人内心的喜怒哀乐。

值得注意的是，眉毛的形态受到人们个体差异的影响十分大，不同年龄、种族、性别的人眉毛形态有所不同，特别是女性，更有不少人修过眉毛，所以最好要先确定对方眉毛的正常形态，如此才能看出变化所在。

唐诗中的"眉"

李商隐的《无题二首》诗中"八岁偷照镜，长眉已能画"。

白居易的《吾雏》诗中"学母画眉样，效吾咏诗声"。

韦庄的《女冠子·四月十七》中"忍泪佯低面，含羞半敛眉"。

朱庆馀《闺意》诗中"妆罢低声问夫婿，画眉深浅入时无"。

在唐代，眉的代名词有"黛"，它是供画眉的青黑色颜料，借指眉；"蛾"，古代有一段时期女子流行画眉如蚕蛾，也可借指眉。如：

刘言史的《七夕歌》中"妖红惨黛生愁色"。

吴融的《玉女庙》中"愁黛不开山浅浅"。

白居易的《赠同座》中"春黛双蛾嫩"。

温庭筠的《春洲曲》中"韶光染色如蛾翠"。

李愿的《观翟玉妓》中"羞蛾惨向人"。

医说眉毛

眉毛的功能是保护眼睛。它是人类特有的，其他动物看不到，随着人类智能、道德的进步，眉毛也变得更美丽了，用眉毛可以表现诱惑力、可以表现内心世界。

中医认为，"眉"字为"目上毛"，为"文采之官"。多情在眉，眉飞色（两眉间）舞。两眉似与肺气相关。肺为清轻之气，而司呼吸，故呼吸窘迫而眉张。肺气内主忧思难忘，故思虑而眉蹙。肺又主皮毛，故忧思，在内伤肺；在外，两眉、皮毛憔悴，缭乱。

一般眉毛稀疏或粗杂者都不好，眉毛细面而齐全者好。全部眉毛下垂者身体强壮，但容易得急病，检查时应该闭住眼睛，才能看出眉毛是否下垂。眉毛直而干燥者，如果是女性则月经不正常，是男性多患神经系统病。眉毛粗而浓者意志坚强。眉毛长者肾脏功能好，寺院老僧人常见。

研究认为，眉具有显著的遗传性，与人的性格存在着一定的联系，如形态直而粗的眉，人的性格多直率、爽朗；弯而细的眉，性格多文静、温柔；眉梢上扬的，性格多果断、自信；眉梢下垂的，性格多沉着、孤傲多疑等。

眉与人的面部布局有密切关系，其是否与脸形相称成为面部美的重要标志之一。

自古以来，画眉、修眉、文眉，都是人企图通过改变眉的粗细、长短、形状、位置来改变与生俱来的缺憾或使面部锦上添花的手段，以达到重塑面部美的目的，操作适当，则顿添秀色；操作失当，则求美得丑。关于画眉的恰当标准，不少人都在进行研究，由于在审美问题上，仁者见仁智者见智，因此根据自己的审美习惯及爱好进行为好。

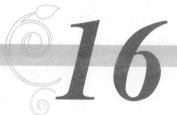

16 万里悲秋常作客，百年多病独登台
——说孤独感

登高 （杜甫）

风急天高猿啸哀，渚清沙白鸟飞回。无边落木萧萧下，不尽长江滚滚来。
万里悲秋常作客，百年多病独登台。艰难苦恨繁霜鬓，潦倒新停浊酒杯。

杜甫这首《登高》被后人称颂为"古今七言律第一"的诗，大约是大历二年（767年）秋，诗人在夔州（今重庆奉节）时所作。诗的前四句写景，诗人登高远眺，这里是秋风猎猎，猿声哀鸣，远处江渚水清沙白，飞鸟回旋，秋天落叶萧萧而下，长江波涛奔腾不息。后四句是抒情，在这悲凉的秋色中，远离故乡、漂泊多病的杜甫独自一人登上高台，看着眼前的沉郁悲凉的秋景，忍不住感慨国难家仇使自己白发日增，因病戒酒更添潦倒不堪的伤悲。不难体会，杜甫因时世艰难而产生的孤独感，"万里悲秋常作客，百年多病独登台"在这首诗中写得十分深切。

什么是孤独

《辞海》（第六版）中，"孤独"的词义是孤单、无助的意思。心理学上"孤独"是心灵上的孤寂，是一种思想上、情感上无法沟通的心理感受，与周围环境人多、人少并无直接关联。孤独本是人的一种自然本性，每个人都可能会有的一种心理感受。孤独本身无所谓好坏，所以有人讲，孤独是忧愁的伴侣，也是精神活动的密友。人生活在喧嚣的尘世，有时在平静与孤独之中，反而会更好地思考问题，深入思考生活的本质与生命的真谛。

古来圣贤皆孤独

"古来圣贤皆寂寞"（李白《将进酒·君不见》），孤独大概是杰出者的天性，但"圣贤"的孤独是不一样的。他们的孤独往往充满了坚忍与坚韧的精神力量。在杜甫之前，不乏这样的孤独者，春秋时期的孔子也孤独，"知为不可而为之"（《论语·宪问》）；孟子则主张"穷则独善其身，达则兼济天下"（《孟子·尽心上·忘势》）；战国时期的屈原"举世皆浊我独清"（佚名《渔父》），他的孤独是一种"天问"；战国时期的庄子因为孤独而致"逍遥游"的境界；三国时期阮籍孤独到"夜中不能寐"，惟有"起坐弹鸣琴"；三国时期嵇康孤独到愤慨，以致与山涛绝；唐代豪侠的诗人陈子昂却为何"念天地之悠悠，独怆然而涕下！"（《登幽州台歌》），唐代悲剧式诗人卢照邻常以失群孤雁自喻孤独，"横天无有阵，度海不成行"（《同临津纪明府孤雁》），唐代诗人柳宗元的名诗《江雪》"千山鸟飞绝，万径人踪灭。孤舟蓑笠翁，独钓寒江雪"……

相同的孤独不同的情怀

唐代诗人大多怀有远大的政治抱负，但由于抱负受挫，甚至难以实现，就不免陷于失落、孤独之中。杜甫在这种心绪下写的千古名篇《登高》，不难体会诗人因时世艰难而产生的深深的孤独感。李白和杜甫都是唐代著名的大诗人，由于两人气质不同，同样孤独感却可产生不同的情怀。

大概是由于杜甫属于"抑郁气质"，这种气质的人感受性高、耐受性低，性格内倾，而容易罹患疾病。据考证研究，杜甫中老年时就患有糖尿病、疟疾、肺气肿、风痹、牙病、眼疾、耳聋、瘙痒症等多种疾病。因此，他的孤独感就显得比其他人更为强烈、更深沉。

请看杜甫这首《孤雁》："孤雁不饮啄，飞鸣声念群。谁怜一片影，相失万重云？望尽似犹见，哀多如更闻。野鸦无意绪，鸣噪自纷纷。"这首诗也作于诗人居夔州之时。诗中的孤雁不饮不啄，只是一个劲地飞来呼唤，追寻思念它的同伴。在高远的天际，它只是一片影子，与同伴相失在"万重云"之中。这孤雁不停地飞鸣，望尽天际似乎看见了自己的雁群，听到了同伴呼唤的哀鸣。孤雁如此执着念群追寻，而野鸦们却全然不懂，聒噪一片，自鸣得意。在这首诗中，诗人与孤雁浑然一体，写出了孤雁的孤独，更表达出思群的强烈追求。孤雁尚且念群，人又岂能自我孤独呢？

另一位同时代的大诗人李白，同样是壮志难酬，有时也会有失落孤独之感，但他属于"胆汁气质"，这种气质的人感受性低而难受性高，抑制力较差。所以，他的孤独感似乎更容易得到自我调控，转变心绪就会快一些。请看李白的《月下独酌·其一》："花间一壶酒，独酌无相亲。举杯邀明月，对影成三人。月既不解饮，影徒随我身。暂伴月将影，行乐须及春。我歌月徘徊，我舞影零乱。醒时相交欢，醉后各分散。永结无情游，相期邈云汉。"这首诗写在李白长安供职时，由于遭到权臣奸宦的谗毁，诗人内心感到无比的孤独痛苦。诗中先写在月色花间中独酌自饮，在寂寞中突发奇想邀月为友，加上自己的影子，"三人"结伴畅饮。月亮虽不会饮酒，影子也只是跟随着自己，但只能姑且与它们一起及时行乐。诗人对月高歌，月亮徘徊，伴影起舞，醒时一起共娱共乐，醉后各自分别。最后两句是说与月、影成为永久的知己，相互约定在遥远的天际再见。这首诗充分表达了诗人在长安时没有知音，形只影单，万分孤独的心情，但在这之中却显出了诗人超然洒脱，乐观旷达的情怀，这正是李白的性格特征。

当今，在我们陷于孤独的苦闷之中时，不妨读读李白写的这样的唐诗，或许会得到某些心灵上的慰藉和解脱。

孤独感与健康

孤独是心灵上的孤寂，孤独本身无所谓好坏。但是，过度的和长期的孤独却是有害的。长期的孤独等于自设牢笼，与周围世界隔离，使自己封闭起来。这种孤独会使人感到内心压抑，使心理失去平衡，精神萎靡，从而失去进取心和生活的信念。例如，晚唐诗人李商隐有一首题为《嫦娥》的诗，就写出了长久孤独的痛苦："云母屏风烛影深，长河渐落晓星沉。嫦娥应悔偷灵药，碧海青天夜夜心。"这首诗虽题为"嫦娥"，但实际上也包括诗人自己的孤独之苦。前两句写室内外的环境景象：室内烛光越来越暗，云母屏风也笼罩在一片深色之中；室外银河正在逐渐消失，寥寥晨星也行将隐没。这种景致烘托出长夜独坐的孤寂落寞的心境。后两句写诗人在这寂寞孤独之中看到一轮孤月，自然想到月中的嫦娥，她一人独居广寒宫，寂寞无伴，恐怕会后悔当初偷吃仙丹飞上月宫，随着月亮从碧海升起历经青天又落入碧海，月月日日遭此寂寞孤独。

孤独和孤单是不一样的，孤单是说只有自己一个人，而孤独是一种心理感受。有些人即使身居闹市，可是心里却觉得非常孤独，而有些人虽然客居他乡，可是却能够感受到和亲人同在的幸福。心理专家认为，人类有互相依赖和互相交往的心理需求，并以此来逃避孤独、充实自己。孤独是违背人的本性的，它是健康的最大敌人。曾经有人这样形容孤独："孤独足以噬生命。"这并不是危言耸听，当一个人在心理上感觉孤独，又找不到适合的对象来倾诉自己内心的苦恼时，就会对身体造成极大的危害。

人们通过研究发现，朋友很少的人和那些社交活跃的人相比，患病率和死亡率要增加1～3倍。还有研究显示，孤独对男性身心健康的危害要远远高于女性，所以说，男性更需要人际交往。美国的科学家通过调查研究发现，孤独是催人衰老的非常重要的一个因素，并且能够严重影响人的健康和寿命。

产生孤独感的原因

人产生孤独的原因是很多的，比如有人是由于在亲人之间缺乏亲密的情感而造成情绪上的孤独；也有人则是由于在生活上遭遇坎坷或欺骗，痛感世态炎凉，人心虚伪，而产生孤独；有人是怀才不遇，知音难觅而产生孤独；也有人是由于生理或心理的某种缺陷而不敢与人交往而陷于孤独，等等。不管是什么原因，大多与人的性格有关系。一般来讲，性格内向的人更容易产生孤独。这是因为性格内向的人在与人交往时比较被动，不易与他人建立亲密联系，遇到挫折又往往自责，更加与人疏离，最后陷入孤独之中。

现代快节奏社会，人们工作和生活都十分忙碌，没有更多时间去进行社交活动；居住条件的改变，职业的变化会使原来许多牢靠的联系逐渐松动；人际关系越来越复杂，朋友间的关系逐渐变得冷淡；再加上现代通信、电话、微信的普及，人们之间的直接交流机会越来越少，这些变化都会加重人的孤独感。

如何克服或减轻孤独感

首先，要端正认识，正确对待自己与他人。如前面所说，月有阴晴圆缺、人有悲欢离合，事有兴衰荣辱，一切都是自然规律。要正确对待人和事，珍惜岁月，主动去追求人生的乐趣，努力摆脱孤独的控制。在中国这样一个注重人情世故的国家，如果不能融入人群，将是很痛苦、很孤独的。因此，要正确认识自己和他人。如果总认为自己强过他人，不愿与人交往或自愧形秽，不敢与人交往，最终都会走入孤独的"死胡同"。要敞开心扉，学会建立良好的人际关系，逐渐培养起开朗的性格，这样孤独就会离你远去。

其次，自己要分析产生孤独的原因，主动去调节自己的心绪。人产生孤独的原因很多，要善于分析，先从自身找原因。

第三，要克服和减轻孤独，还要优化自己的性格。要走出个人的小天地，放眼大世界，敢于、乐于与人交往，参加社会活动，通过广结益友获得理解和友谊，在实践中逐渐改变自己性格中的不足之处，充分感受世界的宽广，生活的美好。

第四，在有些时候，也可以主动去接触大自然，享受大自然带给我们的乐趣，也是排遣孤独的好办法。中国文人自古以来就有一种排遣苦闷孤独的办法，这就是寄情于山水之间。如唐代诗人柳宗元的这首《江雪》"千山鸟飞绝，万径人踪灭。孤舟蓑笠翁，独钓寒江雪。"柳宗元被贬官于永州，心情自然是寂寞孤独的，他也在山水之间找到了排解的办法，此诗也是柳宗元的代表作之一。诗中描绘出在飞鸟不到，没有人踪的山中，在寒江上渔翁孤舟独钓的画面。在一片寂静无声之中渔翁的形象更显生机活力，清高孤傲。诗人正是借写江雪的幽景和歌咏隐居于山水之间的渔翁，来纾解自己内心的孤寂。

唐诗中的许多山水诗都包含有乐观开朗、坦然宁静的积极精神，可以使人物我两忘，摆脱尘世的喧嚣。多读一些这样的唐诗对于我们减轻孤独、调节情绪是有帮助的。

17

平生不解藏人善，到处逢人说项斯

——嫉妒是心灵的毒瘤

赠项斯 （杨敬之）

几度见诗诗总好，及观标格过于诗。

平生不解藏人善，到处逢人说项斯。

这首诗先叙述自己是从项斯诗写得好，才知道项斯的，及见到他本人更觉其仪容气度更好，（"标格"是指内在美与外在美），然后说自己平生最不理解心怀嫉妒之心的人，总是对别人的长处缄口不言，他却要到处去宣扬项斯的人品才学。

杨敬之是唐末一位文学名人，项斯是当时一位怀才不遇的诗人。据说，这首诗流传不久，项斯就考试登第，走上了仕途。

"平生不解藏人善"，可见杨敬之平生最恨怀有妒贤嫉能之心的小人，他的扬人之善的高尚人格被后人广为称赞。

藏人善——嫉妒心理

"藏人善"形容对品德、才能比自己强的人心怀怨恨，其实就是嫉妒心理。

嫉妒是一种非常负性的心理，它的根源就是来自人的自私心和虚荣心。嫉妒是指个人在意识到自己对某种利益的（潜在）占有受到（潜在）威胁时，产生的一种情绪体验。

嫉妒是种负面情绪，嫉妒心理常与不满、怨恨、烦恼、恐惧等消极情绪联系在一起，构成嫉妒心理的独特负面情绪。嫉妒是对别人在某些方面，比如品德、钱财、才华、成就、名声、相貌等超过自己而产生的一种不甘心或怨恨，甚至打击别人，抬高自己的心理反应。嫉妒是以错误的认识为基础，并会引起强烈的情绪反应和不正当的言行。

有这种心理的人，往往不看别人的优点、长处，总爱挑别人的缺点，毛病。每当自己的同伴受到表彰和鼓励，或者在事业上取得成就时，他不是高兴，更不会从中受到鞭策和鼓励，而是心里紧张，内心隐隐作痛，感到别人出成绩就是对自己的打击和贬低，于是愤怒、怨恨，甚至不择手段，给对方设置障碍，恨不得置同伴于死地而后快。因此，有人认为嫉妒心的有、无、轻、重、多、少、深、浅，也可作为衡量一个人心理健康水平的标志。

嫉妒与健康

英国哲学家培根说："在人类的一切情欲中，嫉妒之情恐怕最顽强、最持久的了。"轻度嫉妒时，只表现为焦虑不安、情绪低落等。强烈地嫉妒时，会出现恐惧、绝望感，还可发展成憎恶、敌视、仇恨等恶劣情绪，并会理智上失去控制，行为上表现出恶意中伤，甚至有攻击性、破坏性的行为。

嫉妒心理危害极大，仅从心理学角度来说，它不仅破坏人们的友谊，即使是要好的朋友，甚至兄弟姐妹，都会突然视为仇敌；它也破坏人际关系，挑起事端，影响安定团结。另外，对嫉妒者自身的心理健康，也有很大危害。嫉妒者不仅因为人际关系紧张而苦恼，更主要的是嫉妒可产生一种"无名火"、愤懑、怨恨、敌对情绪，而嫉妒者自己也受到烦躁、抑郁、懊丧的痛苦折磨，这种长期的消极情绪会使人的神经功能严重失调，从而影响心脑血管及其他系统的功能，还可能导致身心疾病。美国心理学家一项追踪调查研究发现，在调查人群中嫉妒程度不明显的人，在 25 年中只有 2.3％的人患心脏病，死亡率也仅占 2.2％；而嫉妒心强烈的人，同一时期有 9.0％的人患心脏病，死亡率高达 13.4％。

克服嫉妒心理

嫉妒其实是人类的一种普遍情绪，关键在于怎样处理。轻微的嫉妒使人意识到一种压力，产生一种向他人学习并超越的动力，促使人去拼搏、奋进，把嫉妒消极心理转为竞争的积极心理。但是，如果面对嫉妒导致的焦虑和敌意，觉得别人使自己难堪，由此而产生痛苦，甚至向他人发出攻击性的言行，就会成为个人成长和人际交往的障碍，严重者还会导致人间悲剧。

克服嫉妒心理，应该努力做到：

（1）充分认识嫉妒心理的危害性。嫉妒是社会生活的腐蚀剂，腐蚀人的品质，损害人的事业、形象、身心健康。

（2）调整自我价值的确认方式。研究表明，自我价值确认越是倾向于社会标准（通过周围人、社会流行观念等），就越容易引发嫉妒；越是以自己的思考、内在的准则为参照，就越会减少嫉妒。能够体现个人价值的方法很多，而每个人的优势与劣势又不尽相同，所以用同样的标准衡量人的价值是不准确的。人生更重要的是不断超越自己，而不是超越别人。

（3）学会"想开些"，学会放下。人生总有不如意的事，"人人都有本难念的经"，如果正处在愤怒、兴奋、消极的状态下，能较平静、客观地面对现实，可以远离嫉妒。

（4）增强意志力，善于自我约束。若出现嫉妒苗头时，就自我约束，自我调节，摆正自身位置，努力祛除嫉妒心态，可能就会变得"心底无私天地宽"了。

（5）祛除自私杂念。嫉妒心理的实质是极端个人主义作祟，要害是"私"字。一切以自我为中心，不考虑他人、不考虑社会利益。只有从自私中解放出来，才会熄灭嫉妒之火。

（6）正视、学习别人的长处。面对别人的长处，既要不服输，又要服输。不服输是为了进步，服输则是为了更好地向别人学习，为了进步。

把一切的嫉妒化作自己积极上进的动力，这是心理健康的表现，这样就利人利己，自己也健康上进了。

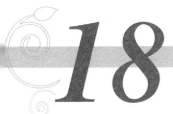

18 人许风流自负才，偷桃三度到瑶台

——说自负心理

自负 （韩偓）

人许风流自负才，偷桃三度到瑶台。

至今衣领胭脂在，曾被谪仙痛咬来。

《自负》是一首晚唐时期的"艳诗"，作者是著名诗人李商隐的外甥韩偓。此诗可看作是诗人年轻时的自我表白，风流自负、纵情放荡。自负的人

自以为了不起，过高地估计自己，自鸣得意。作者韩偓虽在本诗首句说"人许风流自负才"，但诗的后一句"至今衣领胭脂在，曾被谪仙痛咬来"，也不是被"谪仙"（称誉才学优异的人）痛咬来了吗？强中更有强中手。古人常讲："满招损，谦受益。"

什么是自负心理

人的自我意识主要包括三个方面：自我认知、自我意志和自我情感体验。人评价自己，要靠自我认知，有的人过高地评价自己，就表现为自负；自负往往以语言、行动等方式表现出来，如自以为是、好勇斗狠、多疑、偏激等。自负实质是无知的表现，主要表现在不自知。俗话说"自知者明"，"人贵有自知之明"。无知有两种表现，一是盲从，二是狂妄。狂妄容易造成别人的反感。

我们通常说的"自负"，在心理学上称为"自负心理"，指盲目自大，过高地估计个人的能力，失去自知之明。自负心理的危害，主要是使自己不能正确地评价自我，削弱了对周围环境的洞察力，从而降低分析和判断问题的能力，以至与本来很适合自己个性发展的理想环境相对立。

唐诗中的"自负"和自负的诗人

在唐诗中出现"自负"一词的诗句，共有三十余首，如：

"自负因自叹，人生号男儿。"（白居易《同微之赠别郭虚舟炼师五十韵》）

"薄宦三河道，自负十余年。"（骆宾王《叙寄员半千》）

"白发徒自负，青云难可期。"（岑参《虢中酬陕西甄判官见赠》）

"青云本自负，赤县独推尤。"（高适《东平旅游》）

"自我与君游，平生益自负。"（元稹《说剑》）

"有心长自负，无伴可相依。"（吕温《赋得失群鹤》）

"弱质岂自负，移根方尔瞻。"（杜甫《严郑公阶下新松》）。

在盛唐的众多诗人中，也有多个有明显"自负"情结的人，虽有才学但他们人生却失去很多发展机会。如诗人薛逢，自认才力不凡，自负清高，一再讥讽别人。他的同学刘瑑因为写文章总不如他，经常不被薛逢放在眼里，遭其讽刺挖苦。后来刘瑑做了宰相，有人推荐薛逢担任新的职务，刘瑑心里也认为合适，但一想起当年曾被薛逢轻视的情景，就找借口拒绝了。与薛逢同年考取进士的杨收、王铎考试时成绩都不如薛逢，但二人先后都做了宰相，自负甚高的薛逢心中不服，便写诗嘲弄他们，结果一再遭到冷遇，一误再误。

再如，比薛逢名气大的诗人贾岛，也因过于自负而得罪了皇帝，失去了被重用的机会。贾岛出身寒微，出家当了和尚。后来得到韩愈的赏识，劝他还俗应举，但他终生未中进士。但可惜的是，这位有才气的诗人生性高傲，自负使他吃尽了苦头。他屡次考试不中，便怀疑是主持考试的官员不喜欢他，便写诗屡屡加以讽刺，结果被认为是"举场十恶"被逐出关外。更为糟糕的是，有一次唐宣宗微服私访，到贾岛居住的寺院来游玩，听见楼上有人吟诗便上楼观看。上楼后皇帝看案子上放着诗卷便拿起观看，不料惹怒了正在楼上的贾岛，他见来人衣着华丽，以为是附庸风雅的纨绔子弟，便一把夺过诗稿，并把宣宗呵斥了一顿，说你们这种人哪里懂得作诗！宣宗没有搭理他便下楼去了。幸好皇帝宽宏大量，几天之后下诏赦免了他大不敬之罪，但降格录用，贬为长江主簿，到四川去做了个小官。以后贾岛一生终未获重用。贾岛虽曾经有过改变自己境遇的机会，但正是由于他过于自负，白白断送了发展的机遇，以致潦倒终生。

有人说，自负实际上是负自己，是掘陷阱，看来此话是很有道理的。面对茫茫宇宙，不管你多么"伟大"，也不过是一粒尘埃；面对无尽的历史，不管你多有"天才"，也不过是稍纵即逝的烟云，任何人都没有傲视万物、唯我独尊的资本。

自负心理的表现

自负的人难免心高气傲，有的自视过高，总爱抬高自己、贬低别人，把别人看得一无是处，总认为自己比别人强很多；有的固执己见，唯我独尊，总是将自己的观点强加于人；在明知别人正确时，也不愿意改变自己的态度或接受别人的观点；自负的人也很少关心别人，与他人关系疏远；他们经常从自己的利益出发，不太顾及别人。

自负心理表现的主要特点：一是自视过高。认为自己非常了不起，别人都不行，与他人关系紧张。二是过度防卫。这种人有很强的自尊心，当别人取得一些成绩时，其嫉妒之心油然而生，极力去打击别人，排斥别人。当别人失败时，幸灾乐祸，不向别人提供任何有益的信息。同时，在别人成功时，这种人常用"酸葡萄心理"（心理学中酸葡萄心理是指因为自己真正的需求无法得到满足产生挫折感时，为了消除内心不安，而编造一些"理由"来自我安慰，以消除紧张，减轻压力，使自己从不满、不安等消极心理状态中解脱出来，保护自己免受伤害）来维持自己的心理平衡。

形成自负心理的主要原因

形成自负心理的主要原因是：

一是家庭教育。家庭教育是一个人自负心理产生的第一根源，尤其是当今社会。对于青少年儿童来说，他们的自我评价首先取决于周围的人对他们的看法，家庭则是他们自我评价的第一参考标向。父母宠爱、夸赞、表扬，会使孩子觉得自己相当"了不起"。

二是生活一帆风顺。人的认识来源于社会生活经验，生活中曾遭受过许多挫折和打击的人，很少会有自负的心理，而生活中的一帆风顺则很容易养成自负的性格。现在的青少年大多是独生子女，是父母的掌上明珠，如果他们在学校里又出类拔萃，老师又宠爱他们，就会养成自负、自傲和过分自信的个性。

三是自我认识。自负者常常缩小自己的短处，夸大自己的长处。自负者也同样缺乏自知之明，同时又把自己的长处看得十分突出，对自己的能力评价过高，对别人的能力评价过低，自然产生自负心理。当一个人只看到自己的优点，看不到自己的缺点时，往往会产生自负的个性。这种人往往好大喜功，取得一点小小的成绩就认为自己了不起，成功时完全归因于自己的主观努力，失败时则完全归咎于客观条件或他人，过分的自恋和以自我为中心，把自己的举手投足都看得与众不同。

四是情感问题。一些人的自尊心特别强烈，为了保护自尊心，在交往挫折面前，常常会产生两种既相反又相通的自我保护心理。一种是自卑心理，通过自我隔绝，避免自尊心的进一步受损；另一种就是自负心理，通过自我放大，获得自卑不足的补偿。例如，一些家庭经济条件不很好的学生，生怕被经济条件优越的同学看不起，然后装清高，在表面上摆出看不起这些同学的样子。这种自负心理是自尊心过分敏感的表现。

五是性格问题。自负也是一种自信的极端形式。自信在一定程度上是积极的，当自信达到"权威"时，就会产生自负。当然，这不是必然的因素，而是加上个人的其他因素促成的。例如，《三国演义》中的关羽，自信源于他未逢敌手，但自负源于他轻视敌手。

如何克服自负心理

首先，要接受批评。自负者的致命弱点是不愿意改变自己的态度或接受别人的观点，接受批评即是针对这一特点提出的方法。它并不是让自负者完全服从于他人，只是要求他们能够接受别人的正确观点，通过接受别人的批评，改变过去固执己见、唯我独尊的形象。

其次，与他人平等相处。自负者视自己为上帝，无论在观念上，还是行动上都无理地要求别人服从自己。平等相处就是要求自负者以一个普通社会成员的身份与别人平等交往。

第三，提高自我认识。要全面地认识自我，既要看到自己的优点和长处，又要看到自己的缺点和不足，不可一叶障目，抓住一点不放，未免失之偏颇。认识自我不能孤立地去评价，应该放在社会中去考察，每个人生活在世上都有自己的独到之处，都有他人所不及的地方，同时又有不如人的地方，与人比较总不能拿自己的长处去比别人的不足，把别人看得一无是处。

第四，培养长远目光。要以发展的眼光看待自负，既要看到自己的过去，又要看到自己的现在和将来，辉煌的过去可能标志着你的过去成就，但它并不代表着现在，更不预示着将来。

自负与自卑

有的人过高地评价自己就表现为自负。有的人过低地评价自己就表现为自卑。自负实质是无知的表现，主要表现在不自知。无知有两种表现：一是盲从，二是狂妄。大多自负者表现为狂妄。

自负心理与自卑心理表现的机制不同。自卑心理是对个体交际活动动机的内在抑制，表现不出交际的积极性；而自负心理则是对个体交际对象的外在排斥，轻视他人的言语和行动。自负心理是指那些自我中心强烈，优越感极强，藐视和不主动同他人交际的心理现象。

自卑是因为自我认识发生偏差，过低估计自己，轻视或看不起自己的一种消极心态，在心理学中属于性格方面的弱点。有自卑心理的人常常容易消极地看待问题，凡事总往坏处想，对自己缺乏自信，怀疑自己的能力，自怨自艾，悲观失望，担心害怕，缺乏安全感。在这种心理支配下意志消沉，不愿接受挑战，心态举止消极灰暗，总把自己置于失败的恶性循环之中。

如果情节严重，极端自卑，那么就会出现两种情况：一是，因为极端自卑，性格变得更加内向，不敢与人交往，害羞，紧张，做什么事都没有信心，情况严重者还会导致抑郁症。二是，因为内心极端自卑，而自尊心又特强，所以他不想让人看到他自卑、脆弱的一面，这时他迫切想让自己变得更加强大起来，久而久之，就发展成为一种病态的自信，即自负，这种人其实内心是相当脆弱的，不堪一击。

自负与自信

自负是一种自我膨胀过度的自信，对自己的认识以点带面，一方面好就认为自己光芒万丈，很了不起，孤芳自赏，瞧不起其他人，不接受他人的建议和批评，更缺乏自我批评。唯我独尊，以自我为中心，盛气凌人，总认为自己对而别人错，把自己的意志强加在别人身上，难以和他人心理相容，影响他的人际交往。

自信与自负仅一步之遥。自信的人身上充满着活力，对自己的能力有一个正确的判断和把握，不断给自己加油鼓劲；而自负的人对自己的能力估计得过高，在竞争中容易轻视对手，不把对手放在眼里，从而容易招致失败。总之，自信是相信自己的能力，而自负则是过于"自信"。二者最根本的区别就在于是否对自己以及对手的能力有正确的认识。

适度的自信是一种感觉。一个人的成长、成功，往往靠这种感觉。这种感觉引导了你的正确判断。一个正确判断，不仅决定了你在一件事情上的成败，更重要的是它就是你走向哪个方向的分界线。比如，有两个人有着同样的环境，其中一个人突然就上去了，另一个人可能永远都上不了这个台阶，最重要的区别是他们各做出了什么样的判断。这个东西无法用考试分数来衡量，但却具有决定意义。我们从小到大周围总是有很多人只因一念之差，后来就一切都不同了。

自信是一个人战胜恐惧的渴望，自信就是我们对自己的成长能力抱有信心。我们应当像自己期望的那样成长起来，但是我又总是怕这怕那，其实最恐惧的事情不是别的，而是恐惧本身。所以自信是在战胜恐惧中获得的，你只要留意一下，就会发现自信不是与生俱来的，自信需要培养。可是，有的人总是梦想不付出代价就获得自信，就如同他们总是梦想不用劳动就获得财富一样。

自负与自尊

自负心理并不是自尊自重。自尊自重是保持美好人格的正确态度，而自负则是自命不凡，轻视别人的不良行为。对己对人都不能作出恰如其分的评价，结果使自己陷于盲目，别人也受到严重的压抑。夸大自我，轻视别人，远离实际，必然带来潜在的不满和行动的疏远，形成交际中的自我封闭。

当我们改正了自己自负的毛病，必然会迎来人生新的辉煌。

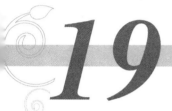

迟日园林悲昔游，今春花鸟作边愁
——从"悲昔游"说悲观心理

渡湘江 （杜审言）
迟日园林悲昔游，今春花鸟作边愁。
独怜京国人南窜，不似湘江水北流。

诗人杜审言（约公元 645—708 年）是大诗人杜甫的祖父，唐高宗咸亨元年（670 年）的进士，是唐代"近体诗"的奠基人之一，作品多朴素自然。唐中宗时，因与张易之兄弟交往，被贬官流放峰州（今越南越池东南）。这首诗当是他在流放中写的。他在渡湘江南下时，正值春临大地，花鸟迎人，看到江水滔滔，朝着与他行进相反的方向流去，不禁对照自己的遭遇，追思昔游，怀念京国，悲思愁绪，一触而发，这是一首即景抒情之作。

此诗的意思是，悲叹昔日还在园林里游玩的情景，今年春天花开鸟鸣更引发我在边疆的哀悲，独自怜惜从京城里出来的人往南窜，真羡慕湘江的水呀，你却往北流去！"迟日园林悲昔游"诗句中"悲昔游"是指诗人旧游之地，因放逐再次经过而感到悲伤。因眼前的春光回忆起往昔的春游，当年春日迟迟，园林如绣，游目骋怀，该是心旷神怡的，而这里追叙"昔游"时却用了一个"悲"字。这个悲，是今天的悲，是从今天的悲追溯昔日的乐；而反过来也可以说，正因为想起当时的游乐，就更觉得当前处境之可悲。

"今春花鸟作边愁"诗句中"边愁"是指被流放边远地区产生的愁绪。从"昔游"的回忆写到今春的"边愁"，一般说来鸟语花香是令人欢乐的景物，可是，这些景物却使诗人更想起自己正在流放去边疆的途中。鸟语也好，花香也好，在诗人心目中只构成了远去边疆的哀愁。可见，诗人的悲愁情结。

什么是悲观心理

悲观是由于失去所盼望的、所追求的东西或不自觉地对自己不满，而产生的一种情绪体验。生活中总会有不顺心意的事情发生，人的一生也不可能总是一帆风顺，因此有时候人产生悲观的情绪也在所难免。在心理学上，悲观是人自觉言行不满而产生的一种不安情绪，是一种心理上的自我指责、自我的不安全感和对未来害怕的多种心理活动的混合物。

在现实生活中，我们每个人都可能产生悲观心理，只是悲观的程度不同罢了。一定限度内的悲观是正常的，如果过于悲观，就属于心理问题了。有悲观心理的人会长时间地感到悲伤和忧愁，经常唉声叹气、焦虑不安；总是感觉生活不如意，对任何事情都没有情趣；看见别人开心自己反而觉得更难过，并且还有很严重的自卑感；情况严重者会对生活失去信心，有自杀的倾向。总之，悲观心理严重威胁着人们的心理健康。悲观心理不但会引发心理问题，而且还会导致身体上的不适和疾病，比如失眠、胸闷、便秘或腹泻、全身无力、月经不调、缺乏性欲等。

产生悲观心理的原因

悲观心理产生的原因主要有以下两个方面：第一，悲观心理和特定的性格有关。性格内向、孤僻、情绪波动，属于抑郁质或胆汁质气质的人往往容易产生悲观心理。第二，那些遭受过严重精神创伤的人容易产生悲观心理。比如亲人死亡、夫妻离婚、失业、人际关系紧张、生活艰难、命运坎坷等，都会促使人们产生悲观心理。

例如，中唐著名诗人元稹悼念亡妻韦丛的诗《离思五首·其四》："曾经沧海难为水，除却巫山不是云。取此花丛懒回顾，半缘修道半缘君。"这首诗意思是经过浩瀚大海的人再看到别的水便很难称其为水，见过巫山之云的人再看到别处的云也算不得是什么云了，用来比喻他们夫妻之间的感情如沧海之水和巫山之云，世间无可伦比。第三句便说因此他对其他女色再无眷恋之心了，最后一句则表明今后自己只能一边思念，一边专心修行道法了。这首诗的前两句悲歌传响，为后人广为传诵。

有人曾对 55 岁以上的丧妻者进行调查，发现丧妻者在半年内的死亡率比未丧妻同龄者的死亡率竟高 40％。而半年后，两者的死亡率差距就逐渐减少，以至十分接近了。什么原因呢？据分析，这是因为一个逝去，另一个在短时期内经受不住失伴的悲痛，精神上的崩溃导致生理上的崩溃的缘故。

中医认为"悲伤肺"

"悲"这种不良的情绪对人体器官伤害颇大，往往会直接引起某些器官的病变。2000 多年前最早的中医经典《黄帝内经》上说"悲伤肺"。肺是主"气"的，所以，又有"悲则气消"之说。气，乃生命活动的原动力，气在人体中周流不息，运行表里，具有推陈出新，温卫脏腑，防御外邪，固摄精血，转化营养等重要功能。人过分悲伤会伤气，或是阳气不固，或是阴气虚弱，或是气血不和，或是阴阳失调，或是经络受阻，以致五脏六腑发生功能紊乱，造成种种疾病。

人有时产生悲观的情绪是可以理解的，但如果长期沉湎于悲观情绪之中，则就是一种心理疾患了。长久的或过度的悲观会引起相关的生理及心理的疾病，如神经衰弱、焦虑、气喘等，严重的甚至可能导致死亡。这种情形在现实中不时可以听到、看到，因此不可轻视。

现代医学说悲观心理的危害

现代病理研究表明，悲观心理可以直接刺激中枢神经系统，使交感神经兴奋，儿茶酚胺释放增多，心跳加快，外周小血管收缩，血压升高。长期悲悲切切，神经血管经常处于紧张状态，胆固醇和脂质易于在血管壁上积聚，从而形成动脉粥样硬化。在"悲"这种情绪的作用下，血小板的黏滞性升高，从血小板释放出的"血栓烷"增多，形成微血栓，从而会导致心肌梗死、脑卒中等。由于交感神经兴奋，血和尿中儿茶酚胺及其代谢物含量增加，以致引起心率变化，以窦性心动过速尤为常见。"悲"这种精神状态，通过丘脑下部—垂体—肾上腺通路分泌出较多的肾上腺皮质激素，使胃酸分泌增加，胃液的酸性增强，会引起消化道溃疡病，或抑制溃疡面的愈合，加重溃疡病的病情，甚至出现溃疡急性穿孔、出血等。

"悲"这种情绪由于会加重脑动脉硬化和冠状动脉硬化的病理变化，所以又常常诱发冠心病心绞痛、肺源性心脏病、脑血管疾病等。因此，我们遇到悲痛哀伤的事件时，必须要有所节制。

如何调节悲观心理

既然悲观对心理健康不利，那么如何来调节自己的悲观心理呢？

（1）改变看问题的角度，变悲观为乐观。同样面对失败，悲观者和乐观者对它们的看法完全不一样。悲观者认为自己的失败是永恒的，而乐观者认为自己的失败是暂时的，只要自己吸取教训，继续努力，下次就可以取得成功；悲观者常常把失败全部归为个人的原因，而乐观者认为失败固然有个人的原因，但也不能排除运气因素和其他一些无法抗拒的因素，所以失败并不能完全说明自己的能力不如成功的人。用悲观心理看世界，看到的永远是灰色的天空；用乐观心理看世界，看到的永远是明媚的阳光。有时候，只要你变换一个角度看问题，心情就会获得轻松和愉快。

（2）用笑声来改变悲观心理，使自己从悲伤中自拔。对于因疾病的折磨等原因而带来的悲痛，最好是以"笑"驱之，以"乐"散之。俗话说："乐以忘悲。"其意是"乐"能调整人的心理活动，加强血液循环畅松肌肉，驱散各种悲的情绪，克服个性中的孤独内向的倾向，使人的心情变得达观快乐。中医学历来认为，七情是相互制约的，"悲"这种心理和情绪，对人体虽有一定摧残力，但遇"喜"则要败北了。

当你心里难过的时候，尝试让自己放声大笑，笑过之后，你就发现心里的悲伤缓解了许多，心情也变得轻松而愉快。让自己发笑的方式有很多种，你可以看一些喜剧电影，读一些幽默故事，和一些性格开朗、喜欢开玩笑的朋友聊天等，这都能帮助你开心地笑起来。其实，笑声真的可以用来治疗疾病，尤其是一些"心病"。

（3）多和乐观的人接触。乐观是可以传染的，如果你身边的人是乐观的，那么你的心情也会变好，悲观就会离你远去。所以，在平时生活中，要多和那些乐观的人来往，观察他们的言行举止，学习他们的乐观态度，这样乐观的火种就会慢慢地在你的心里点燃，你也会成为一个乐观的人。

（4）要想摆脱悲观，就要学会调整自己的心态。古人讲"境由心造"。现实生活其实本来就是纷繁复杂的，有光明美好，也有黑暗龌龊，但悲观的人往往是以自己悲观消极的想法去看待周围的一切，现实生活或多或少都会带有悲观的色彩。这正如英国的一位作家所讲："生活是一面镜子，你对他笑，它就对你笑，你对它哭，它就对你哭。"要有良好的心态，就要改变自己看问题的思维方法。凡事要多从好的方面看，不要过分挑剔，要学会宽容和憨厚一些。不要被逆境所困扰，敢于放弃已经成为负担的东西，能屈能伸，以幽默的态度来接受现实中的失败，总结教训，脚踏实地去争取新的胜利。

（5）驱"悲"的另一个好方法是外出旅游。一个人在悲痛的时候，整天待在家里或处于原来的环境中，就不容易摆脱出来。你可以走出自己的小天地去亲近大自然，借外出旅游等机会来转移注意力，获得情绪上的稳定。旅游能开阔胸怀，调节精神，摆脱孤独和悲哀感。在大自然中，那深沉宽阔的大海；那雄伟挺拔的山岳；那蔚为壮观的飞瀑急流；那赏心悦目的奇松怪石；那五彩缤纷的漫山野花……这一切足以使你身心两忘，忘掉惆怅，忘掉悲哀，进入无忧的心境。

这时，就正如李白《山中问答》一诗中所写："问余何意栖碧山，笑而不答心自闲。桃花流水窅然去，别有天地非人间。"使人们领略到祖国壮丽山河的可爱，生活的美好幸福，从而在精神上受到鼓舞，悲哀之情随之就会减轻。

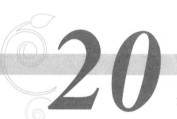

20
泪因生别兼怀旧，回首江山欲万行
——说怀旧心理

赠吴渠州从姨兄士则 （元稹）

忆昔分襟童子郎，白头抛掷又他乡。三千里外巴南恨，二十年前城里狂。
宁氏舅甥俱寂寞，荀家兄弟半沦亡。泪因生别兼怀旧，回首江山欲万行。

这是一首诗人被贬巴蜀时，回忆二十年前儿时和姨兄情谊的怀旧诗，"泪因生别兼怀旧，回首江山欲万行。"诗人的怀旧，情深深，意切切，但又不拘泥于悲凄，仍对未来充满着期望。

唐诗中的怀旧诗句

在唐诗中有不少出彩的怀旧诗，如：

李白的《静夜思》中"举头望明月，低头思故乡"，《对酒忆贺监》中"金龟换酒处，却忆泪沾巾"。

杜甫的《奉赠萧二十使君》中"结欢随过隙，怀旧益沾巾"。

刘禹锡《乌衣巷》中"旧时王谢堂前燕，飞入寻常百姓家"。

韦应物的《开元观怀旧》中"方轸故物念，谁复一樽同"。

李商隐的《锦瑟》"锦瑟无端五十弦，一弦一柱思华年……此情可待成追忆，只是当时已惘然"。

李中的《怀旧夜吟寄赵杞》中"魂销事去无寻处，酒醒孤吟不寐时"。

顾况的《闲居怀旧》中"贫居谪所谁推毂，仕向侯门耻曳据"。

李端的《慈恩寺怀旧》中"去者不可忆，旧游相见时"。

什么是怀旧

"怀旧"一词，《辞海》解释为追念古昔、怀念旧友。在心理学中，怀旧是一种思念过去时复杂的情绪状态，它既可以是正面的，也可以是负面的，还可以是苦乐参半的。怀旧的内容多种多样，去过的或生活过的地方、见过的人物、经历过的事件和情境等，都可以成为怀旧的对象。

"怀旧"已经成为一种正常的人类心理反应和一种社会学现象，已不局限于个体对自己过去的回忆，或是一种"年华渐逝"的印记，而是作为一种正常的情况，既带有浓烈的个人特征，也具有社会的普遍意义。怀旧并没有特定的人群和年龄，它可以发生在不同的人身上，也可以发生在人生不同的阶段，是一种稳定的个人心理倾向。

正常的怀旧具有储藏正性情绪、维持和提高自我的积极性、增强社会联系、使人具有存在感、统一自我等功能。一般的怀旧是甜蜜的、温馨的，甚至都有点不自觉的"幻想"成分，或许这也是人们喜欢怀旧的一个原因，如果怀旧总是噩梦，相信就没人喜欢怀旧了。怀旧通过退行到过去替代性地满足了人的本能欲求。它所造成的时空错觉，正好能以一种象征的方式带给人安全和爱。

一般来看，怀旧更多的是情感记忆，而不是认知记忆。这种记忆是有选择的，其所包含的情感结构比较复杂，既包括温暖、喜悦、感激、友爱和单纯等正面情感，也有失落、悲伤和渴望等负面情感。

当今社会随着现代化的加快，人们的学习、工作和日常生活的方方面面都与过去越来越不相同，因而怀旧也常常出现在现代人们的生活中，如"老照片"的流行，难忘金曲、流金岁月在电视广播中不断出现，以及建筑界的"老房子系列"、文学界的"怀旧系列丛书"等，所有这些都反映了现代人的怀旧心理。不久前，一项有 2000 多人参与的网络调查显示，43.7％的人有时怀旧，37.5％的人经常怀旧。国内外的一些学者已开始对怀旧的性质、结构、功能等方面进行大量的研究。

怀旧是心理防御机制

如果从更深的心理学层面去分析，怀旧还隐含着人的"退行"心理，这是一种心理防御机制。当我们面临矛盾和冲突时，我们就会通过怀旧、通过对过去的回忆让我们相信个人的价值，让我们以更有意义和更积极的眼光去体验生活，来寻求心理上的安全保护。

怀归同时也可以让人寻找一种安慰，尤其是在危机之下或社会动荡的时代，怀旧能给人以舒适、亲切等正性情感，成为人内心的"庇护所"。因为对于未来，我们总有着各种各样无法预期的焦虑，只有对于过去，我们能自由而单纯地在脑海里为之加工，进行评价分析，解读重构，甚至进行功能性的利用。当下社会压力增大、人际关系疏离、工作不稳定等社会现实，让很多人通过怀旧来逃避现实。当面临矛盾和冲突时，我们会通过对过去的回忆来寻求心灵上的安慰。

此外，怀旧还可以增加亲密感。怀旧是对过去的一种重构与思念，包括对一种已经发生的事件的可掌控感和安全感。而将这一保护或认同进一步放大，怀旧也可以唤起共同兴趣社团成员间的亲密感并获得群体性的认同，如同学会、校友会、同乡会、知青联谊会、网友会、粉丝会等。从社会学角度看，在人生经历重大转变的时刻，人们需要用怀旧来保持自身，而对过去的感知可以唤起过去的自我，清晰地认识、定义自己，因此怀旧是自我感知不可缺少的组成部分。

对于我们每个人来说，"人生到处知何似，应似飞鸿踏雪泥"，人生有着太多的未知因素，但不意味着人生就是盲目的，过去的岁月虽已远逝，但并不代表我们就不能再次想起。念念不忘必有回响，正常适度的怀旧有助于每个人的身心健康。

"怀旧金曲"的生理学基础

近年来，心理学家已经证实，怀旧不仅是一种文化现象，也是一种由我们的神经系统下达的"指令痕迹"，这就解释了为什么我们觉得在青少年时期听的那些歌曲，比后来听到的任何歌曲都更优美动听，如"让我们荡起双桨""莫斯科郊外的晚上"。不是人们的音乐鉴赏力发生了改变，也不是后来听到的那些歌真的都不好听，而是因为年少时听的那些歌，在我们的情绪之中留存着很强的力量。研究者发现，相较于成年之后听到的歌曲，我们的大脑会将青少年时期听到的歌维系得更加牢固。因为从 12～22 岁期间，正是我们大脑神经系统迅速发育的阶段，在这段时间内，我们所喜欢的歌曲和音乐会与我们脑叶永久性地关联到一起，产生了一种强烈的记忆痕迹，并且这种记忆痕迹不会因为时间的流逝而减弱。所以，无论我们后来的音乐品位发生了怎样的变化，我们的大脑里始终都会回荡着年少时为之着迷的那些歌曲。

老年人更爱怀旧

老年人怀旧实际是一种"回归心理"，老年人在现实生活中总喜欢向别人诉说自己以前的事迹，他们会沉浸于过去的快乐中，认为过去比现在美好，心理学家把这种现象称为"回归心理"。生活中我们常看到老人过度怀旧而影响身心健康。医学专家指出：老人过度怀旧实际是一种不良的心理状态，这种心理会加速人体的衰老，更甚者过度怀旧心理的老年人，死亡率和癌症、心脑血管病的发病率分别比正常老年人高 3～4 倍，同时也易引起老年性痴呆症、抑郁症和消化性溃疡等病。

现实生活中，年轻人也常会怀旧，成为我们生活的一部分，但并不会对生活造成影响。随着年龄的不断增长，机体逐渐老化，新陈代谢及内分泌功能不断减弱，老年人的思维、记忆、理解等各种能力均有降低，但"阅历丰富"的大脑储存的"往日信息"却根深蒂固，遇到某种刺激极易触景生情，往事在脑海中不断涌现。

有人认为，当人步入老年时，人们对自我能力衰退的恐惧，对外界掌控力下降的恐惧，对退休之后未知生活的焦虑，很容易触发"怀旧情绪"，以期能获得心理安慰和情感支持，自身价值的"重显"，能抓住过去的掌控感与安全感。此外，老年人意识到生命所剩无几，心里隐隐产生恐慌，于是反复回想过去的时光，并加以美化安慰自己。在这些时候，怀旧通过退行到过去替代性地满足了人的本能欲求。它似造成的时空错觉，正好能以一种象征的方式带给人安全和爱。

老年人要善于让怀旧变成一件"好事"。怀旧时应注意不要过度沉迷于那些负面的情感，然后自我暗示地认为过去的生活更美好，感叹着"那些年，如果我怎样做就好了"，这样的假设会让我们后悔、难过，甚至对现在的生活不满。比如当老年人在养老院里对比现状与过去，这并不能让他们觉得未来无限美好。但如果老年人将往事看成一种人生存在的方式，思考"我的生活意味着什么"，老年人可能从怀旧中获益，注意到这一点，怀旧就能在老年人的生活中发挥正向作用。

但总体而言，怀旧情感大多是正面的，是通过过滤掉不愉快因素来保持或优化个人的自我认同。怀旧心理几乎每个人都会产生，但正所谓"过犹不及"，因为怀旧而否认现在和将来，就会陷入病态。他们认定今不如昔，生活在今天，而志趣却滞留在昨日。一言一行与现实生活格格不入，这种怀旧称之为"病态怀旧心理现象"，对身心健康有害。

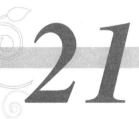

21 曾参岂是杀人者，谗言三及慈母惊
——"曾参杀人"与从众心理

答王十三寒夜独酌有怀 （李白）

......

一谈一笑失颜色，苍蝇贝锦喧谤声。曾参岂是杀人者，谗言三及慈母惊。

与君论心握君手，荣辱于余亦何有？孔圣犹闻伤凤麟，董龙更是何鸡狗。

……

这是一首倾诉诗人抱负的忭情诗，揭露了当时朝廷小人得志，而有才能的人得不到重用，反遭谗毁的现象。诗人表示要超脱荣辱穷达之念，飘然去隐居。

"曾参杀人"的故事

诗句"曾参岂是杀人者，谗言三及慈母惊"。这一典故出自西汉刘向《战国策·秦策》中记载的一则"曾参杀人"的事："人告曾子母曰：'曾参杀人。'曾子之母曰：'吾子不杀人。'织自若。有顷焉，人又曰：'曾参杀人。'其母尚织自若也。顷之，一人又告之曰：'曾参杀人！'其母惧，投杼逾墙而走。夫以曾参之贤与母之信也，而三人之疑之，则慈母不能信也。"其实，是一个与曾参同名同姓的人杀了人，当曾参回家后才真相大白。流言虽然是无中生有，道听途说，但众口铄金，连了解儿子的慈母也信了，这就是心理学中"从众心理"的结果。

什么是从众心理

从心理学上看，个人的观念和行为受群体的引导或压力，从而向与多数人相一致的方向变化的现象，叫作"从众"。用我们通俗的话来说就是"随大流"。生活中，人云亦云、围观现象、消费习惯、生活方式的选择，到教育、择业、婚恋等都可看到"从众"的影子。

美国社会心理学家阿希，在试验中发现人们会在很大程度上受到他人的影响，从而违心地作出明显错误的判断。阿希提出了"从众心理"。从众心理是指个人受到外界人群行为影响，而在自己的知觉、判断、认识上，表现出符合于公众舆论或多数人的行为方式，而只有很少的人保持了独立性，没有从众，从众心理是大部分个体普遍具有的心理现象。

从众心理的两面性

从众心理现象恐怕在每个人身上都发生过，如"入乡随俗"，吃喝穿戴、娱乐等赶时髦，追时尚等。当今价值取向中也能发现从众心理的影子，如拜金潮、物质化、享乐主义等，甚至被当作获益手段，如商业推销、明星选秀、舆论操控等。

任何事情都有两面性，从众心理也有着两面性。积极作用有助于个体获得安全感和自信心。从众使得人类形成了共性的价值观和是非标准。消极作用在于为了迎合群体，压抑个性，束缚自我意识，排斥独立思维，扼杀创造力，甚至成为谣言的温床，扰乱社会秩序。有时为了从众而使自己心理处于矛盾和压力之中，引发情绪问题。

正确对待从众心理

从众心理的意义取决于从众行为本身的意义。充分利用从众心理的积极作用，鼓励推崇正向的从众心理及行为，可以引导人们真善美的行为，形成良好的社会风气。但是，从众也并不是意味着没有主见。被动从众势必失去自己的价值感，而盲目从众会迷失自我。所以，理性的做法是"从众"但不盲从，考虑群体，但也要尊重自己的个性。因为一个美好的社会需要多元化的生活态度与人生哲学，最好的你就是成为你自己。

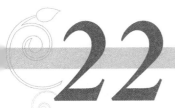

22

幽兰露、如啼眼，无物结同心
——说焦虑心理

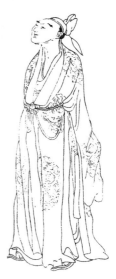

苏小小墓 （李贺）

幽兰露、如啼眼，无物结同心。

烟花不堪剪，草如茵、松如盖。

风为裳、水为珮，油壁车、夕相待。

冷翠烛、劳光彩，西陵下、风吹雨。

诗人此诗描写苏小小（479 年—约 502 年，钱塘人，南朝齐时期著名歌伎）幽灵。兰露如死者眼泪，死后无物可绾结同心，坟烟如花也不能相赠。她生前乘惯的车子仍在等她。鬼火冷冷，凄雨飒飒。

"鬼才"诗人在感慨自己

诗人李贺的一生很短促，只活了 27 岁。他虽说是唐朝皇室的后裔，但早年丧父，家境贫寒，体弱多病，从社会地位上看，他不过是个寒士。对于李贺来讲，实现理想的唯一出路是通过科举考试进入仕途。然而，在极重家讳的唐代，他的这条通向上流社会的路被无情地封杀了。

对于"天才奇旷"的李贺来说，望建功立业，"男儿何不带吴钩？收取关山五十州。请君暂上凌烟阁，若个书生万户侯？"（《南园十三首·其五》），表达了他的雄心壮志。然而，进入仕途的无望，使李贺痛感实现自我价值的虚妄。疾病的缠身，使他对生命的炽热欲求在现实的空间被凝结。这种无奈困窘的境况，使李贺对生命的流逝不仅仅是叹惜，更多地感受到一种忧惧与焦虑。生命的有限与无限、绝望与幻觉、生与死在他的生命意识里充满了悖论。他只能以一种焦虑的心态体验着、承受着，被一种无奈和宿命笼罩着，"壮年抱羁恨，梦泣生白头"（《崇义里滞雨》）。

在《苏小小墓》诗中，诗人通过一派凄迷的景象和丰富的联想刻画了苏小小孤寂幽冷、怅惘空虚的心境，她怀着缠绵不尽的哀怨在冥路游荡。同时，也感慨诗人自己孤愤之情。李贺由于郁郁不得志，长期处于心理焦虑忧郁之中，年仅 27 岁便离开人世。

焦虑是种常见情感反应

焦虑也是现代社会比较常见的情感反应。焦虑症亦慢性焦虑障碍，是一种精神心理疾病。国际性流行病学研究表明，大约有 4.1%～6.6%的人一生中会得焦虑症。研究还表明脑力劳动者、女性病人更多。

预防焦虑，首先要正确认识自己、相信自己。事实证明，过于追求十全十美的人，当某些方面或事情不够完美时，就会产生强烈的焦虑感；具有自卑倾向的人，总认为自己不如人，因此常常会有强烈的不安全感而产生焦虑；以我为中心，过度关心自己健康的人，一遇轻微不适就会有强烈的恐惧感，进而发展成严重的焦虑障碍。凡此种种，都说明焦虑产生的根源首先在于自己。

心理学研究表明，如果人不改变自己的情绪，就很难改变自己的行为。情绪改变就会导致行为的改变。如果一个人总是把自己放在某种情绪状态之中，感受这种情绪，十有八九这种情绪就会真正到来。而良好的心情对于健康的积极作用是任何药物都无法取代的。

不妨读读唐诗

唐诗在调适我们不良情绪时，会提供许多很好的材料。当我们处于焦虑不安时，不妨多读读唐诗中的山水田园诗歌，体会其中的恬然自然，能抚平我们焦躁不安的心态。如王维的《鸟鸣涧》："人闲桂花落，夜静春山空。月出惊山鸟，时鸣春涧中。"《辛夷坞》："木末芙蓉花，山中发红萼。涧户寂无人，纷纷开且落。"

唐代诗人大多怀有远大的理想和抱负，但不少人历经磨难，道路坎坷。在遭遇挫折失败之后终于悟出天地人生的真谛，以豁达的心态面对眼前的困难和曲折。这种平静坦然的情绪应该也能使我们从中得到一些启发和鼓舞。请看李白的《拟古十二首·其九》："生者为过客，死者为归人。天地一逆旅，同悲万古尘。月兔空捣药，扶桑已成薪。白骨寂无言，青松岂知春。前后更叹息，浮荣何足珍。"这首诗是说活着的人如来去匆匆的过客，死去的人如一去不返的归客，天地就像迎来送往的旅店，古今多少人为此而悲叹。嫦娥虽升天得到长生，但只有捣药的玉兔陪伴她度过孤寂的日子。东海升起太阳的神树扶桑也已变成枯柴。埋在地下的白骨不会再计较毁誉荣辱，苍翠的青松并不知晓春天的来临。世间万事万物的兴衰都在于自然，悠悠人世令人叹息，一时的浮荣实在不足珍惜。

一个人如果看透了天地人生，将生死荣辱置之度外，他就会从容不迫地对待眼前的各种压力和困难，营造起快乐的心情去避免焦虑的产生。王维在《终南别业》诗中说得好"行到水穷处，坐看云起时"。

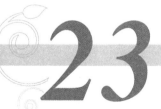

23

我昔斗鸡徒，连延五陵豪
——少年李白的冲动

叙旧赠江阳宰陆调（部分）（李白）
风流少年时，京洛事游遨。腰间延陵剑，玉带明珠袍。

我昔斗鸡徒，连延五陵豪。邀遮相组织，呵吓来煎熬。

君开万丛人，鞍马皆辟易。告急清宪台，脱余北门厄。

李白在《叙旧赠江阳宰陆调》一诗中，写了他少年时曾经参加过街头斗殴的事：想当年，我风流少年之时，去京洛从事游邀干谒。腰间挂着延陵剑，身穿玉带明珠袍。曾经与街头斗鸡徒闹别扭，他们伙同五陵豪士。组织邀遮成一伙玩命之徒，对我一人威胁、煎熬。你（陆调）冲开万人丛，鞍马都躲避闪开。赶去清宪台告急，宪兵把我从北门解救出来。这个片段所写的就是李白少年时与街头流氓无赖打斗，幸亏陆调出手相救的事实。这件事也表明了少年李白也曾有过冲动之举。

冲动是一种心理反应

《辞海》（第六版）对冲动的解释是：一种缺乏明确目的性的动作，其特点是主体对动作的目的、意义和后果缺乏清醒的认识，不能受到理智的控制，但持续时间短暂。在儿童身上较多发生。成人在激情爆发时，也可能伴随着这种冲动性动作。往往是意志力薄弱的一种表现。

心理学家认为，冲动是由外界刺激所引起的，缺乏明确目的性的心理反应。这种反应的特点是由头脑中产生的形象立即引起，但对其后果的意识程度很低。冲动如果不加以控制，就会形成愤怒。在这个时候，人就会调动起所有的能量迸发出来，并且常通过语言或动作行为加以发泄。

许许多多的教训都告诉我们，冲动和愤怒会使人失去冷静和自我调控的能力，不仅于事无补，而且会遭受不必要的挫折。青春冲动没有什么模式可提供，是伴随着爱情的渴望和性感的觉醒而奔放出来的，这种冲动不是刻意制造和故意装饰出来的作秀姿态，而是必须在这个年纪出现或展露的不可阻挡的近乎天然的状态。有人说，青春的冲动，是一匹不带嚼头的野马，可以成为千里马，也能野性不改，游荡在茫茫原野……人都有七情六欲，有情有欲，冲动在所难免。然而，一时的冲动，情有可原；克制不住经常冲动不已，就很可怕了。冲动是魔鬼，说明人们视冲动为洪水猛兽，为不祥之象。

醉酒使人兴奋，一兴奋就容易冲动，一冲动就会忘乎所以，失言失态，甚至做出令人不耻的出格事情，将来后悔也无济于事了，会使人掉入痛苦的深渊。小节上有偶尔的冲动，人之常情，无伤大雅；大事上切不可盲目冲动，要冷静行事，不然会因冲动而人生输得很惨。

唐诗中的"冲动"

冲动是人受到刺激时的一种本能反应。在某些时候，冲动可以激活人的灵感和潜能，有利于开展创造性的活动。

唐诗中很多优秀诗篇，就是诗人"冲动"后的灵感之作。例如，"天下伤心处，劳劳送客亭。春风知别苦，不遣柳条青"（李白《劳劳亭》）。古代有折柳送别的习俗，写这方面的诗作很多，但李白的这首诗却不像其他诗人写折杨柳表送别之情，而是写春风好像深知人间别离之苦，不忍看到人们折柳送别的场面，故意不让柳条发青。这种出人意料的巧妙构思，就是冲动激活灵感的独创性所致。

当看到不公平或丑恶的社会现象时，表达出愤怒的冲动之情也是应该的。唐诗中杜甫、白居易、李绅等诗人的很多诗篇中，对社会黑暗和腐败表达了愤怒。例如，"朱门酒肉臭，路有冻死骨"（杜甫《自京赴奉先县咏怀五百字》）就大胆、尖锐地揭露了当时的社会现实；"四海无闲田，农夫犹饿死"（李坤《悯农二首·其一》）。再如，诗人贾岛写了一首题名为《剑客》的诗"十年磨一剑，霜刃未曾试。今日把示君，谁有不平事？"就是这位孤寂穷困的诗人也有扶危济困、抱打不平的激愤之情。像这样的冲动以至愤怒是值得称赞的。

但是，如果由于事与愿违，自己的某种需要得不到满足，而将冲动与愤怒用于日常交往之中则是不可取的。因为这样做，对人对己都是有百害而无一利的。例如，诗人韩愈就吃够了冲动的苦头。元和十四年（819年），唐宪宗迎佛骨入皇宫，韩愈当时正值一帆风顺，青云直上的得意之时，他出于一时冲动，给宪宗写了一封奏章，以大量的事实证明历史上信佛的皇帝都是短命的。结果宪宗勃然大怒，要将他处以极刑，多亏别的大臣极力相救才免于一死，但遭到贬官外放的处分。在遣送过程中，他的女儿病死途中，致使韩愈遭受沉重打击。

人处于冲动愤怒之中，常常失去理智，做事往往不计后果，因此酿成后悔以至伤人、毁物、触犯刑律的事情屡见不鲜。因为一件小事或意见不合而发生争吵打斗的现象随处可见。这种情况在唐诗中也可窥见。大诗人李白有一些诗歌颂扬侠士生活，他在《赠从兄襄阳少府皓》一诗中说自己"脱身白刃里，杀人红尘中"，在《白马篇》中又说"酒后竟风采，三杯弄宝刀。杀人如剪草，剧孟同游遨"。结果引出后人的热烈争论。有人说这是李白的自述，肯定是事实；有人说他并未杀过人，只是表达自己的任侠信仰。但他少年时曾经参加过街头斗殴应该是事实，李白在《叙旧赠江阳宰陆调》一诗中，就记述了自己少年时与街头流氓无赖打斗的事，这应该是可信的。

冲动与健康

一个人如果经常动怒、生气、冲动，必然会危害健康。世间万事，危害莫过于生气。中医经典《黄帝内经》就记载："百病生于气矣。"人经常生气，必然会破坏机体平衡，引起各部分器官功能的紊乱，降低免疫功能，从而诱发疾病和灾难。

有一位美国生理学家为了研究心理状态对人体健康的影响进行了一项专门的实验。实验结果表明，当一个人心平气和时，此人呼吸时形成的汽水是透明澄清的，而生气时，呼吸时形成的汽水则有紫色的沉淀物。把这个生气时呼出的汽水注射到大白鼠身上，12分钟后大白鼠竟然死亡了。由此，这位生理学家认为："人生气时的生理反应十分强烈，代谢的分泌物成分比任何情绪时都复杂，更具有'毒性'。因此动辄生气的人很难健康，更难长寿。"

如何控制冲动

那些容易冲动的人，其实有的时候并没有意识到他们在做什么。那么，应该如何去控制冲动和愤怒呢？

（1）建议在冲动、发泄愤怒时，先为自己的情绪降温，让大脑冷静一下。

（2）当冲动和愤怒来临时，首先就要寻找"缓冲剂"。缓冲的办法有：马上转移注意力，将注意力从引起冲动和愤怒的事情上移开，以避免负面情绪快速膨胀上升，如注意自己的心率变化。也可以压抑怒火，让能量有节制地缓缓释放，如果有条件，还可以找适当的场合宣泄胸中的怒火，但不可去伤害与此无关的人和事，如可以去从事打球、跑步、练拳击等体力消耗大的运动，在运动中化解、发泄内心的不快。

（3）最为重要的是要冷静，多想想发怒、冲动的后果。德国诗人歌德曾经说过："决定一个人的一生，以致整个命运的，只是一瞬间。"英国哲学家培根也说："谁丧失了忍耐，谁就丧失了灵魂。人切不可学那蜜蜂，在蜇伤人的同时丢掉了自己的性命。"对那些惹人冲动和愤怒的事，要学会"冷处理"，特别是面对中伤、诋毁，使人万分痛苦时，更要保持冷静。在冷静时会发现诱因，可对其做出分析，寻找对应或解决的办法，万不可因为愤怒而使自己疯狂。

事实上，有80％恼怒是由于自己不够冷静，分析不当所造成的。常言道："忍一时风平浪静，退一步海阔天空。"我们要学会多一点冷静，多一点宽容，多一点友爱，将怒气化为平和。培养沟通能力，求同存异，在换位思维中平息愤怒，减少冲动。

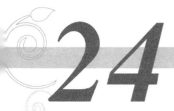

散热由心静，凉生为室空
——"情绪中暑"与"心静身自凉"

消暑 （白居易）

何以消烦暑？端坐一院中。眼前无长物，窗下有清风。

散热由心静，凉生为室空。此时身自得，难更与人同。

诗句"散热由心静，凉生为室空。此时身自得，难更与人同"的意思是，暑热之所以很快地消散，是由于我心中保持宁静，凉意顿时产生，也是因为居室的虚空。这时候，我的身心感到非常舒适，舒适得难以再与别人的感受相同。

从今天来看，诗人白居易对"热"和"消暑"的认识是十分符合科学的，他提出房间空虚简单，门窗通风，平衡心态，减少运动等方法，确实是对付暑热、高温的有用手段。尤其是"散热由心静"的说法与千百年来"心静身自凉"的说法是一致的，是有科学道理的。

唐诗中的消暑纳凉

唐诗中有很多苦热的诗句，如：

白居易的《苦热题恒寂师禅室》"人人避暑走如狂，独有禅师不出房，可是禅房无热到？但能心静即身凉"。《苦热》诗中"头痛汗盈巾，连宵复达晨。不堪逢苦热，犹赖是闲人"。

王维的《苦热行》"赤日满天地，火云成山岳。草木尽焦卷，川泽皆竭涸"。

杜甫《夏夜叹》诗中"仲夏苦夜短，开轩纳微凉"。

柳宗元的《夏昼偶作》诗中"南州溽暑醉如酒，隐几熟眠开北牖。日午独觉无余声，山童隔竹敲茶臼"。

还有些诗句，描写了临窗纳凉情景，如：刘禹锡的《刘驸马水亭避暑》："千竿竹翠数莲红，水阁虚凉玉簟空。琥珀盏红疑漏雨，水晶帘莹更通风。"陆希声的《绿云亭》诗中"六月清凉绿树阴，小亭高卧涤烦襟。"这些诗篇，描写了人们在竹林水阁、绿荫小亭纳凉消暑之趣。

"情绪中暑"和中暑的区别

人的体温，在正常生理条件下，经常是相对稳定的，保持在 37.0 ℃左右。在正常生理情况下，体温可随昼夜、年龄、性别、环境温度、精神紧张和体力活动等情况不同而变化，尤其与精神、情绪变化关系十分密切。

医学研究发现，人体对环境温度的耐受力与人的情绪有直接关系。科学家们的研究证实，在中暑的病人中确实有 16％的人与不良情绪有关。这在医学上被称为"情绪中暑"或"夏季情感障碍症"。

医学上，"中暑"和"情绪中暑"的概念是有区别的。中暑是当外界温度过高（超过 35 ℃）时，机体通过辐射和对流散热发生障碍，身体只能靠出汗来散热，如果外界温度过高或湿热高温环境，则汗的蒸发亦受影响，此时散热有困难，热便在体内贮积更多。当超过人体耐受的限度时，便发生中暑。对高温环境的适应能力不足是中暑的主要原因，年老体弱者、产妇及耐热能力差者，尤其容易发生中暑。

情绪中暑是一种因季节性情感障碍出现的心理疾病。当气温超过 35 ℃，日照超过 12 小时、湿度高于 80％时，气象条件对下丘脑的情绪调节中枢的影响就明显增强，气温炎热时容易出现烦躁不安、情绪激动等变化，有的人容易情绪失控，与他人频繁发生摩擦或争执的现象，这就称"情绪中暑"，又叫"夏季情感障碍综合征"。

情绪中暑的原因和症状

医学家认为"情绪中暑"产生的原因是，人的情绪与外界环境有密切联系，当遇到持续高温天和外界大环境变化时，人体这一小环境受到影响也会发生变化。一般来说，低温环境有利于人的精神稳定，一旦温度上升的变化幅度增大后，人的精神、情绪就会产生波动，不仅给人带来身体上的不适应，还会对人的心理和情绪产生负面影响，以致出现情绪烦躁、爱发脾气、记忆力下降等现象。在中暑的病人中，约有16％的人会发生"情绪中暑"，因高温而乱发脾气，情绪、心境和行为异常。尤其当气温超过35℃、日照超过12小时、湿度高于80％时，气象条件对人体下丘脑的情绪调节中枢的影响就明显增强，加上出汗增多，人体内的钙、镁、钾、钠等电解质代谢会出现障碍，影响大脑神经活动，从而生理中暑和"情绪中暑"的比例都会急剧上升。造成情绪中暑的内因，归根结底还是人体对环境的适应性差。

情绪中暑的主要症状，一是情绪烦躁，常会因微不足道的小事，对家人或同事发火，而自己则觉得心烦意乱，不能静下心来思考问题，经常丢三落四忘掉事情。二是心境低落，对什么事情都不感兴趣了，觉得日子过得没劲，对同事和家人缺乏热情，此种情况清晨稍好，下午变差，晚上更甚。三是行为古怪，常会固执地重复一些生活的动作。

情绪中暑的易感人群

首当其冲的是从事室外高温作业的重体力劳动者、年老体弱者、产妇等，这些人极容易出现疲劳，导致情绪低落。二是日常工作、生活压力较大的人，往往由于自身长期处于紧张状态，被外部炎热环境点燃情绪"导火索"后，容易将压抑已久的负面情绪一股脑地爆发出来。三是那些遇事便紧张兮兮，且情绪波动较大的个性脆弱的人，由于自身对环境的适应能力和心理调节能力相对较差，更容易感到烦躁不安。四是那些过分计较或在乎他人看法的，且不善交际、性格内向的人，往往疑心较重，又不善于表达。这些人在高温环境下，可能因为一些小事而与人大动干戈。五是儿童和青少年，因为他们尚处于情绪、情感的发育阶段，高温天气更容易诱发他们的冲动行为。

情绪中暑的防治

高温环境是导致人们"情绪中暑"的外因，而心理压力大、个性敏感与脆弱、脾气急躁、自我中心意识较强，以及心理承受能力和适应能力较差是"情绪中暑"的内因。所以，预防"情绪中暑"需要从以下几个方面入手：

（1）要"静心""安神"，越是天热我们越要心静，心态越需要放平和，尽量保持淡泊宁静的心境，不要生闷气，做到"心静自然凉"，将有助于降低心理热度，减少天气对身体的负面影响。此外，要及时发现自己个性的脆弱之处，遇事冷静。遇到不顺心的事，要学会情绪转移，感到心烦意乱时可以想象一片森林、一片蓝天，冰天雪地等，平静一下心情。调节情绪对于这部分人来说，有时比运用药物和采取其他防暑措施更有效。心情平静了就会产生出超常的效果，就会相对提高机体对热的耐受力，产生出"此时身自得，难更与人同"的良好效果。

（2）要保证睡眠。睡眠不足，心情会变得急躁。经常日夜颠倒或长期熬夜的人，通常情绪不稳定。因为夜间 11 时至凌晨 1 时是脏腑气血回流的时间，此时，血回流到肝准备储存能量。如果缺少睡眠就会引起肝盛阴虚，阴阳失和。

（3）日常膳食应尽量减少进食油腻食品，多吃一些清淡的食物和"清火"的食物，如新鲜水果、蔬菜、绿茶等，注意多饮水。但"多吃"也要有个"度"，过之不及。

（4）要注意"养气"。日常生活中，行住坐卧都要保持不急不缓的动作，让呼吸均匀有序，"气"自然就会和顺了，身心舒展放松，"心"自然就平静了。

（5）居室要注意通风，空气流通，尤其空调房间，不要在封闭空间内待得太久。

（6）早晚可以到室外散步活动。

"心静身自凉"是一种境界

盛夏酷暑之中，向何处取凉，最好的"消暑"途径是从"心静"中求凉。此谓意宁消烦暑，心静自然凉。读白居易《消暑》的诗，就感觉有一股凉风扑面之爽快。白居易另一首《苦热题恒寂师禅室》的诗，"人人避暑走如狂，独有禅师不出房。可是禅房无热到？但能心静即身凉"。看来，"散热由心静""但能心静即身凉"，与千年民间俗语"心静身自凉"乃是古今同理的消暑之道。

心静，未必得如佛向禅，但须净心静气。在物欲横流的今天，是一个个让人坐立不安、心跳加快的念头，而过多欲念牵引的身心是一个烦躁的身心。以静制欲，不仅能"自静其心延寿，与物无求长神"，更可达到"事能知足心常乐，人到无求品自高"的意境，暑夏里所需的那一份凉意，自然也会从心底升起。

心静便能进入一种"闭门即是深山，读书随处净土"的妙境，以静心看世界，世界便是一片充满清幽安宁的绿洲，心纯气静中便有通体爽快之感。心静是一种惬意的境界。心静而凉生，须有一个心境的营造，这便是在纷繁复杂社会环境中，要有一颗平常心。

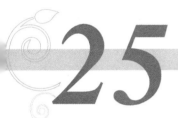

25 自知气发每因情，情在何由气得平
——病由"气"生

病气 （白居易）
自知气发每因情，情在何由气得平。
若问病根深与浅，此身应与病齐生。

现代中医学中"病气"是指"脏腑的功能受病障碍"（《中医大辞典》二版，人民卫生出版社，2013年），而白居易《病气》诗的"病气"，似指七情为患，因情志不舒，肝气郁结而发的病。这与《黄帝内经》中"百病皆生于气也"，所说的气为百病之母，因气致病的理论是一致的。

此诗的意思是，我自己知道病气的发作，每每都是因为不良的情绪。不良的情绪如果长期存在，就没有什么好的办法使病气平复。若是要问我此病根源有多深，自从有我这身躯以来，就同时伴随着疾病而生存。

诗句"自知气发每因情"，"气病"的发作，正如《黄帝内经》所说"余知百病皆生于气也。怒则气上，喜则气缓，悲则气消，恐则气下，惊则气乱，思则气结"。看似普通的情绪变化，却可导致我们身体内最基本的物质"气"，随着情绪的波动而紊乱，影响健康。唐代诗人张籍在《五古·卧疾》一诗中"身病多思虑，亦读神农经"，孟郊的《五古·访疾》诗中"疮从公怒生，岂以私恨多"也都说明情志过度可致病。

白居易是怎样对待"病气"的？

白居易自幼体弱多病，十八岁那年在《病中作》诗中写道："久为劳生事，不学摄生道。年少已多病，此身岂堪老。"从此，他取字为"乐天"，注意自我保健，不忧病患，乐观进取，尽管仕途多舛，但仍怡然自乐。

随着年龄增长，白居易白发满头，牙齿脱落，老态龙钟，但他逐渐对"老"有了正确的认识。在《自觉》一诗中写道："始知年与貌，衰盛随忧乐。畏老老转迫。忧病病弥缚。不畏复不忧，是除老病药。"渐渐认识到"老"是自然规律，不可避免，只有心中不怕老、不怕病，恰恰是防治衰老和疾病之良方。白居易从多次发病中体会到心中气不顺，身体就要发病，"自知气发每因情"。因此，诗人就对症下药，善于心平气和，知足常乐，自慰自乐，这"心药"对他长寿生涯起到了积极作用。

白居易在六十八岁时得了风痹（中医学指因风寒湿侵袭而引起肢节疼痛麻木的病症），病瘫在床。但诗人依然心情乐观开朗，在《枕上作》诗中道："若问乐天忧病否？乐天知命了无忧！"在《病中五绝句》中说："世间生老病相随，此事心中久自知。今日行年将七十，犹须惭愧病来迟。""目昏思寝即安眠，足软妨行便坐禅。身作医王心是药，不劳和扁到门前。"他认为老人患了病要延医服药，但心情对治病有很大关系，效果往往取决于自身，"心药"是最好的良药。正因如此，虽然他年老多病，却有良好的心理状态，使他转危而安，带病延寿，享寿七十五岁，超过了当时人们向往的古稀之年。

"气发每因情"——情绪与疾病

情绪是人对客观事物所持态度中产生的主观体验。人类对事物所抱的态度也总是以带有各种特殊色彩的体验形式表达出来，如高兴、欢乐、愤怒、悲哀、忧愁、不安、苦恼、恐惧、羞耻、紧张、惊异等。

情绪也是大脑皮质在客观刺激影响下活动的结果。人体心理与情感的活动对大脑皮质下中枢起着重要作用，这是因为兴奋的扩散不只波及整个大脑皮质，而且波及皮质下中枢，引起器官、腺体和一些肌肉运动，产生人体内的生理变化。这些变化作为一种内部刺激，反过来又影响到大脑，引起了心理和情感的体验。

一个人的情绪对其生活和健康的影响十分重要。可是，许多人至今仍认识不足，他们把情绪活动看作是一种偶然的情感变化、暂时的精神状态，听其自然，没有心理自我保健意识。结果，积极的健康的情绪得不到很好的保护；消极的不良的情绪也得不到及时的排解和控制，从而使他们健康常常受到不良情绪的伤害。

但在一千多年前白居易就清楚地认识到"自知气发每因情"，并能对"症"下药，做到心平气和，知足常乐，自慰自乐，对他长寿生涯起到了积极作用。因此，我们要加强人们心理自我保健的意识教育。

情绪变化时，人的生理状况也会发生变化，如血液循环、消化功能、呼吸功能、免疫功能等。一般来说来，一时的情绪波动不会明显危害人们的健康。在情绪发生时的生理变化是身体的一种反应，但持久、强烈的情绪刺激、应激状态的延续，就能使人体抵抗力降低而致病。早在 2000 多年前，《黄帝内经》中就指出"怒伤肝""喜伤心""思伤脾""忧伤肺""恐伤肾"等，说明了情绪和疾病的关系。常见的有：

（1）情绪与精神病：过度的情绪波动是引起精神病的重要原因。例如，忧郁、惊恐这些消极的情绪，如果过分强烈或持续太久就会严重影响神经系统功能，甚至会引起精神错乱，行为失常，即所谓"反应性精神病"。一个人由于经常的利害冲突，精神长期处于紧张状态，也很容易导致精神失常。社会上错综复杂的矛盾所造成的精神极度紧张，会使精神病的发病率增高。如果兴奋过度也容易造成大脑功能紊乱，特别是与其他的强烈情绪同时产生时，同样可能引起精神失常，如大家熟悉的清代《儒林外史》小说中的范进。

（2）情绪与胃肠疾病：一般说来情绪波动引起的消化功能变化，随着情绪的平息也会恢复正常。但是，过分强烈而持久的不良情绪，如焦虑、惊恐等，有可能引起胃肠疾病，特别是胃及十二指肠溃疡病的发生。美国的一家医院曾调查 500 名胃肠病病人，发病与不良情绪密切相关的占 74%。一个人处于恐惧、不满、失望、自责、愤怒、忧愁、沮丧、紧张等不良情绪时，会影响大肠蠕动，容易发生腹泻或者便秘，并且症状的出现或消失、加重或减轻，都和情绪状态密切相关。现代医学把这种胃肠道功能紊乱的病症称为"胃肠神经症"。

（3）情绪与高血压：一时性的惊恐情绪，虽然扰乱了心血管系统的生理步调，使血压升高，但只要惊恐情绪平息下来，血压很快会恢复正常。如果经常受到危险因素的损伤，终日惶恐不安，血压反复升高，那就很可能引起高血压，其他如长期忧虑、愤怒、过度紧张情绪以及常处于矛盾心理的人也容易患高血压。

（4）情绪与冠心病：冠状动脉硬化是产生冠心病的直接原因，血中胆固醇增高又是造成冠状动脉硬化的重要因素，而情绪紧张对胆固醇的增高有明显的影响。情绪对心绞痛发作和心肌梗死病人的预后好坏也有着明显的直接影响。

（5）情志失调与癌症：英国有位肿瘤专家，调查了 250 名癌症病人，发现在发病之前，精神上受过严重打击的有 156 人。另一位学者研究了 405 个癌症病人，发现其中 72％的人发病前有过严重的情绪危机。有些癌症病人在发病前虽然并没有严重的精神创伤，但却长期处于忧郁、失望、过度紧张的精神状态。医学家认为，情志失调会使人体的免疫功能下降，抑制了机体对癌细胞的免疫反应，因而增加了患癌的风险。

（6）情绪与妇科疾病：由于不良情绪作用于丘脑下部和腺垂体，进而影响卵巢的功能，容易导致妇科疾病。如不良情绪容易引起月经失调和多种妇科疾病。如月经紊乱、精神性闭经、痛经、阴冷症、不孕症等。

"此身应与病齐生"

不要以为情绪与疾病的关系只是成年人才有。白居易在 1000 多年前，就在诗中指出"若问病根深与浅，此身应与病齐生"，意思是若要问我此病根源有多深？自从有我这身躯以来，就同时伴随着疾病而生存。说明情绪变化与疾病的关系，与生俱来。

胎儿在妈妈子宫里的生长发育，就受孕妇的情绪影响。当孕妇的精神受到刺激而情绪显得烦躁不安时，胎动的频率和强度都会成倍增加。尽管孕妇的烦躁只是一会儿，但胎儿的这种超量的过度活动会持续几小时。如果孕妇的烦躁情绪延续几日，那么胎儿的这种超量的过度活动就会延续更长的时间，从而影响胎儿的生长发育。有的学者还认为，孩子的某些先天性缺陷，也可能与孕妇的情绪有关。

由于儿童尚未具备成人的思维，过度的情绪变化有时只得以躯体症状的形式表现出来。例如，幼儿在恐惧、愤怒或外界强烈刺激时，常出现呕吐、腹痛、便秘、大小便失禁等。与儿童情绪变化相关的疾病有支气管哮喘、神经性咳嗽、发作性屏气、吞气症、心动过速、心因性呕吐、唾液分泌过多、神经性腹泻、功能性大便失禁、异食癖、遗尿症、口吃、抽动症，等等。

良好的情绪可以防病治病

《黄帝内经》上说"恬淡虚无，真气从之，精神内守，病安从来"，就是说只要避免过度的情绪波动，尽量减少忧思恼怒，经常保持情绪稳定，乐观自在，使心境处于恬静状态，就能气血调和，精神饱满，精力充沛，抗病力强，使疾病难以发生。

现代研究也表明，善于控制自己的情绪，经常保持喜悦、欢欣等积极的稳定的情绪状态，可以对人体的生命活动起到良好的作用。这样的心理和生理常态下，人体适应环境的能力以及抵抗疾病能力都能增强。积极情绪对已经发生的疾病也有促进治愈和防止复发的作用，积极情绪也是一种良好的"心药"。

唐代很多诗人都注意到情绪与疾病的关系，如张籍在《五古·卧疾》中"身病多思虑，亦读神农经"，意思是身体患病，多半是由于思虑过度所致，尽管如此，我也要常读《神农本草经》。又如孟郊《五古·访疾》中"疮从公怒生，岂以私恨多。公怒亦非道，怒消乃天和。"说的是疮痛的发生总是因你性情多思，气血瘀滞所致，哪里只是私下的怨恨太多。你经常发怒也不是祛病之法，只有消除了怒气才是自然和顺之方。可见，古人一直明了情绪与疾病的关系。

26

始知年与貌，盛衰随忧乐
——衰老和心理密切相关

自觉·其一 （白居易）

四十未为老，忧伤早衰恶。前岁二毛生，今年一齿落。

形骸日损耗，心事同萧索。夜寝与朝餐，其间味亦薄。

同岁崔舍人，容光方灼灼。始知年与貌，盛衰随忧乐。

畏老老转迫，忧病病弥缚。不畏复不忧，是除老病药。

《自觉·其一》一诗的意思是说，四十岁时还不可以称老，只因为忧伤才衰老得厉害。前年就出现斑白的头发，今年我的一颗牙齿也掉了。我的身体在日渐亏损消耗，心情淡漠，思维越来越僵化。现在夜间睡觉与早晨饮食都不如以前吃得香，睡得好。很羡慕与我同岁的崔舍人，他还是气色很好、容光焕发，相比之下，这才知道人的年龄与面貌，其盛衰总随着忧愁与欢乐。如果畏惧老，老就反而逼近，经常担忧疾病就更加缠扰。如能不怕老又不忧惧病魔，这才是有效的抗老除病药。

白居易不仅是位忧国忧民的伟大诗人，而且是一个善于思考的养生学家。他的《因沐感发寄朗上人二首·其一》诗中说"强年过犹近，衰相来何速。应是烦恼多，心焦血不足。"指出衰老得快是因为烦恼太多了，使人着急烦躁、心血亏损、肾精不足所致。《自觉》诗中他把与自己同岁的崔舍人做了比较，为什么自己衰老得快？通过思考他发现原来形体的盛衰和精神的忧乐有着极为密切的关系。你越是怕衰老，衰老却越逼近你；你越是担心疾病，疾病却更加来缠身。如果自己领悟到这样一条道理，那就不用再怕老，也不用忧病，其实这就是一种延老祛病的"良方"。1000多年前白居易的思考结果，对今天的中老年人仍有着启示作用。

情绪与疾病

心理学家认为，人的心理活动和人的生理功能之间，存在着密切的内在联系。良好的情绪可以使人的生理功能处于最佳状态。白居易对此有相当精辟的论述："始知年与貌，衰盛随忧乐。畏老老转迫，忧病病弥缚。不畏复不忧，是除老病药。"

2000多年前的《黄帝内经》中就说："百病生于气也。怒则气上，喜则气缓，悲则气结，惊则气乱，劳则气耗，思则气结……"喜、怒、忧、思、悲、恐、惊等情绪太过都可以致病。心理问题直接影响着健康，有50%以上的疾病是由心理行为不健康造成的。现代医学发现：癌症、动脉硬化、高血压、消化性溃疡、月经不调等，人类一半以上疾病的发生与心理因素有关。因此，这类疾病也被称为"心身性疾病"。

情绪与衰老

情绪、情感是人对客观事物是否符合自己的需要而产生的态度和体验。心理学家的大量观察已经证实精神情绪对健康长寿有显著的影响。生理学家观察也表明，精神情绪对人的衰老起着重要作用。我国长寿学者胡夫兰指出：一切对人不利的影响中，最能使人短命夭亡的，就是不愉快的情绪和恶劣的心情了。中医学中指出，七情即喜、怒、忧、思、悲、恐、惊，是身体内伤的重要因素。

情绪一般可分为两大类，一类是不愉快的情绪，如愤怒、焦虑、害怕、沮丧、悲伤、不满、烦恼等，这属于"负情绪"，可刺激人体的器官、肌肉或内分泌腺，有害于健康和长寿。另一类是愉快的情绪，如快乐、舒畅、开朗、怡静、和悦、好感、豪爽等。这类属于"正情绪"，给人体以适度的良性心理"按摩"，这类愉快的情绪有利于健康和长寿。

各国长寿地区的人种、气候、食物、习俗等虽各不相同，但有一点却是相同的，即长寿者都是乐观开朗、心地善良、为人随和的老人。2009年诺贝尔生理学或医学奖得主伊丽莎白等总结出的长寿之道是：人要活百岁，合理膳食占25%，心理平衡占50%，其他占25%。

国内外众多长寿研究者经调查1420名百岁寿星，发现寿星们唯一的共性不是饮食、不是锻炼，而是乐观。四川省成都市老龄委曾对全市720名百岁老人进行调查，其中89.71%是乐天派，心态好是他们唯一共性。据中国老年学会调查，百岁老人的长寿原因中，遗传基因占15%、社会因素占10%、医疗条件改善占8%、气候条件占7%，其余60%则取决于老人自己。

其中排在第一位的是老人的心态。

　　人的情绪和生理何以会有如此紧密的联系呢？因为人体的下丘脑—垂体—肾上腺三点一线形成了人体的应激反应中心，碰到"危机"时，它们分泌去甲肾上腺素、肾上腺素等"压力激素"，而影响身体的生理功能。如果人整天焦躁不安、发怒、紧张、贪婪等，会使"压力激素"的水平长时间居高不下，使人体的免疫系统受到抑制和破坏。如果人是快乐的，大脑就会分泌多巴胺等"益性激素"，会让人情绪放松，产生快感，这种身心都很舒服的良好状态，可使人体各种功能互相协调、平衡，从而促进健康。

"不畏复不忧"

　　生老病死是自然客观规律，虽然人人皆知，但"畏老怕死"却是人之常情。白居易能感悟到"始知年与貌，衰盛随忧乐。畏老老转迫，忧病病弥缚。不畏复不忧，是除老病药"，十分可贵，现代医学亦证明他说得完全正确。病人和老人的情绪对治疗疾病和延缓衰老十分重要。对病人来说，如果心存忧郁恐惧，再好的药物其疗效也会大打折扣。"不畏复不忧"保持一个和顺舒畅平静的心情，调精养神以逐步增强自身的免疫功能，这确确实实是一种心理疗法，一种"心药"，完全可以使人摆脱"畏老老转迫，忧病病弥缚"的困惑。具体地说，即乐观、坚强、善良、欢乐、宽宏、从容、安详、淡泊、糊涂、爱美等良好情绪。

　　白居易在老年时，就能以豁达的心态去面对衰老和死亡。他在另一首《把酒》诗中写道："把酒仰问天，古今谁不死。所贵未死间，少忧多欢喜。穷通谅在天，忧喜即由己。是故达道人，去彼而取此……"

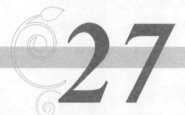

27

落尽诚可嗟，尽来亦不恶
——幽默是心理良药

嗟发落　（白居易）

朝亦嗟发落，暮亦嗟发落。落尽诚可嗟，尽来亦不恶。

既不劳洗沐，又不烦梳掠。最宜湿暑天，头轻无髻缚。

脱置垢巾帻，解去尘缨络。银瓶贮寒泉，当顶倾一勺。

有如醍醐灌，坐受清凉乐。因悟自在僧，亦资于剃削。

白居易的《搓发落》一诗，充满诗人的幽默智慧。诗的意思是，我日夜感叹头发的脱落，头发落尽确实可叹，但又仔细一想，即使头发落光了，这也不是件坏事。既不再劳驾我洗沐，又不再麻烦我梳理。而且，可最适宜度过炎热潮湿的暑天，头顶上的发结没有了更觉轻松。脱下粘满污垢的头巾放置一边，犹如解除了世俗的束缚。准备银瓶贮满寒泉，对着头顶倾泻而下，犹如智慧灌入使人彻悟，尽情享受清凉舒适的快乐。使我领悟到，如要成为一个心离烦恼、自由自在的僧人，还需要凭借剃度以剃去头发。

白居易不仅是诗人，还是个幽默大师，善于自嘲，能想到头发脱落，一个光头能具有这么多好处，仍善于时时处处以智慧的"心药"治病。他心目中的幽默智慧，是人在不尽如人意之际，必须懂得善于自处，认为倘能做退一步想，就能做到"当喜不当叹，欢娱从此始"了。

幽默的本质是乐观

幽默是有趣的、可笑的或出人意料的，而表现方式上又有含蓄或令人回味深长的特征。幽默是一种魅力，也是一种人格力量。幽默所包含的特性是逗人快乐，所包含的能力是感受和表现有趣的人和事，制造愉悦的气氛。

对于个人而言，懂得幽默的一个秃头者，当别人称他"理发不用花钱，洗头不用水"时，他当场变了脸使一个原本比较轻松的环境变得紧张起来。某位教授，也是一个秃头，他在上台演讲时自我介绍说："一位朋友称我聪明透顶，我含笑地回答：'你小看我了，我早就聪明绝顶了。'"然后他指了指自己的头说，"我今天演讲的题目是外表美是心灵美的反映。"教授就这样开始了自己的演讲，整个会场充满了活跃的气氛。著名影视演员葛优也曾对自己的光头做过调侃：热闹的马路不长草，聪明的脑袋不长毛。可见，1000多年前的大诗人白居易对自己"秃头"的幽默感要胜过这位教授和葛优。

幽默不仅反映出一个人随和的个性，还显示了一个人的聪明、智慧以及随机应变的能力。上乘的幽默是鼓劲的"维生素"，是交际的"润滑剂"，是智慧的"推进器"。但需要注意的是，幽默既不是毫无意义的插科打诨，也不是没有分寸地卖关子，耍嘴皮。幽默要入情入理，引人发笑，给人启迪。生活中应用幽默，可缓解矛盾，调节情绪，使心理处于相对平衡状态。

唐初有一位口语诗人王梵志（僧人），他有这样一首白话诗："他人骑大马，我独跨驴子。回顾担柴汉，心下较些子。""较些子"是唐人的俗语，较好一些的意思。诗中说自己骑的是驴子，看见别人骑大马心中很是不平，但回头看到走路担柴的汉子，又心安理得起来。这首诗浅显明白，很有些幽默自嘲的味道。但仔细想之，此诗以小见大，却很有哲理意味，对于同一件事，如果转换角度去认识，心境就会不一样了。又如，白居易在《对镜吟》一诗中写道："白发老人照镜时，掩镜沉吟吟旧诗。二十年前一茎白，如今变作满头丝。吟罢回头索杯酒，醉来屈指数亲知。老于我者多穷贱，设使身存寒且饥。少于我者半为土，墓树已抽三五枝。我今幸得见头白，禄俸不薄官不卑。眼前有酒心无苦，只合欢娱不合悲。"比上不足，比下有余，是中国人的一种自我安慰哲学，却也并非全无道理。"今幸得见白发"，如此一想，悲也是喜，在《嗟发落》中，诗人由嗟到乐，似说笑，并非说笑，事物都有两面性，"醍醐灌"与"清凉乐"，原是不错的幽默感。

幽默因为"出人意料""匪夷所思"或夸张，或奇特，这无不是换位思考的结果，就是不按常理"出牌"，摆脱正常思维，出其不意，让人有意外的快意。把一个人或一样东西用夸张的词语、不协调的思路将其夸张到极致，便能得到意想不到的效果，让人感到好笑，在好笑中得到启示。幽默多富于喜剧色彩，首要的就是让人笑起来，开心，达观，感情得到有益的滋养，产生向上的冲动。因此，乐观是幽默的本质特征。幽默体现大睿智，能让听者、看者由愉悦转入沉思、回味，这才是高明的幽默。幽默向来是智慧的艺术化表现状态。

自嘲的"效果"

自嘲是幽默的一种很好的形式。"落尽诚可嗟，尽来亦不恶。既不劳洗沐，又不烦梳掠。最宜湿暑天，头轻无髻缚"，白居易自我调侃，形式上是自己戏弄自己，而其实另有他指，是一种心理疗法，一帖"心药"。将凝重化为活泼、松弛，其深意在自嘲之后，其力量在无形之中显示。独特的"软实力"，这是幽默的一个重要属性。这种自嘲表面是夸张的自慰，形成喜剧冲突。其特殊之处在于突破常规，让人大感意外，因而喜剧效果十分强烈，心理治疗效果因此而凸显。

幽默是"心药"

幽默是一种非凡的能力、智慧和艺术，具有非凡的感染力，不是人皆可有，一般一个人的幽默能力和智商成正比关系，是一种能激发起人类心理某种情感的智慧。

挪威心理学家研究显示，拥有幽默感的成年人比缺少生活乐趣者更长寿；极具幽默感的癌症病人比起缺乏幽默感的病人，死亡率要低70％。1979年美国心理学家诺曼·卡辛斯提出"将幽默作为一种疗法，为心理病人减压"的观点，成为首次将幽默应用于现代临床治疗的心理学家。他相信那些压力太大或紧张过度的病人，只要时常微笑，就能重新体验到愉悦、希望和自信等积极情绪。经过几十年的临床研究，卡辛斯发现压力能给人身心健康带来不利影响，比如血压升高、免疫力下降等，而幽默带来的微笑能引起完全相反的变化。奥地利心理学家弗洛伊德认为，幽默能够让人们用社会许可的方式来表达内心压抑的欲望。幽默可以无视自我的恐惧和超我的反击，将本我的原始性能量自由地表达出来，缓解人们内心的焦虑，让压抑的情感得到合理的发泄。

在我国古代，中医很早就应用幽默方法治病。清代康熙年间，江南八府巡按患"郁症"（即现代"忧郁症"），久治无效，后请扬州府名医赵海仙诊治。赵切诊后良久不语，后经巡按再三追问，赵海仙才慢言细语、一本正经地说："以老朽之见，大人之疾，乃月经不调。"巡按听后，忍不住哈哈大笑起来，以后每每想起此事，都要开怀大笑一阵。岂料，笑竟把他的病笑痊愈了。这时候他才恍然大悟，明白了赵的良苦用心，对赵的高超医术敬佩得五体投地。

幽默能使人放松，产生愉悦欢快感，并促进新陈代谢，改善心肺功能，增强神经细胞的活力，又能增加人体免疫功能，提高人体的抗病能力。因此，学会幽默，笑口常开，就能起到心理按摩的作用，达到祛病延年的目的。

从保健的角度讲，幽默又是一剂防治心理疾病的良药。当遭遇不测时，幽默能帮助人们释放心头压力，把焦虑、恐惧等负面情绪一扫而光。古希腊哲学家苏格拉底的妻子是个脾气古怪、性格暴躁的人。一次，苏格拉底正和学生谈话，他妻子突然闯进来，劈头盖脸把苏格拉底臭骂一顿，接着又提起一桶水，把他浇得像个落汤鸡。岂料苏格拉底这时微微一笑，淡淡地说："我知道雷声过后，一定会下雨的。"惹得大家哈哈大笑，他妻子也没趣地退了出去。苏格拉底一句幽默风趣的话，使很紧张的气氛缓和下来，实现了自我解脱。

白居易的幽默感，使我们从另一个角度去了解诗人的品格、智慧和胸怀。白居易常有大智若愚之态，化重为轻之举。他不是医生，但他曾称自己为"医王"。为什么呢？他说"身作医王心是药"，原来"医王"擅长心理治疗。

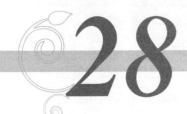

28 闲停茶碗从容语，醉把花枝取次吟
——闲适是一种心理调适

病假中庞少尹携鱼酒相过 （白居易）
宦情牢落年将暮，病假联绵日渐深。被老相催虽白首，与春无分未甘心。
闲停茶碗从容语，醉把花枝取次吟。劳动故人庞阁老，提鱼携酒远相寻。

此诗的意思是，我年纪大了，身体衰弱，做官的心情已经淡漠，病假接连不断，休息的日子渐渐久深。被老境催促，而今虽已满头白发，与青春已没有缘分，但我还未完全甘心。休闲时，我面前停放着芬芳的茶碗，还能从容地对话交谈，喝醉时，我手中把握着鲜艳的花儿，可以任意地歌唱咏吟。劳驾老朋友庞阁老，您还如此挂念我这个患病的人，提着鱼，拿着酒，老远地来找寻。

细读白居易《病假中庞少尹携鱼酒相过》诗，是首闲适诗，诗中充满了旷达逍遥、从容闲适的精神。白居易的闲适诗蕴涵着闲适养生、心理调适的精神。

白居易的闲适诗

闲适诗是诗歌类别之一。白居易自己对闲适诗所下的定义是"或退公独处，或移病闲居，知足保和，吟玩情性者谓之闲适诗"（《与元九书》）。早年他就已受到佛学、无为、闲适、自足思想的影响，此时这种思想倾向就浮出水面，如"七篇真诰论仙事，一卷檀经说佛心"（《味道》）。元和十一年（公元816年），他写的《岁暮》，表达了此时的心情："名宦意已矣，林泉计何如？拟近东林寺，溪边结一庐"。厌倦仕途，寄意林下，对闲适生活的向往，是他诗歌主要的内容。他的闲适诗，有表示对淡泊生活情景的欣赏，如《问刘十九》："绿蚁新醅酒，红泥小火炉。晚来天欲雪，能饮一杯无？"天寒欲雪，暮色渐临，准备了红炉绿酒，希望朋友来共度良宵，短短二十个字，不但情意惬人心，酒香沁人脾，连色彩也使人赏心悦目。有写赏玩心情的，如《钱塘湖春行》："孤山寺北贾亭西，水面初平云脚低。几处早莺争暖树，谁家新燕啄春泥。乱花渐欲迷人眼，浅草才能没马蹄。最爱湖东行不足，绿杨阴里白沙堤。"这是长庆三年或四年（公元823年或824年）春天，白居易任杭州刺史时所作。诗中"几处""谁家""渐欲""才能"这些词语的运用，把"春行"的题意写得十分充足，也写出了人在美好春光中的愉悦、满足的心情。在白居易晚年的诗学观念中，闲适诗则成为占主导地位的诗学观念，白居易还确立了一种新的审美标准——闲适美。

闲适诗承担了记录白居易日常生活的任务，其吟咏的题材，从具有概括意义的广泛事物转向更为平凡、普通、微小的生活细节，诗歌格调的降低，感情抒发的直白形成其平淡琐直的特色。如写睡眠"却忘人间事，似得枕上仙。至适无梦想，大和难名言"（《春眠》）；写饮酒"尽将沽酒饮，酩酊步行归"（《晚春沽酒》）；写出游"朝蹋玉峰下，暮寻蓝水滨"（《游蓝田山卜居》）；写天伦之乐"有侄始六岁，字之为阿龟。有女生三年，其名曰罗儿。一始学笑语，一能诵歌诗。朝戏抱我足，夜眠枕我衣"（《弄龟罗》）；写闲居"看山尽日坐，枕帙移时睡"（《闲居》）；写弹琴"是时心境闲，稠叠长年情。勿轻一盏酒，可以话平生"（《喜陈兄至》）。诗人作细致描绘的同时，进一步抒写生活中的感受，在宁静闲散的环境中凸显散淡闲逸、淡泊名利的形象。如《闲居》"空腹一盏粥，饥食有余味。从旦直至昏，身心一无事。心足即为富，身闲乃当贵"；如《烹葵》"炊稻烹秋葵，粒粒香复软，绿英滑且肥。饥来止于饱，饱后何所思？忆昔荣遇日，迄今穷退时。今亦不冻馁，昔亦无馀资。口既不减食，身又不减衣。抚心私自问，何者是荣衰？勿学常人意，其间分是非"，类似的诗句很多，在描绘自身食复饱，饱复睡，闲居无事、淡然寂静的生活状态之后，进一步抒发知足保和、不慕荣利的情怀。

可见，白居易对生活享受和精神境界，是同时追求的，在种种琐屑小事中流露出闲适情怀。

唐诗中其他诗人的闲适诗

唐诗中还有许多其他诗人的闲适诗，如：

"白发任教双鬓改，黄金难买一生闲"。（牟融《游报本寺》）

"因过竹院逢僧话，又得浮生半日闲"。（李涉《宿鹤林寺僧舍》）

"长爱街西风景闲，到君居处暂开颜"。（刘禹锡《秋日题窦员外崇德里新居》）

"几时抛俗事，来共白云闲"（温庭筠《地肺山春日》）。

这些诗文名句道出了不少文人的心声，为我们透露的是诗人们对闲适生活和情结的欣赏与向往。"众鸟高飞尽，孤云独去闲。相看两不厌，只有敬亭山。"（李白《独坐敬亭山》）李白独坐敬亭山，看众鸟越飞越远了，孤云也向天际飘走了，只有多情的敬亭山相伴着自己。而诗中所写独坐敬亭山时望鸟、观云、看山的闲情逸致，正是诗人带着怀才不遇而产生的孤独与寂寞的感情，到大自然怀抱中寻求安慰的生活写照。

闲适精神

白居易的闲适诗中深蕴着一种闲适精神，这也是白居易人生哲学和心理调适的经验总结。闲适精神概括为以下内容：

（1）遂性逍遥。白居易《山雉》一诗中"适性逐其生，时哉山梁雉"，"适性逐其生"包含"逐其生"与"适性"两层含义，"逐其生"指能保全生命，得终天年；"适性"指万物按其本性选择最适合自己的方式，过一种自由自在的理想生活。他另写有《咏史》一诗："去者逍遥来者死，乃知祸福非天为。""逍遥"一词出自《庄子·逍遥游》，指万物各适其性、自由自在的生存状态，是生命的一种理想境界。"适性"和"逍遥"的意思相近，但"逍遥"似比"适性"更强调各适其性与悠然自得，庄子特别看重这种各个体的特殊性，主张各事物依其各自的本性来生活，这点对白居易影响甚深。

（2）知足保和。白居易的《吟四虽》中"年虽老，犹少于韦长史；命虽薄，犹胜于郑长水；眼虽病，犹明于徐郎中；家虽贫，犹富于郭庶子。省躬审分何侥幸，值酒逢歌且欢喜。忘荣知足委天和，亦应得尽生生理。"这篇杂言说得很明白，诗人自己的境况虽不怎么样，但比起境遇更糟的人已是不错了。拿这些不如自己的人来做比较，诗人也就很容易获得心理上的平衡。白居易的知足又以知分、知命为前提。他的《池上篇》诗中云："识分知足，外无求焉"，正是白居易一生得力之处。另外，白居易以不足为满足，或者从不足中寻求满足，也是他"知足"心的一大特征，如初得外孙是女孩，在那个时代本是憾事，白居易却在《小岁日喜谈氏外孙女孩满月》诗中道："今日夫妻喜，他人岂得知。自嗟生女晚，敢讶见孙迟。物以稀为贵，情因老更慈……怀中有可抱，何必是男儿。"知足常乐是心理健康所必须具有的心理素质。

（3）委运顺化。委运顺化思想是白居易闲适精神的一个重要组成部分。所谓"委"，本意是交与，可引申为妥协、放弃、听命于他人的意思；"顺"即是顺从，有听任自然之意；"运"和"化"，则指命运和自然规律。总起来说，"委运顺化"即是放弃抗争，听命于天的意思。在白居易的思想世界里，基本上有这样一种认识：生死穷通取决于命，而天命又无常难测，所以违命之争无益，不如顺命。白居易的委运顺化思想实从逆境中磨炼出来。白居易写有《归田三首》，诗中有"三十为近臣，腰间佩鸣玉。四十为野夫，田中学锄谷。何言十年内，变化如此速！此理固是常，穷通相倚伏。……化吾足为马，吾因以行陆。化吾手为弹，吾因以求肉。形骸为异物，委顺心犹足"。穷通倚伏是品物常理，泰极否来，否极泰来，世事本就如此，这是个人所无法改变的，还是听天由命、委运顺化罢。委运顺化渐渐成为白居易的心理习惯和心理调适的经验，诗人也善于以顺处逆了。

"闲适"心理调节的现实意义

一般而言，闲适是一种状态，是一种风格，是一种表现形式。词典对"闲适"的解释是：清闲安逸。一般用来形容心情，其实就是指心理状态，也是在追求一种"心灵的闲适"，对当时而言，或许也存在逃避现实，回避"崇高"的意向。但是不可否认，"闲适"也是人们在复杂纷繁现实中，所寻求的精神的"世外桃源"，它成为很多人"精神的栖息地"。

当今社会，现代化的程度越来越高，人们的工作压力越来越大，生活节奏越来越快，社会关系越来越复杂，身体的疲惫，带来的是更多的心理疲惫。因此，人们需要修养身心，聪明的商家从中发现商机，"休闲业"应运而生，而心理辅导、心理治疗的机构也开始出现。但是，无论是外在的身体"休闲"，还是通过"外力"所完成的心理辅导和治疗，都很难从根本上解除人们的"心病"。其实，解除心病最好的方法就是最原始的方法，也是最难最不好操作的方法，那就是使人具有一种"闲适"的精神状态，或者说让每个人都能在自己的精神家园里开辟一块"闲适"的乐土，让心灵有一块"闲适"的栖息地，让人们在自己的精神主流中加入"闲适"的成分。

这是一种自我心理调适的方法，更多的是要靠自己来完成。比如，学会简单地生活，学会把复杂的问题简单化，学会简单地与人相处，学会在激烈的竞争中"知足常乐""随遇而安"，学会在"乌云压顶"之时给自己来一些高雅的"搞笑"……总之，就是让"闲适"成为人的一种精神，或许日子就好过多了！白居易在养生方面主张"闲适"，在文学创作方面写了很多的"闲适诗"。从这类诗作中，我们可以学到诗人知足保和、知足常乐的闲适心理调适方法。

29

抽刀断水水更流，举杯消愁愁更愁

——酒能消愁吗

宣州谢朓楼饯别校书叔云 （李白）

弃我去者，昨日之日不可留；乱我心者，今日之日多烦忧。
长风万里送秋雁，对此可以酣高楼。蓬莱文章建安骨，中间小谢又清发。
俱怀逸兴壮思飞，欲上青天揽明月。抽刀断水水更流，举杯消愁愁更愁。
人生在世不称意，明朝散发弄扁舟。

此诗的意思是，弃我而去的昨天已不可挽留，扰乱我心绪的今天使我极为烦忧。万里长风吹送南归的鸿雁，面对此景正可以登上高楼开怀畅饮。由

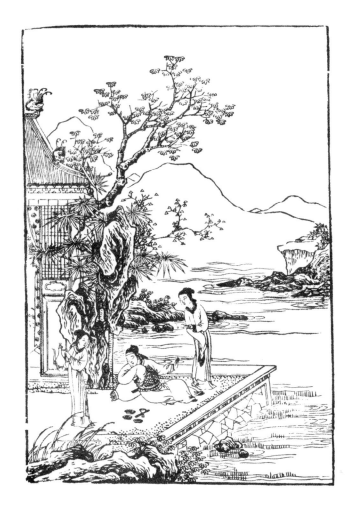

衷地赞美汉家文章、建安风骨，更喜爱小谢这种清新秀发的诗风。我们都满怀豪情逸兴，飞跃的神思像要腾空而上高高青天，去摘取那皎洁的明月。愁绪刀斩不断，好像抽出宝刀去砍流水一样，水不但没有被斩断，反而流得更湍急了。我举起酒杯痛饮，本想借酒消去烦忧，结果反倒愁上加愁，更枉然。人生在世竟然如此不称心如意，还不如明天披散了头发，乘一只小舟在江湖上自在地漂流罢了。

　　此诗直接抒发了诗人郁积已久的精神苦闷，感到理想与现实矛盾不可调和的复杂心情，但没有放弃对美好理想的追求，也透出诗人高昂豪迈的气息。"抽刀断水水更流，举杯消愁愁更愁"正是在这种情况下发出的感叹。

借酒消愁是"意淫"

从古至今，人们似乎都知道酒是不能消愁的，但遇到忧愁之事时，人们还是借酒消愁，如"何以解忧？唯有杜康"（曹操《短行歌》），"呼儿将出换美酒，与尔同销万古愁"（李白《将进酒》），这是为什么呢？这是因为酒中的主要成分酒精所起的作用，能让人暂时忘掉生活中的忧愁。这虽然是暂时的，但在喝酒前我们还是期望着酒可以让我们忘掉忧愁，追求那种酒醒了，忧愁就没了的幻觉。但事实却是酒醒了忧愁还在。

几千年来，人们每每遇到忧愁时，都一次次地尝试借酒消愁，一次次地希望，也一次次地失望。借酒消愁也就这样过了几千年，明知不可为而为之，这就是我们对酒的一种精神层面的"意淫"（不切实际的幻想）。但借酒消愁的历史还会一直持续下去，生活常在，愁就常在，借酒消愁就常在，酒后忧愁仍忧愁。

明代医学家李时珍在《本草纲目》中也指出，酒"少饮则和血行气，壮神御风，消愁遣兴。痛饮则伤耗气血，损胃亡精。"从中医学角度来说，适度借酒虽然可以"消愁遣兴"，但要适量、适度、适中，正如孔子所说"唯酒无量，不及乱"。"不及乱"，就是不醉酒。但大多数借酒消愁的人，不醉酒往往就难以做到"忘忧"，酒醒的时候却是"伤耗气血，损胃亡精"，伤心又伤身。

醉酒"消"愁

醉酒，医学上称为急性酒精中毒，无论是白酒、黄酒、红酒、果酒、啤酒都含有酒精，只是酒精浓度不同而已。酒精是一种嗜神经性物质，特别是作用于大脑后，会引起一系列症状。研究指出，当血液中酒精浓度达到0.05％～0.1％时，就会使饮酒者"醉酒"。医学上把急性酒精中毒的过程分为三期，即兴奋期、共济失调期、昏睡期。

兴奋期：当饮酒中酒精含量达40克后，大脑高级神经功能先被抑制，饮酒者有舒适感，然后出现兴奋现象，手舞足蹈，面红耳赤，眼睛发亮，脉搏加快。此时意志力减弱，容易感情冲动，或愠或怒，或悲或喜，有时粗鲁无礼。由于大脑的判断力，辨别力减弱，所以有"夸大"的表现，常言过其实。在肌肉运动方面，也因失去高级神经中枢的控制，力气可短暂比平时大得多。反射活动的灵活性也明显降低，此时驾驶车辆，容易发生车祸。此时，可能出现短暂的"消愁"假象，其实是大脑中"忧愁"受到抑制。

共济失调期：当饮酒中酒精含量达 50～100 克后，言语和行动均失调，舌重口吃，吐字不清，脚步不稳，头重脚轻，呈典型的醉酒步态。此时，可发生恶心呕吐，随后熟睡。数小时后醒来，全身乏力，头痛。酒醉熟睡时刻，就是"消愁"时刻。

昏睡期：当饮酒中酒精含量达 200～400 克后，醉酒者的运动能力完全消失，出现木僵或昏迷状态。面色苍白、皮肤湿冷、口唇发绀、呼吸缓慢而有鼾声，脉搏快速，体温下降。若不及时救治，可因呼吸麻痹而死亡。如喝醉死了，倒是真正的"消愁"了。

举杯消愁愁更愁

很多人心中不快或者有了伤痛，就会借酒消愁，以为酒精可以帮助逃避忧伤。却也有俗语说："药能医假病，酒不能解真愁。"酒到底能不能解愁呢？

当我们面临压力时，人体就会释放一种叫作"皮质醇"的荷尔蒙。皮质醇能够促进身体对蛋白质、碳水化合物和脂肪的分解以迅速产生能量，帮助人应对压力。慢性的皮质醇水平高会导致很多健康问题，包括体重增加、抑郁，甚至对人的记忆力造成损伤。而酒精会刺激皮质醇的产生。有研究显示，长期酗酒会使血液中的皮质醇含量不断升高，即使酗酒者不再喝酒了，皮质醇在体内也会持续分泌。除此之外，酒精虽然能够带来暂时"麻木"的感觉，短暂忘记忧愁，却会长久地损害大脑功能，降低人们的决策能力。

美国约翰·霍普金斯大学医学院的研究者进行了一项动物试验，给予一群老鼠"可怕的记忆"。先让老鼠听一段声音，再对其施行电击，第二天将老鼠分成两组，一组供水，另一组则供应酒、水混合液。两小时后，再让老鼠听那段声音，之后不对其进行电击，限时观察其恐惧行为的程度。结果发现，喝酒、水混合液的一组老鼠，在听那段声音时，有超过一半的时间静止不动（说明恐惧）；相比之下，喝水的一组老鼠，只有低于 40% 的时间静止不动。研究者认为，在记忆恢复前喝酒、水混合液的老鼠似乎比较倾向于恢复恐惧，找出了饮酒与恐惧增加之关联性的原因，并指出用喝酒或试图利用酒精来自我治疗，可能有碍于任何治疗的效果。

因此，研究者指出：有些人想借喝酒试图忘掉不愉快的记忆，但此项研究却显示喝酒不但无法忘却这样的记忆，甚至可能使其强化，进而容易罹患"创伤后压力症候群"之类的心理疾病。

现代的小鼠试验，似乎印证了唐代诗人李白的诗句"举杯消愁愁更愁"。

30

海内存知己，天涯若比邻
——审美移情心理

送杜少府之任蜀州 （王勃）

城阙辅三秦，风烟望五津。

与君离别意，同是宦游人。

海内存知己，天涯若比邻。

无为在歧路，儿女共沾巾。

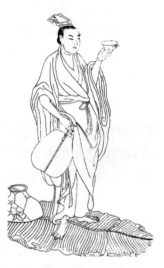

此诗意思是，长安四周，由三秦拱卫着；风烟渺渺，眺望蜀川五津。与你离别时，情深意切，只因同样是游宦之人。四海之内，只要知己连心，纵然远在天涯，也如近邻一般。不要因为就要在路口分别，而像小儿女一样泪湿沾襟。

王勃一生虽短促，但生活经历比较丰富。他走过不少地方，"远游江汉，登降岷峨"。因此在他的诗里，写离别和怀乡之情的作品较有特色。全诗情景交融，其中"海内存知己，天涯若比邻"的和谐对仗，形象而凝练，饱含深情而富于哲理，一洗以往送别诗中"黯然销魂者，唯别而已矣"的感伤情调，而代之以豁达乐观的感情，给人以安慰和鼓舞，更堪称送别千古绝唱，因此成为千百年来脍炙人口的名句。

审美移情心理

同样对于落花流水的景象，不同的诗人、不同的心情、不同的境遇，所贯注的感情也迥然不同。如对于归隐山田，消闲自在的唐代诗人张志和来说，他看到和感受到的是"西塞山前白鹭飞，桃花流水鳜鱼肥"。而对于深受亡国之痛，切感屈辱之耻的李后主李煜来说，引起的则是"流水落花春去也，天上人间"的感叹。

同一事物，同一景象，不同的人所寄的感情何以相异若此呢？西方近代的心理学家解释说，这是因为人在观赏事物时，把自己的感情"移"进去了，是审美的"移情作用"，成为"物我同一"的境界了。这种见解，为解释复杂的审美心理活动提供了一把钥匙。

所谓移情作用，简单地说，就是观赏者把自己的生命、情趣、性格、能力外射，移注给观赏的对象，就是人在观察外界事物时，设身处在事物的境地，把原来没有生命的东西看成有生命的东西，仿佛它和人一样有感觉、思想、情感、意志的活动，同时，人自己也受到事物的这种错觉的影响，多少和事物发生了共鸣。审美活动中移情现象最普遍的是欣赏自然。

山川河流、日月星云本都是死板的东西，我们觉得它们有感情、有生命、有动作，这都是移情作用的结果。流水也好，落花也好，本都没有感情，也是作者移进了自己的感情。

杜甫的《春望》中的名句"感时花溅泪，恨别鸟惊心"，花何尝会伤感而流泪，鸟何尝能懂得离别而心惊？皆因为作者移注了自己的思想感情，把景物人格化了。在聚精会神的观赏中，人的情趣和物的情趣往复回流。有时物的情趣随人的情趣而定，例如人在欢喜时，大地山河都随着扬眉带笑，人在悲伤时，风云花鸟都随着默默愁苦。

王勃的另几首离别诗

我们再来读读王勃的另外几首离别诗。

《江亭夜月送别二首》："江送巴南水，山横塞北云。津亭秋月夜，谁见泣离群。乱烟笼碧砌，飞月向南端。寂寞离亭掩，江山此夜寒。"诗人在巴南送客，客将有塞北之游。天南地北，分离有日，会面无期，故而诗人有离群之泣。面对告别之离亭，和乱烟、飞月，诗人顿感寒意袭来。

《秋江送别二首》："早是他乡值早秋，江亭明月带江流。已觉逝川伤别念，复看津树隐离舟。归舟归骑俨成行，江南江北互相望。谁谓波澜才一水，已觉山川是两乡。"他乡早秋，明月江流，在此送行之际，又见树间隐藏离舟，更悲凉。离别之人将乘马船，水陆兼程，江南、江北一水之隔，但友人离去，南北顿成两乡，不觉催人泪下。

同一个诗人，同样是送别知己，因境遇不同，"海内存知己，天涯若比邻"的感觉就荡然无存了。因此，移情心理的根本是作者的即刻感情。

"移情心理说"的理论确实能解释审美活动中的许多心理现象，不过，把它夸大为一切审美活动的心理原因那就是以偏概全了。而如果认为我可以移情的就是美的，我不可移情的就不美，否认美的客观性和社会性，便又滑进唯心主义的泥坑了。

第 十 篇

社会适应健康、道德健康篇

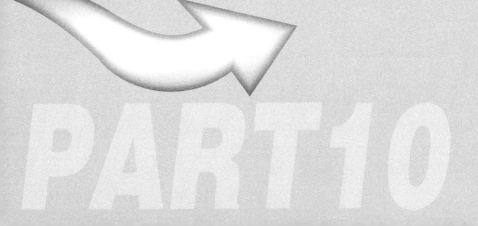

1

尊荣富寿难兼得，闲坐思量最要身
——健康胜于一切

偶吟自慰兼呈梦得 （白居易）

且喜同年满七旬，莫嫌衰病莫嫌贫。

已为海内有名客，又占世间长命人。

耳里声闻新将相，眼前失尽故交亲。

尊荣富寿难兼得，闲坐思量最要身。

该诗的意思是，我尚且欣喜的是你我为同年出生，年龄都已满70岁，我不埋怨我衰老病弱，也不埋怨人穷家贫。我们现在都已是全国著名的人物，又站入了社会上长寿者的队列。我耳朵里常传闻，说朝廷近来出了一批新的文武大臣，而在我的眼前，也有许多以往的亲朋好友已相继去世。人生在世，尊贵、荣耀、富裕、长寿，这些美好的事物难以同时得到，空闲时我坐下来反复思量的结果，认为当前最要紧的事情还是身体健康胜于一切。

"尊荣富寿难兼得，闲坐思量最要身。"白居易不仅以此诗自慰，而且也以之劝慰老友刘禹锡要保重身体。诗中特别强调了健康的重要性，很值得后世养生家以及现代中老年人反复玩味。

健康——安身立命之本

当人们丰衣足食之后，对健康的渴求显得越来越强烈，健康将成为新世纪人们的基本目标，追求健康成为所有人的时尚。人人都希望自己健康、长寿、有高质量的生活。的确，拥有健康，才能拥有一切，有健康的身体才能挑起生活的重担，才能对社会有所贡献，才能享受生活带来的幸福。生命是宝贵的，俗话说"长江一去无回浪，人老何曾再少年"，生命对于人只有一次，人生没有回程票。要做到身心健康，养生之道则是一条重要的途径，时下有不少人辛辛苦苦为了美好的未来而拼命工作，唯独把自身的健康忽而不顾。假若你是一位豪富、知名人士，一旦失去健康，这些荣誉、财富、地位、权力、成就能伴您多久？生命一旦结束，你拥有的一切就随之消失，人生的所有财富和名誉是无数个"0"，只有身体健康才是"1"，如果没有这个"1"，人生也只是一个"0"，健康应成为大家安身立命之本。

健康是人生最宝贵的财富，人只有先拥有了健康才会获得其他，失去健康也就等于失去一切。唐代大医学家孙思邈说："人命至重，有贵千金。"其实，黄金有价而健康却是无价之宝，金子可以"千金散尽还复来"，而健康和生命却是无任何替代的，一旦失去就是"奔流到海不复还"。

健康从何而来

俗话说"兵无常势，水无常形"，健康是一个动态的概念，今天健康了，但由于不遵循保健养生之道，明天健康就会滑坡。当一个人疏忽了健康，健康也会疏忽这个人。

世界卫生组织（WHO）对人的健康长寿，有个基本的估算：即使人的先天基因与健康长寿有关，也不过占15％而已。85％皆取决于后天的因素，如社会条件占10％、医疗条件占8％、自然环境占7％，等等。所以人们都希望社会和谐、医疗条件改善、注意环境保护，这些都有益于人们的健康长寿。但是这些还不是健康长寿的全部由来，世界卫生组织指出人的健康长寿60％取决于其生活方式。

凡是现代人常见的疾病，几乎十有八九皆与生活行为相关。比如冠心病、心肌梗死、脑梗死、脑出血等心脑血管病与高脂肪饮食有关，高脂肪饮食还与结直肠癌、乳腺癌、脂肪肝有关；盐摄入过多与高血压有关；吸烟与肺癌、喉癌等许多癌症有关，吸烟也与心脑血管病有关，吸烟更与慢性阻塞性肺病有关；嗜酒与脂肪肝、肝硬化有关；缺少运动与肥胖症、糖尿病、高血压、动脉粥样硬化有关，缺少运动还与脂肪肝、胆结石，甚至结直肠癌有关；心理健康不良与抑郁、焦虑有关，等等。因此，欲获得健康必须从建立健康的生活方式入手。

什么是健康的生活方式？世界卫生组织1992年发布的《维多利亚宣言》指出：合理饮食、戒烟限酒、适当运动、心理平衡是健康的根本。我国将其称为"健康基石"，即健康的基础是也。这个《维多利亚宣言》是向全世界发布的，适用于全人类，可以说是"放之四海而皆准"的真理。

我国民众在渴求健康的同时对于健康的理解往往有些偏差，一些人将健康寄希望于吃保健品，一些人认为健康除"保养"之外别无他法。实则，健康需从积极的意义上去理解。健康是自己的，应该由自己努力去争取。我国先秦时代的哲学家老子说过"吾命在我，不在天"的话。意思是说人的命运是要靠自己去争取的。其实健康也是人的命运的一部分，而且应该是最重要的一部分，当然也是在"我"不在天啊。

健康的生活方式是健康的源泉，健康的生活方式涉及人的饮食、嗜好、运动、心理诸项，本不复杂。但是一个人的生活方式是多年形成的，要改变不良的生活行为，还得与自己的惰性作斗争。健康无价，而"健康的金钥匙掌握在自己手中"。

白居易诗曰"且喜同年满七旬"，"又占世间长命人"。身体是生活和工作的本钱，人人都期盼健康长寿。但如何做到不生病或少生病，个人的做法就不一样了，有的舍得花大钱购买各种各样的保健品，有的肯在住院保险上一掷千金，却不愿花几百元钱做一次体检，注射一针疫苗；许多疾病的发生，是与我们的愚昧、无知有着密切相关性，是由我们的不良生活方式、行为习惯、饮食嗜好和不健康的心理因素导致的。在人们生活水平改善以后，常缺乏健康生活观念的指导，忽视诸多的致病因素，导致被称为"富贵病"的慢性非传染性疾病持续上升，使老年病提早患病，提早衰老，生命之花过早地凋谢，生命之树过早地枯萎。

生活当中有许多有益于健康的科学常识，如认识不到位就会酿成苦果。养生之计在于人，每个人的健康靠自己去争取。俗话说"工欲善其事，必先利其器"，"磨刀不误砍柴工"。这里恳请各位朋友特别是中老年朋友，平常花一些时间学习一些保健知识，多懂一点医学道理，提高养生与保健意识。珍惜自己，珍惜健康，珍爱生命，活得舒心畅意，为社会作出更多、更大的贡献。

世界上有些东西，当拥有它时往往并不珍惜，而一旦失去了它，就会感到它无比珍贵。俗话说"临崖勒马收缰晚，船到江心补漏迟"，"防患于未然"总比落雨收柴效果好。健康的人们，要有"防未病"的观念，不要待到生命将结束时才体会到享受生命的味道。

"尊荣富寿难兼得，闲坐思量最要身"

"尊荣富寿难兼得，闲坐思量最要身"，此句对人生的认识，含有一定的哲理。综观历史，无论你地位多高，权势多大，一生绝不会事事、时时顺心如意，诗人自己的经历就是有力的证明。他晚年虽然有了尊荣，也成了"长命人"，但却患有疾病，又晚年丧子，这不是"难兼得"又是什么？可见这一句是诗人对以往经验的总结与概括，具有普遍性。

白居易从诗尾"难兼得"中悟出自己的当务之急，那就是"最要身"。由于诗人晚年患有风痹症，还有足疾、肺疾、眼疾等，所以，他认为对自己来说，最重要的是保养身体，然后才能谈到其他。可见，这里所提出的"最要身"不仅是适于患病的老人，对于所有的老人也是适用的，因为这就是健康养生之道，过去是如此，现在是如此，将来也必定是如此。

2 是故达道人，去彼而取此

——做一个社会适应健康的"达道人"

把酒 （白居易）

把酒仰问天，古今谁不死。所贵未死间，少忧多欢喜。
穷通谅在天，忧喜即由己。是故达道人，去彼而取此。
勿言未富贵，久忝居禄仕。借问宗族间，几人拖金紫。
勿忧渐衰老，且喜加年纪。试数班行中，几人及暮齿。
朝餐不过饱，五鼎徒为尔。夕寝止求安，一衾而已矣。
此外皆长物，于我云相似。有子不留金，何况兼无子。

白居易这首《把酒》诗写得通俗明白，表达了"达道人"（通达事理的人）对生死、荣辱、富贵、年龄、物质、金钱、子嗣等，人间万事万物不刻意追求"长物"（多余的东西）的豁达心境和乐观的处世精神。

我们在处世待物时，对人对事要有"与人为善"的情怀，对自己的得失和沧桑变化要采取一种豁达的心态，这种情怀和心态是社会适应健康的保障。正是因为如此，白居易成了唐代诗人中高寿的一位（享年75岁），创作的诗歌在唐代诗人中也是最多的，达3000多首，成了与李白、杜甫并称的

"唐诗大家"之一，代表了唐诗的最高成就。

社会适应健康

社会适应健康是指个人与他人、社会、自然环境相互作用，而具有良好的人际关系和实现社会角色的能力。为了在社会上更好地生存，进行心理、生理和行为上的各种适应性改变，从而适应复杂的环境变化，为他人所理解，为大家所接受，能与社会达到和谐状态。

从某种意义上说，社会适应能力包括自然环境适应能力、适应不同情境的能力、社交能力、处事能力、人际关系能力；还包括生活自理能力、基本劳动能力、选择并从事某种职业能力、社会交往能力、用道德规范约束自己的能力等；又包括在社会生活中的角色适应，如职业角色、家庭角色、社会角色等，以及角色转换的适应。

社会适应能力间接反映一个人综合素质能力的高低，是人融入社会、适应社会，并赖以生存的能力表现。唐代很多大诗人都具有这样的社会适应健康的素质。

笑傲富贫

我们再来读唐代另一位大诗人李白的《江上吟》："木兰之枻沙棠舟，玉箫金管坐两头。美酒樽中置千斛，载妓随波任去留。仙人有待乘黄鹤，海客无心随白鸥。屈平词赋悬日月，楚王台榭空山丘。兴酣落笔摇五岳，诗成笑傲凌沧洲。功名富贵若长在，汉水亦应西北流。"这首诗大约写于李白三四十岁客游江夏（今湖北省武汉市）时所作。诗的最后四句在表现自己兴笔赋诗藐视一切的同时，道出了亘古不变的真理："人生在世，想长久保持功名富贵，那么本来自西北向东南流入长江的汉水，就应该倒流向西北了，这实际上是不可能的。"

白居易的一首《对酒五首·其二》对功名富贵说得更加透彻，"蜗牛角上争何事？石火光中寄此身。随富随贫且欢乐，不开口笑是痴人。"

积极面对生活

一个人是社会的一名成员，就应该适应社会，应该以积极的态度去面对生存的环境。

人对环境的适应大体有两种：一种是消极适应，顺应环境的消极因素，结果是压抑了自身的积极因素，违背了心理健康发展的方向。另一种是积极适应，在客观环境中积极主动调整自己的心态，增强主动性，使自身得到发展。美国著名社会学家、心理学家马斯洛认为，每个人生来就有创造性、自发性、个性、真诚、关心别人、爱的能力、向往真理等潜能。这些潜能的发挥主要靠人在具体环境条件下能主动地实践。

例如，唐代伟大诗人杜甫一生并不幸福，他的诗歌在相当长时间内并不为人所赏识，仕途坎坷，生活贫困，用《新唐书·杜甫传》记载的话来说，是"衣不盖体，常寄食于人，窃恐转死沟壑"，但他始终热爱生活，对生活抱着积极乐观的态度。下面介绍一首杜甫晚年客居四川时写的诗《江村》，从中可以看出他对贫困生存环境的态度："清江一曲抱村流，长夏江村事事幽。自去自来堂上燕，相亲相近水中鸥。老妻画纸为棋局，稚子敲针作钓钩。但有故人供禄米，微躯此外更何求？"这首诗写在诗人经过四年流亡生活后，来到相对安宁的成都郊外之时。他靠朋友资助建起的草堂已初具规模，开始过上一种暂时安居的生活。生活虽然仍很艰难，要靠朋友接济，但诗人自得其乐，不去想种种烦恼，而是欣赏恬静幽雅的田园景象，看着自己的老妻、稚子感到欣喜和满足，虽然自己体弱多病，但仍笑对生活。这就是一种积极适应生存环境的态度。

更可贵的是杜甫虽然一生颠沛流离，穷愁潦倒，但他对家人、朋友、人民群众怀着深厚的真情，常常把个人的痛苦和不幸置于别人之下，甚至不惜牺牲自己。当他在成都郊外的茅屋被大风吹破时，他首先想到的是"安得广厦千万间，大庇天下寒士俱欢颜"，而他自己为此宁愿"吾庐独破受冻死亦足"，这就是杜甫的仁爱精神。

人的一生不会是一帆风顺的，逆境有时会多于顺境，不愉快甚至痛苦的事件往往使人产生消极的心境。在唐诗中，有许多感慨世道艰难，壮志难酬的诗歌，有的感叹政治昏暗，抱负难以实现，如"大道如青天，我独不得出"（李白《行路难》）；有的感叹人心险恶，世态炎凉，如"长恨人心不如水，等闲平地起波澜"（刘禹锡《竹枝词》）；"世人结交须黄金，黄金不多交不深"（张谓《题长安壁主人》）；有的感叹身逢乱离，世事难测，如"朝真暮伪何人辨，古往今来底事无"（白居易《放言五首》）；有的感慨命运多舛，遭遇不公，如"文章憎命达，魑魅喜人过"（杜甫《天末怀李白》）等。面对如此众多的人生艰难和曲折，诗人们难免发出"壮志因愁减，衰容与病俱"（白居易《东南行一百韵》）这样损害健康的悲叹。

但如果仔细分析，你就会发现，这种消极心境产生的根本原因往往并不是事件本身，而在于对这些事件的看法、评价和解释。一旦纠正了自己不合理的认识，你就会转变心境，不再为这些不愉快或痛苦而放弃对美好生活的追求，就会适应社会环境，改变人生，使人不惧怕人生的逆境，敢于与艰难困苦去斗争，努力去争取光明前景。

沉舟侧畔千帆过，病树前头万木春

——社会适应健康需要"高境界"

乐天扬州初逢席上见赠 （刘禹锡）

巴山楚水凄凉地，二十三年弃置身。

怀旧空吟闻笛赋，到乡翻似烂柯人。

沉舟侧畔千帆过，病树前头万木春。

今日听君歌一曲，暂凭杯酒长精神。

这是诗人结束贬谪生涯还京时，在扬州和白居易的赠答诗。诗中概述了被贬过程和感受，也写了与朋友的相会及对前途的打算。虽不免愤感，又十分旷达。"沉舟侧畔千帆过，病树前头万木春"一联，造句新颖，意境清新，可谓前无古人，表达了诗人的高境界。

具有高境界的刘禹锡

境界既是指人的思想觉悟和精神修养，也是自我修持的能力，即修为，人生感悟，其可表现一个人的思想境界如何，实际上指的是一个人的思想觉悟和精神修养的水平如何。

在日常的生活中，人们的思想觉悟和精神修养总是不一样的，可作为社会中的普遍的价值取向，人们总希望自己是一个有较高思想觉悟和良好精神修养的人，以便体现自己在整个生活中的位置。一个人的经历和悟性最终决定了他的人生境界。中国传统文化中的"境界"在概念上指的是一个人的思想觉悟水平和精神修养水平。

同样是对晚景，为什么李商隐哀叹"夕阳无限好，只是近黄昏"（《乐游原》），愁怀无限；而刘禹锡高歌"莫道桑榆晚，为霞尚满天"，志犹未减！必须承认，这在一定程度上反映了两个人人生境界的差异。通过这些诗作，我们看到诗人的境界与其创作的密切关系。了解这一层关系，有助于更深地理解其诗，也有助于更正确地认识诗人。

《乐天扬州初逢席上见赠》作于唐敬宗宝历二年（826年），其时贬为连州刺史23年后，被应召归洛阳，在扬州适遇著名诗人白居易，二人酒之上相互唱因有此诗。此诗与白诗同写一事，而境界迥然不同。白诗有句道："诗称国手徒为尔，命压人头不奈何。举眼风光常寂寞，满朝官职独蹉跎。"在赞美与安慰中，更多地流露了无奈消沉的情结，有着寂寞惆怅的感情色彩。虽然感情真挚动人，但耿耿于个人的得失感慨，终不免显得境界较浅，而调味又失之过于低沉。

刘禹锡这首诗则不同。首联述事，颔联抒发是今非的深沉感慨。情调比较低沉。这当然是可以理解的。至颈联，诗境转，音调领高。"沉舟侧畔千帆过，病树前头万木春"，诗人超越了狭隘的个人天地，注目更为广袤的空间，显示了无比阔大的胸襟。二十三年的贬谪生活之后，诗人不是无益的怨嗟，不是无为的等待，而是率然振起，投身现实。所以他并不是借酒浇愁，沉饮自醉，而要"暂凭杯酒长精神"。这一联写得铿锵有力，足以振起全篇。

刘禹锡的诗写得好，其格调自高，尤其"沉舟侧畔千帆过，病树前头万木春"一联，情理辞交相辉映，道理之深刻，情感之热烈，境界之高，实属罕见。最难能可贵的是，此语乃出自屡遭贬谪、久处困境、落魄不遇的诗人之口，乃打上了诗人高境界的鲜明烙印而流传千年。

社会适应健康与传统文化的"境界观"

现代人对于健康的观念，不仅限于对没有疾病的追求，而且要追求一种幸福的生存体验，一种完美的生活状态。因此，健康就不仅仅是指身体健康，还包括心理健康、社会健康，甚至还包括智力健康、道德健康、环境健康等。事实上，这与中华传统文化中的"境界观"有异曲同工之处。

虽然在大多数时候，中华传统文化中的"境界"在概念上指的是一个人的思想觉悟水平和精神修养水平。这说明在中华传统文化中，精神的超越境界和身体的健康长寿是相辅相成、合二为一的。那些得道高人，往往能够健康长寿；而那些健康长寿的人，往往也是德高望重的人。正因为如此，人们才经常将修心与养身结合起来，相辅相成、合二为一。

社会适应对于每一个人来说都至关重要。如果一个人整天处在一种复杂或者紧张的人际关系之中，那么想要获得健康异常困难；如果一个人对于环境的变化不能表现出良好的适应能力，总是处在应激之中，那么他也不可能太健康。因此，具有良好的人际关系与社会适应能力对于健康来说也很重要。当然，任何人都可能会面临一些紧张的人际关系或者生活环境的突变。但是假如你具有良好的社会适应能力，以一种积极的心态面对任何事情，那么无论环境多么复杂，都能够积极应对，良好适应。

社会总是在不断地进步，环境总是在不断地变化，只有那些适应社会进步和环境变化的人，才是真正健康的人。要学会建立良好的人际关系。多交一些朋友，真诚待人，尊重他人。要学会己所不欲，勿施于人。只有具备充分的社会支持系统，当你遇到困难、遇到挫折的时候，才会有求必应。

总之，要成为一个真正健康的人，就要成为一个境界高尚的人，只有在身体、心理、社会、性情等各个方面都完好的人，才能成为真正健康的人。

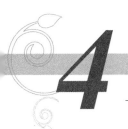

4 长恨人心不如水，等闲平地起波澜
——说和谐的人际关系

竹枝词·其七　（刘禹锡）

瞿塘嘈嘈十二滩，人言道路古来难。

长恨人心不如水，等闲平地起波澜。

此诗是说，瞿塘峡（长江三峡之一）险滩甚多，被称为"天下险"。但人心比瞿塘峡还要凶险，"等闲平地"都会涌起波澜，真是令人防不胜防。

这是诗人刘禹锡对当时社会十分复杂人际关系的深切感叹。

社会适应健康与人际关系

社会适应健康是指个人与他人、社会、自然环境相互作用，而具有良好的人际关系和实现社会角色的能力。为了在社会上更好地生存，进行心理、生理和行为上的各种适应性改变，从而适应复杂的环境变化，为他人所理解，为大家所接受，能与社会达到和谐状态。从某种意义上说，社会适应能力包括自然环境适应能力、适应不同情境的能力、社交能力、处事能力、人际关系能力，等等。社会适应能力间接反映一个人综合素质能力的高低，是人融入社会、适应社会，并赖以生存的能力表现，其中人际关系最为重要。

人际关系有广义和狭义之分。广义是指人与人之间的关系；狭义人际关系是指人们在物质交往与精神交流中发生、发展和建立起来的人与人之间直接的心理关系。人际关系和社会关系有不可分割的联系，我们每个人都生活在各种现实的、具体的人际关系之中。

人生活在社会之中，人际交往活动伴随着人的一生，人的所有需要都和人际交往密切相关，所有需要都离不开人际交往，人际交往也是人的基本需要之一。缺乏或被剥夺了正常的交往活动，个体就会出现负面情绪，引起心理紊乱，长此以往会导致身心疾病。因此，良好的人际交往是维持人的正常心理、生理健康的必要因素。

唐诗中的人际关系

融合和谐的人际关系，主要在于真情互动。如李白《赠汪伦》："李白乘舟将欲行，忽闻岸上踏歌声。桃花潭水深千尺，不及汪伦送我情。"公元755年李白游安徽泾县桃花潭，当地人汪伦热情款待，并亲领众人送行，表达了诗人与汪伦等人的深厚友情，充分展现了人际关系中朋友之间的真挚友谊。

在唐诗中有这样一段佳话，公元742年，三十多岁的李白前去谒见比自己大四十二岁，名扬四海的贺知章。贺看了李白写的《鸟栖曲》《蜀道难》后，大加称赞，称李白是"谪仙人"，并向皇帝推荐。从此二人成了忘年交。有一次二人出去喝酒忘了带钱，贺知章毫不犹豫地解下腰间三品以上高官才能佩带的金龟来换酒喝。多年以后，李白回忆起这些往事，写下了《对酒忆贺监》"四明有狂客，风流贺季真。长安一相见，呼我谪仙人。昔好杯中物，翻为松下尘。金龟换酒处,却忆泪沾巾"来怀念已经故去的这位可敬可亲的忘年交前辈。

但现实生活中人际关系十分复杂,为了生存和发展,人们又必须建立相互交往的关系。在这种情形下,与什么人交往是十分重要的选择。在交友中像下面这种人是万万不可与之交往的。张谓《题长安壁主人》:"世人结交须黄金,黄金不多交不深。纵令然诺暂相许,终是悠悠行路心。"这首诗揭露在金钱至上,世风日下的社会,连友谊和交情都要用金钱的多少来衡量。诗题中的长安壁主人就是这种见钱眼开的小人,表面上虚情假意,实际上冷漠无情,一切以金钱多少来说事。这种完全为物质利益所左右的交往,是不可取的。

诗人杜甫饱尝世态炎凉,人情反复之苦后,激愤写了《贫交行》一诗:"翻手作云覆手雨,纷纷轻薄何须数。君不见管鲍贫时交,此道今人弃如土。"诗的第一句写为世情翻云覆雨变化迅速而震惊,接着嘲讽那些妄谈交友之道的虚伪议论,作者将其斥之为"纷纷轻薄",不值一提。相传管仲当初生活贫困,还曾欺侮过鲍叔牙,但鲍知其贤,一直帮其成就事业。管仲曾感慨地说:"生我者父母,知我者鲍叔牙也。"古人如此以情谊为重,但今人却弃之如粪土,诗人怎能不气愤呢?

人际交往的一个重要原则就是要平等相处,以诚相待。唐朝是一个开放的社会,虽然也有等级之分,但在许多时候并未影响人们之间的平等相处,以诚相待。李白《宿五松山下荀媪家》:"我宿五松下,寂寥无所欢。田家秋作苦,邻女夜春寒。跪进雕胡饭,月光明素盘。令人惭漂母,三谢不能餐。"这首诗写作者自己借宿在偏僻山中受到盛情接待的情形。姓荀的农家老妇虽然生活艰难,但却以菰米做成的美餐相招待。老妇跪下身子将这雕胡饭呈送给他,菰米饭在月光照射下像珍珠一样耀眼,这让李白深受感动想起历史上韩信年轻时贫寒,漂母赠饭以解饥饿,后来韩信封王以千金报答的故事,再三辞谢眼前的荀媪,实在不忍心享用这顿晚餐。李白是颇有盛名的大诗人,生性高傲。相传他奉诏入长安宫中时,唐玄宗亲自下车迎接,还为他调制汤,但他对山村贫穷老妇人却是如此平等相待,甚至谦恭地再三辞谢。

人际关系的和谐

现实中的人际关系纷繁复杂,每个人的交往动机、要求和期望差别很大。如果在人际交往中遵循下列心理原则,将会使你更好地调适人际关系、适应社会环境。

（1）平等原则。人际交往中彼此在人格上是平等的，互惠互利，因此要平等相待，不可盛气凌人。

（2）诚信原则。诚信是人际交往中的根本。以诚待人，才会赢得别人的真诚相待。

（3）宽以待人原则。只有严于律己，宽以待人，才会赢得对方的尊重。

（4）距离美的原则。人际交往中，双方要保持适度的心理距离，不要过于亲近。过于亲近会引起对方的不安全感，影响双方关系。

（5）自尊自爱原则。人际交往中不要热衷于接受他人的馈赠，记住"君子之交淡如水"。

（6）虚心原则。要虚心听取真正朋友的忠告，不要"讳疾忌医"，也不要好为人师。

（7）大度原则。最好的朋友间也难免会产生一些小误会，这种情况下要设身处地地多替对方考虑。

（8）戒骄戒躁原则。即使你的身份地位发生了变化，高于对方，也不能摆出一副了不起的架势，对老朋友尤其忌讳这种行为。

在实际的交往过程中，不会人人称心、事事如愿，总是或多或少地存在着不尽如人意之处。研究表明，那些具有良好人际关系的人一般具有坦诚、乐观、幽默有活力、聪明、有个性、独立性强、能为他人着想等个性心理特征。而那些不太受人欢迎的人往往具有自私、自傲、自负、虚伪、自卑、斤斤计较、猜疑、孤僻、依赖、羞怯、固执、嫉妒、仇视、没有个性等心理倾向或特征。

5 聚散穷通何足道，醉来一曲放歌行
——交友的智慧

答微之咏怀见寄 （白居易）

阁中同直前春事，船里相逢昨日情。分袂二年劳梦寐，并床三宿话平生。

紫微北畔辞宫阙，沧海西头对郡城。聚散穷通何足道，醉来一曲放歌行。

白居易的《答微之咏怀见寄》（微之是元稹的字）作于杭州刺史任内，意思是说，我们二人分别已经两年了，我因思念你，常常在梦中与你相遇；今番见面之后，我们并床而宿，用三个夜晚的时间，好好诉诉离别之苦，说说我们的经历和遭遇。诗中可见白居易对元稹思念之深，情谊之厚。

交友智慧

孔子曰："益友三者，损友三者。友直，友谅，友多闻，益矣。友便辟，友善柔，友便佞，损矣。"（《论语·季氏》）意思是有益的朋友有三种，有害的朋友也有三种。同正直的人交友，同诚信的人交友，同见识广博的人交友，是有益的。白居易与元稹的友情，正体现了孔夫子的交友智慧。

"人生得一知己足矣"，白居易和元稹就是这样一对至交好友。两人相识30余年，志同道合，惺惺相惜。两人驿寄梅花，鱼传尺素，来往书信100多封，互赠诗稿近千篇。"把君诗卷灯前读，诗尽灯残天未明"（白居易《舟中读元九诗》），"远信入门先有泪，妻惊女哭问何如"（元稹《得乐天书》）。

心有灵犀

白居易和元稹在公元802年相识，那年白居易30岁，元稹23岁。他们同时考上科举，一起在秘书省当校书郎，开始了长达30年的友谊。"花下鞍马游，雪中杯酒欢""月夜与花时，少逢杯酒乐""不为同登科，不为同署官。所合在方寸，心源无异端"（白居易《赠元稹》），他们脾性相投，风格相近，真诚相见，亲如手足。

公元809年，白居易升迁为左拾遗，留守京城，元稹调任监察御史，要往各地办案，两人分离情却更深，相互思念。"只得两相望，不得长相随。愿为云与雨，会合天之垂"（元稹《酬乐天》），"同心一人去，坐觉长安空"（白居易《别元九后咏怀》，元稹在家排行第九，也称元九），可见白居易和元稹的相互思念。

一日，远在梁州的元稹因想念好友白居易，夜有所梦，梦中和白居易一起游曲江、慈恩寺，醒来后作诗《使东川·梁州梦》："梦君同绕曲江头，也向慈恩院院游。亭吏呼人排去马，所惊身在古梁州。"巧的是，白居易这天真的和一群朋友在游玩曲江、慈恩寺，并也在想着远在梁州的元稹，有诗为证："花时同醉破春愁，醉折花枝作酒筹。忽忆故人天际去，计程今日到梁州"（白居易《同李十一醉忆元九》）。正是知己朋友间心有灵犀互相通。

共同情趣

元稹和白居易之间的友谊，是十分真挚的。这种友谊不是建立在金钱和物质的基础上，而是建立在对艺术的共同情趣、对创作目标的比较一致的基础上。在平日里，互相唱和，彼此切磋。谁有佳章隽语，即如己出，十分高兴，毫不嫉妒。他们两人在马上递吟叠唱十几里地，全无倦意。

据元稹的《为乐天自勘诗集，因思顷年城南醉归，马上递唱艳曲…成篇》一诗中"春野醉吟十里程，斋宫潜咏万人惊。今宵不寐到明读，风雨晓闻开锁声"即是记述此事的。

岂是贪衣食，感君心缱绻

白居易与元稹是一对患难见真情的好友。元稹母亲去世归乡守丧"丁忧"时，生活艰苦，"野蔬充膳甘长藿，落叶添薪仰古槐"（元稹《遣悲怀》），这时白居易大力接济他，帮他度过那段艰难日子。

之后，白居易也因母亲去世停薪回乡守丧，元稹又寄衣服又寄钱，"三寄衣食资，数盈二十万。岂是贪衣食，感君心缱绻"（白居易《寄元九》）。

当元稹被贬通州，白居易被贬江州，两人一南一北相隔千里，只能梦中相见，"不知忆我因何事，昨夜三回梦见君"（《梦元九》），"山水万重书断绝，念君怜我梦相闻"（元稹《酬乐天频梦微之》）。白居易给元慎寄凉席、衣服，贴心提醒"莫嫌轻薄但知著，犹恐通州热杀君"。元稹也回赠四川绿丝布，白居易做成衣衫，回赠诗篇"袴花白似秋云薄，衫色青于春草浓"（白居易《元九以绿丝布白轻褣见寄制成衣服以诗报知》），两人情意深重。

人生得一知己足矣

815年3月元稹因直言得罪了当朝权贵，被贬通州司马。同年8月白居易也被贬江洲司马。白居易在被贬路上经过蓝桥驿站时，见到元稹在墙柱上写的一首《西归》诗，提笔在旁和了一首《蓝桥驿见元九诗》："蓝桥春雪君归日，秦岭秋风我去时。每到驿亭先下马，循墙绕柱觅君诗。"在途中反复读元稹诗卷，以解相思之苦，又写下《舟中读元九诗》："把君诗卷灯前读，诗尽灯残天未明。眼痛灭灯犹暗坐，逆风吹浪打船声。"

元稹得知白居易被贬江州，不顾自己病重在床，提笔写下《闻乐天授江州司马》（乐天是白居易的字）："残灯无焰影幢幢，此夕闻君谪九江。垂死病中惊坐起，暗风吹雨入寒窗。"白居易看到此诗，被好友的关切之情深深感动，即回信表示看到诗中"垂死病中"之句心里凄恻难忍。回信动情得泪眼模糊，使妻女惊吓到不知发生了什么事。为此，他寄诗给白居易《得乐天书》："远信入门先有泪，妻惊女哭问如何。寻常不省曾如此，应是江州司马书。"他在《酬乐天书怀见寄》一诗中说："坼书八九读，泪落千万行。中有酬我诗，句句截我肠。仍云得诗夜，梦我魂凄凉。"

白居易与元稹虽分居两地，但常是诗信交流，梦中相见，互诉衷肠，同悲同喜。他们之间的友谊是真正经得起时间考验的。有诗为证，"晨起临风一惆怅，通川溢水断相闻。不知忆我因何事，昨夜三回梦见君"（白居易《梦元九》）。"山水万重书断绝，念君怜我梦相闻。我今因病魂颠倒，唯梦闲人不梦君。"（《酬乐天频梦微之》）。

公元 831 年元稹病故，亡年 53 岁。白居易和元稹的 30 年知己之情走到了尽头，但白居易对元稹的思念并没有停止过，为元稹写了墓志铭，还写了一首流传千古的悼亡诗。《梦微之》："夜来携手梦同游，晨起盈巾泪莫收。漳浦老身三度病，咸阳草树八回秋。君埋泉下泥销骨，我寄人间雪满头。阿卫韩郎相次去，夜台茫昧得知不？"何等真诚，何等悲哀，何等沉痛，何等感人。

白居易和元稹的友谊，千古流传。人生得一知己足矣！

6

莫愁前路无知己，天下谁人不识君

——今生有懂你的人吗

别董大·其一 （高适）

千里黄云白日曛，北风吹雁雪纷纷。

莫愁前路无知己，天下谁人不识君。

此诗的意思是，黄云蔽天，绵延千里，太阳黯淡无光，呼啸的北风刚刚送走了雁群，又带来了纷纷扬扬的大雪。不要担心前路没有知己，普天之下哪个不识你呢？

知己即懂你的人

知己指对自己最了解的人，更常指懂你的挚友或密友，它是一生难求的朋友，友情的最高境界。如唐诗中，项斯的《长安书怀呈知己》诗中"独夜有知己，论心无故人"，王勃的《送杜少府之任蜀州》诗中"海内存知己，天涯若比邻"等。

有人说爱是世界上最美好的情感，如荷香抚人心，如凉茶润心田。但一个人只爱你，但是无法懂你，这是一种遗憾。在我们的一生中，遇到爱，遇到性，都不稀罕，稀罕的是遇到"懂得"。我们每个人都是一座"孤岛"，却也渴望着被人懂，孤独无助时有人陪伴，难过悲伤时有人慰藉，迷惘痛苦时有人带领我们走出迷雾。若有人懂你，即便没有拥有爱，也会觉得心安。懂，比爱更难得，也比爱更重要。

寻找可以懂得自己的人

因为有些话憋在心里会崩溃，需要说出口；有些事扛在肩上是压力，需要分担，与懂你的人同行吧！寻找一个畅所欲言的伴，让精神舒缓；守一份不离不弃的情，让心灵靠岸。纵有千言万语，不如一句懂你。

"懂你"是什么

懂你，是一种信任。即便我被全世界误解，但是若你懂我，我就有微笑下去的勇气。"洛阳亲友如相问，一片冰心在玉壶"（王昌龄《芙蓉楼送辛渐》）；懂你，是一种成全。你的梦想，你的情怀，我也许无法参与，但是我支持你以梦为马，随处可栖。"海内存知己，天涯若比邻。无为在歧路，儿女共沾巾"（王勃《送杜少府之任蜀州》）；懂你，是一种在乎。只有最好的时光和最好的风景，才能配得上独一无二的你，"他年我若为青帝，报与桃花一处开"（黄巢《题菊花》）；懂你，是愿有一人，懂你背后的苦，"身无彩凤双飞翼，心有灵犀一点通"（李商隐《无题·昨夜星辰昨夜风》）；懂你，是一种笃定，念你冷暖，懂你悲欢，每一次相逢都成了人生的狂欢。"一生大笑能几回，斗酒相逢须醉倒"（岑参《凉州馆中与诸判官夜集》）；懂你，就像懂自己一样深刻，懂你的人，不在乎你飞得高不高，只在乎你飞得累不累。当所有人都以为你快乐的时候，只有懂你的人知道你笑容背后的无奈与坚强。当所有人只在意你的成功时，只有懂你的人关心你过程中的心酸与汗水。

懂比爱更重要，也比爱更难。爱，有浓有淡，会散。可是懂，不近不远，不移不变！懂，不是语言，不是亲密，不是给予，而是心有灵犀，默契自然的相吸。爱你的人很多，但懂你的人寥寥无几。爱你的人不一定懂你，但懂你的人一定爱你。懂，是一生难求，最深的情。好看的皮囊千篇一律，懂你的灵魂万里挑一。

因为相知，所以懂得。如果你拥有懂你的人，你是幸运的，也是幸福的。请你一定好好珍惜！

7 冲天香阵透长安，满城尽带黄金甲
——说人生目标

不第后赋菊 （黄巢）

待到秋来九月八，我花开后百花杀。

冲天香阵透长安，满城尽带黄金甲。

唐末农民起义领袖黄巢的《不第后赋菊》一诗的意思是，等到秋天九月重阳节来临的时候，菊花盛开以后别的花就凋零了。盛开的菊花璀璨夺目，阵阵香气弥漫长安，满城均沐浴在芳香的菊意中，遍地都是金黄如铠甲般的菊花。萧瑟秋风已使百花凋零，唯我黄菊，长势正盛，大有统治天下之势。

与众不同的菊花诗

根据明代《七修类福》引《清暇录》关于此诗的记载，此诗是黄巢落第后所作。黄巢在起义之前，曾到京城长安参加科举考试，但没有考中。科场的失利以及整个社会的黑暗和吏治的腐败，使他对李唐王朝益发不满。考试不第后，他豪情倍增，借咏菊花来抒写自己的抱负，写下了这首《不第后赋菊》，被收录在《全唐诗》中。此诗运用比喻的手法，赋予菊花以英雄风貌与高洁品格，把菊花作为广大被压迫人民的象征，以百花喻指反动腐朽的封建统治集团，形象地显示了农民革命领袖积极进取的人生目标。菊花诗是黄巢生命的象征，人生的体现。

黄巢年轻时写有另一首《题菊花》的诗："飒飒西风满院栽，蕊寒香冷蝶难来。他年我若为青帝，报与桃花一处开。"意思是说，在秋天飒飒的西风之中，院子里栽满了菊花。它那清寒的花蕊和清冷的芳香使得蝴蝶都难以接近。唐朝已是秋风落叶，菊花正值崛起之时，菊花的诗意正与黄巢的理想和人生目标相对应。如果有一天我当了主管春季时令的青帝，一定要下令让这美丽的菊花与桃花同时开放。这首诗更明确地说出"我若为青帝"的惊人之语，还可以这样理解，倘若我能掌握政权，就要把百姓从充满肃杀的苦难生活中解脱出来，生活在如同春天般的社会里。这就是黄巢非同寻常的豪言壮语和宏图大志的人生目标。

唐诗中以菊花为题的诗歌不少，但在他人笔下菊花常常与孤标傲世联系在一起，成了孤芳自赏的写照，如"寒花开已尽，菊蕊独盈枝"（杜甫《云安九日》）；"耐寒唯有东篱菊，金粟初开晓更清"（白居易《咏菊》）；"不是花中偏爱菊，此花开尽更无花"（元稹《菊花》）。但在黄巢的诗中却不是如此，菊花被赋予了奋起反抗的色彩，成了可以扭转乾坤的象征，完全可以更迭时序。黄巢的这两首诗所表现的大气磅礴，自信豪迈，是因为黄巢有一个推翻唐王朝的宏伟人生目标。公元880年12月黄巢攻入长安，建立了大齐政权，后因各种原因失败了。不管如何，黄巢的诗是他生命的诗，人生的诗。

人生目标与身心健康

苏联作家高尔基说过："一个人追求的目标越高，他们的才能就发挥得越好，对社会就越有益。"人的活动是有目的、有意识的，在活动中目标激发人产生积极的动力，激励着人不畏艰难，是引导人们形成良好意志的重要方法。行动总是以目标、志向为先导的，没有理想和志向，前进的动力和勇气就会大打折扣。那些有崇高理想和远大志向的人，对学习、工作和生活会抱有极大的热情。当他们遇到困难时，既充满信心又富有毅力，并能够积极主动地去克服困难，为实现自己的理想不断奋斗。

人生在世，犹如航船，不管是风平浪静，还是惊涛骇浪，总要有一个前进的目标。通俗地讲，目标就是方向、就是路标。生活本身就是由不断追求的一系列目标构成的。一个人生活没有目标，就会浑浑噩噩，无所事事，甚至听凭别人摆布。反之，如果找到恰当的目标并为之奋斗，就会振奋精神，克服困难，展现自我，直到到达胜利的彼岸。习近平总书记告诉我们："只有奋斗的人生，才称得上幸福的人生。"

唐朝以科举选拔人才，特别是允许以诗赋取士，这就为唐代诗人实现其政治理想开辟了广阔的道路，于是出现了像贺知章、张九龄、王维、高适、韩愈、白居易、刘禹锡等诗人成为当时有名的大臣的情况。同时造就了一批科举不利、仕途失意，却诗名显赫的诗人，像李白、杜甫、王之涣、孟浩然、贾岛、李贺这样的诗人。这些历史人物虽然遭遇不同，但他们有一个共同的特点，即不管际遇如何，都有着积极进取的人生目标，并不畏艰险，为之奋斗不已。

在心理学中，"目标"是指主体在行动之前预期达到的结果。每个人降临到世上，都会面临生存和发展的选择。目标的选择和制定是人们面对客观冲突和挑战时的理性决策。有的心理学家认为，人类的行为是由内在目的（目标）驱策的。有无人生目标、人生目标是否恰当、人生目标能否实现，都直接影响着人的身心健康。

这一点从诗人孟郊前后两首诗中就可以看得很明显。孟郊少时家境贫寒，全靠自学成才，好不容易45岁时才中了进士。及第后他写下了一首《登第后》的诗："昔日龌龊不足夸，今朝放荡思无涯。春风得意马蹄疾，一日看尽长安花。"从诗中可以看出作者是多么得意欢快！这首诗的后两句以后转化为"春风得意""走马看花"的成语，为人们所熟知。

可惜的是，孟郊以后的仕途并不顺利，终生潦倒贫困，死后竟无钱下葬。他晚年写有一首《秋怀十五首》的诗："秋月颜色冰，老客志气单。冷露滴梦破，峭风梳骨寒。席上印病文，肠中转愁盘。疑怀无所凭，虚听多无端。梧桐枯峥嵘，声响如哀弹。"在这首诗中，作者感觉连秋月也是冰冷的，自己的壮志已消磨殆尽，居室破漏，寒夜难眠，卧病已久，愁思不断。无奈之下只好劝解自己不要再为那些无端的疑惑和道听途说所困扰。自己虽像可以制琴的美材梧桐，可惜已经枯槁，只能发出悲哀之声了。

孟郊一生不如意，想起种种辛酸苦涩的往事，心中无限悲凉，自然会有如此发自肺腑的哀伤。前后对照孟郊在不同情况下所写的这两首反映心情的诗歌，就完全可以体会出人生目标能否实现，对于人们的身心健康有多么大的影响。

怎样确立自己的人生目标

在现实生活中，并不是每个人都具有明确的人生目标意识。由于几千年封建专制思想文化的影响，使得有些人自觉或不自觉地具有"听天由命"的意识，其人生哲学是安于现状，得过且过，甚至将个人的前途命运交给别人来支配，这很不足取，甚至是危险的。

在人类历史上，并不是所有顺应前进潮流的人生目标都会得到实现，有些违背潮流的人和事反而会取得一时的成功。但最终历史和人心会得出公正的结论。例如，杜甫一生虽然最终未能实现自己的政治抱负，但他一直坚持的忧国忧民，济世利民，身处逆境却能跳出个人痛苦，与人民共命运的崇高人生目标及"穷年忧黎元，叹息肠内热"（杜甫《自京赴奉先县咏怀五百字》）的赤子之心却成了宝贵的精神财富留给了后人。特别是在中华民族国难深重危亡在即的时刻，杜甫的诗歌不知影响鼓舞了多少仁人志士。从这个意义上来说，杜甫其实是实现了自己的人生目标。

首先，确立人生目标要考虑现实的可能性，要具有操作性。人的时间和能力都是有限的，制定人生目标要从自身条件出发，考虑客观现实所能提供的可能性。目标要有利于发挥自己的优势，并经过努力有可能达到。如果好高骛远，脱离实际去追求那些虚无缥缈、大而无当的人生目标，只会是浪费时光，空添烦恼。要善作比较分析，择优为之。白居易的《东溪种柳》诗中："松柏不可待，梗楠固难移。不如种此树，此树易荣滋。"

其次，制定人生目标不是为了追求自我陶醉，而是为了实现它。目标是建立在各人的需求之上的，人的需求又是多方面的：有长远的最高需求，也有近期的必须需求；有物质方面的需求，也有精神方面的需求。每一种需求其实就是一种目标。因此，一个人要有终生奋斗的大目标，也要有分阶段、分方面的具体目标。这些目标构成了一个系列，指引着你的行动方向，使你在任何时候都会有某种动力的推动。因此，制定目标一定要考虑它的可操作性，要有具体的安排和措施保证。

第三，更为重要的是确立了人生目标之后，一定要开始行动，不少人也曾设想过很好的人生目标，但最终却一事无成，问题就在目标仅仅停留在头脑中或口头上。要记住，只有行动才是目标变现实的唯一途径。如白居易的《秋江早发》"因思市朝人，方听晨鸡鸣。昏昏恋衾枕，安见元气英"。

总的说来，人生目标的选择就是对人生的抉择。一旦有了积进取的人生目标，你就会激活生命的潜能，获得勇往直前的动力，创造出人生的真正价值。

李白是唐代另一位伟大的诗人，他一生也未能实现自己的宏伟抱负和政治理想，但他从来没有因为挫折和失败而放弃对理想的热烈追求，一直坚守着自己积极进取的人生目标。尽管前面歧路甚多，崎岖艰险，但他充满信心，相信终有一天会"长风破浪会有时，直挂云帆济沧海"（李白《行路难》），到达理想的彼岸！

人生原本一首诗，"千岩万壑不辞劳，远看方知出处高。溪涧岂能留得住，终归大海作波涛"（香严闲禅师、李忱《瀑布联句》），借写瀑布表达对社会人生的思考，应志存高远，不畏艰辛，努力实现自己人生目标。一个人如果处于这样的状态，这个人的身心和社会适应肯定会是健康向上的。正如王勃的《滕王阁序》中所说："老当益壮，宁移白首之心；穷且益坚，不坠青云之志。"

8 黄沙百战穿金甲，不破楼兰终不还
——培养意志是社会适应的必修课

从军行七首·其四 （王昌龄）

青海长云暗雪山，孤城遥望玉门关。
黄沙百战穿金甲，不破楼兰终不还。

王昌龄是盛唐边塞诗人，其诗气势雄浑，格调高昂，充满了积极向上的精神风貌。这首诗的头两句描绘出一幅唐朝横亘数千里塞北边陲的长卷。所提到的地方都是与强敌交战的重要地区。后两句由对环境的描写转为直接抒情，尽管战事艰苦激烈，但将士的意志磨炼得更加坚强，不打败顽敌决不回还！

这首诗虽然写的是戍边将士的爱国之志，但我们不妨把这首雄壮的诗歌，当成激励自己在人生奋斗的征途上不畏艰难困苦，坚定意志，不达目标决不言退的励志诗来读，鼓舞我们永远向前。

什么是意志

意志是指人自觉地确定目标，并根据目标调节、支配自身的行动，克服困难，去实现预定目标的心理过程。人在反映和感受现实世界时，不仅只是产生对客观对象和现象的认识和情绪、情感体验，而且会有意识地对外部世界进行有目的地改造，使之满足自身的需要。这种最终表现为行为的、积极要求改变现实的心理过程，也称为意志过程。意志与人们的社会实践紧密相连。在社会生活中，人们必须有自觉的行动目的与动机，有达到目的的决心，有战胜逆境、克服困难的毅力，以及行动的组织性和刚毅的品质等，这些都是意志的具体体现。

在唐诗中，有许多感慨世道艰难，壮志难酬的诗歌，如"大道如青天，我独不得出"（李白《行路难》），"长恨人心不如水，等闲平地起波澜"（刘禹锡《竹枝词》），"朝真暮伪何人辨，古往今来底事无"（白易易《放言五首》）等。面对如此众多的人生艰难和曲折，诗人们难受地发出"万里悲秋常作客，百年多病独登台"（杜甫《登高》）这样损害健康的悲叹。

但是，现实生活中也有许多事例可以证明，坚强的意志可以改变人生，使人不惧怕人生的逆境，敢于与艰难困苦去斗争，努力去争取光明的前景。如唐代诗人李益一首《从军有苦乐行》中"寄言丈夫雄，苦乐身自当"。其实，人生的旅途也是要历经艰难曲折的。我们每个人也应该像远征的战士一样，具有坚强的意志去坦然面对人生的苦与乐。

意志和身心健康

意志不仅是一种心理过程，它可以调节人的行为，可以影响心理活动，可以调节情绪，还对人的生理和心理的发展都具有一定的影响，因此它可影响身心健康。有些人意志薄弱，心理上承受不了过大的心理压力和过度的紧张，也给身心健康带来不良影响。

另外，有些人因为意志力不够，惰性太大，缺乏锻炼的持久性，甚至从不进行锻炼，致使身体状况变得越来越差。而意志坚强的人能控制自己的情绪，以愉快、执着、开明的态度积极地面对人生困难，使自己的心理功能处于良好状态。

心理学研究表明，意志对人的身心发展起着非常重要的调节作用。缺乏意志或意志不坚定，往往会使人陷于各种矛盾之中怨天尤人，甚至悲观厌世，轻生自杀。而具有坚强意志的人却可以增强克服消极情绪的控制力，保持身心健康，勇敢地面对困难与危机。因此，俄国生理学家巴甫洛夫说："坚强的意志和乐观的情绪可以战胜疾病，更可以使人强壮和长寿。"

意志是一个人实现自己生活、学习、工作直至人生目标的重要品质，也是一个人克服困难、跨越障碍、解决矛盾的心智力量。意志不是人生来就具有的品质，培养良好的意志品质有非常重要的意义。唐朝著名政治家、文学家魏徵有一首《述怀》的诗，末尾一句"人自感意气，功名谁复论"，意为从不计较个人功名，一心为国的坚定意志。

培养良好的意志品质

什么是意志品质呢？指构成人意志的诸因素的总和。主要包括独立性（自觉性）、果断性、自制性和坚持性（坚韧性）。自觉性是指是否对行动目的有明确的认识，尤其是主动以目的调节和支配行动方面的意志品质。自觉性是意志的主要品质，贯穿于意志行动的始终。果断性是指一个人是否善于明辨是非，迅速而合理地决定和行动方面的意志品质。自制性是指能否善于控制和支配自己行动方面的意志品质。

怎样培养良好的意志品质

（1）树立远大的志向。志向是一个人的奋斗目标、方向和决定。作为一种价值的目标，志向能激发人的意志和激情，产生一种强大的精神动力，激励人们以积极、主动、顽强的精神投身于生活和工作，只有有远大志向的人才能对人生抱有积极向上的进取精神和乐观态度，才能最终取得成功。树立远大志向是引导人们形成良好意志的重要方法。

（2）培养良好的个性。在现实生活中，性格软弱、胆小、依赖心强、散漫的人，在意志品质上，总是或多或少地存在着缺陷，呈现出不良意志品质的特征。而具有热情、开朗、勇敢这些良好的性格，对意志品质的形成则有巨大的推动作用。

（3）培养积极健康的情绪和情感。积极健康的情感给人的意志行为以力量，推动人们以坚强的意志实现理想。相反，消极不健康的情绪、情感是意志行为的阻力；痛苦忧伤、情绪低落会动摇自己的意志；冷酷无情、精神萎靡会使人丧失斗志。对自己的情感控制水平是一个人意志强弱的重要标志。对意志的品质培养应该加强情绪与情感的培养。

（4）积极参加各种实践活动。坚强的意志是在克服困难的实践活动中磨砺出来的。在实践中付出艰辛和努力是培养良好意志品质的最好途径。

（5）积极参加体育锻炼。坚持体育锻炼对培养意志品质有着重要意义。首先，"坚持"本身就是坚强意志的重要组成部分。其次，许多体育锻炼是一项磨砺、锻炼意志的有效形式。

自问此时心，不足何时足
——知足常乐是社会适应健康的智慧

知足吟　（白居易）

不种一陇田，仓中有余粟。不采一株桑，箱中有余服。
官闲离忧责，身泰无羁束。中人百户税，宾客一年禄。
樽中不乏酒，篱下仍多菊。是物皆有余，非心无所欲。
吟君未贫作，同歌知足曲。自问此时心，不足何时足。

读《知足吟》后，可见白居易吃穿不愁无忧无虑，与贫困的晋代陶渊明比，有酒又有菊，自己高唱知足曲，自然是富足有余。诗人在另一首《闲居》诗中："从旦直至昏，身心一无事。心足即为富，身闲乃当贵。富贵在此中，何必居高位"。

白居易活了 75 岁，在 1000 多年前的唐代，绝对算是长寿了。白居易长寿的奥秘在哪里呢？他始终坚守"知足常乐"的思想，多表现在他的闲适诗中。诗人或公退独处，或移病闲居，或与友游吟，在此类情景中，人无拘无束，自如放松，淡泊知足的情感便从诗中流露出来。这种诗境界不算大，格调也不甚高，但平易自然、质朴真切，别有一番意趣。

《知足吟》仔细读来，不难体味作者轻松自足、随遇而安的心境。

白居易的"知足常乐"经

白居易，字乐天。"乐天"二字取自《易经》中的一句话，"乐天知命故不忧"，意思是顺应天命就没有忧虑。这在一定程度上，也表达了白居易对于人生的态度。近代国学大师陈寅恪先生更是升华道："乐天之思想，一言以蔽之曰'知足'也"此言不虚。

读白居易的诗，尤其是涉及个人生活层面的，总能触摸到一颗闲适知足的心。而且，无论是在顺境还是逆境，莫不如此。主要表现在：

（1）从不足中寻求满足，以不足为满足，或者说，从不足中寻求满足是白居易的一项特殊技能。如公元 815 年，白居易被贬谪到了江州（今江西九江）。这一年白居易 43 岁，他背负着一身委屈，从长安来到江州。明明这时前途渺茫，举目无亲，白居易却颇为得意地写道："此地何妨便终老，匹如元是九江人。"（《九江春望》）

又如，白居易一直想有个儿子以传承衣钵，却始终未能如愿，唯一的儿子还在三岁时夭折了。"文章十帙官三品，身后传谁庇荫谁？"（《初丧崔儿报微之晦叔》）家里没男孩，成了白居易的一块心病。后来女儿嫁人，又生了一个女孩，家人都担心白居易会失望，不料白居易却写诗庆贺道："怀中有可抱，何必是男儿。"（《小岁日喜谈氏外孙女孩满月》）

到了暮年，白居易疾病缠身，他还自我打趣道："一足任他为外物，三杯自要沃中肠。头风若见诗应愈，齿折仍夸笑不妨。"（《就暖偶酌戏诸诗酒旧侣》）虽然一身病痛，但不影响我谈笑风生。

（2）从对比中获得幸福。白居易的知足，也在很大程度上来自于跟他人的对比。他乐于着眼古人比。六十七岁那年，白居易写了一首《醉吟先生传》，传中云："吾生天地间，才与行不逮于古人远矣；而富于黔娄，寿于颜回，饱于伯夷，乐于荣启期，健于卫叔宝，幸甚。"他比的这几个古人都是什么情况呢？黔娄是春秋名士，但家境贫寒，他死后，妻子想找块能盖住他遗体的布都没有，跟他一比，白居易觉得自己很富足；颜回是孔子最喜欢的学生，德才兼备，不过只活了四十岁，跟颜回一比，白居易觉得自己已经赚了；伯夷是商朝孤竹君的儿子，因为不满时局，不食周粟，最后活活饿死在山里，跟他一比，白居易觉得自己能吃饱就很满足；荣启期是春秋隐士，他每天都过得乐呵呵，孔子问他乐什么，他说自己有三乐，人生而为是生，而为男人，三是长寿。在白居易看来，这三乐实在太稀松平常，而自己还有饮酒、作诗、交友等诸多乐趣，怎能不快乐？还有卫叔宝，他是晋代著名美男子，但身体不好，弱不禁风，二十几岁就死了，白居易跟他比，又觉得白白赚了。

除了跟古人比，白居易也会跟友人比。他在《吟四虽》中自述道："年虽老，犹少于韦长史；命虽薄，犹胜于郑长水；眼虽病，犹明于徐郎中；家虽贫，犹富于郭庶子。"有句话说，"比上不足，比下有余"，当你觉得人生不顺时，不妨看看那些生活还不如你的人，连他们都能笑对人生，你有什么理由不热爱生活。

（3）在极简中安度晚年。尽管白居易也遭遇过贬谪失意，但比起大唐的很多诗人，白居易的仕途还是相对顺遂的。而且，白居易把金钱和物质其实看得极淡。当年离开杭州，他把余下的薪俸全都捐到了公库。晚年时他教育侄儿说："一裘暖过冬，一饭饱终日。勿言舍宅小，不过寝一室。"（《狂言示诸侄》）生活简单得很，只要能有件袄过冬，有顿饭够吃饱就行。别嫌房子小，不就是个睡觉的地方吗？多么朴实无华的训诫啊！在他的《寄张十八》诗中也有充分体现，其中开头几句是这样说的"饥止一箪食，渴止一壶浆。出入止一马，寝兴止一床。此外无长物，于我有若亡。"饿了就是一碗饭，渴了就是一壶水，出去只能骑一匹马，晚上睡觉只能睡一张床。生活就是这么简单。他还在《知足吟》中说，自己现在丰衣足食、有花赏、有酒喝，"自问此时心，不足何时足？"

白居易"知足"与"不足"

"知足保和"已成了白居易明确的文化印记。其实白居易之"知足"更多表现在物质生活层面，他对其一生的政治理想其实有着强烈的"不足"。

忠州起复之后，其思想演变相当复杂而且时有反复。他在遭受了再次的政治挫折之后，在不得已的情况下走向了"中隐"与"独善"，但其内心始终没有放下"安人治国""兼济天下"的"功名"之想，表面上优游安闲、省分知足，内心却是有着深深的不足。

先秦的哲人老子在道德经中告诉我们，只有拥有充足的知识和无比的智慧，把快乐建立在对事物通透的认识和理解上，看透事物发展的规律，明白无穷欲望带来的后果，及时终止自己的欲望而免遭损失和灾难，只有这样才会获得长久的平安、富足和快乐。而不是把快乐定义在所得到和所满足的欲望上，这才是老子的大智慧。老子曰："祸莫大于不知足，莫大于欲得，故知足之足常足矣。"所谓知足，不是不进取，而是一份坦然——面对无法改变的际遇，不妨试着去热爱；面对与生俱来的差距，不妨学着去释怀；面对难以填平的欲壑，不妨试着给人生做做减法，问问自己：你究竟想活在别人的眼光里，还是活在自己的快乐里？

现代人怎样做到知足常乐

知足常乐是一种积极的人生态度，知足常乐的人活得开心快乐，那么怎么样才能做到知足常乐呢？

（1）不斤斤计较。对一些小事情不要斤斤计较，斤斤计较的人不知道知足，总是让自己处于一种烦躁的状态中，那样还怎么快乐得起来。

（2）多看看自己所拥有的。自己拥有的东西别人不一定拥有，对于自己拥有的东西要怀感恩和满足之心。

（3）有多少能力就过什么样的生活。根据自己的能力进行消费，不盲目追求名牌，在自己的能力之内购买适合自己的商品，这样就可以知足常乐。

（4）包容。平时生活中要随和一些，心宽了，自然就快乐了，多关注亲朋好友的优点，包容别人的缺点，对身边人身边事感到满意，也就是知足常乐了。

不以物喜，不以己悲，经常审视自己，对生活时刻保持一种豁达乐观的积极心态。但是，知足常乐决不是无为、平庸和不思进取。它体现了一种生活态度和一种修身养性的心境。

许多人把知足常乐仅仅理解为，知道满足总是快乐的。把快乐定义在所得到和满足欲望上，片面地定义了知足常乐的含义，比较消极和安于现状，这样的满足所带来的快乐其实是不能够长久的。

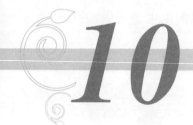

三更灯火五更鸡，正是男儿读书时
——智力开发靠勤奋

劝学　（颜真卿）
三更灯火五更鸡，正是男儿读书时。
黑发不知勤学早，白首方悔读书迟。

《劝学》是唐朝诗人颜真卿所写的一首古诗。劝勉青少年要珍惜少壮年华，勤奋学习，增长知识，开发智力，才能有所作为。否则，到老一事无成，后悔已晚。使人们理解，开发智力和勤奋学习的重要性。诗歌以短短的28个字便揭示了这个深刻的哲理，达到了催人奋进的效果。

这首诗深入浅出，自然，富含哲理。核心是"黑发不知勤学早，白首方悔读书迟"。作为有志向的人，要注意抓紧时间读书、学习、修身、养性，而且只有年年月月勤奋坚持，才能真正开发智力，学到报国、兴家、立业的本领。从学习的时间这一角度立意，劝勉年轻人不要虚度光阴，要及早努力学习，免得将来后悔。诗人是从学习的意义、作用和学习应持的态度、方法等角度立意，希望人们重视后天学习，以加强自身的智力开发和行为修养。

心理健康和智力开发

唐代诗人李群玉有一首《劝人庐山读书》的诗："怜君少隽利如锋，气爽神清刻骨聪。片玉若磨唯转莹，莫辞云水入庐峰。"该诗先夸奖对方年少聪明隽秀，接着运用比喻，说对方现在还像一块未经琢磨的玉石，是材质很好的玉器，因此不要因为云水阻隔而放弃去庐山读书进修。

引用此诗，是想借此说明我们每个人都有进一步开发智力、发展智力的需要。研究表明，人的智力除了先天的因素外，还取决于后天环境的影响和个人生活实践与努力勤奋的程度。环境和教育从某种意义上来讲，决定着人的智力发展的现实水平。

智力是什么呢？智力是指生物一般性的精神能力，指认识、理解客观事物，并运用知识、经验等解决问题的能力，包括记忆、观察、想象、思考、判断、应变等。智力可被看作个体各种认知能力的综合，特别强调解决问题的能力、抽象思维的能力、学习能力和对环境的适应能力。

心理健康的一个重要标准，甚至是首要的标准就是智力正常。所谓智力正常，就是具有中等水平以上的智商，具有正常的感知、记忆和思维等能力。智商是指一个人的智力测验成绩和同龄被试成绩相比的指数。正常人的智商一般应该在标准化智力测验 70 以上。之所以说智力正常是心理健康的重要标准，是因为它是一个人学习、生活和工作的最基本的条件，是人适应环境，谋求自我发展的心理保证。

由于科学技术的迅猛发展，知识的不断更新与增长，社会发展要求人们将重点从对自然资源的开发转移到对自身智力的开发。有科学资料显示，人的记忆力的利用率还不到 10%，人的想象力只用了 15%。正因为如此，从 20 世纪 60 年代以后，世界许多国家都高度重视对国民的智力开发问题。一个想成为身心健康的人，自然也应该高度重视自己的智力开发问题。

智力开发靠勤奋

人的智力开发不是孤立的，它与动机、兴趣、情感、勤奋、意志等非智力因素是交叉在一起的，因此必须同时结合这些非智力因素来进行智力开发的工作。

人的智力开发离不开大脑。大脑与人的其他器官随着自然年龄日渐衰弱不同，它遵循的是"用进废退"的规律，即人脑是越勤使用就越聪明，不用才会衰退。因此，不论你是何等年岁，都应该在不损害健康的前提下，毫不吝惜地勤奋开发自己的大脑，充分展现你的聪明才智。

我国著名的数学家张广厚在小学、中学读书时智力水平并不出众，他曾说过："搞数学无须太聪明，中等天分就可以，主要是靠毅力和钻劲。"伟大的生物学家达尔文也曾说过："我之所以能在科学上成功，最重要的是我对科学的热爱，对长期观察、探索的坚持，以及对科学事业的执着和勤奋。"近代控制论奠基人、大数学家维纳在自传中谈到，和他幼年同时并称为神童的三四个人，由于自恃聪明、不勤奋上进，以及其他多种因素，长大以后都无所作为。相反，有些人幼年时表现平凡，但由于后天勤奋和环境熏陶，最终成为科学史上的伟人。

读唐诗有助于智力开发

阅读、理解、背诵一些唐诗将有助于我们开发自己的智力。

首先，这是因为有助于开发右脑，促进左右脑协调发展。与智力开发密切相关的现代脑科学研究表明，人的左右脑存在不同的分工。左脑侧重抽象思维，与象征性关系、对细节的逻辑分析有关，具有语言的、分析的、连续的和计算的能力。右脑主管形象思维，与知觉和空间判断有关，具有音乐的、图像的、整体性和几何-空间鉴别能力，对复杂关系的处理更强。

诗歌作为文学的一种样式，主要是运用形象思维。形象思维是一种被情感所激发和加强了的认识，是一种把情感通过形象体现出来的思维活动。诗歌运用形象思维，采用联想、想象等方法将要表达的抽象观念，具体呈现在读者面前。它用充满情感的形象语言或直抒胸臆，或托物言志，或借景抒情。它还具有节奏感和音乐性，读起来朗朗上口，和谐悦耳，这些都有利于右脑的开发。作为中国古代诗歌高峰的唐诗充分体现了这些特点。阅读、理解、吟诵唐诗，我们的形象思维能力能够得到激发和锻炼，从而有益于智力开发。

其次，阅读、理解、吟诵唐诗可以促进智力开发还在于唐诗是使用汉语表达的杰出成果。诗歌是语言的艺术，阅读唐诗，自然要从辨认汉字开始。由于汉字既表形又表义，形、义紧密结合，有利于促进左右脑的均衡发展。特别是由于汉字是图形文字，更有利于开发右脑。唐诗是由具有这些优势的汉字写成，作品本身的内容又极富形象性，其对右脑开发的促进作用可想而知。人们在使用汉语时，大脑左半部记认字音字义，右半部记认字形，促进了大脑左右半球均匀合作发展。

再次，阅读、理解、背诵唐诗也为我们开展多方面的智力训练提供了充分的条件。前面说过，智力包括观察力、注意力、记忆力、想象力和思维力。这些方面的训练完全可以结合学习唐诗来进行。

第四，阅读、理解、背诵唐诗还有助于锻炼提高我们的思维品质。思维品质包括深刻性、灵活性、独创性、批判性和敏锐性。培养这些思维品质都可以结合学习唐诗来进行。

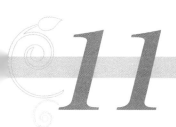

11

江南有丹橘，经冬犹绿林
——人格美也是道德健康美

感遇·其七 （张九龄）

江南有丹橘，经冬犹绿林。岂伊地气暖？自有岁寒心。

可以荐嘉客，奈何阻重深。运命唯所遇，循环不可寻。

徒言树桃李，此木岂无阴？

此诗的意思是说，江南有一种结红橘的果树，到了冬季还是一片苍翠的绿林。难道是因为地气温暖？自然是不畏风霜的本性所成。这红橘可用来款待贵宾，只可惜被阻隔在深远之地。命运如此仅因蒙受着被阻隔的遭遇，这被隔的遭遇如同时令往复不可寻觅。人们只说要多栽种桃李，这橘树难道没有绿荫？

"丹橘"不管严冬也罢，酷暑也罢，都面不改色，郁郁苍苍。百卉千花中"丹橘"是最值得骄傲的。诗人以丹橘自比，委婉含蓄地表达了自己因正直而遭贬逐的悲愤之情，并显示了自己的高尚人格。

人格和人格美

在心理学中，所谓人格，是指个人所有的比较稳定的心理特性总和，包括行为认识、智能、思想、情绪和身体等各方面稳定特征的综合体，它显示个体的思想、情绪、行为等的独特模式。这种独特模式是个体社会化的产物，可是又影响着他与环境的交互作用。

人格伴随着人的一生。塑造和培养良好的人格是个体成长和发展的关键。一个人身心是否健康，事业能否成功，生活是否幸福，人际关系能否和谐，都与人格有着千丝万缕的联系。

人格美是人的品格、品德的美，是心灵美的重要方面，标志着人在自我修养和自我完善方面达到的高度，体现出一个人良好的道德意识和社会行为习惯。

诗人张九龄的人格美

张九龄（673—740年），唐代大臣、诗人，字子寿，韶州曲江（今广东省韶关市）人。少年聪慧能文，唐中宗景龙初年（707—710年）进士，为校书郎，后为左拾遗。唐玄宗开元（713—741年）时历官中书侍郎、中书令等，为唐代名相。张九龄才思敏捷，文章高雅。张九龄为政期间，以他的直言诤谏、铮铮硬骨，他的诗朴实自然，言志写心，表现出高尚的情操，因而受到人们的赞赏。

张九龄是位智者，并不是不知道自己与皇上的激烈争论将是一种什么样的结果。"不谄词多忤，无容礼益卑"（《南还以诗代书赠京师的旧僚》）。假如言事顺指、胁肩谄笑，不但不会贬官，而且还会飞黄腾达，但张九龄对此不忍为之。因为常摸龙鳞、常捋虎须、忤违圣意，所以在他的政治前途上、布下了阴影。"作骥君重耳，为鱼我曝腮"（《酬王六霁后书怀见示》）。

忠言逆耳

唐玄宗终于在一个秋天给张九龄送去一把扇子，暗示自己已经用不着他了。李林甫这些奸佞之徒，见唐玄宗对张九龄翻白眼，就顺风放火，交相攻击。张九龄深感朝中奸多贤少、独力难持、临深履薄、惴惴不安，"孤桐亦胡为，百尺傍无枝。疏阴不自覆，修干欲何施？高冈地复迥，弱植风屡吹。凡鸟已相噪，凤凰安得知"（《杂诗五首·其一》）。群奸猖獗，主上昏庸，这真叫人愤慨难平！"兰艾若不分，安用馨香为"（《在郡秋怀二首》）。

身处逆境，有两种选择：一是同流合污，二是贞操自守。张九龄选择了后者。他在（《答陈拾遗赠竹簪，》）诗中说："遗我龙钟节，非无玦瑁簪。"表明张九龄甘于淡泊，不慕荣利，不向恶势力低头，显示出他的人格美。

面折廷争

面折廷争（面折：当面指责别人的过失；廷争：在朝廷上争论，指直言敢谏。语出《史记·吕太后本纪》："于今面折廷争，臣不如君。"）也是一种人格美。敢于挣脱牢笼，复返自然，对黑暗的政治表现自己的厌恶，也是一种人格美。张九龄在诗中赞美青山绿水，田园风光，抒发自己对大自然的情趣。"时哉苟不达，取乐遂吾情"（《南还湘水言怀》）。远离仕途是保持坚贞品性的一种方式。虽不得已而为之，但比那些"纤纤良田草，靡靡唯从风"（《杂诗五首》）不是好得多吗？

读者正是从这些诗行中认识诗人美好品格的。

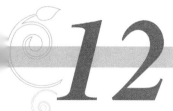

何处闲教鹦鹉语，碧纱窗下绣床前
——牵挂三十五年的痛

邻女 （白居易）

婷婷十五胜天仙，白日嫦娥旱地莲。

何处闲教鹦鹉语，碧纱窗下绣床前。

此诗的意思是，湘灵15岁时已是亭亭玉立、美若天仙，她的美貌能比月中嫦娥，又如旱地里的莲花让人刻骨铭心一生。如今在哪里才能见到那种在碧纱窗下绣床前教鹦鹉说话的场景呢？

白居易的初恋

公元782年，白居易11岁，因避家乡战乱，随母将家迁至父亲白季庚任官所在地——徐州符离（今安徽省宿县境内）。之后在那里与一个比他小4岁的邻居女子相识，她的名字叫湘灵，长得活泼可爱，还懂点音律，于是两人就成了朝夕不离、青梅竹马的玩伴。到白居易19岁、湘灵15岁时，情窦初开，两人便开始了初恋。白居易此时写下了《邻女》，追叙了15岁的湘灵，并赞美湘灵的美丽和她悦耳的嗓音。

相思之苦

贞元十年（794年），白居易27岁的时候，为了家庭生活和自己的前程，他不得不离开符离去江南叔父处读书。这时的湘灵23岁，一朵花开得正艳的时候。湘灵送了他一双鞋，作为两人的定情礼物，约好了再见面时，你要回来娶我哟，湘灵的泪珠滚落在腮边。这双鞋，白居易一生珍藏着。

一路上他写了三首怀念湘灵的诗。《寄湘灵》："泪眼凌寒冻不流，每经高处即回头。遥知别后西楼上，应凭栏干独自愁。"《寒闺夜》："夜半衾裯冷，孤眠懒未能。笼香销尽火，巾泪滴成冰。为惜影相伴，通宵不灭灯。"《长相思》："九月西风兴，月冷霜华凝。思君秋夜长，一夜魂九升。二月东风来，草坼花心开。思君春日迟，一日肠九回。妾住洛桥北，君住洛桥南。十五即相识，今年二十三。有如女萝草，生在松之侧。蔓短枝苦高，萦回上不得。人言人有愿，愿至天必成。愿作远方兽，步步比肩行。愿作深山木，枝枝连理生。"

绝望之痛

贞元十六年（800 年）初，白居易 29 岁考中进士，回符离住了近 10 个月，恳切向母亲要求与湘灵结婚，但被封建门第观念极重的母亲拒绝了（白父已故）。贞元二十年（804）秋，白居易在长安作了校书郎，他回家再次苦求母亲允许他和湘灵结婚，但门户大于一切的母亲，不但再次拒绝了他的要求，为了断了白居易和湘灵的联系，白居易母亲决定居家迁至长安，且在全家迁离时，不让他们见面。他们的婚姻无望了，但他们深厚的爱情并没有从此结束。

804 年 10 月，白居易趁着来徐州游玩的时候，跑到符离去找湘灵，但却没有找到，打听才知湘灵在他走后也搬家去了邯郸。白居易立即赶车去邯郸寻找湘灵，整整找了几天都没有找到，伴着邯郸凄冷的夜，白居易写下了《冬至夜怀湘灵》："艳质无由见，寒衾不可亲。何堪最长夜，俱作独眠人。"这期间，白居易又写了怀念湘灵的另两首诗，《感秋寄远》："惆怅时节晚，两情千里同。离忧不散处，庭树正秋风。燕影动归翼，蕙香销故丛。佳期与芳岁，牢落两成空。"《寄远》："欲忘忘未得，欲去去无由。两腋不生翅，二毛空满头。坐看新落叶，行上最高楼。暝色无边际，茫茫尽眼愁。"

长恨绵绵

元和三年（808 年），白居易 37 岁时经人介绍与同僚杨汝士的妹妹结了婚。他将绝望的爱和对湘灵的感情写进了千古名篇《长恨歌》中，表达了"天长地久有时尽，此恨绵绵无绝期"的悲痛，源于白居易痛彻心扉的凄惨爱情。直到元和七年还写了几首诗思念湘灵。《夜雨》："我有所念人，隔在远远乡。我有所感事，结在深深肠。乡远去不得，无日不瞻望。肠深解不得，无夕不思量。况此残灯夜，独宿在空堂。秋天殊未晓，风雨正苍苍。不学头陀法，前心安可忘。"《感镜》："美人与我别，留镜在匣中。自从花颜去，秋水无芙蓉。经年不开匣，红埃覆青铜。今朝一拂拭，自照憔悴容。照罢重惆怅，背有双盘龙。"

抱恨终生

元和十年（815 年），白居易蒙冤被贬江州途中，和杨夫人一起遇见了正在漂泊的湘灵父女，白居易写下了题为《逢旧》的诗。这时白居易已经 44 岁，湘灵也 40 岁了，但未结婚。这首诗里白居易继《长恨歌》后再次用了恨字，此恨与《长恨歌》的恨应当是有关系的。《逢旧·其一》："我梳白发添新恨，君扫青蛾减旧容。应被傍人怪惆怅，少年离别老相逢。"《逢旧·其二》："久别偶相逢，俱疑是梦中。即今欢乐事，放盏又成空。"

睹物思人

元和十一年（816 年）的春天，白居易晾晒衣物，忽然看到了湘灵送的那双鞋，此刻他和湘灵相处的往事一一袭上心头，思绪翻腾，感慨万端，提笔写下了《感情》一诗："中庭晒服玩，忽见故乡履。昔赠我者谁，东邻婵娟子。因思赠时语，特用结终始。永愿如履綦，双行复双止。自吾谪江郡，漂荡三千里。为感长情人，提携同到此。今朝一惆怅，反覆看未已。人只履犹双，何曾得相似。可嗟复可惜，锦表绣为里。况经梅雨来，色黯花草死。"

45 岁的白居易拿着这双鞋子，摩挲不已，睹物思人，只有无限的悲伤。一双鞋子能紧紧相连，而人却是劳燕分飞。

无言的结局

824 年，白居易已 53 岁，他在杭州刺史任满回洛阳途中，去了符离，看到旧村邻已变换，而湘灵已不知去向。三十五年情难忘，不知湘灵去何方。这段长达 44 年之久的相识、相知到相恋的爱情才画上了句号。

初恋令人难忘怀——契诃尼效应

西方心理学家契诃尼做了许多有趣的试验，发现一般人对已完成了的、已有结果的事情极易忘怀，而对中断了的、未完成的、未达目标的事情却总是记忆犹新。这种现象被称为"契诃尼效应"。

"契诃尼效应"经常会跟初恋联系在一起。初恋是爱情交响曲中的第一乐章。我们总在不知不觉的好感和朦胧的不确定性中接触第一个所爱的人，希望能与对方长久地待在一起，这是大多数人初恋的心态。但是初恋，毕竟是恋爱的起步，有试验的性质，它来得容易去得也快。尽管如此，初恋的感觉仍旧令人回味无穷甚至刻骨铭心。因为初恋的对象留给自己的印象是非常深刻的。这一最先的印象会直接影响到我们以后的一系列恋爱行为。初恋是美好的，也是酸涩的，很多人的初恋都是有始无终的。因此，初恋就成了那道未能解答出来的难题，让人们久久无法释怀。

人们不是也经常说"没有得到的永远都是最好的"吗，得不到的成了那道没有解答出来的题，而这道题通常都会终生没有答案。这也正是初恋让人们终生难以忘怀的原因。没有人可以轻易将记忆抹去，不去触碰和提及并不代表着忘却，更何况初恋是千百年来被歌为最为美好的时光，初恋的不容易被忘怀也就变得更加好理解了。

由于我们把初恋看成是一种"未能完成的""不成功的"事件，它的未完成反而更使人难以忘怀。同样，在未获成果的初恋中，我们和初恋情人一起度过的美好时光，大多会深深地印入我们的脑海，使我们一生都难以忘却。初恋之所以令人刻骨铭心，正是源于初恋的未完成性。

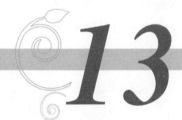

13

夜阑更秉烛，相对如梦寐

——话恩爱夫妻说杜甫

羌村三首·其一　（杜甫）

峥嵘赤云西，日脚下平地。柴门鸟雀噪，归客千里至。

妻孥怪我在，惊定还拭泪。世乱遭飘荡，生还偶然遂。

邻人满墙头，感叹亦歔欷。夜阑更秉烛，相对如梦寐。

"安史之乱"爆发后，杜甫夫妻分离，妻小滞留在鄜州一个村子里，那个地方就叫羌村。过了很长时间，杜甫才赶去和家小团聚。这首诗就写的是团聚的情景。夜晚，这对好不容易团聚的夫妻烛下相对看着，觉得像做梦一样。

患难的恩爱夫妻

在唐代璀璨的诗人群星中，诗圣杜甫是特别耀眼的一颗，甚至可以说是光芒万丈的。细读杜甫的诗，你会发现：在他饱经忧患的坎坷一生中，妻子杨氏不离不弃地陪伴着他，像一缕阳光温暖着诗人忧国忧民的心灵。杨氏懂他、爱他、支持他、陪伴他，是一对恩爱的患难夫妻。

杜甫出生在一个世代"奉儒守官"的家庭，其父杜闲曾为兖州司马。在杜甫 29 岁时娶了司农少卿杨怡的 19 岁女儿，不知道是否杨小姐在闺阁中就已经倾慕了杜甫才华，她美丽的容颜却在第一时间就赢得丈夫的心。为了使光线更加明亮让清澈皎洁的月光寄去我的相思，诗人要砍光月亮里的桂树，"仳离放红蕊，想象颦青娥"，"斫却月中桂，清光应更多"（《一百五日夜对月》）。

在接下来的 30 年里虽颠沛流离，"去年潼关破，妻子隔绝久"（《述怀》），"老妻寄异县，十口隔风雪"（《自京赴奉先县咏怀五百字》），但她和他相濡以沫，生死相依。"今夜鄜州月，闺中只独看。遥怜小儿女，未解忆长安。香雾云鬟湿，清辉玉臂寒。何时倚虚幌，双照泪痕干"（《月夜》）。"老妻书数纸，应悉未归情"（《客夜》），这是杜甫另一首直接地表达思念妻子的诗。

"粉黛亦解苞，衾裯稍罗列"（《北征》），虽然日子过得紧巴巴，外出归来并没有什么好东西带回来，但是我记得要给你礼物，这个粉黛也许不是最好的，可是我惦记你的心意是真的。"瘦妻面复光，痴女头自栉"，原来所有的女人都喜欢礼物是真理。

公元 755 年，诗人满怀悲愤地写下了"朱门酒肉臭，路有冻死骨"（《自京赴奉先咏怀五百字》）。当我们知道这些填沟壑的冻死骨中竟然还有诗人自己的幼子，"入门闻号啕，幼子饥已卒"，"所愧为人父，无食致夭折"。此时，身为母亲又在经历怎样噬心的痛苦，作为妻子要用怎样的心情去面对养不活儿子的丈夫。杨氏不仅没有锦衣玉食，有时连吃糠菜也做不到，日常生活是"经年至茅屋，妻子衣百结"（《北征》）；"女病妻忧归意速，秋花锦石谁复数"（《发阆中》）；"入门依旧四壁空，老妻睹我颜色同。痴儿不知父子礼，叫怒索饭啼门东"（《百忧集行》），还要操心杜甫多病的身体，"老妻忧坐痹，幼女问头昏"。就算是这样，杨氏依然选择了理解和坚强地面对，无论经历怎样的苦难和折磨，我要和你一起承受，"世乱怜渠小，家贫仰母慈"（《遣兴》）。杜甫自己也感叹"叹息谓妻子，我何随汝曹""何日兵戈尽，飘飘愧老妻"（《自阆州领妻子却赴蜀山行三首·其二》），这是诗人的爱意和愧意。

在成都浣花溪畔的草堂，他们难得地有过几年比较舒心自在的日子，杜甫得到好友严武和高适的资助，保证了一家人的口粮。"老妻画纸为棋局，稚子敲针作钓钩"（《江村》），"昼引老妻乘小艇，晴看稚子浴清江"（《进艇》），在能够吃饱肚子时，杨氏表现出原本该有的生活情趣。一家人其乐融融地在一起，做什么都是那么幸福，没有棋盘又怎样？自己画一个就是了。就像那梁上燕，就像那水中鸥，是多么自由自在，是多么相亲相爱。更为难得的是还有全家郊游这样的岁月静好。

杜甫59岁客死异乡小船上，所幸妻子杨氏始终陪伴在他身旁。不后久杨氏也离世了。在杜甫离世40多年后，他的孙子杜嗣业经历千辛万苦送祖父母灵柩回故乡合葬。

在唐代众多大诗人中，诗圣杜甫没有蓄妓、没有纳妾、没有去青楼花天酒地、打情骂俏，没有花边新闻，翻遍他1400多首诗，没有一句轻佻的诗句。所以，近代著名学者梁启超赞称杜甫为"情圣"。

杜甫与杨氏的恩爱是相互的、同甘苦共患难，用真心换真心，这样的爱才是最可贵的。

老年夫妻如何恩爱

俗话说"少年夫妻老来伴"，患难与共大半辈子的生活伴侣对一个老年人来说尤为重要。但生活伴侣不意味着可以忽略感情，老年夫妻更需要恩爱。只有这样晚年生活才会幸福美满。以下是一些老年夫妻的恩爱艺术。

（1）彼此应常说"我爱你"。不要认为老夫老妻说这话没多大意思。一句简单的话语，可以唤起双方对最幸福时光的美好回忆，不知不觉地神清气爽，对身体健康也大有好处。

（2）朝夕相伴。幸福的夫妻奉行"活到老，爱到老"的座右铭。只有朝夕相伴，才能让对方更多地了解自己，也加深对对方的了解，尤其是只有老年夫妻单独生活的家庭更应当如此。

（3）相互宽容。老年夫妻朝夕相处，难免有时意见相左，凡遇到这种情况，一定要以夫妻情意为重，多谅解、多忍让，千万不要埋怨指责，更不应算老账、揭伤疤。

（4）相互尊重。老年夫妻在家庭生活中应该互相平等和尊重，重大事情要共同商量，耐心说明、解释可能出现的分歧，不要独断专行。在子女和外人面前，要注意尊重对方。

（5）相互体贴。老年人的生理和心理功能逐渐衰退，自理能力也随之减弱，因此需要在生活上有人照应。而老伴的照顾往往是最周到、最贴心的，也是真正的生活依靠和精神支柱。

（6）相互信任。老年夫妻的感情虽然经历了长时期的考验与磨砺，但仍需通过相互信任来加以巩固和发展。夫妻双方应当襟怀坦荡，有了疑虑要及时交换意见，认真消除误会与隔阂。

（7）相互恩爱。相互恩爱是老年夫妻巩固感情、保持身心健康的重要条件。许多老年夫妻的感情不仅没有随着岁月的流逝而逐渐冷淡，反而爱更浓、情更笃，真正做到了"霜叶红于二月花"（杜牧《山行》）。

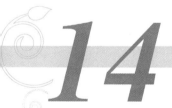

14

忽逢杨开府，论旧涕俱垂
——自省是道德健康良好的表现

逢杨开府 （韦应物）

少事武皇帝，无赖恃恩私。身作里中横，家藏亡命儿。
朝持樗蒲局，暮窃东邻姬。司隶不敢捕，立在白玉墀。
骊山风雪夜，长杨羽猎时。一字都不识，饮酒肆顽痴。
武皇升仙去，憔悴被人欺。读书事已晚，把笔学题诗。
两府始收迹，南宫谬见推。非才果不容，出守抚茕嫠。
忽逢杨开府，论旧涕俱垂。坐客何由识，唯有故人知。

《逢杨开府》是诗人韦应物创作的一首五言古诗。此诗是诗人遇到了一位知道他少年时情况的姓杨的老朋友（开府是官名），因感慨当年的荒唐生活，而写下这首诗。从中可以看出作者回忆少年荒唐生活的懊恼，并进行自我反省，知耻后勇，努力学习，成为社会精英。

作为一名著名的大诗人、高官的韦应物的这种敢于从容面对己过，把自己过去的丑行见诸笔端，彻底悔过自省的态度，是一种道德健康的修养，就很值得人们学习。

自省的力量

《逢杨开府》这首诗可看作诗人的自传诗，写了作者自己少年荒唐生活的懊恼，并进行自我反省，知耻后勇，努力学习，改变人生。

韦应物，唐代山水田园派诗人。长安（今陕西西安）人。诗人十五岁起以三卫郎为唐玄宗近侍，出入宫闱，倚仗皇帝的恩私，成为一个无赖子弟。在里巷中横行不法，家里窝藏的都是些亡命之徒。早晨就捧着赌具和人家赌博，夜里还去和东邻的姑娘偷情。司隶校尉看见他，不敢逮捕，因为他天天在皇帝的白玉阶前站班。骊山上的风雪之夜，侍卫皇帝在长杨宫打猎的时候，我是一个字都不识，是个只会饮酒放浪的青年。我的顽钝和痴呆，什么也不懂得的。

自从玄宗皇帝死后，失去了靠山，落魄得被人欺侮，再要改行读书，这已经太晚了，始立志读书，只好抓起笔来作诗，少食寡欲，常"焚香扫地而坐"。作诗有了些成就，居然被两府所收留，也被南宫官所推许，选拔我去任文官。但是，毕竟我的才干不够，京朝中不能留我，把我派出去做安抚孤儿寡妇的地方官。后历任洛阳丞、京兆府功曹参军、鄂县令、栎阳令、兵部员外郎、滁州刺史、江州刺史、左司郎中、苏州刺史等职。

在一次宴会上，偶遇旧故杨开府，彼此谈起旧事，不胜感慨，满座的客人都不会知道这些事，现在能知道的只有老朋友了。

诗人韦应物至今传有十卷本《韦江州集》、二卷本《韦苏州诗集》、十卷本《韦苏州集》。

自省是种道德健康的修养

任何人都有缺点，都会有过错，这是再正常不过的事。但是有的人却将犯错误视为大忌，视为极丢人的一件事，不敢面对错误，不敢自省，反而掩饰过错。

"自省"作为一种道德修养，是为了正确认识自己，做到有错必改，维护道德健康。从某种程度上说，人的进步就是不断自省、改正错误的过程。一个人品德修养的过程，也是道德健康不断提高的过程。知过能改很可贵，最重要的是改过之后就不能再犯相同的错误。实际上要做到这一点并不容易，许多犯相同错误的人，其实就是克制不住自己。修身就是要克制不好的念头，这是个人修养中经常会遇到的问题。只有明知有过错而不改的，才是一个人最大的过错。

错误人人都会犯，犯的错误有目共睹。犯错误的时候，最明智的办法就是"自省"，正视自己，改正错误。如果文过饰非，那样只会错上加错。

15

君子芳桂性，春荣冬更繁

——做一个道德健康的君子

审交 （孟郊）

种树须择地，恶土变木根。结交若失人，中道生谤言。

君子芳桂性，春荣冬更繁。小人槿花心，朝在夕不存。

莫蹑冬冰坚，中有潜浪翻。唯当金石交，可以贤达论。

此诗的意思是说要审慎交友，只有君子的金石之交才会长久不衰；而小人之交只是朝存夕无。说明交友中君子和小人的区别。

君子与小人

对君子与小人的定义，《辞海》（第六版）记载：君子为西周、春秋时对贵族的通称。……春秋末年后，"君子"与"小人"逐渐成为"有德者"与"无德者"的称谓。《礼记·曲礼上》："博闻强识而让，敦善行而不怠，谓之君子。"

孔子认为，君子是有道德、有修养的人，是德的人品化。在孔子《论语》约一万六千字中，"君子"就出现了107次。可见，孔子心中"君子"的地位。用现代语言来说，君子就是一个道德健康良好的人，具体表现为：是个善良的人；高尚、有志向的人；人际关系融洽的人；有教（知识、技能）养（内心自觉）的人。

君子的反义词是小人。小人是"无德者"，用现在的话来说是缺乏德性的人、不太文明的人、道德不好的人，也就是喜欢明争暗斗、搬弄是非、挑拨离间、隔岸观火、落井下石、施诈做坏事、人格卑下的人。

从现代健康概念来说，君子是道德健康的人，小人是道德不健康的人。

什么是道德健康

道德是以善恶为标准，通过社会舆论、个人内心信念和传统习惯来评价人的行为，调整人与人之间和个人与社会之间相互关系的行动规范。道德是做人的品德，是调节人与人之间、个人与社会之间行为规范的总和。

道德的本质就是尊重别人、关心别人，我为人人、人人为我。做人要有品德，家庭要有美德，社会要有公德，职业要有道德。但近年来，这些方面被淡化，现已显露恶果。因此，加强道德健康教育十分急迫。

道德健康是指不损害他人的利益，来满足自己的需要，具有辨别真伪、善恶、美丑、荣辱等是非观念，能按照社会行为的准则来约束、支配自己的行为，履行自己对他人、对社会应尽的义务。道德是有层次的，道德健康的最高标准是大公无私，基本标准是公私兼顾。

我们每一个人都要努力做到道德健康，努力做个真正的君子。

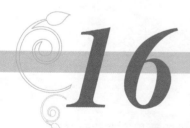

16

右手秉遗穗，左臂悬敝筐
——乐于助人是道德健康的天性

观刈麦　（白居易）

田家少闲月，五月人倍忙。夜来南风起，小麦覆陇黄。

妇姑荷箪食，童稚携壶浆。相随饷田去，丁壮在南冈。

足蒸暑土气，背灼炎天光。力尽不知热，但惜夏日长。

复有贫妇人，抱子在其旁。右手秉遗穗，左臂悬敝筐。

听其相顾言，闻者为悲伤。家田输税尽，拾此充饥肠。

今我何功德，曾不事农桑。吏禄三百石，岁晏有余粮。

念此私自愧，尽日不能忘。

此诗是诗人任盩厔（今陕西周至）县尉时所作。诗作描写了农民冒着暑热辛勤割麦的情景，并借贫妇人的诉说，反映了当时租税剥削的沉重苛刻和农民生活的艰难困苦。

诗中"复有贫妇人，抱子在其旁。右手秉遗穗，左臂悬敝筐。听其相顾言，闻者为悲伤。家田输税尽，拾此充饥肠"是说一位贫妇人领幼子在身旁，左臂上悬着筐，右手拾麦穗，她告诉诗人苛捐杂税收尽了家田收成，所以在此拾麦穗充饥。在西方 2000 多年前的《圣经·旧约》中，也有贫妇人在麦田里拾麦穗充饥的故事，都好在麦田主人都不干涉贫妇人拾麦穗，显示了乐于助人的人类天性。这种行为称为"亲社会行为"。

什么是亲社会行为

亲社会行为又称积极的社会行为，它是指人们表现出来的一些有益的行为。人们在共同的社会生活中经常会表现出类似这样的行为，比如帮助、分享、合作、捐赠、同情、关心、谦让、互助等，心理学家把这一类行为称为亲社会行为。亲社会行为是人与人之间在交往过程中维护良好关系的重要基础，对个体一生的发展意义重大。

亲社会行为产生的原因有：

（1）社会生物学观点：是人的先天特性，来自我们的基因，可以遗传。

（2）社会交换论：人与人之间的相互作用，本质上是个人试图尽可能获得最大利益，同时又尽可能少地付出代价的社会交换过程。

（3）社会规范论：人类道德准则中最普遍的成分是交互性规范。交互性规范是支配社会交换、保持社会关系中得失平衡的一个基本原则；社会责任规范是社会期待人们去帮助需要帮助的人。

从行为主义的观点来看，亲社会行为不仅使我们能够获得来自社会的、他人的和自我的奖励，而且能够避免来自社会的、他人的和自我的惩罚。这会促使你形成积极的社会价值观，有利于你的身心健康，还会使你获得或巩固友谊。此外，帮助别人还有提升心境的作用，当受助者的痛苦消除并开始快乐起来的时候，助人者同样会受到这种情绪的感染，使自己也变得更加愉快。

如何培养亲社会行为

①要学会谦让；②要学会分享；③要帮助他人；④要关心社会发展。

助人不是居高临下的施舍，助人应该建立在尊重和平等的基础上，要设身处地地为他人着想，体察对方的感受。主人不仅仅需要热情，更需要智慧，要掌握一定的技巧和方法。有时助人要付出一定代价，甚至会承担一定风险。助人就是助己，生存就是共存。

亲社会行为是人与人之间形成和维持良好关系的重要基础，是一种积极的社会行为。它受到人类社会的肯定和鼓励。尤其现代独生子女亲社会行为的产生和发展是同他们的道德行为健康的产生和发展相一致的。

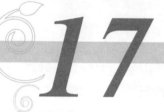

17

二十年来万事同，今朝岐路忽西东

——不同心胸不同命运

重别梦得 （柳宗元）

二十年来万事同，今朝岐路忽西东。

皇恩若许归田去，晚岁当为邻舍翁。

诗人回顾了他和刘禹锡二人从同入官场到次遭贬的种种相同的经历，诗人希望罢官之后能和刘一起隐居，体现了他们之间由共患难而结下的深厚的感情。但刘禹锡（772—842 年）活到 71 岁，柳宗元（773—819 年）只活到47 岁，两个人命运差别怎么这么大呢？如果读两个人的诗你会发现，其中心胸是关键。刘禹锡很豁达，所以人们送他"诗豪"的雅号，经常不把事儿当事儿，拿得起放得下；而柳宗元则不一样，心思重，放不下，总是很纠结，看到个小土丘、小水坑都能联想到自己的命运，所以四十多岁便死在了工作岗位上。也正是因为这样，柳宗元"晚岁当为邻舍翁"的愿望便成了镜花水月。

前度刘郎今又来

"永贞革新"运动失败之后，刘禹锡先被贬为连州刺史还没走到地方，又降为朗州司马。十年之后也就是元和九年（814）刘禹锡被朝廷召回京城，当时正赶上春暖花开。玄都观里有很多桃树，桃花开得正盛，所以去那里游玩的人很多，于是刘禹锡就写了首诗，题作《戏赠看花诸君子》："紫陌红尘拂面来，无人不道看花回。玄都观里桃千树，尽是刘郎去后栽。"这首诗乍一看是刘禹锡到玄都观游春的感受，但一琢磨却发现，其中暗带讽刺。玄都观里的桃树是在自己远离京城这十年新栽的，那些去观里看桃花的新贵们不也是自己被排挤之后提拔起来的吗？这么由此及彼地联想，有人就心里不舒服，认为刘禹锡对被召回京不仅不知道感恩，还讽刺朝中新贵。刘禹锡又得罪人了，而且还不是得罪某一个人，而是得罪了以权相武元衡为首的一批人。就这样又把刘禹锡改贬到连州。

在连州五年后改贬到夔州，长庆四年（824年）又贬到和州，过了四年到大和二年（828年）刘禹锡才被召回京城。从第一次被贬到这时已经是二十多个年头了，他把生命中最好的时光留在了鸟不拉屎的被贬地，这就是他在《酬乐天扬州初逢席上见赠》中所说的"巴山楚水凄凉地，二十三年弃置身"。时间一去不复返了，这句话里情绪很是复杂。

大和二年刘禹锡回到京城时又是春季，他想起了那个当年给自己带来麻烦的玄都观，想起因诗歌被贬心生郁闷。他再次来到玄都观竟然发现，原来的桃树全没了，院子里长满了野草，看上去很荒凉。刘禹锡又写了一首《再游玄都观》："百亩庭中半是苔，桃花净尽菜花开。种桃道士归何处？前度刘郎今又来。"前两句写道观内繁华之后的荒凉，后两句写自己又回来了，可是种桃的道士却找不到了，诗人就是看到什么写什么，但让人感觉多少有点幸灾乐祸的成分。上回写玄都观是因为惹到了权相武元衡被贬出了京城，就在武元衡把刘禹锡贬出京城那年，他自己被地方反动势力刺杀了。这回又写玄都观，这么一联系，刘禹锡的《再游玄都观》就有点庆幸武元衡死得活该的味道了。如果把种桃道士比作打击革新派的当权者的话，这二十多年来的确发生了巨大变化，有的死了，有的失势被新贵取代了。刘禹锡来这么一句"种桃道士归何处？前度刘郎今又来"，又让那些善于联想的多心之人抓住了把柄，这次虽然没有再次被远贬他乡，但最后导致所任官职不是太理想。

刘禹锡心胸豁达，换一般人被贬到那么远的地方，这么长时间，早就崩溃了，但刘禹锡能够随遇而安。他第一回被贬到朗州，很快便和当地的老百姓打成一片。当地巫风盛行，祭祀的时候，他发现大家唱的歌词有些俗也有些凄凉，于是就帮助修改完善。这就形成了我们熟悉的"竹枝词"。经他一改，古巴蜀民歌格调明朗了，更适合传唱了。比如我们耳熟能详的那一首"杨柳青青江水平，闻郎江上唱歌声。东边日出西边雨，道是无晴却有晴"（《竹枝词二首》）。这件事往小处说促进了刘禹锡的诗歌创作，往大处说促进了文化传播，是功德无量的一件事情。

不一样的心胸就会看到不一样的世界，刘禹锡豁达、开朗，所以他看到的世界很少哀哀怨怨，他的《酬乐天扬州初逢席上见赠》诗中"巴山楚水凄凉地，二十三年弃置身。怀旧空吟闻笛赋，到乡翻似烂柯人。沉舟侧畔千帆过，病树前头万木春。今日听君歌一曲，暂凭杯酒长精神"充满了顽强的生命力。

文人自古以来就有悲秋的情结，这是从宋玉留下来的毛病，动不动就"悲哉，秋之为气也，萧瑟兮草木摇落而变衰"（先秦宋玉，《九辩》），那位总是漂泊江湖的杜甫不也说"无边落木萧萧下"（《登高》）吗？秋天在刘禹锡笔下是什么样子呢？看他在《秋词》中是怎么说的："自古逢秋悲寂寥，我言秋日胜春朝。晴空一鹤排云上，便引诗情到碧霄。"在刘禹锡看来，秋天比春天还要美好，完全不用像古人那样悲悲切切、哀哀怨怨，你看那凌空而上的白鹤，正在为我们唱着昂扬的励志高歌。这就是刘禹锡生命的张力。

一篇江雪万千愁

"永贞革新"失败后柳宗元也被贬了，他不像刘禹锡那样斗志昂扬，而是情绪一落千丈。柳宗元先被贬为邵州刺史，没到地方又被贬为永州司马。那首我们熟悉的《江雪》就是柳宗元在永州时写的，充分体现了柳宗元被贬的糟糕心情："千山鸟飞绝，万径人踪灭。孤舟蓑笠翁，独钓寒江雪。"清人王尧衢在《古唐诗合解》中这样评价说："江寒而鱼伏，岂钓之可得？彼老翁独何为稳坐孤舟风雪中乎？世态炎凉，宦情孤冷，如钓寒江之鱼，终无所得。子厚以自寓也。"这话说到柳宗元心里去了，我们的诗人与其说是在钓鱼，不如说是在借垂钓表达当时的心境。

到了永州，柳宗元感到很委屈，难道圣贤们说的"在其位必谋其政"错了吗？难道我错了吗？我这么做并非为了我自己，而是为了李唐王朝，为什么就会受到打击呢？心气儿不顺了，自然看什么都不顺，柳宗元在永州这段时间，没少通过文字表达自己糟糕的心情，最出名的就是《永州八记》。看到个小水坑想到了自己的政治遭遇，看到个小土丘想到了自己被贬谪不用……不管看到什么他总能和自身联系起来，总能把自己的遭遇转移到自己看到的景物身上。说得好听这是移情的艺术手法。说得不好听就是抑郁。他整天和自己的内心对话，是因为现实中不能也不敢随意说话，他怕言多必失，另外也没人愿意听他说话，这让他感到了前所未有的孤独寂寞。

柳宗元在永州还写了一首《渔翁》，这首诗里面的情绪也不太积极向上："渔翁夜傍西岩宿，晓汲清湘燃楚竹。烟销日出不见人，欸乃一声山水绿。回看天际下中流，岩上无心云相逐。"这首诗和《江雪》的创作背景一样，都是作者在经受政治打击之后作的，通过山水画的淡逸来表现自己的内心世界。这首诗写得富有画面感，却又总让人感觉有些异常。柳宗元写的是他落笔那一刻的心境，这么写自有他的道理。这首诗既然作于被贬期间，我们就不能脱离这个大背景。柳宗元的理想抱负与冰冷的现实形成了强烈的冲突，丰满的理想没有打败骨感的现实，在悲愤的心境下，他产生了远离朝廷像诗中渔翁一样隐居山水间的想法也是很正常的。

如果说《江雪》中诗人在寻找思想出路的话，那么《渔翁》中的诗人则似乎找到了出路，就是像白云一样无心，像渔翁一样逍遥于山水烟波之中。但是柳宗元做不到像白云一样无心，后来他又被贬到了柳州，也许是抑郁的心情影响了他的身体健康，最终柳宗元病死在了柳州任上。

通过刘禹锡、柳宗元二人的对比，我们发现，刘禹锡是粗放型的，柳宗元是婉约型的。所以刘禹锡写出了《秋词》的辽阔气象，柳宗元写出了《江雪》的孤独寂寞。在养生方面，有时候没心没肺未必是件坏事，刘禹锡心胸豁达，在波澜起伏中活了 71 岁；柳宗元内心细腻，却只活了 47 岁。这就是不同的心胸，不同的命运。

漫话"心胸"

心胸是指一个人的胸怀、胸襟、抱负、气度，正如杜甫《巴西驿亭观江涨，呈窦使君》诗中"天边同客舍，携我豁心胸。"李白《魏郡别苏明府因北游》诗中"何时更杯酒，再得论心胸。"

从小到大，父母教导我们为人处世都是"忍一时风平浪静，退一步海阔天空"，要做个不故步自封、心胸开阔的人。心胸宽广代表着自己眼界广，看人看事都不狭隘。表示着自己生活会很开心，不会因为小事就闷闷不乐。心理学研究表明，真正撑大一个人心胸的，不是城府，而是他的阅历和委屈、自信和风度、目标和远方。

世上最宽阔的不是大海，也不是天空，而是人的心胸。什么是心胸？心胸就是人的气度，心胸就是做人的态度。一个人的心胸大小，能决定一个人的一切。一个人心胸大了，好运就来了；心胸小了，福气就没了。心宽似海，就能扛过风浪，心胸大度，就能得人敬重。世上不如意事十之八九，能让你如愿以偿的事很少，记住了：心宽一寸，路宽一丈，心有容量，人必体谅。若不是心宽似海，哪来的风平浪静，若不是心胸大度，哪来的好运幸福。

心胸与健康

心理健康也是健康的重要方面，一个经常郁郁寡欢，总喜欢左思右想的人，是不太可能长寿的。因此，要想成为一个真正健康的人，就要成为一个心胸开阔的人。不要总为了一些鸡毛蒜皮的小事而斤斤计较，不要总为了过去的心酸遭遇而耿耿于怀；要学会顺其自然，要学会放下，要学会活在当下；不要总是那么争强好胜，也不要总是悲观自悯，要学会宽容待人，宽容待己，学习刘禹锡成为一个大方、开朗的人。

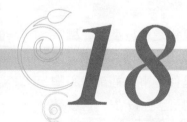

18 随富随贫且欢乐，不开口笑是痴人
——笑面人生

对酒 （白居易）

蜗牛角上争何事？石火光中寄此身。

随贫随富且欢乐，不开口笑是痴人。

此诗的意思是，人活在世界上，就好像局促在那小小的蜗牛角上，空间是那样的狭窄，还有什么好争的呢？人生短暂，就像石头相撞的那一瞬间所发出的一点火光，人生就这样过去了。人生不论穷富，不必太斤斤计较，应该尽量放宽胸怀，随时保持心情的愉快，这才是处世之道。

现代人未必懂得

这首诗是白居易晚年，在尝尽人生酸甜苦辣后的体悟。在短如电光石火般的短暂人生中，能有多少光阴可用？在小如蜗牛角般的狭小空间内，能有多大世界可争？在短暂的人生中，应好好享受美好的生活，而不应费尽心机，舍本逐末，把时间花在争名夺利之中。诗中在劝人不论是贫是富，都应该快乐地过日子。人生在世，如果不肯开颜欢笑，那只是一个痴愚呆笨的人而已。

古人能悟出的道理，21 世纪今天的现代人未必懂得。常因名利、权力以及身外那些无穷尽的是是非非而烦恼困惑。

幸福是什么

幸福是一种心态，有钱未必是幸福，无钱未必不幸福。幸福是一种豁达的心态，幸福来源于生活的轻松与满足，以及对于未来充满无限的憧憬和希望。对于一个人或者一个家庭而言，无论贫穷还是富有，穷有穷的幸福，富有富的幸福。正所谓"随富随贫且欢乐，不开口笑是痴人"。穷的幸福就是知足常乐，富的幸福就是乐善好施。富有并不一定都幸福。生活中许多东西远比金钱重要，许多东西是用钱买不来的，其中就包括健康。幸福其实很简单，人的幸福感觉是和生命的需要、精神的需要、社会的需要息息相关的。心灵上有了满足感，便是最大的幸福。

幸福是一种感受，名人未必就幸福，凡人未必不幸福。羡慕同龄人有房有车有好职业，觉得出人头地是幸福的要领；风烛残年，羡慕别人的脚步铿锵有力，觉得一切都不再重要，唯有健康才是最可靠的幸福。就这样，从小到大，我们总是一边查阅幸福的定义，一边挥手将面前的幸福赶开，等到所有的缤纷都变成怀念，才发现已错过生命中最美的季节，但见来路迤逦，处处开过幸福的花朵。

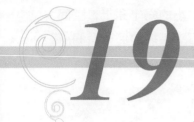

众中不敢分明语，暗掷金钱卜远人
——女人的羞涩美是道德健康的反射

江南曲 （于鹄）

偶向江边采白苹，还随女伴赛江神。

众中不敢分明语，暗掷金钱卜远人。

这首闺情诗写女子盼望远人归来。前两句写她心不在焉、无可无不可地随女伴江边采白苹；后两句写她暗中掷金钱作卜，虽含羞不语，但盼之切、情之深，尽在不言中。构思巧妙，刻画入微，风格质朴。

女人的羞涩是种美

"众中不敢分明语，暗掷金钱卜远人。"羞涩是人类最天然、最纯真的情感之一，它是一种感到难为情、不好意思的心理活动，它往往伴随着甜蜜的惊慌、异常的心跳，外在的表现就是神情不自然，脸上荡泛起红。女人脸上的红，就是青春羞涩的花朵。女人的羞涩是一种美，是一种特有的魅力。关于女人的娇羞之美徐志摩曾有精彩绝伦的描写："最是那一低头的温柔，像一朵水莲花不胜凉风的娇羞。"

羞涩是一种感情信号，常常是一种动情的外部表现，是被陌生环境、场面所触发的紧张情绪和被异性拨动了心弦的反应。白居易的《采莲曲》诗中"菱叶萦波荷飐风，荷花深处小船通。逢郎欲语低头笑，碧玉搔头落水中"。可见，一张羞涩的脸，便是一首优美的诗。

羞涩是女人独具的特色

羞涩是女人独具的特色，是特有的风韵和美色。女人的羞涩被认为是天然合理的美。如果女人缺少了羞涩，该羞涩的时候表现得无所谓，就会被看成是厚颜无耻。由此看来，羞涩应该说是属于女人的，是女人的特色。一提"红颜"，谁都知道指的是女子而不是男子，这"红"字显然不是面部的青春红润，更重要的是与羞涩有直接关系。红色的羞涩象征着女性，但它往往稍纵即逝，所以，自古女子就学会了使用红色的胭脂，起到了羞涩常驻的效果，有助于保持和强调女性的特色。

羞涩美是道德健康的反射

德国哲学家康德说："羞怯是大自然的某种秘密，用来抑制放纵的欲望。它顺其自然地召唤，但永远同善、德和谐一致。"羞涩之美犹如披在女性身上的神秘轻纱，增加了她们的迷离朦胧。这是一种含蓄的美，是一种蕴藉的柔情。"犹抱琵琶半遮面""插柳不让春知道"的神韵尤能刺激人的丰富想象力，甚至使人着魔入迷，如醉如痴。同时它闪耀着谦卑的光辉，是一种道德健康和审美健康的反射，"唤醒两性关系中的精神因素，从而减弱了纯粹的生理作用"，促进两性关系的高尚、完美。